Allergieprävention

Karin Stockert

Allergieprävention

Moderne Strategien der Allergieforschung
im Dialog mit der TCM

Springer

Karin Stockert
Wien, Österreich

ISBN 978-3-662-58139-1 ISBN 978-3-662-58140-7 (eBook)
https://doi.org/10.1007/978-3-662-58140-7

Die Deutsche Nationalbibliothek verzeichnet diese Publikation in der Deutschen Nationalbibliografie; detaillierte bibliografische Daten sind im Internet über http://dnb.d-nb.de abrufbar.

Springer

Fotonachweis Umschlag: (©) Sborisov/Adobe Stock
Umschlaggestaltung: deblik Berlin

Springer ist ein Imprint der eingetragenen Gesellschaft Springer-Verlag GmbH, DE und ist ein Teil von Springer Nature.
Die Anschrift der Gesellschaft ist: Heidelberger Platz 3, 14197 Berlin, Germany

Für meine Kinder und Enkelkinder und die Kinder der Welt, damit sie allergiefrei leben können.

Geleitwort

Die Erkrankungen des atopischen Formenkreises haben in den letzten zwei Dekaden eine deutliche Zunahme der Prävalenz und Inzidenz erfahren. Das gilt insbesondere für die allergische Rhinokonjunktivitis, aber auch für die atopische Dermatitis und das allergische Asthma bronchiale. Bisher wurde der zumeist symptomatischen Therapie der Allergie besondere Aufmerksamkeit geschenkt und dies aus dem relativ einfachen Grund, dass zu den auslösenden Faktoren der Allergieerkrankung relativ wenig Wissen vorlag. Das hat sich in den letzten Jahren fundamental geändert, denn es liegen nun genauere Erkenntnisse, insbesondere aus dem Bereich der Immunologie und der Mikrobiom-Forschung vor. Diese weisen darauf hin, dass die zunehmende Prävalenz von Allergien durch die moderne Lebensweise vor allem hinsichtlich der Ernährung, aber auch der von uns gemachten Umweltbedingungen, in denen wir in den industriellen Nationen leben, bedingt sind.

Immer mehr Allergieerkrankte nehmen Methoden der sogenannten komplementären und integrativen Medizin in Anspruch, weil die symptomatischen Therapien häufig allein nicht helfen oder mit z. T. erheblichen Nebenwirkungen einhergehen. Auch durch die einzige bisher bekannte kausale Therapie bei Allergie, die sogenannte Immuntherapie (Desensibilisierung) können nicht alle Patienten geheilt werden. Für die Verfahren der komplementären und integrativen Medizin liegen aber häufig auch nur eingeschränkte Erkenntnisse zur Wirksamkeit und Therapiesicherheit vor, mit einigen Ausnahmen. Wir konnten beispielsweise in der Charité in drei klinischen Studien zeigen, dass Akupunktur bei Allergien wirksam und sicher ist und – zum Erstaunen vieler Allergologen – Langzeiteffekte hat. Viele Therapieansätze aus dem Bereich der komplementären und integrativen Medizin müssen jedoch noch wissenschaftlich in qualitativ hochwertigen Studien evaluiert werden.

Das Besondere an dem vorliegenden wichtigen Buch von Karin Stockert ist, dass die Autorin neben aktuellen Erkenntnissen aus der Mikrobiomforschung auch neueste experimentelle und klinische Forschung aus der Immunologie vorstellt und mit dem „alten" Wissen der TCM vernetzt, wobei der besondere Schwerpunkt des Buches auf der Prävention von allergischen Erkrankungen liegt. Und dieser Aspekt hat für mich grundlegende Bedeutung, denn die Hauptfrage ist und bleibt bei vielen Erkrankungen nicht die Frage, welche Therapie die richtige ist, sondern welches Verhalten bzw. welche Bedingungen helfen, dass die Erkrankung (z. B. die allergische Rhinokonjunktivitis) gar nicht erst auftritt.

Im Sinne der Integrativen Medizin werden sowohl die erst seit Kurzem evidenzbasierten und noch relativ unbekannten konventionellen Präventionsstrategien als auch komplementäre Präventionsmodelle beleuchtet. Hier wird besonders auf die Rolle des akuten Infekts und dessen Behandlung bezüglich Allergieentstehung und -progredienz eingegangen. Die Autorin unternimmt dabei den außergewöhnlichen Versuch, Wissen aus einem der ältesten Bücher über chinesische Kräuterheilkunde, das sich mit der Pathogenese und Therapie von Erkrankungen nach akuten Infekten beschäftigt, mit dem Vokabular der heutigen Immunologie zu erklären.

Das Buch von Karin Stockert ist aus meiner Sicht ein wichtiger Schritt in die Richtung einer präventiven Allergiemedizin. Ich wünsche diesem Buch viele wissbegierige, kritische und aufgeschlossene Leser, die helfen, die Medizin der Zukunft im Sinne unserer (Allergie-)Patienten zu verbessern.

Univ. Prof. Dr. Benno Brinkhaus
Berlin
im Frühjahr 2019

Vorwort

Alles im Leben unterliegt einem stetigen Wandel und so gebiert auch jedes Jahrhundert seine spezifischen Erkrankungen. Während in der ersten Hälfte des 20. Jahrhunderts noch Millionen Menschen an Infektionserkrankungen starben, konnten diese ab den 1950er-Jahren von der modernen Medizin durch die Entwicklung von Antibiotika und Impfungen eingedämmt werden.

Im 21. Jahrhundert beobachtet man hingegen eine deutliche Zunahme von sogenannten „nicht-übertragbaren" („non-communicable") Erkrankungen. Niemals zuvor sah man bereits im Kindesalter so häufig Autoimmunerkrankungen wie Diabetes mellitus Typ 1 oder Morbus Crohn. Zusätzlich beobachtet man seit 60 Jahren eine dramatische Zunahme von Allergien, die bereits die häufigste „Kinderkrankheit" des 21. Jahrhunderts darstellen. Schätzungen zufolge wird 2050 die Hälfte der Menschheit von einer Atopie betroffen sein.

Dieses Buch verführt den Leser in die spannende Welt aktuellster Grundlagenforschung, die seit Kurzem die phantastischen „Selbstheilungskräfte" unseres Mikrobioms und der Lipidmediatoren entdeckt hat. Lipidmediatoren entstehen physiologisch u. a. im Rahmen von natürlichen Infekten und wirken zunächst sinnvollerweise entzündungs**aus**lösend, um eine adäquate Abwehr des Erregers zu gewährleisten. Aktuelle Publikationen lassen jedoch die bisher wenig diskutierte Rolle der Lipidmediatoren bei der Entzündungs**auf**lösung erkennen, indem sie die Inflammation aktiv beenden und die Gewebshomöostase mit *Restitutio ad integrum* wiederherstellen.

Tiefe Einblicke machen deutlich, wie diese beiden wunderbaren evolutionären Mechanismen durch weltweit reduzierte Biodiversität und veränderte Lebensbedingungen sowie durch vorschnelle und zu häufige Gabe von Antibiotika und NSAR dauerhaft irritiert und gestört werden und dadurch chronische Entzündungen wie Allergien, Autoimmunerkrankungen, aber paradoxerweise neuerlich auch schwere, unbeherrschbare Infektionen, diesmal verursacht durch antibiotikaresistente Erreger, auslösen. Laut *European Centre for Disease Prevention and Control* treten derzeit in Europa jährlich schon 8,8 Millionen Neuerkrankungen und 33.000 Todesfälle wegen antibiotikaresistenter Keime auf.

Um den veränderten Herausforderungen zu begegnen, braucht die Medizin des 21. Jahrhunderts dringend neue Strategien zur Prävention von Allergien, aber auch zur Therapie von Infekten, um den Einsatz von Antibiotika mit Schädigung des Mikrobioms zu reduzieren.

Für die Allergologie stellt der akute Infekt eine große Herausforderung dar, weil man erkannt hat, dass die banale virale Erkältung ein möglicher Trigger für die allergische Sensibilisierung sein kann und bei manifesten Allergien akute Exazerbationen auslöst. Somit ist die Vorbeugung von respiratorischen Infekten für die Prävention von Allergien von großer Bedeutung. Während man bei RSV-Viren und Influenza-Viren bereits wirksame antivirale Substanzen bzw. Vakzine entwickeln konnte, werden für die am häufigsten vorkommenden Rhinoviren wegen der Vielzahl der spezifischen Virustypen dringend wirksame Therapien gesucht.

Daher erwägt man in der heutigen Infektiologie und Allergologie für die Behandlung von Infekten eine völlig neue Strategie: nämlich beim Infekt – nicht nur, wie in den letzten 70 Jahren, ausschließlich das Pathogen zu fokussieren, sondern die angeborene Immunantwort des Wirts zu stärken und auf diese Weise die mikrobielle Clearance zu beschleunigen. Die therapeutische Umsetzung steht jedoch trotz Versuchen mit Interferon-Therapien und ersten Patenten für entzündungs**auf**lösende Lipidmediatoren erst ganz am Beginn.

Die Traditionelle Chinesische Medizin wendet dieses Prinzip jedoch seit zwei Jahrtausenden bei Infekten an: Ziel war es seit jeher, nicht nur den Keim zu behandeln (den man im alten China gar nicht kannte), sondern vielmehr die Konstitution des Patienten und dessen „Selbstheilungskräfte“ zu stärken, um protektive Immunantworten zu aktivieren.

Daher möchte ich mit diesem Buch die neuesten Erkenntnisse der Grundlagen- und Allergieforschung des 21. Jahrhunderts inklusive boomender Mikrobiomforschung mit der Weisheit des Klassikers der TCM „*Shānghán zábìng lùn*“ aus 200 n. Chr. verlinken. Der Leser sei eingeladen, dieses alte Wissen mit dem heutigen wissenschaftlichen Know-how zu betrachten und zu erkennen, dass pflanzliche Arzneien (die leider in Mitteleuropa seit ca. 60 Jahren vom Lehrplan der medizinischen Universitäten verschwunden sind), aber auch Probiotika oder z. B. der evolutionär entstandene Fiebermechanismus, körpereigene Interferonantworten verstärken, entzündungs**auf**lösende Lipidmediatoren aktivieren bzw. antiinflammatorische Zytokine triggern und daher wichtige „Player“ bei der primären, sekundären und tertiären Allergieprävention und Toleranzentwicklung darstellen.

Alle menschlichen Hochkulturen (China, Ägypten, Mesopotamien, Griechenland, Rom, Mexiko) entstanden an Plätzen mit hoher Biodiversität gemeinsam mit hochentwickelter Heilpflanzenkunde.

Vielleicht wird in der 2. Hälfte des 21. Jahrhunderts ein Paradigmenwechsel stattfinden und man wird erkennen, dass Therapien nicht mehr ausschließlich pathogenen Prozessen und Symptomen gegensteuern müssen (wie in den vergangenen Jahrzehnten), indem sie antiviral, antibakteriell, antipyretisch, antiinflammatorisch und anti-Interleukin XY arbeiten, sondern durch die Erkenntnisse über das Mikrobiom und die Lipidmediatoren auch zusätzlich darauf ausgerichtet sein sollten, die angeborenen und adaptiven körpereigenen Immunantworten zu stärken. Weitere Forschung wird zeigen, wie Pflanzen, Probiotika bzw. andere komplementärmedizinische Methoden und Lebensstilmodifikationen wichtige Mechanismen der Salutogenese stärken, um der steigenden Allergieprävalenz Einhalt bieten zu können.

Karin Stockert
Wien
im Frühjahr 2019

Danksagung

An dieser Stelle möchte ich allen danken, die mir beim Verfassen dieses Werks geholfen haben. Zunächst allen meinen Patienten, durch die ich Zusammenhänge beobachten durfte, die mich dazu angeregt haben, Weisheiten des alten Chinas in die heutige wissenschaftliche Medizin zu übersetzen. Gedankt sei Irmi Eichler, die schon im Jahr 1998 an mich und meine Thesen zum Mikrobiom geglaubt und mich bei unserer Studie unterstützt hat. Sie hat mir als Allgemeinmedizinerin das Know-how zur Durchführung von wissenschaftlichen Studien beigebracht und war offen für Neues.

Danken möchte ich auch meinen TCM-Lehrern Johannes Bischko, Fritz Friedl, Arnaud Versluys und Gerhard Schwestka. Durch sie bekam ich Einblick in die wunderbare Denkweise der chinesischen Medizin, die so vielen Menschen helfen kann und die das 21. Jahrhundert bereichern wird.

Auch dem Vorstand der Österreichischen Gesellschaft für Akupunktur, deren Präsidentin ich von 2014–2019 sein durfte, sei für die konstruktive Zusammenarbeit und für den kritischen Meinungsaustausch gedankt. Manfred Richart danke ich für die vielen Stunden, in denen er geduldig Grafiken angefertigt hat, und Rudi Rapf ebenfalls für das Grafik-Design und die künstlerische Betreuung.

Auch Axel Treiber und Renate Eichhorn vom Verlag sei für die ausgezeichnete Zusammenarbeit herzlich gedankt.

Zuletzt, aber am innigsten, möchte ich mich bei meinem Mann Christoph und bei meiner jüngsten Tochter Elena für die Geduld und die Entbehrungen, die sie mit mir und wegen der Entstehung dieses Werkes hatten, bedanken.

Karin Stockert
Wien
im Frühjahr 2019

Inhaltsverzeichnis

Serviceteil

Abkürzungen

ABPA	Allergische bronchopulmonale Aspergillose
AGE	Advanced glycation endproduct
AP-1	Activator-Protein 1
APC	Antigen-präsentierende Zelle
ASA	Acetylsalicylsäure
ATP	Adenosintriphosphat
AT-Resolvine	Aspirin-getriggerte-Resolvine
BAL	Bronchoalveoläre Lavage
BALT	Bronchial associated lymphoid tissue
C	Kohlenstoffatom
$CD4^+$-T-Zellen	T-Zellen mit CD4-Oberflächenmarker
COX-1	Cyclooxygenase1
COX-2	Cyclooxygenase2
cPLA2	Zytosolische Phospholipase A2
CRS	Chronische Rhinosinusitis
CTCLA-4	Oberflächenmarker (cytotoxic T-lymphocyte-associated protein 4)
CYP	Cytochrome P450
Cys-LT	Cysteinyl-Leukotriene
DAMP	Damage associated molecular pattern
DC	Dendritische Zelle
DHA	Docosahexaensäure
DPA	Docosapentaensäure
EAACI	European Academy of Allergy and Clinical Immunology
EET	Epoxyeicosatrien-Säure
EGF	Epidermal growth factor
EGFR	Epidermal growth factor receptor
EPA	Eicospentaensäure
ECP	Eosinophilic cationic peptide
FcεRI	Fc epsilon RI oder high-affinity IgE receptor: Rezeptor, an den IgE bindet
FDA	Food and Drug Administration
Fl.	Flos
FOS	Fructo-Oligo-Saccharide
FoxP3	Transcription -factor forkhead box P3
Fr.	Fructus

GALT	Gut associated lymphoid tissue
GGT	Gamma-glutamyl transferase
GM-CSF	Granulocyte macrophage colony-stimulating factor
GOS	Galacto-Oligo-Saccharide
Hb.	Herba
HETE	Hydroxyeicosatetraen-Säure
HMGB1	High mobility group box 1
HMO	Human-Milk-Oligosaccharide
Hp DHA	Hydroperoxy-DHA
HRV	Humanes Rhinovirus
HX	Hepoxilin
ICAM	Intercellular adhesion molecule 1
ICS	Inhalatives Kortison
IFN-γ	Interferon Gamma
IgA	Immunglobulin A
IgE	Immunglobulin E
IL	Interleukin
ILC	Innate lymphoid cell
IκB-α	Inhibitor of nuclear factor kappa B-alpha
JGYL	Jīnguì Yàolüè
KYN	Kynurenin
LOX	Lipoxygenase
LPS	Lipopolysaccharid
LT	Leukotrien
LX	Lipoxin
MAMP	Microbe-associated molecular pattern
Ma R1, Ma R2	Maresine (Macrophage mediator in resolving inflammation)
MBD	Membrane bound dipeptides
MCP-1	Monocyte chemoattractant protein-1
MHC	Major histocompatibility complex
MIP1α	Macrophage inflammatory protein 1α
MIP1β	Macrophage inflammatory protein 1β
MLN	Mesenteriale Lymphknoten
MMP-3	Matrix-Metalloproteinase-3
MYD88	Myeloid differentiation primary response gene 88
n-3	Omega 3
n-6	Omega 6
n-9	Omega 9

NALT	Nasal associated lymphoid tissue
NF κB	Nukleärer Faktor kappa B (nuclear factor ‚kappa-light-chain-enhancer' of activated B-cells)
NK	Natural killer cells
NNT	Number needed to treat
NSAR	Nicht-steroidale Antirheumatika
OIT	Orale Immuntherapie
OR	Odds Ratio
OVA	Ovalbumin
PAF	Plättchenaktivierender Faktor
PAMP	Pathogen associated molecular pattern
PCR	Polymerase chain reaction
PD1	Protektin D1
PEF	Peak expiratory flow
PG	Prostaglandin
PLA2	Phospholipase A2
PMN	Polymorphonukleäre Leukozyten: besonders neutrophile Granulozyten, aber auch Eosinophile, Basophile und Mastzellen
PPAR	Peroxisome proliferator-activated receptor
PRR	Pattern recognition receptor
PUFA	Poly unsaturated fatty acid
RAGE	Rezeptor für AGE
RANTES	Regulated upon activation, normal t-cells expressed and secreted
Rd.	Radix
Rh.	Rhizoma
Rm.	Ramulus
RSV	Respiratory syncytial virus
Rv	Resolvine
SABA	Short-acting beta-agonist
SCFA	Short chain fatty acid
SHL	Shānghán lùn
si RNA	Small interfering RNA
Sm.	Semen
SPM	Spezielle Pro-Resolving-Mediatoren
SU	Standardisierte Zähleinheiten

TEWL	Transepithelialer Wasserverlust
T-FH	T-follikuläre Helperzelle
TGF-β	Transforming growth factor-β
Th	T-Helperzelle
TIMP	Tissue inhibitor of metalloproteinase
TLR	Toll-like-Rezeptor
TNF-α	Tumornekrosefaktor alpha
Transkriptionsfaktor GATA-3	Eigenname
Treg	Regulatorische T-Zelle
TRPA1	Transient receptor potential ankyrin 1
TRP-Kanäle	Transient-receptor-potential-Kanäle
TRPV1	Transient receptor potential subtype vanilloid 1
TSLP	Thymic stromal lymphopoetin
TX	Thromboxan
VEGF	Vaskular endothelial growth factor
WBL	Wēn Bìng Lùn
ZO	Zonula occludens

Über die Autorin

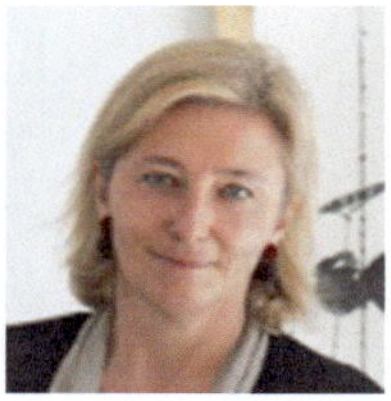

Dr. Karin Stockert

1985 Promotion an der Medizinischen Universität Wien

1989–1994 Leiterin der Akupunkturambulanz an der Kinderklinik Glanzing/Wien

seit 1990 Ärztin für Allgemeinmedizin mit Praxis in Wien

seit 1990 Postgraduelle Lehrtätigkeit für die Österreichische Gesellschaft für Akupunktur

seit 1992 Vorstandmitglied der Österreichischen Gesellschaft für Akupunktur

2009–2015 Lehrbeauftragte für TCM der Medizinischen Universität Graz

seit 2010 Externe Expertin für Akupunktur des Postgraduate Lehrgangs für TCM der Medizinischen Universität Wien

seit 2014 Präsidentin der Österreichischen Gesellschaft für Akupunktur (ÖGA)

seit 2018 Boardmember der ICMART: International Council of Medical Acupunture and Related Techniques

seit 2019 Lehrbeauftragte und wissenschaftliche Mitarbeiterin der Medizinischen Fakultät der Sigmund Freud Universität Wien

Chinesische Arzneitherapie-Ausbildung bei Fritz Friedl, Dan Bensky, Arnaud Versluys und Gerhard Schwestka

Studienaufenthalte in Tianjin, Beijing und Chengdu

Internationale Vortragstätigkeit: Heidelberg, Berlin, München, Istanbul, Barcelona, Tromsö, San Antonio, Xian, Brisbane

1 Einleitung

K. Stockert, *Allergieprävention*, https://doi.org/10.1007/978-3-662-58140-7_1

1

Als ich im Jahre 1998 an der Kinderklinik der Medizinischen Universität Wien ein Studiendesign vorstellte, bei dem Asthma im Kindesalter mit physiologischen Darmbakterien therapiert werden sollte, weil in der TCM seit mindestens 2000 Jahren die Lunge als Yin-Organ in Zusammenhang mit seinem gekoppelten Yang-Organ, dem Darm, gesehen und daher immer gemeinsam mit dem Darm behandelt wird, mussten sich die dortigen Ärzte zunächst mal das Lachen verkneifen und staunten über diesen „schrägen" Ansatz. Nach genauerer Analyse der Fakten erklärten sie sich dankenswerter Weise doch bereit, die klinischen Untersuchungen zum Nachweis der Wirkung durchzuführen. Mittlerweile ist die Studie längst gut publiziert und war somit weltweit eine der ersten, die die immunologische Interaktion der Darmflora mit dem Asthma klinisch als Therapie beim Menschen einsetzte. Heute, 20 Jahre später, wird der Zusammenhang des Mikrobioms des Darms mit allergischen Erkrankungen immer deutlicher und war „sexy topic" vieler Kongresse der Jahre 2017 und 2018. 20 Jahre hat es gedauert, bis diese Erkenntnisse, die wir schon vor der Jahrtausendwende beobachtet hatten, allmählich in den ärztlichen Praxen angekommen sind.

Allergische Erkrankungen sind zu einem globalen Problem geworden und werden bereits als Epidemie des 21. Jahrhunderts bezeichnet. Schon 150 Millionen Europäer und mehr als 1 Milliarde Menschen leiden weltweit an allergischen Erkrankungen und man nimmt an, dass 2025 die Hälfte aller Europäer Atopien haben werden.

In ihrer Neujahrsmessage 2018 schreibt die Präsidentin der EAACI (Europaen Association of Allergy and Clinical Immunology) Ioana Agache, dass es derzeit *„noch immer keine Behandlungsmodalitäten gebe, die Allergien heilen (sic) können. Deshalb bräuchte es große Anstrengungen für innovative Prävention, Monitoring und immunmodulierende Interventionen gemeinsam mit integrativen Konzepten, um die unerfüllten Bedürfnisse bei Asthma und Allergien zu meistern. Solche innovative Lösungen sollten zu besseren Patientenoutcomes, weniger Spitalsaufenthalten und reduzierten Gesundheitssausgaben führen. Gemeinsam will man sich engagieren und zum Gedankenaustausch anregen, um neue Lösungen für das weltweite Allergieproblem zu entwickeln. Es ist notwendig, die Ressourcen und Möglichkeiten zu teilen, damit man bei grundlegenden Werten kraftvolle Lösungen hervorbringt."*

Dieser Aufforderung möchte ich mit diesem Buch nachkommen und versuchen, die modernsten wissenschaftlichen Erkenntnisse der Allergieforschung mit den empirischen Modellen über Ursachen von Krankheitsentstehung und Möglichkeiten der Therapie, die ein ganz anderer Kulturkreis, nämlich die Traditionelle Chinesische Medizin, seit 2000 Jahren verwendet und die auch heute erstaunlich aktuell sind, zu vernetzen.

Ganz besonders wichtig sind Konzepte für die Prävention von Allergien. Die moderne Wissenschaft hat in den letzten Jahren erkannt, dass Prävention von Allergien bereits intrauterin startet. Die frühe Kolonisierung mit symbiotischen Mikrobiota in den ersten 1000 Lebenstagen scheint lang dauernde Konsequenzen für ein gesundes, allergiefreies Leben zu haben. Immer mehr Erkenntnisse belegen, dass der Aufbau der Vielfalt des Mikrobioms im Gastrointestinaltrakt, aber auch an allen anderen epithelialen Barrieren des Kindes von Anfang an für die optimale Entwicklung des angeborenen und erworbenen Immunsystems eine essenzielle Bedeutung hat. Umgekehrt wird immer deutlicher, dass jegliche Einflüsse, die die frühe Kolonisierung stören, möglichst vermieden werden sollten, weil viele Studien offenlegen, dass Dysbiose zur Entwicklung von allergischen Erkrankungen prädisponiert.

Wie ich in den folgenden Kapiteln genau ausführen werde, sind dies Faktoren wie richtige Ernährung (auch schon in der Schwangerschaft), Schaffen von optimalen perinatalen Verhältnissen (möglichst niedrige Sectiorate), Anwendung von Prä-, Pro- und Synbiotika, Kontakt mit Haustieren und natürlicher Umgebung, Stillen sowie kein Passivrauchen. Ganz besonders wichtig ist auch der richtige

Umgang mit Infekten, weil Infekte, besonders wenn sie mit Antibiotika und fiebersenkenden NSAR behandelt werden, im Verdacht stehen, Allergien auszulösen bzw. bestehende Allergien zu verschlechtern.

In meiner Praxis als Allgemeinmedizinerin mit Schwerpunkt auf Integrativmedizin und TCM habe ich beobachtet, dass das große Wissen über die Zusammenhänge der Allergieentstehung noch erstaunlich wenig in der Bevölkerung angekommen ist, wodurch es dem Einzelnen noch nicht möglich ist, Konsequenzen zu ziehen.

Viele Patienten wollen wissen, wie sie sich und ihre – vielleicht noch gar nicht geborenen – Kinder vor einer Allergie schützen oder was sie konkret für sich selbst durch Lebensstilveränderung tun können, um eine bestehende Allergie zu verbessern. Ärzte können hier als wichtige Kommunikatoren einen wertvollen Beitrag zur Prävention von Allergien leisten.

Bei allen großen allergologischen Kongressen der letzten Jahre wird auch auf den Zusammenhang zwischen rezidivierenden respiratorischen „banalen" Infekten im Kindesalter und erhöhten Sensibilisierungsraten bzw. allergischen Manifestationen hingewiesen sowie ein sparsamer Einsatz von Antibiotika und NSAR besonders in der frühen Kindheit empfohlen.

Das Dilemma der Allergologen und Virologen ist jedoch, dass für den banalen Infekt bis dato außer NSAR und Antibiotika bei der bakteriellen Superinfektion keine evidenzbasierten Mittel zu Verfügung stehen. Die antivirale Therapie der Rhinoviren ist wegen 150 verschiedener Viren-Stämme noch immer nicht möglich, weshalb man sich nun auf eine „Wait-and-see"- oder „Watchful-waiting"-Strategie geeinigt hat, die in den ersten beiden Tagen des Infekts Abwarten, Beobachten und Hausmittel empfiehlt.

Was jedoch, wenn Abwarten nicht hilft und die bakterielle Superinfektion eintritt? Verabreichung eines einzigen Antibiotikums kann das Mikrobiom eines Patienten über mehrere Jahre verändern und führt unweigerlich zur Dysbiose.

Dazu kommt, dass Patienten mit manifesten Allergien oder Asthma im Rahmen von „Verkühlungen" oft wesentlich heftigere klinische Infektverläufe als Gesunde erleben. Die „banale" Erkältung mit Rhinoviren führt bei Asthma oftmals zu akuten Exazerbationen und ist die häufigste Ursache für Notfallsaufnahmen bei Asthmatikern.

Der Virologe Michael Edwards vom Imperial College of London schloss seinen Vortrag beim EAACI Kongress 2016 folgendermaßen ab:

- Bessere Therapien für die akute Asthmaexazerbation werden dringend benötigt.
- Große Phase-II-Studien mit antiviralen Substanzen fehlen.
- Antivirale Substanzen besonders gegen Rhinoviren werden dringend gesucht.
- Zukünftige Therapien müssen auf das Virus, aber auch auf die Antwort des Wirtsorganismus abzielen.

Genau hier kann die TCM den Allergologen stützend unter die Arme greifen. Die chinesische Medizin bietet seit Jahrhunderten ein Konzept, wie man Infekten in den verschiedenen Krankheitsschichten begegnen kann. Der ca. 200 n. Chr. verfasste Klassiker *Shānghán zábìng lùn* beschreibt die Manifestationen und die Therapie von „Kälte-induzierten Erkrankungen" und gilt als eines der meist zitierten Bücher der TCM. Es beschäftigt sich nicht nur mit dem Eindringen von „Kälte" (die heute mit dem Begriff „Virus" gleichgesetzt werden könnte), sondern auch mit deren Fortschreiten und Transformation im Körper des Patienten und mit der individuellen Widerstandskraft oder immunologischen Abwehr, die der Körper als Reaktion produziert. Über die chinesische Kräutermedizin wird nicht nur das Virus bzw. die „Kälte" bekämpft, sondern auch ein Konzept zur individuellen Abwehrstärkung geliefert. Dadurch kann die Konstitution des Patienten verbessert und ein weiteres Fortschreiten der Erkältung in tiefere Schichten vermieden werden. Dies entspricht genau dem erwünschten letzten Punkt von Michael Edwards, nämlich auf die Abwehr des

Wirtsorganismus zu zielen und den „Selbstheilungsmechanismus“ zu aktivieren.

In letzter Zeit versucht man dieses Wissen auf heutiges immunologisches Verständnis zu adaptieren. Zum Beispiel erkannte man, dass Süßholz und Ingwer, körpereigene Schutzmechansimen wie IFN-β und IFN-γ aktivieren können und dadurch sowohl die Th1-gerichtete Immunabwehr triggern, als auch die virale Replikation reduzieren. Außerdem konnte gezeigt werden, dass man mithilfe von chinesischen Arzneien die Produktion von IL-4, IL-5 und IL-13 und die Eosinophilie sowie IgE reduzieren kann.

Somit hat die TCM das Potenzial, eine grundlegende Weichenstellung in Richtung Th2-Aktivierung durch den banalen Infekt bei Babys zu vermeiden und bei Allergikern der verstärkten Th2-gerichteten Immunantwort gegenzusteuern.

Ich möchte mit diesem Buch zwei Gruppen von Ärzten/Studenten bzw. allergologisch arbeitenden Wissenschaftlern ansprechen, die sich derzeit komplementär gegenüberstehen und noch viel zu wenig miteinander kommunizieren, weil sie einander in ihrer jeweiligen wissenschaftlichen „Sprache“ nicht gut genug verstehen:

1. Allergologen und „klassische“ Mediziner: Ihnen würde ich gerne das wunderbare Modell des *Shānghán zábìng lùn* vorstellen, das genau jene Lücke bei der Behandlung des akuten Infekts schließt, für die die Mainstream-Medizin so dringend eine wirksame Therapiemöglichkeit sucht. Die Präsentation der bisher untersuchten immunologischen Wirkungen soll die TCM-Denkweise der chinesischen Kräutermedizin verständlich machen und – hoffentlich – dazu anregen, dieses Konzept gemeinsam mit den TCM-Medizinern zu überprüfen, um es über Studien weiter zu evaluieren. Gemeinsam könnte man dadurch einen Beitrag zur primären, sekundären und tertiären Prävention der Allergie leisten. Ihnen seien besonders die Kapitel über die TCM gewidmet.
2. TCM-Mediziner: Ihnen soll dieses Buch die Möglichkeit geben, sich mit modernster immunologischer Forschung und Terminologie auseinander zu setzen und die Effekte, die sie bei ihren Patienten erzielen, durch Transformation des „mystischen“ TCM-Vokabulars in die moderne Sprache der Immunologie erklärbar zu machen.
3. Beiden Gruppen gemeinsam sei das größte und wahrscheinlich innovativste Kapitel dieses Buches über die Lipidmediatoren gewidmet, weil hier erst seit Kurzem entdeckte entzündungs**aus**lösende und entzündungs**auf**lösende Reaktionen des Körpers beschrieben werden, die im Rahmen von Infekten, aber auch von Allergien zum „Selbstheilungsmechanismus“ beitragen und die seit ca. 120 Jahren mit zu leichtfertig verschriebenen NSAR oder auch – over the counter – frei erhältlichen NSAR ununterbrochen gestört und irritiert werden. Die Erhaltung des evolutionär geschaffenen komplexen Zusammenspiels und Gleichgewichts der Lipidmediatoren wird neben der Erhaltung der Biodiversität der symbiotischen Mikrobiota die Zukunft der Prävention und Therapie von Allergien wesentlich beeinflussen und Erklärungsmodelle über die Wirkungsweise der verschiedenen Formen der Ganzheitsmedizin liefern.

Ganz bewusst werde ich nicht auf die neuesten Erkenntnisse der Allergen Immuntherapie (AIT) bzw. der Desensibilisierung eingehen, weil dies ein klassisches Gebiet der Allergologie darstellt, von Allergologen molekularbiologisch vorangetrieben wird und nicht meinem Fachgebiet entspricht. Ich empfehle jedoch die diesbezügliche Literatur.

Dieses Buch soll herkömmliche, gut funktionierende Therapien gegen Allergien auch nicht infrage stellen, sondern dort, wo es Probleme in der *State-of-the-Art*-Behandlung gibt, ergänzen.

Somit könnte dieses Buch ein Anstoß für innovative Prävention, wie sie von Ioana Agache erwünscht wird, sein und durch die Vermittlung von Wissen sowohl über das Mikrobiom als auch über Behandlung von Infekten mittels der immunmodulatorischen Wirkung von Pflanzen eine wertvolle Ergänzung zur Guideline-Therapie bilden.

Laut Ioana Agache passiert Fortschritt, wenn die besten Köpfe zusammenarbeiten, um die größten Herausforderungen zu lösen. Der Nobelpreisträger und Physiker Werner Heisenberg geht noch einen Schritt weiter und formuliert folgendermaßen:

» *In der Geschichte des menschlichen Denkens ergaben sich die fruchtbarsten Entwicklungen dort, wo sich zwei verschiedene Arten des Denkens getroffen haben. Diese verschiedenen Arten des Denkens mögen ihre Wurzeln in verschiedenen Kulturen, Zeiten oder Traditionen haben. Wenn sie sich treffen und zueinander in Beziehung treten, sodass eine echte Wechselwirkung entsteht, dann kann man darauf hoffen, dass neue interessante Entwicklungen folgen.*

Gemeinsame Forschung ist dringend notwendig und wird die Mainstream-Medizin bereichern!

Die allergische „Epidemie"

K. Stockert, *Allergieprävention*, https://doi.org/10.1007/978-3-662-58140-7_2

Der dramatische Anstieg von allergischen Erkrankungen entwickelt sich zu einem weltweiten Gesundheitsproblem und stellt eine große Herausforderung dar: Waren zunächst nur „entwickelte“, besonders englisch-sprachige Staaten wie England, USA und Australien mit heute bis zu 40 % des Bevölkerungsanteils betroffen, tauchen allergische Erkrankungen nun auch in sämtlichen anderen Regionen dieser Erde auf, die den Prozess der industriellen Entwicklung und „Verwestlichung“ durchlaufen. Veränderungen der Umwelt, des Lebensstils und der Ernährung machen das Immunsystem anfälliger für allergische Erkrankungen, oft auch ziemlich unabhängig von genetischen Vorbelastungen. Wie sonst könnte man sich erklären, dass Nahrungsmittelallergien erst seit 25 Jahren ein Problem darstellen, Asthma sprunghaft in den 1960er-Jahren anstieg und der Heuschnupfen als „Vorreiter“ schon lange davor den Kampf mit der Menschheit aufnahm? Weltweit helfen große epidemiologische Studien, Ursachen aufzudecken und Gegenmaßnahmen zu treffen. Denn noch nie war der Bedarf nach primären, sekundären und tertiären Allergie-Präventionsstrategien größer als heute.

Realistischen Schätzungen zufolge werden 2050 global bereits 4 Milliarden Menschen von Atopien betroffen sein. Schon heute stellen Allergien die häufigste chronische Erkrankung im Kindesalter dar.

Laut WHO sind derzeit bereits 300 Millionen Menschen an Asthma bronchiale erkrankt und diesem Trend folgend rechnet man mit einer Steigerung auf 400 Millionen Asthmatiker bis 2025. Da es weltweit jährlich 250.000 Asthmatote gibt, stellen diese Zahlen eine große Herausforderung für das Gesundheitssystem, für Ärzte, aber auch für die politischen Entscheidungsträger dar.

200 bis 250 Millionen Menschen haben weltweit Nahrungsmittelallergien und 1/10 der Weltbevölkerung leidet an Arzneimittel-Allergien (Pawankar et al. 2011). 8 % der Nahrungsmittelallergiker sind durch eine akute Anaphylaxie mit möglichem tödlichen Ausgang bedroht.

Deshalb sieht es die Europäische Gesellschaft für Allergologie und klinische Immunologie (EAACI) als ihre Pflicht an, die politischen Entscheidungsträger auch über die alarmierend große ökonomische Last zu informieren, die auf die Staaten durch vermehrte allergische Erkrankungen zukommt. Die Behandlung der 100 Millionen Europäer mit allergischer Rhinitis kostet 100 Milliarden Euro pro Jahr. Weiters produzieren allergische Erkrankungen wie Asthma und Rhinitis in Europa mindestens 100 Millionen Arbeits- bzw. Schulfehltage und haben dadurch auch Langzeit-Konsequenzen für die Ausbildung und Armutsentstehung (EAACI 2015).

Für die Behandlung eines Asthmatikers rechnet man in entwickelten Ländern mit 300–1300 US $/Jahr, in den Entwicklungsländern, wie Vietnam, 184 US $ und in Indien kosten die Medikamente für ein asthmatisches Kind etwa 1/3 des Durchschnitts-Monatseinkommens einer Familie (Pawankar 2014). Im Licht dieser weiterhin steigenden Belastung durch allergische Erkrankungen sowohl in einkommensstarken als auch in mittleren und einkommensschwachen Ländern ist es wichtig, Strategien zu finden, um dieser Entwicklung entgegen zu steuern.

Nachdem Patienten oft parallel an mehreren Formen von allergischen Erkrankungen leiden, ist ein integrativer Zugang zu Diagnose und Behandlung sowie zu den möglichen zugrundeliegenden Ursachen dringend notwendig.

Die schier unaufhaltbare Zunahme von allergischen Erkrankungen und Asthma ist untrennbar mit Veränderungen der Umwelt und des Lebensstils in den letzten 1½ Jahrhunderten verbunden. Die fortschreitende Urbanisierung und der globaler Rückgang der Artenvielfalt hängen direkt mit der Reduktion und mangelnden Biodiversität der symbiotischen Mikrobiota im menschlichen Körper zusammen, die für die Reifung und die anschließende gut balancierte Funktion des Immunsystems verantwortlich sind (Haahtela et al. 2013). Der kometenhafte Anstieg der

Mikrobiomforschung schafft immer deutlichere Klarheit, dass die „Dysbiose" ein wesentlicher Faktor für die globale Häufung von nicht-übertragbaren Erkrankungen inklusive Allergien darstellt.

Mit wachsender Bedrohung der mikrobiellen Biodiversität erkennt man eine große Bandbreite von Ursachen für die Entstehung von allergischen Erkrankungen, die sich von global geographisch bis intraindividuell äußerst unterschiedlich und facettenreich darstellen.

Betrachtet man das Auftreten von allergischen Erkrankungen im historischen Kontext, erkennt man, dass außer gelegentlichen Einzelfällen, die schon seit der Antike beschrieben wurden, allergische Erkrankungen erstaunlicher Weise erst seit der 2. Hälfte des 19. Jahrhunderts auftraten. Heuschnupfen, Asthma und Nahrungsmittelallergie haben sich epidemiologisch in den letzten 150 Jahren zu unterschiedlichen Zeitpunkten entwickelt. Während Heuschnupfen erstmals 1870 gehäuft beobachtet wurde, fand die Zunahme von Asthma in den 60er-Jahren des 20. Jahrhunderts statt und steigende Raten von Nahrungsmittelallergie wurden überhaupt erst kurz vor der Jahrtausendwende beobachtet (s. ◘ Abb. 2.1).

2.1 Die erste Welle: Heuschnupfen: ab 1870

Erstmals beschrieben wurde der „Catarrhus aestivus" 1819 von einem englischen Arzt namens John Bostock, der offensichtlich selbst von der Erkrankung betroffen war (Bostock 1819). In einer ersten Welle der Entwicklung allergischer Erkrankungen wurden ab 1870 steigende Raten von Heuschnupfen zunächst in England und den USA beobachtet (Blackley 1873; Wyman 1872). Charles Blackley erkannte 1873, dass der „Catarrhus aestivus" durch Pollen ausgelöst wurde, und definierte deshalb den Begriff „Heuschnupfen" (engl. hayfever). Außerdem beobachtete er, dass der Heuschnupfen fast nie bei der *„farming class"* auftrat und damals wesentlich häufiger in England

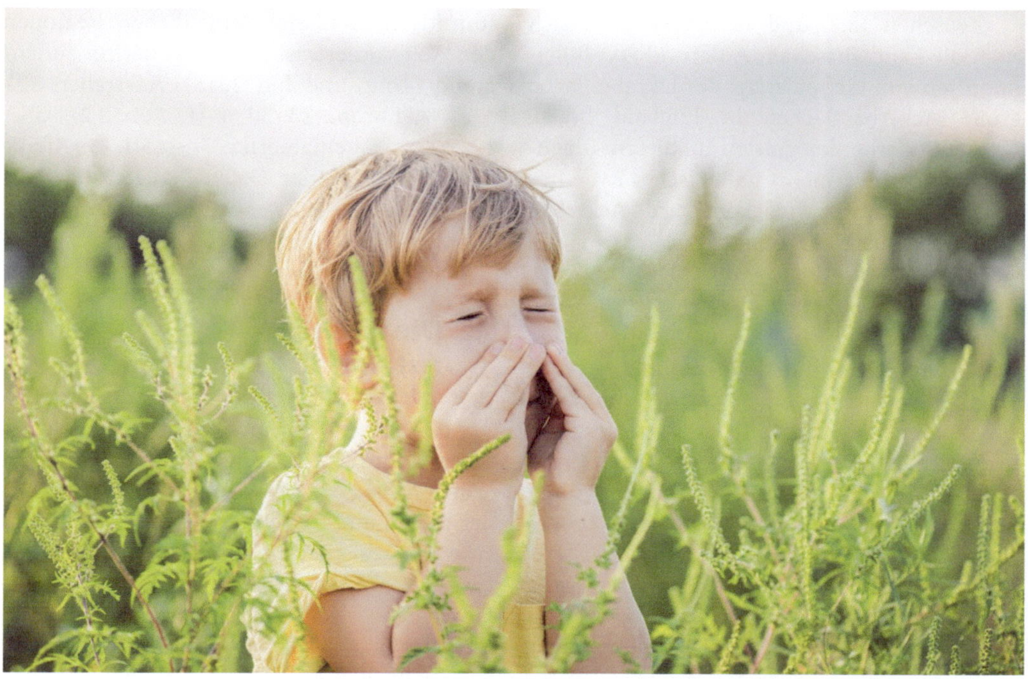

◘ **Abb. 2.1** Pollenallergie. Aktuell leiden 23–30 % der Europäer an Heuschnupfen

vorkam als im Rest Europas. Über das kontinentale Europa schrieb er 1873: *„Man findet dort noch immer Ärzte, die noch niemals über diese Krankheit gehört haben"* (Blackley 1873).

Aus heutiger Sicht muss man sich fragen, welche epigenetischen Faktoren und Veränderungen im Lebensstil damals zu den steigenden Raten von Heuschnupfen und zur Ausbreitung auf Kontinental-Europa und ganz Nordamerika geführt haben könnten:

Es war die Zeit, in der man erstmals erkannte, dass Keime Krankheiten auslösen können. 1847 publizierte Ignaz Semmelweis, dass Kindbettfieber auf mangelnde Hygiene zurückzuführen sein könnte, und empfahl Ärzten bei Geburten, die Hände mit Chlorkalk zu desinfizieren. Führende Ärzte standen seinen Thesen zu Lebzeiten jedoch kritisch und ablehnend gegenüber. Für das Kindbettfieber machte man damals vor allem Witterungsverhältnisse und Erkrankungen verantwortlich. Die hygienischen Verhältnisse in Städten waren zu jenen Zeiten noch sehr mangelhaft. Erst ab 1890 wurden Abwässer nicht mehr in Flüsse geleitet, aus denen man auch das Trinkwasser entnahm.

Zwischen 1850 und 1880 veränderte sich auch die Landwirtschaft. Aufgrund von Billigimporten von Getreide aus der Ukraine lagen große Ackerbauflächen in England brach. Große Rinderherden grasten auf diesem Brachland, auf dem vermehrt italienisches Rye-Gras wuchs. In den USA wiederum wurde Ackerbau forciert, wodurch es zu einem Zuwachs an Ragweed-Pollen kam (Platts-Mills 2015).

Erst längere Zeit nach Semmelweis Tod wurde in der Chirurgie begonnen, Wunden mit jodhaltigen Mitteln zu desinfizieren. In den folgenden 50 Jahren entdeckte man durch zunehmende wissenschaftliche Forschung immer mehr Keime als Krankheitserreger. Impfstoffe und Medikamente wurden entwickelt und Hygiene als Krankheitsprävention propagiert. 1920 wurde die Chlorierung des Trinkwassers in großen Städten eingeführt, was zu einem deutlichen Rückgang von Typhus und Cholera führte.

Im Juli 1906 kreierte der Wiener Clemens von Pirquet das Wort Allergie aus dem griechischen *alloz* (für anders) und *ergeia* (für Energie oder Reaktivität), um verschiedene Manifestationen für eine veränderte biologische Reaktivität zu beschreiben, im Speziellen eine „andere" Reaktivität als die schützende Immunität gegen Infektionen (von Pirquet 1906).

Ab 1920 wurden auch Pferde in den großen Städten seltener und von Autos als Transportmittel abgelöst. Zwischen 1932 und 1950 stieg die Heuschnupfenrate in New York bereits auf 10–13 % (Platts-Mills 2015).

1946 war Ragweed in New York bereits zur „Epidemie" und zu einem so großen Problem geworden, dass die Stadtverwaltung eine vollständige Ausrottung von Ragweed anordnete (Walzer und Siegel 1956).

In den folgenden Jahrzehnten stieg die Heuschnupfenprävalenz weiter an. 2010 brachten Beobachtungen einer deutschen Kohorte zum Vorschein, dass bereits 24 % der 13-Jährigen ohne genetische Prädisposition und 44 % der 13-Jährigen mit mindestens einem allergischen Elternteil eine allergische Rhinitis aufwiesen (Keil et al. 2010).

Die aktuelle Häufigkeit der allergischen Rhinitis in den unterschiedlichen Regionen der Welt variiert, ist jedoch weiterhin zunehmend (Tong und Lin 2015): Australien 12–41,3 %, Europa 23–30 % (▣ Abb. 2.2), USA 12–30 %, Lateinamerika 5,5–45,1 %, Afrika 7,2–54,1 %, Mittler Osten 7,4–45,2 %, Süd-Ost-Asien 5,5–44,2 %, China/Hongkong/Taiwan 1,6–43 %, Japan/Korea 9,1–35,7 %.

2.2 Die zweite Welle: Asthma ab 1960

Vor dem Jahre 1960 wurde Asthma in pädiatrischen Lehrbüchern nur sehr selten erwähnt (Platts-Mills 2015). Während 1961 nur 1,23 % der Buben und 0,64 % der Mädchen von England und Wales an Asthma litten (Smith 1961), stieg die Zahl in den späten 1960er- und 1970er-Jahren auf etwa 10 % der britischen Kinder und erreichte bis zur Jahrtausendwende einen Gipfel von 20–30 % (Anderson et al. 2007). Aufgefallen war damals auch ein Zusammenhang

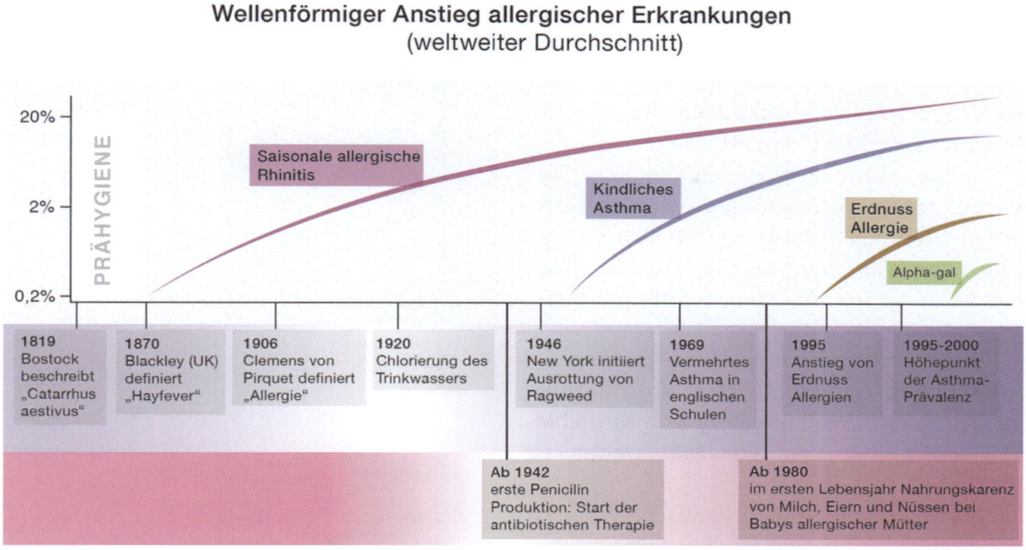

Abb. 2.2 Aufeinanderfolgende „Wellen" allergischer Erkrankungen. (Modifiziert nach Platts-Mills 2015)

zwischen Asthma und positivem Hauttest auf Hausstaubmilben (Smith et al. 1969).

Diese Zunahme von Asthma, die anfänglich wieder hauptsächlich in englischsprachigen Ländern stattfand, wurde zunächst mit besseren Wohnverhältnissen in gut beheizten, vermehrt mit Teppichen ausgestatteten und besser wärmeisolierten Wohnungen erklärt, die zu stärkerem Milbenwachstum führten. Außerdem begann in den 1950er-Jahren in den hochentwickelten Ländern das Fernsehen mit eigenen Kinderprogrammen, was dazu führte, dass Kinder plötzlich viel mehr Zeit in Innenräumen verbrachten und weniger aktive körperliche Bewegung im Freien mit Kontakt zur Erde machten. Sekundär zum vielen Sitzen und geringerem Spielen im Freien veränderten die Kinder ihre Atmungsmuster sowie ihre Ernährungsgewohnheiten mit wachsenden Raten von Adipositas (Platts-Mills 2015).

Der „Paukenschlag" gelang dem Engländer David Strachan (Strachan 1989), der 1989 im *British Medical Journal* eine Studie publizierte, in der er 17.414 britische Kinder beobachtet hatte, die alle innerhalb einer Woche im März 1958 geboren wurden. Er verglich die Häufigkeit von Ekzem dieser Kinder im ersten Lebensjahr sowie „Heuschnupfen in den vergangenen 12 Monaten" im Alter von 11 und 23 Jahren mit 16 perinatalen-, sozialen- und Umweltfaktoren. Die höchste Assoziation fand er bei der Familiengröße und Stellung des Kindes in der Familie. Kinder mit vielen, aber auch älteren Geschwistern hatten viel seltener allergische Rhinitis. Er interpretierte seine Daten dahingehend, dass Infekte, übertragen durch frühen „unhygienischen" Kontakt mit älteren Geschwistern, einer möglichen Allergieentstehung entgegenwirken könnten bzw. Mütter mit älteren Geschwisterkindern bereits pränatal einen Schutz aufbauen würden. **Die Hygiene-Hypothese war geboren!** Die steigende Allergieprävalenz wurde indirekt proportional zu besserer Hygiene, kleinerer Familiengröße und westlichem Lebensstil gesehen und Strachan postulierte die Wichtigkeit des Kontaktes zu Mikroben (inklusive Infektionskrankheiten) in der Kindheit für die Entwicklung eines gesunden Immunsystems.

Ob wirklich jede Art von Infektion vor Allergien schützt, beobachtete Paolo Matricardi (Matricardi 2000) an italienischen Rekruten und kam zu dem Schluss, dass jene jungen Italiener, die Hepatitis-A-Antikörper trugen, signifikant seltener an Heuschnupfen litten als Hepatitis-A-IgG-AK-negative Rekruten. Diese inverse Korrelation zeigte sich auch bei anderen fäkal-oral übertragenen Erkrankungen wie Toxoplasmose und Helicobacter pylori, jedoch nicht bei Tröpfcheninfektionen wie Mumps, Röteln, Varizellen, Herpes simplex.

Somit deutete diese epidemiologische Studie auf einen möglichen Zusammenhang zwischen „Training" des Darm-assoziierten Immunsystems durch Infekte und der reduzierten Entwicklung von Allergien im Respirationstrakt hin.

Sollten aber fäkal-oral übertragene Erkrankungen notwendig sein, um Allergien zu vermeiden? Hat die Evolution Krankheiten vorgesehen, um vor Krankheiten zu schützen?

Nachfolgende Studien beobachteten, dass der Kontakt zu älteren Geschwistern und vermehrte respiratorische Infekte eher zu höheren Asthmaraten führten (Bisgaard et al. 2007), jedenfalls keinen präventiven Effekt hatten (Bremner et al. 2008). Um die Zunahme der Allergien weltweit zu analysieren, untersuchte die ISAAC-Studie (The **I**nternational **S**tudy of **A**sthma and **A**llergies in **C**hildhood) die Häufigkeit von allergischen Symptomen von 193.409 6- bis 7-jährigen Kindern weltweit in 66 Zentren aus 37 Ländern und von 304.679 Kindern zwischen 13 und 14 Jahren aus 106 Zentren in 36 Ländern aller Kontinente zwei Mal hintereinander im Abstand von mindestens 5 Jahren, und zwar zwischen 1994–1998 und 2002–2003. Ziel der Studie war es, die Hypothese zu überprüfen, ob die Häufigkeit von Asthma, allergischer Rhinokonjunktivitis und Ekzem in manchen, aber nicht in allen Regionen der Welt ansteige.

In der ersten Phase der ISAAC-Studie zwischen 1994 und 1998 (Beasley 1998) zeigten besonders die englisch-sprachigen Länder die höchste Prävalenz an Asthma, während Länder Osteuropas oder Afrikas sehr geringe Raten aufwiesen (s. ◘ Tab. 2.1).

◘ Tab. 2.2 demonstriert, dass man nach weiteren 8 Jahren – nach dem Fall der Mauer in Osteuropa und mit zunehmender Integration der westlichen Lebensweise auch in Süd-

◘ **Tab. 2.1** Weltweite Häufigkeit von „Giemen im letzten Jahr" zwischen 1994 und 1998 (Beasley 1998)

Häufigkeit von „Giemen im letzten Jahr" bei 13- bis 14-jährigen Kindern (ISAAC)	
Australien	29 %
UK	29 %
Neuseeland	28 %
Deutschland	20 %
Spanien	14 %
Norwegen	12 %
Griechenland	2 %
Indonesien	2 %
Albanien	2 %
Äthiopien	2 %

◘ **Tab. 2.2** Vergleich atopischer Erkrankungen: 1994 und 2003 (Asher et al. 2006)

Allergische Rhinokonjunktivitis (Häufigkeit Phase 1 bis Phase 3 in % der Kinder)		
	6–7 Jahre	13–14 Jahre
	1994–2003	1994–2003
Brasilien	12,5–12,0	16,2–15,8
Costa Rica	11,6–15,9	14,3–17,7
Polen	**7,2–13,0**	**8,8–18,8**
Neuseeland	9,5–11,4	19,1–18,0
Österreich	5,1–6,1	9,2–9,7
Deutschland	5,4–6,9	14,4–15,0
England	9,8–10,1	
Rumänien		5,2–14,3
Südafrika		**15,1–20,7**
China		8,1–10,4
Hongkong	9,1–9,4	**24,0–22,6**

Tab. 2.2 (Fortsetzung)

Asthma (Häufigkeit Phase 1 bis Phase 3 in % der Kinder)		
	6–7 Jahre	13–14 Jahre
Brasilien	21,3–24,4	22,7–19,9
Costa Rica	32,1–37,6	23,7–27,7
Polen	10,9–13,6	7,8–10,2
Australien	27,2–20,0	
Neuseeland	23,6–22,2	29,7–26,7
Österreich	7,8–7,4	11,8–15,1
Deutschland	9,6–12,8	14,2–17,5
England	18,4–20,9	
Rumänien		**3,0–22,7**
Südafrika		16,1–20,3
China		4,3–6,0
Hongkong	9,1–9,4	12,4–8,6
Iran	5,4–12,0	10,9–13,9

ostasien, Südamerika und Afrika – eine Zunahme der Allergien in beiden Altersgruppen, aber verstärkt in der Gruppe der jüngeren Kinder beobachtete (Asher et al. 2006).

Diese Erkenntnis brachte erste Hinweise auf die Bedeutung der ersten Lebensjahre, die offensichtlich großen Einfluss auf das heranreifende Immunsystem haben.

Seit vielen Dekaden weiß man, dass genetische Disposition Ursache für allergische Erkrankungen sein kann. Kjellmann et al. beschrieben schon 1977 ein Risiko von 40–60 % für ein Kind, an einer Atopie zu erkranken, wenn beide Elternteile Atopiker sind (Kjellman 1977). Trotzdem lässt sich dadurch alleine nicht die Welle der Allergisierung in den Jahren um die Jahrtausendwende erklären.

Man erkannte, dass das Immunsystem auch auf äußere Reize über Gen-Umwelt-Interaktionen reagiert (Rava et al. 2015) und dass bereits ab der intrauterinen Exposition bzw. besonders in der frühen Kindheit epigenetische Faktoren das Risiko, eine atopische Erkrankung zu entwickeln, beeinflussen können (Bisgaard et al. 2012). Epigenetische Mechanismen können auch immunologische Profile von den Eltern auf ihre Kinder übertragen.

Der Blick auf Hongkong und China in der ISAAC-Studie (Tab. 2.2) veranschaulicht deutlich, dass Kinder im englisch-sprachigen und als ehemals englische Kolonie geführten Hongkong mit westlicher Lebensweise wesentlich häufiger an Allergien litten als ihre genetisch sicherlich nicht unähnlichen Verwandten in Zentralchina. Um die Jahrtausendwende erhöhten sich die Allergieraten jedoch auch in Zentralchina, mit zunehmender Öffnung Zentralchinas und Modernisierung des Landes. Bei genauerer Betrachtung deuten all diese Zahlen auch auf ein gewisses Einpendeln der Allergieraten des Respirationstrakts auf hohem Niveau hin. Neueste Studien beweisen auch, dass die Steigerungsrate derzeit nicht mehr das Ausmaß der letzten 30 Jahre erreicht, jedoch besonders in einkommensschwachen Ländern noch weiter rapide zunimmt.

Auch heute gibt es noch prähygienische Gemeinschaften in Ländern wie Kenia, Ghana oder Ecuador, wo die Veränderungen, die in Europa und den USA zwischen 1870 und 1920 stattfanden, derzeit vor sich gehen (Scrivener et al. 2001; Stevens et al. 2011; Endara et al. 2015). In prähygienischen Dörfern mit hoher helminthischer Infektionsrate und verschmutztem Trinkwasser haben Kinder und Erwachsene eher hohe Gesamt-IgE-, aber geringe spezifische IgE-Antikörper gegenüber Hausstaubmilben oder anderen Allergenen, zum Unterschied von westlichen Ländern mit niedrigem Gesamt-IgE und hohen spezifischen IgE-Antikörper-Titern.

Erfahrungsgemäß erfolgt die Verlagerung des Immunsystems einer Population in Richtung Atopie extrem schnell, meist schon innerhalb von 5 Jahren nach Anpassung an den westlichen Lebensstil. Dies wurde nach dem Fall der Mauer im ehemaligen Ostdeutschland ersichtlich, als die Raten der allergischen Sensibilisierung zwischen 1991–1992 und 1995–1996 von 19,3 % auf 26 % kletterten und auch bei Heuschnupfen eine Verdoppelung der Häufigkeit von 2,3 % auf 5,1 % stattfand. Innerhalb von 4 Jahren hatte sich die Atopie-Häufigkeit der ehemaligen Ostdeutschen an die der westdeutschen Verwandten angepasst (Mutius et al. 1998).

Waren also nur die hygienischen Veränderungen, die sich in westlichen Ländern bereits ab 1920 etabliert hatten, verantwortlich für den massiven Anstieg von allergischen Erkrankungen zwischen 1960 bis zur Jahrtausendwende? Oder gab es noch zusätzliche Faktoren, die in Betracht gezogen werden müssen?

Genau in die Zeit der Häufung des Asthmas fällt die Entwicklung der **Antibiotika.** Penicillin wurde 1942 zum ersten Mal am Menschen angewandt und bald danach startete auch die industrielle Produktion. Ab 1965 waren Breitspektrumantibiotika am Markt und in den 1970er- und 1980er-Jahren wurde verstärkt auf dem Gebiet der Antibiotika geforscht, sodass zunehmend neue Substanzklassen von Antibiotika zum Einsatz kamen. Antibiotika zählen heute zu den weltweit am häufigsten verschriebenen Medikamenten, die mit 13 % Marktanteil den größten Einzelbereich des gesamten Arzneimittelverbrauchs bilden.

Die steigenden Zahlen von Asthma zwischen 1960 und 2000 sind in Korrelation mit steigenden Spitalsaufnahmen wegen akuter Exazerbationen, die meist auf **virale Infekte** zurückzuführen sind. Obwohl virale Infekte schon immer vorgekommen sind, spiegeln die gesteigerten Spitalsaufnahmen die bronchiale Hyperreaktiviät durch die allergische Komponente wider, sollten aber auch die Behandlung des akuten Infekts ins Zentrum einer kritischen Betrachtung stellen.

Gerade das „harmlose" Rhinovirus, als Auslöser des banalen Infekts, rückt in letzter Zeit immer mehr in den Fokus der Aufmerksamkeit der Allergieforscher. Sowohl das Virus selbst als auch dessen symptomatische Behandlung mit Antipyretika und allzuoft auch mit nicht-indizierten Antibiotika könnten ganz besonders in der frühen Kindheit zu einer allergischen Sensibilisierung beitragen.

Ebenfalls Auslöser für die steigenden Raten von Asthma könnte auch die **Umstellung von Aspirin auf Paracetamol und Ibuprofen zur Fiebersenkung** bei Kindern im Jahr 1979 gewesen sein, nachdem ein Zusammenhang zwischen Aspiringabe und dem Auftreten eines Reye-Syndroms beobachtet worden war (Linnemann et al. 1975). Viele Studien diskutieren seither den Zusammenhang zwischen Antipyretika-Einnahme und Erhöhung der Asthmainzidenz, wie in diesem Buch noch intensiv erläutert werden wird (s. ► Kaps. 6 und 7).

Auch **Luftverschmutzung** mag eine gewisse Rolle bei der Entstehung von Asthma und Atopien spielen, muss jedoch trotzdem kritisch betrachtet werden. Große epidemiologische Studien zeigten, dass Asthma um 1990 im „sauberen" Neuseeland oder Australien häufiger als im durch Kohleverbrennung verschmutzten polnischen Katowice vorkam, wo die Kinder eher Bronchitis, aber nicht Asthma hatten, sowie ursprünglich auch häufiger in der ehemaligen DDR als in Bayern mit weniger Luftverschmutzung (Beasley 1998; von Mutius et al. 1994).

Trotzdem verursachen Dieselabgase durch direkte Irritation eine Inflammation der Bronchien mit Vermehrung von Neutrophilen, Eosinophilen und Mastzellen (Ghio et al. 2012). Der gleichzeitige Kontakt mit potenziellen Allergenen und Dieselpartikeln kann die Sensibilisierung erleichtern und könnte eine gewisse Rolle für das gehäufte Auftreten von Asthma spielen (Diaz-Sanchez 1997).

Während aktuellste epidemiologische Studien aus Nord-West-Europa und Australien zeigen, dass der starke Anstieg an Allergien des Respirationstrakts in den letzten Jahrzehnten sich nun auf einem hohen Niveau einpendelt, sind fast alle anderen Teile der Welt auf Aufholjagd, besonders jene Population in Entwicklungsländern, die sich wegen des minimal steigenden Wohlstandes immer mehr urbanisiert. In diesen städtischen Regionen mit niedrigen bzw. mittleren Einkommen sind hohe Indoor- und Outdoor-Verschmutzung Risikofaktoren, weil die Menschen zum Kochen und Heizen auf feste Brennstoffe wie Holz, Rinderdung oder Kornreste angewiesen sind, die in einfachen Öfen innerhalb der Wohnräume verbrannt werden. Im ruralen Bangladesh führt diese Praxis bei 16 % der Kinder zu Giemen und Atemnot. Dazu kommt laut WAO-Bericht (Pawankar et al. 2011) noch der Umstand, dass durch den minimal steigenden Wohlstand der Zigarettenkonsum leistbar wird und dadurch Kinder in armen Ländern durch zusätzliches Passivrauchen einer 5-fach erhöhten Indoor-Luftverschmutzung ausgesetzt sind als in einkommensstärkeren Ländern. Aber auch Klimaveränderungen, reduzierte Biodiversität und Wetterveränderungen während der Pollenflugzeit führen zu biologischen und chemischen Veränderungen der Pollen und haben dadurch direkte Konsequenzen auf die Gesundheit besonders in urbanen und umweltverschmutzten Regionen (Pawankar 2014).

2.3 Die dritte Welle: Nahrungsmittelallergien: ab 1995

In einer dritten Welle der allergischen Entwicklung wird der Globus seit den 1990er-Jahren mit einer deutlichen Zunahme von **Nahrungsmittelallergien** „überflutet". Obwohl schon davor Nahrungsmittelallergien auftraten, erfolgte der steile Anstieg der Häufigkeit erst in den letzten 25 Jahren in erstaunlichem Ausmaß und somit 30 Jahre nach der „Asthma-Welle". Heute, wo bereits jedes Restaurant die allergenen Eigenschaften seiner Speisen bekanntgeben muss, kann man sich kaum mehr vorstellen, dass die Nahrungsmittelallergie erst seit so kurzer Zeit dermaßen rasant zugenommen hat. Die Zunahme von Erdnussallergien wurde erst knapp vor der Jahrtausendwende beobachtet. Der Amerikaner Scott Sicherer publizierte 2003 nach Befragung von ca. 5000 amerikanischen Haushalten mit 13.493 Haushaltsmitgliedern eine Verdoppelung der Rate von Erdnussallergien von 0,6 % auf 1,2 % bei Kindern zwischen 1997 und 2002 (Sicherer et al. 2003). Als Ursache für dieses Phänomen ausschließlich Hygiene anzunehmen, wäre nicht glaubwürdig, da sauberes Trinkwasser seit 70 Jahren in den Leitungen fließt und sich auch im Alltag die hygienischen Verhältnisse zwischen 1960 und 2000 kaum verändert haben. Nach derzeitigem Stand der Forschung liegen die Gründe eher im falschen Nahrungsaufbau der Kinder von jenen allergischen Patienten, die ab 1980 Eltern wurden, jener Menschen, die bereits von der 1. und 2. Welle erfasst worden waren.

Die Guidelines und somit alle Kinderärzte rieten damals (bis zum Jahr 2015) bei prädisponierten Kindern allergischer Eltern zu vorsichtigem Nahrungsaufbau mit Milchprodukten, wenn überhaupt, erst ab dem 1. Geburtstag, Karenz von Erdnüssen bei Hochrisikokindern bis zum 2. Geburtstag und boten a priori hypoallergene Milchprodukte an.

Durch verschiedene bestpublizierte Studien im Jahr 2015 konnte bewiesen werden, dass die **frühe Exposition von Nahrungsmitteln nicht nur nicht schädlich, sondern nützlich** ist (Du Toit et al. 2015). Fehlende Vielseitigkeit der oralen Nahrungsaufnahme im ersten Lebensjahr führt zu mangelnder Toleranzentwicklung.

Heute weiß man auch, dass eine allergische Sensibilisierung gegenüber Nahrungsmitteln auch über die Haut möglich ist (Tordesillas et al. 2014). Besonders Fillagrin-Defekte, aber auch verändertes Waschverhalten, bei dem Babys täglich gebadet werden, könnten diesen Effekt noch weiter verstärken (Brough et al. 2014). Umgekehrt gibt es schon Versuche, die beweisen, dass regelmäßiges Eincremen der Babys, z. B. mit Sonnenblumenöl (hoher Anteil an Linolensäure/Ölsäure), vom ersten Tag an zur Optimierung der Hautbarriere die Inzidenz einer atopischen Dermatitis um 50 % reduzieren kann (Simpson et al. 2014). Mehr noch, hautpflegende Therapie kann sogar Nahrungsmittelallergien vorbeugen und stellt somit einen leicht durchführbaren Präventionsansatz dar (s. ► Abschn. 4.9).

Seit kürzester Zeit (erstmals 2009 beschrieben) beobachtet man vor allem in den USA sowie in Europa eine ganz neue Form der Allergie auf rotes Fleisch (Commins et al. 2009). Diese

Alpha-gal-Allergie wird durch Zeckenbisse ausgelöst. In der Muskulatur sämtlicher Säugetiere, außer Affen und Menschen, befindet sich das Kohlehydrat Galactose-alpha-1,3-galactose. Dieses wird bei einem Zeckenbiss von einem Tier (meist Wild: Reh, Hirsch) im Verdauungstrakt der Zecke gespeichert und über einen Biss auf den Menschen übertragen. Der Mensch aktiviert daraufhin eine massive IgE-Antikörper-Produktion gegen das fremde Kohlehydrat. Bei nachfolgender Konsumation von Fleisch (Rind, Schwein), das Galactose-alpha-1,3-galactose enthält, kommt es nach 3–8 Stunden zu einer allergischen Reaktion vom Spättyp mit Juckreiz am ganzen Körper, Angioödem, asthmatischen und gastrointestinalen Beschwerden sowie möglicher Anaphylaxie. Interessant ist, dass es sich hierbei um eine Allergie auf ein Kohlehydrat und nicht, wie bei Nahrungsmittelallergien üblich, um ein Protein handelt. Die Alpha-gal-Allergie nimmt in den letzten Jahren auch in Europa, besonders an Orten mit hohem Wildbestand, deutlich zu (Apostolovic et al. 2016).

Viele Allergien sind somit durch Lebensstilveränderungen entstanden. Zunächst durch Hygieneverbesserung, die die Menschheit zwar vor vielen Magen-Darm-Infekten und Wurminfektionen bewahrte, es aber ermöglichte, dass ein großer Teil der Bevölkerung gegenüber harmlosen Proteinen sensibilisiert wurde. Waren es zuerst die Pollen, die nach Inhalation Heuschnupfen auslösten, wurden auch perenniale Innenraumantigene, wie die Hausstaubmilbe, ausgelöst durch zunehmenden Aufenthalt in Innenräumen, immer mehr zum Problem. Mit zusätzlicher Belastung durch Antibiotika wechselte die Allergie die Etage und gelangte in die Lunge, wo vermehrt Asthma entstand (Platts-Mills 2015). Durch die gut gemeinten Ratschläge von Ärzten, mögliche allergisierende Nahrungsmittel in der frühen Kindheit zu vermeiden, wurde die Situation weiter verschlechtert.

Allergische Erkrankungen haben dem Menschen seit 120 Jahren immer wieder ein Schnippchen geschlagen! Daher ist es verständlich, dass sich das Thema Prävention zu einem wichtigen Teil der Allergologie entwickelt hat.

Das immer größer werdende Wissen über die diversen Ursachen der Allergieentstehung ermöglicht heute die Entwicklung von Strategien zur Prävention von Allergien:

- **Primäre Prävention,** beginnend bei noch ungeborenen Kindern, mit und ohne genetische Vorbelastung, soll die Sensibilisierung von Anfang an verhindern.
- **Sekundäre Prävention** soll der Progression der Erkrankung und dem Etagenwechsel bzw. dem „allergischen Marsch" vorbeugen.
- **Tertiäre Prävention** soll die Therapie der bestehenden Krankheit optimieren und akute Exazerbationen möglichst verhindern, um die weitere Chronifizierung der Erkrankung zu vermeiden.

Literatur

Anderson HR, Gupta R, Strachan DP, Limb ES (2007) 50 years of asthma: UK trends from 1955 to 2004. Thorax 62(1):85–90

Apostolovic D et al (2016) The red meat allergy syndrome in Sweden. Allergo J Int 25(2):49–54

Asher MI, Montefort S, Björkstén B, Lai CK, Strachan DP, Weiland SK, Williams H, ISAAC Phase Three Study Group (2006) Worldwide time trends in the prevalence of symptoms of asthma, allergic rhinoconjunctivitis, and eczema in childhood: ISAAC phases one and three repeat multicountry cross-sectional surveys. Lancet 368(9537):733–743

Beasley R (1998) Worldwide variation in prevalence of symptoms of asthma, allergic rhinoconjunctivitis, and atopic eczema: ISAAC. The International Study of Asthma and Allergies in Childhood (ISAAC) Steering Committee. Lancet 351(9111): 1225–1232

Bisgaard H, Hermansen MN, Buchvald F, Loland L, Halkjaer LB, Bonnelykke K et al (2007) Childhood asthma after bacterial colonization of the airway in neonates. N Engl J Med 357:1487–1495

Bisgaard H, Jensen SM, Bonnelykke K (2012) Interaction between asthma and lung function growth in early life. Am J Respir Crit Care Med 185:1183–1189

Blackley C (1873) Experiments and researches on the causes of nature of catarrhus aestivus. Balliere, Tindall & Cox, London. https://babel.hathitrust.org/cgi/pt?id=chi.35559565;view=1up;seq=9. Zugegriffen am 12.8.2018.

Bostock J (1819) Case of periodical affection of the eyes and chest. Med Chir Trans X(i):161–165

Bremner SA, Carey IM, DeWilde S, Richards N, Maier WC, Hilton SR et al (2008) Infections presenting for clinical care in early life and later risk of hay fever in two UK birth cohorts. Allergy 63:274–283

Brough H, Simpson A, Makinson K, Hankinson J, Brown S, Douiri A et al (2014) Peanut allergy: effect of environmental peanut exposure in children with filaggrin loss-of-function mutations. J Allergy Clin Immunol Pract 134:867–875

Commins SP, Satinover SM, Hosen J, Mozena J, Borish L, Lewis BD et al (2009) Delayed anaphylaxis, angioedema, or urticaria after consumption of red meat in patients with IgE antibodies specific for galactose-alpha-1,3-galactose. J Allergy Clin Immunol 123:426–433. https://doi.org/10.1016/j.jaci.2008.10.052

Diaz-Sanchez D (1997) The role of diesel exhaust particles and their associated polyaromatic hydrocarbons in the induction of allergic airway disease. Allergy 52(38 Suppl):52–56

Du Toit G, Roberts G, Sayre P, Bahnson H, Radulovic S, Santos A et al (2015) Randomized trial of peanut consumption in infants at risk for peanut allergy. N Engl J Med 372:803–813

EAACI (2015) Tackling the allergy crisis in Europe-concerted policy action needed. (Advocacy manifesto). http://www.eaaci.org/outreach/public-declarations/3243-advocacy-manifesto-tackling-the-allergy-crisis-in-europe,-2015.html

Endara P, Vaca M, Platts-Mills TA, Workman L, Chico ME, Barreto ML et al (2015) Effect of urban versus rural residence on the association between atopy and wheeze in Latin America: findings from a case-control analysis. Clin Exp Allergy 45(2):438–447

Ghio A, Smith C, Madden M (2012) Diesel exhaust particles and airway inflammation. Curr Opin Pulm Med 18:144–150

Haahtela T, Holgate S, Pawankar R, Akdis CA, Benjaponpitak S, Caraballo L et al (2013) The biodiversity hypothesis and allergic disease: world allergy organization position statement. World Allergy Organ J 6:3

Keil T, Bockelbrink A, Reich A, Hoffmann U, Kamin W, Forster J, Schuster A, Willich SN, Wahn U, Lau S (2010) The natural history of allergic rhinitis in childhood. Pediatr Allergy Immunol 21:962–969

Kjellman NI (1977) Atopic disease in seven-year-old children. Incidence in relation to family history. Acta Paediatr Scand 66:465–471

Linnemann CC Jr, Shea L, Partin JC, Schubert WK, Schiff GM (1975) Reye's syndrome: epidemiologic and viral studies, 1963–1974. Am J Epidemiol 101(6): 517–526

Matricardi et al (2000) Exposure to foodborne and orofecal microbes versus airborne viruses in relation to atopy and allergic asthma: epidemiological study. BMJ 320:412–170

von Mutius E, Martinez F, Fritzsch C, Nicolai T, Roell G, Thiemann H (1994) Prevalence of asthma and atopy in two areas of West and East Germany. Am J Respir Crit Care Med 149(2 Pt 1):358–364

Pawankar R (2014) Allergic diseases and asthma: a global public health concern and a call to action. World Allergy Organ J 7:55

Pawankar R, Canonica GW, ST Holgate ST, Lockey RF, Blaiss M (2011) The WAO white book on allergy [Update. 2013]. www.worldallergy.org/UserFiles/file/WAO-White-Book-on-Allergy_web.pdf

von Pirquet C (1906) Allergie. Münch Med Wochenschr 30:1457–1145

Platts-Mills TA (2015) The Allergy Epidemics: 1870–2010. J Allergy Clin Immunol 136(1):3–13

Rava M, Smit LA, Nadif R (2015) Gene-environment interactions in the study of asthma in the postgenomewide association studies era. Curr Opin Allergy Clin Immunol 15:70–78

Scrivener S, Yemaneberhan H, Zebenigus M, Tilahun D, Girma S, Ali S et al (2001) Independent effects of intestinal parasite infection and domestic allergen exposure on risk of wheeze in Ethiopia: a nested case-control study. Lancet 358:1493–1499

Sicherer SH et al (2003) Prevalence of peanut and tree nut allergy in the United States determined by means of a random digit dial telephone survey: a 5-year follow-up study. J Allergy Clin Immunol 112(6):1203–1207

Simpson EL et al (2014) Emollient enhancement of the skin barrier from birth offers effective atopic dermatitis prevention. J Allergy Clin Immunol 134(4):818–823

Smith JM (1961) Prevalence and natural history of asthma in schoolchildren. Br Med J 1(5227):711–713

Smith JM, Disney ME, Williams JD, Goels ZA (1969) Clinical significance of skin reactions to mite extracts in children with asthma. Br Med J 2:723–726

Stevens W, Addo-Yobo E, Roper J, Woodcock A, James H, Platts-Mills T et al (2011) Differences in both prevalence and titre of specific immunoglobulin E among children with asthma in affluent and poor communities within a large town in Ghana. Clin Exp Allergy 41:1587–1594

Strachan DP (1989) Hay fever, hygiene and house hold size. BMJ 299:1259–1260

Tong MCF, Lin JSC (2015) Epidemiology of allergic rhinitis throughout the world. In: Global atlas of allergic rhinitis and chronic rhinosinusitis. EAACI., Zürich, S 6–63. http://www.eaaci.org/globalatlas/ENT_Atlas_web.pdf

Tordesillas T et al (2014) Skin exposure promotes a Th2-dependent sensitization to peanut allergens. J Clin Invest 124(11):4965–4975

Von Mutius et al (1998) Increasing prevalence of hay fever and atopy among children in Leipzig East Germany. Lancet 351:862–866

Walzer M, Siegel BB (1956) The effectiveness of the ragweed eradication campaigns in New York City; a 9-year study; 1946–1954. J Allergy 27:113–126

Wyman M (1872) Autumnal catarrh (Hay fever), Bd 18. Huro & Houghton, Cambridge, MA

Allgemeine Grundlagen und Neuigkeiten der Allergologie

K. Stockert, *Allergieprävention*, https://doi.org/10.1007/978-3-662-58140-7_3

3

Aufgrund der hohen Allergieprävalenz boomt die Allergieforschung und dringt immer tiefer in zelluläre und molekulare Prozesse vor. Zum besseren Verständnis der folgenden Kapitel sollen einige Grundbegriffe und neu entdeckte immunologische Mediatoren näher beschrieben werden.

3.1 Mechanismus der allergischen Sensibilisierung

Die Sensibilisierung erfolgt nach Kontakt mit Allergenen über Schleimhäute oder die Haut, die die Epithelzellen von Prädisponierten zur Ausschüttung von IL-33, IL-25 und TSLP stimulieren (s. ◘ Abb. 3.1). Diese epithelialen

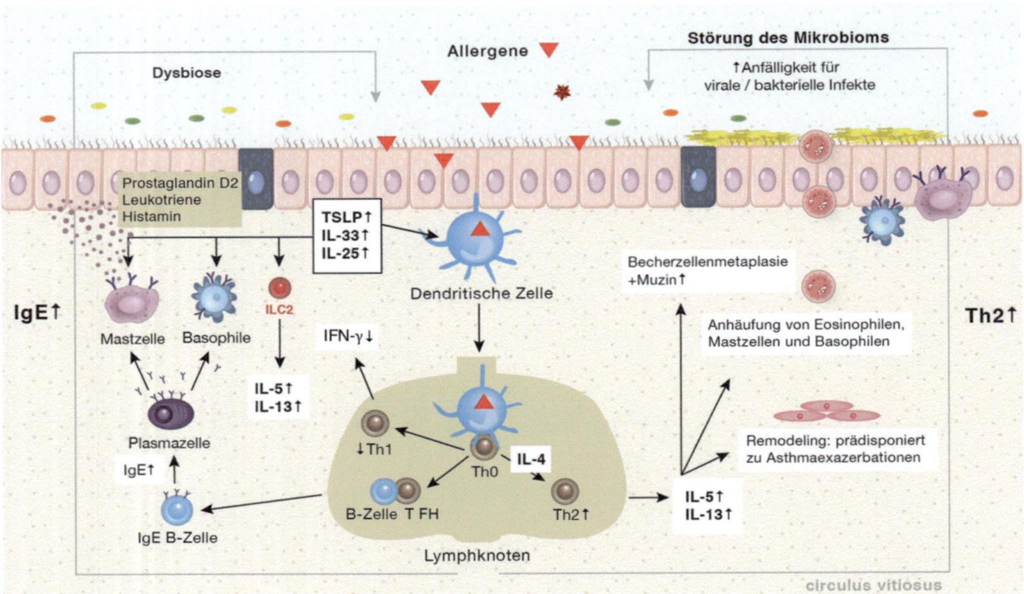

◘ **Abb. 3.1** Mechanismus und Folgen der allergischen Sensibilisierung. Potenzielle Allergene aktivieren bei Prädisponierten die Epithelzellen zur Freisetzung der Zytokine IL-33, IL-25 und TSLP. Diese regen die dendritischen Zellen zur Aufnahme und Prozessierung der Allergene sowie zu einer Wanderung in Richtung lokaler Lymphknoten an. Dort wird eine vermehrte Differenzierung der Th0-Zellen in Th2-Zellen ausgelöst, die nach Reifung im Blutkreislauf in die diversen Gewebe gelangen und über Sekretion von IL-5 und IL-13 zu einer Anhäufung von Eosinophilen, Mastzellen und Basophilen sowie zu Epithelmetaplasie und Remodeling führen. Innerhalb der Lymphknoten regen Impulse der aktivierten dendritischen Zelle auch zur Differenzierung der Th0-Zelle in IL-4-sezernierende T-FH-Zellen an, die über Interaktion mit den B-Zellen den Switch der Immunglobulinklasse in die IgE-Klasse auslösen. Diese IgE-Antikörper heften sich dann an Oberflächenrezeptoren der Mastzellen und Basophilen und führen zur Sensibilisierung. Auch ein Memory-Pool an allergenspezifischen T- und B-Zellen wird generiert. Bei neuerlichem Kontakt mit dem Allergen werden im Rahmen der Früh-Antwort die IgE-Rezeptorkomplexe der sensibilisierten Mastzellen und Basophilen innerhalb von Minuten aktiviert und bewirken eine Degranulation mit Freisetzung von Histamin, Leukotrienen und Prostaglandin D2. In der Spätphasenreaktion triggert die kontinuierliche Präsenz der Allergene die weitere Differenzierung in Th2-Zellen und den vermehrten Einstrom von Th2-Zellen, Eosinophilen und Basophilen in die Gewebe und löst die Prolongierung der Symptome wie verstärkte Schleimproduktion und Kontraktion der Atemwegsmuskulatur aus. Die Zytokine IL-25, TSLP und IL-33 induzieren auch in den, IgE-unabhängigen, ILC2-Zellen die Sekretion von IL-5 und IL-13

Zellzytokine bewirken, dass die lokalen dendritischen Zellen mobilisiert werden, die Allergene erkennen, sie aufnehmen, in Untereinheiten zerlegen und prozessieren sowie damit zu den lokalen Lymphknoten wandern, wo die Sensibilisierung beginnt. Dort stimulieren sie naive $CD4^+$-T-Zellen (Th0) zur Differenzierung von IL-4-kompetenten T-Zellen, die einerseits zu den B-Zellzonen innerhalb des Lymphknotens migrieren und sich dort zu T-follikulären Helper (T-FH)-Zellen entwickeln (Locksley 2010).

Andere $CD4^+$-T-Zellen differenzieren in Th2-Zellen, verlassen den Lymphknoten und gelangen in den Blutkreislauf. Erst dann reifen sie zu immunkompetenten Th2-Zellen und wandern in die diversen Gewebe, wo sie über Ausschüttung von IL-4, IL-5, IL-9 und IL-13 in einem komplexen Zusammenspiel die inflammatorischen Prozesse der Allergie in Gang setzen. IL-5 triggert besonders die Reifung und Rekrutierung der Eosinophilen, IL-9 aktiviert die Mastzellen und verlängert deren Überleben. IL-13 bewirkt gemeinsam mit den Eosinophilen ein Remodeling des Gewebes.

TSLP, IL-25 und IL-33 tragen nicht nur zur Aktivierung der T-Zellen bei, sondern triggern auch direkt die ILC2 („innate lymphoid cells 2"), die im Respirationstrakt, im Darm und im Fettgewebe vorkommen und ebenfalls IL-5 und IL-13 sezernieren (Moro et al. 2010; Peebles Jr und Aronica 2019).

Interaktion der IL-4 sezernierenden T-FH-Zellen in den parafollikulären B-Zell-Arealen mit den B-Zellen induziert einen Switch der Immunglobuline in die IgE-Klasse (Locksley 2010; Reinhardt et al. 2009) und bewirkt die Bildung von IgE-Antikörpern, die sich an die Oberflächenrezeptoren (FCεRI) von Mastzellen und Basophilen anheften. Dieser Vorgang führt zur Sensibilisierung. Zusätzlich wird ein Memory-Pool an allergenspezifischen T- und B-Zellen generiert.

In der **Früh-Antwort** oder **Effektorphase** werden nach neuerlichem Allergenkontakt die Antigene an die IgE-FCεRI-Rezeptorkomplexe der Mastzellen und der Basophilen gekoppelt und aktivieren diese innerhalb von Minuten massiv und schnell. Degranulation der sensibilisierten Mastzellen und Basophilen resultiert in einer Freisetzung von Histaminen, Cysteinyl-Leukotrienen (LTC4, LTD4 und LTE4), Prostaglandin D2, Chemokinen sowie IL-13 und IL-4. Durch erhöhte vaskuläre Permeabilität mit Einwanderung von inflammatorischen Zellen werden Ödeme der Atemwege mit Obstruktion sowie vermehrte Schleimproduktion und eventuell auch anaphylaktische Reaktionen ausgelöst. Zusätzlich werden Eosinophile durch Zytokinproduktion von Th2-Zellen sowie weitere Mastzellen und Basophile an die Orte der Allergiemanifestation gelenkt.

In der **Spätphase-Reaktion** triggert die kontinuierliche Präsenz von Allergenen nach 4–6 Stunden die weitere Aktivierung und Einstrom von Th2-Zellen, Basophilen und Eosinophilen mit Ausschüttung von Leukotrienen, Histaminen sowie IL-4, IL-5, und IL-13. Diese Zytokine spielen gemeinsam mit den Chemokinen RANTES, Eotaxin und GM-CSF (granulocyte-macrophage colony stimulating factor) eine Schlüsselrolle bei der Aufrechterhaltung der Eosinophilie im Gewebe sowie der erhöhten allergenspezifischen IgE-Werte. Die beständige Rekrutierung von inflammatorischen Zellen im Gewebe führt zur Prolongierung der Symptome mit übermäßiger Schleimproduktion und damit verbundener anhaltender Nasenverstopfung oder Husten, aber auch zu einer reduzierten Reizschwelle für die Kontraktion der glatten Bronchialmuskulatur. Die eosinophile Inflammation gilt als typisches Kennzeichen sämtlicher Th2-hohen allergischen Erkrankungen und bleibt auch nach Beendigung der akut-allergischen Symptome noch lange im Gewebe bestehen.

Ursachen: Hier soll am Beispiel der Lunge ein in *Nature Review Immunology* erschienener Artikel des Allergologen John V. Fahy (2015) im Original zitiert werden: *Die Th2-Antworten* *der Lunge beginnen oft schon in der Kindheit, wenn Umwelteinflüsse, wie virale respiratorische Infekte, Exposition zu Oxidantien wie Zigarettenrauch und diverse Luftschadstoffe die Atemwegsepithelien dazu aktivieren, IL-25, IL-33 und TSLP zu produzieren. Diese Zytokine initiieren eine pathogene Kaskade, die bei prädisponierten Kindern mit genetischen Risikofaktoren oder bereits bestehender Atopie bzw. anderen noch nicht ganz verstandenen Mechanismen zu Asthma führen können. Warum diese in der Kindheit initiierten Th2-Antworten persistieren, ist noch nicht ganz genau verstanden. Abweichende Immunantworten könnten in der Zeit des „early window" fixiert werden, wenn das Immunsystem noch besonders unreif und plastisch ist. In dieser Periode ist das angeborene und adaptive Immunsystem besonders anfällig für epigenetische Veränderungen, die zu persistierenden Änderungen des Zellverhaltens führen.*

Fahy gibt somit als primäre Ursache virale Infekte an, die beim Kind die initialen Th2-Antworten auslösen könnten. Epigenetische Faktoren, die in der Kindheit zu mangelnder Aktivierung der Th1-Immunantworten führen, scheinen die Sensibilisierung zu erleichtern. Großen Einfluss auf diese pathogenen Prozesse dürfte dabei die Zusammensetzung der Mikrobiota des Darms, aber auch der Mikrobiota der Atemwege haben, wie in den folgenden Kapiteln beschrieben wird.

3.2 Manifestation

3.2.1 Am Beispiel Asthma

Asthma ist eine multifaktorielle, chronische, entzündliche Erkrankung der Atemwege mit reversibler Atemwegsobstruktion und Hyperreaktivität der Bronchien und verursacht episodische respiratorische Symptome wie Atemnot und Giemen, Husten und Engegefühl im Thorax. Die Symptome sind mit strukturellen Veränderungen der Bronchien und vermehrter Schleimbildung verbunden. Asthmaanfälle werden durch verschiedenste Faktoren ausgelöst: Allergene, Kälte-Exposition, chemische Sensibilisatoren, Luftschadstoffe, körperliche Anstrengung und respiratorische Infektionen (Schreck 2006). Das Bild von Asthma ändert sich in den letzten Jahren. Dachte man früher, dass Allergene die Hauptverursacher für Beschwerden sind, weiß man heute, dass auch Infekte eine große Bedeutung bei der Auslösung von akuten Exazerbationen haben und für die Therapieresistenz bzw. schwere Asthmaformen verantwortlich sein können. Es wird auch intensiv darüber diskutiert, ob virale Infekte vielleicht sogar bei der Pathogenese der Erkrankung als epigenetische Faktoren eine Bedeutung haben könnten. Gut demonstriert wurde bereits, dass virale Entzündungen als Quelle von akuten Asthmaexazerbationen bei Kindern und Erwachsenen eine große Rolle spielen (Johnston et al. 1995; Atmar et al. 1998; Nicholson et al. 1993) (s. ► Abschn. 5.2.2). Auch die potenzielle Rolle von bakteriellen Infektionen, Pilzen sowie der kommensalen Mikrobiota des Respirationstrakts beim Asthma sind Hot-Topics bei allen allergologischen Kongressen und stehen im Zentrum der Aufmerksamkeit.

- **Atemwegs-Remodeling:**

Veränderungen des Epithels führen zu **Schleimhautmetaplasie** (s. ◘ Abb. 3.2). Der ständige Einstrom von IL-5 und IL-13 verändert das Atemwegsepithel deutlich und verursacht eine Vermehrung der Becherzellen innerhalb des Epithelzellverbandes der Bronchien und der Trachea, die für die Bildung von Muzinen verantwortlich sind. Die Synthese von Muzinen beginnt im Ergastoplasma. In den Diktyosomen werden die Promuzingranula (Vorsekretkörnchen) gebildet und gestapelt. Bei Aufnahme von Wasser quillt das Sekret zu Schleim (Muzin) und wird ausgestoßen. Die Vermehrung der Becherzellen beim Asthma führt zu erhöhter Schleimproduktion.

Für die Schleimhautmetaplasie scheint hauptsächlich IL-13 verantwortlich zu sein (Fulkerson et al. 2006), das in Schleimhäuten von Asthmatikern deutlich erhöht ist (Huang et al. 1995).

Auch künstlich lässt sich eine Schleimhautmetaplasie mit IL-13 erzielen. Nach experi-

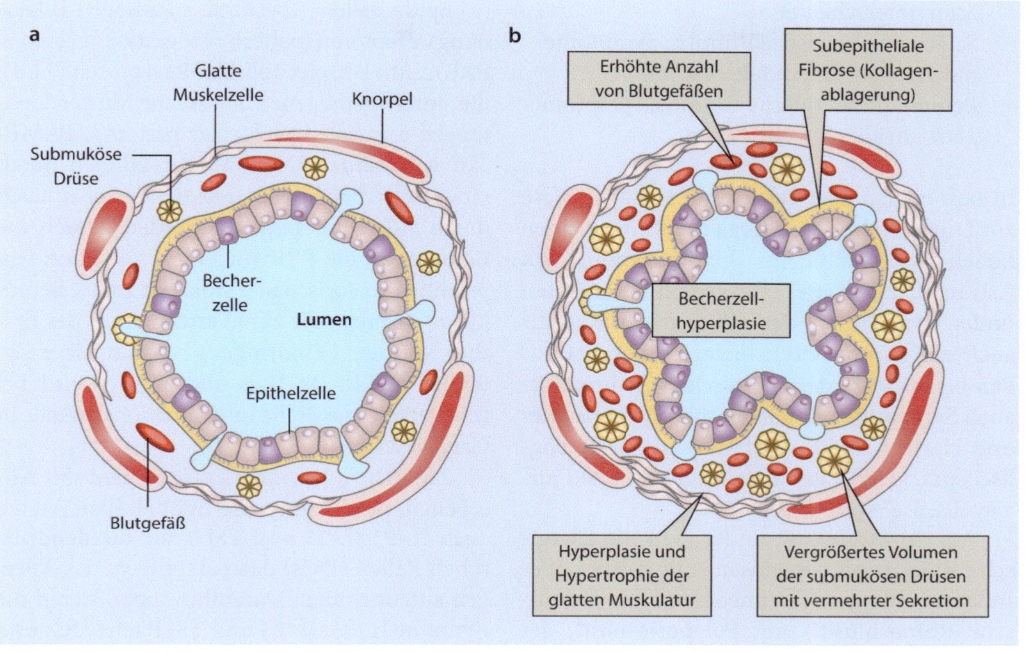

Abb. 3.2 Atemwegspathologie beim Asthma. **a**: Gesunde Atemwege, **b**: Remodeling, Becherzellhyperplasie, subepitheliale Fibrose mit Kollageneinlagerungen und erhöhtes Volumen der glatten Muskulatur beim Asthmatiker. (Modifiziert nach Fahy 2015)

menteller Stimulation von Tracheazellen mit IL-13 (Lachowicz-Scroggins et al. 2010) (s. ▶ Abschn. 5.1.9) beobachtete man eine Verdoppelung der Becherzellen in der Trachealwand im Vergleich zu Zellen derselben Trachea ohne IL-13-Stimulation, eine vermehrte Schleimproduktion und eine Reduktion der Zilien des Flimmerepithels sowie eine Reduktion der ziliären Schlagfrequenz.

Neben IL-13 wird die Epithelzelle auch von EGF („epidermal growth factor") zu fibrosierenden Prozessen angeregt (Kato 2007).

Veränderungen der Submukosa zeigen sich als

- subepitheliale Fibrose mit vermehrter Einlagerung von Kollagenen und Matrix-Glykoproteinen in der Lamina reticularis der Basalmembran sowie Volumensvergrößerungen der submukösen Drüsenzellen
- Hypertrophie und Hyperplasie der glatten Muskelzellen (Bara et al. 2010), Vermehrung der Blutgefäße
- Vermehrung der Myofibroblasten innerhalb der Lamina reticularis, besonders nach Allergen-Challenge

Diese Veränderungen bewirken eine Dysfunktion der glatten Muskulatur der Bronchien und eine Verengung des Bronchiendurchmessers und machen den Asthmatiker anfälliger für Exazerbationen.

3.2.2 Am Beispiel allergische Rhinitis

Die allergische Rhinitis ist als häufigste allergische Erkrankung gekennzeichnet durch nasale Verstopfung, juckende, rinnende Nase und Niesen nach Inhaltion von Allergenen, begleitet von allgemeiner Müdigkeit und Konzentrationsstörungen. In 50–90 % tritt als Co-Morbidiität eine allergische Konjunktivitis mit juckenden, tränenden und geröteten Augen, evtl. mit periorbitalen Ödemen auf.

Man unterscheidet:

- Saisonale allergische Rhinitis: Symptome nur zu bestimmten Jahreszeiten
- Perenniale allergische Rhinitis: Symptome ganzjährig

In besonders enger Beziehung steht die Nase zur Lunge, sodass die allergische Rhinitis einen hohen Risikofaktor für die Entstehung von Asthma darstellt. Bei etwa jedem 3. Patienten findet man neben der allergischen Rhinitis auch ein Asthma bronchiale. Umgekehrt haben bis zu 80 % der allergischen Asthmatiker auch Symptome der allergischen Rhinitis (Ker und Hartert 2009), weshalb man in der englischsprachigen Literatur von der „united airway disease" spricht.

Als Co-Morbidität findet man die allergische Rhinitis oft gemeinsam mit eosinophiler Inflammation der Nasennebenhöhlen (chronische Rhinosinusitis mit Polyposis nasi), des Mittelohrs (eosinophile Otitis media), aber auch von Nasopharynx und Larynx.

In letzter Zeit beobachtet man die allergische Rhinitis auch immer häufiger in Kombination mit eosinophilen Infiltrationen des Ösophagus, wo sich die Metaplasie dann als eosinophile Ösophagitis mit Elastizitätsverlust der Speiseröhre, Schluckstörungen und Schmerzen hinter dem Brustbein äußert. Obwohl die eosinophile Ösophagitis primär als Verlaufsform einer Nahrungsmittelallergie angesehen wird, erkannte man, dass sich die Symptome oft in der Pollensaison deutlich verschlechtern, sodass vermutet wird, dass auch aeroallergene Trigger eine ursächliche Rolle bei der Pathogenese spielen.

3.3 Neu entdeckte Interleukine: IL-33, TSLP, IL-25

Diese neu entdeckten Zytokine werden auch als „abtastende" (engl. sensing) Zytokine oder Alarmine bezeichnet. Sie werden hauptsächlich von den mukosalen Epithelzellen freigesetzt und initiieren die allergische, inflammatorische Entzündung auf allergene Stimuli.

Epithelzellen besitzen Pathogen-Erkennungsrezeptoren (pattern recognition receptors, PRR), zum Beispiel Toll-like-Rezeptoren (TLR), die durch pathogene molekulare Muster („pathogen associated molecular patterns", PAMP) aktiviert werden Diese Muster können durch virale und bakterielle Infektionen, aber auch durch Allergene ausgelöst werden. Durch die Bindung an die PRR wird die Produktion von proinflammatorischen Zytokinen und Chemokinen angeregt, die zur „Verteidigung" des Epithels vor dem „Eindringling" dienen. Über Zytokine wie IL-1β, IL-6 und TNF-α wird bei Infekten die klassische Inflammationskaskade in Gang gesetzt.

Zusätzlich, besonders bei Kontakt mit Allergenen, produzieren die Epithelzellen jedoch auch IL-33 IL-25 und TSLP, die die dendritischen Zellen (DCs) dazu aktivieren, das Allergen aufzunehmen. Daraufhin mobilisieren die Zytokine IL-33, IL-25 und TSLP jene DCs und lenken sie zu den lokalen Lymphknoten, um das Allergen dort den naiven $CD4^+$-T-Zellen zu präsentieren.

IL-33, TSLP und IL-25 aktivieren auch direkt die ILC2s und den Einstrom von inflammatorischen Zellen an den Ort des Antigeneintritts. Besonders Mastzellen und Basophile werden zur Sekretion von Zytokinen, vasoaktiven Aminen, Lipidmediatoren und Chemokinen angeregt.

IL-33 ist ein Zytokin, das Th2-Zellen und ILC2s zur Produktion von Th2-Zytokinen wie IL-4, IL-5 und IL-13 anregt.

IL-33 scheint aber auch einer jener Mediatoren zu sein, die die archetypische Th1-Infektion bei Prädisponierten in eine Th2-Immunantwort treiben. Im Rahmen einer Rhinovirus-Infektion ist IL-33 bei Asthmatikern signifikant erhöht, jedoch auch bei Gesunden vermehrt nachweisbar. Die Höhe der IL-33-Werte bei Rhinovirus-Infektion korreliert mit der Schwere der Asthmasymptome, der Höhe der Virusladung und der Menge von IL-5 sowie IL-13 (Jackson et al. 2014) (s. ◘ Abb. 5.4).

IL-25 wird von bronchialen Epithelzellen, jedoch auch von Mastzellen und eosinophilen Granulozyten gebildet. Es handelt sich um ein

Zytokin der IL-17-Gruppe und wird auch IL-17-E genannt. Genauso wie IL-33 ist IL-25 ein Initiator und Regulator der Th2-Immunität und spielt eine Rolle bei der Sensibilisierung und Asthmaentstehung. Nachdem IL-25 zunächst nach Aktivierung von Wurminfektionen und Allergenen nachgewiesen wurde, beobachtete man vor Kurzem, dass **nach experimenteller Rhinovirus-Infektion** bei Asthmatikern die IL-25-mRNA-Expression **um das 10-Fache** im Vergleich zu Gesunden **erhöht** ist (Beale et al. 2014) (s. ► Abschn. 5.1.8).

Thymic stromal lymphopoietin (TSLP) ist ebenfalls ein von der Epithelzelle produziertes Zytokin, das als Antwort auf proinflammtorischen Stimuli (Allergene, aber auch Viren) gebildet wird. TSLP aktiviert dann dendritischen Zellen, angeborenen (innate) Immunzellen, und Mastzellen und startet die allergische Kaskade. Die von TSLP stimulierten dendritischen Zellen aktivieren wiederum naive $CD4^+$-T-Zellen dazu, sich in Th2-Zellen zu differenzieren, die dann IL-4 und IL-13 produzieren. Die Th2-stimulierende Funktion von TSLP wurde bewiesen, indem eine Behandlung mit TSLP-Antikörpern bei Asthmatikern die Allergen-induzierte Bronchokonstriktion und die Eosinophilie in Blut und Sputum signifikant reduzierte (Gauvreau 2014). TSLP wird nicht nur von Epithelzellen der Atemwege, sondern auch von Keratinozyten der Haut, Mastzellen, glatten Muskelzellen und Lungenfibroblasten gebildet. TSLP ist bei asthmatischen Mäusen in der bronchoalveolären Lavage (BAL) erhöht nachweisbar. Transgene lungenspezifische TSLP-Mäuse zeigen Atemwegsinflammation mit massiver Infiltration von Entzündungszellen und Hyperplasie der Becherzellen sowie bronchiale Hyperreaktivität. Bei Mäusen mit fehlendem TSLP-Rezeptor hingegen beobachtete man starke Th1-Immunantworten (Zhou et al. 2005). Auch bei Patienten mit akuter und chronischer atopischer Dermatitis fand man eine hohe TSLP-Sekretion in der Haut, während TSLP in der Haut gesunder Patienten nicht nachgewiesen werden konnte (Soumelis et al. 2002), woraus man schließen kann, dass TSLP auch ursächlich an der Entwicklung einer atopischen Dermatitis beteiligt ist.

3.4 Neues über T-Zellen

Jahrelang vermutete man, dass Immunantworten auf externe Einflüsse von 2 Subpopulationen der $CD4^+$-T-Helferzellen (Th0) geregelt werden (Romagnini 1998; Spellberg und Edwards Jr 2001).

3.4.1 Th1-Zelle

Die Th1-Zelle ist für die phagozytäre Aktivität gegen Viren und Bakterien verantwortlich und sezerniert IFN-γ, IL-2 sowie TNF-α, als typische Typ-1-Immunabwehr. IFN-γ kann die Differenzierung von Th0- in Th2-Zellen hemmen (s. ◘ Abb. 3.3).

Die Differenzierung der naiven $CD4^+$-T-Zelle (Th0) in die Th1-Zelle wird von IL-12 aktiviert (Romagnini 1998; Newcomb und Peebles 2013).

3.4.2 Th2-Zelle

Die Th2-Zelle sezerniert die Zytokine IL-4, IL-5, IL-9 und IL-13 und stimuliert die Typ-2-Immunität, die durch hohe IgE Antikörpertiter und hohe Eosinophilie gekennzeichnet ist.

- IL-4 triggert (gemeinsam mit IL 13) den Switch der B-Zellen in Richtung IgE-Sekretion, die typisch für atopische Erkrankungen wie allergische Rhinitis, Asthma und Urtikaria ist, sowie die Differenzierung der Th2-Zelle aus der der naiven $CD4^+$-T-Zelle (Th0) (Locksley 2010). Außerdem erhöht IL-4 gemeinsam mit IL-13 die Permeabilität der Epithelzellbarriere und erleichtert dadurch das Eindringen von Allergenen oder pathogenen Mikroben (s. ◘ Abb. 5.15).

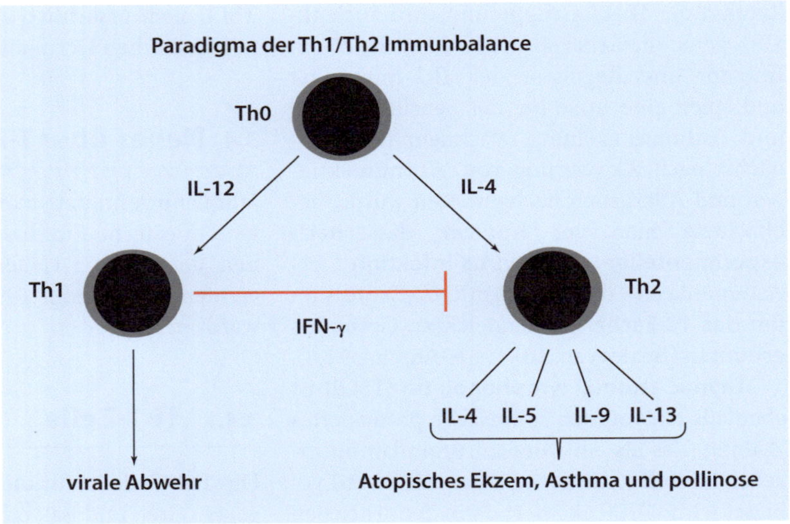

Abb. 3.3 Paradigma der Th1/Th2-Immunbalance. Differenzierung der Th0-Zelle (naive $CD4^+$-T-Zelle) in Th1- und Th2-Zellen. Das von der Th1-Zelle gebildete IFN-γ hemmt die vermehrte Differenzierung in die Th2-Zelle und unterstützt die Th1/Th2-Balance

- IL-5 fördert die Bildung und Rekrutierung der Eosinophilen.
- IL-9 aktiviert besonders die Mastzellen.
- IL-13 mediiert grundlegend die allergische Inflammation in den Epithelien, der subepithelialen Mukosa und in der glatten (Atemwegs-)Muskulatur, die zum Remodeling führen.

Typ-2-Antworten sind notwendig und physiologisch bei der Abwehr von Helminthen und anderen Parasiten, triggern jedoch auch die allergische Sensibilisierung sowie die Aufrechterhaltung des allergischen Geschehen.

In den letzten Jahren entdeckte man noch weitere Subpopulationen der T-Helferzellen, deren Induktion von unterschiedlichen Zytokinen aktiviert wird:

3.4.3 Th17-Zelle

Die Th17-Zelle ist wie die Th1-Zelle pathogen getriggert und wird besonders im Rahmen von bakteriellen Infektionen gebildet. Man nimmt an, dass gramnegative und grampositive Bakterien und deren Endotoxine und Zellwandkomponenten (PAMPs) von TLRs und G-Proteinrezeptoren erkannt werden und entzündliche Kaskaden aktivieren, die in einer Produktion von proinflammatorischen Zytokinen wie TGF-β, IL-6, IL-21 und IL-23 resultieren. Diese Impulse steuern die Differenzierung der Th0- in die Th17-Zelle (Zhou et al. 2007).

Die Th17-Zelle produziert das Interleukin IL-17, welches proinflammatorische Eigenschaften hat. IL-17 Rezeptoren befinden sich auch an neutrophilen Granulozyten, Epithelzellen und Fibroblasten. Besonders an neutrophilen Granulozyten bewirkt IL-17 die Ausschüttung von IL-1, IL-6 und IL-8 und stimuliert dadurch die weitere Einwanderung von neutrophilen Granulozyten an den Ort der Entzündung. IL-17 kann auch akute Exazerbationen beim Asthma auslösen. Th17-Aktivität wird auch mit starker Schleimproduktion und Erhöhung der Muskelmasse der glatten Bronchialmuskulatur assoziiert (Zhou et al. 2007). Typische Th17-Zytokine sind IL-17A, IL-17F und IL-22 (Newcomb und Peebles 2013).

Th17-Zellaktivität triggert einen speziellen Endotypen von allergischen Antworten, der beim Asthma „neutrophiles Asthma“ genannt wird. Typisch an dieser Form des Asthmas sind die stark vermehrte Neutrophilie, mit wenig Eosinophilie und geringe Th2-Immunantworten in Bronchien und Sputum, sowie mangelndes Ansprechen auf Steroide. Diesen neutrophilen Endotypen findet man auch bei der chronischen Rhinosinusitis, die ebenfalls durch chronisch vermehrte Schleimbildung mit Becherzellhyperplasie charakterisiert ist (s. ► Abschn. 5.1.4.1).

Th17-Zellen sind jedoch auch an der Pathogenese von Autoimmunerkrankungen beteiligt (Stadhouders et al. 2018).

3.4.4 Treg (T-regulatorische) Zelle

Regulatorische T-Zellen (Tregs) stellen ebenfalls eine Subpopulation der $CD4^+$-T-Zellen dar und spielen eine wesentliche Rolle für die Entwicklung und Erhaltung von Immuntoleranz, indem sie das Ausmaß der Immunantwort auf Antigene kontrollieren (Radulovic et al. 2008). ◘ Abb. 3.4 demonstriert, dass Treg-Zellen die überschießende Differenzierung der naiven $CD4^+$-T-Zelle in Th1-, Th2- und Th17-Zellen hemmen. Über die Sekretion der Interleukine IL-10, TGF-β und über Exprimierung des Oberflächenmarkers CTLA-4 können Tregs sowohl die Autoimmunität (verstärkte Th1- und Th17-Antworten), vermehrte neutrophile Inflammation (überschießende Th17-Antworten) als auch die eosinophile Inflammation und Allergien (vermehrte Th2-Antworten) unterdrücken (Sharma und Rudra 2018). Dadurch werden sie zum **Hauptakteur bei der Prävention von Allergien und Toleranzentwicklung**, aber auch bei der Unterdrückung von Autoimmunerkrankungen. Aus diesem Grund wurde die Gruppe der Treg-Zellen früher *T-Suppressor-Zellen* genannt.

Man unterscheidet verschiedene Typen von Treg-Zellen:

3.4.4.1 Thymus-abstammende T-regulatorische Zelle (tTreg) oder nTreg(natürlicheTreg)

tTregs reifen im Thymus und wandern nach Aktivierung in die Peripherie. Sie sind charakterisiert durch die Expression der Zelloberflächenproteine CD4 und CD25. Reife $CD4^+CD25^+$-Treg-Zellen exprimieren den transcription-factor forkhead box P3 (FoxP3) und verlassen den Thymus. FoxP3 ist ein Transkriptionsfaktor, der für Entwicklung und Funktion der Tregs und für die Erhaltung der Homöostase eine wichtige Bedeutung hat (Hori et al. 2003). tTregs dürften besonders für Toleranz gegenüber körpereigenen Antigenen verantwortlich sein und die Autoimmunität unterdrücken. tTregs machen nur 5–15 % der peripheren $CD4^+$-T-Zellen aus, sind jedoch lebensnotwendig. Bereits am 3. Lebenstag migrieren sie vom Thymus in die Peripherie (Sakaguchi 2004). Thymektomie bei Mäusen am Tag 3 führt zu letaler Autoimmunität (Asano et al. 1996).

3.4.4.2 Periphere T-regulatorische Zelle (pTreg) oder iTreg (induzierte Treg)

Im Gegensatz dazu entwickeln sich periphere Tregs oder iTregs erst nach Antigenstimulation oder Co-Stimulation von Antigen-präsentierenden Zellen in der Peripherie aus $CD4^+$-T-Zellen. Zusätzlich wird die Bildung der iTregs von Zytokinen beeinflusst. Anders als nTregs sind iTregs spezifisch für Antigene, mit denen der Körper im Thymus beim Prozess der zentralen Toleranz noch nicht in Berührung kam. Im Darm werden die iTregs besonders durch

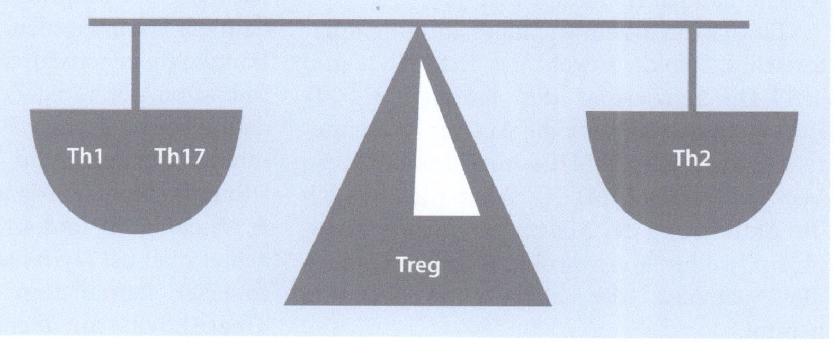

◘ **Abb. 3.4** Immunologische Balance. Für die immunologische Balance und die Toleranzentwicklung/-erhaltung ist ein Gleichgewicht zwischen Th1/Th17- und Th2-Zellen notwendig, das von Treg-Zellen moduliert wird

CD103⁺-DCs aktiviert, um die Toleranz gegenüber Nahrungsmitteln zu mediieren.

- TR1 („type 1 regulatory T-cells") sind die häufigsten Tregs und entstehen als Antwort auf Allergene, Pathogene und Tumor-Antigene durch Stimulation von IL-10, welches aus Antigen-präsentierenden Zellen wie z. B. DCs stammt, sowie durch Aktivierung von IFN-γ und TGF-β. TR1-Zellen sind daraufhin besonders dadurch gekennzeichnet, dass sie selbst große Mengen IL-10 sezernieren können, somit jenes Zytokin, das sie für die eigene Bildung brauchen. IL-10 entfaltet eine starke immunsuppressive Wirkung (Roncarolo et al. 2006). Nach Kontakt mit Umweltantigenen ist die Balance zwischen den Th2- und TR1-Zellen verantwortlich für die Entwicklung von Allergien oder Toleranz: Bei Th2-Überschuss entstehen Allergien, bei Toleranz dominieren die TR1-Zellen (Palomares et al. 2010).
- T helper 3 (Th3)-Zellen brauchen TGF-β, um sich in der Peripherie aus naiven $CD4^+$-T-Zellen differenzieren zu können. Danach exprimieren sie FoxP3 und entwickeln ihre regulatorische Aktivität. Als „privilegierter Ort" für die Differenzierung gilt die intestinale Mukosa (GALT), wo diese Zellen besonders für die Erhaltung der oralen Toleranz gegenüber den multiplen im Darm vorhandenen Antigenen eine Rolle spielen (Workman et al. 2009).

Beide Zelltypen üben ihre suppressive Immunfunktion über Sekretion derselben Zytokine aus, die für ihre eigene Bildung verantwortlich waren, nämlich IL-10 und TGF-β.

IL-10 kann als ein wichtiges antiinflammatorisches Zytokin sowohl die Th1-, Th2- und Th17-Differenzierung der naiven $CD4^+$-T-Zelle hemmen als auch die Antigen-präsentierende Kapazität der DCs einschränken (van Veen und Akdis 2014). IL-10 unterdrückt auch die Aktivierung der Mastzellen und der Basophilen, wodurch es sowohl die Früh- als auch die Spätphase der allergischen Reaktion hemmt.

TGF-β hat ebenfalls die Fähigkeit, die B- und T-Zellproliferation zu unterdrücken, und kann daher regulierend die allergische Inflammation und das Remodeling dämpfen.

Gemeinsam mit der B-reg (B-regulatorischen)-Zelle triggert die Treg-Zelle auch die Bildung von IgG4, jenem Immunglobulin, das für die Immuntoleranz verantwortlich ist (Palomares et al. 2010). Vermehrte IgG4 gelten auch als Marker erfolgreicher Allergen-Immuntherapie (AIT) (van de Veen et al. 2013).

Fälschlicherweise wurde und wird Immunglobulin IgG4 bis heute in teuren Tests zur Nahrungsmittelintoleranzbestimmung herangezogen!

Hier soll besonders die Fähigkeit der Treg-Zellen, die Entwicklung von allergischen Erkrankungen zu kontrollieren, beschrieben werden:

Tregs minimieren die Produktion der typischen Th2-Zytokine IL-4, IL-5 und IL-13 in der Sensibilisierungs- und Effektorphase über Unterdrückung der Differenzierung der naiven $CD4^+$-T-Zelle in Allergen-spezifische Th2-Zellen. Folglich ist es nicht verwunderlich, dass Kinder mit Asthma wesentlich weniger Tregs beherbergen als nicht-asthmatische Kinder (Hartl et al. 2007). Nach einem Transfer von antigenspezifischen $CD4^+CD25^+$-Treg-Zellen vor einer Allergen-Challenge konnten die allergischen Symptome und die Th2-Zytokinproduktion über IL-10-Aktivierung gehemmt werden (Kearley et al. 2005).

Bereits im ersten Lebensjahr sorgen die Treg-Zellen für die natürliche Toleranzentwicklung des Säuglings. Neue Studien zeigen, dass die kommensalen Mikrobiota und SCFA (kurzkettigen Fettsäuren aus Ballaststoffen) die Induktion der iTreg-Zellen unterstützen und dadurch eine enorme Bedeutung für die Toleranzentwicklung und -beibehaltung haben (Round und Mazmanian 2010) (s. ▶ Abschn. 4.1.1 und 4.11.3). Umgekehrt beobachtet man bei Dysbiose mit veränderter mikrobieller Stimulation eine beeinträchtigte Treg-Aktivität mit überschießenden Th2-, aber auch Th1-Antworten, die für den in den letzten Jahren beobachteten Zuwachs von Allergien, aber simultan auch von Autoimmunerkrankungen, verantwortlich gemacht werden können.

Zusätzlich können Tregs die Th17-mediierte neutrophile Inflammation der Lunge unterdrücken und regulieren die B-Zell-Funktion in den Atemwegen (Jaffar et al. 2009).

3.5 Innate lymphoid cells (ILC)

ILC-Zellen sind eine erst vor kurzem entdeckte Familie von immunologischen Zellen, die an den Oberflächen des Körpers lokalisiert sind und die Kapazität haben, schnell auf Signale der Umgebung zu reagieren, auch auf die Signale der Mikroflora. Obwohl sie lymphoide Morphologie haben, besitzen sie keine Rezeptoren für Antigene. Sie interagieren mit hämatopoetischen Zellen und nicht-hämatopoetischen Zellen und regulieren Inflammation, aber auch die Homöostase.

3.5.1 ILC1-Zellen

- ILC1 werden von Bakterien, Viren und Schadstoffen über IL-12 aktiviert und stimulieren die DCs dazu, naive $CD4^+$-T-Zellen in Th1-Zellen umzuwandeln. ILC1-Zellen exprimieren IFN-γ und treten bei neutrophiler Inflammation im Respirationstrakt gehäuft, jedoch auch bei auch bei chronischen Schleimhautentzündungen wie z. B. M. Crohn auf (Bernink et al. 2013).
- Natürliche Killerzellen (NK). Dieser Zelltyp erhielt seinen Namen wegen der zytotoxischen Wirkung auf virusinfizierte Zellen und Tumorzellen (Kim und Jang 2018). Natürliche Killerzellen produzieren nach Stimulation IFN-γ. Ihre Aktivität kann durch Interferone gesteigert werden.

3.5.2 ILC2-Zellen

ILC2-Zellen veränderten das Paradigma, dass Allergien ausschließlich durch Prozesse des adaptiven Immunsystems im Sinne einer gesteigerten Th2-Immunantwort entstehen.

Heute weiß man, dass die Pathogenese von allergischen Erkrankungen zusätzlich stark von ILC2-Zellen beeinflusst wird, die auch als Antigen-unabhängige Quelle für Typ-2-Zytokine fungieren können. ILC2s sind sowohl an der primären Auslösung (Halim et al. 2014) als auch an der Verstärkung und Aufrechterhaltung der allergischen Inflammation beteiligt (Spits und Di Santo 2011).

Die Aktivierung der ILC2-Zellen erfolgt durch IL-25, TSLP und IL-33, die von entzündeten und beschädigten Epithelzellen freigesetzt werden und über Aktivierung des NF-κB den Transkriptionsfaktor GATA-3 hinaufregulieren. Dadurch wird in den ILC2-Zellen eine rasche Freisetzung von großen Mengen IL-5, IL-9 und IL-13 ausgelöst. Diese Zytokine triggern daraufhin den Einstrom von Eosinophilen, Mastzellen, Th2-Zellen und DCs an den Ort der allergischen Manifestation und induzieren dadurch die für Allergie und Asthma typischen Th2-Antworten. Neben der Lunge findet man ILC2s auch im Darm, in Nasenpolypen, Thymus, Tonsillen, Haut, peripheren Blut sowie in Fettzellen. ILC2s schützen vor Wurminfektionen, spielen jedoch eine entscheidende Rolle bei der Atemwegssensibilisierung durch Allergene und Viren (Spits und Di Santo 2011; Chang et al. 2011; Monticelli et al. 2012).

Obwohl viele Aktivatoren von ILC2s beschrieben sind, weiß man derzeit noch wenig darüber, wie sich die ILC2-Antworten drosseln und limitieren lassen. Ganz aktuell fand man heraus, dass Prostaglandin E2 die GATA-3-Expression und die Produktion von IL-5 und IL-13 hemmt und die Proliferation von ILC2-Zellen reduzieren kann (Maric et al. 2018).

Anmerkung der Autorin: Dies ist sehr interessant, weil gerade Prostaglandin E2 häufig durch NSAR (nicht-steroidale Antirheumatika) gehemmt wird und dadurch der "schützende" Effekt eliminiert werden könnte (s. ► Abschn. 6.1.3).

Aber auch der Lipidmediator Maresin limitiert die ILC2-Aktivierung über Aktivierung der Treg-Zellen und bewirkt dadurch im Mausversuch die Auflösung der allergischen Inflammation (Krishnamoorthy et al. 2015). Mehr darüber im ► Abschn. 6.6.

3.5.3 ILC3-Zellen

ILC3-Zellen werden von IL-1β aktiviert, das von Makrophagen nach DAMP (damage associated pattern)- und PAMP (pathogen associated pattern) Stimulation freigesetzt wird. Daraufhin produzieren ILC3-Zellen die Zytokine IL-17 und IL-22. IL-17 spielt als proinflammatorisches Zytokin, das die neutrophile Einwanderung sowie Makrophagen stimuliert, eine Rolle bei der Entwicklung des neutrophilen Asthmas. IL-17 fördert akute Exazerbationen bei entzündlichen Erkrankungen wie Asthma, hat aber bei Pilzerkrankungen (Gladiator et al. 2013) und speziellen bakteriellen Erkrankungen protektive Funktion (z. B. Klebsiellen) (Ye et al. 2001).

IL-22 wirkt als „Grenzkontrolle" stärkend an der Epithelbarriere und fördert die Gewebsheilung, indem es antimikrobielle Peptide und Muzine produziert, und hemmt die Produktion von ILC2-aktivierenden Zytokinen IL-25 und IL-33 (Sonnenberg et al. 2011) (s. ► Abschn. 3.7.2.1).

Vor Kurzem entdeckte man, dass **ILCs durch unterschiedliche Zusammensetzungen des Mikrobioms aktiviert oder gehemmt werden können** und miteinander interagieren. ILC1-Zellen exprimieren mikrobielle Mustererkennungsrezeptoren TLR-2, TLR-3 und TLR-9, und auch ILC3-Zellen können TLR-2 exprimieren. Dadurch erkennen beide ILC-Zelltypen direkt bakterielle Komponenten und reagieren auf diese. Umgekehrt induzieren kommensale Bakterien, dass die Epithelzellen und Antigen-präsentierenden Zellen (APCs) des Wirts die Zytokine IL-6, IL-7, IL-12, Typ-I-Interferone sowie TNFα produzieren, die wiederum Impulse setzen, die für die vollständige Aktivierung der NK-Zellen (ILC1-Zellen) notwendig sind (Chen und Kasper 2014). Die Interaktion zwischen Mikrobiota und den ILC-Zellen offenbart sich auch in der Tatsache, dass bei keimfreien Mäusen die Aktivierung von NK-Zellen im Rahmen eines viralen Infekts **nicht** stattfindet (Ganal et al. 2012).

3.6 Haben Th2-Antworten auch einen positiven Sinn?

Lange Zeit dachte man, dass Th2-Antworten fehlgeleitete Immunantworten darstellen, die sich in der Evolution eigentlich als Schutz vor Parasiten entwickelt haben. Zweifel kamen auf. Warum hätte die Evolution so heftige Symptome für relativ langsam replizierende Würmer vorgesehen? Selbst für Viren und Bakterien, die sich wesentlich rascher replizieren als Würmer, dauern die von der Natur vorgesehenen Immunantworten Stunden bis Tage. Margareth Profet stellte 1991 als Erste die gewagte These auf, dass die Evolution niemals eine Reaktion hervorgebracht hätte, die ausschließlich Schaden verursache, sondern immer auch in irgendeiner Weise nutzvoll sei. Sie meinte, die spontane allergische Reaktion sei primär als Schutzfunktion vorgesehen, die den Körper vor plötzlichen eintreffenden Noxen mit niedermolekularem Gewicht wie Giften von Insekten oder Pflanzen schütze. So bewirke zum Beispiel der typische Blutdruckabfall der allergischen Reaktion eine langsamere Zirkulation der toxischen Substanzen im Körper (Profet 1991). Noah Palm präsentierte 2012, viele Jahre später, diese interessante These erneut, diesmal in *Nature* (Palm et al. 2012). Typ-2-Immunantworten hätten wichtige Aufgaben im Körper (s. ◘ Abb. 3.5). Sie schützen

1. vor Würmern
2. vor Xenobiotika (chemische Verbindungen, die dem biologischen Stoffkreislauf eines Organismus oder natürlichen Ökosystemen fremd sind, zum Beispiel Giftefeu)

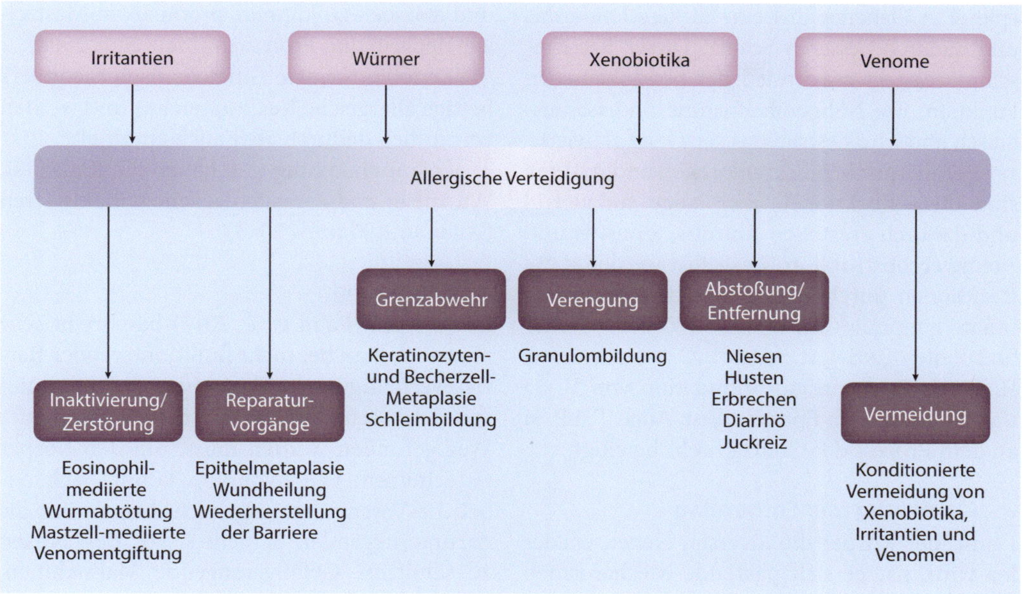

Abb. 3.5 „Allergie" als Verteidigung gegen diverse Stimuli. (Mod. nach Palm et al. 2012). An Epithelien dienen allergische Reaktionen auch einer physiologischen Grenzabwehr, der Abstoßung, Entfernung bzw. Inaktivierung unerwünschter Substanzen sowie der reflektorischen Verengung von möglichen Eintrittspforten. Außerdem initiieren Th2-Antworten die Wundheilung und führen über den Memory-Effekt der Sensibilisierung zu teilweise sinnvollem Vermeidungsverhalten

3. vor Venomen (Gifte: komplexe Mischungen aus Peptiden, Enzymen und Chemikalien, die von Insekten, Reptilien und Amphibien zur Verteidigung erzeugt werden)
4. vor Irritantien

Gemeinsam ist den Th2-Mechanismen, dass sie den Körper vor Angriffen von außen verteidigen, indem sie an den Oberflächen (Haut, Epithelien) des Körpers arbeiten und eine „Vertreibung" der Noxen bewirken. Daher könnte sich die Th2-Antwort als Schutz entwickelt haben, um den Wirtsorganismus vor Vergiftungen mit Venomen zu schützen. Nachdem Venome akute, lebensbedrohliche Zustände hervorrufen, könnte die Anaphylaxie einer analogen Reaktion auf diese heftige Einwirkung von außen entsprechen. Dies würde die Schnelligkeit und Heftigkeit der Reaktion erklären. Hämatophage Flüssigkeiten aus Mücken und Zecken können auch Krankheiten wie Borreliose oder Malaria übertragen. Die prompte Th2-Antwort mit IgE, Mastzellen und basophilen Immunreaktionen könnte ein Schutz vor Übertragung dieser Krankheiten sein und ebenfalls erklären, warum die Reaktion so schnell und heftig verläuft.

Umweltgifte wie Chemikalien oder Dieselpartikel verletzen Schleimhäute oder die Haut. Reflexe des Respirationstrakts und der Haut wie Niesen, Husten und Jucken sind offensichtlich Schutzreflexe gegen diese Irritantien.

Grenzabwehr

Haut- und Schleimhautepithelien bilden eine Schutzbarriere gegen die Ansiedlung von Parasiten an den Oberflächen und verhindern deren Eintritt in das Innere des Körpers. Außerdem schützen sie vor dem Eintritt von Noxen und Umweltgiften. Durch Becherzellvergrößerung und -vermehrung verhindert der schützende Schleim das Eindringen der Noxe. Laut Noah Palm (Palm et al. 2012) bewirken auch die Hyperplasie der Keratinozyten und die Metaplasie von Zylinderepithel in Plattenepithel eine dickere Epidermis und dadurch besseren Schutz. Dieser Barriereschutz entsteht auf Kosten der physiologischen Funktion, wie Nährstoffaufnahme und Gasaustausch und wird deshalb nur ganz kurz aktiviert.

Bei allergischen Erkrankungen und Asthma sind diese Reaktionen aber lange andauernd und dadurch entstehen Rhinitis, Sinusitis und Atemwegsobstruktion. Ausgelöst werden diese Reaktionen durch IL-13, das entweder durch innate-lymphoid-cells (ILC2-Zellen) oder Th2-Zellen aktiviert wird. ILC2s sezernieren IL-13 als Reaktion auf Stimulation von IL-33 und IL-25 aus den Epithelzellen. Auch TSLP ist an dem Prozess der Grenzabwehr beteiligt.

■ Abstoßung und Entfernung

Damit der Körper die diversen Noxen wieder los wird, hat er sich passende Mechanismen ausgedacht: Husten, Niesen, Erbrechen und Durchfall. Diese Vorgänge werden durch die von Histamin aktivierte glatte Muskulatur der Atemwege und des Gastrointestinaltrakts aktiviert. In den Bronchien bewirken die Zilien mit 12–15 Schlägen pro Sekunde, dass irritierende Chemikalien entfernt werden können. Die Zilienschlagrate kann durch adrenerge, cholinerge und purinerge Mechanismen aktiviert werden (Salathe 2007). Oft empfinden Patienten einen Juckreiz im Hals und im Rachen oder haben das Gefühl eines deszendierenden Sekretabflusses von der Nase in den Rachen. Diese Symptome entsprechen jedoch der verstärkten Zilienaktivität und dem damit verbundenen aszendierenden Schleim.

Juckreiz der Haut wiederum ist beabsichtigt, um unerwünschte, giftige Substanzen oder Ektoparasiten wie Zecken von der Haut mechanisch zu eliminieren. Somit stellt Jucken – ein für Allergiker sehr unangenehmes Symptom – eigentlich einen wichtigen Mechanismus zur Verteidung der Hautbarriere dar. Auch Juckreiz wird über Mastzell-Histaminaktivierung der C-Fasern ausgelöst.

■ Inaktivierung und Zerstörung

Um gefährliche Substanzen aus Pflanzen, Tieren und Chemikalien auch neutralisieren, entgiften und abbauen zu können, produzieren Mastzellen Heparin und Proteasen (Metz et al. 2006).

Xenobiotika, wie Giftefeu, lösen besonders heftige allergische Reaktionen aus und werden vermutlich dadurch aber auch entgiftet.

Eosinophile hingegen haben die Kapazität, Wurmeier und Parasitenlarven zu inaktivieren (Allen und Maizels 2011).

■ Verengung

Noah Palm (Palm et al. 2012) beschreibt sehr plausibel, dass bei nicht funktionierender Barriereverteidigung und mangelnder Eliminierung der schädlichen Substanzen ein neuer Weg gefunden werden muss, um den Körper zu schützen. Die Evolution könnte sich dabei die Verengung ausgedacht haben, um die darunterliegenden Schichten vor den Noxen zu schützen. Gefäßverengende Maßnahmen, wie Endothelschaden und Koagulation oder Kollageneinlagerungen in den Fibroblasten, können dem weiteren Fortschreiten des Gifts im Körper entgegentreten. Auch Sequesterbildung mit anschließender Granulombildung würde als „Schutzwall“ dienen, um das weitere Fortschreiten der Noxe einzudämmen. Bei Wunden, die durch parasitäre Invasion entstanden sind, reagiert der Körper mit sofortiger Bildung von Granulationsgewebe, um die Wunde abzudichten. Dieses Granulationsgewebe schützt einerseits die Grenze der Wunde, um ein weiteres Fortschreiten de Noxe zu verhindern, füllt aber auch die Wunde mit einem Fibrinklumpen, der die Wundefläche verkleinert. Dieser Klumpen besteht zunächst aus Typ-III-Kollagen, einem weicheren Kollagen, das sehr schnell von den Fibroblasten gebildet wird, und wird später von dem festeren, langsträngigen Typ-I-Kollagen ersetzt. Beide Kollagene, Typ I und III, sind abhängig von den Th2-Zytokinen IL-4 und IL-13 (Allen und Wynn 2011).

Beim Wurmbefall nimmt man auch an, dass sich Mastzellen, Makrophagen und eosinophile Mediatoren an die Wirtszellen binden, um den Lebensraum für die Parasiten weniger angenehm zu gestalten oder Zecken das Saugen am Wirtsblut zu erschweren.

Reparaturvorgänge

Falls durch die Noxen Schäden an den Organen entstanden sein sollten, können Makrophagen und Fibroblasten durch Produktion von Wachstumsfaktoren diese wieder reparieren.

Bei der Wundheilung scheinen Makrophagen eine Schlüsselrolle einzunehmen. IL-13 regt Makrophagen (M2) in der frühen Wundheilungsphase an, Faktoren zu produzieren, die Fibroblasten aktivieren. In der späten Wundheilungsphase unterstützen Makrophagen das Débridement der Wunde, indem sie apoptotische Prozesse in Gang setzen. Wurden IL-4 bzw. IL-13 blockiert, beobachtete man eine verzögerte Wundheilung mit reduzierter Fibroblastenaktivität, jedoch auch weniger Narbenentwicklung (Seno et al. 2009). Diese Daten legen die Vermutung nahe, dass Th2-aktivierte M2-Makrophagen die rasche Wundheilung sichern, jedoch auch durch erhöhte Umsatzraten der Matrix die Bildung von Narbengewebe anregen.

Betrachtet man den Vorgang der Wundheilung aus einem anderen Blickwinkel, dann beginnt der Mechanismus mit der Verwundung an sich, die primär durch eine entzündliche Th1-Antwort mit IFN-γ und TLR (Toll-like-Rezeptor)-aktivierten Makrophagen (M1), die die mikrobielle Kontamination kontrollieren, beantwortet wird. Die Aktivierung von M1-Makrophagen ist nur solange nötig, solange Mikroben vorhanden und kontrolliert werden müssen. Die Th1-Antwort kann keine Reparationsvorgänge mediieren. Effizienter Wundschluss und effiziente Wundheilung können nur stattfinden, wenn die Th1-Prozesse durch Th2-Prozesse abgelöst werden. So gesehen machen die Th2-Antworten evolutionären Sinn, weil sie für die Wundheilung besonders nach Parasitenbefall von entscheidender Bedeutung sind! Durch diese evolutionär vorgesehenen Mechanismen können auch andere „Verletzungen" der Epithelzellen „Wundheilung" im Sinne von Stimulation von Th2-Reaktionen hervorrufen und allergisches Geschehen auslösen (Allen und Wynn 2011).

Die Frage war nur noch, wie die Th2-Antworten ausgelöst werden? Die Entdeckung der neuen Zytokine IL-33, TSLP und IL-25, die nur von verletzten oder absterbenden Epithelzellen, Fibroblasten und Fettzellen freigesetzt werden, scheinen hier einen entscheidenden Einfluss zu haben, um die „Th2-Verletzungsantwort" zu induzieren.

Somit scheint es, dass der physiologische Vorgang zur Induktion der Wundheilung auch Auslöser für allergische Abwehrmechanismen sein dürfte, die, wenn sie überschießen, zu pathologischen Folgen wie Atemwegsremodeling mit epithelialer Metaplasie und Fibrose führen.

Vermeidung

Die bei Allergien beobachtete Überempfindlichkeit mit starker Reaktion auf die kleinsten Auslöser könnte als Schutzmechanismus angesehen werden, um eine Umgebung mit gefährlichen Substanzen zu überleben. Die Gruppe um Noah Palm (Palm et al. 2012) vermutet, dass nach dem ersten Kontakt mit dem „Gift" allergenspezifisches IgE erzeugt wird, das mithilft, den schädlichen Effekt zu minimieren und den Memory-Effekt zu aktivieren. Gelangt der Organismus erneut in die Nähe auch nur kleinster Mengen dieses Allergens, setzt die allergische Reaktion ein und schützt den Organismus einerseits vor den schädlichen Effekten, andererseits setzt beim Betroffenen eine Vermeidungsstrategie ein, indem er jene Umgebung, in der sich die gefährliche Substanz oder das Allergen befindet, zum eigenen Schutz meidet.

3.7 Endotypen/Phänotypen bei allergischen Erkrankungen

Am Beispiel Asthma

Genetische, histologische und epidemiologische Untersuchungen sowie die Beobachtung von schweren, Steroidtherapie-refraktären Asthmaformen führten in den letzten Jahren zu einer neuen Nomenklatur und zur Einführung von Phänotypisierung bzw. Endotypisierung beim Asthma (s. Abb. 3.6):

1. **Th2-hohe Gruppe**
   Gute Ansprechbarkeit auf Kortikoide und Th2-Hemmer, hohe Eosinophilie
   1.1 Eosinophiles allergisches Asthma: mindestens 50 % aller Asthmatiker, meist gekoppelt mit allergischer

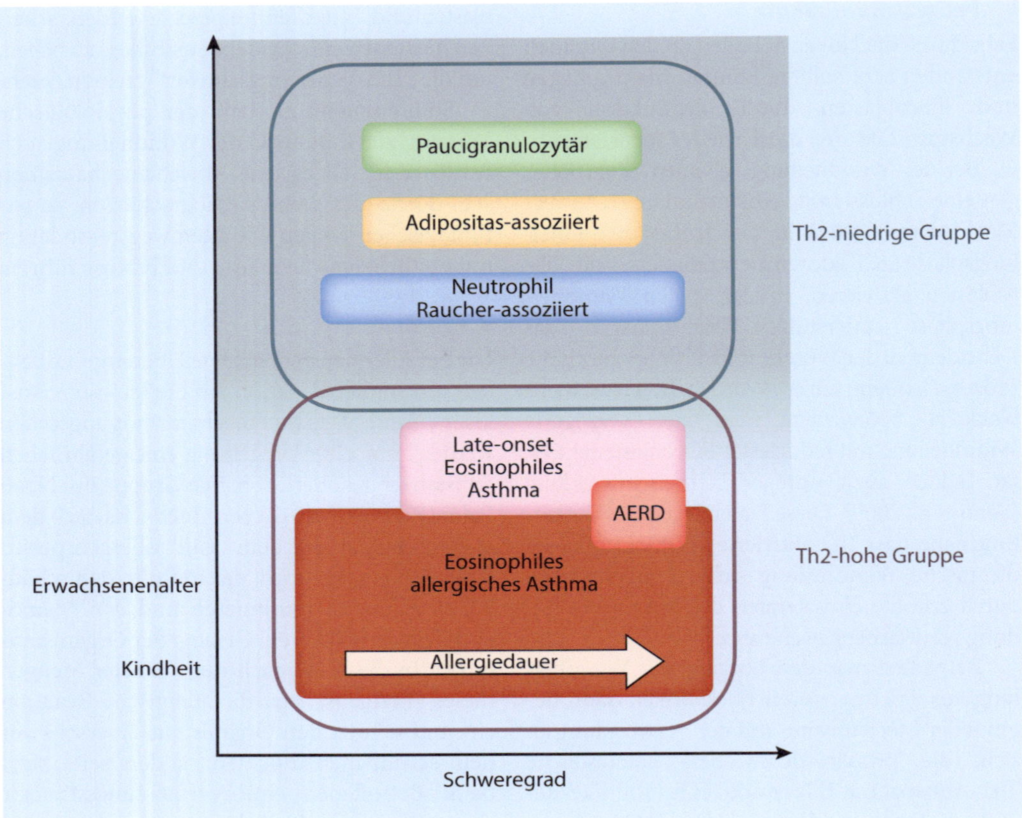

Abb. 3.6 Endotypen/Phänotypen beim Asthma. (Mod. nach Wenzel 2012). Th2-hohe Asthmaformen sind eosinophiles allergisches Asthma, AERD und Late-onset-eosinophiles Asthma. Davon zu unterscheiden sind Th2-niedrige Asthmafomen wie neutrophiles Asthma, Adipositas-assoziiertes Asthma und paucigranulozytäres Asthma, die nicht auf die klassische Kortikoid-Therapie ansprechen

Rhinosinusitis, Early-onset-Start meist schon in der Kindheit
- 1.2 Late-onset-Asthma: besonders Männer
- 1.3 AERD („aspirin exacerbated respiratory disease"): Start erst in der Adoleszenz oder im Erwachsenenalter, oft kombiniert mit eosinophiler Rhinosinusitis und Polyposis nasi

2. **Th2-niedrige Gruppe**:
Schlechtes Ansprechen auf Kortikoide, kein Ansprechen auf Th2-Hemmer
- 2.1 Neutrophiles Asthma: oft mit Nikotinabusus bzw. mit bakterieller Superinfektion verbunden, erhöhtes IL-17
- 2.2 Adipositas-assoziiertes Asthma: meist Frauen, durch Adipositas erhöhter oxidativer Stress und reduzierte Produktion von IL-1, IL-6 und TNF durch das weiße Fettgewebe, vermehrt inflammatorische Makrophagen
- 2.3 Paucigranulotytäres Asthma: normal hohe Eosinophile und neutrophile Granulozyten mit verstärktem Remodeling

Die Einteilung in Endotypen/Phänotypen hat auch Vorteile bezüglich patientenzentrierter Therapie, weil man bisher die Th2-niedrige Gruppe nicht effektiv genug behandeln konnte. Unter Berücksichtigung der molekularen Mechanismen versucht man nun, neue therapeutische Angriffspunkte für jeden Endotyp zu finden.

3.7.1 Th2-hohes Asthma

3.7.1.1 Eosinophiles allergisches Asthma

Das Th2-hohe Asthma ist gekennzeichnet durch hohe IgE-Werte und Eosinophilie sowie durch vermehrte Th2-Zytokine IL-4, IL-5 and IL-13. Die Th2-Atemwegs-Immunantworten werden hauptsächlich über Eosinophile, Th2-Zellen, Mastzellen, Basophile, ILC2s und IgE produzierenden B-Zellen mediiert.

Therapie: Konventionelle Therapie nach GINA-Kriterien (GINA 2019; s. Abb. 3.7):

Zusätzlich empfehlen die Leitlinien:

- Angeleitetes Selbstmanagement anbieten, Ausbildung zur Selbstüberwachung.
- Modifizierbare Risikofaktoren behandeln: Rauchen, Adipositas, Ängstlichkeit.

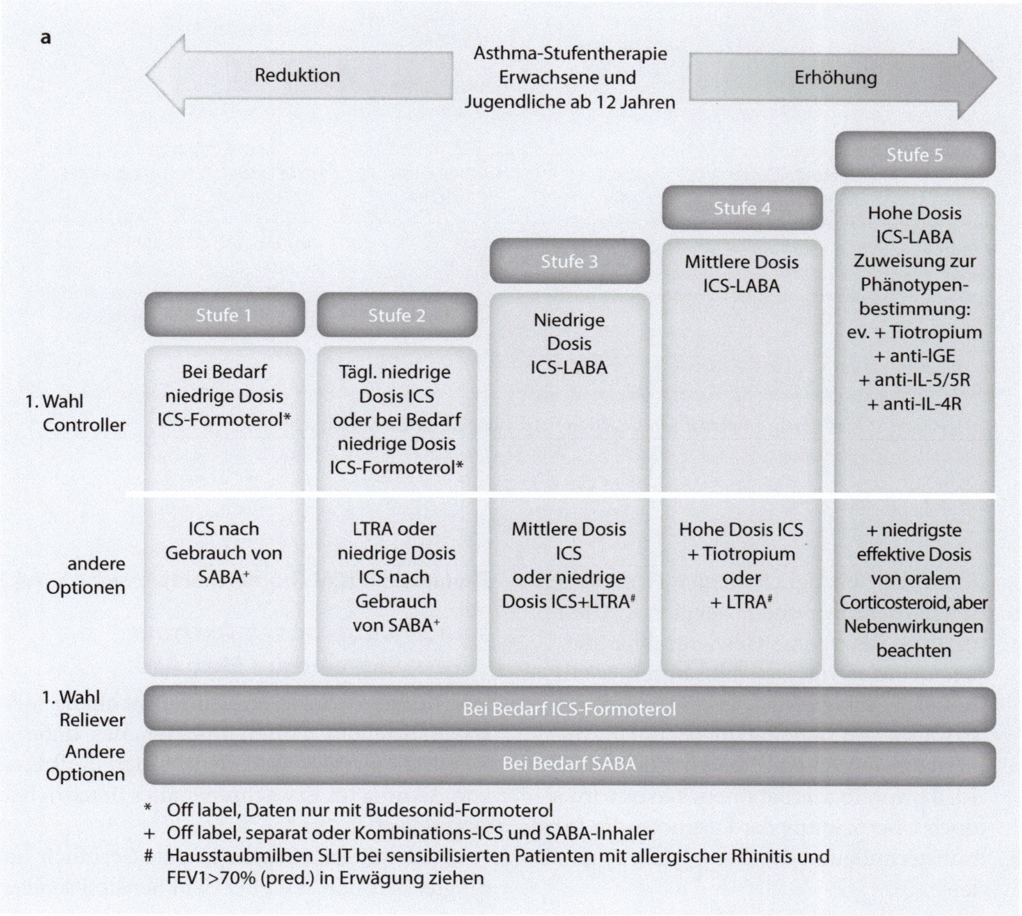

Abb. 3.7 **a** Asthma-Stufentherapie Erwachsene und Jugendliche ab 12 Jahren. **b** Asthma-Stufentherapie Kinder von 6–11 Jahren **Step-up-Konzept**: Das Step-up-Konzept beginnt mit einer geringen Therapieintensität und die Behandlung wird bei unzureichender Wirkung intensiviert. **Step-down-Konzept**: Das Step-down-Konzept strebt mittels einer stärkeren Therapieintensität zu Behandlungsbeginn eine schnelle Krankheitskontrolle an. Nach Erreichen der Asthmakontrolle wird die Behandlungsintensität gegebenenfalls wieder auf das benötigte Niveau des jeweiligen Patienten reduziert. Die Wahl der Behandlungsstrategie liegt im Ermessen des behandelnden Arztes und ist individuell für den jeweiligen Patienten zu treffen. SABA: short acting Beta-Agonist, LABA: long acting Beta-Agonist, ICS: inhalatives Kortikoid, LTRA: Leukotrienantagonist. (Mod. aus GINA 2019)

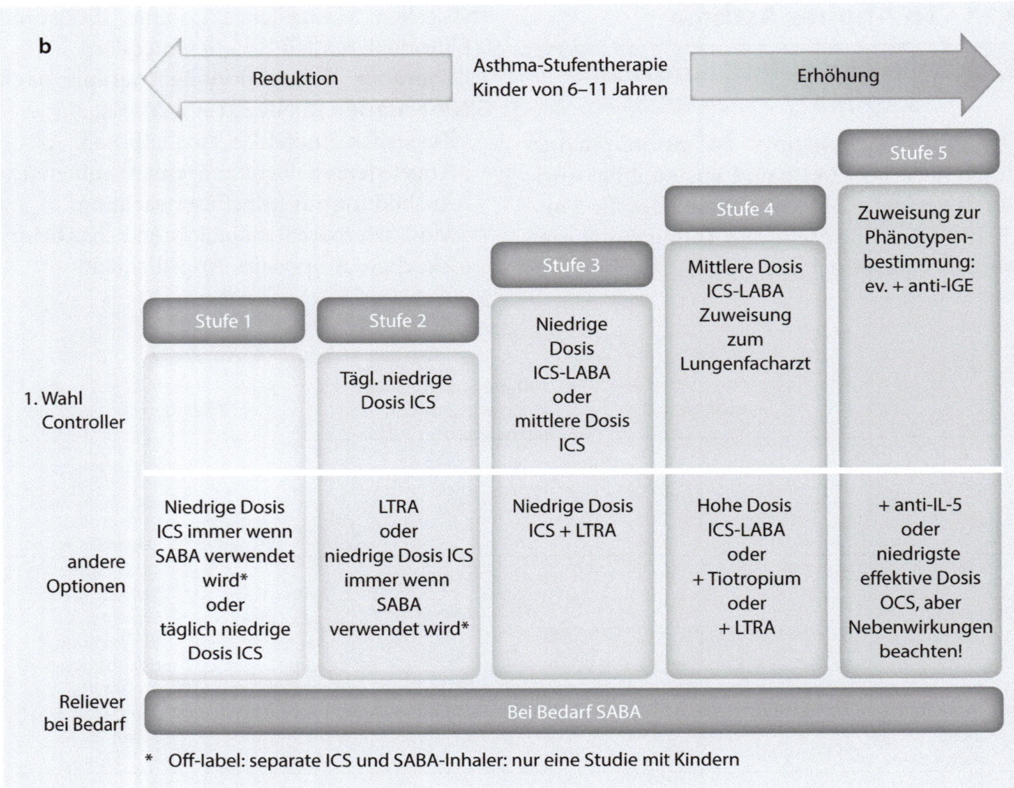

Abb. 3.7 (Fortsetzung)

- Ratschläge bezüglich nicht-pharmakologischer Therapien und Strategien z. B. körperliche Bewegung, Gewichtsabnahme, Vermeidung von Sensibilisatoren, wenn möglich, anbieten.
- Erwägen von stepping up: bei unkontrollierten Symptomen, Exazerbationen oder Risiko von Exazerbationen. Davor wird jedoch Überprüfung der Diagnose, der Inhaltionstechnik und der Compliance empfohlen.
- Erwägen von SLIT bei Hausstaubmilben-sensitiven Erwachsenen mit allergischer Rhinitis und Exazerbationen trotz ICS.
- Erwägen von stepping down, wenn die Symptome für 3 Monate kontrolliert werden konnten und ein niedriges Risiko für Exazerbationen besteht.

Therapie mit TCM-Kräutertherapie: siehe ► 7.4.2

3.7.1.2 Late-onset-Asthma: besonders Männer:

Vor Kurzem wurde ein Zusammenhang zwischen rezenten akuten Infekten des unteren Respirationstrakts und dem neuen Auftreten von Asthma im Erwachsenenalter beschrieben (Rantala et al. 2011).

Eine weitere Ursache könnte beruflich bedingtes Asthma sein, bei dem Sensibilisatoren am Arbeitsplatz zwar lange Zeit vertragen werden, jedoch im Laufe der Zeit bzw. nach langen Latenzperioden, IgE-mediierte allergische Reaktionen auslösen. Irritantien können auch nicht IgE-mediierte Veränderungen in der Lunge verursachen (Dykewicz 2009).

3.7.1.3 Aspirin-exazerbiertes Asthma (AERD)

„Aspirin exacerbated respiratory disease" (AERD) ist eine erst im jungen Erwachsenenalter beginnende Erkrankung der oberen und unteren Luftwege, die folgende Trias aufweist:

- chronische eosinophile Rhinosinusitis mit rezidivierender Polyposis nasi
- moderates bis schweres Asthma
- Überempfindlichkeit auf Aspirin/NSAR bzw. Cyclooxygenase-1 (COX 1)-Hemmer

Diese Krankheitsbild wurde erstmals 1968 von Samter beschrieben und hieß bis vor Kurzem Samter'sche Trias (Samter et al. 1968). Einnahme von COX-1-Hemmern führt nach ca. 30–120 Minuten zunächst zu Schnupfen, nasaler Verstopfung und Sinusitis, möglicherweise gefolgt von Bronchospasmus. Einige Patienten berichten auch über Exantheme und Urtikaria, Übelkeit, Bauchschmerzen und Erbrechen. Die Symptome werden chronisch und schreiten fort, unabhängig von der Einnahme von Aspirin oder NSARs. Die Diagnose erfolgt, falls die Klinik zu wenig aussagekräftig ist, über Aspirin-Challenge.

Der zugrundeliegende Mechanismus ist ein durch COX-1-Hemmer ausgelöster veränderter Arachidonsäure-Metabolismus, der in einer Überproduktion von Leukotrienen und proinflammatorischen Prostaglandinen sowie einem Mangel an antiinflammatorischen Prostaglandinen resultiert, die zu entzündlichen Reaktionen in den oberen und unteren Atemwegen führen. Typisch für dieses Syndrom ist die starke eosinophile Infiltration der oberen und unteren Atemwege, besonders ausgebildet sind eosinophile Infiltrate in den Nasenpolypen (Buchheit et al. 2016). Zusätzlich findet man eine Vermehrung von „eosinophilic cationic peptide" (ECP), einem Marker für die eosinophile Degranulation sowie erhöhte Th2-Zytokine und Cysteinyl-Leukotriene. (Bachert et al. 1997; Sampson et al. 1997).

Anders als allergisches Asthma tritt diese Erkrankung auch bei Patienten ohne Atopie auf.

Die Häufigkeit dieses Syndroms ist erstaunlich hoch. Laut einer rezenten Metaanalyse von 27 Studien sind 7,15 % (95 %CI, 5,26–9,03 %) aller Asthmatiker betroffen. Die Prävalenz von AERD ist am höchsten in der Gruppe der schweren Asthmatiker mit 14,89 % (95 %CI,6,48 %–23,29 %). Patienten mit Nasenpolypen weisen zu 9,96 % (95 %CI, 2,16–17,22 %) und Patienten mit chronischer Rhinosinusitis zu 8,7 % (95 %CI, -1,02–18,34 %) AERD auf (Rajan et al. 2015).

Bei einer Untersuchung wurden Asthmatiker mit multiplen akuten Exazerbationen, trotz konsequenten Nichtrauchens und guter Compliance bezüglich verordneter Medikamente, mit einer Kontrollgruppe von Asthmatikern verglichen, die nur 1x/Jahr eine akute Exazerbation aufwiesen. Patienten mit multiplen Exazerbationen verbrauchten etwa die doppelte Menge an inhalativen Kortikosteroiden und wesentlich häufiger orale Steroide (28,1 % der Patienten mit multiplen Exazerbationen/2,7 % in der Kontrollgruppe). Interessant war, dass die Asthmatiker mit multiplen Exazerbationen zu 34,45 % eine Unverträglichkeit auf NSARs im Vergleich zu 5,4 % der Kontrollgruppe, und begleitende chronische Sinusitis zu 34,4 % im Vergleich zu 10,8 % der Kontrollgruppe aufwiesen. Dies führte bei 71,9 % vs 23,4 % der Patienten zu schweren akuten Exazerbationen mit Asthma-bezogenen Krankenhausaufenthalten sowie bei 37,5 % vs 8,1 % mit Ankunft per Notarztwagen (Koga et al. 2006).

Therapie von AERD

Meiden von NSAR und Aspirin. Hier sei darauf hingewiesen, dass viele Patienten von ihrer NSAR-Unverträglichkeit nichts wissen und beim akuten Infekt NSAR, nach dem Motto: *„Bei Husten Schnupfen, Heiserkeit: Aspirin ....* " als subjektive Therapie der ersten Wahl in Selbstverordnung einnehmen. Die ersten Symptome der Überempfindlichkeit vermischen sich dann mit den Symptomen des akuten Infekts und werden vom Patienten als solche nicht erkannt!

Um die starke eosinophile Entzündung der oberen und unteren Luftwege zu kontrollieren werden **intransale und inhalative Steroide mit/ohne LABA v**erabreicht.

Von großer Bedeutung ist die Behandlung mit **Leukotrienantagonisten.**

Auch **salicylatarme Diät** mit Reduktion von salicylathältigen Früchten, Kräutern und Gemüse für 6 Wochen zeigte in einer kleinen Studie klinische, aber auch endoskopisch nachgewiesene Verbesserungen (Sommer et al. 2015).

Eine kleine Pilotstudie (Schneider et al. 2018) evaluierte den Effekt einer Diät mit hohen Mengen Omega-3-Fettsäuren und Reduktion von Omega-6-Fettsäuren bei AERD-Patienten. Diese Studie beobachtete die proinflammatorische Lipide, die aus dem Metabolismus von Omega-6-Fettsäuren (aus pflanzlichen Ölen) entstehen und eine Rolle in der Pathogenese der AERD spielen dürften: Prostaglandin D und Leukotrien E konnten durch die Diät reduziert werden und klinisch zeigte sich eine signifikante Verbesserung des „22-item Sino-Nasal Outcome Test Scores" und des „7-item Asthma Control Questionnaire Scores". Die FEV1-Werte wurden nicht verbessert. Somit könnte die verbesserte Omega-3/Omega-6-Ratio in der Diät eine additive Therapieoption bei AERD darstellen.

Eine Beobachtungsstudie von 3 Patienten (Healy et al. 2008) zeigte ebenfalls positive Ergebnisse. 3 Patienten mit Salicylat-Intoleranz, Asthma mit notwendiger oraler Steroidtherapie, schwerer Urtikaria und anaphylaktischen Reaktionen erhielten für 6–8 Wochen täglich 10 g Fischöl, reich an Omega-3-Fettsäuren. Bei allen Patienten verschwanden sämtliche Symptome, sodass die systemische Kortikoidtherapie beendet werden konnte. Nach Dosisreduktion kam es jedoch zu einem Rückfall. Die vermehrte Einnahme der mehrfach ungesättigten Omega-3-Fettsäure, Eicosapentaensäure, zeigte hier antiinflammorische Aktivität. Omega-3-Fettsäuren sind nicht nur in Fischöl, sondern auch in Leinöl, Hanföl und Walnussöl enthalten (s. ► Abschn. 6.8).

Aspirin-Desensibilisierung: Bei Nichtansprechen auf die Therapie bzw. dringender Benötigung von Schmerzmitteln gilt die Aspirin-Desensibilisierung mit nachfolgender Aspirin-Therapie zur Toleranzerhaltung als sicheres und effektives Werkzeug. Dabei kommt es zu reduzierten Symptomen in den oberen und unteren Luftwegen sowie zu einer Verzögerung des Polypenrezidivs und Reduktion von Kortikosteroidverbrauchs (Berges-Gimeno et al. 2003).

Mepolizumab, ein humanisierter monoklonaler Antikörper, der an freies IL-5 bindet, und verhindert dass sich IL-5 an den IL-5-Rezeptor der Eosinophilen bindet, wurde bereits bei eosinophilem Asthma mit gutem Erfolg getestet. IL-5 stimuliert die Entwicklung von Eosinophilen, die bei Nasenpolypen bei AERD den dominantesten Zelltyp darstellen. Mepolizumab führte bei einer kleinen randomisierten Studie zu einer signifikanten Reduktion der Nasenpolypen (Gevaert et al. 2011).

Mepolizumab wurde 2016 in die GINA-Kriterien für die Stufe 5 als Add-on-Therapie für schweres eosinophiles Asthma (≥12 Jahre) aufgenommen.

Jahrelang wurde der Th2-Prozess als zentraler Faktor in der Asthmapathogenese betrachtet. Die Asthmamedikation wurde voll und ganz auf die Hemmung der Th2-Entzündung ausgerichtet. Typisch für das Th2-hohe Asthma ist das gute Ansprechen auf Steroide. Doch im Laufe der Zeit erkannte man, dass nicht alle Asthmatiker sofort auf Steroide reagieren und manche sogar steroidrefraktär sind.

Intensiv wurden daher die sehr unterschiedlichen Verlaufsformen von Asthma beobachtet und in verschiedene **Phänotypen/Endotypen** gruppiert, die nach Schweregrad, Alter, Geschlecht, BMI und nach den zugrundeliegenden zellulären und molekularen Mechanismen eingeteilt wurden.

3.7.2 Th2-niedriges Asthma

Während bei der Th2-hohen Gruppe die Therapie nach GINA-Guidelines mit Kortikoiden wirkt und man auch mit Anti-IgE-Antikörpern gute Erfolge erzielt, beginnt man nun langsam auch in der Th2-niedrigen Gruppe „Licht ins Dunkle“ zu bringen.

Diagnostisch wichtig ist die Sputumuntersuchung auf Zelltypen:

3.7.2.1 Neutrophiles Asthma

Mehr als 30 % der Asthmatiker zeigen eine stark vermehrte Neutrophilie im Sputum und in den Bronchien und eine geringe Anzahl von Eosinophilen mit niedrigen Th2-Immunantworten. Typisch für diese Form des Asthmas sind häufige akute Exazerbationen mit schweren, steroidresistenten Verläufen und vermehrter Schleimproduktion mit Atemwegsremodeling sowie Obstruktion mit bronchialer Hyperreaktivität.

Als Ursachen werden bakterielle Fehlbesiedelung, Rauchen und wahrscheinlich auch langdauernde Steroidtherapie mit folgender Suppression der Eosinophilen vermutet.

Während neutrophile Immunantworten eine wichtige Rolle bei der Eliminierung von Pathogenen im Rahmen von akuten respiratorischen Infekten spielen, schädigt die persistierende Neutrophilie die Atemwege und führt zum neutrophilen Asthmaphänotyp und COPD.

◘ Abb. 3.8 illustriert den möglichen Pathomechanismus des neutrophilen Asthmatyps.

Gramnegative und grampositive Bakterien sowie deren Endotoxine und Zellwandkomponenten (PAMPs) werden von TLRs und G-Proteinrezeptoren erkannt und aktivieren entzündliche Kaskaden, die in einer vermehrten Produktion der proinflammatorischen Zytokine IL-8, IL-1 und TNF-α resultieren. Veränderungen dieser Zytokinmusters bewirken eine **vermehrte Th0-Zelldifferenzierung in Th1- und Th17-Zellen** (Earl et al. 2015). Typische Th17-Zytokine sind IL-17A, IL-17F und IL-22 (Thomson et al. 2016).

IL-17 wirkt proinflammatorisch und stimuliert die verstärkte Einwanderung von neutrophilen Granulozyten zum Ort der Entzündung. Gemeinsam mit IL-22 induziert es daraufhin vermehrte Schleimproduktion mit verstärkter Atemwegsinflammation und Erhöhung der Muskelmasse der glatten Bronchialmuskulatur mit Atemwegsremodeling (Zhou et al. 2007).

IL-8, jenes Zytokin mit der kräftigsten chemotaktischen Wirkung auf Neutrophile, wird von Neutrophilen selbst, aber auch von Makrophagen und Epithelzellen gebildet. Auch Th17-Zellen sind in der Lage IL-8 zu produzieren, wodurch sich die gegenseitige Beeinflussung zwischen Neutrophilen und Th17 im Rahmen einer positiven Feedback-Schleife widerspiegelt (Ray und Kolls 2017). Weitere Mediatoren, die die Neutrophilie aufrechterhalten, sind IL-23, IL-6 und Leukotrien B4.

IL-6, das von Neutrophilen, Makrophagen, DCs und Epithelzellen gebildet wird, dürfte ebenfalls die Differenzierung in Th17-Zellen verstärken (Gubernatorova et al. 2018).

Bakteriologische Untersuchungen des Mikrobioms demonstrierten, dass bei diesem Asthma-Phänotyp die dominanten Bakterienspezies *Moraxella catarrhalis, Streptococcus genera, Haemophilus influenzae* und *Staphylococcus aureus* sind und dass die Kolonisation mit diesen Bakterien mit längerer Erkrankungsdauer, schlechterer FEV1, vermehrten Neutrophilen im Sputum und höheren IL-8-Werten einhergeht (Green et al. 2014; Zhang et al. 2012).

Umgekehrt schützen IL-17 und IL-22 auch vor bakteriellen Infektionen an den Schleimhäuten. Bei Klebsiellen-Infektionen beobachtete man, dass IL-22 eine transepitheliale Resistenz gegen weitere Verletzungen des Epithels aufbaut (Ye et al. 2001; Aujla 2008).

Vieles spricht dafür, dass die Asthmaschwere und Entzündung der Atemwege besonders beim neutrophilen Asthma mit einer Dysbiose der Mikrobiota korreliert. Es wird auch immer klarer, dass viele Infektionen polybakterieller Natur sind und dass Interaktionen zwischen den verschiedenen Mikroorganismen zum Krankheitsverlauf und dessen klinischen Auswirkungen beitragen. Diese Interaktionen beziehen sich sowohl auf die physiologische Flora als auch auf pathogene Organismen. Sie werden über molekulare Mechanismen wie Austausch von Metaboliten, Signalübertragung von einer Art zur anderen und Zell-Zell-Kontakt ausgelöst. Die Konse-

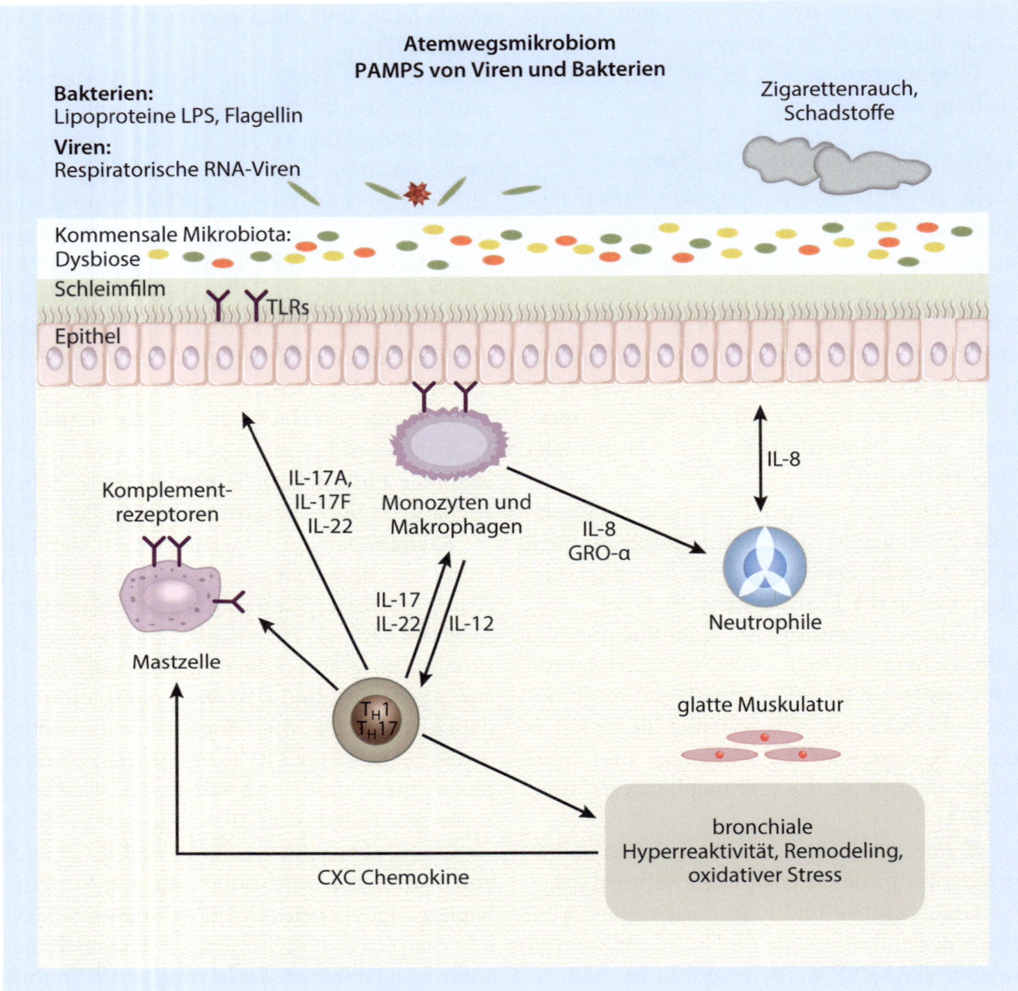

Abb. 3.8 Pathomechanismus des neutrophilen Asthma. PAMPs von Bakterien (LPS) sowie Dysbiose der kommensalen Mikrobiota triggern genauso wie Zigarettenrauch und andere Luftschadstoffe Th2-niedriges Asthma über verschiedenste Th17-mediierte Prozesse, die zu einer Vermehrung der neutrophilen Granulozyten und zu Veränderungen der glatten Bronchialmuskulatur führen und Hyperreaktivität sowie Remodeling verursachen. (Abkürzungen: CXC: Chemokine, die Wanderung der Immunzellen auslösen; GRO: growth-regulated Onkogen; IL: Interleukin; LPS: Lipopolysaccharide; PAMP: pathogen associated molecular pattern; Th: T-helper; TLR: Toll-like-Rezeptor). (Mod. nach Earl et al. 2015)

quenz dieser Interaktionen ist eine Modulation des pathogenen Verhaltens mit Veränderung der Virulenz, Veränderung des bakteriellen Biofilms und Modulation der antibiotischen Resistenz bzw. Toleranz.

Die Forschung der nächsten Jahre wird noch deutlicher zeigen, mit welchen immunologischen Antworten die physiologische Flora Pathogenen entgegenwirken kann und wie diese Erkenntnisse den verschiedenen Asthmaendotypen zuzuordnen sind. Das Verstehen der molekularen Basis und der interbakteriellen Prozesse wird auch zu verbesserten Therapien führen. Sowohl individuell eingesetzte

Probiotika als auch gezielte Antibiotika könnten die bakterielle Grundflora und damit auch die Krankheitskontrolle beeinflussen und verbessern.

Ein interessantes Ziel wäre es, durch Optimierung der physiologischen Flora, die Anfälligkeit für Asthma zu reduzieren, indem schon am Beginn der Pathogenese regulierend eingegriffen wird.

Möglicherweise wird man bald mikrobielle Signaturen finden, um etwa drohende akute Exazerbationen frühzeitig zu erfassen und behandeln zu können. Da akute Exazerbationen einer der wichtigsten Lebensqualitäts-einschränkenden Faktoren im Leben des Asthmatikers darstellen und zur weiteren Progredienz der Erkrankung beitragen, hat deren Prävention und Therapie hohe Priorität.

Th2- und Th17-Mechanismen dürften einander reziprok regulieren. Werden im Mausversuch bei allergen-induziertem Asthma die Th2-Zytokine künstlich blockiert, aktiviert dies die Th17 Antworten mit vermehrten Th17-Zellen und neutrophiler Inflammation. Dies könnte erklären, warum langfristige Kortikoideinnahme oftmals zu neutrophilem Asthma führt. Gemeinsame Neutralisation von IL-13 und IL-17 verbesserte bei Mäusen sowohl die Eosinophilie und Neutrophilie, als auch die Hyperreaktivität der Bronchien und die vermehrte Schleimbildung. Daher schlagen die Autoren dieser Studie eine kombinierte Strategie mit Ziel auf beide Pfade vor (Choy et al. 2015).

▪ Therapie

Konventionelle Therapie: Die Therapie des neutrophilen Asthma gilt als schwierig, obwohl man mit Beendigung des Rauchens und Makroliden positive Effekte erzielen konnte.

Azithromycin führte zu einer Reduktion der neutrophilen Granulozyten im Sputum, zu reduzierter Bakterienlast und zur Reduktion von akuten Exazerbationen (Simpson 2014) (s. ▶ Abschn. 5.2.4.5), ist aber wegen der Resistenzentwicklung keinesfalls als Langzeittherapie geeignet.

Therapien in der Pipeline:

Biologika, die gezielt die Mediatoren blockieren, werden derzeit geprüft.

Probiotika: 2017 konnte eine Studie einen Einfluss von Probiotika auf IL-22 nachweisen. Verabreichung von *Lactobacillus rhamnosus* GG (LGG), *Bifidobacterium animalis* subsp. lactis Bb-12 und *Lactobacillus acidophilus La-5*, prä- und postpartal konnte bei 3 Monate alten Kindern IL-22-produzierende Th22-Zellen signifikant reduzieren und einer atopischen Dermatitis vorbeugen (Ro et al. 2017). Ob diese Therapie auch in der Lunge wirkt, muss erst bewiesen werden.

TCM-Therapie: Eine chinesische Kräuterrezeptur (ASHMI) bewirkte im Mausversuch eine Hemmung der neutrophilen Atemwegsinflammation. Positive klinische Effekte waren assoziiert mit Reduktion von IL-8, TNFα und IL-17 (s. ▶ Abschn. 7.4.3) (Srivastava et al. 2014).

Lipidmediatoren: Erfolgversprechende Versuche am Mausmodell weisen auf die Wirksamkeit von SPMs z. B. Resolvin (s. ▶ Abschn. 6.4) und Lipoxin-Analoga hin (s. ▶ Abschn. 6.3).

3.7.2.2 Adipositas-assoziiertes Asthma

Diese Form des Asthmas entwickelt sich gehäuft bei erwachsenen, adipösen Frauen als „Late-onset-Asthma". Typisch sind geringe Zeichen von Th2-Antworten und wenig Eosinophilie. Die Hyperreaktivität der Bronchien wird einerseits durch biochemische Prozesse von Adipositas-typischen Zytokinen, wie „monocytic chemotactic factor 1", IL-6, IL-8 und Adipokinen wie Leptin, das bei Adipösen erhöht ist, ausgelöst. Einige Studien zeigen, dass Leptin, als Marker von Fettgewebsentzündungen, zur chronischen Inflammation der Bronchien beiträgt (Sideleva und Dixon 2014; Sideleva et al. 2012; Beuther und Sutherland 2007).

Andererseits spielen auch mechanische Ursachen durch Einengung des Thorax eine große Rolle. Bei adipösen Patienten ist das Lungenvolumen durch die reduzierte Brustkorbausdehnung verkleinert. Die reduzierte Ausdehnung kommt einerseits durch das Gewicht auf den Thorax von außen und andererseits durch die Abflachung des Zwerchfells wegen des abdominellen Bauchfetts zustande. Intrinsische Beeinträchtigung der Dehnung der glatten Atemwegsmuskulatur führt zu Reduktion des inspiratorischen Volumens (Skloot et al. 1995). Das Atmen mit niedrigem Lungenvolumen führt zu geringer Aktin-Myosin-Vernetzung und Versteifung der glatten Atemwegsmuskulatur mit resultierendem Remodeling und bronchialer Hyperreaktivität (Fredberg 2000).

Die **Therapie** von adipösen Asthmatikern ist oft schwierig, weil das Ansprechen auf inhalative Steroide schlechter als bei Nicht-Adipösen ist. Ursache könnte eine Veränderung des Phänotyps mit wenig Eosinophilie sein, die mit den oben beschriebenen mechanischen Veränderungen der Atmung kombiniert ist (Boulet 2013). Relativ gute Erfolge zeigt die Gewichtsabnahme. Ein Cochrane-Review fand, dass Gewichtsabnahme die Lungenfunktion verbessern kann, wobei der Evidenzlevel als niedrig bewertet wurde (Adeniyi und Young 2012). Laparoskopisches Gastric Banding bewirkte bei 500 Patienten sehr gute Erfolge, mit deutlicher Verbesserung bei 80 % der Operierten (Spivak et al. 2005). Bariatrische Chirurgie mit nachfolgender Reduktion des BMI von durchschnittlich 51,2 auf 34,4 führte zu Verbesserung der Lungenfunktion und weniger Asthmasymptomen. 10 der 12 operierten Patienten konnten die Asthmamedikamente absetzen (Boulet et al. 2012).

3.7.2.3 Paucigranulozytäres Asthma

Diese Form des Asthmas weist weder dominante Eosinophilie noch Neutrophilie auf und ist mit starker Verengung des Bronchienlumens verbunden.

Therapie: Bronchiale Thermoplastie ist eine Methode, bei der mit kontrollierter thermischer Energie (Radiofrequenzablation) lokal an der Bronchialwand die Menge der glatten bronchialen Muskulatur reduziert wird. Erfahrungen damit zeigen eine Verbesserung der Lungenfunktion, der bronchialen Hyperreaktivität und eine Reduktion der akuten Exazerbationen (Cox et al. 2004). Die Beibehaltung der stabilen Lungenfunktion ohne Nebenwirkungen auch im Langzeitverlauf spricht für eine interessante Therapieoption, die jedoch in großen prospektiven Studien noch bestätigt werden muss (Castro et al. 2010).

▪ Phänotypen und Endotypen am Beispiel der chronischen Rhinosinusitis

Um die Therapie individuell gestalten zu können, unterscheidet die „personalisierte“ Medizin neuerdings auch bei der chronischen Rhinosinusitis verschiedene Phänotypen und Endotypen, die im ▶ Abschn. 5.1.4.1 näher beschrieben werden.

Literatur

Adeniyi FB, Young T (2012) Weight loss interventions for chronic asthma. Cochrane Database Syst Rev 7:CD009339. https://doi.org/10.1002/14651858.CD009339.pub2

Allen JE, Maizels RM (2011) Diversity and dialogue in immunity to helminths. Nat Rev Immunol 11:375–388

Allen JE, Wynn TA (2011) Evolution of Th2 immunity: a rapid repair response to tissue destructive pathogens. *PLoS Pathog* 7(5):e1.002.003

Asano M, Toda M, Sakaguchi N, Sakaguchi S (1996) Autoimmune disease as a consequence of developmental abnormality of a T cell subpopulation. J Exp Med 184:387–396

Atmar RL et al (1998) Respiratory tract viral infections in inner city asthmatic adults. Arch Intern Med 158:2453–2459

Aujla SJ (2008) IL-22 mediates mucosal host defense against Gram-negative bacterial pneumonia. Nat Med 14:275–281

Bachert C, Wagenmann M, Hauser U, Rudack C (1997) IL-5 synthesis is upregulated in human nasal polyp tissue. J Allergy Clin Immunol 99:837–842

Bara I, Ozier A, Tunon de Lara JM, Marthan R, Berger P (2010) Pathophysiology of bronchial smooth muscle remodelling in asthma. Eur Respir J 36:1174–1184

Beale J et al (2014) Rhinovirus-induced IL-25 in asthma exacerbation drives type 2 immunity and allergic pulmonary inflammation. Sci Transl Med 6:256ra134

Berges-Gimeno MP et al (2003) Long-term treatment with aspirin desensitization in asthmatic patients with aspirin exacerbated respiratory disease. J Allergy Clin Immunol 111:180–186

Bernink JH, Peters CP, Munneke M, te Velde AA, Meijer SL, Weijer K, Hreggvidsdottir HS, Heinsbroek SE, Legrand N, Buskens CJ et al (2013) Human type 1 innate lymphoid cells accumulate in inflamed mucosal tissues. Nat Immunol 14:221–299

Beuther DA, Sutherland ER (2007) Overweight, obesity, and incident asthma: a meta-analysis of prospective epidemiologic studies. Am J Respir Crit Care Med 175:661–666

Boulet LP (2013) Asthma and obesity. Clin Exp Allergy 1:8–21

Boulet LP, Turcotte H, Martin J, Poirier P (2012) Effect of bariatric surgery on airway response and lung function in obese subjects with asthma. Respir Med 106:651–660

Buchheit KM et al (2016) Update on the management of aspirin-exacerbated respiratory disease. Allergy, Asthma Immunol Res 8(4):298–304

Castro M et al (2010) Effectiveness and safety of bronchial thermoplasty in the treatment of severe asthma: a multicenter, randomized, double-blind, sham-controlled clinical trial. Am J Respir Crit Care Med 181:116–124

Chang Y-J, Kim HY, Albacker LA, Baumgarth N, McKenzie AN, Smith DE, Dekruyff RH, Umetsu DT (2011) Innate lymphoid cells mediate influenza-induced airway hyper-reactivity independently of adaptive immunity. Nat Immunol 12:631–638

Chen VL, Kasper DL (2014) Interactions between the intestinal microbiota and innate lymphoid cells. Gut Microbes 5(1):129–140

Choy DF et al (2015) TH2 and TH17 inflammatory pathways are reciprocally regulated in asthma. Sci Transl Med 7(301):301ra129

Cox PG et al (2004) Radiofrequency ablation of airway smooth muscle for sustained treatment of asthma: preliminary investigations. Eur Respir J 24:659–663

Dykewicz MS (2009) Occupational asthma: current concepts in pathogenesis, diagnosis, and management. J Allergy Clin Immunol 123:519–552

Earl CS et al (2015) The changing face of asthma and its relation with microbes. Trends Microbiol 23(7):408–418

Fahy JV (2015) Type 2 inflammation in asthma – present in most, absent in many. Nat Rev Immunol 15(1):57–65

Fredberg JJ (2000) Airway smooth muscle in asthma. Perturbed equilibria of myosin binding. Am J Respir Crit Care Med 161:158–160

Fulkerson PC et al (2006) Persistent effects induced by IL-13 in the lung. Am J Respir Cell Mol Biol 35:337–346

Ganal SC, Sanos SL, Kallfass C, Oberle K, Johner C, Kirschning C, Lienenklaus S, Weiss S, Staeheli P, Aichele P et al (2012) Priming of natural killer cells by nonmucosal mononuclear phagocytes requires instructive signals from commensal microbiota. Immunity 37:171–186

Gauvreau GM (2014) Effects of an anti-TSLP antibody on allergen-induced asthmatic responses. N Engl J Med 370:2102–2110. May 29;370(22):2102–2110

Gevaert P, Van Bruaene N, Cattaert T, Van Steen K, Van Zele T, Acke F et al (2011) Mepolizumab, a humanized anti-IL-5 mAb, as a treatment option for severe nasal polyposis. J Allergy Clin Immunol 128:989–995.e1–8

Gladiator A, Wangler N, Trautwein-Weidner K, LeibundGut-Landmann S (2013) Cutting edge: IL-17-secreting innate lymphoid cells are essential for host defense against fungal infection. J Immunol 190:521–525

Global Initiative for Asthma (GINA) https://ginasthma.org/wp-content/uploads/2019/06/GINA-2019-main-report-June-2019-wms.pdf

Green BJ et al (2014) Potentially pathogenic airway bacteria and neutrophilic inflammation in treatment resistant severe asthma. PLoS One 9(6): e100.645

Gubernatorova EO, Gorshkova EA, Namakanova OA, Zvartsev RV, Hidalgo J, Drutskaya MS, Tumanov AV, … Nedospasov SA (2018) Non-redundant functions of IL-6 Produced by Macrophages and Dendritic Cells in Allergic Airway Inflammation. Front Immunol 9:2718. https://doi.org/10.3389/fimmu.2018.02718

Halim TY, Steer CA, Matha L, Gold MJ, Martinez-Gonzalez I, McNagny KM, McKenzie AN, Takei F (2014) Group 2 innate lymphoid cells are critical for the initiation of adaptive T helper 2 cell-mediated allergic lung inflammation. Immunity 40: 425–435

Hartl D, Koller B, Mehlhorn AT, Reinhardt D, Nicolai T, Schendel DJ, Griese M, Krauss-Etschmann S (2007) Quantitative and functional impairment of pulmonary CD4+CD25hi regulatory T cells in pediatric asthma. J Allergy Clin Immunol 119: 1258–1266

Healy E et al (2008) Control of salicylate intolerance with fish oils. Br J Dermatol 159(6):1368–1369

Hori S, Nomura T, Sakaguchi S (2003) Control of regulatory T cell development by the transcription factor Foxp3. Science 299(5609):1057–1061

Huang SK et al (1995) IL-13 expression at the sites of allergen challenge in patients with asthma. J Immunol 155:2688–2694

Jackson DJ et al (2014) IL-33-dependent type 2 inflammation during rhinovirus-induced asthma exacerbations in vivo. Am J Respir Crit Care Med 190:1373–1382

Jaffar Z et al (2009) Antigen-specific Treg regulate Th17-mediated lung neutrophilic inflammation, B-cell recruitment and polymeric IgA and IgM levels in the airways. Eur J Immunol 39(12):3307–3314. https://doi.org/10.1002/eji.200939498

Johnston SL et al (1995) Community study of role of viral infections in exacerbations of asthma in 9–11 year old children. BMJ 310(989):1225–1229

Kato A (2007) Beyond inflammation: airway epithelial cells are at the interface of innate and adaptive immunity. Curr Opin Immonol 19(6):711–720

Kearley J, Barker JE, Robinson DS, Lloyd CM (2005) Resolution of airway inflammation and hyperreacti-

3

vity after in vivo transfer of CD4+CD25+ regulatory T cells is interleukin 10 dependent. J Exp Med 202:1539–1547

Ker J, Hartert TV (2009) The atopic march: what's the evidence? Ann Allergy Asthma Immunol 103:282–289

Kim JH, Jang YJ (2018) Role of natural killer cells in airway inflammation. Allergy, Asthma Immunol Res 10(5):448–456

Koga T et al (2006) Characterisation of patients with frequent exacerbations of asthma. Respir Med 100(2):273–278

Krishnamoorthy N, Burkett PR, Dalli J, Abdulnour RE, Colas R, Ramon S, Phipps RP, Petasis NA, Kuchroo VK, Serhan CN, Levy BD (2015) Cutting edge: maresin-1 engages regulatory T cells to limit Type 2 innate lymphoid cell activation and promote resolution of lung inflammation. J Immunol 194(3):863–867

Lachowicz-Scroggins ME et al (2010) Interleukin -13-induced Mucous Metaplasia Increases Susceptibility of Human Airway Epithelium to Rhinovirus Infection. Am J Respir Cell Mol Biol 43(6):652–661

Locksley R (2010) Asthma and allergic inflammation. Cell 140(6):777–783

Maric J, Ravindran A et al (2018) Prostaglandin E_2 suppresses human group 2 innate lymphoid cell function. J Allergy Clin Immunol 141(5):1761–1773.e6

Metz M et al (2006) Mast cells can enhance resistance to snake and honeybee venoms. Science 313:526–530

Monticelli LA, Sonnenberg GF, Artis D (2012) Innate lymphoid cells: critical regulators of allergic inflammation and tissue repair in the lung. Curr Opin Immunol 24:284–289

Moro K, Yamada T, Tanabe M, Takeuchi T, Ikawa T, Kawamoto H, Furusawa J, Ohtani M, Fujii H, Koyasu S (2010) Innate production of Th2 cytokine by adipose tissue-associated c-kit+Sca-1+ lymphoid cells. Nature 463(7280):540–544. https://doi.org/10.1038/nature08636. Epub 2009 Dec 2

Newcomb DC, Peebles RS (2013) Th17-mediated inflammation in asthma. Curr Opin Immunol 25: 755–760

Nicholson KG et al (1993) Respiratory viruses and exacerbations of asthma in adults. BMJ 307:982–986

Palm NW et al (2012) Allergic host defenses. Nature 484(7395). https://doi.org/10.1038/nature11047

Palomares O et al (2010) Role of Treg in immune regulation of allergic diseases. Eur J Immunol 40(5):1232–1240. https://doi.org/10.1002/eji.200940045

Peebles RS Jr, Aronica MA (2019) Proinflammatory Pathway in the Pathogenesis of Asthma. Clin Chest Med 40(1):29–50

Profet M (1991) The function of allergy: immunological defense against toxins. Q Rev Biol 66:23–62

Radulovic S, Jacobson MR, Durham SR, Nouri-Aria KT (2008) Grass pollen immunotherapy induces Foxp3-expressing CD4+ CD25+ cells in the nasal mucosa. J Allergy Clin Immunol 121(6):1467–1472

Rajan JP et al (2015) Prevalence of aspirin-exacerbated respiratory disease among asthmatic patients: a meta-analysis of the literature. J Allergy Clin Immunol 135(3):676–681

Rantala A et al (2011) Respiratory infections precede adult-onset asthma. PLoS One 6(12):e27.912

Ray A, Kolls JK (2017) Neutrophilic Inflammation in asthma and association with disease severity. Trends Immunol 38(12):942–954

Reinhardt RL, Liang H-E, Locksley RM (2009) Cytokine-secreting follicular T cells shape the antibody repertoire. Nat Immunol 10:385–393

Ro ADB et al (2017) Reduced Th22 cell proportion and prevention of atopic dermatitis in infants following maternal probiotic supplementation. Clin Exp Allergy 47:1014–1021

Romagnini S (1998) The Th1/Th2 paradigm and allergic disease. Allergy 53:12–15

Roncarolo MG, Gregori S, Battaglia M, Bacchetta R, Fleischhauer K, Levings MK (2006) Interleukin-10-secreting type 1 regulatory T cells in rodents and humans. Immunol Rev 212:28–50

Round JL, Mazmanian SK (2010) Inducible Foxp3$^+$ regulatory T-cell development by a commensal bacterium of the intestinal microbiota. Proc Natl Acad Sci USA 107(27):12.204–12.209

Sakaguchi S (2004) Naturally arising CD4+ regulatory t cells for immunologic self-tolerance and negative control of immune responses. Annu Rev Immunol 22:531–562

Salathe M (2007) Regulation of mammalian ciliary beating. Annu Rev Physiol 69:401–422

Sampson AP, Cowburn AS, Sladek K (1997) Profound overexpression of leukotriene C4 synthase in bronchial biopsies from aspirin-intolerant asthmatic patients. Int Arch Allergy Immunol 113:355–357

Samter M et al (1968) Intolerance to aspirin. Clinical studies and consideration of its pathogenesis. Ann Intern Med 68(5):975–983

Schneider TR et al (2018) Dietary fatty acid modification for the treatment of aspirin-exacerbated respiratory disease: a prospective pilot trial. J Allergy Clin Immunol Pract 6(3):825–831

Schreck DM (2006) Asthma pathophysiology and evidence-based treatment of severe exacerbations. Am J Health Syst Pharm 63(10 Suppl 3):5–13

Seno H, Miyoshi H, Brown SL, Geske MJ, Colonna M et al (2009) Efficient colonic mucosal wound repair requires Trem2 signaling. Proc Natl Acad Sci USA 106:256–261

Sharma A, Rudra D (2018) Emerging Functions of Regulatory T Cells in Tissue Homeostasis. Front Immunol 9:883

Sideleva O, Dixon A (2014) The many faces of asthma in obesity. J Cell Biochem 115:421–426

Sideleva O, Suratt BT, Black KE, Tharp WG, Pratley RE, Forgione P, Dienz O, Irvin CG, Dixon AE (2012) Obesity and asthma: an inflammatory disease of adipose tissue not the airway. Am J Respir Crit Care Med 186:598–605

Simpson JL (2014) The effect of azithromycin in adults with stable neutrophilic COPD: a double blind randomised placebo controlled trial. PLoS One 9(8):e105.609

Skloot G, Permutt S, Togias A (1995) Airway hyperresponsiveness in asthma: A problem of limited smooth muscle relaxation with inspiration. J Clin Invest 96:2393–2403

Sommer DD et al (2015) Treatment of aspirin exacerbated respiratory disease with low salicylate diet. a pilot cross over study. Otolaryngol Head Neck Surg 152:42–47

Sonnenberg GF et al (2011) Border patrol: regulation of immunity, inflammation and tissue homeostasis a t barrier surfaces by IL-22. Nat Immunol 12:383–390

Soumelis V et al (2002) Human epithelial cells trigger dendritic cell-mediated allergic inflammation by producing TSLP. Nature 3:673–680

Spellberg B, Edwards JE Jr (2001) Type 1/type 2 immunity in infectious diseases. Clin Infect Dis 32:76–102

Spits H, Di Santo JP (2011) The expanding family of innate lymphoid cells: regulators and effectors of immunity and tissue remodeling. Nat Immunol 12:21–27

Spivak H, Hewitt MF, Onn A, Half EE (2005) Weight loss and improvement of obesity-related illness in 500 U.S. patients following laparoscopic adjustable gastric banding procedure. Am J Surg 189:27–32

Srivastava KD, Dunkin D, Liu C, Yang N, Miller RL, Sampson HA, Li XM (2014) Effect of antiasthma simplified herbal medicine intervention on neutrophil predominant airway inflammation in a ragweed sensitized murine asthma model. Ann Allergy Asthma Immunol 112(4):339–347

Stadhouders R, Lubberts E, Hendriks RW (2018) A cellular and molecular view of T helper 17 cell plasticity in autoimmunity. J Autoimmun 87:1–15

Thomson NC et al (2016) Novel approaches to the management of noneosinophilic asthma. Ther Adv Respir Dis 10(3):211–234

van de Veen W, Akdis M (2014) Mechanisms of immune regulation in allergy. In: Global atlas of allergy. European Academy of Allergy and Clinical Immunology, Zurich, S 90–91

van de Veen W, Stanic B, Yaman G, Wawrzyniak M, Söllner S, Akdis DG et al (2013) IgG4 production is confined to human IL-10-producing regulatory B cells that suppress antigen-specific immune responses. J Allergy Clin Immunol 131:12.041.212

Wenzel SE (2012) Asthma phenotypes: the evolution from clinical to molecular approaches. Nature Medicine 18(5):716–725

Workman CJ, Szymczak-Workman AL, Collison LW et al (2009) The development and function of regulatory T cells. Cell Mol Life Sci 66:260

Ye P, Garvey PB, Zhang P, Nelson S, Bagby G, Summer WR, Schwarzenberger P, Shellito JE, Kolls JK (2001) Interleukin-17 and lung host defense against *Klebsiella pneumoniae* infection. Am J Respir Cell Mol Biol 25:335–340

Zhang Q, Illing R, Hui CK et al (2012) Bacteria in sputum of stable severe asthma and increased airway wall thickness. Respir Res 13(1):35. Published 2012 Apr 18. https://doi.org/10.1186/1465-9921-13-35

Zhou B et al (2005) Thymic stromal lymphpoetin as a key initiator of allergic airway infalammation in mice. Nat Immunol 6:1047–1053

Zhou L, Ivanov II, Spolski R et al (2007) IL-6 programs T_H-17 cell differentiation by promoting sequential engagement of the IL-21 and IL-23 pathways. Nat Immunol 8(9):967–974

Allergie, Mikrobiom und weitere epigenetische Faktoren

K. Stockert, *Allergieprävention*, https://doi.org/10.1007/978-3-662-58140-7_4

Die Entdeckung des Mikrobioms hat die Medizin verändert. Sämtliche menschlichen Schleimhäute und die Haut sind von kommensalen Mikroben in großer Zahl und Vielfalt besiedelt und bilden mit diesen eine symbiotische Einheit. Diese wichtigen Übergangszonen, an denen der Körper Kontakt mit der Außenwelt aufnimmt, spielen eine Schlüsselrolle für die Regulation des Immunsystems und die Erhaltung der Gesundheit. Bei Einflüssen, die diese „Gemeinschaft" stören und zu Fehlbesiedlung oder geringerer Diversität führen, können Krankheiten entstehen. Seit Kurzem beginnt die Wissenschaft den Einfluss des Mikrobioms auf die Pathogenese der Allergie zu erforschen und findet immer mehr Fakten, wie sehr veränderte Lebensweisen simultan zur weltweiten Reduktion der Biodiversität und zu steigenden Allergieraten beitragen.

4.1 Das Mikrobiom des Darms

Die chinesische Medizin hat schon vor 2000 Jahren einen Zusammenhang zwischen Lunge und Dickdarm erkannt. Nach den Prinzipien der 5 Wandlungsphasen impliziert jegliche Behandlung des **Yin**-Organs Lunge (bzw. des Respirationstraktes) eine Regulation und Mitbehandlung des gekoppelten **Yang**-Organs, des Dickdarms. Nicht nur diese beiden Organe sind dem Element Metall zugeordnet, sondern auch die Haut als zugehörige Körperschichte und die Nase als Öffner (◘ Abb. 4.1).

Bei genauerer Betrachtung fällt auf, dass sämtliche Erkrankungen des „allergischen Marsches" (s. ◘ Abb. 4.2) in das Element Metall fallen. Sowohl Bauchschmerzen, Nahrungsmittelallergien und Ekzeme im Säuglingsalter als auch Asthma im Krabbelalter und die allergische Rhi-

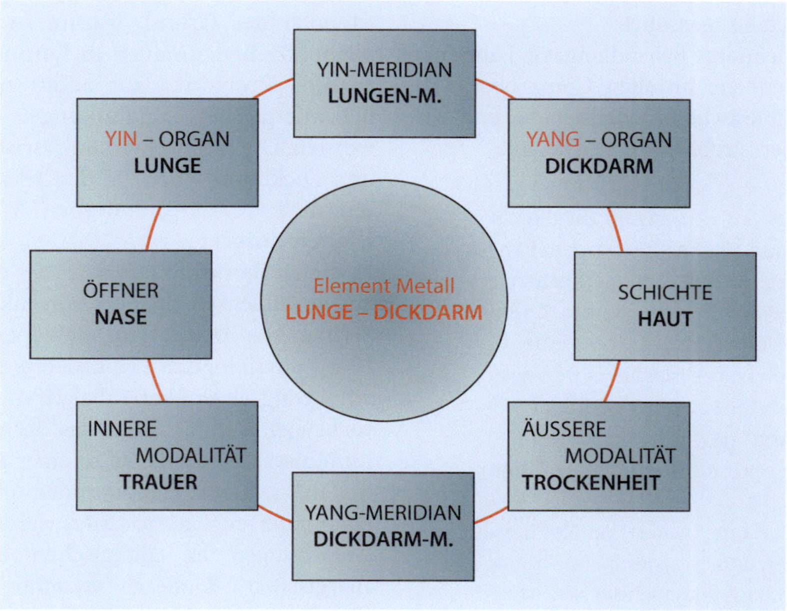

◘ **Abb. 4.1** TCM: Element/Wandlungsphase Metall umfasst das Yin-Organ Lunge und das Yang-Organ Dickdarm. In Kontakt zur Außenwelt tritt dieses Element über die Nase, durch die die Luft eingeatmet wird. Die Lunge gilt als „äußerstes" Organ, das mit der Außenwelt in engem Kontakt steht. Seine zugehörige Schichte, die Haut, ist ebenfalls die äußerste der 5 Schichten. Sehr empfindlich ist diese Wandlungsphase gegenüber Trockenheit. Nachdem die TCM Körper und Geist nie trennt, wird besonders der psychische Einfluss Trauer als sehr schädlich für Lunge und Dickdarm erachtet

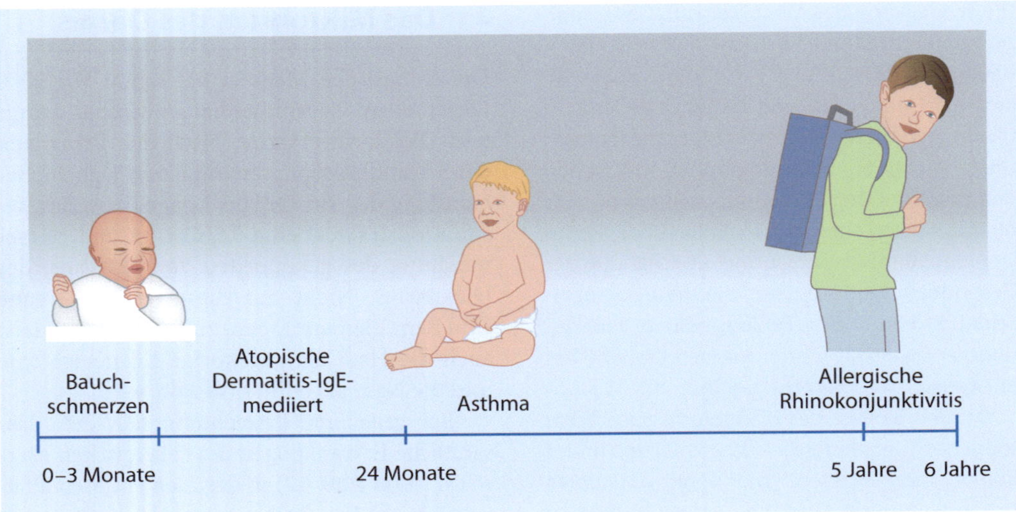

Abb. 4.2 Der allergische Marsch beginnt im ersten Lebensjahr mit Nahrungsmittelsensibilisierung und atopischem Ekzem. Erst danach entwickelt sich das kindliche Asthma und meist erst im Kindergarten/Vorschulalter die allergische Rhinokonjunktivitis

nitis im Vorschulalter werden in der TCM dem Element Metall zugeordnet.

Die gemeinsame Behandlung von Lunge und Dickdarm erfolgte im alten China über Akupunktur, chinesische Kräutertherapie und eine Frühform der „probiotischen" Therapie:

> Eine Substanz namens **Jin zhi**, die Wu Tang schon 1789 n. Chr. beschrieben (Liu 2001) hat, wurde aus menschlichem Stuhl gewonnen, der in einem tönernen Topf versiegelt, 3 Jahre in der Erde vergraben wurde. Nach 3 Jahren war diese Substanz zu einer **„Goldenen Flüssigkeit"** geworden und wurde gemeinsam mit chinesischen Kräutern verabreicht.
>
> Indikationen waren damals Flushes, Diarrhöen und Engegefühl im Thorax, also durchaus vergleichbar mit Urtikaria, Asthma und Nahrungsmittelallergien.
>
> Heute ist die Verwendung der „Goldenen Flüssigkeit" in China natürlich obsolet. Fäkale Mikroflora-Transplantation (FMT) und Probiotika können jedoch als „Nachfolger" dieser Methode angesehen werden!

Die Interaktion von Lunge und Dickdarm ist auch der Grund, warum in der Komplementärmedizin auch in Europa seit Jahrzehnten Probiotika zur additiven Therapie bei allergischen Erkrankungen verwendet wurden. Die Wechselwirkung zwischen Lunge und Dickdarm wurde in den letzten 20 Jahren auch von der „modernen" Wissenschaft **wiederentdeckt**.

Bengt Björksten war einer der ersten westlichen Wissenschaftler, der vorschlug, dass der permanente Druck von Bakterien, die den Darm physiologisch kolonisieren, einer Sensibilisierung gegenüber inhalativen Allergenen vorbeugen könnte. Über das darmassoziierte Immunsystem könnte es zu einer Aktivierung der Th1-Lymphozyten kommen und der Th2-Dominanz entgegengesteuert werden. Bei Untersuchungen an allergischen und nichtallergischen Kindern erkannte Björksten (Björksten et al. 1999) schon 1999 eine unterschiedliche Zusammensetzung der kindlichen Darmflora. Der Stuhl nicht-allergischer Kinder enthielt eine wesentlich höhere Menge an physiologischen Darmbakterien wie *Laktobazillen* und *Bifidusbakterien* als der Stuhl allergischer Kinder, die wiederum eine größere

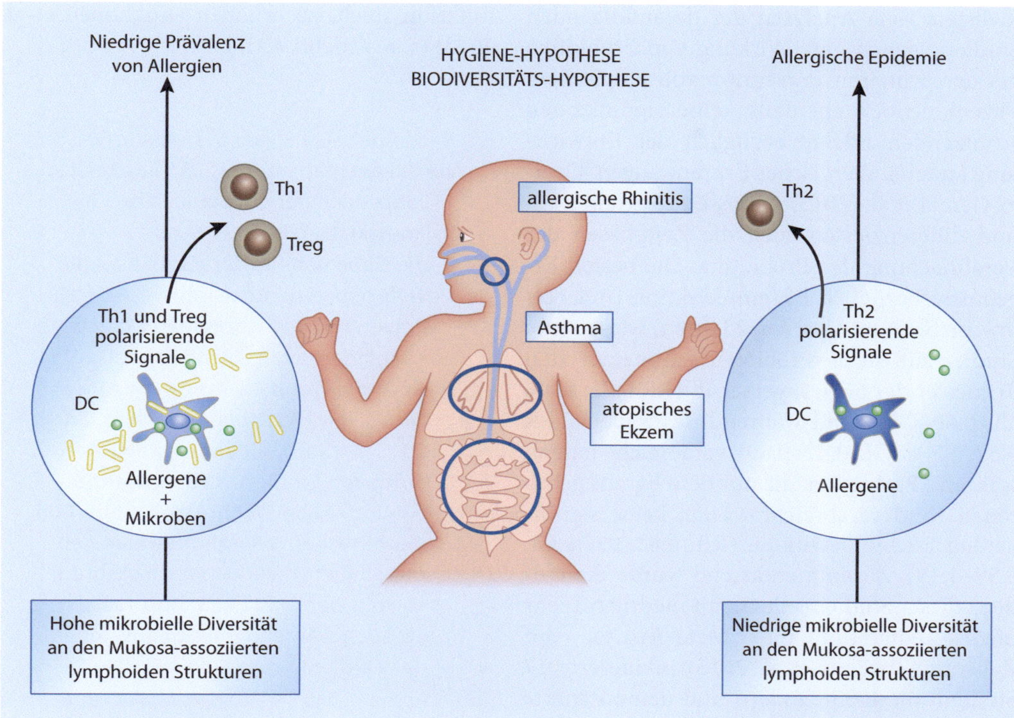

Abb. 4.3 Hygiene/ Biodiversitäts-Hypothese: Traditioneller Lebensstil mit hoher Diversität von Mikroben an den Mukosa-assoziierten lymphoiden Strukturen bewirkt eine vermehrte Th1- und Treg-Stimulation mit niedriger Prävalenz von Atopien, während zu viel Hygiene mit verringerter Diversität der Mikroben die Entstehung von Th2-mediierten Atopien begünstigt

Menge an pathologischen *Staphylococcus aureus* und *Clostridien* beherbergten. Daraufhin wurde spekuliert, dass die Zusammensetzung der Darmmikroflora vorbestimmen könnte, ob eine Allergie entsteht oder nicht (s. Abb. 4.3). Es stellte sich somit die Frage, ob die „westliche, hygienische" Lebensweise mit Veränderung der Mikroflora des Darms zu einem Anstieg der Allergien geführt hatte?

Diese Frage beantwortete der Finne Kalliomäki (Kalliomäki et al. 2001) in einer berühmten klinischen Studie, in der er schwangeren Frauen mit Allergien in der 36.–40. Schwangerschaftswoche und deren Babys im ersten halben Lebensjahr *Lactobacillus GG* verabreichte. Bei einer Nachuntersuchung der Kinder mit 2 Jahren zeigte sich in der Verumgruppe eine halbierte Häufigkeit (23 % der Kinder) von atopischem Ekzem, der ersten Manifestation im allergischen Marsch, gegenüber 46 % in der Placebogruppe. **Erstmalig war es also gelungen, präventiv das Auftreten von allergischem Geschehen bei genetisch prädisponierten Kindern zu reduzieren.** Nachuntersuchungen im 4. Lebensjahr (Kalliomäki et al. 2003) brachten ähnliche Ergebnisse. Im 6. Lebensjahr konnte jedoch keine Reduktion der Häufigkeit des Auftretens der für dieses Alter typischen allergischen Rhinokonjunktivitis beobachtet werden (Kalliomäki et al. 2007).

Definition der Probiotika: Lebende Mikroorganismen, die, wenn sie Menschen in geeigneter Menge verabreicht werden, zum gesundheitlichen Nutzen betragen.

Kalliomäkis Studien waren so bahnbrechend, dass sie sehr oft von anderen Autoren in ähnlicher Form repliziert wurden. Die derzeit aktuellsten Meta-Analysen der darauffolgenden Studien zeigten eine Wirkung von Probiotika bei der primären Prävention von atopischem Ekzem, jedoch ebenfalls keine signifikanten schützenden Effekte bezüglich der Entwicklung anderer allergischer Erkrankungen. Cuello-Garcia et al. (2015) schlossen 29 Studien ein und differenzierten auch die Zeitphasen der Verabreichung der Probiotika. Die besten Ergebnisse bezüglich Ekzemreduktion (mit Follow-up bis zum Alter von 2 Jahren) wiesen jene Studien auf, die die Probiotika schon im letzten Trimester der Schwangerschaft (RR 0.71; 95 % CI, 0.60–0.84) und während des Stillens (RR 0.57; 95 % CI, 0.47–0.69) verabreicht hatten, während Probiotika, die nur dem bereits geborenen Kind verabreicht wurde, keine signifikanten Effekte bewirkten (RR, 0.83; 95 % CI, 0.58–1.19). Zusammenfassend wurde die Evidenz dieser Studien jedoch mit niedrig bis sehr niedrig eingestuft. Eine Meta-Analyse von Zuccotti (Zuccotti et al. 2015) inkludierte 17 Studien mit 4755 Kindern und demonstrierte ein signifikant erniedrigtes relatives Risiko für Ekzeme bei Kindern, die mit Probiotika behandelt wurde, im Vergleich zu Placebo (RR 0.78; 95 % CI: 0.69–0.89). Jene Kinder, die mit einer Mischung aus verschiedenen probiotischen Stämmen behandelt wurden, zeigten eine noch bessere Wirkung (RR 0.54, 95 % CI, 0.43–0.68).

Immunologisch beobachtet man einen Th1-stimulierenden Effekt von Probiotika. *Lactobacillus paracasei* ssp. induzierte nach Gabe während der Stillperiode mit 13 Monaten eine höhere IFN-γ/IL-4-mRNA-Expression verglichen mit Placebo (West et al. 2009). Darüber hinaus reduzierte eine Probiotika-Mischung aus *Bifidobacterium bifidum*, *Bifidobacterium lactis* und *Lactococcus lactis*, prä- und postnatal verabreicht, die Th2-Zytokine IL-5 und IL-13 im Alter von 3 Monaten (Niers et al. 2009). Die immunmodulatorische Wirkung variiert jedoch, abhängig von Dosis, Stamm und Behandlungsdauer (Wickens et al. 2008). Probiotika haben auch das Potenzial, sekretorisches IgA, das eine wichtige Rolle bei der Stabilisierung der mukosalen Barrierefunktion spielt, zu erhöhen (Kukkonen et al. 2010) (s. ▶ Abschn. 4.1.1).

Nach Analyse diverser Systematic Reviews kam man im Juni 2015 (also erst 14 Jahre nach der Erstpublikation von Kalliomäki) zum Schluss, dass

- die Gabe von Pro-/Präbiotika als die vielversprechendste Intervention zur Prävention des atopischen Ekzems bei Kleinkindern gilt (Madhok et al. 2015).
- Auch die *World Allergy Organization WAO* (Fiocchi 2015) empfahl im Jänner 2015 in ihren Guidelines die Anwendung von Probiotika zur Prävention von Ekzem bei Hochrisikokindern (Kinder mit einem allergischen Familienmitglied im 1. Verwandtschaftsgrad) sowohl während der Schwangerschaft als auch während des Stillens und in der Kindheit.

In der derzeit aktuellsten Meta-Analyse aus 2018 von 28 Studien mit 6705 Kindern zeigte sich erneut nach Einnahme von Probiotika anhand von 19 Studien ein reduziertes Risiko, an Ekzem bis zum 4. Lebensjahr (RR 0.78; 95 % CI 0.68–0.90), und anhand von 11 Studien, an atopischem Ekzem (RR 0.78; 95 % CI 0.65–0.92) zu erkranken (Garcia-Larsen et al. 2018).

Es gibt aber auch Studien, die keinen positiven Effekt zeigen. Hania Szajewska (Szajewska et al. 2015) von der ESPHAGAN *(European Society for Paediatric Gastroenterology Hepatology and Nutrition)* warnt daher, allzu euphorisch mit diesen Daten umzugehen, weil man bedenken müsse, dass die Studien mit unterschiedlichen Stämmen von Probiotika durchgeführt wurden, und man bis dato keinesfalls behaupten kann, dass alle Probiotika gleichermaßen wirksam wären. Nur ein einziger probiotischer Stamm (*Lactobacillus rhamnosus GG*) wäre in mehr als einer randomisierten Studie getestet. Daher wird vorgeschlagen, in Zukunft Studien mit einzelnen probiotischen Stämmen durchzuführen und beim Poolen von Daten nicht unterschiedliche Stämme zu vermischen. Bedenken sollte man auch, dass viele Probiotika am Markt nicht als Arzneimittel, sondern als Nahrungsergänzungsmittel zugelassen sind und daher wesentlich weniger bezüglich Wirksamkeit, Inhalt und Haltbarkeit überprüft wären als Arzneimittel.

Dies ist ein Grund, warum sich viele Ärzte noch zurückhaltend mit der Verschreibung von Probiotika zur Prävention von Ekzemen verhalten.

Die Wirkung von Probiotika auf **Nahrungsmittelsensibilisierung** untersuchte eine Meta-Analyse von 2016 (Zhang et al. 2016) anhand von 17 Studien mit 2947 Kindern und machte deutlich, dass die Kombination von präntaler mütterlicher und postnataler kindlicher probiotischer Behandlung sowohl das insgesamte Atopierisiko (RR 0.78; 95 % CI 0.66–0.92) als auch das Risiko einer Nahrungsmittelsensibilisierung (RR 0.77; 95 % CI 0.61–0.98) reduzierte.

Wurden Probiotika entweder nur präpartal oder nur postpartal verabreicht, konnten keine signifikanten Reduktionen von Atopien oder Nahrungsmittelsensibilisierungen gefunden werden. Untergruppenanalysen ergaben, dass **längere Dauer der Substitution effektiver** sein kann und dass Kaiserschnitt-geborene Kinder besonders von der Substitution von Probiotika profitieren. Betont sollte jedoch werden, dass die Daten dieser Studie auf positiven Skin-Prick-Tests und erhöhten IgE gegen Nahrungsmittelallergene basierten und nicht auf klinisch symptomatischer Nahrungsmittelallergie. Nahrungsmittelsensibilisierung muss jedoch nicht immer mit klinischen Symptomen und Nahrungsmittelallergie verbunden sein, obwohl Kinder mit Nahrungsmittelsensibilisierung eher dazu neigen. Studien, die den präventiven Effekt der Probiotika auf die manifeste Nahrungsmittelallergie mit klinischen Symptomen nachweisen, sind noch ausständig.

Die vorher erwähnte Meta-Analyse von Garcia-Larsen aus 2018 wies nach perinataler Verabreichung von Probiotika auch ein reduziertes Risiko einer allergischen Sensibilisierung gegenüber Kuhmilch bis zum 2. Lebensjahr nach (Garcia-Larsen et al. 2018).

Dass die Zusammensetzung des Mikrobioms im ersten Lebensjahr am Outcome einer Milchallergie beteiligt ist, offenbarte eine weitere Studie, die 226 Kinder mit Kuhmilchallergie einschloss, bis zum 8. Lebensjahr beobachtete und deren Mikrobiom mittels 16s-rRNA-Sequenzierung analysierte. Im Mikrobiom jener 56 % der Kinder, bei denen sich die Milchallergie spontan wieder auflöste, fanden sich im Alter von 3–6 Monaten deutlich vermehrt *Clostridia* und *Firmicutes*, was darauf schließen lässt, dass die Zusammensetzung der Mikrobiota im frühen Leben das Outcome einer Nahrungsmittelallergie beeinflusst (Bunyavanich et al. 2016). Seither gelten *Clostridia* und *Firmicutes* als potenzielle Kandidaten für eine probiotische Therapie bei Milchallergie und werden diesbezüglich weiter erforscht.

Klare Evidenz, dass auch **Allergien im Respirationstrakt** durch perinatale Gabe von Probiotika verhindert werden können, gibt es derzeit noch nicht (Madhok et al. 2015; Mennini et al. 2017; Azad 2013).

Viele dieser Studien wurden in einem kurzen Zeitintervall pränatal von der 36. Schwangerschaftswoche bis zum 6. Lebensmonat des Kindes durchgeführt. Diese Zeitspanne scheint zu kurz zu sein, um die Sensibilisierung, die für respiratorische Allergene meist erst im Kindergarten-/Vorschulalter stattfindet, zu verhindern. Wahrscheinlich ist der ständige Druck der Symbionten bzw. Probiotika auf die Darmmukosa notwendig, besonders bei zusätzlichen Th2-triggernden Belastungen wie Antibiotikatherapie, ballaststoffarmer Ernähung und mit COX-Hemmern behandelten rezidivierenden Infekten im Krabbelalter. Mögliche Ursachen für die derzeit noch fehlende Evidenz eines Schutzes von Probiotika vor respiratorischen Allergien könnte eventuell auch die bisherige Verwendung der falschen Bakterienarten (Spezies und Stämme) sowie von noch nicht optimalen Kombinationen sein.

Ganz aktuell erschien im Dezember 2018 nun endlich eine Studie (Wickens et al. 2018), in der zwei verschiedene Probiotika (*Lactobacillus rhamnosusHN001* oder *Bifidobacterium lactisHN019*) bzw. Placebo über eine längere Zeitspanne, nämlich:

- an Mütter von der 35. Schwangerschaftswoche bis 6 Monate nach der Geburt (wenn stillend)
- und an deren Kinder von der Geburt **bis zum 2. Geburtstag** verabreicht wurden.

Die Kinder dieser Studie wurden bis zum 11. Lebensjahr nachbeobachtet. *Lactobacillus rhamnosus HN001,* jedoch nicht *Bifidobacterium lactis HN 0019* schützte in der Nachbeobachtungszeit nach 2, 4 und 6 Jahren vor atopischem Ekzem und nach 6 Jahren vor allergischer Sensibilisierung. Im Alter von 11 Jahren wurde eine **signifikante Reduktion der atopischen Sensibilisierung** (HR 0.71, 95 % CI, 0.51-1.00, P = 0.048), **Ekzem** (HR 0.58, 95 % CI, 0.41–0.82, P = 0.002) **und Giemen** (HR 0.76, 95 % CI, 0.57–0.99, P = 0.046) bezogen auf die gesamte Lebensspanne in der *Lactobacillus-rhamnosus-HN001*-Gruppe, jedoch nicht in der *Bifidobacterium-lactis-HN0019*-Gruppe beobachtet.

Bezogen auf das letzte Lebensjahr bei den mittlerweile 11-Jährigen zeigte die *Lactobacillus-rhamnosus-HN001*-Gruppe eine signifikant reduzierte Rate an **Heuschnupfen** (RR = 0.73, 95 % CI 0.53–1.00, P = 0.047) und **Ekzem** (RR = 0.46, 95 % CI 0.25–0.86, P = 0.015).

Somit bewies diese Studie erstmals, dass die kumulativen positiven Effekte einer Probiotikatherapie in den ersten beiden Lebensjahren, die man in der frühen Kindheit bereits oftmals beobachtet hatte, mindestens über die gesamte erste Lebensdekade anhalten können und das Potenzial haben, Kinder vor der Entwicklung des gesamten Spektrums des allergischen Marsches zu schützen.

Natürlich müssen auch diese Ergebnisse reproduziert und in Meta-Analysen geprüft werden, bevor die Therapie mit Probiotika in den ersten beiden Lebensjahren in den Guidelines zur Prävention des gesamten allergischen Spektrums empfohlen werden kann.

Bisher werden Probiotika aufgrund der aktuellen Evidenz in den aktuellen Guidelines nur zur primären Prävention des atopischen Ekzems empfohlen. Umgekehrt gibt es aufgrund der etwas widersprüchlichen aktuellen Datenlage derzeit auch noch zu wenig Evidenz, um die Wirkung bei anderen Formen des allergischen Formenkreises auszuschließen. Deshalb braucht es randomisierte Studien mit gutem Design und adäquater Power, um die Effekte der Probiotika langfristig zu untersuchen. Derzeit sind weltweit mehr als 50 registrierte Studien im Gange, die die Wirkung von Prä- und Probiotika auf die Prävention von allergischen Atemwegserkrankungen untersuchen. Die Ergebnisse werden mit Spannung erwartet!

Die wissenschaftliche Allergieforschung hat dieses Thema jedenfalls zu einem Hauptfokus gemacht.

Bis dahin ist es – aufgrund der wissenschaftlichen Erkenntnisse – sicherlich nicht falsch, während der gesamten Kindheit „ein Auge auf die kommensalen Mikroben zu werfen" und besonders nach antibiotischen Therapien und Infekten eine prophylaktische Behandlung mit Prä- und Probiotika durchzuführen sowie die Kinder ballaststoffreich zu ernähren.

Das Verständnis über das Mikrobiom des Darms wurde 2007 mittels neuer Techniken der speziesspezifischen 16S-rRNA-Gensequenzierung, mit der man nun auch unkultivierbare Bakterien analysieren kann, nochmals revolutioniert (Turnbaugh et al. 2007). Dem *Human Microbiom Project* ist es gelungen, zu zeigen, dass der menschliche Körper 100 Billionen Mikroorganismen mit mindestens 1000 verschiedenen Arten beherbergt, großteils Bakterien, jedoch auch Viren, Pilze und andere Mikroben mit ca. 2 Millionen Genen (100-mal mehr als menschliche Gene), die etwa 1,5 kg wiegen. Mithilfe der „Metagenomics" wird das Genom der gesamten vorhandenen Mikroben bestimmt, das als Mikrobiom bezeichnet wird. Um die Funktion des Mikrobioms besser zu verstehen, reicht das Wissen über die taxonomische Zusammensetzung nicht aus, daher erfolgt die funktionelle Analyse des Transkriptoms mithilfe der „Metatranscriptomics" und die Untersuchung der Metaboliten und Proteinprodukte mithilfe der „Metabolomics". Durch diese Techniken gelingt es immer besser, die enorme Bedeutung des Mikrobioms als „endokrines Organ" zu verstehen und eine noch nie dagewesene Einsicht in die Komplexität und Diversität der mikrobiellen Gemeinschaften, die innerhalb und auf dem menschlichen Körper leben, zu bekommen. Es wird immer klarer, dass diese mikrobiellen Gemeinschaften, insbesondere im Darm, eine Schlüsselrolle bei der Abwehr von pathogenen Organismen, aber auch bei der Entstehung und Aufrechterhaltung von Immunantworten und Immuntoleranz spielen.

Ein Drittel der physiologischen Darmflora ist bei allen Menschen ähnlich, die restlichen 2/3 sind für jeden Menschen spezifisch. Somit entspricht die individuelle Darmflora des Einzelnen einer individuellen Identitätskarte (Qin et al. 2010).

Das humane Mikrobiom besteht hauptsächlich aus 4 Hauptphyla (◻ Tab. 4.1): den *Firmicutes, Bacteroides, Proteobacteria* und *Actinobacteria*.

Die intestinalen Mikrobiota leben in einer hömöostatischen Beziehung mit dem Wirt. Millionen Jahre der Co-Evolution haben eine enge Vernetzung der physiologischen und metabolischen Funktionen zwischen Mikroorganismen und Wirt geschaffen.

Die allererste Aufgabe der Darmflora ist es, komplexe Nahrungsmakromoleküle abzubauen. Dies verbessert die Leistungsfähigkeit der Verdauung und damit die Energieversorgung des Wirts, sichert aber auch zur gleichen Zeit die gleichmäßige Verteilung von Nährstoffen an die Mikroben.

Das Mikrobiom ist abhängig von der Ernährung und dem stabilen Umfeld des Wirts und wandelt die für den Wirt unverdaubaren Anteile der Ballaststoffe durch Fermentierung in SCFA („short chain fatty acids") um, die umgekehrt wieder dem Wirt zugute kommen. SCFAs wie Butyrat, Propionat und Acetat decken 10 % des Energieverbrauches des Wirts. Butyrat stellt die Hauptenergiequelle für die Kolonozyten dar und wird für die Beibehaltung der Barrierefunktion des Darmepithels und die physiologische Funktion der „tight junctions" benötigt (Lewis et al. 2010). Reduzierte Mengen

◻ **Tab. 4.1** Bakterienarten im menschlichen Körper

Abteilung	Klasse	Charakteristika	Beispiele
Firmicutes	Bacilli; Clostridiae	Grampositiv, unterschiedlich in der Morphologie (Stäbchen, Kokken, Spiralförmige) und Physiologie (Anaerobier, Aerobier); inkludieren symbiotische und nützliche Bakterien	*Lactobacillus* *Ruminococcus* *Clostridium* *Staphylococcus* *Enterococcus* *Faecalibacterium*
Bacteriodetes	Bacteriodetes	Gramnegativ, 3 große Klassen, weit verbreitet auch in der Umwelt, inkl. Erde, Meerwasser	*Bacteroides* *Prevotella*
Proteobacteria	Gammaproteobacteria Betaproteobacteria Enterobacter	Gramnegativ, inkludieren viele Pathogene	*Escherichia* *Pseudomonas*
Actinobacteria	Actinobacteria	Grampositiv, diverse Morphologie, wichtige Antibiotikaproduzenten der pharmazeutischen Industrie	*Bifidobacterium* *Streptomyces* *Nocardia*

von fäkalen SCFAs in der frühen Kindheit werden mit vermehrter Entwicklung von allergischen Erkrankungen assoziiert (Tan 2016) (s. ▶ Abschn. 4.11.3). Außerdem produzieren SCFAs Vitamin K und Vitamin B_{12} (Conly et al. 1994; Albert et al. 1980).

Wachsende Evidenz belegt, dass die Darmflora auch eine wichtige Rolle bei der Reifung des Immunsystems und bei der Abwehr von Infektionen spielt (Hooper et al. 2012).

4.1.1 Außen–Innen: Wie die Darmflora das Immunsystem kontrolliert

Besonders in den ersten Lebenswochen „lehrt" die Darmflora das noch unreife Immunsystem des Neugeborenen, wie es mit harmlosen, aber auch schädlichen Einflüssen der Außenwelt umgehen soll. Das darmassoziierte Immunsystem (GALT) in der mukosalen Lamina propria und Oberflächenmukosa stellt die wichtigste und flächenmäßig größte Komponente des Immunsystems des Neugeborenen dar. Das noch „naive" reifende Immunsystem muss lernen, wie es den Körper vor Antigenen von außen schützt, aber gleichzeitig Toleranz gegenüber Nährstoffen und kommensalen Bakterien entwickelt und diese nicht abstößt. Bei dieser schwierigen Aufgabe bekommt das Immunsystem Hilfe von dem sich parallel entwickelnden Mikrobiom.

◼ Abb. 4.4 zeigt, dass die Epithelschicht des Neugeborenen noch sehr durchlässig ist, jedoch bereits Muzine produzieren kann, die in Form eines schützenden Schleimfilms die Epi-

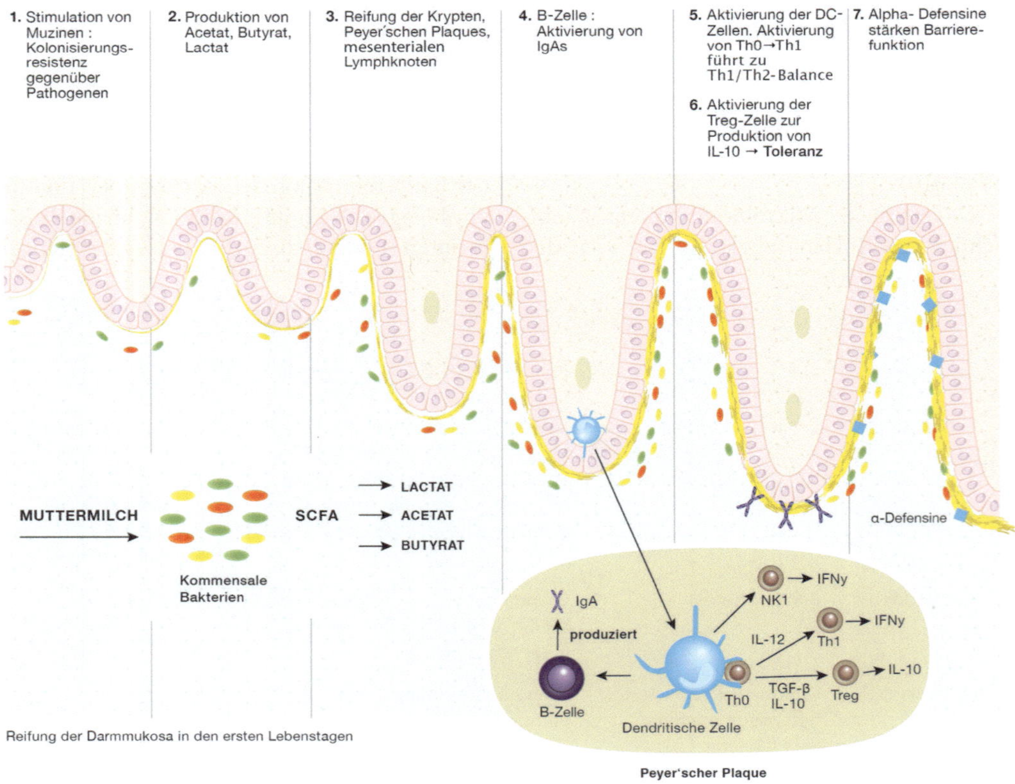

◼ **Abb. 4.4** Entwicklung des kindlichen Darms in den ersten Lebenstagen. Über Muttermilch und Umwelt kolonisiert der Darm des Neugeborenen mit kommensalen Bakterien, die wesentlich zur Reifung des Darms, des darmassoziierten Immunsystems und zur Toleranzentwicklung beitragen thelzellen vor dem Eindringen von Mikroben bewahren. Diese Muzinglykane sind auch Nahrung für das sich entwickelnde Mikrobiom. *Bifidobakterien* und *Bacteroides* bekommen dadurch die Möglichkeit, sich in der äußeren Darmschleimhaut nahe den Epithelzellen anzusiedeln. Diese Besiedlung schützt nun einerseits physisch vor dem Eindringen von pathogenen Mikroben, indem sie die Nischen besetzt, andererseits transformiert die Darmflora auch Nährstoffe in Acetat und Laktat und bildet dadurch eine chemische Barriere für Pathogene. Acetat und Laktat fördern wiederum das Wachstum von Butyrat-bildenden Bakterien, wie *Firmicutes* (Flint et al. 2012), die ebenfalls zur harmonischen Verdauung von Babys beitragen. Babys mit Koliken beherbergen weniger *Firmicutes* und *Bacteroidetes* als Babys ohne Koliken (de Weerth et al. 2013). Butyrat fördert die regulatorische Aktivität der dendritischen Zellen zur Induktion von iTreg-Zellen mit IL-10-Bildung (Singh et al. 2014a), die für die Toleranzentwicklung von großer Bedeutung ist.

Die Mikrobiota beeinflussen postpartal auch die Reifung der Krypten und deren lymphoide Strukturen sowie die Reifung der mesenterialen Lymphknoten und der Peyer'schen Plaques. An keimfreien Mäusen kann die Rolle der Darmflora bei der Entwicklung des Immunsystems und bei der oralen Toleranzentwicklung besonders gut demonstriert werden. Mäuse sind ein brauchbares Modell, weil Mäuse 90 % idente Gene wie Menschen besitzen, und auch die bakterielle Besiedlung des Darms der des Menschen ähnelt. An keimfrei aufgezogenen Mäusen zeigt sich im Vergleich zu Mäusen mit normaler Darmflora eine mangelnde oder fehlende Entwicklung von Lymphfollikeln und Peyer'schen Plaques (Sudo et al. 1997). Unreife und kleinere Peyer'sche Plaques produzieren weniger IgA und antimikrobielle Peptide. Die $CD4^+$-T-Zellen der keimfreien Mäuse produzieren vermehrt das Th2-Zytokin IL-4 und treiben das Immunsystem in eine Th2-gerichtete Dysbalance (Mazmanian et al. 2005).

Außerdem fand man in keimfrei aufgezogenen Mäusen weniger Treg-Zellen innerhalb der Peyer'schen Plaques und mesenterialen Lymphknoten, von denen man weiß, dass diese eine Schlüsselrolle bei der Toleranzinduktion mittels IL-10 spielen (Ostman et al. 2006; s. ▶ Abschn. 3.4.4). Verabreichung von *Bacteroides fragilis* an keimfrei aufgezogene Mäuse führte zur Reifung des „gut-associated lymphoid tissue“ (GALT) und zur Toleranzentwicklung, aber nur, wenn die Gabe in der neonatalen Periode erfolgte. *Bacteroides fragilis* induzieren über Treg-Zellen eine Vermehrung von IL-10 und die Entwicklung von mukosaler Toleranz (Round und Mazmanian 2010).

Somit scheint die „richtige“ Zusammensetzung des Mikrobioms für die Entwicklung der oralen Toleranz von entscheidender Bedeutung zu sein. Am Menschen verglich Ling 2014 (Ling et al. 2014) den Stuhl von 34 Kindern mit Nahrungsmittelallergie mit dem Stuhl von 45 gesunden Kindern und fand mittels 16S-rRNA-Technik bei den allergischen Kindern eine Reduktion der *Bacteroidetes, Proteobacteria* und *Actinobacteria*, während die *Firmicutes* stark vermehrt waren. Auch *Clostridium sensu strictu* (oder *cluster 1*) sowie *Anaerobacter* waren bei IgE-mediierter Nahrungsmittelallergie gehäuft zu sehen, während auch hier das IL-10 reduziert war.

Atarashi publizierte 2011 in *Science* (Atarashi 2011), dass durch orale Inokulation von *Clostridium*-spp.-Stämmen (cluster IV und XIV) an junge Mäuse die Ausschüttung von TGF-β und anderen Treg-induzierenden Faktoren in den intestinalen Epithelzellen angeregt wird. Offensichtlich vermitteln dendritische Zellen die generalisierte Akkumulation der Treg-Zellen im Kolon und induzieren eine vermehrte IL-10-Produktion, die zu Toleranz führt. Dadurch wird die Aufrechterhaltung der immunologischen Homöostase begünstigt und im Kolon eine Umgebung hergestellt, die auch resistent gegenüber systemischen IgE-Antworten und Kolitis ist.

Einnahme von *Bifidobacterium infantis* erhöhte die Zahl der FoxP3-Treg-Zellen im peripheren Blut und vermehrte die Sekretion von IL-10 bei gesunden Freiwilligen. Diese Ergebnisse weisen ebenfalls auf die Verbindung zwischen Mikrobiota und Toleranzinduktion hin (Konieczna et al. 2012).

Eine dänische Gruppe aus Kopenhagen analysierte die intestinale Bakterienflora einer Geburtskohorte von 411 Allergie-Hochrisikokindern und fand, dass eine reduzierte Diversität 1–12 Monate postpartal das Risiko für eine allergische Sensibilisierung, Eosinophilie und für die Entwicklung einer allergischen Rhinitis bis zum 6. Lebensjahr erhöhte. Besonders eine geringere Anzahl und Vielfalt von *Bacteroidetes* in der frühen Kindheit führte zu einer erhöhten Wahrscheinlichkeit der Entwicklung von allergischen Manifestationen (Bisgaard et al. 2011).

Die kanadische CHILD-Studie brachte 2015 zum Vorschein, dass reduzierte Mengen an *Lachnospira*, *Veilonella*, *Faecalibacterium* und *Rothia* in den ersten 100 Lebenstagen das Risiko für Asthma erhöhen und auch mit reduzierten fäkalen SCFAs verbunden sind. Die Autoren postulierten, dass in Zukunft Mikroben-basierte Diagnostik und entsprechende Therapien in Form von Probiotika zur Vorbeugung von atopischen Erkrankungen sinnvoll wären (Arrieta et al. 2015).

Auch im Tierversuch verhinderte die Verabreichung von *Lactobacillus rhamnosus* an OVA-sensibilisierte Mäusen den allergischen Marsch von der atopischen Dermatitis zu allergischem Asthma oder -Rhinitis. In den mesenterialen Lymphknoten dieser Mäuse fand man eine erhöhte Anzahl von $CD4^+$-$CD25^+$-FoxP3-Treg-Zellen und eine Reduktion der Th2-, Th17- und TSLP-Antworten (Kim et al. 2014).

All diese Studien zeigen ganz deutlich, dass die Zusammensetzung der Darmflora das Immunsystem stark beeinflusst und eine Dysbiose oft mit immunologischen Veränderungen in Richtung Atopie korreliert. Der wissenschaftlichen Community eröffnet sich derzeit ein riesiges Potenzial, durch Verwendung isolierter Bakterienstämme maßgeschneiderte Manipulation bei immunologischen Störungen durchzuführen.

4.1.1.1 Der Th2-lastige Start ins Leben

Bei **atopischen Erkrankungen** herrscht ein Ungleichgewicht von Th1/Th2 in Richtung Th2-Zellen mit erhöhter Ausschüttung von Th2-spezifischen Zytokinen (s. ▶ Abschn. 3.4) und daraus resultierender IgE-Antikörpervermehrung.

Dieses pathologische, für atopische Erkrankungen typische Ungleichgewicht ist **während der Schwangerschaft physiologisch** (Abelius et al. 2015) und dient dazu, dass die feto-plazentare Einheit nicht von den mütterlichen Th1-Zytokinen abgestoßen wird. Findet diese physiologische Th2-Ausrichtung nicht statt, scheint die Abortusgefahr erhöht zu sein. Studien an Frauen mit habituellem Abort bewiesen, dass bei jenen Schwangerschaften die Th2-gerichtete Immunmodulation nicht eingetreten war (Piccinini et al. 1998).

Bei allergischen Müttern scheint dieses physiologische Ungleichgewicht jedoch stärker ausgeprägt zu sein, weil man während der Schwangerschaft, im Vergleich zu nicht-allergischen Schwangeren, reduzierte Antigen-induzierte IFN-γ- und IL-10-Antworten beobachten konnte sowie reduzierte IFN-γ/IL-4 und reduzierte IFN-γ/IL-13-Ratios (Persson et al. 2012).

Im Nabelschnurblut von allergischen Müttern findet man wesentlich höhere IgE-Werte und Th2-assoziierte Chemokine (CCL22) als von nicht-allergischen Müttern. Diese erhöhten Werte stehen in direktem Zusammenhang mit der Entwicklung von allergischen Erkrankungen und Sensibilisierung deren Kinder innerhalb der ersten beiden Lebensjahre. Auch die Ratio zwischen Th2-Chemokinen CCL22 zu Th1-Chemokinen (CXCL10, ein IFN-γ-Chemokin) ist im Nabelschnurblut erhöht und in direkter Korrelation mit dem Auftreten von allergischen Erkrankungen beim Nachwuchs (Sandberg et al. 2009).

◻ Abb. 4.5 illustriert die zum Zeitpunkt der Geburt bestehende Th2-gerichtete physiologische Imbalance, die dann physiologischer Weise während und sofort nach der Geburt gegenreguliert und mit ca. 9 Monaten zu einem Th1/Th2-Gleichgewicht ausbalanciert wird. Bis dahin ist die Wahrscheinlichkeit einer verstärkten Th2-Antwort auf neue Antigene mit allergischer Sensibilisierung erhöht.

Somit wird klar, dass die Reifung der Th1-Antworten und, wie man heute weiß, auch die

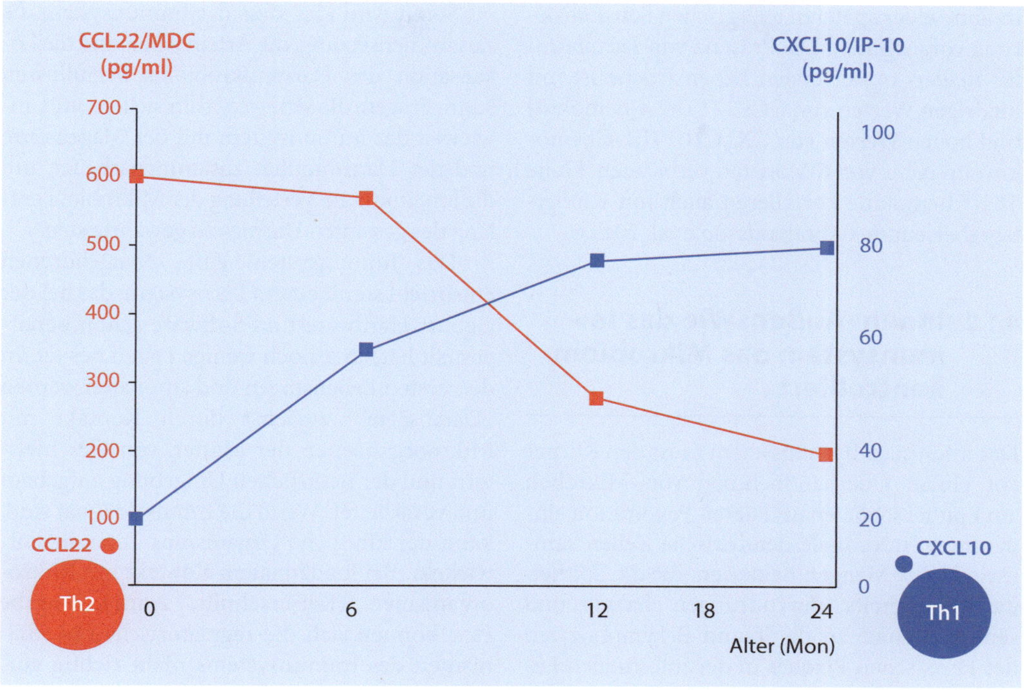

Abb. 4.5 Th1/Th2-Ungleichgewicht zum Zeitpunkt der Geburt und spätere Balance. (Mod. nach Abrahamsson et al. 2011). Das Verhältnis von Th2-Chemokinen CCL22 und Th1 Chemokinen CXCL10 verändert sich in den ersten Lebensmonaten. Während bei der Geburt die Th2-Chemokine physiologisch vermehrt sind, tritt ca. nach 9 Monaten eine Th1/Th2-Balance ein

Entwicklung von angemessenen Treg-Zell-Antworten für die Ausbildung eines reifen Immunsystems und die Toleranzentwicklung sehr wichtig sind. Um dies zu fördern, sollte bei Kindern von Anfang an eine Gegenregulation des „Th2-lastigen Starts ins Leben" über eine Th1-Treg-Th2-Balance angestrebt werden, die durch eine Vielzahl von Maßnahmen proaktiv stimuliert werden kann, die im Folgenden im Detail besprochen werden.

4.1.1.2 Persistierende Th2-Ausrichtung als Ergebnis von mangelnder Gegensteuerung durch die Darmflora?

Bei einer normal verlaufenden Spontangeburt kommt der kindliche Organismus im Geburtskanal und postpartal mit den Mikrobiota der Mutter und der Umgebung in Kontakt. Durch diese physiologische Stimulation mit der mütterlichen Vaginal- und Darmflora wird das kindliche darmassoziierte Immunsystem über Aktivierung von IL-12 und IFN-γ aus den DCs zu einer vermehrten Differenzierung der naiven $CD4^+$-T-Zelle in Richtung Th1-Antwort getriggert. Dadurch entwickelt sich im Laufe von Monaten eine Th1/Th2-Balance und auch die Toleranzentwicklung wird gefördert.

Logischerweise kann die Gabe von Probiotika in genau jener „heiklen" prä- und postnatalen Phase eine Strategie sein, um die adäquate Entwicklung des Immunsystems zu fördern, besonders wenn die physiologischen Signale ohnehin reduziert sind.

Studien an keimfreien Mäusen zeigten eine persistierende Th2-Ausrichtung, als Ergebnis von mangelnder Gegensteuerung durch die Darmflora (Sudo et al. 1997; Mazmanian et al. 2005). Bei Kindern sieht man ebenfalls, dass hohe Th2- und niedrige Th1-assoziierte Chemokine einer späteren allergischen Sensibilisierung vorausgehen. Die Präsenz von *Lactobacillus Reuteri* in der ersten Lebenswoche ist mit niedrigen Werten von CCL22 (Th2-Chemokin) und hohen Werten von CXLC10 (Th1-Chemokin) im Alter von 6 Monaten verbunden. Hohe Th1-Chemokine korrelieren auch mit Kindertagesbetreuung (Abrahamsson et al. 2011).

4.1.2 Innen–Außen: Wie das Immunsystem das Mikrobiom kontrolliert

Das intestinale Immunsystem muss den Körper vor einem Überhandnehmen von Mikroben am Epithel schützen und deren Penetration eindämmen. Intestinale dendritische Zellen sammeln kleine Mengen Bakterien, die die Epithelbarriere bereits durchdrungen haben und senden Signale an die T-und B-Lymphozyten der Peyer'schen Plaques in der intestinalen Lamina propria, die dadurch aktiviert werden. B-Zellen sezernieren daraufhin Immunglobulin A (IgA). IgA ist das in höchster Dichte vorkommende mukosale Immunglobulin und hilft beim Aufbau der Zusammensetzung der intestinalen Mikrobiota, indem es gewisse Mikrobiota beschichtet und dadurch die Homöostase zwischen Wirt und Kommensalen stabilisiert (Pabst et al. 2016). IgAs binden sich an die Bakterien und hemmen deren Translokation durch die Epithelbarriere (Macpherson et al. 2004). Außerdem **festigt IgA die mukosale Barriere**, schützt das Epithel vor Pathogenen und Toxinen und verstärkt die orale Toleranz (Pabst 2012). Im Vergleich zu gesunden Kindern wurden bei allergischen Kindern veränderte IgA-Antworten und IgA-Erkennungsmuster schon im Alter von einem Monat beobachtet. Offensichtlich gehen diese veränderten IgA-Antworten einer Allergie bzw. Asthmaentwicklung voraus (Dzidic et al. 2017).

Epithelzellen sezernieren auch alpha-Defensine, kleine antibakterielle Peptide, die die Barrierefunktion des Darmepithels stärken und die Zusammensetzung der physiologischen Flora beeinflussen (Salzman et al. 2010).

Somit wird klar, dass das Immunsystem die Zusammensetzung, die Artenvielfalt und die Lokalisation des Darmmikrobioms beeinflussen kann. Fragen, die sich weiterhin stellen, sind, inwieweit das Immunsystem mit der Magensäure und der Darmmotiliät zusammenarbeitet, um die longitudinale Verteilung der Mikrobiota entlang des gesamten Darmes zu gewährleisten.

Das Immunsystem eines Neugeborenen entspricht somit einem Lernsystem, das bei der Geburt Hardware und Software schon bereitgestellt hat, aber noch wenige Daten besitzt. In den ersten Lebenstagen und -monaten werden „Datensätze" zunächst durch Kontakt mit Mikroorganismen der Mutter, von Geschwistern und der natürlichen Umgebung aufgebaut und verarbeitet. Wenn die Inputs adäquat sind, kann der kindliche Organismus Toleranz entwickeln. Bei inadäquatem Kontakt mit Mikroorganismen (Kaiserschnitt, Antibiotikagabe etc.) können sich die regulatorischen Mechanismen des Immunsystems nicht richtig aufbauen und das System attackiert nicht nur Pathogene, sondern auch harmlose Ziele wie Nahrungsmittel, Pollen und Hausstaub mit nachfolgender allergischer Entwicklung.

4.2 Das Mikrobiom der Atemwege

Nicht nur der Darm hat ein Mikrobiom, sondern auch sämtliche anderen Schleimhäute und die Haut.

Daher ist auch der Respirationstrakt nicht steril, sondern mit einer Vielzahl an mikrobiellen Populationen besiedelt. Die Lunge stellt eine der größten Schnittstellen des menschlichen Körpers mit der Außenwelt dar, indem sie täglich 8000 Litern inhalierter Luft ausgesetzt ist (Kopf 2015).

Das Mikrobiom an den Schleimhäuten der Bronchien bildet eine wichtige Frontlinie zu externen Stimuli durch virale oder allergische Antigene und initiiert immunologische Antworten des Wirtsorganismus. So gesehen ist es nicht erstaunlich, dass es bei abweichender mikrobieller Kolonisation der Atemwege zu chronisch entzündlichen Erkrankungen wie Asthma, zystischer Fibrose oder Infektanfälligkeit kommen kann (Huang 2014). Ein intaktes Mikrobiom der Lunge scheint für den Körper von großer Bedeutung zu sein.

Genauso wie das GALT reift auch das neonatale BALT („bronchial associated lymphoid tissue") mit seinem Immunsystem in den ersten Lebenstagen.

Gesunde neugeborene Mäuse neigen eher dazu, eine Th2-gerichtete Atemwegseosinophilie mit Ausschüttung von Th2-Zytokinen und bronchialer Hyperreaktivität nach Kontakt mit Hausstaubmilben auszubilden als erwachsene Mäuse. Eine Studie zeigte, dass sich die bakterielle Last in der Lunge und das Mikrobiom innerhalb der ersten beiden Lebenswochen erhöhen und ihre Zusammensetzung von der Dominanz der *Gammaproteobakterien* und *Firmicutes* zur Dominanz von *Bacteroides* ändern. Diese Veränderung ist mit einer Reduktion der aeroallergenen Hyperreaktivität der Bronchien und dem vermehrten Auftreten von Treg-Zellen verbunden.

Bei Abwesenheit der mikrobiellen Kolonisation während der ersten beiden postpartalen Wochen bleibt die Hyperreaktivität der Bronchien im Mausversuch bis zum Erwachsenenalter erhalten (Gollwitzer et al. 2014).

> **Daher ist die physiologische Entwicklung des Mikrobioms der Atemwege für die Programmierung von Treg-Zellen in den ersten Lebenswochen von entscheidender Bedeutung, Dysregulation kann zu anhaltender Anfälligkeit für allergische Atemwegserkrankungen führen (Gollwitzer et al. 2014).**

Diese Arbeit veranschaulicht die Erkenntnisse von Abrahamsson (Abrahamsson et al. 2011) (s. ■ Abb. 4.5), und macht deutlich, dass dem physiologischen Th1/Th2-Ungleichgewicht, das zum Zeitpunkt der Geburt auch bei jedem gesunden Kind besteht, durch die bakterielle Kolonisation in den ersten Lebenswochen gegengesteuert werden muss.

Nicht nur der Darm, sondern auch die Bronchien und alle anderen Epithelien des Körpers müssen die Möglichkeit bekommen, „ihr" spezifisches Mikrobiom aufzubauen, damit das Immunsystem reifen kann und die immunologischen Abwehrmechanismen richtig aktiviert werden. Dieses „early life window of opportunity" ist abhängig von förderlichen Umwelteinflüssen, die im Folgenden ausführlich besprochen werden, kann jedoch durch antibiotische Behandlung empfindlich gestört werden.

Die Zusammensetzung des Mikrobioms der Atemwege in den ersten Lebensmonaten dürfte auch ein Prädiktor für späteres Asthma sein, auch wenn die Kinder noch asymptomatisch sind. Eine dänische Studie untersuchte das Mikrobiom des Nasopharynx von 321 asymptomatischen Kindern und beobachtete, dass die Kolonisation mit *S. pneumoniae, H. influenzae* oder *M. catarrhalis*, aber nicht mit *S. aureus* im Nasopharynx eine direkte Korrelation zu späterem persistierenden Giemen (hazard ratio, 2.40; 95 % confidence interval [CI], 1.45–3.99), schweren, akuten Asthma-Exazerbationen (hazard ratio, 2.99; 95 % CI, 1.66–5.39) und Krankenhausaufenthalten wegen Giemen (hazard ratio, 3.85; 95 % CI, 1.90–7.79) aufwies. Eosinophilie und IgE mit 4 Jahren sowie die Prävalenz von Asthma mit 5 Jahren waren bei Kindern mit neonataler Kolonisierung mit *S. pneumoniae, H. influenzae* oder *M. catarrhalis* signifikant erhöht. (Bisgaard et al. 2007). Auch diese Studie bekräftigt die Rolle des Mikrobioms als epigenetischen Faktor für die Entwicklung von Asthma und Allergien.

Bei bereits manifestem Asthma kann man ebenfalls eine typische Veränderung des Mikrobioms der Lunge beobachten: Das Mikrobiom der Bronchien von 65 milden und suboptimal kontrollierten Asthmatikern enthielt bei Proben der unteren Luftwege mittels Bronchoskopie wesentlich mehr *Proteobakterien* (z.B. *Comamonadaceae, Sphingomonadaceae, Nitrosomonadaceae, Oxalobacteraceae* und *Pseudomonadaceae*) als das Mikrobiom von gesunden Kontrollpatienten. Die Diversität des Mikrobioms war bei jenen Asthmatikern signifikant höher, die bei einer nachfolgenden

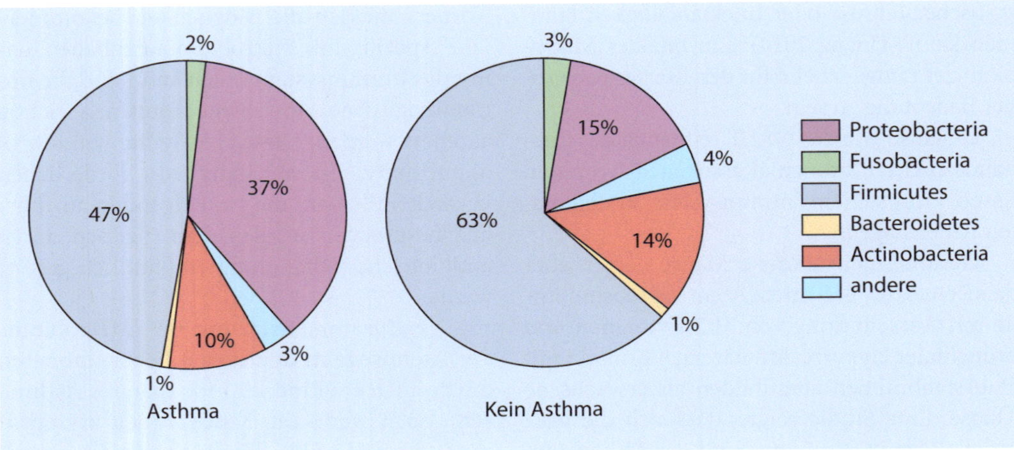

Abb. 4.6 Mikrobielle Zusammensetzung des Sputums bei Asthma vs. Nicht-Asthma. (Mod. nach Marri et al. 2013). Das Mikrobiom der Rachenschleimhaut von Gesunden beinhaltet wesentlich mehr *Firmicutes* und *Actinobacteria* sowie weniger *Proteobacteria* als das Mikrobiom von Asthmatikern

Clarithromycin-Behandlung mit signifikanter Verbesserung der bronchialen Hyperreaktivität reagierten (Huang et al. 2011).

Abb. 4.6 demonstriert, dass im Sputum bei milden Asthmatikern ohne Kortikoideinnahme mehr *Proteobakterien* und bei Gesunden mehr *Firmicutes* und *Actinobacter* beobachtet wurden, was darauf hindeutet, dass die Veränderungen auf Asthma selbst, und weniger auf die begleitende Kortikoideinnahme zurückzuführen sind (Marri et al. 2013).

Eine weitere Studie bestätigte diese Ergebnisse. 16S-rRNA-Bakterien-Sequenzierung an 42 Patienten zeigte 2000 bakterielle Genome per cm^2 bronchialer Oberfläche. Pathogene *Proteobacteria*, besonders *Haemophilus spp.* und *Moraxella spp.*, waren viel häufiger in den Bronchien von erwachsenen Asthmatikern als bei Gesunden. Hoch-signifikant erhöhte *Proteobacteria* wurden auch bei asthmatischen Kindern gefunden. Umgekehrt waren *Bacteroidetes*, besonders *Prevotella spp.*, häufiger bei Gesunden, sowohl bei gesunden Kindern als auch gesunden Erwachsenen, zu sehen (Hilty et al. 2010).

In Zukunft wird es auch spannend zu beobachten sein, wie sehr Kortikoidtherapien, Antibiotika und Bronchodilatoren das Mikrobiom der Lunge beeinflussen.

Eine Studie versuchte den Unterschied zwischen dem Mikrobiom von kortikoidresistenten und kortikoidempfindlichen Asthmatikern zu untersuchen und fand keine Unterschiede bei der Vielfalt und Reichhaltigkeit der Phyla, jedoch Unterschiede auf dem Gen-Level. Zusätzlich wurden Makrophagen aus der BAL von Asthmatikern mit dem pathogenen Keim *Haemophilus parainfluenzae* inkubiert und man konnte beobachten, dass über Genexpression an kortikosteroidregulierten Genen die Kortikoidempfindlichkeit gehemmt werden konnte, während Inkubation mit dem physiologischen Bakterium *Prevotella* die Empfindlichkeit auf Kortikoide wiederherstellte (Goleva et al. 2013).

Gabe von Azitromycin bewirkte eine Reduktion von *Haemophilus, Pseudomonas* und *Staphylococcus genera* und ein Wachstum *von Anaerococcus,* einem wichtigen physiologischen Keim (Wong 2014). Dies könne ein Erklärungsmodell für die positiven protektiven Ergebnisse von Azithromyzin beim neutrophilen Asthma sein (s. ▶ Abschn. 3.7.2.1 und 5.2.4.5).

Das intakte Mikrobiom der Lunge dürfte aber nicht nur Schutz vor allergischen Erkrankungen sein, sondern ist auch für die Empfänglichkeit für virale Infekte verantwortlich. *Nature* publizierte schon 2013 eine Studie, die zeigte, dass die Anwesenheit von *Staphylococ-*

cus aureus, einem Bakterium, das physiologischerweise den unteren Respirationstrakt kolonisiert, vor Influenzaviren schützt. Bei künstlicher Infektion mit einer letalen Influenza-Dosis zeigten Mäuse, die ausschließlich mit *Staphylococcus aureus* im Respirationstrakt kolonisiert wurden, eine höhere Überlebensrate und einen geringeren Gewichtsverlust als Mäuse mit keimfreien Respirationstrakt. *Staphylococcus aureus* aktivierte die Einwanderung von Monozyten in die Alveolen, die sich zu M2-Makrophagen transformierten (vermittelt über Toll-like-Rezeptor-2), und, über Aktivierung von antientzündlichen Zytokinen und hemmenden Liganden, eine tödliche Infektion verhinderten (Wang et al. 2013).

Wenn das Mikrobiom noch unreif ist und durch Antibiotika geschädigt wird, sind Kinder auch für Infekte eher empfänglich. Heute wird immer klarer, dass kommensale Bakterien die Aktivierungsschwelle der antiviralen Abwehr beeinflussen, indem sie Typ-1- und Typ-2-Interferon-Signale triggern, die für die Abwehr gegen die meisten Viren von entscheidender Bedeutung sind (s. ► Abschn. 7.3). Der direkte Beweis wurde bereits insofern erbracht, als Gabe von Probiotika die Infektanfälligkeit senken konnte, und zwar entweder nasal verabreicht, direkt an die Atemwegsmukosa (Zelaya et al. 2015) oder auch oral z. B. bei Frühgeborenen (Luoto et al. 2014). Mehr dazu im ► Abschn. 7.3.1.

4.3 Pränatale Einflüsse

Obwohl das „gesunde" Darmmikrobiom als relativ stabile Gemeinschaft von verschiedenen Darmbakterien angesehen wird, kann es in den verschiedenen Lebensphasen zu Veränderungen in Struktur und Funktion kommen:

Die physiologische Darmflora entwickelt sich innerhalb der ersten 3 Lebensjahre zu einem Erwachsenen-artigen Mikrobiom (Yatsunenko et al. 2012) und ist in dieser Zeit besonders sensibel und abhängig von genetischen und epigenetischen Faktoren. Besonders Art und Zeitpunkt der Geburt, Wirtsgenetik, Ernährung und Umweltfaktoren wie Geschwister, Aufenthalt in Kinderkrippen, sozialer Status, Medikation (Antibiotika) sowie Haustiere spielen eine große Rolle.

Bis vor Kurzem dachte man, der Darm sei intrauterin steril. 2013 wurden jedoch kleine Mengen von Bakterien im Mekonium und im Nabelschnurblut nachgewiesen (Cheng et al. 2013). Diese Tatsache ist deshalb wichtig, weil offensichtlich bereits die Ernährung der Schwangeren und die Zusammensetzungen von deren Darmflora den Grundstein für eine intakte Darmflora des Neugeborenen legen können.

Reduzierte Diversität von *Bacteroidetes* im Darm der Schwangeren wird mit einem erhöhten Risiko für das Auftreten eines IgE-assoziierten Ekzems bei deren Kindern in Verbindung gebracht und beweist die Rolle des Mikrobioms der Mutter in diesem Prozess (West et al. 2015).

2014 entdeckte man, dass auch die Plazenta Mikrobiota beherbergt (Aagaard et al. 2014).

Über ballaststoffreiche Ernährung wird die Bildung von SCFAs und Treg-Zellen im Darm der Schwangeren gefördert (s. ► Abschn. 4.11.3). Metaboliten von SCFAs stimulieren auch im Knochenmark die Hämatopoese mit verstärkter Bildung von Makrophagen- und DC-Vorstufen, die dann im Körper verteilt werden und z. B. in die Lunge wandern. Dort stimulieren sie die Bildung von Treg-Zellen und unterdrücken die Th2-Zelldifferenzierung (Thorburn et al. 2014).

◘ Abb. 4.7 demonstriert, dass Metabolite der SCFAs über die Plazenta auch in den sich entwickelnden Fetus gelangen, um dort die Entwicklung des fetalen Immunsystems und der Organe zu beeinflussen (Thorburn et al. 2014). Dadurch erhält das kindliche Immunsystem ideale Bedingungen für die Zeit nach der Geburt.

Nature (Sonnenburg et al. 2016) publizierte im Jänner 2016, dass Veränderungen des Mikrobioms durch ballaststoffarme Ernährung bei Mäusen über Generationen weitergegeben und auch noch in der 4. Generation nachgewiesen werden können!

Die gesunde Schwangere sollte keinesfalls auf bisher als allergen eingestufte Ernährung

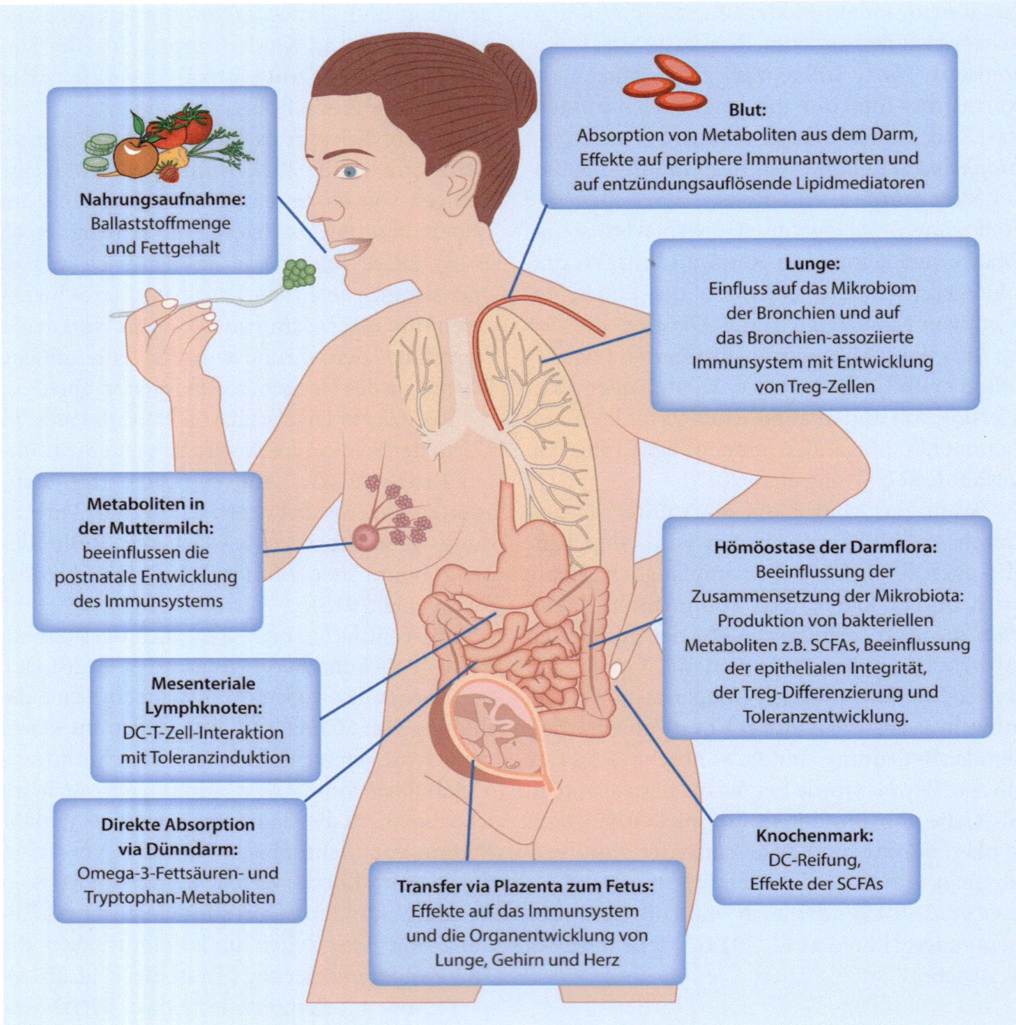

Abb. 4.7 Pränatale Beeinflussung der immunologischen Entwicklung des ungeborenen/neugeborenen Kindes durch eine Ernährung reich an Ballaststoffen und Omega-3-Fettsäuren. Omega-3-Fettsäuren und SCFAs interagieren via Knochenmark, Plazenta, Dünndarm, darmassoziiertem Immunsystem, mesenterialen Lymphknoten, Muttermilch, Blutgefäßen und Lunge mit dem kindlichen Immunsystem. (Mod. nach Thorburn 2014)

wie Erdnüsse und Milch verzichten, weil sich gezeigt hat, dass der pränatale Kontakt des Kindes mit diesen Nahrungsmitteln die Toleranz fördert und das Auftreten von Allergien und Asthma reduziert (Bunyavanich et al. 2014).

Exposition zu Magensäure-Hemmern in utero (Dehlink et al. 2009) führt bei Kindern zu einer Zunahme der Entwicklung von Allergien (OR 1.43, 95 % CI 1.29–1.59) und zu einer Erhöhung der kindlichen Asthmarate (3,7 % der Gesamtpopulation vs. 5,6 % der exponierten Kinder (OR 1.51, 95 % CI 1.35–1.69).

Interessanterweise sind auch **mütterliche Adipositas** (BMI >30) und verstärkte Gewichtszunahme während der Schwangerschaft assoziiert mit einem erhöhten Asthmarisiko des Kindes (Forno et al. 2014).

Als schützend stellt sich in einer aktuellen Arbeit, die im *New England Journal of Medicine* publiziert (Bisgaard et al. 2016) wurde, die Omega-3-Fettsäure Substitution heraus. 736 schwangere Frauen bekamen im 3. Trimenon 2.4 g Fischöl oder Placebo (Olivenöl) pro Tag. Innerhalb der ersten 3 Lebensjahre war das Risiko der Kinder, an persistierendem Giemen oder Asthma sowie an Infekten des unteren Respirationstrakts zu erkranken, in der Omega-3-Gruppe um 30 % reduziert. Bezüglich Ekzem und allergischer Sensibilisierung zeigte sich kein signifikanter Unterschied. Bestätigt wurden diese Ergebnisse durch eine aktuelle Meta-Analyse (Best et al. 2016), die einen protektiven Effekt von Omega-3-Fettsäure-Substitution in der Schwangerschaft auf die Entwicklung von allergischen Erkrankungen im Kindesalter

- mit reduzierter Inzidenz von atopischem Ekzem (RR [95 % CI] 0.53 [0.35–0.81]), P = 0.004)
- reduziertem Auftreten von jedwedem positivem Skin-Prick-Test (0.68 [0.52–0.89], P = 0.006)
- weniger Sensibilisierung gegen Eier (0.55 [0.39–0.76], P=0.0004)
- und weniger Sensibilisierung gegen jedwedes Nahrungsmittel (0.59 [0.46, 0.76], P<0.0001)

innerhalb der ersten 12 Lebensmonate feststellte (s. ► Abschn. 6.8.3).

4.4 Geburtsvorgang

Massiveren Einfluss auf die bakterielle Besiedlung des Darms des Neugeborenen hat der Gebärvorgang. Bei der vaginalen Entbindung tritt der kindliche Organismus in Kontakt mit der mütterlichen Vaginal- und Darmflora. Vaginal entbundene Kinder beherbergen mehr *Laktobazillen* und *Bifidusbakterien* und weniger hautassoziierte *Staphylococcus ssp.* als mittels Kaiserschnitt entbundene Kinder (Dominguez-Bello et al. 2010). Eine Meta-Analyse zeigte bereits 2008, dass Kaiserschnitt-entbundene Kinder ein 20 % erhöhtes Risiko haben, an Asthma zu erkranken (Thavagnanam et al. 2008).

2018 wurden Daten von 887.960 Geburten aus 13 großen prospektiven Kohortenstudien in einem systematischen Review mit Meta-Analyse analysiert (Keag et al. 2018) und demonstrierten ebenfalls, dass Kaiserschnitt-entbundene Kindern ein erhöhtes Risiko haben, bis zum Alter von 12 Jahren an Asthma zu erkranken (OR 1,21 [95 %CI] 1,11–1,32).

In dem Licht, dass Kaiserschnitte in den letzten Jahrzehnten rapide zunahmen und in Westeuropa 24,5 %, in Nordamerika 32 % und in Südamerika 41 % aller Geburten ausmachen (NHS Choices 2016), erscheint eine Pilotstudie, die 2016 in *Nature* vorgestellt wurde, sehr interessant: Hier wurde mütterliches Vaginalsekret auf deren mittels Kaiserschnitt entbundene Neugeborene appliziert und daraufhin eine Anreicherung der oralen, intestinalen und Hautflora ähnlich wie bei vaginal entbundenen Kindern beobachtet, ganz zum Unterschied von Kaiserschnitt-Kindern ohne Exposition. Über die Langzeit-Gesundheitskonsequenzen konnten die Autoren noch keine Auskunft geben, jedoch klar demonstrieren, dass der fehlende Kontakt der Kaiserschnittkinder zu den vaginalen Mikroben durch den Transfer zumindest teilweise ausgeglichen werden konnte (Dominguez-Bello et al. 2016).

4.5 Hospitalisierung und Gestationsalter

Bei Frühchen zeigte sich eine geringe Vielfalt der fäkalen Mikrobiota (Jacquot et al. 2011), mit niedrigeren Mengen an *Bifidobakterien* und *Bacteroides*, aber mehr *Proteobacteria* (Butel et al. 2007). Auffällig ist auch eine hohe interindividuelle Variabilität und abrupte Verlagerungen von Bakterienarten und -stämmen, besonders ein vermehrtes Vorkommen von *Clostridium difficile*, die dann auch häufig rezidivierende Infektionen mit nekrotischer Enterokolitis auslösen. Kinder mit *Clostridium-difficile*-Infektionen im ersten Lebensmonat erkranken im frühen Schulalter signifikant häufiger an Asthma und Giemen (Van Niemwegen 2011).

Bei Hausgeburten kommen Kinder offensichtlich mit mehr Keimen in Kontakt. Kinder von atopischen Eltern hatten eine 50 % Reduktion des Asthmarisikos, wenn diese bei einer vaginalen Hausgeburt im Vergleich zu einer vaginalen Spitalsgeburt zur Welt kamen (Van Niemwegen 2011).

4.6 Lebensumgebung

Die berühmten zum Teil auch in Österreich durchgeführten „Bauernhofstudien" ließen die Welt aufhorchen und lenkten schon um die Jahrtausendwende den Blick auf die Bedeutung der Konfrontation mit vielen verschiedenen Mikroben aus der Umwelt. Kontakt von kleinen Kindern zu Ställen mit Viehhaltung und das Trinken von nicht-pasteurisierter Milch sind direkt assoziiert mit geringerem Auftreten von Asthma, Heuschnupfen und allergischer Sensibilisierung. Je früher und je länger die Kinder in Kontakt mit Ställen kommen, desto geringer ist das Risiko. Am geringsten ist das Allergierisiko allerdings, wenn die Mütter bereits in der Schwangerschaft regelmäßig Zeit im Stall verbringen. Dies führte schon 2001 zur Vermutung, dass das Immunsystem durch äußere Einflusse epigenetisch bereits intrauterin moduliert wird (Riedler 2001).

Kurz darauf erkannte man anhand von Beobachtungen an mehreren tausend Kindern der GABRIELA- und der PARSIFAL-Studie, dass – wider Erwarten – die Höhe der Endotoxin-Werte aus Matratzen indirekt mit dem Auftreten von Allergien korreliert. Endotoxine sind Lipopolysaccharide (LPS) aus Zellwandbestandteilen von Bakterien, Staub und Pilzen. Das Risiko für Asthma reduziert sich, je mehr Bakterien (*Listeria monocytogenes, Bacillus sp., Corynebacterium sp.*) und Pilze (*Penicillium sp., Cladosporium sp.* und andere) in den Matratzen von Kindern gefunden werden (Ege et al. 2011). 2016 veröffentlichte das *NEJM* wieder eine Arbeit, in der die beiden genetisch ähnlichen amerikanischen Volksgruppen von Hutterern und Amischen beobachtet wurden (Stein et al. 2016). Beide Gruppen sind ursprünglich aus Bayern und Südtirol nach Nordamerika ausgewandert und leben völlig zurückgezogen ein Leben, fast ohne Einflüsse der heutigen Zeit, mit vielen Kindern, fettreicher Nahrung, minimaler Luftverschmutzung, trinken rohe Milch und haben eine geringe Adipositasrate sowie minimalen Tabakgenuss. Der einzige Unterschied besteht in der Art, Landwirtschaft zu betreiben. Während die Amischen traditionelle Landwirtschaft mit Pferden und Einzelfamilien-Haushalten betreiben, leben die Hutterer in hoch-industrialisierten kommunalen Landwirtschaftsgemeinschaften. Die Prävalenz von Asthma bei Schulkindern von Amischen versus Hutterern beträgt 5,2 % versus 21,3 %, und von allergischer Sensibilisierung 7,2 % versus 33,3 %. Dieser erstaunlich große Unterschied wird mit dem direkten Stallkontakt der Amischen erklärt, der für ein höher exprimiertes A20 verantwortlich sein dürfte.

> A20 ist ein kürzlich entdecktes Enzym, das von Lungenepithelzellen produziert wird und die Th2-Aktivierung hemmt (Ma und Malynn 2012).

Insbesondere in der Nähe von landwirtschaftlichen Betrieben mit Milchkühen enthält die Luft größere Mengen an bakteriellen Endotoxinen. Die durch Lipopolysaccharide (LPS) aus Zellwandbestandteilen ausgelöste entzündungsdämpfende Wirkung ist abhängig von einer erhöhten Produktion des Enzyms A20 in den Lungenepithelzellen. Mäuse, denen dieses Enzym fehlt, können durch LPS-Vorbehandlung keinen Allergieschutz entwickeln. Dagegen löst der Kontakt mit den Milben bei ihnen besonders starke Asthmasymptome aus. Auch Asthmatiker scheinen weniger A20 produzieren zu können, wie an Zellkulturen gezeigt wurde. An Epithelzellen gesunder Menschen unterdrückte eine Behandlung mit LPS jedoch die Th2-aktivierten Entzündungsreaktionen und offenbarte den schützenden Effekt bei intaktem A20. Bei der seltenen Variante eines Polymorphismus des Gens, das A20 kodiert, kann der schützende „Bauernhofeffekt " nicht eintreten, was erklärt, warum manche Kinder auf Bauernhöfen – trotzdem – unter Allergien leiden (Schuijs et al. 2015).

Zusätzlich dürfte der schützende Effekt der mikrobiellen „Staub"-Stimulation auch auf eine Aktivierung der Gene MyD88 und Trif mit nachfolgender Produktion von TNF und IL-1 zurückzuführen zu sein.

> MyD88 und Trif sind wichtige Adaptorproteine, die die Signalwege zwischen Mikrobe und den Toll-like-Rezeptoren (TLR) regulieren (s. ▶ Abschn. 5.2.3.2).

Auch hier zeigt sich deutlich, dass nicht nur das Mikrobiom des Darms für die Aufrechterhaltung des immunologischen Gleichgewichtes verantwortlich sein dürfte, sondern auch das Mikrobiom der Atemwege. Die Luft enthält große Mengen an Bakterien, Viren, Pilzen, Archaea, Sporen, Pollen, Pflanzenbiomasse und Staub. Abhängig von der Umgebung werden in 24 Stunden 10^6 bis 10^{10} Bakterien bzw. Archaea eingeatmet und ein gewisser Teil der Zellbestandteile bleibt in den Atemwegen und aktiviert das entzündungsdämpfende A20.

Ganz ähnliche Beobachtungen machte man auch in Polen, wo 2003 und 2012 eine Kleinstadt namens Sobotka mit nur 4000 Einwohnern und die etwa 10 km entfernten umliegenden Dörfer beobachtet wurden (Sozanska et al. 2014). Zwischen den beiden Beobachtungszeiträumen lag der Beitritt zur EU im Jahre 2004. Die Allergieraten unterschieden sich 2003 zwischen der Kleinstadt Sobotka und den umliegenden Dörfern deutlich. Obwohl Sobotka nur wenige Kilometer von den Dörfern entfernt liegt, hatten 2003 19,9 % der Bevölkerung eine Atopie, im Vergleich zu 7,3 % in den Dörfern (s. ◘ Abb. 4.8). Hatten 2003 noch 24,3 % der Dorfbewohner Kontakt zu Kühen (damals besaßen noch viele Landbewohner einzelne Kühe für den Eigenbedarf), waren es 2012 nur mehr 4 %. 35 % der Dorfbewohner tranken 2003 noch unpasteurisierte, rohe Kuhmilch, während dies 2012 nur mehr 9 % taten.

2012 hatte sich die Atopierate in Sobotka kaum verändert (20 %), während die Dorfbewohner fast aller Altersklassen eine Steigerung auf durchschnittlich 17,8 % aufwiesen und sich somit an die Bewohner von Sobotka anglichen. Unter Bezugnahme vieler verschiedener Parameter wurde als ursächlich stärkster protektiver Effekt in dieser Studie die Kuhhaltung identifiziert.

Diese Studie zeigt, wie schnell Atopien als Ergebnis der „Modernisierung" ganze Regionen

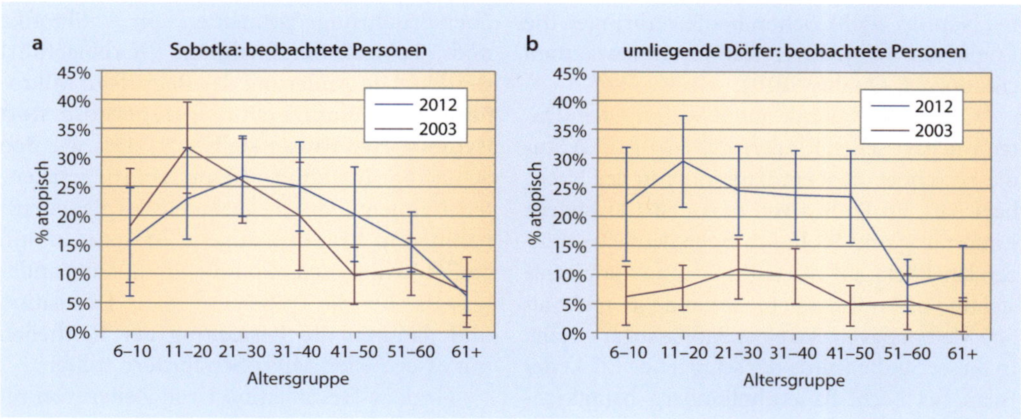

◘ **Abb. 4.8** Alterabhängige Prävalenz von Atopie in Sobotka (a) und den umliegenden Dörfern (b) 2003 und 2007. **a**: In der polnischen Kleinstadt Sobotka beobachtete man bereits 2003 bei eher jüngeren Menschen bis zum 40. Lebensjahr hohe Raten von Atopien, bei Älteren noch selten. 2012 veränderte sich die Atopierate bei Jüngeren kaum, stieg jedoch im höheren Alter an. **b**: In den umliegenden Dörfern war die Atopierate 2003 in jeder Altersstufe deutlich niedriger als im Ort Sobotka, im Jahr 2013 stieg die Prävalenz auch in den Dörfern deutlich an und es gab kaum mehr Unterschiede zur benachbarten Kleinstadt Sobotka. Blaue Linien: Atopieraten von 2012, violette Linien: Atopieraten von 2003. (Mod. aus Sozanska et al. 2014)

befallen können, in diesem Fall durch Wegfallen eines jahrhundertealten Brauchs der Tierhaltung in kleinem Umfang, die nach dem Beitritt Polens zur EU 2004 unökonomisch geworden war.

Auch in einem weiteren Kontinent, im südlichen China, offenbart ein Vergleich zwischen dem städtischen Guang zhou und einer benachbarten Landregion in Cong hua, mit Geflügelhaltung und erhöhter Endotoxinbelastung durch Ackerbau, ähnliche Ergebnisse mit reduziertem Risiko für Asthma bei Kindern der ländlichen Region (Feng et al. 2016).

Eine finnische Studie macht deutlich, dass Atopien auch seltener in Wohnumgebungen mit nahem Wald und landwirtschaftlich genutztem Land auftreten und die Menge an „grüner" Umgebung die Biodiversität des Hautmikrobioms positiv beeinflusst (Ruokolainen et al. 2015). Grüne Umgebung, besonders in den ersten Lebensjahren, scheint über Umwelt-Mikrobiota das kommensale Mikrobiom des Menschen Richtung Immuntoleranz zu beeinflussen (Hanski et al. 2012).

Diese Tatsache ist umso bedeutsamer, weil die UNO annimmt, dass 2050 zwei Drittel der Weltbevölkerung in städtischer Umgebung mit wenig Grünflächen und reduziertem Kontakt zu Natur und Biodiversität leben werden (United Nations 2008). Schon heute verbringen die Engländer 90 % ihrer Zeit in Innenräumen (Indoor Air Quality 2019).

Ganz aktuell wurde aus geographischen Daten von bayrischen Kindern der GABRIELA Studie berechnet, dass ein Bauernhof in der Nachbarschaft, im Radius von maximal 100 Metern Entfernung zum Wohnort, einen deutlich schützenden Effekt auf die Asthma- und Atopieentstehung hat, während ein Abstand von mehr als 500 Metern das Risiko einer Atopie sogar erhöht. In dieser Studie wurde der schützende Effekt der Farm bei Nicht-Bauernhofkindern hauptsächlich durch Trinken von unpasteurisierter, roher Kuhmilch erklärt (Müller-Rompa et al. 2018). Dies ist auch der Grund, warum die Wissenschaft bereits an Milchprodukten arbeitet, die die positiven Eigenschaften der unpasteurisierten Kuhmilch, aber kein Risiko für etwaige Infektionsübertragungen wie z. B. Tbc in sich tragen.

Interessanterweise beobachtete man in dieser Studie auch Unterschiede zwischen den verschiedenen Bauernhofkindern. Lebten diese Kinder auf Bauernhöfen mit anderen benachbarten Farmen innerhalb von 50 Metern, war dies verbunden mit einer höheren bakteriellen Diversität und höherem Endotoxinkontakt als bei jenen Bauernhofkindern ohne andere Farmen im engeren Umkreis. Dies bestätigte die Ergebnisse aus der Studie mit Amischen und Hutterern, dass kleinere, „traditionell" geführte Bauernhöfe einen größeren Schutzeffekt bieten als „industrialisierte" Landwirtschaft.

Somit gibt es hinsichtlich Reduktion des Atopierisikos gute und „bessere" Farmen!

4.7 Hygiene

Der Terminus „Hygiene-Hypothese" ist irreführend und sollte nicht mehr verwendet werden. Durch falsche vereinfachende Kommunikation geriet Hygiene in den Ruf, Allergien zu verursachen. Exzessive Sauberkeit soll das Anwachsen der Allergieraten verursacht haben. Das heutige Verständnis zeigt jedoch, dass die relevanten, vor Allergien schützenden, mikrobiellen Kontakte fast ausschließlich über Ernährung, Vermeiden von Antibiotika und Lebensstilmaßnahmen herbeigeführt werden. Die Änderung des Begriffs in **Mikroflora (oder Biodiversitäts-)-Hypothese statt Hygiene-Hypothese** stellt klar, dass wir den Schutz vor Infektion – besonders vor resistenten Keimen – durch geeignete Hygienemaßnahmen in Krankenhäusern, Arztpraxen und zu Epidemiezeiten maximieren müssen, andererseits aber die Beibehaltung der Exposition und dadurch die Besiedlung der Epithelien mit essenziellen Mikroben fördern sollten.

Gezielte Desinfektion ist in Zeiten von resistenten Keimen extrem wichtig, weil deren Vermeidung globale Priorität hat. Beste Standards von Hygiene sind notwendig zur Vermeidung der stillen Übertragung von antibiotikaresistenten Keimen in Krankenhäusern, aber auch durch gesunde Keimträger im Alltag (Bloomfield et al. 2016).

In entwickelten Ländern ziehen sich 7 % aller Patienten im Krankenhaus Infektionen mit resistenten Keimen zu, besonders *Clostridium difficile*, Methicillin-restistente *Staphylococcus aureus* (MRSA), *Pseudomonas* und neue Stämme von *E. coli* (World Health Organization 2015). Auch zur Vermeidung von viralen Infekten wie Norovirus, Ebola, SARS, Influenza und auch Rhinovirus stellt Hygiene den ersten wichtigen Schritt dar.

Kampagnen für „targeted hygiene" sind im Laufen. Auch in Österreich wurden diese Hygienestandards nicht nur in allen Krankenhäusern, sondern auch in allen Arztpraxen eingeführt und werden seit Kurzem streng überprüft. Eine Meta-Analyse zeigte, dass alleine die Maßnahme der Verbesserung der Händehygiene in einer Reduktion der gastrointestinalen Infektionen um 31 % und der respiratorischen Infekte um 21 % resultierte (Aiello et al. 2008). Eine europaweite Initiative – das e-bug project – hat das Ziel, dass alle Kinder die Schule mit dem Wissen über gezielte, sinnvolle Hygienemaßnahmen verlassen (The e-bug project 2018).

4.8 Haustiere

Der Kontakt zu Haustieren im ersten Lebensjahr reduziert das Risiko einer allergischen Sensibilisierung im Schulalter. Das Risiko eines positiven Skin-Prick-Tests im Schulalter ist bei Kindern ohne Haustiere im ersten Lebensjahr 33 %, bei 2 oder mehr Haustieren (Katzen oder Hunde) 15,4 % und somit deutlich reduziert (Ownby et al. 2002) ◘ Abb. 4.9.

Bereits in der Schwangerschaft scheint der Kontakt zu Katzen und Hunden allergieprotektiv zu wirken. Kinder, in deren Haushalt Katzen oder Hunde leben, haben schon im Nabelschnurblut signifikant reduzierte IgE-Werte im Vergleich zu Haushalten ohne Hunde und Katzen (Aichbhaumik et al. 2008). Besonders Haustiere, die auch ins Freie dürfen, bringen Mikroben aus Luft, Erde und Wasser in den

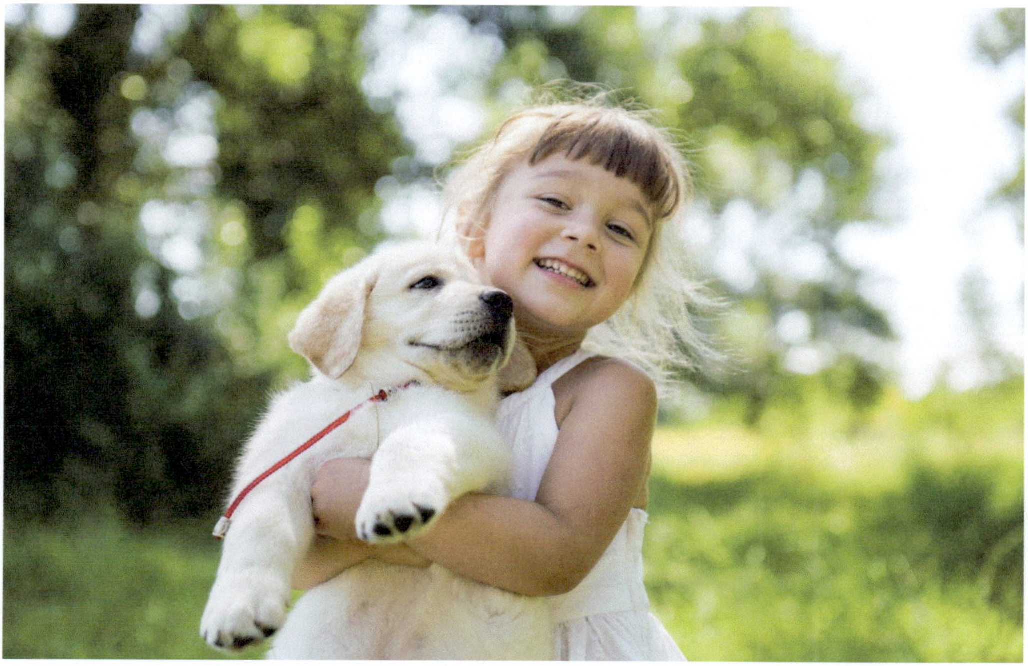

◘ **Abb. 4.9** Tierkontakt schützt vor Atopien. Je früher und intensiver Kinder in direkten Kontakt mit Bauernhöfen/Ställen kommen, umso geringer ist das Risiko der Entwicklung einer Atopie

Wohnbereich, die sich protektiv auswirken dürften (Fujimura et al. 2010).

Wenn bereits eine Sensibilisierung besteht, ist vom Kontakt mit Haustieren abzuraten.

4.9 Das Mikrobiom der Haut, Waschverhalten, Hauttrockenheit und Hautschutzmaßnahmen zur Verbesserung der Hautbarriere

4

Die Haut des neugeborenen Kindes ist von der eiweiß- und fettreichen Vernix caseosa bedeckt, die das Baby bereits intrauterin schützt, aber auch postpartal vor Kälte sowie schädlichen Noxen abschirmt und die Entwicklung der Hautbarriere mit einem ausgewogenen Mikrobiom begünstigt.

Aus diesem Grund empfiehlt man heute diese Käseschmiere nicht sofort nach der Geburt abzuwaschen, sondern die Haut nur mit einem trockenen Tuch sehr sanft abzuwischen. Babys sollten nach Abfall der Nabelschnur (oder evtl. auch schon davor) in den ersten Wochen und Monaten nicht unbedingt täglich, aber zumindest 2- bis 3-mal/Woche gebadet werden (Blume-Peytavi et al. 2016).

Nach und nach kommt die kindliche Haut mit Mikroorganismen der Umwelt in Kontakt. Das Mikrobiom der Haut weist physiologisch, je nach Körpernische, große lokale und altersspezifische Unterschiede auf.

Die atopische Dermatitis ist oft die erste Manifestation des allergischen Marsches und tritt bei 15–30 % aller Kinder, jedoch auch bei 2–10 % der Erwachsenen auf (Seite und Bieber 2015). Sie ist gekennzeichnet durch eine Störung der Epithelbarriere mit gestörter antimikrobieller Peptidproduktion, veränderter Fettzusammensetzung und erhöhtem transepithelialen Wasserverlust (TEWL). Durch die mangelnde Barrierefunktion wird der Eintritt von Irritantien, Allergenen und Pathogenen erleichtert, die in den Keratinozyten die Freisetzung von TSLP aktivieren und entzündliche Th2-Immunantworten auslösen (◻ Abb. 4.10). Die Th2-Zytokine IL-4 und IL-13 stören auch ihrerseits wieder die Bildung der antimikrobiellen Peptide und der „tight junctions" der Hautbarriere.

Bei atopischer Dermatitis ist die mikrobielle Diversität reduziert und bei 90 % aller Patienten findet man eine kutane Besiedlung mit *Staphylococcus aureus* (Seite und Bieber 2015), dessen übermäßiges Wachstum mit der Schwere der Erkrankung und akuten ekzematösen Exazerbationen direkt korreliert.

- *Staphylococcus aureus* verletzt über Proteasen (ähnlich wie das Hausstaubmilbenallergen) die epidermale Integrität.
- *Staphylococcus-aureus*-Besiedlung hemmt die Filaggrin-Bildung.
- *Staphylococcus-aureus*-Superantigene Enterotoxin A und B initiieren über Aktivierung von TSLP typische Th2- und B-Zell-Antworten.
- *Staphylococcus aureus* produziert auch δ-Toxine, die die Mastzellen stimulieren, und α-Toxine, die die Keratinozyten zerstören (Geoghegan et al. 2018).

Dem Wachstum von *Staphylococcus aureus* kann durch kommensale Koagulase-negative Bakterien (CONS) wie *Staphylococcus epidermidis, Staphylococcus hominis* und *Staphylococcus lugdunensis* gegengesteuert werden (Geoghegan et al. 2018).

Besonders *Staphylococcus epidermidis* aktiviert antimikrobielle Peptide der Keratinozyten sowie Tight-junction-Proteine und induziert die Bildung von lokalen FoxP3-Treg-Zellen, die überschießende Immunreaktionen hemmen und besonders für die frühkindliche Toleranzentwicklung von großer Bedeutung sind (Yamazaki et al. 2017).

Zur gesunden Hautflora zählt man auch *Corynebakterien, Propionibacterien, Acinetobacter, Prevotella, Proteus und Streptococcus*, die bei der atopischen Dermatitis oftmals reduziert sind (Bjerre et al. 2017). Studien, die versuchen, das Hautmikrobiom mittels lokaler

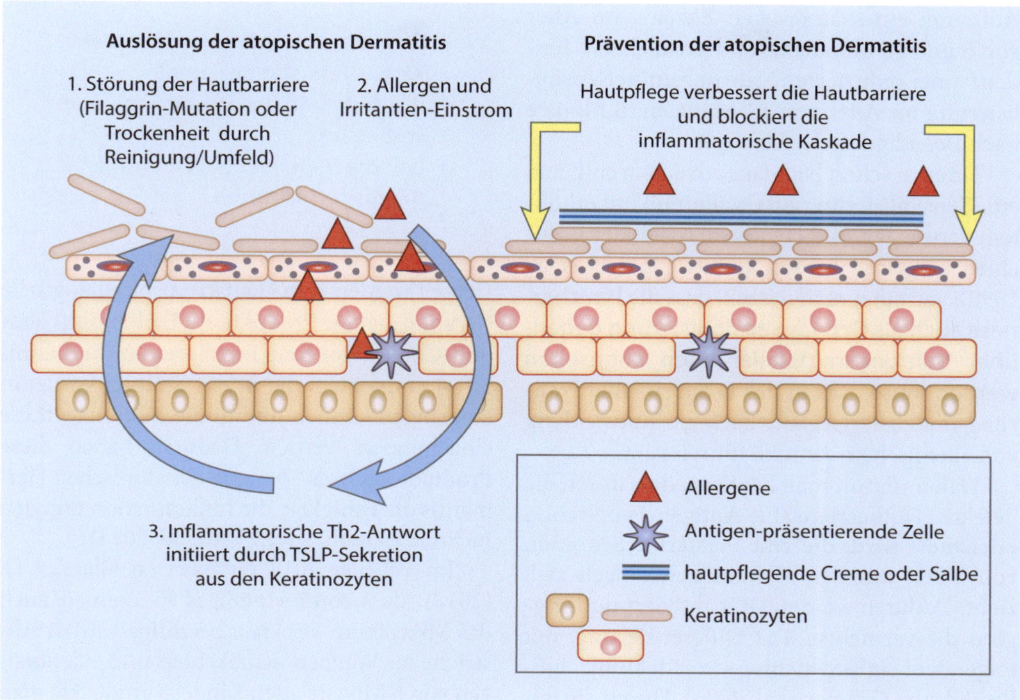

Abb. 4.10 Primäre Prävention der atopischen Dermatitis (Mod. nach Simpson et al. 2014). Routinemäßiges Eincremen verbessert die Hautbarriere, hemmt das Eintreten von Allergenen, verhindert Aktivierung von TSLP durch Keratinozyten und inflammatorische Zellantworten

Zufuhr von bestimmten Keimen gezielt zu regenerieren, sind im Laufen und könnten einen neuen, zusätzlichen Therapieansatz darstellen.

Die Hautbarriere spielt bei der Entwicklung des atopischen Ekzems eine wesentliche Rolle und kann durch regelmäßiges **routinemäßiges Eincremen und Befeuchten der Haut** verbessert und geschützt werden (s. Abb. 4.10): In einer Studie wählten Eltern zwischen Sonnenblumenöl mit hohem Linolensäure/Ölsäure-Anteil, einer Creme bzw. Gel (Doublebase-Gel oder Cetaphil-Creme), oder einer Salbe (flüssiges Paraffin 50 % in weißem, weichem Paraffin oder Aquaphor-Heilsalbe) aus und trugen diese auf die gesamte Körperoberfläche des Babys, außer der Kopfhaut, 2x täglich, möglichst frühzeitig postpartal, auf. Dadurch konnte das **Risiko für das primäre Auftreten einer atopischer Dermatitis in den ersten 6 Monaten im Vergleich zu einer Kontrollgruppe halbiert** werden (Simpson et al. 2014).

Diese Ergebnisse wurden von einer japanischen Studie bestätigt, die in der 32. Lebenswoche ebenfalls ein um 32 % reduziertes Auftreten einer atopischen Dermatitis/Ekzem nach regelmäßigem Auftragen einer Hautemulsion beobachtete (Horimukai et al. 2014).

Offensichtlich gelingt es bei prädisponierten Kindern mit subklinischer Hautbarrieren-Dysfunktion durch weichmachende Cremen/Salben/Öle über Hautbefeuchtung, Barrierestabilisierung und Reduktion der Permeabilität, die Trockenheit und Rissigkeit der Haut zu verbessern und das Eintreten von Allergenen und Irritantien in die Epidermis zu reduzieren.

Mehr noch, die PEBBLES-Pilotstudie (Lowe et al. 2018) brachte zum Vorschein, dass auch der allergische Marsch blockiert werden kann: Auftragen einer Ceramid-/Cholesterolhaltigen Mixtur 2-mal/Tag bei 80 Kindern, neonatal bis zum 6. Lebensmonat, führte nicht nur zu einem Trend in Richtung reduziertem

Auftreten eines atopischen Ekzems im Alter von 6 und 12 Monaten, sondern auch zur Tendenz einer reduzierten Nahrungsmittelsensibilisierung im Alter von 12 Monaten, 6 Monate nach Beendigung der Therapie.

Da auch schon bei Mausversuchen epikutan eine Sensibilisierung auf Ovalbumin mit erhöhtem Serum-IgE und Hyperreaktivität der Bronchien ausgelöst werden konnte (Spergel et al. 1998), vermutet man derzeit, dass die **Hautbarriere auch als Ort der Sensibilisierung gegenüber Nahrungsmittelallergenen angesehen werden muss**, was in der Folge zu einer Nahrungsmittelallergie, aber auch zur Entwicklung von allergischem Asthma führen kann.

Daher nimmt man heute an, dass durch die defekte Hautbarriere eine Antigen-Penetration erleichtert wird, die eine verstärkte Sekretion von TSLP aus den Keratinozyten nach sich zieht. Dadurch werden DCs aktiviert und triggern die vermehrte Th2-Differenzierung, mit folgendem IgE-Switching in Richtung IgE-Produktion (Ziegler et al. 2006). Durch die folgende Verteilung der Memory-T-Zellen in den Blutkreislauf kann über die defekte Epithelbarriere der Haut nicht nur die erhöhte Th2-Differenzierung mit folgender atopischer Dermatitis ausgelöst werden, sondern auch der atopische Marsch mit Nahrungsmittelallergie, Asthma und allergischer Rhinitis in Gang gesetzt werden.

Auch die Interaktion zwischen TSLP und den Langerhans'schen Zellen dürfte nach epikutaner Sensibilisierung gegenüber Nahrungsmittelallergenen eine vermehrte IgE-Produktion fördern (Nakajiama et al. 2012).

Hautschutz stellt daher eine wichtige primäre Präventionsmaßnahme für den allergischen Marsch dar. Zukünftige Studien werden die mögliche Schutzfunktion der Hautbarrieren–Verbesserung durch Cremen/Öle/Salben – bezüglich Reduktion der IgE-Sensibilisierung noch besser erforschen.

Die ideale Therapie zur Wiederherstellung der Barrierefunktion sollte

- den vermehrten transepithelialen Wasserverlust reduzieren,
- die Hydration des Stratum corneums verbessern,
- und die Haut vor dem Eindringen von Allergenen schützen.

Derzeit werden zum Hautschutz physiologische Ceramid-hältige Produkte auf Lipidbasis (Ceramid-Cholesterol-freie Fettsäuren im Verhältnis 3:1:1) empfohlen, die in das Stratum corneum eindringen können und in die Keratinsynthese eingebunden werden. Dadurch haben diese Produkte auch als Therapie der atopischen Dermatitis die Fähigkeit, die Inflammation und den Juckreiz zu reduzieren (Lee et al. 2014).

Im Februar 2018 publizierten Glatz et al. (2018), dass routinemäßiges Eincremen auch das Mikrobiom der Haut beeinflusst. Über Abstriche an Wangen, Kniekehlen und Ellenbeugen von 6 Monate alten Kindern entdeckte man mittels 16S-rRNA-Sequenzierung eine allgemein erhöhte mikrobielle Diversität und signifikant vermehrt *Streptococcus salivarius* in der mit Emolliantien behandelten Gruppe. Gemeinsam mit einem signifikant erniedrigten pH-Wert dürfte die bakterielle Vielfalt für die positiven Effekte von Emolliantien auf die Hautbarriere verantwortlich sein, die auch in dieser Studie zu einem selteneren Auftreten von atopischer Dermatitis in der Emolliantiengruppe im Vergleich zur Kontrollgruppe führte.

Der pH-Wert der Haut ist mit 4.5–5.5 etwas saurer als im übrigen Körper. Dieser „Säureschutzmantel" hemmt die Permeabilität, schützt die Hautbarriere und stärkt die antimikrobielle Abwehrfunktion. Das Wachstum von *Staphylococcus aureus*, der bei einem pH-Wert von 7.5 am besten gedeiht, kann durch niedrige pH-Werte reduziert werden (Lee et al. 2014).

Aktuelle Guidelines empfehlen daher, auch bei der **Körperwäsche** auf nicht-seifenhaltige Reiniger mit neutralem oder niedrigem pH-Wert zurückzugreifen, da alkalische Seifen mit den Proteinen und Lipiden des Stratum corneum interagieren und Irritationen der Epithelbarriere sowie Austrocknung der Haut verursachen (Eichenfield et al. 2014).

Auch Waschen der Haut mit hartem Wasser, reich an Kalziumkarbonat und Magnesiumkarbonat kann die Hautbarriere beeinflussen. Kinder, die in Gegenden mit hartem Wasser leben, haben eine höhere Wahrscheinlichkeit, an einer atopischen Dermatitis zu erkranken, als Kinder aus Gegenden mit weichem Wasser (Engebretsen et al. 2016). Waschen mit Sodium-Lauryl-Sulfat, einem Tensid, gemeinsam mit unterschiedlich hartem Wasser, führte zu verstärkten Sodium-Lauryl-Sulfat-Ablagerungen an jenen Hautstellen, die mit hartem Wasser gewaschen wurden. Diese Ablagerungen erhöhten den transepidermalen Wasserverlust und verursachten Irritationen, besonders bei Patienten mit atopischer Dermatitis und Fillaggrin-Mutation, während der Chlorgehalt des Waschwassers die Hautbarriere nicht veränderte. Ionenaustauschende Wassererweicher hemmten die negativen Effekte des harten Wassers und reduzierten das Risiko, eine atopische Dermatitis zu entwickeln (Danby et al. 2018).

4.10 Vitamin D

Die Evidenz bezüglich Vitamin-D-Einnahme und der Entwicklung von allergischen Erkrankungen ist sehr widersprüchlich.

Klare Evidenz besteht bereits bezüglich der positiven Wirkung der Gabe von Vitamin-D in der Schwangerschaft. Beobachtungen an Schwangeren zeigten, dass mütterlicher Vitamin-D-Mangel zwischen der 16. und 20. Gestationswoche zu mangelnder fetaler Lungenentwicklung führen kann, die Lungenfunktion im Alter von 6 Jahren beeinflusst sowie die Wahrscheinlichkeit einer Entstehung von Asthma erhöht (Zosky et al. 2014).

Gabe von Vitamin D an Schwangere reduzierte das Risiko für rezidivierendes Giemen (Devereux et al. 2007), aber auch von Asthma und allergischer Rhinitis des Kindes (Erkkola et al. 2009). Wenn Vitamin-D allerdings erst im 2. oder 3. Trimester der Schwangerschaft verabreicht wurde, zeigten die Ergebnisse keinen eindeutigen Effekt (Maslova et al. 2013). Auch die Analyse von 2 weiteren Studien mit Vitamin-D-Supplementierung während der Schwangerschaft wies einen signifikanten schützenden Effekt vor Asthma und rezidivierendem Giemen der Nachkommen nach (Wolsk et al. 2017).

Bei Verabreichung von Vitamin-D an Kinder in der frühen Kindheit sind die Daten nicht so eindeutig und derzeit sind noch keine Empfehlungen möglich: Ganz aktuell zeigte eine finnische Geburtskohorten-Studie, dass Vitamin-D-Einnahme in den ersten 4 Lebensjahren das Auftreten von atopischem und nicht-atopischem Asthma im Alter von 5 Jahren sogar erhöhte (Nwaru et al. 2017) (!).

Aktuelle epidemiologische Studien wiesen ambivalente Beobachtungen auf, bei denen sowohl zu niedrige als auch erhöhte Vitamin-D-Werte bei Kindern als Risikofaktor für die mangelnde Ausbildung von oraler Toleranz mit nachfolgender Nahrungsmittelallergie identifiziert werden konnten (Suaini et al. 2015).

4.11 Effekte der Ernährung auf die Entwicklung oraler Toleranz

4.11.1 Säuglingsalter

Die ersten Lebensmonate im Leben jedes neuen Erdenbürgers werden auch als **„early life window of opportunity"** bezeichnet, weil in dieser entscheidenden Zeit die initialen Phasen der bakteriellen Kolonisation auf mukosalem Level des Darms, der Bronchien und der Nase (GALT, BALT, NALT („nasal associated lymphoid tissue") stattfinden, die zum Ausgleich der relativen Th2-Lastigkeit zum Zeitpunkt der Geburt von entscheidender Bedeutung sind.

Der initiale Kolonisierungsprozess verläuft parallel mit der Entwicklung unseres metabolischen-, kognitiven- und Immunsystems und kann diese positiv und negativ beeinflussen. Die Entwicklung einer Symbiose scheint für die Gesundheit des gesamten späteren Lebens von großer Bedeutung zu sein (Martin et al. 2010). Die Zusammensetzung der intestinalen Flora hängt mit der Nahrungsaufnahme zusammen und verläuft in 2 wichtigen Etappen: Von der Geburt bis zum Abstillen und vom Abstillen bis zur Etablierung des Mikrobioms eines „Erwachsenen" ca. im Alter von 3 Jahren. Gekennzeichnet sind diese Phasen durch unterschiedliche und immer vielfältiger werdende Ernährung.

Von Anfang an muss das Immunsystem jedoch beim Nahrungsaufbau die mukosale und systemische Nichtbeantwortung von immer neuen Nahrungsmittelallergenen fördern und orale Toleranz entwickeln:

Dieser Prozess ist komplizierter als angenommen. Man weiß bereits, dass Nahrungsmittelantigene zunächst über Transzytose via M-Zellen (Bestandteile der Follikel-assoziierten Epithelzellen, die Peyer'sche Plaques oder andere lymphoide Strukturen umhüllen) bzw. über Transzytose via Enterozyten oder Diffusion zwischen den Epithelzellen die Lamina propria des Darms erreichen. Dort werden sie von migrierenden dendritischen Zellen phagozytiert und wandern zu den mesenterialen Lymphknoten (MLN), um dort den naiven T-Zellen präsentiert zu werden. Hier induzieren sie die Differenzierung in Treg-Zellen mit Produktion von IL-10, das antiinflammatorische Eigenschaften hat. Nach der initialen Induktion in den MLN kommt es zur Expansion von nahrungsmittelantigenspezifischen Treg-Zellen, die das antiinflammatorische Umfeld aufrechterhalten (Kim et al. 2012; Hadis et al. 2011).

All diese Mechanismen werden getriggert und sind abhängig vom Mikrobiom des Darms, das die adäquate Induktion der Treg und die Th1/Th2-Balance fördert. Wenn sich die Zusammensetzung des Mikrobioms nicht ideal aufbaut oder sich ändert, kann sich der Prozess der Toleranz nicht entwickeln bzw. bricht zusammen. Typischerweise beobachtet man dann eine vermehrte Differenzierung in Th2-Zellen mit nahrungsmittelspezifischen IgEs, verstärkter Infiltration von Mastzellen in die intestinale Mukosa und auch Anaphylaxie nach Re-Exposition.

Pionierbakterien bei Neugeborenen sind *Staphylococcus*, *Streptococcus* und *Enterococcus*, die ein anaerobes Umfeld schaffen, in dem *Bifidusbakterien*, *Bacteroides*, *Clostridium* und *Eubacterium spp.* gedeihen können, die dann bereits nach den ersten beiden Lebenswochen überwiegen (Wopereis et al. 2014).

4.11.1.1 Stillen

Muttermilch ist die natürliche Form der Ernährung im frühen Leben. Bakterienstämme, besonders *Bifidusbakterien*, die in der Muttermilch vorkommen, translozieren aus dem Darm der Mutter und über die mesenterialen Lymphknoten in die Brustdrüse (Makino et al. 2011). Gestillte Kinder (s. ◘ Abb. 4.11) weisen eine Dominanz von *Bifidusbakterien* auf, während Flaschenkinder eher weniger *Bifidusbakterien*, dafür aber mehr *Firmicutes* und *Bacteroidetes* beherbergen (Yatsunenko et al. 2012). Andere Studien fanden im Darm von gestillten Kindern ebenfalls vermehrt *Bifidusbakterien* und *Laktobazillen* (Harmsen et al. 2000) sowie eine geringere Anzahl von *Clostridium difficile* und *E. coli* im Vergleich zu nicht-gestillten Säuglingen (Penders et al. 2006).

Muttermilch enthält Immunglobuline, Zytokine, Lysozyme und HMOs (Human-Milk-Oligosaccharide). Diese HMOs fungieren als Präbiotika, indem sie das Wachstum der kommensalen Bakterien, besonders der *Bifidobakterien*, stimulieren. HMO-induzierte *Bifidusbakterien* erhöhen die Expression von IL-10 an intestinalen Epithelzellen und verbessern die „tight junctions" des Darmepithels (Chichlowski et al. 2012). Daher fördern HMOs über Reifung der Darmmukosa und Schutz der Epithelbarriere die Toleranzentwicklung.

(Menschliche) HMOs, an Mäuse mit Nahrungsmittelallergie verfüttert, hemmten die Mastzelldegranulation und vermehrten die IL-10-exprimierenden Treg-Zellen (Castillo-Courtade et al. 2015).

Trotzdem scheint keine direkte Assoziation zwischen der Dauer des exklusiven Stillens und dem Schutz vor allergischen Erkrankungen in-

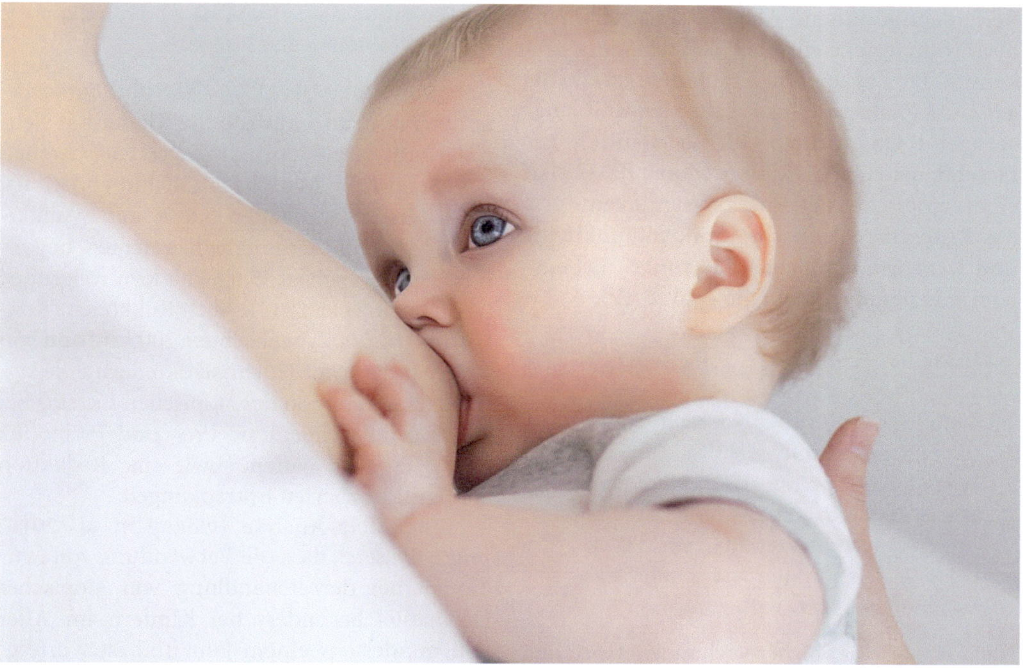

Abb. 4.11 Muttermilch enthält *Bifidusbakterien* und *Laktobazillen.* Aktuelle Guidelines empfehlen Stillen bis zum 6. Lebensmonat und exklusives Stillen bis zum 4.–6. Monat

nerhalb der ersten 6 Lebensjahre zu bestehen, wie eine relativ aktuelle Studie vom April 2015, die 335 Kinder aus Kopenhagen beobachtet hatte, demonstrierte (Jelding-Dannemand et al. 2015).

Obwohl Stillen vor frühzeitigem Giemen schützen dürfte (Taussig et al. 2003), konnte auch ein weiteres Review von 2017 keinen eindeutigen allergieprotektiven Effekt von exklusivem Stillen nachweisen (Heinrich 2017). Trotzdem befürworten die Autoren dieses Reviews die aktuellen Guidelines der WHO und EAACI, die Stillen bis zum 6. Monat und exklusives Stillen bis zum 4.–6. Monat empfehlen, auch wegen „anderer gesundheitsfördernder Effekte".

Muttermilch beeinflusst durch ihre einmalige Mischung von HMOs und antimikrobiellen Proteinen, aber auch durch den hohen mütterlichen IgA-Gehalt das neonatale Mikrobiom. IgA ist das wesentlichste Immunglobulin an Schleimhäuten und neutralisiert harmlose Nahrungsantigene, Toxine und pathogene Mikroben. Weiters verhindert IgA deren Eindringen ins Epithel (Macpherson et al. 2008). Die Muttermilch enthält auch mütterliche IgG-Komplexe, die das kindliche Immunsystem schützen. Somit haben mütterliche IgA und IgG eine wichtige Rolle in der Nicht-Beantwortung von Reizen harmloser Mikrobiota und Nahrungsmittelantigenen und der damit verbundenen Toleranzentwicklung (Wopereis et al. 2014).

Mütter müssen unbedingt wissen, dass sie durch Stillen ein lebenslanges gesundes Mikrobiom für ihre Kinder schaffen können. Nachdem das Neugeborene sein primäres Mikrobiom hauptsächlich von der Mutter erwirbt, sollte bereits der Gynäkologe großes Augenmerk auf das intestinale und vaginale Mikrobiom der Mutter legen und die Mütter diesbezüglich ernährungsmäßig beraten.

Achtsamkeit gegenüber der Bedeutung der Mikrobiota und jenen Faktoren, die diese stören könnten, sollte Teil der antenatalen Bildung/Geburtsvorbereitung von Schwangeren werden.

Bei nicht-gestillten Allergie-Hochrisikokindern (mindestens ein Elternteil ist Allergiker) konnte die Zugabe von Präbiotika: kurzkettiger GOS (Galacto-Oligosaccharide) und langkettiger FOS (Fructo-Oligosaccharide) zur Flaschennahrung bis zum 6. Monat das Risiko einer atopischen Dermatitis signifikant und das Risiko für allergische Rhinokonjunktivitis und Urtikaria tendenziell bis zum 5. Lebensjahr reduzieren (Arslanoglu et al. 2012).

4.11.1.2 Präbiotika und Synbiotika

> **Definition der Präbiotika: Nicht verdaubare Lebensmittelbestandteile, die ihren Wirt günstig beeinflussen, indem sie das Wachstum und/oder die Aktivität einer oder mehrerer Bakterienarten im Dickdarm gezielt anregen und somit die Gesundheit des Wirts verbessern.**

Nach Analyse der bisher vorhandenen Studien (Cuello-Garcia et al. 2016) wiesen zwei Studien mit Präbiotika ein reduziertes Auftreten von Asthma, rezidivierendem Giemen (RR: 0.37, 95 % CI: 0.17–0.80) bzw. seltenerer atopischer Dermatitis und allergischer Urtikaria nach und eine weitere entdeckte ein reduziertes Risiko bezüglich Nahrungsmittelallergien (RR: 0.28, 95 % CI: 0.08–1.00).

> Daraufhin empfahl die *World Allergy Organisation* die Anwendung von Präbiotika als Ergänzung bei nicht voll gestillten Kindern, nicht jedoch in der Schwangerschaft oder bei ausschließlichem Stillen (Cuello-Garcia et al. 2016).

Auch die Zahl der Infektionskrankheiten wurde durch Verabreichung von Präbiotika bei gesunden Kindern (Bruzzese et al. 2009), aber auch bei zu Atopie neigenden Kindern allgemein und auch speziell des oberen Respirationstrakts verringert (Arslanoglu et al. 2008). In letzterer Studie erhielten die Kinder in den ersten 6 Monaten täglich 8 g GOS/FOS und wurden bis zum Ende des 2. Lebensjahres nachbeobachtet.

> **Definition der Synbiotika: Kombination von Präbiotika und Probiotika**

Gabe von Synbiotika (GOS/FOS plus *Bifidobacterium breve*) an 5 Monate alte Kinder mit Neurodermitis zeigte ein reduziertes Fortschreiten des allergischen Marsches in Richtung Asthma. Nach einem Jahr hatten 5,6 % der Synbiotika-Kinder mit Asthmamedikamenten begonnen, im Vergleich zu 25,6 % der Kontrollgruppe (Arslanoglu et al. 2012). Auch Kukkonen (Kukkonen et al. 2007) beobachtete 2007 anhand von 1223 Müttern mit Hochrisikokindern eine signifikante Reduktion des atopischen Ekzems bei 2-Jährigen, nachdem sie Pro- und Präbiotika (GOS) erhalten hatten, sowie eine Reduktion von IgE-assoziierten Erkrankungen.

Eine Meta-Analyse (Chang et al. 2016) zeigte Evidenz, dass die Verwendung von Synbiotika bei der Behandlung von atopischer Dermatitis besonders bei Kindern im Alter von mindestens einem Jahr und älter erfolgreich und zur Prävention von atopischer Dermatitis gut geeignet ist (RR 0.44 [95 % CI] 0.11–1.83; P = 0.26).

Diese Studien untermauern die Rolle eines intakten Mikrobioms zur Vorbeugung von allergischen Erkrankungen und zeigen, dass Prävention durch Modulation der Flora möglich ist. Noch sind nur wenige Maßnahmen in die aktuellen Guidelines aufgenommen, die Erkenntnisse der letzten Jahre machen die Zusammenhänge zwischen allergischer Entwicklung und Mikrobiom jedoch immer wahrscheinlicher.

4.11.1.3 Interaktion zwischen Nahrungsaufbau und Mikrobiom

Die Nahrungsaufbauphase im ersten Lebensjahr scheint mit einer starken Verlagerung der mikrobiellen Gemeinschaften einherzugehen.

Abb. 4.12 (Petschow et al. 2013) illustriert die individuelle Häufigkeit und Diversität bestimmter Bakterienklassen in den ersten 3 Lebensjahren anhand eines Kindes mittels Gensequenzierung und deren Variation durch

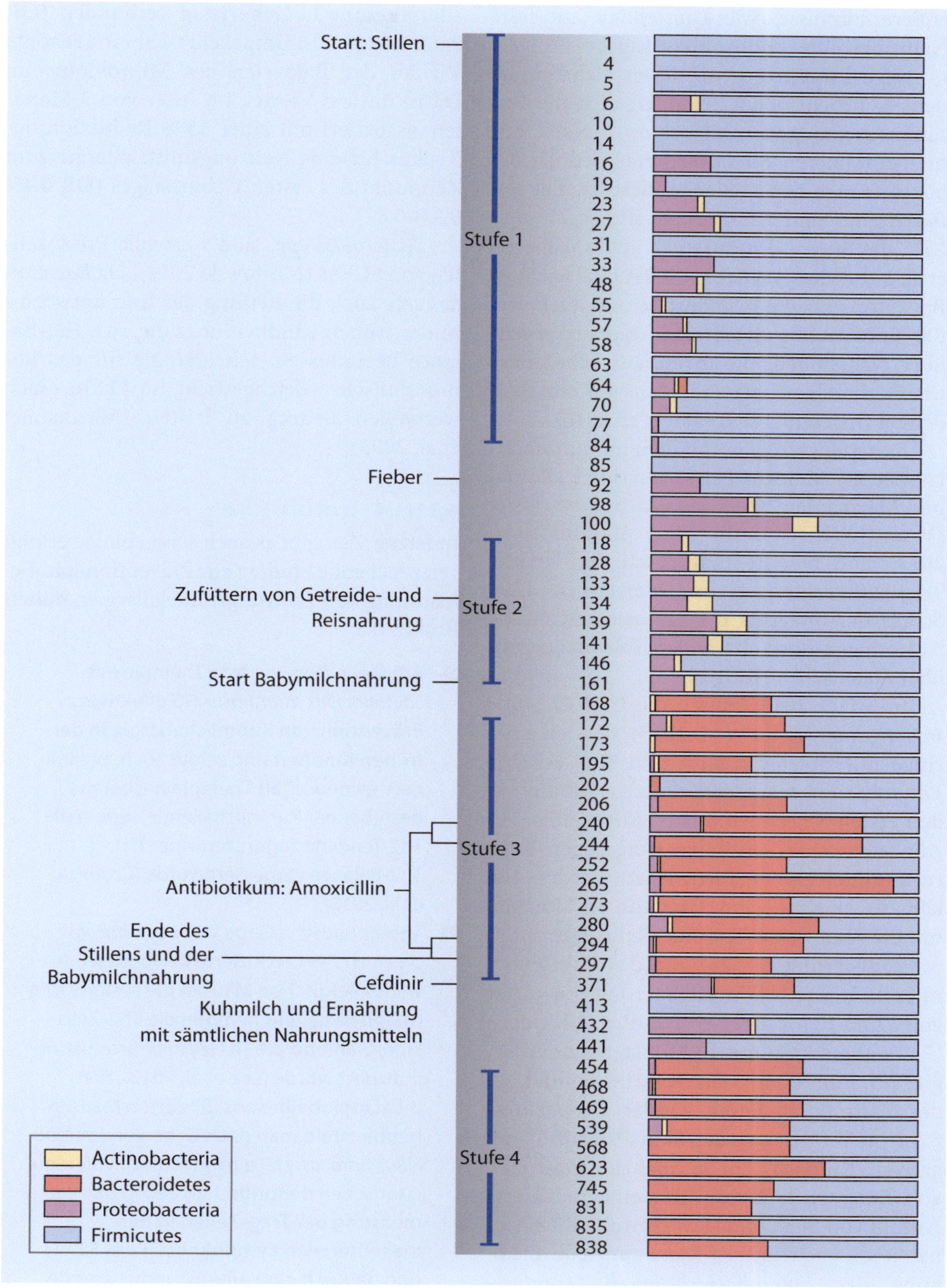

Abb. 4.12 Veränderung der Bakterienarten/-menge in den ersten 3 Lebensjahren anhand eines Einzelfalls. Anfänglich überwiegen die *Firmicutes*. Durch diverse äußere Einflüsse verändert sich die individuelle Zusammensetzung des Darm-Mikrobioms (Mod. nach Petschow et al. 2013)

äußere Einflüsse, wie Umstellung auf feste Nahrungsmittel und Antibiotikagabe.

Nach Einführung von fester Nahrung ab dem 4. Lebensmonat verändert sich die Zusammensetzung des Mikrobioms. Noch immer dominieren *Bifidusbakterien*, jedoch beobachtet man bereits eine größere Vielfalt von *Bacteroides* und *Clostridium cluster IV* und *XIV*, die Butyrat-Produzenten sind (Wopereis et al. 2014). Butyrat hat als SCFA eine wichtige Bedeutung für die Homöostase und dürfte bei der Entwicklung der oralen Toleranz gegenüber Nährstoffen, die in diesem Lebensalter ununterbrochen notwendig ist, von entscheidender Bedeutung sein (Tan et al. 2016).

Bacteroides fragilis, mit dem immunmodulatorischen Molekül Polysaccharid A (Round und Mazmanian 2009) und *Clostridium cluster IV und XIV* (Atarashi 2011; Atarashi et al. 2013) sind potente Induktoren der Foxp3+ Treg-Differenzierung und verstärken über Schutz der Integrität der Epithelbarrieren die Aufrechterhaltung der oralen Toleranz gegenüber diätetischen Antigenen.

Im März 2015 zeigten die *CHILD Study Investigators* (Azad et al. 2015), dass eine geringe mikrobielle Vielfalt und eine erhöhte *Enterobacteriaceae/Bacteroidaceae* Ratio in den ersten 3 Lebensmonaten mit häufigerem Auftreten einer Sensibilisierung gegen Nahrungsmittel einhergehen. Dazu wurden 166 kanadische Kinder im Alter von 12 Monaten mittels Skin-Prick-Test auf Nahrungsmittelsensibilisierung getestet und das Mikrobiom mittels 16S-rRNA-Sequenzierung im Alter von 3 und 12 Monaten erfasst. Bei 12 Kindern (7,2 %) fand man mit 12 Monaten eine Allergie auf mindestens ein Nahrungsmittel. In der Darmflora dieser Kinder beobachtete man, im Vergleich zu den Skin-Prick-Test-negativen Kindern, ein vermehrtes Auftreten von *Enterobacteriaceae* und eine reduzierte Anzahl von *Bacteroidaceae*, sowohl mit 3 Monaten als auch mit 12 Monaten. Jede Erhöhung der *Enterobacteriaceae/Bacteroidaceae*-Ratio um ein Quartil war mit einem verdoppelten Risiko für eine Nahrungsmittelallergie zum 1. Geburtstag verbunden (OR 2.02, 1.07–3.80). Umgekehrt war eine erhöhte Vielfalt der Bakterien des Mikrobioms im Darm um ein Viertel, im Alter von 3 Monaten, assoziiert mit einer 55 % Reduktion des Risikos für eine Nahrungsmittelallergie zum Zeitpunkt des ersten Geburtstages (OR 0.45, 0.23–0.87).

Bacteroides spp. sind wertvolle Produzenten von SCFAs (Maslowski 2011). Da *Bacteroides spp.* auch die Reifung des Immunsystems in der frühen Kindheit über die Th1/Th2-Balance beeinflussen, scheinen sie für das homöostatische Gleichgewicht im Darm einen wertvollen Beitrag zu leisten (Mazmanian et al. 2005).

4.11.1.4 Probiotika

In letzter Zeit gibt es auch schon einige erfolgversprechende Studien zur Prävention und Behandlung von Nahrungsmittelallergien mittels Probiotika:

- » Am Menschen war eine Therapie mit *Lactobacillus rhamnosus GG* effektiv zur **Prävention von Kuhmilchallergie in der frühen Kindheit** und zeigte auch „preliminary evidence" als Therapie bei bereits bestehender Kuhmilchallergie, indem die Th2-Tendenz zugunsten einer Th1/Th2-Balance verbessert wurde (Cosenza et al. 2015).
- » Therapeutische Gabe von *Lactobacillus brevis HY7401* reduzierte in Hühnereiweiß-allergischen Mäusen die systemische Anaphylaxie und hemmte die Th2-Zytokine, während die Th1-Zytokinproduktion induziert wurde (Lee et al. 2013). Bei β-Lactoglobulin-sensibilisierten Mäusen beobachtete man nach Gabe von *Lactobacillus paracasei L9* eine Induktion von regulatorischen dendritischen Zellen mit **Vermehrung der Treg-Zellen in den mesenterialen Lymphknoten um 52 %** und dadurch eine Allergie-reduzierende Wirkung (Yang et al. 2015).

Da dieses Gebiet der Forschung noch extrem jung ist, gibt es noch keine Evidenz für die Behandlung mit Probiotika bei Nahrungsmittelallergie (De Silva et al. 2014), ein tieferes Verständnis der zugrunde liegenden Mechanismen wird aber vielleicht auch hier in der Zukunft neue therapeutische Wege, aber vor allem auch präventive Wege öffnen.

Gegen Ende des ersten Lebensjahres findet man mit Erweiterung der Nahrungsmittelvielfalt auch *Faecalibacteriae* und *Roseburiae.* Mit etwa 3 Jahren hat sich ein stabiles „Erwachsenen-Mikrobiom" ausgebildet, das individuell ist und den Menschen durch das ganze Leben begleitet (Yatsunenko et al. 2012).

4.11.2 Wie sollen Kinder im ersten Lebensjahr ernährt werden?

Bezüglich Ernährung setzte in letzter Zeit ein großer Umdenkprozess ein. Bis zum Jahr 2015 empfahl man, Hochrisikokinder (Kinder mit einem Allergiker im 1. Verwandtschaftsverhältnis) im ersten Lebensjahr sehr vorsichtig zu ernähren und mit Beikost erst am Ende des ersten Halbjahres zu beginnen sowie gewisse Nahrungsmittel wie Kuhmilch und Nüsse innerhalb des ersten Lebensjahres komplett zu vermeiden. Tiermodelle erbrachten jedoch Hinweise, dass die oftmalige niedrig dosierte Antigenexposition durch Nahrungsmittel die Induktion von Treg-Zellen und damit die Toleranzentwicklung fördert, während hochdosierte orale Exposition die Treg-Zellen zerstört (Weiner et al. 2011).

Am Menschen wurden diese Erkenntnisse in einer Aufsehen erregenden Studie, die im März 2015 im *New England Journal of Medicine* publiziert wurde, bewiesen (Du Toit et al. 2015). Die Frage war, ob man Hochrisikokindern Erdnüsse im ersten Lebensjahr anbieten sollte oder sie eher einer strengen Erdnusskarenz unterzieht, um einer späteren Entwicklung von Erdnussallergie entgegenzuwirken.

Dazu wurden 640 Hochrisikokinder mit atopischem Ekzem, Ei-Allergie oder beidem, älter als 4 Monate und jünger als 11 Monate, zunächst in 2 Gruppen aufgeteilt: jene mit positivem Skin-Prick-Test auf Erdnüsse und jene mit negativem Skin-Prick-Test.

Dann erhielt eine Hälfte der Skin-Prick-negativen Kinder 2 g Erdnüsse pro Tag und eine Hälfte der Skin-Prick-positiven Gruppe in aufsteigender Dosis bis zu 3.9 g Erdnüsse pro Tag, während die beiden anderen Gruppen unter Erdnusskarenz standen. In jener Skin-Prick-negativen Gruppe, die täglich Erdnüsse bekommen hatte, entwickelten nach 60 Monaten nur 1,9 % der Kinder eine Erdnussallergie, im Vergleich zu 13,7 % der Kinder in der Erdnuss-vermeidenden Gruppe.

In der ursprünglich Skin-Prick-positiven Gruppe hatten nach 60 Monaten 10,6 % der Erdnuss-essenden Gruppe eine Erdnussallergie, verglichen mit 35,3 % der Vermeidungsgruppe. Diese Erkenntnisse machen deutlich, dass frühkindliche Gabe von kleinen Mengen Erdnüssen die Häufigkeit der Entwicklung von Erdnussallergien bei Hochrisikokindern **senkt**, selbst wenn der Skin-Prick-Test bereits positiv ist.

Ebenfalls in diese Richtung weist eine Studie (Koplin et al. 2010), die 2589 australische Kinder beobachtete und zeigen konnte, dass Kinder, die Ei erst ab dem 10. Monat angeboten bekamen, ein deutlich erhöhtes Risiko einer Ei-Allergie hatten (OR 1.6 [95 % CI 1.0–2.6]) als Kinder, die Eier bereits seit dem 4. und 6. Monat regelmäßig aßen. Noch größer fiel der Unterschied bei Kindern aus, die erst nach dem ersten Lebensjahr Eier erhielten. Hier war die Wahrscheinlichkeit, eine Ei-Allergie zu entwickeln, verdreifacht (OR 3.4 [95 % CI 1.8–6.5]! Die Stilldauer wurde berücksichtigt und hatte keinen Einfluss. Interessant war jedoch, dass die erste Ei-Mahlzeit im Alter von 4–6-Monaten in Form eines gekochten Eis das Risiko für eine Ei-Allergie im Vergleich zur Aufnahme in gebackener Form signifikant reduzierte (OR 0.2 [95 % CI 0.06–0.71]) (s. ▶ Abschn. 4.14).

Diese und andere Studien führten zu einem Zurückziehen bisheriger Empfehlungen, gewisse Nahrungsmittel im ersten Lebensjahr zu meiden, und zu einem **Paradigmenwechsel,** nämlich genau das Gegenteil zu tun: das Immunsystem frühzeitig an Umwelt-„Antigene" zu gewöhnen, um rechtzeitig Toleranz zu entwickeln!

Deshalb wurden daraufhin die Guidelines der Europäischen Akademie für Allergologie und klinische Immunologie EAACI (Muraro et al. 2014) geändert:

4

Guidelines für die Ernährung von Kindern im ersten Lebensjahr:

- Exklusives Stillen für 4–6 Monate
- Falls Stillen nicht möglich ist, wird bei Hochrisikokindern eine hypoallergene Formelernährung in den ersten 4 Monaten empfohlen.
- Ab dem 4. Monat Einführung von Beikost inklusive Milch, Erdnüssen, Fisch und Ei bei allen Kindern, auch bei Hochrisikokindern
- Bei nicht voll gestillten Kindern: Präbiotika als Ergänzung zur Flaschennahrung

Ob die Einführung der Beikost auch schon vor dem 4. Monat sinnvoll ist, wird derzeit beobachtet. 2 Kohorten-Studien fanden eine reduzierte Nahrungsmittelsensibilisierung, wenn die Zusatznahrung vor dem 4. Monat eingeführt wurde (Venter et al. 2009; Joseph et al. 2011), umgekehrt zeigte eine andere Studie ein erhöhtes Risiko für eine spätere Allergie (Sausenthaler et al. 2011).

Das erste Lebensjahr dürfte jedenfalls entscheidend zur Entwicklung einer lebenslangen Toleranz beitragen und wird seiner Bezeichnung als „early life window of opportunity" mehr als gerecht.

Bezüglich hypoallergener Formelnahrung herrschte 2016 unter Experten größte Aufregung, weil ein systematisches Review an 19.000 Patienten nachweisen konnte, dass es keine Evidenz gibt, dass partiell hydrolysierte Milchformeln das Risiko für Ekzeme senken oder vor Kuhmilchallergien schützen (Boyle et al. 2016). Die Studienautoren konnten damit **nicht** die seit Jahrzehnten weltweit bestehenden diesbezüglichen Guidelines unterstützen, die bei Hochrisikokindern die hypoallergene Formelernährung in den ersten 4 Monaten empfiehlt, wenn die Mütter nicht stillen können. Den bisherigen Studien wurde ein Interessenkonflikt vorgeworfen, weil die meisten Studien von den Herstellerfirmen finanziert wurden. Die Herstellerfirmen wurden nun aufgefordert, die Wirkung mittels prospektiver, registrierter und unabhängig geförderter Studien nachzuweisen und auch zu garantieren, dass keine negative Beeinflussung der Studienteilnehmerinnen bezüglich des Stillens erfolgt.

Bis dato wurden die Guidelines diesbezüglich noch nicht geändert, es wäre aber möglich, dass dies bald der Fall sein wird.

Durch die Studienergebnisse der letzten Jahre hat sich ein großer Wandel bezüglich Ernährung von Kindern im ersten Lebensjahr ergeben. Man darf gespannt sein und hoffen, dass sich diese Veränderungen positiv auf das weitere Fortschreiten der Allergieprävalenz auswirken.

In diesem Zusammenhang sei noch eine Studie zur oralen Immuntherapie von manifesten Nahrungsmittelallergien erwähnt, die Hoffnung aufkeimen lässt, dass diese Therapien bald zum Einsatz kommen könnten: Im April 2014 wurde im *Lancet* eine Studie vorgestellt, die positive Auswirkungen einer oralen Immuntherapie bei schwerster Erdnussallergie zeigte (Anagnostou et al. 2014). Eingeschlossen wurden 99 Kinder zwischen 7 und 16 Jahren mit sofortiger Überempfindlichkeitsreaktion nach Erdnusseinnahme, positivem Skin-Prick-Test von mehr als 3 mm auf Erdnüsse und positivem Doubleblind-placebo-controlled-food-challenge-Test. Auch Kinder mit schwerem Asthma bronchiale sowie mit bereits durchgemachten lebensbedrohlichen Reaktionen nach Erdnusseinnahme wurden **nicht** ausgeschlossen.

Orale Gabe von Erdnussantigen in aufsteigenden Mengen von 2–800 mg/Tag konnte eine Desensibilisierung auslösen. 64 % der Kinder (24 von 39 Patienten) der aktiven Gruppe, aber kein einziges Kind der Placebogruppe (0/46) tolerierten 1400 mg Erdnussprotein (entspricht 10 Erdnüssen) und 86 % der aktiven Gruppe tolerierten 800 mg Erdnussprotein (entspricht 5 Erdnüssen) nach 26 Wochen Therapie. Nach weiteren 26 Wochen, in denen die Placebogruppe im Sinne eines Cross-over-Designs ebenfalls Erdnussprotein in aufsteigenden Mengen erhalten hatte, tolerierten 91 % der Kinder 800 mg Erdnussprotein. Nebenwirkungen waren mild: Jucken im Mund nach Erdnusseinnahme und selten Giemen, jedoch keine schweren Nebenwirkungen. Dies war die erste Studie, die die orale Desensibilisierung bei einer repräsentativen Bevölkerung mit Erdnussallergie studierte, nämlich inklusive jener Patienten mit schwersten Erdnussallergien mit bereits aufgetretenen lebensbedrohlichen Situationen. Nicht überprüft wurde, wie lange die orale Immuntherapie erfolgen muss. Die Autoren nehmen an, dass der regelmäßige Kontakt mit Erdnussallergen wahrscheinlich über mehrere Jahre notwendig ist, damit effektiver Schutz im Alltag vorhanden ist. Dies deckt sich mit der zuvor beschriebenen Studie, dass der ständige Druck auf das GALT notwendig ist, um Toleranz zu erzielen.

Diese herausragende Phase-2-Studie muss noch von weiteren Studien bestätigt werden, bevor diese Form der oralen Immuntherapie von den Guidelines empfohlen wird und in Europa zur Anwendung kommt.

4.11.3 Kindheit

Die moderne westliche Ernährung mit hohem Fett- und Zuckergehalt und niedrigem Faseranteil unterscheidet sich markant von der Nahrungsaufnahme unserer neolithischen Vorfahren, mit denen sich unser Mikrobiom seit mehr als 10.000 Jahren gemeinsam entwickelte. Die signifikante Veränderung konnte in einer Studie, die die intestinale Flora von städtischen europäischen Kindern mit der von ländlichen, afrikanischen Kindern aus Burkina Faso verglich, veranschaulicht werden (De Filippo et al. 2010). Die afrikanischen Kinder in ländlicher Umgebung essen hauptsächlich pflanzliche Nährstoffe mit hohem Fasergehalt und niedrigem Fettgehalt, während europäische Kinder eine Ernährung mit hohem tierischen Fettgehalt und Zucker sowie mit wenigen pflanzlichen Polysacchariden bevorzugen. In der Darmflora der Kinder aus Burkina Faso, die mehr pflanzliche Ernährung zu sich nehmen, fand man einen höheren Gehalt an *Bacteroidetes* und *Prevotella* als bei den europäischem Kindern, die unter fettreicher Ernährung mehr *Firmicutes* beherbergten. Darüber hinaus beobachtete man bei europäischen Kindern signifikant weniger SCFAs.

Auch in Stuhlproben von allergischen Kindern wurde eine reduzierte Menge an SCFAs gefunden (Böttcher et al. 2000).

SCFAs sind Metaboliten, die von den kommensalen Bakterien im Darm aus Ballaststoffen produziert werden und wichtige Funktionen für die Homöostase des Mikrobioms haben. Besonders im distalen Kolon werden Ballaststoffe von den kommensalen Bakterien fermentiert und produzieren dort große Mengen an SCFAs: Acetat, Propionat und Butyrat. Je mehr Ballaststoffe mit der Nahrung aufgenommen werden, desto mehr SCFA werden produziert.

4.11.3.1 Wirkung der SCFAs auf die Mukosabarriere

SCFAs haben eine positive Wirkung auf die Gewebereparatur und schützen den Magen-Darm-Trakt vor ulzerativen Prozessen. Hier scheint der Darmsymbiont *Faecalibacterium Prausnitzii* große Bedeutung zu haben, sowohl durch seinen starken antiinflammtorischen Effekt mit starker Induktion der IL-10-Sekretion als auch mit seiner Eigenschaft, Butyrat und Proprionat zu produzieren und die Mukosabarriere zu schützen (Sokol et al. 2008). Die antiinflammatorische Wirkung der SCFAs auf das Darmepithel dürfte jedoch von der Bindung an den G-Protein-gekoppelten Rezeptor GPR43 in der Darmepithelzelle abhängig sein. Eine Studie fand, dass Mäuse mit fehlendem GPR43 und niedrigen SCFA-Werten schwere Kolitis, aber auch Asthma und Arthritis entwickelten (Maslowski et al. 2009).

Die Stabilität der Mukosabarriere spielt eine wichtige Rolle. Einer der bekannten Effekte der SCFAs ist es, die Darmepithelzellen zu aktivieren und einen schützenden und antiinflammatorischen Schleimfilm zu produzieren. Wieder können hier die *Bacteroides* die Becherzell-Differenzierung und die Expression von Genen für die Schleimproduktion im Darm fördern. Studien, die ballaststoffreiche Nahrung wie Brokkoli und Heidelbeeren (Blaubeeren) verwendeten, zeigten positive Effekte auf die Kolonmukosa, mit Vermehrung von Becherzellen an den Kolonkrypten und erhöhter Konzentration von Butyraten (Paturi et al. 2012; Lewis et al. 2010).

Der Ballaststoffgehalt von Nahrungsmitteln kann über Veränderung der Zusammensetzung der Darm- und Lungenmikrobiota auch das immunologische Umfeld der Lunge beeinflussen und **antiallergische** Wirkungen entfalten.

4.11.3.2 Wirkung der SCFAs auf die Hämatopoese und Th2-Antworten

Wurden Mäuse mit ballaststoffreicher Diät gefüttert, änderte sich zunächst die Zusammensetzung der Ratio zwischen *Firmicutes* und *Bacteroides* des Mikrobioms zugunsten der *Bacteroides,* mit erhöhten zirkulierenden SCFA-Werten und Schutz vor allergischen Atemwegserkrankungen im Vergleich zu Mäusen mit ballaststoffarmer Diät und weniger SCFAs, die dann vermehrt an Atemwegsallergien erkrankten (Trompette et al. 2014). Diese Gruppe von Mäusen erhielt eine **anschließende Therapie mit der kurzkettigen Fettsäure Propionat,** die zu Veränderungen der Hämatopoese im Knochenmark mit verstärkter Produktion von Makrophagen und Vorstufen von dendritischen Zellen (DCs) führte. Nach deren Aussaat in die Lunge entfalteten diese DCs hohe phagozytäre Kapazität und zeigten eine reduzierte Th2-Effektorfunktion und reduzierten den Schweregrad der allergischen Inflammation.

4.11.3.3 Wirkung der SCFAs auf die Mastzellen

In Mäusen mit Nahrungsmittelallergien **hemmten** SCFAs (man verwendete Oligosaccharide der menschlichen Muttermilch) **die Granulation der Mastzellen** und reduzierten die Symptome wie Diarrhö und Hypothermie über vermehrte Ausbildung von IL10-sezerniernden Treg-Zellen (Castillo-Courtade et al. 2015).

Diätetischer Zusatz von Butyrat für 2 Wochen bei abgestillten, 28 Tage alten Ferkeln reduzierte ebenfalls den Prozentsatz von degranulierten Mastzellen sowie deren inflammatorische Mediatoren (Histamin, Tryptase, TNF-α und IL-6) in der jejunalen Mukosa. Zusätzlich verbesserte die Butyrat-Substitution die Darmbarrierenfunktion und Morphologie mit erhöhten Villi und vertieften Krypten der intestinalen Mukosa, im Vergleich zu einer Kontrollgruppe (Wang et al. 2018a).

4.11.3.4 Wirkung der SCFAs auf die ILC2-Zellen

Butyrat hemmt auch die ILC2-Zellaktivität. Im Mausversuch reduzierte Butyrat die ILC2-Proliferation und GATA-Expression sowie die IL-5- und IL-13-Sekretion aus ILC2-Zellen und verbesserte die ILC2-verursachte Hyperreaktivität der Bronchien und die Atemwegsinflammation (Thio et al. 2018).

4.11.3.5 Wirkung der SCFAs auf die Nahrungsmittelallergie

Bei bereits bestehenden Nahrungsmittelallergien konnte im Mäuseversuch (Tan et al. 2016) gezeigt werden, dass Nahrung mit hohem Fasergehalt die Darmmikrobiota regeneriert und die Menge der SCFAs erhöht. Faserreiche Nahrungsbestandteile wurden im Kolon von anaeroben Bakterien zu SCFAs, hauptsächlich Butyrat, Propionat und Acetat, fermentiert. Diese SCFAs binden an Metabolit abtastende G-Protein-Rezeptoren (GPR43, GPR109A, GPR41), die von intestinalen Epithelzellen und Immunzellen gebildet werden und für die epitheliale Integrität verantwortlich sein dürften. Mäuse mit fehlenden G-Protein-Rezeptoren für SCFAs

(GPR43 am Epithel und GPR109A an den DCs) zeigten vermehrt Nahrungsmittelallergien und eine geringere Anzahl von CD103⁺-dendritischen Zellen. Bei GPR43-negativen Mäusen beobachtete man auch eine vermehrte epitheliale Permeabilität, die zu einer gesteigerten Infiltration von Bakterien in die mesenterialen Lymphknoten und zu verstärkter Inflammation führte.

> CD103⁺-dendritische Zellen wandern mit exogenen Antigenen aus Haut, Lunge und Intestinum zu den lokalen Lymphknoten. Die intestinalen CD103⁺-dendritischen Zellen kontrollieren die inflammatorischen Antworten im Darm und tragen wesentlich zur Erhaltung der intestinalen Homöostase/Toleranz bei, indem sie die Differenzierung von FoxP3⁺-Treg-Zellen aus den naiven Th0-Zellen induzieren.

Das intestinale Epithel spielt eine wichtige Rolle bei der Konditionierung der CD103⁺-dendritischen Zellen, ob Toleranz oder allergische Reaktionen mit Th2-Antworten entstehen. Ballaststoffreiche Ernährung (Tan et al. 2016) führte, im Vergleich zu ballaststoffarm ernährten Mäusen, nach Antigen-Challenge mit Erdnussextrakt zu einer vermehrten Aktivierung von CD103⁺-dendritischen Zellen aus dem Dünndarm und deren Migration in die mesenterialen Lymphknoten, wo sie vermehrt die Differenzierung von Treg-Zellen anregten (s. Abb. 4.13). Die Anzahl der Treg-Zellen in den mesenterialen Lymphknoten war nach faserreicher Ernährung im Ver-

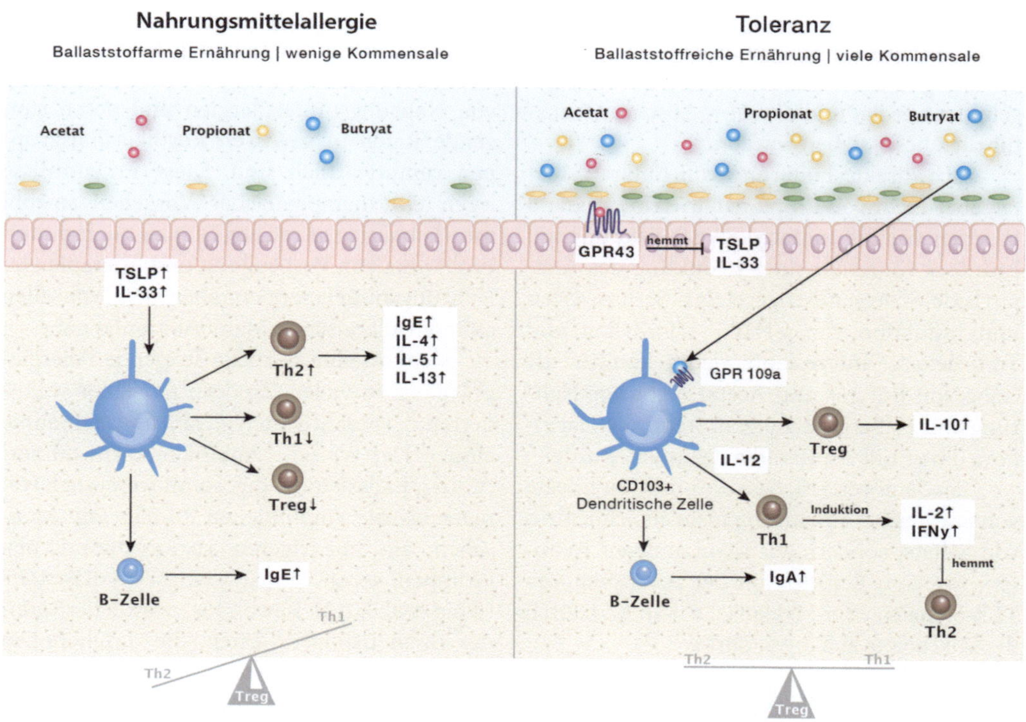

Abb. 4.13 Nahrungsmittelallergie und -toleranz. Rechts: Die SCFAs Acetat, Butyrat und Propionat binden an G-Protein-Rezeptoren (GPR43 der Epithelzellen und GPR109A der DCs) und stärken die epitheliale Integrität sowie aktivieren die vermehrte Differenzierung von Tregs mit Ausbildung von Toleranz. Links: Bei Mangel an SCFAs und Dysbiose bewirkt die Ausschüttung von TSLP und IL-33 die vermehrte Differenzierung der Th0-Zelle in Th2-Zellen mit Prädisposition zur Entwicklung einer Nahrungsmittelallergie

gleich zu faserfreier Ernährung signifikant erhöht und resultierte in der Entwicklung von oraler Toleranz, wodurch die Mäuse vor Nahrungsmittelallergie besser geschützt waren.

Wenn Mäuse, die bereits erdnussallergisch waren, faserreich ernährt wurden, beobachtete man signifikant weniger Anaphylaxie-Zeichen, die mit niedrigeren Serum-IgE-Werten und erhöhten Treg-Zellen in den mesenterialen Lymphknoten sowie mit reduzierten Th2-Zytokinen IL-4, IL-5 und IL-13 korrelierten. Zerstörte man daraufhin mittels CD-25-depleting-Antikörper die Treg-Zellen, hob sich der schützende Effekt der ballaststoffreichen Diät auf und die Anaphylaxiezeichen und IgE-Werte stiegen an. Dies zeigt, dass intakte Treg-Zellen für den Schutz vor Nahrungsmittelallergien unbedingt notwendig sein dürften.

An ballaststofffrei ernährten Mäusen beobachtete man jedoch eine höhere Genexpression von IL-33 und TSLP aus Epithelzellen des Jejunums, jenen kürzlich entdeckten Aktivatoren der allergischen Kaskade, die von Epithelzellen gebildet werden und die im ► Abschn. 3.3 ausführlich beschrieben wurden.

Auch direkte Fütterung von Butyrat, Acetat, aber nicht von Propionat, in Trinkwasser 3 Wochen vor der initialen Sensibilisierung auf Erdnüsse führte zu einer Reduktion des Anaphylaxie-Scores, niedrigeren IgE-Serumwerten und Induktion von CD103^{+}-DC-Zellen und Treg-Zellen. Interessanterweise konnte die Gabe von Butyrat und Acetat **nicht** vor Nahrungsmittelallergie schützen, wenn die Darmflora davor mit Antibiotika dezimiert wurde.

Dies demonstriert, dass die positiven Effekte von faserreicher Ernährung nicht ausschließlich von SCFAs, sondern auch von anderen Faktoren, wie zum Beispiel von der Auslösung von TLR-Signalen über MyD88 (s. ► Kap. 4.6) durch die Mikrobiota abhängen dürfte.

4.11.3.6 Wirkung der SCFAs auf IgA

Ernährung mit faserreicher Kost aktiviert auch die IgA-Produktion (Tan et al. 2016), die ebenfalls zur oralen Toleranz beiträgt. Indem die Darmflora IgA-Antworten des Wirts aktiviert, wird umgekehrt wieder die Zusammensetzung des Mikrobioms von IgA reguliert und vor pathogener Besiedlung geschützt. So wird die Homöostase in einer positiven Feedback-Schleife aufrechterhalten.

Zusammenfassend wird immer klarer, wie Ballaststoff-/SCFA-reiche Diät gemeinsam mit der optimalen Zusammensetzung der Mikrobiota die orale Toleranz bewahren (s. ◘ Abb. 4.13) und vor der Entwicklung von Nahrungsmittelallergien schützen können. Dies wird durch Verstärkung der tolerogenen CD103^{+}-DC-Funktionen erreicht. Zusätzlich ist die Toleranzentwicklung jedoch auch von epithelialen GPR43- und immunologischen GPR109a-Signalen abhängig, weil sich die Effekte der faserreichen Ernährung bei GP43- und GPR109a-Knock-out-Mäusen nicht replizieren ließen. Auch MyD88-Signale dürften in diesem komplexen Zusammenspiel eine wichtige Bedeutung haben.

Die aktuellen Forschungsergebnisse belegen immer deutlicher, dass Veränderungen von Diät, Zusammensetzung der Mikrobiota und deren Metaboliten für die Entwicklung von Nahrungsmittelallergien und deren steigende Raten in gewissen Bevölkerungsgruppen verantwortlich sind. Diese Erkenntnisse legen ein therapeutisches Vorgehen sowohl mittels ballaststoffreicher Diät als auch mittels Probiotika zur Vorbeugung und Therapie von Nahrungsmittelallergien, aber auch von allen anderen allergischen Manifestationen nahe.

Nicht zufällig geht die steigende Allergieprävalenz in vielen Ländern mit einer veränderten, „verwestlichten" Nahrungsaufnahme einher. Der typische Amerikaner konsumiert ca. 16 g Ballaststoffe/Tag, somit wesentlich weniger als die empfohlenen 20-35g/Tag. Menschen aus niedrigeren sozioökonomischen Gruppen essen noch weniger Ballaststoffe (King et al. 2012). Bewohner „westlicher" Länder essen häufiger Diäten, die durch hohen Energiegehalt, industriell verarbeitete Nahrungsmittel und reduzierte Aufnahme von Früchten oder Gemüse gekennzeichnet sind.

Mittlerweile gibt es auch einige Studien, die eine Korrelation zwischen Asthmahäufigkeit und Fettleibigkeit nachweisen können (Boulet 2013). Adipositas-induziertes Asthma wird seit einiger

Zeit sogar als eigener Phäno-/Endotyp des Asthma bronchiale klassifiziert (s. ▶ Abschn. 3.7.2.2).

Interventionsstudien zeigten, dass eine mediterrane Diät mit hohem Gemüseanteil, Früchten, Olivenöl und Fisch Asthma vorbeugen kann (Berthon 2013).

Veränderungen der Diät bewirken innerhalb kürzester Zeit Effekte auf die Darmflora. An 98 gesunden Probanden konnte demonstriert werden, dass eine Veränderung von ballaststoffarmer/fettreicher auf ballaststoffreiche/fettarme Ernährung bereits innerhalb von 24 Stunden zu Veränderung der intestinalen Flora führte (Wu et al. 2011).

4.12 Ballaststoffe

Ballaststoffe sind

- **genießbare Teile von Pflanzen:** sämtliche essbaren Teile der Pflanze wie Schale, Blätter, Fruchtfleisch, Samen, Wurzeln: sowohl lösliche, als auch unlösliche Bestandteile,
- **oder ähnliche Kohlehydrate**, bestehend aus komplexen Polysacchariden, meist langkettige Zucker wie Poly- oder Oligosaccharide (Fructo-Oligosacccharide [FOS], Galacto-Oligosaccaride [GOS], Muttermilch),
- die resistent gegenüber enzymatischer und chemischer Verdauung und Absorption im menschlichen Dünndarm sind,
- und erst im Dickdarm komplett oder teilweise fermentiert werden (AACC Report 2001).

Wasserunlösliche Ballaststoffe können nicht resorbiert werden und passieren den gesamten Magen-Darm-Trakt fast unverändert:

Zellulose	aus Getreide, z. B. Weizenkleie, Früchten und Gemüse
Hemizellulose	Arabinoxylan aus Zellwänden von Pflanzen und Getreide
	Arabinogalactan, z. B. Gummi arabicum
Resistente Stärke	in Hülsenfrüchten, Vollkornprodukten, Mais, Kartoffelschale
Pflanzliche Lignine und assoziierte pflanzliche Substanzen	Wachse, Kutine, Tannine

Wasserlösliche Ballaststoffe werden zwar im Dünndarm weder verdaut noch absorbiert, jedoch im Dickdarm durch die dort anwesende Darmflora fermentiert. Bei diesem Prozess entstehen einerseits geruchlose Gase (CO_2, Methan, Wasserstoff), aber auch **kurzkettige Fettsäuren (SCFA)**, wie Buyrat, Propionat und Acetat, die wie vorher erwähnt besondere Auswirkungen auf das Immunsystem haben, jedoch auch die Fettverdauung positiv beeinflussen.

Polyfructosen	z. B. Inulin in Topinambur, Chicoree, Artischocke, Schwarzwurzel
Fructo-Oligosaccaride (FOS)	
Galacto-Oligosaccharide (GOS)	
Arabinoxylane	z. B. Flohsamen
Polyuronide	z. B. Pectin in Fruchtschalen, Gemüsen

Quellen für unlösliche und wenig bis teilweise fermentierbare Ballaststoffe
Vollkorngetreide, Weizen- und Maiskleie, Nüsse und Samen, Kartoffelhaut
Sesam- und Leinsamen
Gemüse: wie Chicoree, Karfiol, grüne Bohnen, Zucchini, Sellerie, Feigenkaktus, Avocados, unreife Bananen
Schalen: z. B. von Weintrauben, Tomaten

Quellen für wasserlösliche, gut fermentierbare Ballaststoffe
Hülsenfrüchte wie Erbsen und Bohnen, Sojabohnen
Hafer, Gerste, Roggen, Chiasamen
Gewisse Gemüsearten wie Brokkoli, Topinambur, Karotten, Schwarzwurzeln
Wurzel und Knollengemüse: Süßkartoffel, Zwiebel

Flohsamen
Einige Früchte wie Feigen, Pflaumen, Beeren, reife Bananen, Apfelschalen, Quitten, Birnen
Nüsse und Mandeln

Oft beinhaltet eine einzige Pflanze wasserunlösliche Ballaststoffe, wie etwa die Schale der Pflaume, und wasserlösliche Ballaststoffe, wie das Fruchtfleisch der Pflaume.
Ballaststoffe haben 3 Hauptaufgaben:

Als **Füllstoffe** absorbieren sie Wasser und können das Stuhlgewicht und die Regelmäßigkeit beeinflussen (wasserlöslich: Flohsamen, wasserunlöslich: Zellulose).

Viskositätserhöhende Fasern verdicken den Inhalt des Intestinaltrakts und schwächen die Zucker- und die Lipidabsorption (Flohsamen und Zellulose).

Fermentierbare Ballaststoffe werden von den Mikrobiota des Darms in kurzkettige Fettsäuren (SCFAs) umgewandelt. Die Fermentierung bewirkt die Expression von vielen Genen im Darm, die die Verdauung, den Fett- und Zuckerstoffwechsel, aber auch das Immunsystem und damit auch allergische Erkrankungen beeinflusst.

Neben der bereits intensiv erörterten Wirkung auf das Immunsystem haben SCFAs noch weitere gesundheitsfördernde Effekte (AACC-Report 2001):

- Regulation des Glukose-Transports in der intestinalen Mukosa und der Glukoseabsorption (Drozdowski et al. 2002)
- Regulation des Blutglukosespiegels mit Reduktion der Insulinausschüttung im Pankreas
- Reduktion des Blutglukosespiegels mit Verbesserung des diabetischen Stoffwechsels bzw. Reduktion des Diabetesrisikos
- Unterdrückung der Cholesterolsynthese in der Leber und Reduktion der LDL-, Cholesterin- und Trigylzeridwerte im Serum, wodurch das Risiko einer kardiovaskulären Erkrankung reduziert wird
- Reduktion des Kolon-pH: Durch Ansäuerung des Kolons wird die Entstehung von Kolonpolypen unterdrückt und die Absorption von Mineralstoffen aus der Nahrung erhöht

Guidelines zur Ballaststoffeinnahme der *Academy of Nutrition and Dietetics* (A.N.D.) (Academy of Nutrition 2018):

- Erwachsene sollten mindestens 20–35 Gramm Ballaststoffe/Tag einnehmen.
- Kinder sollten Ballaststoffe entsprechend ihrem Alter in Gramm aufnehmen plus 5 Gramm/Tag (z. B. 6-jähriges Kind: 6 Gramm plus 5 = 11 Gramm Ballaststoffe).
- Auf ausreichende Flüssigkeitszufuhr ist zu achten.

Die *Harvard School of Public Health* (Harvard School of Public Health 2019) empfiehlt die tägliche Aufnahme von mindestens 20–30 Gramm, am besten in Form von Vollkornprodukten, Obst, Gemüse, Hülsenfrüchten und Nüssen.

Die FDA (*Food and Drug Administration*) hat bereits folgende Ballaststoffquellen als gesundheitsfördernd anerkannt (Soluble Fiber from Certain Foods and Risk of Coronary Heart Disease 2008):

- Flohsamen: 7 Gramm/Tag
- Beta-Glukan von Haferkleie, ganzem Hafer oder Haferflocken: 3 Gramm/Tag
- Beta-Glukan von Vollkorngerste oder trocken gemahlener Gerste: 3 Gramm/Tag

4.13 Omega-3-Fettsäuren

In den letzten Jahrzehnten nahm die Einnahme von Omega-3-Fettsäuren zugunsten von Omega-6-Fettsäuren ab. Nach Analyse der aktuellen Datenlage kam ein schwedisches Review zu dem Schluss, dass der reduzierte Verzehr von Omega-3-Fettsäuren besonders in der Schwangerschaft und frühen Kindheit ein Grund für die steigenden Allergieraten sein könnte, und schlug vor, dass Omega-3-Substitution während der Entwicklungsphase des Immunsystems positive Auswirkungen auf die Allergieentstehung haben könnte (Jenmalm und Duchén 2013).

Auch D'Auria et al. analysierten mehrere Studien mit protektiven Effekten, aber auch einige, die keinen Effekt auf die Asthmaentstehung nachweisen konnten, und schlossen daraus, dass die Gabe von Omega-3-Fettsäuren in der Kindheit zumindest genug Evidenz für eine mögliche Wirkung zu haben scheint und dieser Ansatz unbedingt mit perfekt designten Studien weiterverfolgt werden sollte (D'Auria et al. 2014).

Aufgrund der positiven Ergebnisse bezüglich Prävention von Allergien in der Schwangerschaft und frühen Kindheit wurde 2017 von der *Food and Drug Administration and the Environmental Protection Agency* empfohlen, dass schwangere und stillende Frauen zwei bis drei Fischmahlzeiten mit niedrigem Quecksilbergehalt, also 200 bis 300 g, pro Woche zu sich nehmen sollten (▶ https://www.fda.gov/Food/ResourcesForYou/Consumers/ucm393070.htm).

Diesem wichtigen Thema ist ein eigenes Kapitel (s. ▶ Abschn. 6.8) gewidmet und wird dort näher besprochen.

4.14 AGEs (advanced glycation endproducts)

Nicht nur der Mangel an Ballaststoffen und Omega-3-Fettsäuren, sondern auch der zunehmende Anteil von industriell verarbeiteten Nahrungsmitteln scheint das Immunsystem des Menschen zu irritieren. In letzter Zeit gibt es immer mehr Hinweise, dass Verarbeitung, Konservierung, Lagerung und Sterilisation von Lebensmitteln sowie der finale Kochprozess für den Anstieg von Allergien verantwortlich sein könnten.

AGEs sind schwer abbaubare, fortgeschrittene Glykierungsendprodukte, die durch nicht-enzymatische Reaktion von Aminosäuren mit Zuckern entweder durch exogene Glykierung bei Nahrungsmittel verarbeitenden Prozessen oder durch endogene Glykierung spontan im Körper entstehen (Chuyen 2006).

4.14.1 Exogene Glykierung (auch Glykation)

Exogene Glykierung erfolgt, wenn Kohlehydrate gemeinsam mit Proteinen bei Temperaturen über 120 °C erhitzt werden. Erhitzungsvorgänge wie Braten und Backen von Kuchen, Keksen und Amylase-beinhaltenden Speisen, Langzeitlagerung, aber besonders die Maillard-Reaktion führen zur Entwicklung von neuen Epitopen, die AGEs genannt werden.

Die Maillard-Reaktion hat große Bedeutung in der Nahrungsmittel-verarbeitenden Industrie. In einer mehrstufigen Reaktion werden ab etwa 140 °C Aminosäuren mit reduzierenden Zuckern verbunden. Die entstehende Schiff'sche Base lagert sich mehrmals weiter um, bis der erwünschte Karamellgeruch bzw. der Röstgeruch entsteht. Die braunen, Melanoidine genannten Endprodukte sind geschmacksintensiv und für das typische Aroma von Gebratenem und Gebackenem verantwortlich (Belitz et al. 2009). Vorteil dieser Reaktion ist, dass die Melanoidine den Verderb der Nahrungsmittel hinauszögern, weil sie Luftsauerstoff binden können.

In industrialisierten Ländern verwendet die Lebensmittelindustrie die Maillard-Reaktion sehr häufig, weil die Endprodukte (AGEs) Geschmack, Textur und Geruch vieler Lebensmittel beeinflussen, und setzt sie daher gerne als Geschmacksverstärker, Farbstoff und zur Aufbesserung der Erscheinung von Lebensmitteln ein. Mithilfe der Maillard-Reaktion entsteht dann zum Beispiel bei langer Erwärmung der Aminosäure Cystein mit Glukose das Aroma von Bratzwiebeln, bei kurzer Erwärmung das Aroma von Braten. Auch Laugenbrezel werden über Erhöhung des pH-Werts durch Lauge über die Maillard-Reaktion hergestellt, genauso wie Brotkruste durch trockene Hitze und Kekse durch Bestreichen mit Eiklar oder Zuckerlösung beim Backen. Auch Fleisch, Wurst, Schinken und Käse enthalten große Mengen an AGEs, die sich beim Braten, Grillen und Frittieren noch vervielfachen können (Sathe et al. 2005).

4.14.2 Endogene Glykierung

Auch endogen bilden sich im Serum AGEs in hoher Konzentration, besonders bei erhöhtem Angebot an Blutzucker, der dann mit körpereigenen Proteinen ohne Enzymbeteiligung reagiert (Schiekofer et al. 2003). Lebensmittel, die den Blutzucker am stärksten erhöhen, zeigen auch hohe AGE-Bildung.

Fruktose wirkt stärker AGEs-bildend als Glukose (Sakai et al. 2002). Weizen gilt als starker AGE-Bildner, weil das Amylopektin A des Weizens durch die Amylase schnell verdaut wird und so zu einem hohen Blutglukosespiegel führt. Auch Stress und chronische Entzündungen fördern endogen die Bildung von AGEs (Valencia et al. 2004).

Offensichtlich haben AGEs negative Auswirkungen auf die Gesundheit. AGEs stellen Risikomoleküle für den Alterungsprozess dar (Uribarri et al. 2007). AGEs scheinen mit einer beschleunigten Zellalterung und damit verbundenen degenerativen Erscheinungen einherzugehen und werden auch mit der Auslösung chronischer Entzündungen sowie kardiovaskulären Erkrankungen (Stirban et al. 2014) und der Entstehung von Diabetes in Zusammenhang gebracht. AGEs fördern entzündliche Prozesse durch Bindung an spezielle AGE-Rezeptoren: RAGE (Rezeptor für AGE). RAGE wird von DCs, Makrophagen, T-Lymphozyten und B-Zellen, aber auch von Mastzellen und Basophilen exprimiert (Smith et al. 2017). Bindung der AGEs an die RAGEs von Mastzellen führt innerhalb weniger Sekunden zur Histaminfreisetzung (Sick et al. 2010).

Die Interaktion von RAGE mit Zellliganden führt zur Aktivierung des Transkriptionsfaktors NF-κB und Sekretion von IL-1, IL-6, TNF-α und Insulin-like-growth-Faktor-1. Endothelzellen exprimieren daraufhin Adhäsionsmoleküle ICAM-1 und VCAM-1, die eine endotheliale Inflammation auslösen (Chuah et al. 2013; Ott et al. 2014).

RAGE ist auch Rezeptor für HMGB1 („high mobility group box 1“), einem sogenannten Alarmin, das von absterbenden Zellen bei Gewebsschäden sezerniert wird, um das adaptive Immunsystem zu aktivieren und das System über die „Gefahr zu alarmieren“. Bindung von HMGB1 an RAGE führt zu Aktivierung und Migration von Makrophagen, Neutrophilen, DCs und T-Zellen, wodurch entzündliche und oxidative Prozesse ausgelöst werden (Dumitriu et al. 2005). Somit wird verständlich, dass die Aktivierung der RAGEs durch AGEs ebenfalls inflammatorische Reaktionen auslöst.

An Neuronen beobachtete man als Folge der Glykation von Myelin entzündliche Prozesse wie die Entstehung von Neuropathien, z. B. bei Diabetes mellitus (Singh et al. 2014b), aber auch bei M. Alzheimer könnten AGEs eine pathogenetische Ursache haben (Angeloni 2014). AGEs reichern sich auch in den Augenlinsen an und induzieren dort Katarakte und Fibrosen (Raghavan et al. 2016).

Eine deutsche Gruppe erforschte 2010 (Hilmenyuk et al. 2010), ob AGEs als „Neo-Antigene“ eine Bedeutung bei der Entstehung von Nahrungsmittelallergien haben könnten. Dabei wurde die Reaktion von regulärem, natürlichem Ovalbumin (OVA) auf dendritische Zellen, deren immunstimulatorische Kapazität und die T-Zell-Antwort mit der Reaktion von AGE-Ovalbumin, einem durch Glykation von OVA entstandenen „advanced glycation endproduct“, verglichen.

Man erkannte, dass AGE-OVA stärker von unreifen dendritischen Zellen aufgenommen wurde als das reguläre Ovalbumin und dass es zu einer verstärkten Expression von RAGE, dem Rezeptor für AGEs, und vermehrten Th2-Immunantworten kam.

Sind AGEs auch bei Patienten mit allergischen Erkrankungen vermehrt im Serum nachweisbar?

Eine italienische Gruppe untersuchte die Menge der AGEs im Serum von Patienten mit allergischer Rhinitis im Vergleich zu einer gesunden Kontrollgruppe und fand signifikant erhöhte Werte (Di Lorenzo et al. 2013).

2015 beschrieb ein amerikanisches Forscherteam im *J Allergy Clin Immunol* (Oczypok et al. 2015) die Rolle von RAGE auf das allergische Geschehen näher. Der **Rezeptor RAGE** kommt in großer Menge in der Lunge vor und spielt eine wichtige Rolle bei der Pathogenese von asthmatischen und allergischen, entzündlichen Veränderungen der

Luftwege, weil er die **Ausschüttung der Th2-Zytokine IL-5 und IL-13 fördert.** IL-5 und IL-13 werden von Th2-Zellen, aber auch von Gruppe-2-innate lymphoid cells (ILC2s) sezerniert, die wiederum von dem proallergischen Zytokin IL-33 stimuliert werden (s. ► Abschn. 3.3).

In diesem Versuch wurde nun gezeigt, dass **RAGE die Expression von IL-33 als Antwort auf Allergenkontakt mit der Hausstaubmilbe fördert**, bei Abwesenheit von RAGE (in Knock-out-Mäusen) kam es zu keiner Akkumulation von ILC2s in Mausmodellen mit allergischer Atemwegsentzündung. Dadurch konnte geklärt werden, dass der Rezeptor RAGE die lungenspezifische Akkumulation von ILC2-Zellen mediiert und dadurch die allergische Kaskade der Lunge aktivieren kann.

Diätetische AGEs und AGE-bildende Zucker könnten somit weitere wesentliche Faktoren der steigenden Prävalenz von Allergien darstellen.

Im Oktober 2018 zeigte eine Meta-Analyse von 16 Studien, dass Fastfood-Verzehr 1- bis 2-mal/Woche das Risiko für Asthma, allergische Rhinitis und Ekzem signifikant erhöht. Je mehr Fastfood, desto schlechter: Bei Konsumation von 3 oder mehr Fastfood-Mahlzeiten pro Woche zeigten sich signifikant vermehrt Rhinokonjunktivitis und Ekzem. Beim Vergleich der beiden Fastfood-Gruppen untereinander fand man in der Gruppe der ≥3 Hamburgers & Co-Esser eine signifikant erhöhte Wahrscheinlichkeit, an schwerem Asthma und schwerer Rhinokonjunktivitis zu leiden (Wang et al. 2018b).

◘ Abb. 4.14 zeigt den zeitlich parallelen Anstieg von Fastfood-Ketten und Zuckerverbrauch sowie Allergien in hochentwickelten Ländern. Interessanterweise nahmen in diesem Beobachtungszeitraum auch andere nicht-übertragbare („non communicable") Erkrankungen wie Morbus Crohn, Diabetes und Multiple Sklerose kontinuierlich zu (s. ◘ Abb. 9.1).

Somit staunt man kaum mehr über Studien, die demonstrieren, dass geröstete Erdnüsse eher Allergien auslösen als gekochte oder rohe Erdnüsse (Moghaddam et al. 2014). Obwohl im Westen und in Südostasien ähnliche Mengen Erdnüsse verzehrt werden, werden im Westen oft geröstete oder trocken geröstete Erdnüsse gegessen, während in Asien die Nahrung eher rohe, gekochte oder gebratene Erdnüsse beinhaltet.

Die Oxforder Gruppe ging der Frage nach, ob die, beim Herstellungsprozess des Röstens entstehenden, potenziellen immunmodulatorischen Eigenschaften von AGEs das allergisierende Potenzial verändern können, und konnte ein verstärktes allergenes Potenzial von gerösteten Erdnüssen zeigen.

Auch die renommierte Allergologin Kirsten Beyer demonstrierte in einer Studie, dass gekochte und in der Pfanne gebratene Erdnüsse eine wesentlich geringere IgE-bindende Kapazität haben als trocken geröstete Erdnüsse (Beyer et al. 2001). Dies wirft die Frage auf, ob beim primären Schritt der Sensibilisierung vielleicht sogar das Röstprodukt mit AGEs mehr negative immunmodulatorische Wirkung hat als die Antigenität der Erdnuss an sich.

Verstärkte immunologische Antworten nach Maillard-Reaktion konnten auch bei Hühnereiweiß im Vergleich zu AGE-Hühnereiweiß, das mittels thermischer Prozesse in Gegenwart von Zucker hergestellt wurde, gezeigt werden. Auch hier beobachtete man eine stärkere OVA-spezifische $CD4^+$-T-Zell-Aktivierung nach AGE-Ovalbumin an DCs als bei unbehandeltem Ovalbumin (Ilchmann et al. 2010).

Wie bereits berichtet, löste Ei in gekochter Form bei Kindern im Alter von 4–6 Monaten seltener Allergien aus als in gebackener Form (Koplin et al. 2010).

Auch Erwärmung durch die Mikrowelle erhöht den AGE-Anteil der Nahrung. In Milch, die 1 Minute in der Mikrowelle erwärmt wurde, fand man 5-fach erhöhte Mengen an AGEs, nach 3 Minuten eine Erhöhung um das 86-Fache (Uribarri et al. 2005).

Manchmal kann die Maillard-Reaktion jedoch das allergische Potenzial von Nahrungs-

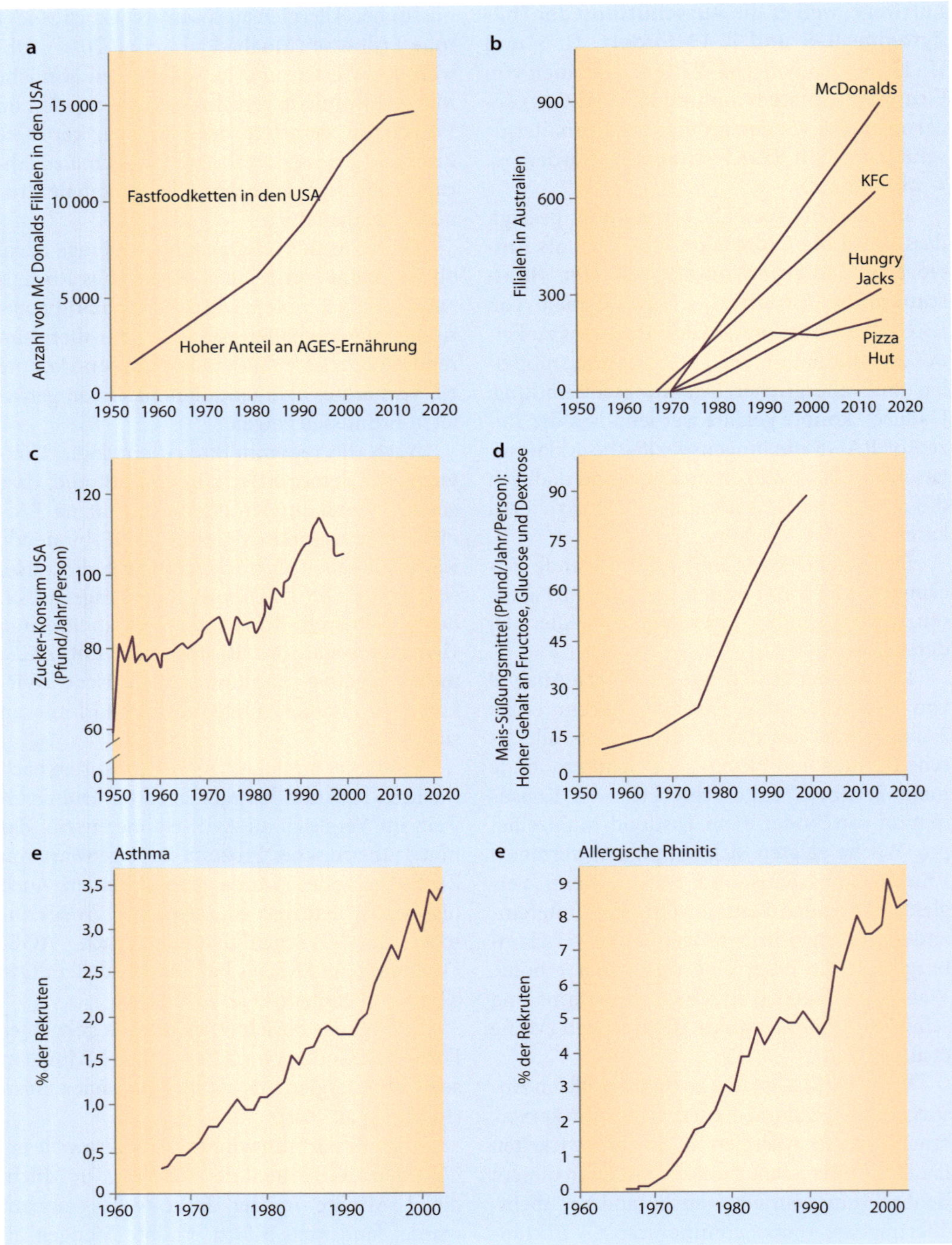

Abb. 4.14 Paralleler Anstieg von Fastfoodketten/Zuckerkonsum und Allergieprävalenz. Mit der massiv vermehrten Aufnahme von AGEs zwischen 1960 und 2000 geht eine Versechsfachung von Asthma und eine Verneunfachung von allergischer Rhinitis einher. (Mod. nach Smith et al. 2017 und Latvala 2005)

mitteln aufgrund der geringen Hitzestabilität der allergenen Proteine reduzieren (bei Muscheln, Tintenfischen, Äpfeln, Kirschen), unabhängig von der Bildung von AGEs (Smith et al. 2017).

Diese Erkenntnisse sollten auch bei zukünftigen Präventionsstrategien in Betracht gezogen werden, nämlich ob man z. B. Babys ab dem 4. Monat geröstete oder rohe/gekochte Erdnüsse/Nahrungsmittel zur Prävention von Allergien anbietet.

Für die Allergieforschung und Allergieprävention wird jedenfalls ein genauer Blick auf die Nahrungsmittel-verarbeitende Industrie notwendig sein, um der weiteren Prävalenz von Allergien entgegenzuwirken.

Initiativen wie die Slow-Food-Bewegung sollten gefördert werden und die Bevölkerung, aber ganz besonders die Schwangeren und jungen Mütter aufgeklärt werden. Denn schon im Mutterleib wird das Kind mit AGE-Stoffwechselprodukten der Mutter belastet.

Tipps für AGEs-reduzierte Ernährung

Nahrung mit hohem AGE-Anteil

- Gezuckerte Nahrungsmittel wie Kekse, Kuchen, Backwaren, Limonaden
- Verarbeitete Nahrungsmittel
- Fetthaltiges (besonders rotes) Fleisch in Kombination mit Glukose und Fruktose
- Frittierte Speisen oder trocken erhitzte Speisen

Nahrung mit niedrigem AGE-Anteil

- Obst und Gemüse
- Fisch
- Vollkornprodukte
- Nudeln
- Pasta

Empfohlene Zubereitungsmethoden

- Schongaren
- Kochen in Wasser, Dämpfen, Pochieren
- Keine hohen Temperaturen, nicht Grillen und trocken Erhitzen

4.15 Mütterliches Rauchen

Eine Meta-Analyse von 43 Studien zeigt deutlich, dass mütterliches Rauchen während der Schwangerschaft die Wahrscheinlichkeit von Giemen vor dem 6. Lebensjahr und ab dem 6. Lebensjahr zusätzlich auch die Wahrscheinlichkeit für Asthma erhöht (Silvestri et al. 2015). Sogar Rauchen der mütterlichen Großmutter während deren Schwangerschaft beeinflusst die Lunge des Enkelkindes! Anhand von 338 Kindern mit Asthma innerhalb der ersten 5 Lebensjahre fand man im Vergleich zu über 500 Kontrollkindern heraus, dass die Chance, Asthma zu entwickeln, verdoppelt war, wenn die Großmutter in der mütterlichen Fetalperiode geraucht hatte. Das Risiko erhöhte sich noch mehr, wenn die Mutter ebenfalls während der Schwangerschaft rauchte (OR = 2.6), verglichen mit einer OR von 1.8, wenn sie nicht rauchte. Diese Studie beweist, wie epigenetische Generationen-übergreifende Einflüsse über permanente Exposition zu Weitergabe und Verstärkung des Phänotyps führen können (Li et al. 2005).

4.16 Magensäure-Blocker

Exposition zu Magensäure-Hemmern in utero führt bei Kindern zu einer Zunahme der Entwicklung von Allergien (OR 1.43, [95 % CI] 1.29–1.59). Bei einer Observationsstudie an einer schwedischen Kohorte von 29.490 Kindern (Dehlink et al. 2009) war Blockade der Magensäure bei Schwangeren assoziiert mit einer Erhöhung der kindlichen Asthmarate (3,7 % der Gesamtpopulation vs. 5,6 % der exponierten Kinder (OR 1.51, 95 % CI 1.35–1.69)).

Die Gruppe um die Wiener Forscherin Eva Untersmayr-Elsenhuber bewies, dass die Anhebung des pH-Werts im Magen durch Magensäure-Hemmer zu einer Veränderung der Verdauungsfunktion des Magens mit verlängerter Persistenz von labilen Nahrungsproteinen im Verdauungstrakt führt, wodurch deren Potenzial, an IgE zu binden, deutlich erhöht wird. Physiologisch aktiviert die Gastrinproduktion die Parietalzellen des Magens zur Sekretion von Salzsäure, die den pH-Wert des Magens senkt, aber auch die verschiedenen Pepsine, die als Proteasen die Nahrungsproteine aufspalten, triggert. Bei einem idealen pH-Wert zwischen 1.8 und 3.2 spalten die Proteasen die großen Proteinkomplexe in kleinere Peptide auf, die dann im Dünndarm über Pankreasenzyme weiter zerkleinert werden, um dann als Einzel-Aminosäure oder maximal als Peptid mit 3 Aminosäuren über die Enterozyten resorbiert zu werden. Ab einem pH-Wert von 5.0 ist die enzymatische Aktivität von Pepsin deutlich herabgesetzt und die Proteine werden zu wenig aufgespalten. Nur diese daraus resultierenden größeren Peptidmoleküle lösen immunologische Antworten aus und werden dadurch zu potenziellen Nahrungsmittelallergenen (Untersmayr und Jensen-Jarolim 2008).

Bereits fünf Tage PPI (Protonenpumpenhemmer)-Einnahme steigern den pH-Wert des Magens auf durchschnittlich pH 5.0 (Prichard et al. 1985). Die natürliche Magensäureproduktion ändert sich im Laufe des Lebens. Neugeborene haben zunächst einen pH-Wert von 6.0–8.0, der 24–48 Stunden postpartal auf 1.0–3.0 abfällt, um dann trotzdem erhöht zu bleiben, bis das Erwachsenen-Niveau mit ca. 2 Jahren erreicht ist (Agunod et al. 1969).

Bei Älteren steigt der pH-Wert des Magens wieder an, sodass 50 % der 60-Jährigen höhere pH-Werte aufweisen (Davies und James 1930).

Murine Experimente *in vivo* zeigten, dass die Gabe von Magensäureblockern allergenspezifische IgE-Antikörper nach Einnahme von Haselnuss, Kaviar und Parvalbumin auslöste sowie eosinophile Infiltration in die Magenmukosa und Hautjucken induzierte. In der Kontrollgruppe ohne Magensäureblocker blieb die Toleranz bestehen (Untersmayr et al. 2003).

In einer klinischen Studie resultierte eine 3-monatige Gabe von H2-Rezeptorblockern oder PPI an 152 gastroenterologische Patienten in einer Booster-Wirkung bei bestehender Nahrungsmittelallergie oder in einer De-novo-IgE-Bildung gegenüber Bestandteilen der normalen Nahrung. Die ausgelöste Sensibilisierung konnte über Skin-Prick-Tests auch 5 Monate nach Beendigung der Therapie nachgewiesen werden. 12 % der Patienten hatten IgE-Antikörper gegen Nahrungsmittel entwickelt (Untersmayr et al. 2005).

Bei einem Doppelblind-Versuch (Untersmayr et al. 2007) wurde Fisch vor der Einnahme von Patienten mit Fischallergie mit Magenenzymen angereichert. Dabei erhöhte sich die tolerierte Allergendosis um das 10- bis 30-Fache.

Diese Versuche veranschaulichen deutlich, dass Magensäureblocker sowohl die Sensibilisierungs- als auch die Effektorphase der Nahrungsmittelallergie massiv beeinflussen, und sollten auch im Licht der wachsenden antiulzerativen Therapien, die in westlichen Ländern bis zu 10 % des nationalen Gesundheitsbudgets ausmachen, gesehen werden (Westbrook et al. 2001).

Trotz genauer Guidelines werden bis zu 60 % der Magensäure-hemmenden Medikamente unsachgemäß während Krankenhausaufenthalten verschrieben und auch danach ohne Indikation als Dauermedikation weiterverwendet (Zink et al. 2005). Aus Sicht der Allergologie erscheint auch die kombinierte Gabe zur *Helicobacter-pylori*-Eradikation mit Antibiotika, die die Diversität der Mikroflora reduzieren, problematisch.

Patienten sollten bei Verschreibung eines Magensäureblockers auf die Möglichkeit einer Sensibilisierung gegenüber Nahrungsmitteln aufgeklärt werden.

4.17 Effekt von Antibiotika in den ersten Lebensjahren

Die Einführung der Antibiotika in den 1950er-Jahren steht in direktem zeitlichen Zusammenhang mit der „2. Welle der Allergie“ – der Zunahme von Asthma, aber auch mit einem weiteren Ansteigen der Heuschnupfenprävalenz. Viele Studien demonstrieren eine direkte Korrelation zwischen der Gabe von Antibiotika, besonders während der Schwangerschaft und frühen Kindheit, und der Entwicklung allergischer Erkrankungen.

Marra publizierte 2009 in *Pediatrics* (Marra et al. 2009) eine longitudinale Kohortenstudie mit 251.817 eingeschlossenen Kindern geboren zwischen 1997 und 2003 und Follow-up mit 2–3, 3–5 und 5–9 Jahren. ◘ Tab. 4.2 zeigt eine signifikante Assoziation zwischen Antibiotikaverbrauch im ersten Lebensjahr und folgender Asthmaentwicklung mit positiver Korrelation zur Dosis, aber unabhängig von der Art des Antibiotikums.

In einer dänischen Geburtskohortenuntersuchung beobachtete man ein fast doppelt so hohes Risiko für Asthma, wenn die Mütter im 3. Trimester der Schwangerschaft Antibiotika eingenommen hatten (Stensballe et al. 2013).

Ein 2014 herausgegebenes Review von mehr als 50 epidemiologischen Studien zeigt eindeutige Evidenz des Zusammenhanges zwischen Antibiotikagabe bei Kindern und einem erhöhten Risiko für allergische Erkrankungen (Bloomfield 2014). Diese Ergebnisse wurden ganz aktuell im Mai 2018 in einer Meta-Analyse von 34 Observationsstudien aus den letzten 5 Jahrzehnten nochmals bestätigt. Anhand von fast 400.000 Kindern sah man erneut ein erhöhtes Risiko für allergische Symptome wie Heuschnupfen, Ekzem und Nahrungsmittelallergie bei jenen Kindern, die innnerhalb der ersten beiden Lebensjahre Antibiotika bekommen hatten, im Vergleich zu Kindern ohne Antibiotikaeinnahme (Ahmadizar et al. 2018). Die Einflüsse der antibiotischen Behandlung dürften sich am schädlichsten im frühen Kindesalter auswirken, genau dann, wenn die Entwicklung des Immunsystems stattfindet. Kommt es in diesem Zeitfenster zu Störungen von „Schlüsseldarmsymbionten" mit fehlenden Signalen an das sich entwickelnde Immunsystem, so kann dies zu weitreichenden Konsequenzen führen und auch viele Jahre später die Entwicklung einer allergischen Erkrankung fördern und begünstigen.

Aber auch ältere Kinder sind gefährdet. 2016 wurde in *Nature Communications* eine finnische Arbeit publiziert (Korpela et al. 2016), die zeigt, dass Makrolid-Antibiotikagabe bei 2- bis 7-jährigen Kindern mit einer lang andauernden Veränderung der Mikrobiomzusammensetzung und des Mikrobiommetabolimus assoziiert ist. Neben einer Reduktion von *Actinobacteria* kommt es zur Vermehrung von *Proteobacteria und Bacteroidetes* und Erhöhung der Makrolidresistenz. Makrolideinsatz war mit erhöhtem Asthmarisiko assoziiert, disponierte die Kinder aber auch zu verstärkter Gewichtszunahme und Übergewicht. Asthma und Adipositas zeigten eine deutlich ausgeprägte, veränderte Zusammensetzung des Mikrobioms und werden oft gemeinsam beobachtet. Penicilline hinterließen geringere Schäden am Mikrobiom des Darms.

Eine einzige antibiotische Intervention kann zu massiven Störungen der Darmflora führen. Dethlefsen (Dethlefsen et al. 2008) analysierte mittels 16S-rRNA-Sequenzierung das Mikrobiom vor und nach einer kurz dauernden oralen Ciprofloxacin-Einnahme in typischer Dosierung für Urogenitalinfekte und Magen-Darm-Infekte. Er beobachtete nach der Therapie eine Reduktion der gesamten Darmbakterien um 1/3 und eine allgemeine Reduktion der Vielfalt. Diese Auswirkungen sind nicht nur im Darm, sondern auch an sämtlichen anderen Epithelien, die allesamt ein Mikrobiom aufweisen, sichtbar.

Jakobsson et al. analysierten die Zusammensetzung des Darm- und Rachenmikrobioms nach 7-tägiger Antibiotikatherapie gegen *Helicobacter pylori* mit Metronidazol 400 mg, Clarithromycin 250 mg und Omeprazol 20 mg 2-mal täglich. Die Analyse demonstrierte, dass die Erholung und Stabilisierung der mikrobiellen Vielfalt sowohl der intestinalen Mikrobiota als auch der Rachenmikrobiota (s. ◘ Abb. 4.15) Monate dauern kann und auch noch 4 Jahre nach der Behandlung signifikante Unterschiede nachweisbar sind (Jakobsson et al. 2010).

Veränderungen der Darmflora können auch über mehrere Generationen weitervererbt werden (Sonnenburg et al. 2016).

Ganz aktuell beobachtete man 2018 bei neonatalen Mäusen, dass Antibiotika-induzierte Dysbiose zur beeinträchtigten Reifung der Treg-Zellen und zu verstärkten Th2-Antworten führte (Wypych und Marsland 2018).

Tab. 4.2 Antbiotikaeinnahme im ersten Lebensjahr und Entwicklung von Asthma (Mod. nach Marra et al. (2009))

Gesamtzahl der beobachteten Kinder	N 251.817	%	Risiko entsprechend dem Alter bei der Diagnosestellung								
				2.-3. Lebens-jahr			3.-5. Lebensjahr			5.-9. Lebensjahr	
			Hazard-Ratio	95 % CI	P	HR	95 % CI	P	HR	95 % CI	P
Anzahl der Kinder mit Antibiotika im ersten Lebensjahr	108.958	43,3	1,60	1,52–1,68	<,0001	1,45	1,39–1,52	<.0001	1,35	1,28–1,44	<,0001
Anzahl der Antibiotika-Verschreibungen											
0	142.859	56,7	1,00	–		1,00	–		1,00	–	<,0001
1–2	83.541	33,2	1,46	1,39–1,55	<,0001	1,36	1,30–1,43	<.0001	1,26	1,19–1,35	<,0001
3–4	18.495	7,3	1,91	1,75–2,07	<,0001	1,60	1,48–1,72	<.0001	1,56	1,41–1,71	<,0001
>4	7016	2,8	2,44	2,18–2,73	<,0001	2,08	1,88–2,30	<.0001	1,76	1,53–2,02	<,0001
Antibiotikaklasse											
Amoxicillin	84 922	33,7	1,35	1,28–1,42	<,0001	1,24	1,19–1,30	<.0001	1,20	1,13–1,27	<,0001
Penicillin	6488	2,6	1,20	1,12–1,30	<,0001	1,20	1,12–1,30	<.0001	1,20	1,12–1,30	<,0001
Cephalosporin	20 731	8,2	1,27	1,21–1,33	<,0001	1,27	1,21–1,33	<.0001	1,27	1,21–1,33	<,0001
Sulfonamid	20 041	8,0	1,12	1,07–1,17	<,0001	1,12	1,07–1,17	<0001	1,12	1,07–1,17	<,0001
Macrolid	23 298	9,3	1,43	1,33–1,54	<,0001	1,28	1,20–1,37	<0001	1,19	1,08–1,31	,0003
Andere	350	0,1	1,11	0,82–1,50	,49	1,11	0,82–1,50	.49	1,11	0,82–1,50	,49

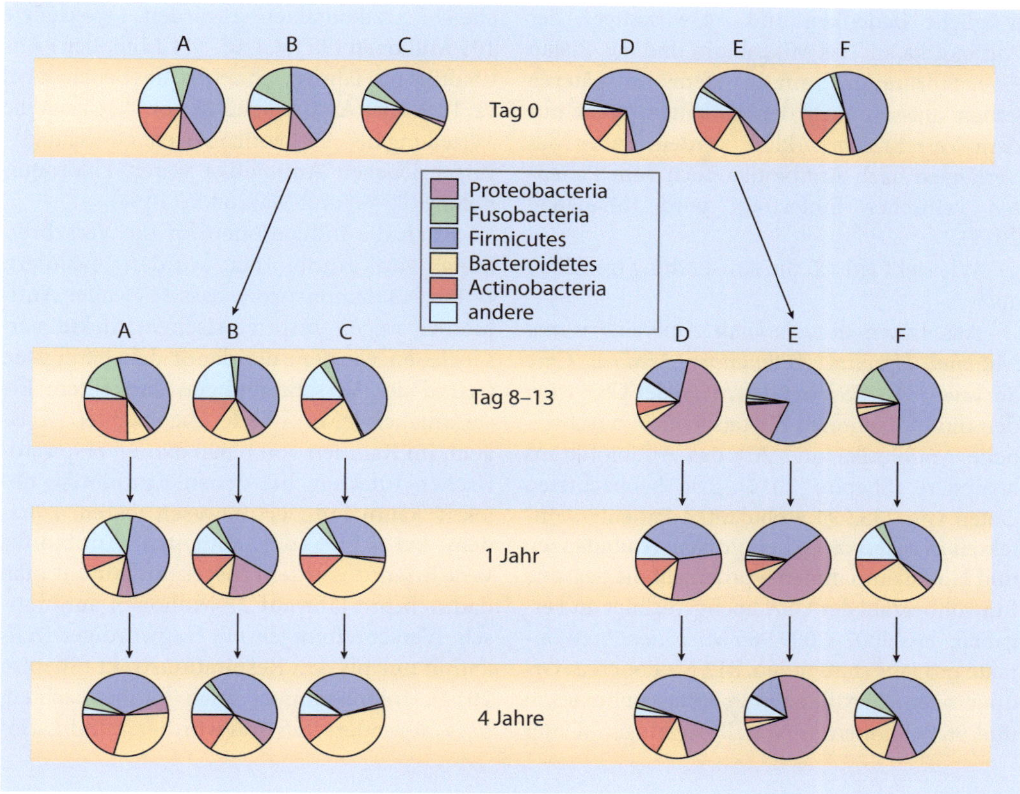

Abb. 4.15 Auswirkungen einer Kurzzeit-Antibiotikatherapie auf das Rachenmikrobiom nach 8–13 Tagen, nach 1 Jahr und 4 Jahren. A-C: 3 Patienten ohne Antibiotikum D-F: 3 Patienten mit Antibiotikum (Mod. nach Jakobsson et al. 2010). Auch noch 4 Jahre nach antibiotischer Therapie ist die mikrobielle Vielfalt des Rachenmikrobioms deutlich verändert.

Aus diesen Daten ergibt sich, dass Antibiotika nur mit größter sorgfältiger Abwägung der Indikation verschrieben werden sollten und deren Einfluss auf das Mikrobiom immer bedacht werden muss.

Die Interessenvertreter und politischen Entscheidungsträger müssen angesichts der steigenden Prävalenz von Allergien (Bloomfield et al. 2016)

- den Fokus von der Angst vor Infektion auf die wichtige gesundheitserhaltende Rolle des Mikrobioms lenken,
- den Fokus nicht nur auf die Antibiotikaresistenz legen, sondern auch auf die Kollateralschäden, die Antibiotika in der physiologischen Flora auslösen, und noch mehr deren vernünftigen Einsatz fordern,
- den Einfluss von Diät auf das Mikrobiom besser kommunizieren,
- die falschen, übersimplifizierenden Interpretationen der Hygiene-Hypothese berichtigen: Desinfektion im Krankenhaus und bei Infektionskrankheiten ist wichtig, um das Eindämmen der multiresistenten Keime zu vermeiden. Stattdessen soll jedoch die Verschreibung von Antibiotika reduziert und der Kontakt zu natürlichen Mikroben im Freien und zu Haustieren gefördert werden.

Mögliche Bedenken und Auswirkungen der Antibiotika auf das Mikrobiom und das Risiko einer Störung des Immunsystems im späteren Leben müssen auch den Patienten, nicht nur dem Verschreiber erklärt werden, damit das Verlangen nach Antibiotika auch vom Patienten kritischer hinterfragt wird (Shanahan 2015).

Wie sieht jedoch die Anwendung im Alltag aus?

Aus Daten des *National Ambulatory and National Hospital Ambulatory Medical Care Surveys (NAMCS und NHAMCS)* der USA wurden die Indikationen für tatsächlich verschriebene Antibiotika und Art des Antibiotikums analysiert (Shapiro 2014). Die beobachteten Daten von 235.994 ambulanten Patientenkontakten in amerikanischen Praxen, Ambulanzen und Notfallaufnahmen wurden auf die gesamte Einwohnerzahl der USA hochgerechnet und ergaben, dass 2007–2009 985 Millionen Arztkontakte pro Jahr stattfanden, 812 Millionen in Ordinationen, 76 Millionen in Spitalsambulanzen und 96 Millionen in Notfallabteilungen. Unter allen Arztkontakten wurden geschätzte 101 Millionen (95 %CI, 91-111 Millionen) Antibiotika pro Jahr verschrieben, das bedeutet bei ca. 10 % aller Arztbesuche. ◘ Abb. 4.16 zeigt die Verteilung der Antibiotika-Arten. Die häufigstverschriebenen Antibiotika waren Fluoroquinolone (25 %) und Makrolide (20 %).

Auch die Indikationen für die Verschreibung von Antibiotika wurden evaluiert. ◘ Tab. 4.3 demonstriert, dass 41 % aller Antibiotika wegen respiratorischer Infekte verschrieben wurden, die damit den häufigsten Grund der Verschreibungen darstellten. Erstaunlicherweise wurde beobachtet, dass auch im Rahmen von jenen akuten respiratorischen Infekten, bei denen Antibiotika objektiv kaum indiziert gewesen wären, trotzdem bei 51 % der Patienten Antibiotika verschrieben wurden! Insgesamt kommt man dadurch pro Jahr auf 27 Millionen antibiotische Verschreibungen mit fragwürdiger Indikation nur für den Respirationstrakt (Shapiro 2014). Interessant ist auch zu beobachten, dass besonders bei fragwürdigen Indikatio-

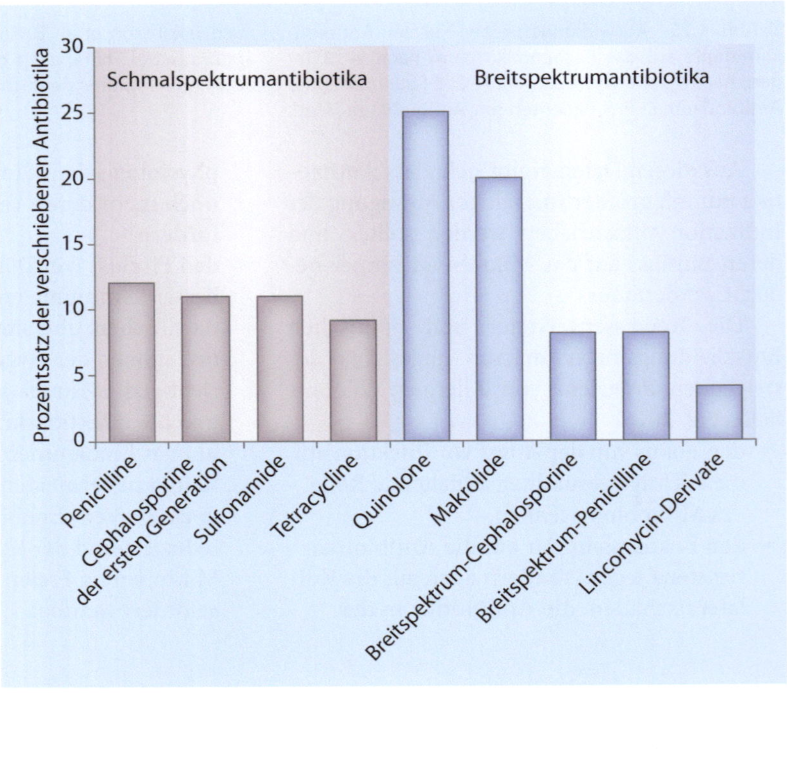

◘ **Abb. 4.16** Antibiotikaverschreibungen in den USA 2007–2009 (Mod. nach Shapiro 2014)

Tab. 4.3 Antibiotikaverschreibung nach Indikation: 2007–2009 USA (Hochrechnung basierend auf 236.994 Arztbesuchen, bei denen 28.036 Antibiotika verschrieben wurden) (Mod. nach Shapiro 2014)

Indikationen	Anzahl der Arztbesuche (Millionen), bei denen Antibiotika verschrieben wurden	Prozentueller Anteil der Arztbesuche, bei denen Antibiotika verschrieben wurden	Prozentueller Anteil von Breitbandantibiotika-Verschreibungen
Respiratorisch	40	38 %	74 %
Akuter Infekt des Respirationstraktes, Antibiotika potenziell indiziert	13	65 %	65 %
Akuter Infekt des Respirationstraktes, Antibiotika kaum indiziert	13	51 %	80 %
Andere respiratorische Indikationen, Antibiotika kaum indiziert	14	23 %	76 %
Andere Indikationen	57	7 %	52 %
Haut/Schleimhäute	18	13 %	38 %
Urogenitaltrakt	12	22 %	68 %
Harnwegsinfekt	8	60 %	69 %
Andere urogenitale Indikationen	4	9 %	67 %
Verdauungstrakt	6	11 %	64 %
Infektiöse Magen-Darm-Erkrankungen	2	10 %	77 %
Andere Störungen des Verdauungstraktes	4	12 %	59 %
Verschiedene Infektionen	3	13 %	54 %
Operativ und postoperativ	1	6 %	47 %
Alle anderen Indikationen	18	3 %	50 %
Gesamtsumme	**97**	**10 %**	**61 %**

nen die Verschreibung von Breitspektrumantibiotika besonders hoch war.

Diese Zahlen sind nicht direkt auf Europa übertragbar. Abb. 4.17 veranschaulicht im Vergleich, dass die meisten Länder Europas weniger Antibiotika verschreiben als die USA. Die deutschsprachigen und baltischen Staaten seien in diesem Vergleich als „Vorzugs-

4

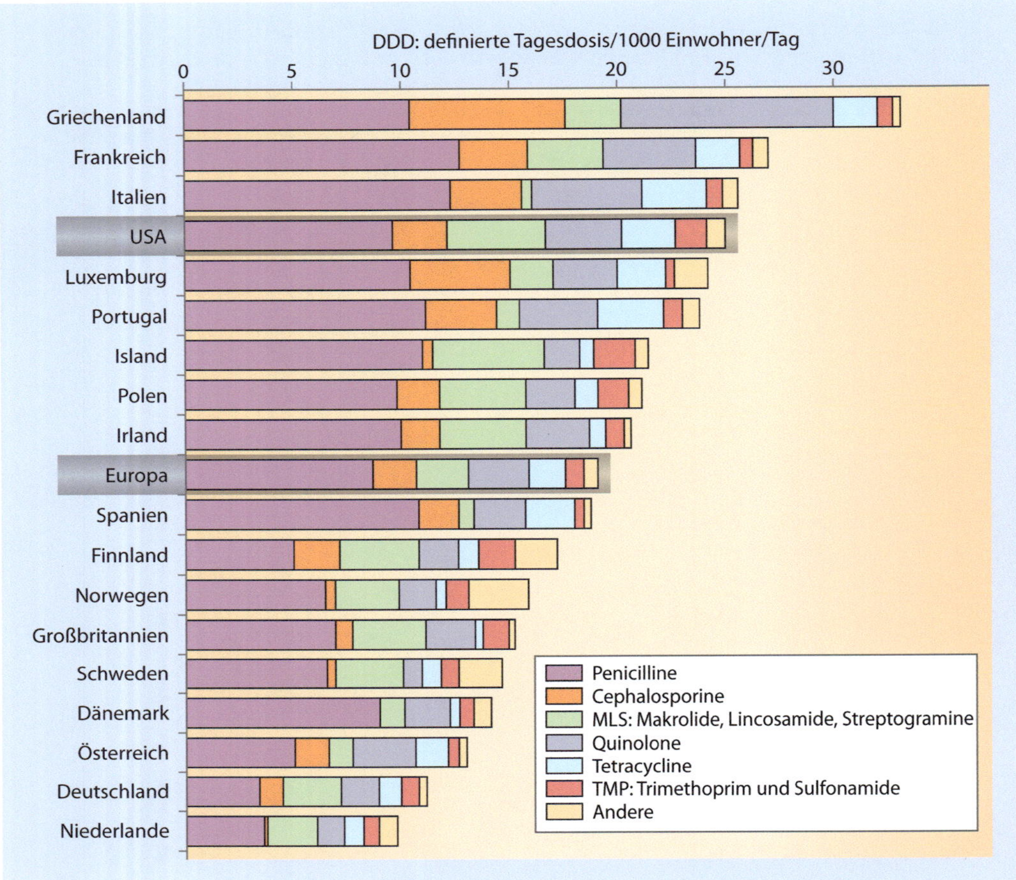

Abb. 4.17 Vergleich: Systemischer Antibiotikaverbrauch von ambulanten Patienten 2004 in den USA und 27 europäischen Ländern (Mod. nach Goossens 2007)

schüler" erwähnt, weil dort relativ wenige Antibiotika allgemein und auch seltener Breitspektrumantibiotika verschrieben werden (Goossens et al. 2007).

Um den Verbrauch von Antibiotika so gering wie möglich zu halten, hat das *American College of Physicians and the Center for Diseases Control and Prevention* einen „**Advice for High-Value Care**" herausgegeben (Harris et al. 2016), der als wichtigste Empfehlung proklamiert:

> „Ärzte sollten **keine** antibiotische Therapie beim akuten Infekt („common cold") verschreiben."

4.17.1 Guidelines: Advices for High Value Care zum Antibiotikaeinsatz bei Infekten (Harris et al. 2016)

Anmerkung der Autorin
Diese Guidelines wurden zur Reduktion des Antibiotikaverbrauchs erstellt. Der Leser möge bei diesen Guidelines auf die häufige Empfehlung von NSAR achten, die nach heutigem Wissen über die Lipidmediatoren (s. ► Kap. 6) etwas kritischer

gesehen werden sollten. Hier besteht ein hoher Bedarf an Alternativen. Erforschung und Anwendung von TCM-Kräutern bzw. westlichen Heilpflanzen könnten Abhilfe schaffen und die symptomatische Therapie ergänzen.

4.17.1.1 Die banale Erkältung

Die banale Erkältung ist die häufigste Erkrankung in den USA. Als selbstlimitierende, milde Infektion der oberen Atemwege zeigt sie Symptome wie Niesen, Schnupfen, Halsschmerzen, niedriges Fieber, Kopfschmerzen und Krankheitsgefühl. Die Symptome sind abhängig von der inflammatorischen Antwort des Wirtsorganismus gegenüber dieser viralen Entzündung. Manchmal treten Komplikationen wie bakterielle Sinusitis, Otitis media oder akute Asthmaexazerbationen auf. Antibiotika spielen keine Rolle bei der Prävention dieser Komplikationen (Kenealy und Arroli 2013). In den USA gibt es 37 Millionen Arztbesuche wegen Erkältung und 30 % dieser Besuche resultieren in der Verschreibung von Antibiotika (Schnappert et al. 2006).

- **Managementstrategien: Clinical Guidelines:**
  - **Antibiotika sollten nicht verschrieben werden, weil sie nicht effizient sind** und zu einer erhöhten Gefahr von Nebenwirkungen führen (Tan et al. 2008). Die Patienten sollten angewiesen werden, dass die Symptome bis zu 2 Wochen dauern können und sie falls sich die Symptome verschlechtern bzw. die Erholung in der erwarteten Zeit nicht eintritt, nochmals den behandelnden Arzt konsultieren sollten. Die Wirkung und Risiken der symptomatischen Therapie sollen deutlich erklärt werden, und auch, dass Antibiotika nicht nützen und Nebenwirkungen haben können.

Symptomatische Therapie:

- Kombination von Antihistaminika/Analgetika/Schleimhaut-abschwellenden Mitteln: Laut einem Cochrane-Review erleichtern diese Mittel zwar bei Erwachsenen und älteren Kindern die Symptome, sollten jedoch wegen des Risikos von vermehrten Nebenwirkungen genau abgewogen werden. Bei kleinen Kindern gibt es laut einem Cochrane-Review von 2012 keine Evidenz für Effektivität (De Sutter et al. 2012). Inhaliertes Iprotropiumbromid, inhaliertes Chromolynsodium, Antitussiva und Analgetika könnten symptomatische Erleichterung schaffen.
- Zink-Supplementierung reduziert die Tage der Infektion bei gesunden Personen, ist aber oft mit Übelkeit verbunden (Singh et al. 2013). Sowohl Vitamin C (Hemilä und Chalker 2013) als auch Echinacea (Karsch-Völk et al. 2014) zeigen in aktuellen Cochrane-Reviews keine Evidenz der Wirksamkeit.

4.17.1.2 Banale Halsschmerzen – Pharyngotonsillitis

Halsschmerzen waren der Grund für 4,3 % aller Arztbesuche in den USA. Die meisten Pharyngitiden sind viralen Ursprungs und werden von Rhino-, Corona-, Adeno-, Herpes-simplex-, Parainfluenza-, Entero-, Epstein-Barr-, Influenza- und Zytomegalieviren ausgelöst.

Laut *New England Journal of Medicine 2011* ist die Wahrscheinlichkeit, dass bei Halsschmerzen *Streptokokken der Gruppe A* als Superinfektion auftreten und Antibiotika gebraucht werden, 10 % (Wessels 2011).

Die tatsächliche Verschreibungsrate von Antibiotika beträgt in den USA jedoch 60 % (Barnett et al. 2014). Ausgehend von 80 % Antibiotikaverschreibungen im Rahmen von akuter Pharyngotonsillitis in den 1980er-Jahren, sank die Rate im Jahr 1993 auf 70 %, wegen folgender großer Anstrengung zur Aufklärung von

Ärzten und Patienten bis zum Jahr 2000 auf 60 %, wo sie bis zum Jahr 2010 stagnierte. Das überschreitet noch immer deutlich die 10 % der Patienten, die die Antibiotika wirklich bräuchten. Die verschriebenen Antibiotika waren zum größten Teil die falschen. Das Guideline-empfohlene Penicillin, das billig und gut verträglich ist, wird nach wie vor zu einem geringen Prozentsatz verschrieben. Breitspektrumantibiotika, besonders Azithromycin, sind wesentlich teurer. Die Kosten für unnötige Verschreibungen von Antibiotika für Halsschmerzen zwischen 1997–2010 betrugen mindestens 500 Millionen $. 5–25 % der Patienten mit Antibiotika entwickeln Diarrhö, einer von 1000 Patienten braucht wegen schwerer Nebenwirkungen die Notfallambulanz.

Deshalb ruft das *American College of Physicians and the Center for Diseases Control and Prevention* die Ärzte auf, folgendermaßen bei Verdacht auf Streptokokken der Gruppe A vorzugehen:

Zuerst Testung der **Centor-Kriterien**:

1. Fieber >38° C
2. Fehlen von Husten (bei zusätzlichem Husten, Schnupfen und oropharyngealen Bläschen oder Ulzera ist eine virale Ursache wahrscheinlich)
3. Geschwollene vordere Halslymphknoten
4. Tonsillenexsudat
5. Kinder: jünger als 15 Jahre

Erst bei mindestens 3 Kriterien sollte ein Schnelltest oder eine Kultur auf Streptokokken der Gruppe A gemacht und das Antibiotikum nur bei positivem Ergebnis verschrieben werden.

Bei besonders unüblichen heftigen Symptomen, schweren Schluckbeschwerden, hohem Fieber und Engegefühl im Hals sollten ein Peritonsillarabszess, ein Parapharyngealabszess, eine Epiglottitis und das Lemierre-Syndrom ausgeschlossen werden, das endemisch vorkommt und durch *Fusobacterium necrophorum* ausgelöst wird. Das Lemierre-Syndrom ist sehr selten, tritt besonders bei Jugendlichen auf und braucht rasche Behandlung, weil es auch lebensbedrohlich sein kann.

Managementstrategien: Clinical Guidelines (nach den 2019 erschienenen *Arznei- und-Vernunft*-Guidelines, einer Zusammenarbeit der Österreichischen Sozialversicherungen, Ärzte, Apotheker und Pharmig/Wirtschaftskammer) (► www.arzneiundvernunft.at/uploads/190111_Leitlinie_Antiinfektiva_Onlineversion_610_DE.pdf):

- Symptomatische Therapie: Analgetika: Aspirin, Acetaminophen, NSAR auch als Lutschtablette, Salzwasser und Gurgeln mit Salbeitee
- Nach positivem Streptokokken-A-Nachweis: Penicillin V, Cefalexin, Cefaclor
- und bei Penicillinallergie: Clarithromycin, Josamycin, Azithromycin, Roxithromycin oder Clindamycin.

Antibiotika verkürzen die Symptome bei nachgewiesenen Streptokokken um 1–2 Tage. Evidenz besteht, dass die antibiotische Therapie Komplikationen wie das rheumatische Fieber und Peritonsillarabszesse verhindert, bezüglich der Prävention von Glomerulonephritis besteht nur schwache Evidenz (Spinks et al. 2013). Eine große englische Studie weist darauf hin, dass Antibiotika zwar der Entstehung von Peritonsillarabszessen vorbeugen, dass jedoch 4000 Patienten behandelt werden müssen, um einen Peritonsillarabszess zu vermeiden (Petersen et al. 2007).

- Bedacht werden sollte auch, dass die Kolonisationsrate von Streptokokken A auch bei asymptomtischen Trägern 15–20 % beträgt.
- Tonsillektomie, nur um rezidivierende Anginen zu vermeiden, wird bei Erwachsenen **nicht** empfohlen (Shulman et al. 2012).
- Studien zur Sinnhaftigkeit der antibiotischen Therapie bei Kindern zeigten Evidenz, dass antibiotische Therapie bei nachgewiesenen Streptokokken A die Dauer der Symptome inklusive Hals- und Kopfschmerzen um einen Tag verkürzt (Zwart et al. 2003).
- Ob Antibiotika die Fieberdauer verkürzen, ist unsicher. Jedoch kann die antibiotische

Therapie die horizontale Übertragung der Erkrankung in Haushalten, Schulen und Kasernen reduzieren und so Sekundärübertragungen vermeiden.

4.17.1.3 Akute Rhinosinusitis

Akute Rhinisinusitis ist eine selbstlimitiernde Erkrankung, ausgelöst durch Viren, Allergene oder Irritantien, die eine Entzündung der Schleimhaut von Nase und Nasennebenhöhlen hervorruft. Klinische Symptome sind nasale Verstopfung und Obstruktion, purulentes Nasensekret, maxillärer Zahnschmerz, Gesichtsschmerz oder -druck, Hyposmie oder Anosmie, Ohrendruck und -schmerz. Die Symptome dauern 1–33 Tage, meist lösen sie sich nach einer Woche auf. In den USA werden jährlich 4,3 Millionen Erwachsene mit Rhinosinusitis diagnostiziert und mehr als 80 % der Arztbesuche resultieren in der Verschreibung von Antibiotika, am häufigsten Makrolide (Fairlie et al. 2012). Die meisten Antibiotika für diesen Zustand sind unnötig (Garbutt et al. 2012).

Eine sekundäre bakterielle Superinfektion entsteht durch Verstopfung der Sinusostien mit Hemmung des Schleimabflusses nach primär viraler Entzündung und tritt in weniger als 2 % der viralen Infekte des oberen Respirationstrakts auf (Hickner et al. 2001). Der Goldstandard zur Diagnose einer bakteriellen Rhinosinusitis wäre Sinuspunktion mit Aspiration des Sekretes. Die am häufigsten isolierten Keime sind *Streptococcus pneumoniae, Haemophilus influenzae, Streptococcus pyogenes* und *Moraxella catarrhalis*. Das Röntgen/CT der Nasennebenhöhlen hat keinen diagnostischen Wert, weil bei Verdickung der Schleimhäute und Sekret nur mit einer 61 % Sensitivität zwischen einer viralen oder bakteriellen Genese unterschieden werden kann. Somit ist Bildgebung als diagnostisches Hilfsmittel nicht hilfreich, weil virale und bakterielle Ursachen dieselben Merkmale zeigen, erhöht die Kosten jedoch um das 4-Fache (Benninger et al. 2000). Daher ist die klinische Beobachtung das wichtigste Kriterium zur Diagnose einer akuten bakteriellen Rhinosinusitis:

- Symptome länger als 10 Tage ohne klinische Verbesserung,
- Fieber über 39° C,
- eitriges Nasensekret und Gesichtsscherz für mehr als 3 Tage,
- Symptomverschlechterung nach anfänglicher Besserung für mehr als 3 Tage mit neu auftretendem Fieber, Kopfschmerz und erneut verstärktem eitrigem Sekret.

Therapie der unkomplizierten akuten Rhinosinusitis

Symptomatisch:

- Analgetika gegen Scherzen und Antipyretika gegen Fieber, topische Nasentropfen, Schleimlöser, saline Nasenspülungen, intranasale Kortikoide und Antihistaminika.
- Eigentlich selbstlimitierend, auch wenn Bakterien mitbeteiligt sind. Beim Einsatz von Antibiotika zeigte sich bei einer Meta-Analyse eine *„number needed to treat"* von 18 für 1 Patienten, um schneller geheilt zu sein, die *„number needed to harm"* wegen Nebenwirkungen war jedoch 8 (Lemiengre et al. 2012). Deshalb empfiehlt die *American Academy of Otolaryngology – Head and Neck Surgery* anfängliches **„watchful waiting"** ohne antibiotische Therapie (Rosenfeld et al. 2015). Auch die *AAP (American Academy of Pediatrics)* empfiehlt sogar nach einer Rhinosinusitis-Dauer von mehr als 10 Tagen die Strategie des „watchful waiting" und die Verwendung von Antibiotika nur bei schweren Verläufen mit Fieber >39° C und eitrigem Nasensekret an mehr als 3 aufeinanderfolgenden Tagen (Wald et al. 2013).

Bei der bakteriellen Superinfektion mit Symptomen gibt es verschiedene Empfehlungen:

- Die *Infection Disease Society of America (IDSA)* empfiehlt Amoxicillin-Clavulansäure, und Doxycyclin als Alternative.

- Die *American Academy of Allergy, Asthma and Immunology (AAAAI)* rät, Amoxicillin den Vorzug zu geben.
- Auch die österreichischen Leitlinie *Arznei undVernunft* (▶ www.arzneiundvernunft.at/uploads/190111_Leitlinie_Antiinfektiva_Onlineversion_610_DE.pdf) rät primär zu Amoxicillin und erst als Alternative zu Amoxicillin-Clavulansäure oder Azithromycin oder Clarithromycin.
- Zusatztherapie mit nasalen Salzspülungen und intranasalen Kortikoiden kann den Antibiotikaverbrauch reduzieren (Hickner et al. 2001). Der Benefit der antibiotischen Therapie bezüglich Vorbeugung von Komplikationen wie orbitale Zellulitis und intrakranieller Abszess ist bis heute nicht bewiesen. Selbst eine im *Lancet* publizierte Meta-Analyse fand keine signifikante Assoziation zwischen Antibiotikaverbrauch und der Rate an Komplikationen (Falagas et al. 2008).

4.17.1.4 Akute unkomplizierte Bronchitis

Die akute unkomplizierte Bronchitis ist eine selbstlimitierende Erkrankung der Bronchien mit Husten, der bis zu 6 Wochen dauern kann. Der Husten kann/muss aber nicht produktiv sein und ist mit milden konstitutionellen Beschwerden verbunden.

Die akute Bronchitis ist eine der häufigsten Erkrankungen mit 100 Millionen Arztbesuchen in den USA (10 %), und bei mehr als 70 % dieser Arztbesuche werden Antibiotika verschrieben (Barnett und Linder 2014). Auch in der Pädiatrie sind die Zahlen ähnlich. Bei 2 Millionen Arztbesuchen in US-amerikanischen pädiatrischen Praxen wegen akuter Bronchitis werden bei 70 % der Kinder Antibiotika verschrieben (Hersh et al. 2011).

90 % der ansonsten gesunden Patienten, die sich mit Bronchitiden in den Ordinationen vorstellen, haben Bronchitiden viraler Genese. Gelbliches Sputum oder in der Farbe wechselndes Sputum (z. B grün zu gelb) weisen nicht auf bakterielle Infektion hin. Purulenz entsteht wegen entzündlicher Zellen oder abgestoßenen Epithelzellen (Gonzales et al. 2001).

Zur Diagnosestellung einer bakteriellen Ursache muss die akute Bronchitis von einer Pneumonie unterschieden werden. Folgende klinische Merkmale entscheiden:

- Tachykardie (HF >100/min)
- Tachypnoe (>24 Atemzüge/Minute)
- Fieber >38° C
- Typische Auskultationsbefunde wie perkutatorische Dämpfung, feinblasige Rasselgeräusche

Therapie der akuten Bronchitis

- In den aktuellen Guidelines: **keine** Antibiotika bei Abwesenheit von Pneumonie! Eine Studie verglich Antibiotika (Amoxicillin/Clavulansäure) mit Ibuprofen und Placebo bei akuter Bronchitis und konnte keine Unterschiede in der Dauer der akuten Bronchitis zwischen den Gruppen erkennen (Llor et al. 2013). In einer aktuellen Meta-Analyse der Cochrane Database von 2014 fand man nur limitierte Evidenz für Antibiotika bei akuter Bronchitis, die jedoch im breiten Kontext mit vermehrten Nebenwirkungen bei Antibiotika-behandelten Patienten sowie Resistenzentwicklung und Kosten für antibiotische Behandlung gesehen werden sollte (Smith et al. 2014).
- Expektoranzien (Guaifenesin)
- Histamine der ersten Generation (Diphenhydramin)
- Fraglich: Beta-Mimetika, verbessern jedoch laut Cochrane-Meta-Analyse bei Patienten ohne Asthma und COPD die Symptome nicht (Becker et al. 2015).
- Abschwellende Mittel (Phenylephrine)
- Antibiotika **nur**, wenn eine Pneumonie diagnostiziert wird.

4.17.1.5 Otitis media

Die Otitis media ist eine der häufigsten entzündlichen Erkrankungen im Säuglingsalter und stellt den dritthäufigsten Verschreibungsgrund für Antibiotika in dieser Altersklasse dar. Die Prävalenz im ersten Lebensjahr liegt bei 18,7 %, im zweiten Lebensjahr bei 31,6 % und im dritten Lebensjahr bei 31,7 %. Bis zum beendeten dritten Lebensjahr treten bei der Hälfte aller Kinder mit Otitis media drei oder mehr Episoden auf. Primär ist die AOM (akute Otitis media) meistens viral, der häufigste Erreger bei Kindern ist das RSV-Virus. Die bakterielle Superinfektion erfolgt meist durch *Streptococcus pneumiae* und *Haemophilus influenzae*, gefolgt von *Moraxella catarrhalis* und selten *Streptoccoccus Gruppe A*, *Staphylococcus aureus* sowie *Streptococcus pyogenes*.

Diagnose (Hersh et al. 2013)

- Leicht bis stark vorgewölbtes Trommelfell mit oder ohne Rötung bzw. vermehrter Gefäßzeichnung, Trübung mit Verstreichen des Lichtreflexes
- Otorrhö, die nicht mit Otitis externa in Verbindung gebracht werden kann
- Otalgie
- Fieber

Therapie: Analgetika, abschwellende Nasentropfen

Antibiotika eher bei:

1. Alter des Kindes <23 Monate (lt. Guidelines sollten Säuglinge bis zum 6. Lebensmonat immer Antibiotika bekommen)
2. Beidseitig eher als einseitig
3. Fieber >39° C
4. Schweren Ohrenschmerzen, >48 Stunden

Antibiotika (Goossens et al. 2007):

- Therapie der Wahl: Amoxicillin
- Bei fehlender Symptomlinderung innerhalb von 2–3 Tagen, Säuglingen bis zum 6. Lebensmonat, Kinder <2 Jahre mit bilateraler AOM, massiver Klinik bzw. vorangegangener Antibiotikatherapie in den letzten 4 Wochen: Amoxicillin/Clavulansäure
- Bei Penicillinallergie: Azithromycin, Clarithromycin, Josamycin, Roxithromycin

Die Rolle der Beobachtung bzw. **„wait and see"** oder **„watchful waiting"** statt sofortiger antibiotischer Therapie ist eine neue, wichtige Erwägung mit akuter Otitis media und akuter bakterieller Sinusitis. Studien bei Kindern mit AOM zeigten, dass dieser Zugang den antibiotischen Verbrauch reduzieren kann und dass dieser von den Familien gut angenommen wird. Wenn engmaschige Kontrollen durchgeführt werden, entstehen keine negativen gesundheitlichen Auswirkungen (Lieberthal et al. 2013). Laut *AAP (American Academy for Pediatrics)* sollte „watchful waiting" eher bei älteren Kindern, bei Einseitigkeit, ohne schwere Symptome angewendet werden und ist eine Möglichkeit zur gemeinsamen Entscheidungsfindung mit Patienten und deren Familien in Abwägung der möglichen Vorteile und Risiken der sofortigen antibiotischen Therapie.

Einige Studien und Meta-Analysen zeigten, dass

- sich mindestens die Hälfte der Patienten mit akuter Otitis media auch ohne Antibiotika erholt (Vouloumanou et al. 2009),
- Genesung mit antibiotischer Therapie beschleunigt wird (Glasziou et al. 2004),
- Genesung ohne Antibiotika weniger wahrscheinlich bei kleineren Kindern, mit beidseitiger AOM und schwereren Symptomen ist (Rovers et al. 2006).
- Eine aktuelles Cochrane-Review von 2015 (Venekamp et al. 2015) demonstrierte interessante Details: Anhand von 3401 Kindern mit 3938 Episoden von AOM aus einkommensstarken Ländern zeigte sich, dass sich nach sofortiger Antibiotikatherapie im Vergleich zu Placebo, 60 % der Kinder komplett erholten, egal ob sie Antibiotika erhalten hatten oder nicht. Der Ohrenschmerz war bei der antibiotisch behandelten Gruppe im Vergleich zur Nicht-Antibiotikagruppe nach 24 h nicht reduziert, aber nach 2–3 Tagen war der Restschmerz bei 1/3 der antibiotisch behandelten Kinder geringer und nach 4–7 Tagen bei 1/4. Antibiotika reduzierten die Zahl der abnormen Tympanometrien nach 2–4 Wochen und 6–8 Wochen. Auch die Anzahl der Trommelfellperforationen war in der Antibiotikagruppe reduziert, die

> kontralateralen Episoden waren halbiert. Nach 3 Monaten jedoch hatten die Antibiotika im Vergleich zu Placebo weder die abnormen Tympanometrien noch die AOM-Rezidive reduziert. Umgekehrt war antibiotische Therapie öfter assoziiert mit Nebenwirkungen, wie Erbrechen, Diarrhö und Urtikaria.
>
> Auch weitere Studien (Venekamp et al. 2015), die die sofortige Einnahme von Antibiotika mit „watchful waiting" verglichen, können als Vergleich herangezogen werden und zeigten, dass sofortige Einnahme von Antibiotika den Schmerz zwischen dem 3. und 7. Tag nicht reduzierte und dass keine Unterschiede bei abnormen Tympanogrammen nach 4 Wochen sowie keine Unterschiede bei Trommelfellperforationen und AOM-Rezidiven zu finden waren. Somit gilt als bestätigt, dass „watchful waiting" eine sinnvolle Strategie darstellt. Die Vorteile des Antibiotikums sollen gegen die Nebenwirkungen abgewogen werden. Jedes 14. Kind mit Antibiotikatherapie hatte Nebenwirkungen.

Somit ist es wichtig, zu betonen, dass – obwohl zahlreiche Studien die Wirksamkeit von Antibiotika bei AOM zeigen – sich bei der Mehrheit der Patienten schlussendlich die Symptome von selbst ohne Komplikationen lösen, unabhängig von der Therapie. Das Potenzial der Vorbeugung von Komplikationen, wie Mastoiditis, trägt zur Entscheidungsfindung, ob Antibiotika bei AOM verwendet werden, bei. Auch hier konnten die vorher erwähnten großen, randomisierten Studien und Meta-Analysen keinen signifikanten Benefit erkennen, diese seltenen Komplikationen zu vermeiden. Beobachtungen einer Studie aus Großbritannien mit 1 Million AOM-Episoden demonstierten, dass sich die akute Mastoiditis meist schon bei der initialen Untersuchung präsentiert und dass die NNT („number needed to treat"), um eine Episode von Mastoiditis zu verhindern, 5000 beträgt (Thompson et al. 2009).

4.17.2 Nachteile der antibiotischen Therapie und mögliche Schäden

Strenge Kriterien zur Indikationsstellung von Antibiotikaverschreibungen sind enorm wichtig. Bei Unklarheit, ob ein Infekt des Respirationstrakts von Bakterien ausgelöst wird oder nicht, können die Schäden der antibiotischen Therapie die Vorteile überwiegen.

1. Kurzfristige Nebenwirkungen: Antibiotika sind für die meisten ungeplanten Arztbesuche wegen Medikamentennebenwirkungen verantwortlich, alleine 150.000 jährlich in den USA (Bourgeois et al. 2009). Nebenwirkungen von antibiotischen Therapien können von mild (Durchfall und Urtikaria), über schwer (Steven-Johnson-Syndrom) bis lebensbedrohlich (anaphylaktischer Schock, plötzlicher Herztod) sein. In einer Studie zu AOM entwickelten 47 % der Kinder nach Amoxicillin-Clavulansäure-Therapie Diarrhö und 8,7 % Ekzeme (Tähtinen et al. 2011).
2. Langfristige Nebenwirkungen: Es besteht immer stärkere Evidenz, dass Antibiotika, die in der frühen Kindheit – aber auch später – verabreicht werden, über Schädigung des Darmmikrobioms und dadurch auch des darmassoziierten Immunsystems langfristige und dauerhafte gesundheitsschädliche Auswirkungen auslösen können und an der Entstehung von allergischen Erkrankungen wie Ekzem, Asthma und Rhinosinusitis sowie entzündlichen Darmerkrankungen und Adipositas beteiligt sind (Kronman et al. 2012; Tsakok et al. 2013; Jedrychowski et al. 2011).
3. Die Beziehung zwischen Antibiotikaexposition und Entwicklung von antibiotischen Resistenzen auf dem individuellen, aber auch auf dem allgemeinen Bevölkerungsniveau stellt eine der ernsthaftesten Bedrohung für die Gesundheit der Menschheit dar. Das *Europaen Centre for Disease Prevention and Control* schätzt, dass **jährlich**

4,1 Millionen Europäer an nosokomialen Keimen erkranken und 33.000 Europäer jährlich an bakteriellen Infektionen mit resistenten Keimen sterben (▶ https://ecdc.europa.eu/en/healthcare-associated-infections). Der damit verbundene wirtschaftliche Schaden wird von der EU mit etwa 1,5 Mrd. Euro beziffert (▶ https://ec.europa.eu/germany/news/eu-geht-gegen-resistente-gefährliche-keime-vor_de). Deshalb verabschiedete die EU-Kommission im Juni 2017 einen neuen Aktionsplan zur Bekämpfung antimikrobieller Resistenzen.

In Anbetracht der wenigen neuen antibiotischen Substanzen weiß man heute, dass in Zukunft Infektionskrankheiten wesentlich schwieriger zu behandeln sein werden. Meta-Analysen beweisen, dass schon ein einziges eingenommenes Antibiotikum als Folge Resistenzen im selben Individuum auslösen kann, sofort, oder aber bis 1 Jahr lang nach Einnahme. Je öfter und je länger die antibiotische Therapie durchgeführt wird, desto wahrscheinlicher ist eine Resistenzentwicklung (Costelloe et al. 2010).

Untersuchungen zeigen auch, dass die wenigsten antibiotischen Zyklen für die kürzest mögliche Zeit dem Individuum, aber auch der Gemeinschaft am zuträglichsten sind (Hicks et al. 2011). Man konnte auch nachweisen, dass bei Patienten, die schon mehrere Zyklen von einem gewissen Antibiotikum innerhalb der vergangenen 12 Monate erhalten hatten, bei neuerlicher Erkrankung unbedingt das Antibiotikum gewechselt werden sollte, um die Resistenzen nicht weiter zu erhöhen.

Auch die WHO (▶ www.who.int/medicines/publications/essentialmedicines/en/) führte erstmals 3 Kategorien für Antibiotika ein:

- „Access"-Gruppe: Antibiotika, die für alle jederzeit zur Verfügung stehen (z. B. Amoxicillin bei Pneumonie)
- „Watch"-Gruppe: Antibioitka als Therapie erster und zweiter Wahl bei speziellen Indikationen (z. B. Ciprofloxacin bei Zystitis)
- „Reserve"-Gruppe: nur bei schweren, lebensbedrohlichen Erkrankungen (z. B. Colistin und manche Cephalosporine)

Deshalb ist jeder Arzt aufgefordert, die Wahrnehmung für dieses Problem zu erhöhen und die inadäquate Verschreibung von Antibiotika zu reduzieren. Den Primärversorgern muss weltweit klar sein, dass sie für die Mehrheit der verschriebenen Antibiotika verantwortlich sind! Bis jetzt sehen jedoch noch zu wenige Mediziner und Patienten die antibiotische Resistenzentwicklung als Grund, vom Gebrauch von Antibiotika Abstand zu nehmen, bzw. ziehen die individuelle und allgemeine Resistenzentwicklung nicht in Erwägung, wenn sie sich für oder gegen ein Antibiotikum im individuellen Fall entscheiden.

Bei den eigenen Kindern verhalten sich Ärzte jedoch restriktiver hinsichtlich der Verschreibepraxis von Antibiotika. An 53.733 Krankheitsepisoden bei Kindern mit „common cold" und akuter Bronchitis belegt eine Studie aus Taiwan, dass Kindern von Ärzten nur halb so viele und Kindern von Pharmazeuten nur 2/3 der Antibiotika verschrieben wurden wie dem Rest der Kinder; sie untermauert damit die Hypothese, dass die Medizin „begreifende" Eltern einen Maßstab für realisierbare und erreichbare, mögliche Verbesserungen in der Verschreibungspraxis von Antibiotika darstellen können (Huang et al. 2005).

> **Anwendung von strengen diagnostischen Kriterien und Verschreibung von Antibiotika nur dann, wenn die Vorteile bestens bekannt sind, sind notwendig, um die Folgen des übermäßigen Einsatzes beim Einzelnen, aber auch in der Bevölkerung zu minimieren.**

In den letzten beiden Jahrzehnten haben viele Interventionen gezeigt, dass die Raten der Antibiotikaverschreibungen durch bessere Aufklärung der Ärzte, aber auch der Patienten gesenkt werden können. Sorgen wegen der Patientenzufriedenheit limitieren oft den Erfolg dieser Interventionen, weil Patienten oft Druck auf den verschreibenden Arzt machen, und führen in Folge zu vermehrten Verschreibungen. Die Patientenzufriedenheit hängt jedoch oft von der patientenzentrierten Qualität der Behandlung ab, bei der genug Zeit und Information über die Krankheit geboten wird.

Oft hilft es da schon, nicht von einer Bronchitis zu sprechen, sondern von einer „Verkühlung des Brustkorbes" bzw. Informationsblätter (▶ www.cdc.gov/getsmart) über sachgemäßen Antibiotikaeinsatz bzw. Alternativen anzubieten, um die Symptome zu verbessern.

Eine aktuelle Studie konnte die antibiotischen Verschreibungen für Atemwegsinfekte um bis zu 85 % reduzieren und die Patientenzufriedenheit erhöhen, wenn man den Patienten Ratschläge für symptomatische Therapie gab und erklärte, warum Antibiotika nicht indiziert wären (Mangione-Smith et al. 2015). Ein systematisches Review zeigt, dass eine vielfacettige Intervention über Aufklärung der Ärzte und Patienten in kleinen Gruppen und öffentliche Bewusstmachung durch Informationsmaterial-Verteilung am effektivsten sind (Arnold und Straus 2005).

Obwohl jeder für sich selbst verantwortlich ist, sind es die Ärzte, die die Antibiotika verschreiben.

Die Reduktion von unsachgemäßer Verschreibung von Antibiotika wird die Behandlungsqualität verbessern, die Gesundheitskosten senken, die Effektivität der Antibiotika bewahren und zur Allergieprävention beitragen.

4.18 Einfluss von Antipyretika auf die Entwicklung von Allergien

4.18.1 Paracetamol

Paracetamol, in der englischsprachigen Literatur als Acetaminophen bekannt, ist einer der häufigst verschriebenen Fiebersenker und Schmerzmittel. Nach 2 Untersuchungen im Rahmen der ISAAC-Studie an insgesamt ca. 500.000 Kindern wird Paracetamol weltweit kritisch beobachtet:

Zunächst wurde bei 205.487 6- bis 7-jährigen Kindern aus 31 Ländern gezeigt (Beasley et al. 2008), dass die Paracetamol-Verabreichung bei Fieber, sowohl im ersten Lebensjahr als auch zwischen dem 6. und 7. Lebensjahr, mit einem erhöhten Risiko für Asthma, Rhinokonjunktivitis und Ekzem assoziiert ist. Aktuelle Anwendung von Paracetamol war assoziiert mit einem dosisabhängigen erhöhten Risiko von Asthmasymptomen (OR 1.61) bei mäßigem Gebrauch und einer OR 3.23 bei häufigem Gebrauch.

Dieselbe Gruppe untersuchte auch 322.959 13- bis 14-jährige Kinder aus 50 Ländern (Beasley et al. 2011) und kam auch bei den älteren Kindern zu dem Ergebnis, dass der Gebrauch von Paracetamol mit einem dosisabhängigen erhöhten Risiko für Asthma, Rhinokonjunktivitis und Ekzem verbunden war (OR 1.43 für mäßigen Gebrauch, OR 2.51 für hohen Verbrauch).

Diese Daten konnten in einer Geburtskohortenstudie repliziert werden (Wickens et al. 2011). Kinder, die vor dem 15. Lebensmonat Paracetamol eingenommen hatten, zeigten im Alter von 6 Jahren ein 3.6-fach erhöhtes Atopie-Risiko, während Paracetamoleinnahme zwischen 5 und 6 Jahren dosisabhängig mit rezidivierendem Giemen und Asthmaexazerbationen zusammenhing. Im Vergleich zu Kindern, die nur kleine Mengen (bis zu 2 Einzelgaben) Paracetamol erhalten hatten, war die OR für Asthmaexazerbationen bei Kindern mit 3–10 Einzelgaben 1.63, und stieg bei mehr als 10 Einzelgaben auf 2.16. Die Atopierate war in dieser Gruppe nicht erhöht. Die Autoren schlossen, dass Paracetamol eine Rolle bei der Entwicklung von Atopien und für die Aufrechterhaltung der Asthmasymptome habe.

Eine Gruppe aus Harvard relativierte diese Ergebnisse und warf den davor erwähnten Studien eine mangelnde Bereinigung des Störfaktors „respiratorischer Infekt" vor, der auch isoliert zu einer Vermehrung der Atopiehäufigkeit führen kann. In einer longitudinalen Studie wurde in einer Vorgeburtskohorte von 1490 Mutter/Kind-Paaren die Einnahme von Ibuprofen und Acetaminophen in der Schwangerschaft und im ersten Lebensjahr im Zusammenhang mit Asthmaentwicklung in der Kindheit beobachtet. Vor Bereinigung des Faktors respiratorischer Infekt wurde ein erhöhtes Risiko für Asthma festgestellt, das sich nach Bereinigung dieses Faktors nur mehr nach pränataler Gabe von Acetaminophen nachweisen ließ (Sordillo et al. 2015).

(Kommentar der Autorin: Die Fragestellung Ursache–Wirkung ist in dieser Indikation besonders schwierig, wo doch Antipyretika/Analgetika bei Kindern fast ausschließlich bei Infekten eingesetzt werden. Wahrscheinlich blieb aus diesem Grund nach Bereinung des Störfaktors nur mehr für die pränatale Gabe eine positive Korrelation übrig.)

Auch pränatale Gabe von Acetaminophen bei Mäusen zeigte ein erhöhtes Risiko für Atemwegsentzündung mit vermehrter Infiltration von Leukozyten und Eosinophilen, wenn diese Mäuse das Erwachsenenalter erreicht hatten (Karimi et al. 2015).

Der pharmazeutische Wirkmechanismus von Paracetamol ist nicht eindeutig geklärt. Einerseits hemmt es in hohen Konzentrationen die Cyclooxygenase-Aktivität von COX-1 und COX-2 und folglich die Bildung von Prostaglandinen (Gentry et al. 2015). Eine mögliche Ursache scheint die Hemmung einer Phenoxyl-Radikalbildung und der Peroxidase-Funktion zu sein, die für die COX-1- und COX-2-Enzymsynthese notwendig wären. Paracetamol hemmt selektiv die Bildung von Prostaglandinen bei niedrigen Arachidonsäure- und Peroxidase-Mengen, während es bei hohen Mengen nur geringe Aktivität zeigt. Dies erklärt die Wirkung bei leichten Entzündungen und die Unwirksamkeit bei schwerer Inflammation wie primär chronischer Polyarthritis und akuter Gicht. Paracetamol dürfte eine gewisse COX-2-Selektivität haben, weil es kaum gastrointestinale Nebenwirkungen und eine nur sehr schwache antikoagulierende Wirkung zeigt. Auch hepatotoxische Nebenwirkungen sind bekannt. (Graham et al. 2013).

Zusätzlich dürften Paracetamol und seine Metaboliten auch über die sensorischen Neurone der TRP-Kanäle („transient receptor potential channels") analgetische und antipyretische Wirkungen entfalten. Aktuell wird diskutiert, dass die Wirkung von Paracetamol über N-Arachidonoylphenolamin mediiert wird. N-Arachidonoylphenolamin wird durch Konjugation des Paracetamol-Metaboliten p-Aminophenol mit Arachidonsäure im Gehirn gebildet und gilt als Aktivator des Capsicain-Rezeptors TRPV1, der die Wiederaufnahme von Endocannabinoiden und Anandamiden in das postsynatische Neuron hemmt (Sharma et al. 2017).

4.18.2 Ibuprofen

Ibuprofen wird sehr häufig beim banalen Infekt in der pädiatrischen und HNO-Praxis verwendet und wird in allen Guidelines zur Fiebersenkung und Schmerzreduktion empfohlen. Ibuprofen ist ein COX-1- und COX-2-Hemmer, wobei neueste Forschungen zeigen, dass seine antiinflammatorische und analgetische Wirkung eher durch Hemmung der COX-2 als der COX-1 hervorgerufen wird (Orlando et al. 2015). Wie in den Kapiteln über die AERD und über die Lipidmediatoren (s. ► Kap. 6) noch genauer beschrieben werden wird, kommt es über Veränderung des Arachidonsäure-Metabolismus zu einer Überproduktion von Leukotrienen sowie zu einem Mangel an antiinflammatorischen Prostaglandinen und Lipoxinen, woraus entzündliche Reaktionen in den oberen und unteren Atemwegen resultieren können (Buchheit et al. 2016). Das allergische Potenzial von Ibuprofen wurde bei hundert 6- bis 18-jährigen Kindern mit mildem oder moderatem Asthma getestet. Nach Gabe von einer Einzeldosis Ibuprofen wurde bei 2 % der Kinder ein Bronchospasmus mittels Spirometrie festgestellt. Obwohl die Bronchospasmus-Rate niedrig war, raten die Autoren zur Vorsicht bei der Gabe von Ibuprofen an asthmatische Kinder (Debley et al. 2005).

Weil die Diskussion in Gang gekommen war und viele Ärzte verunsichert waren, welcher Fiebersenker zu bevorzugen sei, publizierte das *NEJM* zu diesem Thema im August 2016 eine Vergleichsstudie zwischen Paracetamol und Ibuprofen an 300 ein- bis fünfjährigen Kindern mit mildem, persistierendem Asthma und verglich die Anzahl der schweren Asthmaexazerbationen, bei denen systemische Glukokortikoide gebraucht wurden, mit der Anzahl der eingenommenen Dosen von Acetaminophen/Paracetamol und Ibuprofen, die gegen Schmerzen und Fieber innerhalb einer 48-wöchigen Beobachtungsperiode verbraucht wurden (Sheehan et al. 2016). Die Teilnehmer erhielten im Median 5.5 Dosen (interquartile Range 1.0–18.0) – ohne signifikanten Unterschied zwischen den Gruppen. Auch die Anzahl der akuten Exazerbationen unterschied sich nicht signifikant mit einem Median von 0.81 pro Kind mit Acetaminophen und 0.87 pro Kind mit Ibuprofen. In der Acetaminophen-Gruppe hatten 49 % der Kinder mindestens eine und 21 % der Kinder mindestens 2 akute Exazerbationen, verglichen mit 47 % und 24 % in der Ibuprofen-Gruppe. Alle Kinder erhielten Medikamente zur Standard-Asthmakontrolle und auch beim inhalativen β-Mimetika-Verbrauch sah man kaum Unterschiede. Die Autoren konnten somit die praktische klinische Frage beantworten, dass Acetaminophen nicht häufiger akute Asthma-verbundene Komplikationen auslöst als Ibuprofen.

Weil aus ethischen Gründen kein Vergleich gegen Placebo durchgeführt wurde, schlossen die Autoren jedoch die Möglichkeit nicht aus, dass jeweils beide Substanzen an einem parallelen Anstieg der Exazerbationen mit steigender Anzahl der Dosen verantwortlich sein könnten. Diese Möglichkeit wurde von den Autoren jedoch aufgrund der unterschiedlichen Wirkmechanismen der Substanzen als höchst unwahrscheinlich interpretiert.

In ◘ Abb. 4.18 sieht man jedoch deutlich, dass die Anzahl der Asthmaexazerbationen mit steigender Anzahl/Dosis der beiden eingenommenen Substanzen direkt proportional zunahm, was einer Bestätigung der Studiener-

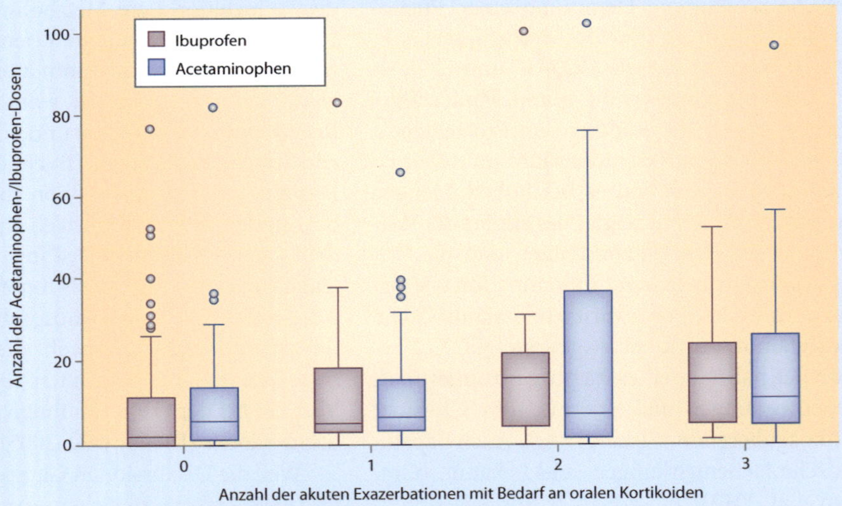

	0		1		2		3	
Anzahl der Patienten	78	76	34	42	21	16	15	16
Anzahl der Dosen (Median) Interquartilabstand	2,0 (0–11,0)	5,5 (1,0–13,5)	5,0 (3,0–18,0)	6,5 (3,0–15,0)	16,0 (4,0–22,0)	7,0 (1,5–36,5)	5,0 (5,0–24,0)	11,0 (4,5–26,0)
nicht-parametrischer p-Wert	0,08		0,80		0,53		0,72	

◘ **Abb. 4.18** Anzahl der Asthmaexazerbationen in Relation zur Einnahme von Ibuprofen und Acetaminophen (Mod. nach Sheehan et al. 2016). Die Anzahl der akuten Asthmaexazerbationen erhöht sich proportional sowohl mit steigender Ibuprofen- als auch Acetaminophen-Einnahme. Violette Balken: Ibuprofen, blaue Balken: Acetaminophen gebnisse von Beasley und Wickers entspricht. Außerdem kann man beobachten, dass die verabreichten Dosen erstaunlich hoch waren. Es wäre interessant, zu hinterfragen, ob asthmatische Kinder wirklich bis zu 36 Dosen (in der 75 Perzentile) eines Schmerzmittels/Fiebersenkers innerhalb von 48 Wochen brauchen!!

Man könnte das Ergebnis auch insofern interpretieren, als sowohl Ibuprofen als auch Acetaminophen die Anzahl der Asthmaexazerbationen proportional zur eingenommenen Menge erhöhen. Jedenfalls ist Vorsicht bei der Einnahme von Antipyretika angebracht.

Fazit

Zusammenfassend muss man feststellen, dass zur Allergieprävention maximale Anstrengungen unternommen werden sollten, akute respiratorische Infekte so sanft wie möglich zu behandeln und den Antibiotika- und Antipyretika-/Paracetamoleinsatz so niedrig wie möglich zu halten.

Literatur

AACC Report (2001) The definition of dietary fiber. Cereal Foods World 46:3

Aagaard K et al (2014) The placenta harbors a unique microbiome. Sci Transl Med 6:237ra265

Abelius MS, Janefjord C, Ernerudh J, Berg G, Matthiesen L, Duchen K et al (2015) The placental immune milieu is characterized by a Th2- and anti-inflammatory transcription profile, regardless of maternal allergy, and associates with neonatal immunity. Am J Reprod Immunol 73:445–459

Abrahamsson TR et al (2011) Th1/Th2-associated chemokine imbalance during infancy in children developing eczema, wheeze and sensitization. Clin Exp Allergy 41(12):1729–1739

Academy of Nutrition and Dietetics: www.eatright.org Zugegriffen am 10.10.2019

Agunod M, Yamaguchi N, Lopez R, Luhby AL, Glass GB (1969) Correlative study of hydrochloric acid, pepsin, and intrinsic factor secretion in newborns and infants. Am J Dig Dis 14:400–414

Ahmadizar F et al (2018) Early-life antibiotic exposure increases the risk of developing allergic symptoms later in life: a meta-analysis. Allergy 73:971–986

Aichbhaumik N, Zoratti EM, Strickler R, Wegienka G, Ownby DR, Havstad S et al (2008) Exposure to household pets influences fetal immunoglobulin E production. Clin Exp Allergy 38:1787–1794

Aiello AE, Coulborn RM, Perez V, Larson EL (2008) Effect of hand hygiene on infectious disease risk in the community setting: a meta-analysis. Am J Infect Control 98:1372–1381

Albert MJ, Mathan VI, Baker SJ (1980) Vitamin B12 synthesis by human small intestinal bacteria. Nature 283:781–782

Anagnostou K et al (2014) Assessing the efficacy of oral immunotherapy for desensitisation of peanut allergy in children (STOP II): a phase 2 randomised controlled trial. Lancet 383:1297–1304

Angeloni C (2014) Role of methylglyoxal in Alzheimer's disease. Biomed Res Int. ID238485

Arnold SR, Straus SE (2005) Interventions to improve antibiotic prescribing practices in ambulatory care. Cochrane Database Syst Rev CD003539

Arrieta MC, Stiemsma LT, Dimitriu PA et al (2015) Early infancy microbial and metabolic alterations affect risk of childhood asthma. Sci Transl Med 7:307

Arslanoglu S, Moro GE, Schmitt J, Tandoi L, Rizzardi S, Boehm G (2008) Early dietary intervention with a mixture of prebiotic oligosaccharides reduces the incidence of allergic manifestations and infections during the first two years of life. J Nutr 138:1091–1095

Arslanoglu S, Moro GE, Boehm G, Wiens F, Stahl B, Bertino E (2012) Early prebiotic oligosaccharide supplementation reduces the incidence of some allergic manifestations in the first 5 years of life. J Biol Regul Homeost Agents 26:49–59

Atarashi K (2011) Induction of colonic regulatory T cells by indigenous *Clostridium* species. Science 331(6015):337–341

Atarashi K, Tanoue T, Oshima K, Suda W, Nagano Y, Nishikawa H et al (2013) Treg induction by a rationally selected mixture of Clostridia strains from the human microbiota. Nature 500:232–236

Azad et al (2013) Probiotic supplementation during pregnancy or infancy for the prevention of asthma and wheeze: a systematic review and meta-analysis. BMJ 347:f6471. 10.1136/bmj10

Azad MB et al (2015) Infant gut microbiota and food sensitization: associations in the first year of life. Clin Exp Allergy 45(3):632–643

Barnett ML, Linder JA (2014) Antibiotic prescribing for adults with acute bronchitis in the United States, 1996–2010. JAMA 311:2020–2022

Barnett ML et al (2014) Antibiotic prescribing to adults with sore throat in the United States, 1997–2010. JAMA Intern Med 174(1):138–140

Beasley R, Clayton T, Crane J, von Mutius et al (2008) Association between paracetamol use in infancy and childhood, and risk of asthma, rhino -conjunctivitis, and eczema in children aged 6–7 years: analysis from Phase three of the ISAAC programme. Lancet 372(9643):1039–1048

4

Beasley RW, Clayton T et al (2011) Acetaminophen use and risk of asthma, rhinoconjunctivitis, and eczema in adolescents: international Study of Asthma and Allergies in Childhood Phase Three. Am J Respir Crit Care Med 183(2):171–178

Becker LA et al (2015) Beta2-agonists for acute cough or a clinical diagnosis of acute bronchitis. Cochrane Database Syst Rev 9:CD001726. 10.1002

Belitz HD, Grosch W, Schieberle P (2009) Food chemistry. Springer, Berlin, S 270–289

Benninger MS, SedoryHolzer SE, Lau J (2000) Diagnosis and treatment of uncomplicated acute bacterial rhinosinusitis: summary of the Agency for Health Care Policy and Research evidence-based report. Otolaryngol Head Neck Surg 122:1–7

Berthon BS (2013) Investigation of the association between dietary intake, disease severity and airway inflammtion in asthma. Respirology 18:447–454

Best KP et al (2016) Omega-3 long-chain PUFA intake during pregnancy and allergic disease outcomes in the offspring: a systematic review and meta-analysis of observational studies and randomized controlled trials. Am J Clin Nutr 103(1):128–143

Beyer K, Morrow E, Li XM, Bardina L, Bannon GA, Burks AW et al (2001) Effects of cooking methods on peanut allergenicity. J Allergy Clin Immunol 107:1077–1108

Bisgaard H et al (2007) Childhood asthma after bacterial colonization of the airway in neonates. N Engl J Med 357(15):1487–1495

Bisgaard H et al (2011) Reduced diversity of the intestinal microbiota during infancy is associated with increased risk of allergic disease. J Allergy Clin Immunol 28:646–652

Bisgaard H et al (2016) Fish oil-derived fatty acids in pregnancy and wheeze and asthma in offspring. N Engl J Med 375(26):2530–2539

Bjerre RD, Bandier J, Skov L, Engstrand L, Johansen JD (2017) The role of the skin microbiome in atopic dermatitis: a systematic review. Br J Dermatol 177:1272–1278

Björksten B et al (1999) The intestinal microflora in allergic Estonian and Swedish 2-year-old children. Clin Exp Allergy 29:342–346

Bloomfield SF (2014) Are antibiotics a contributory factor to the rise in allergic and other chronic inflammatory diseases? International Scientific Forum on Home Hygiene. Available online at: http://www.ifh-homehygiene.org/review/are-antibiotics-contributory-factor-rise-allergic-and-other-chronic-inflammatory-diseases

Bloomfield SF et al (2016) Time to abandon the hygiene hypothesis: new perspectives on allergic disease, the human microbiome, infectious disease prevention and the role of targeted hygiene. Perspect Public Health 136(4):213–224

Blume-Peytavi U, Lavender T, Jenerowicz D et al (2016) Recommendations from a European roundtable meeting on best practice healthy infant skin care. Pediatr Dermatol 33(3):311–321

Böttcher MF et al (2000) Microflora associated characteristics in faeces from allergic and nonallergic infants. Clin Exp Allergy 30(11):1591–1596

Boulet LP (2013) Asthma and obesity. Clin Exp Allergy 43:8–21

Bourgeois FT, Mandl KD, Valim C, Shannon MW (2009) Pediatric adverse drug events in the outpatient setting: an 11-year national analysis. Pediatrics. 2009 Oct; 124(4): e744–e750

Boyle RJ et al (2016) Hydrolysed formula and risk of allergic or autoimmune disease: systematic review and meta-analysis. BMJ 352:i974

Bruzzese E, Volpicelli M, Squeglia V et al (2009) A formula containing galacto- and fructo-oligosaccharides prevents intestinal and extra-intestinal infections: an observational study. Clin Nutr 28:156–161

Buchheit KM et al (2016) Update on the management of aspirin-exacerbated respiratory disease. Allergy, Asthma Immunol Res 8(4):298–304. WAR SCHON Ref Nr 64 Kapitel 3

Bunyavanich S et al (2014) Peanut, milk, and wheat intake during pregnancy is associated with reduced allergy and asthma in children. J Allergy Clin Immunol 133(5):1373–1382

Bunyavanich S et al (2016) Early-life gut microbiome composition and milk allergy resolution. J Allergy Clin Immunol 138:1122–1130

Butel MJ, Suau A, Campeotto F, Magne F, Aires J et al (2007) Conditions of bifidobacterial colonization in preterm infants: a prospective analysis. J Pediatr Gastroenterol Nutr 44:577–582

Castillo-Courtade L, Han S, Lee S, Mian FM, Buck R, Forsythe P (2015) Attenuation of food allergy symptoms following treatment with human milk oligosaccharides in a mouse model. Allergy 70(9):1091–1102. https://doi.org/10.1111/all.12650. Epub 2015 May 26

Chang YS, Trivedi MK, Jha A, Lin YF, Dimaano L, Garcia-Romero MT (2016) Synbiotics for prevention and treatment of atopic dermatitis: a meta-analysis of randomized clinical trials. JAMA Pediatr 170:236–242

Cheng J et al (2013) Contribution of the intestinal microbiota to human health: from birth to 100 years of age. Curr Top Microbiol Immunol 358:323–346

Chichlowski M, De Lartigue G, German JB, Raybould HE, Mills DA (2012) Bifidobacteria isolated from infants and cultured on human milk oligosaccharides affect intestinal epithelial function. J Pediatr Gastroenterol Nutr 55(3):321–327. https://doi.org/10.1097/MPG.0b013e31824fb899

Chuah YK et al (2013) Receptor for Advanced Glycation End Products and Its Involvement in Inflammatory Diseases. Int J Inflamm, S. 403460

Chuyen NV (2006) Toxicity of the AGEs generated from the Maillard reaction: on the relationship of food-AGEs and biological-AGEs. Mol Nutr Food Res 50:1140–1149

Conly JM, Stein K, Worobetz L, Rutledge-Harding S (1994) The contribution of vitamin K2 (menaquinones) produced by the intestinal microflora to human nutritional requirements for vitamin K. Am J Gastroenterol 89:915–923

Cosenza L et al (2015) Bugs für atopy: the Lactobacillus rhamnosus GG strategy for food allergy prevention and treatment in children. Benefic Microbes 6(2):225–232

Costelloe C, Metcalfe C, Lovering A, Mant D, Hay AD (2010) Effect of antibiotic prescribing in primary care on antimicrobial resistance in individual patients: systematic review and meta-analysis. BMJ 340:c2096pmid:20483949

Cuello-Garcia CA, Brozek JL, Fiocchi A, Pawankar R, Yepes-Nunez JJ, Terracciano L et al (2015) Probiotics for the prevention of allergy: a systematic review and meta-analysis of randomized controlled trials. J Allergy Clin Immunol 136:952–961

Cuello-Garcia CA, Fiocchi A, Pawankar R, Yepes-Nunez JJ, Morgano GP, Zhang Y et al (2016) World allergy organization-McMaster University guidelines for allergic disease prevention (GLAD-P): prebiotics. World Allergy Organ J 9:10

D'Auria I et al (2014) Omega-3 fatty acids and asthma in children. Allergy Asthma Proc 35(3):233–240

Danby SG et al (2018) The effect of water hardness on surfactant deposition after washing and subsequent skin irritation in atopic dermatitis patients and healthy control subjects. J Invest Dermatol 138(1):68–77

Davies D, James TG (1930) An investigation into the gastric secretion of a hundred normal persons over the age of sixty. Br J Med 1:1–14

De Filippo C et al (2010) Impact of diet in shaping gut microbiota revealed by a comparative study in children from Europe and rural Africa. Proc Natl Acad Sci USA 107(33):14691–14696

De Silva D et al (2014) Acute and long term management of food allergy: a systematic review. Allergy 69(2):159–167

De Sutter AI, van Driel ML, Kumar AA, Lesslar O, Skrt A (2012) Oral antihistamine-decongestant-analgesic combinations for the common cold. Cochrane Database Syst Rev 2:CD004976

Debley JS et al (2005) The prevalence of ibuprofen-sensitive asthma in children: a randomized controlled bronchoprovocation challenge study. J Pediatr 147(2):233–238

Dehlink E, Yen E, Leichtner AM, Hait EJ, Fiebiger E (2009) First evidence of a possible association between gastric acid suppression during pregnancy and childhood asthma: a population-based register study. Clin Exp Allergy 39:246–253

Dethlefsen L et al (2008) The pervasive effects of an antibiotic in the human gut microbiota, as revealed by deep 16SrRNA sequencing. PLoS Biol 6(11):e280

Devereux G et al (2007) Maternal vitamin D intake during pregnancy and early childhood wheezing. Am J Clin Nutr 85:853–859

Di Lorenzo G et al (2013) Differences in the behavior of advanced glycation end products and advanced oxidation protein products in patients with allergic rhinitis. J Investig Allergol Clin Immunol 23(2):101–106

Dominguez-Bello MG et al (2010) Delivery mode shapes the acquisition and structure of the initial microbiota across multiple body habitats in newborn. Proc Natl Acad Sci USA 107(26):11971–11975

Dominguez-Bello MG, De Jesus-Laboy KM, Shen N, Cox LM, Amir A, Gonzalez A et al (2016) Partial restoration of the microbiota of cesarean-born infants via vaginal microbial transfer. Nat Med 22:250–253

Drozdowski LA et al (2002) Short chain fatty acids and total parenteral nutrition affect intestinal gene expression. J Parenter Enter Nutr 26(3):145–150

Du Toit G et al (2015) Randomized Trial of peanut consumption in infants at risk for peanut allergy. N Engl J Med 372:803–813

Dumitriu IE, Baruah P, Valentinis B, Voll RE, Herrmann M, Nawroth PP et al (2005) Release of high mobility group box 1 by dendritic cells controls T cell activation via the receptor for advanced glycation end products. J Immunol 174:7506–7515

Dzidic M et al (2017) Aberrant IgA responses to the gut microbiota during infancy precede asthma and allergy development. J Allergy Clin Immunol 139(3):1017–1025

Ege M et al (2011) Exposure to environmental microorganisms and childhood in asthma. N Engl J Med 364:701–709

Eichenfield LF et al (2014) Guidelines of care for the management of atopic dermatitis. J Am Acad Dermatol 71(1):116–132

Engebretsen KA, Bager P, Wohlfahrt J, Skov L, Zachariae C, Nybo Andersen AM et al (2016) Prevalence of atopic dermatitis in infants by domestic water hardness and season of birth: cohort study. J Allergy Clin Immunol 139:1568–1574

Erkkola M, Kaila M, Nwaru BI, Kronberg-Kippila C, Ahonen S, Nevalainen J, Veijola R, Pekkanen J, Ilonen J, Simell O, Knip M, Virtanen SM (2009) Maternal vitamin D intake during pregnancy is inversely associated with asthma and allergic rhinitis in 5-year-old children. Clin Exp Allergy 39:875–882

Fairlie T, Shapiro DJ, Hersh AL, Hicks LA (2012) National trends in visit rates and antibiotic prescribing for adults with acute sinusitis [Letter]. Arch Intern Med 172:1513–1514

Falagas ME et al (2008) Comparison of antibiotics with placebo for treatment of acute sinusitis: a meta-analysis of randomised controlled trials. Lancet Infect Dis 8(9):543–552

Feng M et al (2016) Associations of early life exposures and environmental factors with asthma among children in rural and urban areas of guangdong, China. Chest 149(4):1030–1041

Fiocchi A (2015) World Allergy Organization-Mc. Master Guidelines for Allergic Disease Prevention: probiotics. World Allergy Organ J 8(1):4

Flint HJ, Scott KP, Louis P, Duncan SH (2012) The role of the gut microbiota in nutrition and health. Nat Rev Gastroenterol Hepatol 9:577–589

Forno E et al (2014) Maternal obesity in pregnancy, gestational weight gain, and risk of childhood asthma. Pediatrics 134(2):e535–e546

Fujimura KE, Johnson CC, Ownby DR (2010) Man's best friend? The effect of pet ownership on house dust microbial communities. J Allergy Clin Immunol 126:410–412

Garbutt JM, Banister C, Spitznagel E, Piccirillo JF (2012) Amoxicillin for acute rhinosinusitis: a randomized controlled trial. JAMA 307:685–692

Garcia-Larsen V et al (2018) Diet during pregnancy and infancy and risk of allergic or autoimmune disease: a systematic review and meta-analysis. PLoS Med 15(2):e1002507

Gentry C, Andersson DA, Bevan S (2015) TRPA1 mediates the hypothermic action of acetaminophen. Sci Rep 5:12771. https://doi.org/10.1038/srep12771

Geoghegan JA, Irvine AD, Foster TJ (2018) *Staphylococcus aureus* and atopic dermatitis: a complex and evolving relationship. Trends Microbiol 26:484–497

Glasziou PP et al (2004) Antibiotics for acute otitis media in children. Cochrane Database Syst Rev 1:CD000219

Glatz M et al (2018) Emollient use alters skin barrier and microbes in infants at risk for developing atopic dermatitis. PLoS One 13(2):e0192443

Goleva E et al (2013) The effects of airway microbiome on corticosteroid responsiveness in asthma. Am J Respir Crit Care Med 188(10):1193–1201

Gollwitzer ES, Saglani S, Trompette A, Yadava K, Sherburn R, McCoy KD, Nicod LP, Lloyd CM, Marsland BJ (2014) Lung microbiota promotes tolerance to allergens in neonates via PD-L1. Nat Med 20(6):642–647

Gonzales R et al (2001) Principles of appropriate antibiotic use for treatment of uncomplicated acute bronchitis: background. Ann Intern Med 134: 521–529

Goossens H et al (2007) Comparison of Outpatient Systemic Antibacterial Use in 2004 in the United States and 27 European Countries. Clin Infect Dis 44(8):1091–1095. https://doi.org/10.1086/512810

Graham GG, Davies MJ, Day RO, Mohamudally A, Scott KF (2013) The modern pharmacology of paracetamol: therapeutic actions, mechanism of action, metabolism, toxicity and recent pharmacological findings. Inflammopharmacology 21(3):201–232. https://doi.org/10.1007/s10787-013-0172-x

Hadis U et al (2011) Intestinal tolerance requires gut homing and expansion of FoxP3+ regulatory T cells in the lamina propria. Immunity 34:237–246

Hanski I, von Hertzen L, Fyhrquist N, Koskinen K, Torppa K, Laatikainen T et al (2012) Environmental biodiversity, human microbiota, and allergy are interrelated. PNAS 109:8334–8339

Harmsen HJ et al (2000) Analysis of intestinal flora development in breast-fed and formula-fed infants by using molecular identification and detection methods. J Pediatr Gastroenterol Nutr 30:61–67

Harris AM, Hicks LA et al (2016) Appropriate antibiotic use for acute respiratory tract infection in adults: advice for high-value care from the American college of physicians and the centers for disease control and prevention. Ann Intern Med 164(6):425–434. https://doi.org/10.7326/M15-1840

Harvard School of Public Health. www.hsph.harvard.edu/nutitionsource/fiber.html

Heinrich J (2017) Modulation of allergy risk by breast feeding. Curr Opin Clin Nutr Metab Care 20(3):217–221

Hemilä H, Chalker E (2013) Vitamin C for preventing and treating the common cold. Cochrane Database Syst Rev 1:CD000980

Hersh AL, Shapiro DJ, Pavia AT, Shah SS (2011) Antibiotic prescribing in ambulatory pediatrics in the United States. Pediatrics 128(6):1053–1061. pmid:22065263

Hersh AL et al (2013) Priciples of judicious antibiotic prescribing for upper respiratory tract infections in paediatrics. Pediatrics 132(6):1146–1154

Hickner JM, Bartlett JG, Besser RE, Gonzales R, Hoffman JR, Sande MA, American Academy of Family Physicians (2001) Principles of appropriate antibiotic use for acute rhinosinusitis in adults: background. Ann Intern Med 134:498–505

Hicks LA, Chien YW, Taylor TH Jr, Haber M, Klugman KP (2011) Active Bacterial Core Surveillance (ABCs) Team. Outpatient antibiotic prescribing and nonsusceptible Streptococcus pneumoniae in the United States, 1996–2003. Clin Infect Dis 53(7):631–639. pmid:21890767

Hilmenyuk T et al (2010) Effects of glycation of the model food allergen ovalbumin on antigen uptake and presentation by human dendritic cells. Immunology 129(3):437–445

Hilty M et al (2010) Disordered microbial communities in asthmatic airways. PLoS One 5:e8578

Hooper LV et al (2012) Interactions between the microbiota and the immune system. Science 336:1268–1273

Horimukai K et al (2014) Application of moisturizer to neonates prevents development of atopic dermatitis. J Allergy Clin Immunol 134(4):824–830

Huang YJ (2014) The Microbiome and Asthma. Ann Am Thorac Soc 11(Suppl 1):S48–S51

Huang N et al (2005) Antibiotic prescribing for children with nasopharyngitis (common colds), upper respiratory infections, and bronchitis who have health-professional parents. Pediatrics 116(4):826–832

Huang YJ, Nelson CE, Brodie EL et al (2011) Airway microbiota and bronchial hyperresponsiveness in patients with suboptimally controlled asthma. J Allergy Clin Immunol 127:372–381

Ilchmann A et al (2010) Gycation of food allergen by the Maillard reaction enhances T-cell immunogenicity: role of macrophage scavenger receptor class A type I and II. J Allergy Clin Immunol 125(1):175–183

Indoor Air Quality UK. Available online at: http://www.iaquk.org.uk/

Jacquot A et al (2011) Dynamics and clinical evolution of bacterial gut microflora in extremely premature patients. J Pediatr 158:390–396

Jakobsson HE et al (2010) Short-term antibiotic treatment has differing long-term impacts on the human throat and gut microbiom. PLoS One 5:e9836

Jedrychowski W et al (2011) Wheezing and asthma may be enhanced by broad spectrum antibiotics used in early childhood. Concept and results of a pharmacoepidemiology study. J Physiol Pharmacol 62(2):189–195. pmid:21673367

Jelding-Dannemand E et al (2015) Breastfeeding does not protect against allergic sensitization in early childhood and allergy-associated disease at age 7 years. J Allergy Clin Immunol. 136(5): 1302–1308.e13. pii:S0091-6749(15)00272-9

Jenmalm MC, Duchén K (2013) Timing of allergy-preventive and immunomodulatory dietary interventions – are prenatal, perinatal or postnatal strategies optimal? Clin Exp Allergy 43(3):273–278

Joseph CL, Ownby DR, Havstad SL, Woodcroft KJ, Wegienka G, MacKechnie H et al (2011) Early complementary feeding and risk of food sensitization in a birth cohort. J Allergy Clin Immunol 127:1203–1210

Kalliomäki M et al (2001) Probiotics in preliminary prevention of atopic disease: a randomised placebo controlled- trial. Lancet 357:1076–1079

Kalliomäki M et al (2003) Probiotics and prevention of atopic diseases: 4-year follow-up of a randomised placebo controlled- trial. Lancet 361:1869–1871

Kalliomäki M et al (2007) Probiotics during the first 7 years of life: a cumulative reduction of eczema in a randomized, placebo-controlled trial. J Allergy Clin Immunol 119(4):1019–1021

Karimi K et al (2015) Prenatal acetaminophen induces liver toxicity in dams, reduces fetal liver stem cells, and increases airway inflammation in adult offspring. J Hepatol 62(5):1085–1091

Karsch-Völk M, Barrett B, Kiefer D, Bauer R, Ardjomand-Woelkart K, Linde K (2014) Echinacea for preventing and treating the common cold. Cochrane Database Syst Rev 2:CD000530

Keag OE, Norman JE, Stock SJ (2018) Long-term risks and benefits associated with cesarean delivery for mother, baby, and subsequent pregnancies: systematic review and meta-analysis. PLoS Med 15(1):e1002494. https://doi.org/10.1371/journal.pmed.1002494. eCollection 2018 Jan

Kenealy T, Arroli B (2013) Antibiotics for the common cold and acute purulent rhinitis. Cochrane Database Syst Rev 6:CD000247

Kim JS et al (2012) Food allergy: a glimpse into the inner workings of gut immunology. Curr Opin Gastroenterol 28(2):99–103

Kim HJ et al (2014) Effects of Lactobacillus rhamnosus on allergic march model by suppressing TH2, Th17, and TSLP responses via CD4+CD25+Foxp3+Tregs. Clin Immunol 153(1):178–186

King DE et al (2012) Trends in dietary fiber intake in the United States 1999–2008. J Acad Nutr Diet 112:642–648

Konieczna P, Groeger D, Ziegler M, Frei R, Ferstl R, Shanahan F, Quigley EM, Kiely B, Akdis CA, O'Mahony L (2012) Bifidobacterium infantis 35624 administration induces Foxp3 T regulatory cells in human peripheral blood: potential role for myeloid and plasmacytoid dendritic cells. Gut 61(3):354–366. https://doi.org/10.1136/gutjnl-2011-300936. Epub 2011 Nov 3

Kopf M (2015) The development and function of lung-resident macrophages and dendritic cells. Nat Immunol 16:36–44

Koplin JJ et al (2010) Can early introduction of egg prevent egg allergy in infants? A population-based study. J Allergy Clin Immunol 126(4):807–813

Korpela K, Salonen A, Virta LJ, Kekkonen RA, Forslund K, Bork P et al (2016) Intestinal microbiome is related to lifetime antibiotic use in Finnish pre-school children. Nat Commun 7:10410

Kronman MP et al (2012) Antibiotic exposure and IBD development among children: a population-based cohort study. Pediatrics. 2012 Oct; 130(4): e794–e803

Kukkonen K, Savilahti E et al (2007) Probiotics and prebiotic galacto-oligosaccharides in the prevention of allergic diseases: a randomized, double-blind, placebo-controlled trial. J Allergy Clin Immunol 119(1): 192–198

Kukkonen K, Kuitunen M, Haahtela T, Korpela R, Poussa T, Savilahti E (2010) High intestinal IgA associates with reduced risk of IgE-associated allergic diseases. Pediatr Allergy Immunol 21:67–73

Latvala J, von Hertzen L, Lindholm H, Haahtela T (2005) Trends in prevalence of asthma and allergy in Finnish young men: a nationwide study from 1966 to 2003. BMJ 330:1186–1187

Lee J et al (2013) Effect of orally administered lactobacillus brevis HY7401 in a food allergy mouse model. J Microbiol Biotechnol 23(11):1636–1640

Lee HJ et al (2014) Epidermal permeability barrier defects and barrier repair therapy in atopic dermatitis. Allergy Asthma Immunol Res 6:276–284

4

Lemiengre MB, van Driel ML, Merenstein D, Young J, DeSutter AI (2012) Antibiotics for clinically diagnosed acute rhinosinusitis in adults. Cochrane Database Syst Rev 10:CD006089

Lewis K et al (2010) Enhanced translocation of bacteria across metabolically stressed epithelia is reduced by butyrate. Inflamm Bowel Dis 16(7):1138–1148

Li YF, Langholz B, Salam MT, Gilliland FD (2005) Maternal and grandmaternal smoking patterns are associated with early childhood asthma. Chest 127(4):1232–1241

Lieberthal AS et al (2013) The diagnosis and management of acute otitis media. Pediatrics. 2013;131(3):e964–e999

Ling Z et al (2014) Altered fecal microbiota composition associated with food allergy in infants. Appl Environ Microbiol 80:2546–2554

Liu G (2001) Warm diseases. A clinical guide. Eastland Press, Seattle

Llor C, Moragas A, Bayona C, Morros R, Pera H, Plana-Ripoll O et al (2013) Efficacy of anti-inflammatory or antibiotic treatment in patients with non-complicated acute bronchitis and discoloured sputum: randomised placebo controlled trial. BMJ 347:f5762

Lowe AJ et al (2018) A randomized trial of a barrier lipid replacement strategy for the prevention of atopic dermatitis and allergic sensitization: the PEBBLES pilot study. Br J Dermatol 178(1):e19–e21

Luoto R et al (2014) Prebiotic and probiotic supplementation prevents rhinovirus infections in preterm infants: a randomized, placebo-controlled trial. J Allergy Clin Immunol 133(2):405–413. https://doi.org/10.1016/j.jaci.2013.08.020. Epub 2013 Oct 13

Ma A, Malynn BA (2012) A20: linking a complex regulator of ubiquitylation to immunity and human disease. Nat Rev Immunol 12:774–785

Macpherson AJ et al (2004) Induction of protective IgA by intestinal dendritic cells carrying commensal bacteria. Science 303:1662–1665

Macpherson A, McCoy K, Johansen F, Brandtzaeg P (2008) The immune geography of IgA induction and function. Mucosal Immunol 1:11–22

Madhok V et al (2015) What's new in atopic eczema? An analysis of systematic reviews published in 2012 and 2013. Part 2. Treatment and prevention. Clin Exp Dermatol 40:349–355

Makino H, Kushiro A, Ishikawa E et al (2011) Transmission of intestinal *Bifidobacterium* longum subsp. longum strains from mother to infant determined by multilocus sequencing typing and amplified fragment length polymorphism. Appl Environ Microbiol 8:43–49

Mangione-Smith R, Zhou C, Robinson JD, Taylor JA, Elliott MN, Heritage J (2015) Communication practices and antibiotic use for acute respiratory tract infections in children. Ann Fam Med 13:221–227

Marra F et al (2009) Antibiotic use in children is associated with increased risk of asthma. Pediatrics 123(3):2003–2010

Marri PR, Stern DA, Wright AL et al (2013) Asthma-associated differences in microbial composition of induced sputum. J Allergy Clin Immunol 131: 346–352

Martin R, Nauta A, Ben AK, Knippels L, Knol J, Garssen J (2010) Early life: gut microbiota and immune development in infancy. Benefic Microbes 1:367–382

Maslova E, Hansen S, Jensen CB, Thorne-Lyman AL, Strom M, Olsen SF (2013) Vitamin D intake in mid-pregnancy and child allergic disease – a prospective study in 44,825 Danish mother-child pairs. BMC Pregnancy Childbirth 13:199

Maslowski KM (2011) Diet, gut microbiota and immune responses. Nat Immunol 12:5–9

Maslowski KM et al (2009) Regulation of inflammatory responses by gut microbiota and chemoattractant receptor GPR43. Nature 461:1282–1286

Mazmanian SK, Liu CH, Tzianabos AO, Kasper DL (2005) An immunomodulatory molecule of symbiotic bacteria directs maturation of the host immune system. Cell 122:107–118. https://doi.org/10.1016/j.cell.2005.05.007

Mennini M, Dahdah L, Artesani MC, Fiocchi A, Martelli A (2017) Probiotics in Asthma and Allergy Prevention. Front Pediatr 5:165. https://doi.org/10.3389/fped.2017.00165. eCollection 2017

Moghaddam AE et al (2014) Dry roasting enhances peanut allergic sensitization across mucosal and cutaneous routes in mice. J Allergy Clin Immunol 134(6):1453–1456

Müller-Rompa SEK et al (2018) An approach to the asthma-protective farm effect by geocoding: good farms and better farms. Pediatr Allergy Immunol 29(3):275–282. https://doi.org/10.1111/pai.12861. Epub 2018 Feb 7

Muraro A et al (2014) EAACI food allergy and anaphylaxis guidelines. Primary prevention of food allergy. Allergy 69(5):590–601

Nakajiama S et al (2012) Langerhans cell are critical in epicutaneous sensitization with protein antigen via Thymic stromal lymphopoetin receptor signaling. J Allergy Clin Immunol 129:1048–1055

NHS Choices (2016) Caesarean section. Available online at: http://www.nhs.uk/Conditions/pregnancy-and-baby/pages/caesarean-section.aspx Zugegriffen am 08.08.2018

Niers L, Martin R, Rijkers G, Sengers F, Timmerman H, van Uden N et al (2009) The effects of selected probiotic strains on the development of eczema (the PandA study). Allergy 64:1349–1358

Nwaru IN et al (2017) Vitamin D intake during the first 4 years and onset of asthma by age 5: a nested case-contol study. Pediatr Allergy Immunol 28:641–648

Oczypok EA et al (2015) Pulmonary receptor for advanced glycation end products promotes asthma pathogenes through IL-33 and accumulation of

group 2 innate lymphoid tissues. J Allergy Clin Immunol 136(3):747–756
Orlando BJ et al (2015) The structure of ibuprofen bound to cyclooxygenase-2. J Struct Biol 189(1):62–66
Ostman S et al (2006) Impaired regulatory T cell function in germ free mice. Eur J Immunol 36:2236–2246
Ott C et al (2014) Role of advanced glycation end products in cellular signaling. Redox Biol 2:411–429
Ownby DR, Johnson CC, Peterson EL (2002) Exposure to dogs and cats in the first year of life and risk of allergic sensitization at 6 to 7 years of age. JAMA 288:963–972
Pabst O (2012) New concepts in the generation and functions of IgA. Nat Rev Immunol 12(12):821–832. https://doi.org/10.1038/nri3322. Epub 2012 Oct 29
Pabst O, Cerovic V, Hornef M (2016) Secretory IgA in the coordination of establishment and maintenance of the microbiota. Trends Immunol 37:287–296
Paturi G et al (2012) Influence of dietary blueberry and broccoli on coecal microbiota activity and colon morphology in mdr1a-/- mice, a model of inflammatory bowel diseases. Nutrition 28(3):324–330
Penders J et al (2006) Factors influencing the composition of the intestinal microbiota in early infancy. Pediatrics 118(2):511
Persson M et al (2012) Reduced IFN-γ and IL-10 responses to paternal antigens during and after pregnancy in allergic women. J Reprod Immunol 95(1–2):50–58
Petersen I, Johnson AM, Islam A, Duckworth G, Livermore DM, Hayward AC (2007) Protective effect of antibiotics against serious complications of common respiratory tract infections: retrospective cohort study with the UK General Practice Research Database. BMJ 335(7627):982pmid:17947744
Petschow B et al (2013) Probiotics, prebiotics and the host microbiome: the science of translation. Ann N Y Acad Sci 306(1):1–17
Piccinini MP, Beloni L, Livi C, Maggi E, Scarselli G, Romagnani S (1998) Defective production of both leukemia inhibitory factor and type 2 T-helper cytokines by decidual T cells in unexplained recurrent abortions. Nat Med 4:1020–1024. https://doi.org/10.1038/2006
Prichard PJ, Yeomans ND, Mihaly GW, Jones DB, Buckle PJ, Smallwood RA et al (1985) Omeprazole: a study of its inhibition of gastric pH and oral pharmacokinetics after morning or evening dosage. Gastroenterology 88:64–69
Qin J et al (2010) A human gut microbial gene catalogue established by metagenomic sequencing. Nature 464:59–65
Raghavan CT et al (2016) AGEs in human lens capsule promote the TGFβ2-mediated EMT of lens epithelial cells: implications for age-associated fibrosis. Aging Cell 15(3):465–476
Riedler J (2001) Exposure to farming in early life and development of asthma and allegy: a cross-sectional survey. Lancet 358:1129–1133
Rosenfeld RM et al (2015) Clinical practice Guidelines(Update): adult Rhinusinusitis. Otolaryngol Head Neck Surg 152(2 Suppl):1–39
Round JL, Mazmanian SK (2009) The gut microbiota shapes intestinal immune responses during health and disease. Nat Rev Immunol 9:313–323
Round JL, Mazmanian SK (2010) Inducible Foxp3$^+$ regulatory T-cell development by a commensal bacterium of the intestinal microbiota. Proc Natl Acad Sci U S A 107(27):12204–12209
Rovers MM et al (2006) Antibiotics for acute otitis media: a meta-analysis with individual patient data. Lancet 368(9545):1429–1435
Ruokolainen L et al (2015) Green areas around homes reduce atopic sensitization in children. Allergy 70(2):195–202
Sakai M et al (2002) Experimental studies on the role of fructose in the development of diabetic complications. Kobe J Med Sci 48:125–136
Salzman NH et al (2010) Enteric defensins are essential regulators of intestinal microbial ecology. Nat Immunol 11:76–83
Sandberg M et al (2009) Cord blood cytokines and chemokines and development of allergic disease. Pediatr Allergy Immunol 20(6):519–527
Sathe SK, Teuber SS, Roux KH (2005) Effects of food processing on the stability of food allergens. Biotechnol Adv 23:423–429
Sausenthaler S et al (2011) Early diet and the risk of allergy: what can we learn from the prospective birth cohort studies GINIplus and LISAplus. Am J Clin Nutr 94:2012S–2017S
Schiekofer S et al (2003) Acute hyperglycemia causes intracellular formation of CML and activation of ras, p42/44 MAPK, and nuclear factor kappaB in PBMCs. Diabetes 52:621–633
Schnappert SM et al (2006) Ambulatory care visits to physician offices, hospital outpatient departments, and emergency departments. Vital Health Stat 13(159):1–66
Schuijs MJ et al (2015) Farm dust and endotoxin protect against allergy through A20 induction in lung epithelial cells. Science 349(6252):1106–1110
Seite S, Bieber T (2015) Barrier function and microbiotic dysbiosis in atopic dermatitis. Clin Cosmet Investig Dermatol 8:479–483
Shanahan F (2015) Changing the narrative on antibiotics. Gut 64:1674–1675
Shapiro DJ (2014) Antibiotic prescribing for adults in ambulatory care in the USA, 2007–09. J Antimicrob Chemother 69(1):234–240. https://doi.org/10.1093/jac/dkt301)

Sharma CV et al (2017) First evidence of the conversion of paracetamol to AM404 in human cerebrospinal fluid. J Pain Res 10:2703–2709

Sheehan WJ et al (2016) Acetaminophen versus Ibuprofen in young children with mild persistent asthma. N Engl J Med 375:619–630

Shulman ST, Bisno AL, Clegg HW, Gerber MA, Kaplan EL, Lee G et al (2012) Clinical practice guideline for the diagnosis and management of group A streptococcal pharyngitis: 2012 update by the Infectious Diseases Society of America. Clin Infect Dis 55:1279–1282

Sick E, Brehin S, Andre P, Coupin G, Landry Y, Takeda K et al (2010) Advanced glycation end products (AGEs) activate mast cells. Br J Pharmacol 161:442–455

Silvestri M et al (2015) Smoke exposure, wheezing, and asthma development: a systematic review and meta-analysis in unselected birth cohorts. Pediatr Pulmonol 50(4):353–362

Simpson EL, Chalmers JR, Hanifin JM et al (2014) Emollient enhancement of the skin barrier from birth offers effective atopic dermatitis prevention. J Allergy Clin Immunol 134:818–823

Singh M et al (2013) Zinc for the common cold. Cochrane Database Syst Rev 6:CD001364. https://doi.org/10.1002/14651858.CD001364.pub4

Singh N et al (2014a) Activation of Gpr109a, receptor für niacin and commensal metabolite butyrate, supresses colonic inflammation and carcinogenesis. Immunity 40:128–139

Singh VP et al (2014b) Advanced glycation end products and diabetic complications. Korean J Physiol Pharmacol 18:1–14

Smith SM, Fahey T, Smucny J, Becker LA (2014) Antibiotics for acute bronchitis. Cochrane Database Syst Rev 3:CD000245

Smith PK et al (2017) The false alarm hypothesis: food allergy is associated with high dietary advanced glycation end-products and proglycating dietary sugars that mimic alarmins. J Allergy Clin Immunol 139(2):429–437

Sokol H et al (2008) Faecalibacterium Pausnitzii is an antiinflammatory commensal bacterium identified by gut microbiota analysis of Crohn disease patients. Proc Natl Acad Sci USA 105:16731–16736

Soluble Fiber from Certain Foods and Risk of Coronary Heart Disease, U.S. Government Printing Office, Electronic Code of Federal Regulations, Title 21: food and Drugs, part 101: food Labeling, Subpart E, Specific Requirements for Health Claims, 101.81 [1] Archived 1 June 2008 at the Wayback Machine

Sonnenburg ED, Smits SA, Tikhonov M, Higginbottom SK, Wingreen NS, Sonnenburg JL (2016) Diet-induced extinctions in the gut microbiota compound over generations. Nature 529:212–215

Sordillo JE et al (2015) Prenatal and infant exposure to acetaminophen and ibuprofen and the risk for wheeze and asthma in children. J Allergy Clin Immunol 135(2):441–448

Sozanska B et al (2014) Atopy and allergic respiratory disease in rural Poland before and after accession to the European Union. J Allergy Clin Immunol 133(5):1347–1353

Spergel JM, Mizoguchi E, Brewer JP, Martin TR, Bhan AK, Geha RS (1998) Epicutaneous sensitization with protein antigen induces localized allergic dermatitis and hyperresponsiveness to methacholine after single exposure to aerosolized antigen in mice. J Clin Invest 101:1614–1622

Spinks A, Glasziou PP, Del Mar CB (2013) Antibiotics for sore throat. Cochrane Database Syst Rev 11:CD000023

Stein MM et al (2016) Innate immunity and asthma risk in amish and hutterite farm children. N Engl J Med 375:411–421

Stensballe LG et al (2013) Use of antibiotics during pregnancy increases the risk of asthma in early childhood. J Pediatr 162(4):832–838

Stirban A, Gawlowski T, Roden M (2014) Vascular effects of advanced glycation endproducts: clinical effects and molecular mechanisms. Mol Metab 3:94–108

Suaini NHA et al (2015) Immune modulation by vitamin D and its relevance to food allergy. Nutrients 7(8):6088–6108

Sudo N et al (1997) The requirement of intestinal bacterial for the development of an IgE production system fully susceptible to oral tolerance induction. J Immunol 159:1739–1745

Szajewska H et al (2015) Recommendations on probiotics in allergy prevention should not be based on pooling data from different strains. J Allergy Clin Immunol 136(5):1422

Tähtinen PA, Laine MK, Huovinen P, Jalava J, Ruuskanen O, Ruohola A (2011) A placebo-controlled trial of antimicrobial treatment for acute otitis media. N Engl J Med 364(2):116–126. pmid:21226577

Tan T, Little P, Stokes T, Guideline Development Group (2008) Antibiotic prescribing for self limiting respiratory tract infections in primary care: summary of NICE guidance. BMJ 337:a437

Tan J et al (2016) Dietary fiber and bacterial SCFA enhance oral tolerance and protect against food allergy through diverse cellular pathways. Cell Rep 15(12):2809–2824

Taussig LM et al (2003) Tucson children's respiratory study: 1980 to present. J Allergy Clin Immunol 111(4):661–675

Thavagnanam S et al (2008) A meta-analysis of the association between Caesarean section and childhood asthma. Clin Exp Allergy 38:629–633

The e-bug project. Available online at: www.e-bug.eu

Thio CL, Chi PY, Lai AC, Chang YJ (2018) Regulation of type 2 innate lymphoid cell-dependent airway hyperreactivity by butyrate. J Allergy Clin Immunol 142(6):1867–1883

Thompson PL et al (2009) Effect of antibiotics for otitis media on mastoiditis in children: a retrospective cohort study using the United Kingdom general practice research database. Pediatrics 123(2):424–430. pmid:19171605

Thorburn AN et al (2014) Diet, Metabolites and „Western-Lifestyle" inflammatory diseases. Immunity 40:833–842

Trompette A et al (2014) Gut microbiota metabolism of dietary fiber influences allergic airway disease and hematopoiesis. Nat Med 20(2):159–166

Tsakok T et al Does early life exposure to antibiotics increase the risk of eczema? A systematic review [published online ahead of print June 21, 2013]. Br J Dermatol. https://doi.org/10.1111/bjd.12476pmid:23782060

Turnbaugh PJ et al (2007) The human microbiome project. Nature 449:804–810

United Nations (2008) World urbanization prospects: the 2007 revision. United Nations, New York

Untersmayr E, Jensen-Jarolim E (2008) The role of protein digestibility and antacids on food allergy outcomes. J Allergy Clin Immunol 121(6):1301–1310

Untersmayr E, Schöll I, Swoboda I, Beil WJ, Förster-Waldl E, Walter F et al (2003) Antacid medication inhibits digestion of dietary proteins and causes food allergy: a fish allergy model in BALB/c mice. J Allergy Clin Immunol 112:616–623

Untersmayr E, Bakos N, Schöll I, Kundi M, Roth-Walter F, Szalai K et al (2005) Anti-ulcer drugs promote IgE formation toward dietary antigens in adult patients. FASEB J 19:656–658

Untersmayr E, Vestergaard H, Malling HJ, Jensen LB, Platzer MH, Boltz-Nitulescu G et al (2007) Incomplete digestion of codfish represents a risk factor for anaphylaxis in patients with allergy. J Allergy Clin Immunol 119:711–717

Uribarri J, Cai W, Sandu O, Peppa M, Goldberg T, Vlassara H (2005) Diet-derived advanced glycation end products are major contributors to the body's AGE pool and induce inflammation in healthy subjects. Ann N Y Acad Sci 1043:461–466

Uribarri J et al (2007) Circulating glycotoxins and dietary advanced glycation endproducts: two links to inflammatory response, oxidative stress, and aging. J Gerontol A Biol Sci Med Sci 62:427–433

Valencia JV, Mone M, Zhang J, Weetall M, Buxton FP, Hughes TE (2004) Divergent pathways of gene expression are activated by the RAGE ligands S100b and AGE-BSA. Diabetes 53:743–751

Van Niemwegen FA (2011) Mode and place of delivery, gastointestinal microbiota, and their influence on asthma and atopy. J Allergy Clin Immunol 128(5):948-55.e1-3

Venekamp RP, Sanders SL, Glasziou PP, Del Mar CB, Rovers MM (2015) Antibiotics for acute otitis media in children. Cochrane Database Syst Rev 6:CD000219. https://doi.org/10.1002/14651858.CD000219.pub4

Venter C, Pereira B, Voigt K, Grundy J, Clayton CB, Higgins B et al (2009) Factors associated with maternal dietary intake, feeding and weaning practices, and the development of food hypersensitivity in the infant. Pediatr Allergy Immunol 20:320–327

Vouloumanou EK et al (2009) Antibiotics versus placebo or watchful waiting for acute otitis media: a meta-analysis of randomized controlled trials. J Antimicrob Chemother 64(1):16–24

Wald ER et al (2013) Clinical practice guideline for the diagnosis and management of acute bacterial sinusitis in children aged 1 to 18 years. Pediatrics 132(1):204

Wang J, Li F, Sun R et al (2013) Bacterial colonization dampens influenza-mediated acute lung injury via induction of M2 alveolar macrophages. Nat Commun 4:2106

Wang CC, Wu H, Lin FH, Gong R, Xie F, Peng Y, Feng J, Hu CH (2018a) Sodium butyrate enhances intestinal integrity, inhibits mast cell activation, inflammatory mediator production and JNK signaling pathway in weaned pigs. Innate Immun 24(1):40–46. https://doi.org/10.1177/1753425917741970

Wang CS, Wang J, Zhang X et al (2018b) Is the consumption of fast foods associated with asthma or other allergic diseases? Respirology 23(10):901–913

de Weerth C, Fuentes S, Puylaert P, de Vos WM (2013) Intestinal microbiota of infants with colic: development and specific signatures. Pediatrics 131:e550–e558

Weiner HL et al (2011) Oral tolerance. Immunol Rev 241(1):241–259

Wessels MR (2011) Clinical practice. Streptococcal pharyngitis. N Engl J Med 364(7):648–655

West CE, Hammarström ML, Hernell O (2009) Probiotics during weaning reduce the incidence of eczema. Pediatr Allergy Immunol 20:430–437

West CE, Rydén P, Lundin D, Engstrand L, Tulic MK, Prescott SL (2015) Gut microbiome and innate immune response patterns in IgE-associated eczema. Clin Exp Allergy 45:1419–1429

Westbrook JI, Duggan AE, McIntosh JH (2001) Prescriptions for antiulcer drugs in Australia: volume, trends, and costs. BMJ 323:1338–1339

Wickens K, Black PN, Stanley TV, Mitchell E, Fitzharris P, Tannock GW et al (2008) A differential effect of 2 probiotics in the prevention of eczema and atopy: a double-blind, randomized, placebo-controlled trial. J Allergy Clin Immunol 122:788–794

Wickens K, Beasley R, Town I et al (2011) The effects of early and late paracetamol exposure on asthma and atopy: a birth cohort. Clin Exp Allergy 41:399–406

Wickens K, Barthow C, Mitchell EA et al (2018) Effects of Lactobacillus rhamnosus HN001 in early life on the cumulative prevalence of allergic disease to 11 ye-

4

ars. Pediatr Allergy Immunol 29(8):808–814. https://doi.org/10.1111/pai.12982. Epub 2018 Nov 14

Wolsk HM et al (2017) Prenatal vitamin D supplementation reduces risk of asthma/recurrent wheeze in early childhood: a combined analysis of two randomized controlled trials. PLoS One 12(10):e0186657

Wong EHC (2014) The role of macrolides in asthma: current evidence and future directions. Lancet Respir Med 2:657–670

Wopereis H et al (2014) The first thousand days-intestinal microbiology of early life: establishing a symbiosis. Pediatr Allergy Immunol 25(5):428–438

World Health Organization (WHO) (2015) Healthcare-associated infections fact sheet. Available online at: http://www.who.int/gpsc/country_work/gpsc_ccisc_fact_sheet_en.pdf

Wu GD et al (2011) Linking long-term dietary patterns with gut microbial enterotypes. Science 334:105–108

Wypych TP, Marsland BJ (2018) Antibiotics as instigators of microbial dysbiosis: implications for asthma and allergy. Trends Immunol 39(9):697–711

Yamazaki Y, Nakamura Y, Núñez G (2017) Role of the microbiota in skin immunity and atopic dermatitis. Allergol Int 66:539–544

Yang J et al (2015) Induction of regulatory dentritic cells by Lactobacillus paracasei L9 prevents allergic sensitization to bovine ß-lactoglobulin in mice. J Microbiol Biotechnol 25(10):1687–1696

Yatsunenko T et al (2012) Human gut microbiome viewed across age and geography. Nature 486:222–227

Zelaya H, Tada A, Vizoso-Pinto MG, Salva S, Kanmani P, Aguero G et al (2015) Nasal priming with immunobiotic *Lactobacillus rhamnosus* modulates inflammation-coagulation interactions and reduces influenza virus-associated pulmonary damage. Inflamm Res 64(8):589–602

Zhang GQ, Hu HJ, Liu CY, Zhang Q, Shakya S, Li ZY (2016) Probiotics for prevention of atopy and food hypersensitivity in early childhood: a PRISMA-compliant systematic review and meta-analysis of randomized controlled trials. Medicine (Baltimore) 95:e2562

Ziegler SF et al (2006) Thymic stromal Lymphopoetin in normal and pathogenic T cell development and fundciton. Nat Immunol 7:709–714

Zink DA, Pohlman M, Barnes M, Cannon ME (2005) Long-term use of acid suppression started inappropriately during hospitalization. Aliment Pharmacol Ther 21:1203–1209

Zosky GR et al (2014) Vitamin D deficiency at 16 to 20 weeks' gestation is associated with impaired lung function and asthma at 6 years of age. Ann Am Thorac Soc 11:571–577

Zuccotti G, Meneghin F, Aceti A, Barone G, Callegari ML, Di Mauro A et al (2015) Probiotics for prevention of atopic diseases in infants: systematic review and meta-analysis. Allergy 70:1356–1371

Zwart S et al (2003) Penicillin for acute sore throat in children: randomised, double blind trial. BMJ 327(7427):1324. pmid:13656841

Allergie und der respiratorische Infekt

K. Stockert, *Allergieprävention*, https://doi.org/10.1007/978-3-662-58140-7_5

Obwohl man bis vor kurzem vermutete, dass die Infektabwehr hauptsächlich ein Th1/Th17-getriggerter Prozess sei, entdeckte man in den letzten Jahren mögliche Mechanismen, wie Viren und Bakterien Th2-gerichtete Immunantworten auslösen und verstärken können. Das Verständnis der Interaktion zwischen respiratorischen Infekten, deren Behandlung mit NSAR und Antibiotika und der Entwicklung von atopischen Erkrankungen bzw. von akuten Exazerbation mit folgender Aggravierung von bereits bestehenden allergischen Erkrankungen, ist unverzichtbar für die Prävention und Therapie. Erhaltung bzw. postinfektiöser Wiederaufbau der sensiblen Th1/Th17–Treg–Th2-Balance stehen heute, in Kombination mit den neuen Erkenntnissen über das Mikrobiom, im Zentrum des Interesses der primären, sekundären und tertiären Prävention von Allergien: Deshalb soll der Rest dieses Buches diesem Thema gewidmet werden.

5.1 Virale respiratorische Infekte

Jeder Arzt beobachtet in seiner Praxis, dass kleine Kinder mit häufig rezidivierenden Infekten im Säuglings-/Krabbelalter viel eher zu Heuschnupfen neigen, wenn sie das Vorschulalter erreicht haben, als infektrobuste Kinder. Auch erwachsene Patienten, die im Winter an chronischen, rezidivierenden Infekten leiden, entwickeln immer öfter im folgenden Frühjahr plötzlich und erstmalig Heuschnupfen. Trifft ein Infekt auf einen Allergiker, werden wesentlich stärkere Symptome und massive akute Exazerbationen beobachtet. Was geht hier vor?

Virale respiratorische Infekte

- gelten heute bei Prädisponierten als Trigger für die allergische Sensibilisierung und stellen einen der wichtigsten Risikofaktoren für die Entwicklung von Asthma im Kindesalter dar;
- verursachen bei bereits manifestem Asthma bzw. anderen Th2-hohen allergischen Atemwegserkrankungen wie allergischer Rhinitis oder chronischer Rhinosinusitis mit nasalen Polypen über akute Exazerbationen schwerere Symptome und verkomplizieren und chronifizieren den Verlauf der Allergie.

5.1.1 Frühe respiratorische Infekte im Kindesalter und die Entstehung von Asthma

In der frühen Kindheit kommt **jedes** Kind mit respiratorischen Viren/Bakterien in Kontakt. Kinder zwischen 0 und 2 Jahren haben durchschnittlich 3.4 Infekte pro Jahr, zwischen 3 und 5 Jahren 2.3 Infektepisoden pro Jahr und zwischen 6–12 Jahren 1.1 Episoden. Bis zum 12. Geburtstag durchleben deutsche Kinder durchschnittlich 21.9 Infektepisoden. Dennoch gelten bei 0- bis 2-Jährigen bis zu 11 Infektepisoden als normal und bedürfen keiner weiteren immunologischen Abklärung (Grüber et al. 2008).

50 % der Kinder entwickeln im Rahmen eines respiratorischen Infekts bis zur Schulzeit mindestens einmal eine spastische Bronchitis, und 14–26 % aller Kinder leiden bis zum 6. Lebensjahr unter rezidivierenden obstruktiven Bronchitiden (Martinez et al. 1995; Taussig et al. 2003). Diese schweren Episoden führen oft zu erheblicher Morbidität und machen Notfallbetreuung und Notfallaufnahmen notwendig.

Das bedeutet, dass ein Drittel der Kinder, die wegen eines viralen Infektes in der frühen Kindheit giemen, auch bei weiteren Infekten unter hyperreaktiven Bronchien leiden und später Asthma entwickeln (◘ Abb. 5.1). Diese Kinder werden als persistierende Giemer („persistent wheezer“) bezeichnet. Die anderen beiden Drittel der Kinder, bei denen das Giemen auf das Kleinkindalter beschränkt bleibt, nennt man vorübergehende Giemer.

Lange stellte man sich die Frage, ob virale Infekte per se Auslöser für Asthma sein können, weil sich Lunge und Immunsystem in der vulnerablen Phase der Kindheit gleichzeitig entwickeln und Irritationen zur Störung der Entwicklung führen können oder ob Giemen

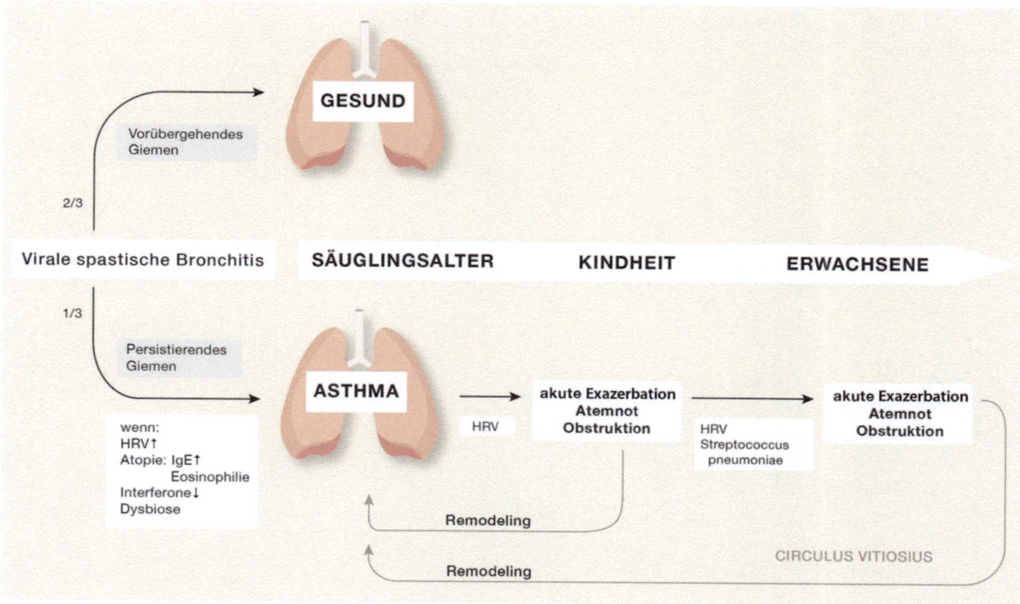

Abb. 5.1 Virale spastische Bronchitis. 1/3 der giemenden Kinder entwickelt Asthma. Prädisponierend wirken rezidivierende virale (besonders häufig HRV-) Infektionen, erhöhtes IgE und Eosinophilie. Bei Reinfektion mit HRV wird eine akute Exazerbation ausgelöst, die zu Remodeling und erhöhter Anfälligkeit für weitere Infekte in Form eines *Circulus vitiosus* beiträgt. Bei Kindern erfolgt die Reinfektion hauptsächlich über Viren, zusätzliche bakterielle Infektionen können die Exazerbationsneigung noch weiter erhöhen

beim viralen Infekt nur bei jenen Kindern entsteht, die ohnehin eine bestehende Tendenz oder Prädisposition zu vermehrten Th2-Antworten haben?

Der virale Marsch zur Allergie

Dass Rhinoviren per se Auslöser für Asthma darstellen können, wurde erstmals 2003 in einer Beobachtungsstudie gesehen, bei der das Nasensekret von Kleinkindern bei Spitalsaufnahmen wegen akuter spastischer Bronchitis auf Viren untersucht wurde und man bei der Nachkontrolle nach 7 Jahren erkannte, dass die Wahrscheinlichkeit, mit 6–7 Jahren an Asthma zu erkranken, bei Kindern mit Rhinovirusinfektion im Kleinkindalter um das 4-Fache im Vergleich zu allen anderen getesteten Viren erhöht war (Kotaniemi-Syrjänen et al. 2003). Vergleiche zeigten, dass Rhinoviren wesentlich häufiger zu schwerem persisitierenden Giemen und Asthma führten als RSV-ausgelöste spastische Bronchitiden (Lemanske et al. 2005).

Daraufhin halfen einige groß angelegte Geburts-Kohorten-Studien der Frage nachzugehen, inwieweit virale Infekte und spastische Bronchitiden im Kindesalter Auslöser für ein späteres Asthma bronchiale sein können und welche Viren am ehesten für die spastische Bronchitis verantwortlich sind.

Die COAST (Childhood Origin of ASThma)-Studie beobachtete 289 Asthma-Hochrisikokinder mit mindestens einem atopischen Elternteil in Wisconsin von der Geburt bis zum 6. Lebensjahr (Jackson et al. 2008). Das Auftreten von viralen respiratorischen Infekten im ersten, zweiten und dritten Lebensjahr wurde mit der Wahrscheinlichkeit des Vorhandenseins von Asthma im 6. Lebensjahr in Verbindung gesetzt. Bei jedem akuten respiratorischen Infekt und jeder klinischen Untersuchung wurde das Nasensekret mittels PCR („polymerase chain reaction“)-Technik virologisch analysiert. Bei 90 % der spastischen Bronchitiden wurde eine virale Ätiologie fest-

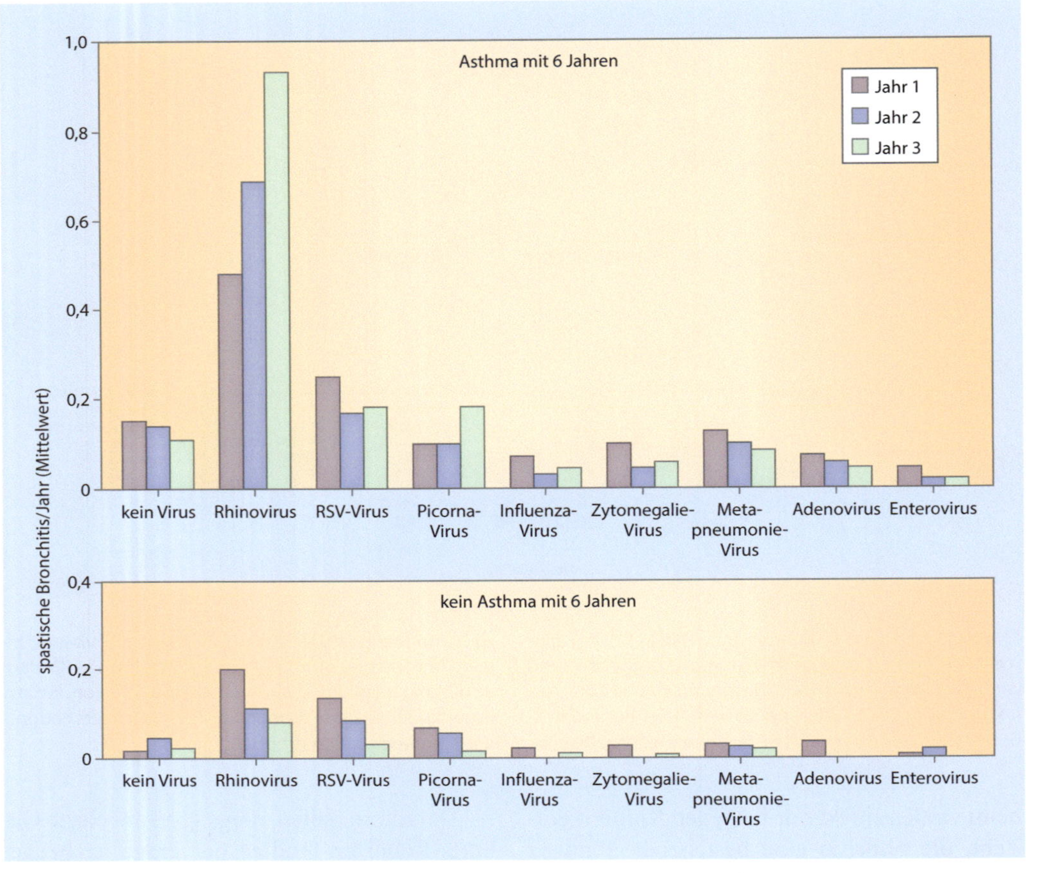

Abb. 5.2 Entwicklung von Asthma nach viralen Infekten im 1., 2. und 3. Lebensjahr (Mod. nach Jackson et al. 2008). Virusätiologie von spastischen Bronchitiden in den ersten 3 Lebensjahren mit und ohne Asthma im Alter von 6 Jahren. Die Anzahl der HRV-verursachten spastischen Bronchitiden vermehrte sich bei Kindern mit Asthma im Laufe der ersten 3 Lebensjahre, während sie bei nicht-asthmatischen Kindern abnahm. Violette Balken: im 1. Lebensjahr, blaue Balken: im 2. Lebensjahr, grüne Balken: im 3. Lebensjahr

gestellt. Das am häufigsten nachgewiesene Virus war das humane Rhinovirus (HRV) mit 48 %, gefolgt vom Respiratory-Syncytial-Virus (RSV) mit 21 %. Weitere: Parainfluenzaviren 17 %, Metapneumoviren 7 %, Coronaviren 5 %, Adenoviren 4 %, Influenza Typ A und B 4 %, Enteroviren 2 %. Bei 1/10 der Patienten kamen auch gemischte virale Infektionen vor: Auch hier in 60 % HRV und 42 % RSV-Viren.

Abb. 5.2 zeigt das Auftreten der verschiedenen Viren im 1.–3. Lebensjahr in Zusammenhang mit dem Vorhandensein von Asthma im 6. Lebensjahr. Dabei wird ersichtlich, dass ganz besonders Rhinovirus-Infektionen, aber auch RSV-Infekte in den ersten 3 Lebensjahren eine Asthma-induktive Wirkung haben dürften. Auch das Alter, in dem der Infekt mit spastischer Bronchitis auftritt, scheint einen signifikant prognostischen Wert zu haben, ob sich Asthma im 6. Lebensjahr manifestiert: Kinder, die im ersten Lebensjahr im Rahmen einer spastischen Bronchitis mit HRV giemten, hatten ein 3-fach erhöhtes Risiko, mit 6 Jahren an Asthma zu leiden. Kinder, die im 2. Lebensjahr giemten, zeigten ein 7-fach erhöhtes Risiko und Kinder, die im 3. Jahr noch immer giemten, sogar ein 32-faches, also dramatisch erhöhtes Risiko, an Asthma im 6. Lebensjahr erkrankt zu sein. Man erkannte, dass 90 % der Kinder, die im 3. Lebensjahr während einer Rhinovirus-Infektion giemten, bei Erreichen des Schulalters ein Asthma bronchiale ausgebildet hatten.

Zusätzlich beobachtete man, dass Kinder, bei denen im 6. Lebensjahr Asthma diagnostiziert wurde, innerhalb der ersten 3 Lebensjahre Jahr für Jahr immer mehr Episoden von Rhinovirus-induzierter spastischer Bronchitis durchmachten, während bei Kindern ohne Asthma im 6. Lebensjahr die Frequenz der Episoden vom ersten bis zum dritten Jahr sank (▫ Abb. 5.2).

Diese Ergebnisse ließen vermuten, dass virale Infektionen der Atemwege (besonders Rhinoviren) Mechanismen aktivieren, die sowohl eine Art Initialzündung für eine Asthmaentwicklung bzw. vermehrte Th2-Antworten darstellen als auch anfälliger für weitere Infekte machen. Je häufiger virale Entzündungen auftraten, umso eher entwickelte sich allergisches Asthma.

Weil die beiden häufigsten Viren, die Asthma auslösten, HRV und RSV waren, wurden diese noch im Detail verglichen und fokussiert (▫ Abb. 5.3):

Beim Gesamtvergleich aller Kinder erwies sich, dass Rhinovirus ausgelöste spastische Bronchitiden mit einem fast 10-fach erhöhten Risiko verbunden sind, mit 6 Jahren an Asthma zu leiden, während RSV-Infektionen „nur" ein 2.6-faches erhöhtes Risiko hatten, gemeinsames Auftreten jedoch die schlechteste Prognose zeigte.

Diese Studie ging auch der Frage nach, ob Rhinovirus-Infektionen alleine Asthma verursachen können, oder ob es zusätzlicher Faktoren, wie bereits vorhandene allergische Sensibilisierung, bedarf. Dazu wurden die beobachteten Kinder genauer betrachtet:

Kinder mit alleiniger aoeroallergener Sensibilisierung im ersten Lebensjahr hatten im Vergleich zu Kindern mit alleinigem HRV-Giemen im ersten Lebensjahr ein ähnlich erhöhtes Risiko (OR 3.6 vs. 2.8), mit 6 Jahren Asthma zu entwickeln. Beobachtete man jedoch die Situation im 3. Lebensjahr, stellte sich spannenderweise heraus, dass der alleinige Faktor Rhinovirus-induzierte spastische Bronchitis im dritten Lebensjahr ein wesentlich stärkerer Prädiktor für eine folgende Asthmaerkrankung war (OR 25.6) als der alleinige Faktor aeroallergene Sensibilisierung (OR 3.4). 81 % der Kinder mit HRV-Giemen ohne Sensibilisierung und 36 % der Kinder mit alleiniger aeroallergenen Sensibilisierung im dritten Lebensjahr litten mit 6 Jahren an Asthma; Kinder mit beiden Risikofaktoren waren zu 93 % an Asthma erkrankt.

Dadurch konnte die COAST-Studie deutlich machen, dass ein sehr hoher Prozentsatz der Kinder mit rezidivierenden Rhinovirus-Infektionen im 6. Lebensjahr Asthma entwi-

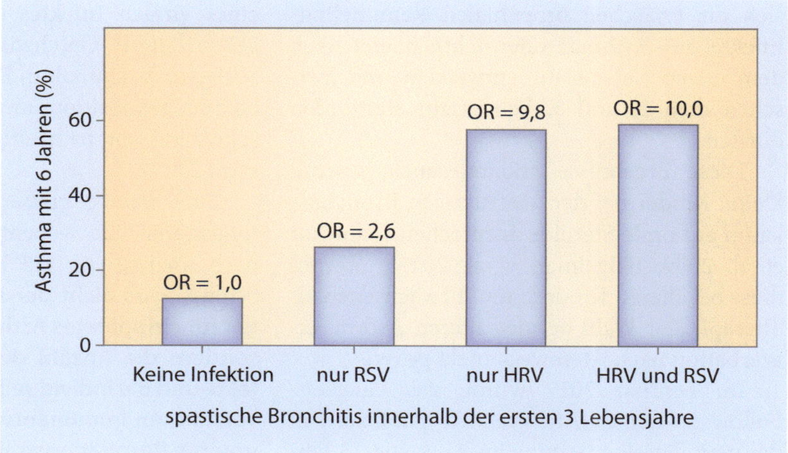

▫ **Abb. 5.3** Entstehung von Asthma nach RSV und HRV-Infektion in den ersten 3 Lebensjahren (Mod. nach Jackson 2008). Rhinovirus-ausgelöste spastische Bronchitiden sind mit einem fast 10-fach erhöhten Risiko verbunden, mit 6 Jahren an Asthma zu leiden, während Infektionen mit RSV das Risiko nur etwa verdreifachen ckelten, auch wenn bis zum Alter von 3 Jahren noch **keine** aeroallergener Sensibilisierung vorlag.

Um zu begründen, warum Kinder besonders im 2. und 3. Lebensjahr anfälliger für HRV-Infektionen sind und dieses Alter besonders sensibel für eine nachfolgende Asthmaentstehung ist, muss man einen Blick auf Histologie der Bronchien werfen. Trotz reduzierter Möglichkeit, bei Kindern Bronchoskopien mit bronchoalveolärer Lavage (BAL) durchzuführen, gibt es immerhin 2 Arbeiten mit höchst interessanten Ergebnissen. Krawiec et al. zeigten, dass kleine Kinder (Altersmedian 15 Monate) mit persistierendem Giemen erhöhte Zellzahlen und Entzündungszeichen in der BAL und Bronchialbiopsie im Vergleich zu einer gesunden Kontrollgruppe aufwiesen, jedoch nicht die klassische eosinophile Prädominanz, die bei älteren Kindern und Erwachsenen mit Asthma typisch wäre (Krawiec et al. 2001). Zu ähnlichen Ergebnissen gelangten Saglani et al., die Kinder mit persistierendem Giemen im Alter von 12 Monaten und im Alter von 29 Monaten mit gesunden Kindern verglichen. Mittels Bronchoskopie und Biopsie entdeckten sie bei der älteren Gruppe eine eosinophile Entzündung der Bronchien und Basalmembranverdickung im Vergleich zu einer gesunden Kontrollgruppe, während die jüngere Gruppe diese Veränderungen – noch – nicht aufwies (Saglani 2005). Diese Ergebnisse demonstrieren sehr deutlich, dass sich die typischen bronchialen Remodeling-Effekte des Asthmas offensichtlich erst nach dem ersten Lebensjahr entwickeln und zwischen dem 2. und 3. Lebensjahr stattfinden dürften.

Diese Ergebnisse erklären auch, warum kleine Kinder bei der obstruktiven Bronchitis kaum auf orale Steroide ansprechen (Panickar et al. 2009; Beigelman et al. 2013), obwohl diese bei älteren Kindern und Erwachsenen als Therapie der Wahl bei der akuten Asthmaexazerbation nach Atemwegsinfekt gelten.

Im Februar 2017 wurde das Langzeit-Follow up der COAST-Kohorte publiziert, in der man dieselbe Gruppe im Alter von 13 Jahren nochmals nachbeobachtet hatte (Rubner et al. 2017). Berichtigt auf alle Virusätiologien war Giemen mit HRV-Viren (OR 3.3) und nicht mit RSV-Viren (OR 1.0) assoziiert mit einer Asthmaerkrankung im 13. Lebensjahr. Vermutungen, dass RSV zwar für spastische Bronchitiden im Säuglingsalter von Bedeutung sind, danach aber wenig Einfluss auf die Asthmaentwicklung haben, wurden durch diese Langzeituntersuchung bestätigt.

Frühzeitige aeroallergene Sensibilisierung hatte offensichtlich auch deutlichen Einfluss. Aeorallergene Sensibilisierung bereits im 1. Lebensjahr führte bei 65 % zu Asthma mit 13 Jahren, aeroallergene Sensibilisierung bis zum 5. Lebensjahr bei 40 % und Kinder, die beim 5. Geburtstag noch nicht sensibilisiert waren, litten als 13-Jährige „nur“ zu 17 % an Asthma.

In dieser Hochrisiko-Kohorte, die von Geburt an beobachtet worden war, war persistierendes Asthma mit 13 Jahren am stärksten assoziiert mit gemeinsamen Auftreten von Rhinovirus-induzierten spastischen Bronchitiden und aeroallergener Sensibilisierung in der frühen Kindheit.

Sly et al. untermauerten in einem Review die Erkenntnis, dass der stärkste Risikofaktor, persistierendes Asthma nach einer viralen spastischen Bronchitis zu entwickeln, das zusätzliche Vorhandensein einer allergischen Sensibilisierung darstellt (Sly et al. 2008).

Als weitere Risikofaktoren für die Auslösung einer obstruktiven Bronchitis im Rahmen eines viralen Infektes des Respirationstrakts gelten ältere Geschwister, männliches Geschlecht, Aufenthalt in Kinderkrippen und Tabakrauchexposition, umgekehrt gilt Stillen als schützend vor frühzeitigem Giemen (Taussig et al. 2003).

Eine weitere große prospektive Beobachtungsstudie aus Kopenhagen (COPSAC) zog nach Analyse von 313 Hochrisikokindern den Schluss, dass **nicht der spezifische virale Trigger für ein späteres Asthma verantwortlich ist, sondern die Anzahl der respiratorischen Infekte und die individuelle Empfänglichkeit mit verstärkten Immunantworten auf Infekte des unteren Respirationstrakts** (Vissing et al. 2015).

Zusammenfassend muss hervorgehoben werden, dass die Prävention von schweren, rezidivierenden Infekten des unteren Respirationstraktes im Kleinkindalter entscheidend zur Vorbeugung von Asthma und Th2-hohen allergischen Atemwegserkrankungen in der Adoleszenz und im Erwachsenenalters beitragen dürfte. Dabei scheinen präventive Strategien, die die individuelle Empfänglichkeit und die übersteigerten Immunantworten reduzieren, hohe Priorität zu haben.

5.1.2 RSV (Respiratory Syncytial-Viren)

RSV-Virus ist ein einzelsträngiges, hochkontagiöses RNA-*Pneumovirus* aus der Familie der *Paramyxoviridae* und verursacht bei den meisten gesunden Erwachsenen und Kindern Symptome von banaler Erkältung. Bei prädisponierten Kleinkindern sowie bei Patienten mit COPD und älteren Menschen neigt das RSV dazu, auch in die unteren Atemwege zu gelangen, wo es oft Bronchiolitis und Pneumonien mit hoher Morbidität und auch Mortalität verursachen kann (van Drunen et al. 2012; Thompson et al. 2003).

Für Kinder unter 6 Monaten stellt die RSV-Infektion die häufigste Ursache für schwere Infekte der unteren Atemwege, wie Bronchiolitis und/oder Pneumonie, die zu Spitalsaufenthalten führen, dar (Mansbach et al. 2012). Seit Jahren weiß man, dass durch RSV ausgelöste Bronchiolitis in der frühen Kindheit die Entwicklung von Asthma begünstigen kann. Hospitalisierte Säuglinge mit RSV-Bronchiolitis wiesen bei Nachbeobachtungsstudien mit 13 Jahren ein erhöhtes Asthmarisiko auf (Sigurs et al. 2005). Eine andere große Studie (Wu et al. 2009) beobachtete, dass Kinder, die 120 Tage vor der saisonalen RSV-Spitze im Winter geboren wurden, die höchste Rate an Hospitalisierung wegen Erkrankungen der unteren Atemwege, aber auch die höchste Rate an Asthma im Alter zwischen 4 und 5.5 Jahren hatten.

Trotzdem wird auch gegen die kausale Rolle einer RSV-Infektion als Initiator für Asthma argumentiert. Daten einer Studie mit Zwillingen aus Dänemark zeigen, dass schwere RSV-Infektionen und Asthma dieselbe Prädisposition haben und dass RSV-Infektionen eher zu kurzfristigem rezidivierendem Giemen führen, aber nicht kausal in die langfristige Entstehung von Asthma involviert sind (Thomsen et al. 2009). Auch die Tucson Children's Respiratory Study (Taussig et al. 2003) identifizierte zwar RSV-ausgelöstes Giemen während der ersten 3 Jahre als unabhängigen Risikofaktor für Giemen im Alter von 6 Jahren. Diese Beziehung zwischen RSV-Infektion und kausaler Asthmaentwicklung wurde im Schulalter jedoch schwächer und verschwand im Alter von 13 Jahren und erzielte ähnliche Ergebnisse wie die vorher im Detail beschriebene COAST-Studie (Jackson et al 2008). Somit vermutet man derzeit, dass RSV-Giemen zu rezidivierendem Giemen im Kindesalter, jedoch eher nicht oder nur selten zu einem lebenslangen Asthma führt.

Der pathogene Mechanismus der RSV-Viren konnte 2015 näher erklärt werden. Anhand eines Mausversuches (Saravia et al. 2015) wurde aufgedeckt, dass IL-33 eine kritische Rolle bei schweren RSV-Infektionen spielt. Infektion mit **RSV induzierte in der Lunge** von neugeborenen Mäusen eine schnelle **Expression von IL-33** und eine Vermehrung von ILC2-Zellen mit Hyperreaktivität der Bronchien, Eosinophilie und Th2-gerichteten Entzündungsreaktionen. Diese Veränderungen wurden bei erwachsenen Mäusen nicht beobachtet. Bei IL-33-Knockout-Mäusen bzw. nach Blockade von IL-33 mittels Antikörpern wurden keine Zeichen der typischen RSV-Immunpathogenese beobachtet. Umgekehrt löste die Verabreichung von IL-33 an erwachsene Mäuse während einer RSV-Infektion die typische RSV-Pathologie aus. Im Nasensekret von hospitalisierten Kindern mit RSV-Infektion wurden erhöhte IL-33- und IL-13-Werte gefunden, die in der Rekonvaleszenz wieder sanken. Somit scheint IL-33 direkt oder indirekt an den Th2-gerichteten Immunpathomechanismen und der ILC2-Aktivierung bei kindlichen RSV-Infektionen involviert zu sein.

Durch die Entwicklung von verbesserten molekularen Methoden zur Virendiagnose war es in letzter Zeit möglich, wesentlich mehr Erreger zu identifizieren, die eine spastische Bronchitis auslösen können. Ganz besonders genau beobachtet man die bis vor kurzem noch völlig unterschätzten Rhinoviren, die bezüglich deren Th2-Antwort-auslösenden Effekten immer mehr ins Visier der Allergologen geraten:

5.1.3 HRV (Humane Rhinoviren)

HRVs sind die häufigsten Auslöser für banale Verkühlungen bei Kindern und Erwachsenen. Aber auch bei akuten Exazerbationen eines Asthma bronchiale sind in mehr als 50 % der Fälle Rhinoviren beteiligt (Johnston et al. 1995; Atmar et al. 1998; Nicholson et al. 1993) (s. ► Abschn. 5.2).

Einzige Ausnahme sind Kleinkinder unter 6 Monaten, bei denen HRV-Infektionen – nach den RSV-Infektionen – nur die zweithäufigste Ursache für schwere obstruktive Bronchitis darstellen (Mansbach et al. 2012).

Rhinoviren werden über Tröpfcheninfektion oder Kontakt mit infizierten Sekreten übertragen und verursachen Symptome des oberen Respirationstrakts, die sich als banale Erkältung mit Schnupfen, verstopfter Nase, Heiserkeit, Niesen, Husten und Kopfschmerzen äußern.

◘ Abb. 5.4 demonstriert, dass die Symptome des oberen Respirationstrakts vom 2.-4. Infekttag am stärksten sind, jene des unteren Respirationstrakts erreichen ihre heftigste Ausprägung am Tag 4–5, sind jedoch bei Gesunden wesentlich seltener und weniger intensiv ausgeprägt als beim Asthmatiker (Jackson et al 2014). Ursache dafür ist eine vermehrte Sekretion der Zytokine IL-33, IL-25 und TSLP, die die Th2-Immunantwort triggern, auf die im ► Abschn. 5.1.8. genau eingegangen wird.

Rhinoviren sind einzelsträngige RNA-Viren aus der Familie der Picorna-Viren. 1990 identifizierte man zunächst 2 Typen von HRVs (HRV-A, HRV-B) sowie ca. 100 Serotypen, welche über Major-(ICAM-1) oder Minor-Rezeptoren (LDLR) die Zellen infizieren.

Erst 2006 entdeckte man mittels PCR-Technik eine neue Gruppe, die HRV-C mit weiteren 50 Serotypen. Mithilfe der Genomsequenzierung unternimmt man derzeit große Anstrengungen, um die Stellen des Genoms, die für die Virulenz verantwortlich sind, genauer zu erforschen. Besonders die zuletzt entdeckten HRV-C-Viren scheinen bei Asthmaexazerbationen eine besondere Bedeutung zu haben und wurden bisher unterschätzt.

90 % der Rhinoviren docken an das intrazelluläre Adhäsionsmolekül ICAM-1 der Epithelzelle an, der Rest an die Low-density-lipoprotein-Rezeptoren (LDLR). ICAM-1 ist ein Zelloberflächen-Glykoprotein, das normalerweise Leukozyten zu entzündeten Stellen am Epithel lockt. Die Anhaftung des HRV-Virus an ICAM-1 initiiert das Einschleusen des Virusgenoms in die Wirtszelle. In der Epithelzelle der Atemwege repliziert sich das Rhinovirus und induziert die Expression von weiteren ICAM-1, die die Anheftung von zusätzlichen Rhinoviren und Infektion von Nachbarzellen ermöglichen. Die Virusreplikation triggert in der Epithelzelle die Aussschüttung von Zytokinen und Chemokinen, um inflammatorischen Zellen anzulocken, aber auch zellspezifische antivirale Antworten. Bronchiale Epithelzellen sezernieren IL-1, IL-6, IL-8, **Eotaxin**, ein kleines Protein, das die Migration von Eosinophilen in die Lunge stimuliert und **RANTES** („regulated upon activation, normal T-cells expressed and secreted"), ein Chemokin, das mononukleäre Zellen anzieht (Kelly et al. 2008).

> **Daher ist die Epithelzelle nicht nur Ziel und Reservoir für Viren, sondern zugleich Ort und Quelle der initialen inflammmatorischen Antwort.**

Allergische Sensibilisierung kann die Empfänglichkeit für HRV- Infektionen erhöhen. **IL-13 und andere Th2-Zytokine erhöhen die ICAM-1-Ausschüttung der Epithelzelle und erleichtern die Anhaftung der Viren am Epithel**. Bei atopischen Patienten wurde im Vergleich zu Gesunden eine vermehrte Ausschüttung von ICAM-1 nachgewiesen (Bianco 2000). Das bedeutet, dass allergische Sensibilisierung die Wahrscheinlichkeit einen Infekt zu akquirieren, erhöht.

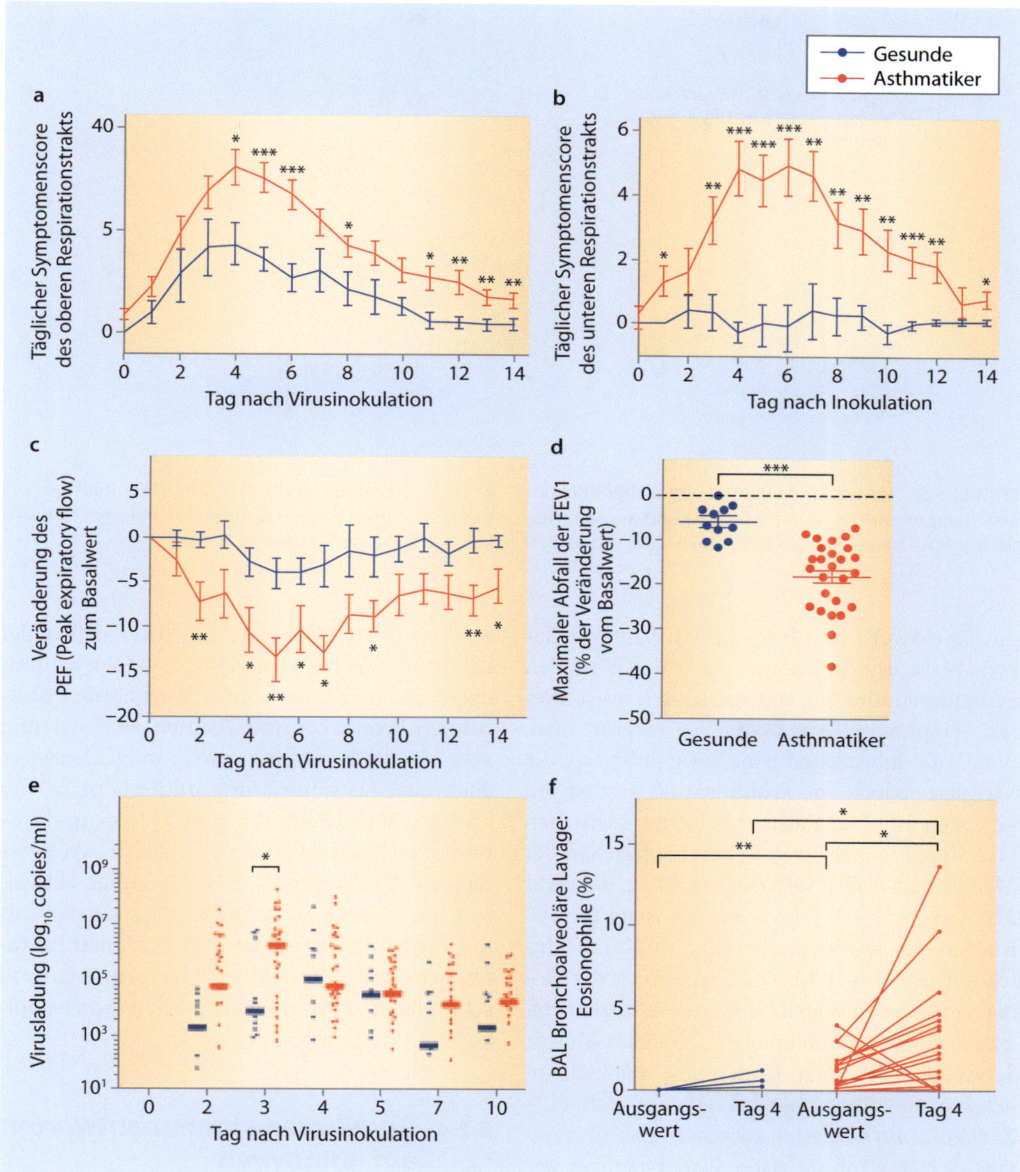

Abb. 5.4 Unterschiedlicher Verlauf von HRV-Infektionen bei „Gesunden“: blau, und Asthmatikern: rot (Mod. aus Jackson et al. 2014). Asthmatiker neigen im Vergleich zu Gesunden zu mäßig verstärkten Symptomen des oberen, aber zu massiv heftigeren Symptomen des unteren Respirationstrakts mit reduzierten PEF und FEV1. Asthmatiker weisen auch erhöhte Virusladungen und frühere Virusladungsgipfel am Tag 3 auf, Gesunde erst am Tag 4. In der Bronchiallavage von Asthmatikern finden sich signifikant vermehrt eosinophile Granulozyten sowie erhöhte Werte von IL 5 und IL-13

Um die Häufigkeit von HRV-Infektionen und die Bandbreite der Symptome zu untersuchen, wurden Nasenlavage-Proben auf HRV an 209 Kindern einer „gesunden“ Geburtskohorte in einer Longitudinalstudie während 12 Monaten untersucht (Lee et al. 2012a). Kinder hatten

5

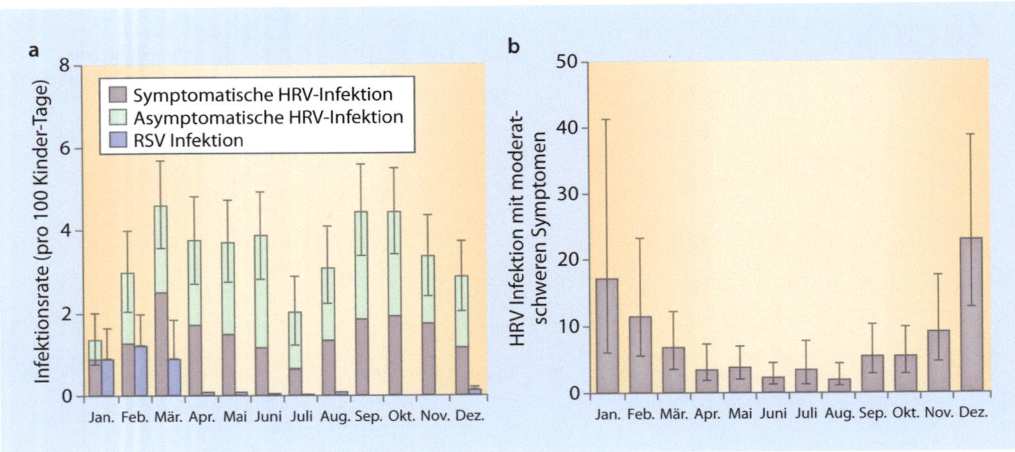

Abb. 5.5 Saisonales Auftreten von **a** HRV-Infektionen: Symptomatisch (violette Balken) und asymptomatisch (grüne Balken) sowie RSV-Infektionen (blaue Balken). **b** Saisonales Auftreten von HRV Infekten mit moderaten bis schweren Symptomen bei einer Geburtskohorte (Mod. nach Lee et al. 2012a)

pro Jahr durchschnittlich 12.2 HRV-Infekte, davon 49 % asymptomatisch, 46 % mit milden Symptomen und 5 % mit moderaten bis schweren Symptomen. Auf Abb. 5.5 erkennt man, dass HRV-Infektionen ganzjährig auftreten, die Viruslast jedoch im Frühling und Herbst am höchsten ist. Die Raten der symptomatischen HRV-Infektionen waren in den Gipfelzeiten der Monate September, Oktober und März ungefähr 3 mal so hoch (4.3, 4.3, 4.6 Infektionstage pro 100 Kindertage), wie im Jänner oder Juli (1.3, 2.0 Infektionstage pro 100 Kindertage). Auch die Monate, in denen moderate bis schwere Infekte auftraten, zeigten ein deutliches saisonales Muster. Schwere Infektionen fanden am wahrscheinlichsten von Dezember bis Februar statt (12–23 %) und am seltensten zwischen April und August. Schwere Infekte waren 7-mal häufiger von HRV-A und HRV-C ausgelöst, als von HRV-B.

Auch eine andere Untersuchung fand, dass bei jüngeren Kindern am ehesten HRV-C Viren im Vergleich zu allen anderen Viren spastische Bronchitiden auslösen (Cox et al. 2013).

Neben der Untersuchung der genauen Morphologie und Virulenz der verschiedenen HRVs beschäftigt sich die Forschung auch mit den immunologischen Antworten des Wirtsorganismus, die die Pathogenese einer Erkältung beeinflussen. Weil die HRV-Infektion als banaler Infekt oft sehr harmlos verläuft, jedoch bei prädisponierten Kindern und Erwachsenen obstruktive Bronchitis und Asthma auslösen und verschlechtern kann, sowie möglicherweise auch eine Sensibilisierung initiiert, ist es von größter Wichtigkeit, die genetischen- und immunologischen Faktoren, die die Th2-Antworten und Umbauprozesse in der Lunge aktivieren, noch besser zu verstehen. Das Verständnis des Zusammenspiels der verschiedenen Faktoren wird zur Entwicklung von primären und sekundären Präventionsstrategien von atopischen Erkrankungen beitragen.

5.1.4 Angeborene Immunantworten auf Rhinoviren

5.1.4.1 Neutrophile Granulozyten

Neutrophile Granulozyten sind die ersten Abwehrzellen, die beim akuten Infekt aus der Blutbahn zum infizierten Gewebe wandern. Angelockt durch Prostaglandine, Chemokine und Interleukine wie IL-1β und TNF-α spielen sie eine wichtige Rolle bei der Abwehr der Rhinoviren. Neutrophile Granulozyten kontrollieren die Ausbreitung von Pathogenen, indem sie

Viren, Bakterien und später auch abgestorbene Zellbestandteile phagozytieren und die „sinnvolle“ proinflammatorische Phase der Infektion aktivieren. Danach müssen die apoptotischen neutrophilen Granulozyten vom Ort der Entzündung wieder entfernt werden, damit die Gewebshomöostase wieder hergestellt werden kann. Dies vollbringen Makrophagen, die nach einem Switch von M1 zu M2-Makrophagen, die apoptotischen Neutrophilen phagozytieren und in Folge über das Lymphsystem abtransportieren (s. ► Kap. 7) (s. ◘ Abb. 5.7).

Wenn dieses komplexe, physiologische Zusammenspiel gestört wird, bleibt eine „ungestoppte“ Entzündung im infizierten Areal bestehen, die zu chronisch entzündlichen Prozessen führen kann.

Besonders beim neutrophilen Asthma oder bei der chronischen Rhinosinusitis ohne Polypen (CRSsNP) vom neutrophilen Endotyp beobachtet man eine vermehrte, chronisch vorhandene Neutrophilie, die den Asthmatiker bzw- CRS Patienten dann anfälliger für akute Exazerbationen macht.

Chronische Rhinosinusitis (CRS)

Die chronische Rhinosinusitis ist gekennzeichnet durch mindestens 2 der folgenden Symptome über mehr als 12 Wochen:

- nasale Verstopfung,
- nasales Sekret,
- Gesichtsschmerz mit dumpfem Druck über den Nasennebenhöhlen,
- Anosmie.

Bei einer Inzidenz von 5–13 % der Bevölkerung kommt die chronische Rhinosinusitis besonders häufig zwischen dem 35. und 64. Lebensjahr vor. Etwa 20 % der Betroffenen bilden zusätzlich Polypen aus (Avila 2001). Die Therapie erfolgt mittels intranasaler Steroide, Nasenduschen und wegen der erhöhten Anfälligkeit für rezidivierende Infekte sind oftmalige Antibiotikazyklen notwendig. Bei schweren Formen muss auch auf orale Steroide bzw. Biologika zurückgegriffen werden. Polypen und Verengungen der nasalen Strukturen werden über endoskopische Sinuschirurgie entfernt. Trotzdem sind etwa 20 % der Betroffenen therapieresistent.

Deshalb differenziert man wie beim Asthma neuerdings verschiedene **Phänotypen der CRS** (Eguiluz-Gracia et al. 2018):

Chronische Rhinosinusitis mit Polyposis nasi (CRSwNP):

- Bei kaukasischen Patienten fast ausschließlich mit mukosaler Eosinophilie und vermehrten IL-5 und IL-13.
- Bei asiatischen Patienten tritt CRSwNP jedoch zu mehr als 50 % als neutrophile CRS auf.

Chronische Rhinosinusitis ohne Polyposis nasi (CRSsNP)

- mit mukosaler Neutrophilie und vemehrten Th1- und Th17-Antworten

Jüngst erfolgte dann die **Endotypisierung** in

Eosinophile CRS: Nach Exposition mit Allergenen, ***Staphylococcus aureus***, aber auch anderen Bakterien und Viren wird von den nasalen Epithelzellen IL-33, IL-25 und TSLP sezerniert, die dann die ILC2-Zellen aktivieren und über DCs im lokalen Lymphknoten die Differenzierung in Th2-Lymphozyten fördern. Die Th2-Zytokine IL-4 und IL-13 bewirken eine vermehrte IgE-Produktion durch die B-Zellen, Die IgEs sensibilisieren und aktivieren die Mastzellen und Basophilen. IL-5 aus den Th2-Zellen und den ILC2 bewirkt ein starke Vermehrung von Eosinophilen in den nasalen Schleimhäuten,

Neutrophile CRS: Bakterien und Schadstoffe stimulieren ILC1- und ILC3-Zellen, die die Differenzierung der Th0-Zellen in Th1- und Th17-Zellen triggern. Th17-Zellen aktivieren die Einwanderung von neutrophilen Granulozyten in die nasosinusale Mukosa. Die neutrophile CRS ist auch gekennzeichnet durch verstärkte Sekretion von IFN-γ, TNF-α und TGF-β, die dann zu Becherzellhyperplasie, Basalmembranverdickung und Fibrose führen.

5

Eine natürlich erworbene HRV-Infektion führt bei Asthmatikern nicht nur zu Vermehrung der neutrophilen Granulozyten, sondern auch zu einer **erhöhten Produktion von neutrophiler Elastase**, einem Marker für neutrophile Degranulation (Wark et al. 2002). Diese sekretorische Elastase regt die Becherzellen zur Schleimproduktion an, und bewirkt dadurch Ödembildung, Obstruktion, und Husten mit Hyperreaktivität der Bronchien. Bei Asthmatikern, besonders beim neutrophilen Phänotyp, sind neutrophile Granulozyten während einer akuten Exazerbation nach 24–48 Stunden die dominante Zellart im Sputum (Fahy et al. 1995). Nach experimenteller Inokulation von HRV bei Patienten mit Asthma beobachtete man innerhalb von 48 Stunden eine Vermehrung von IL-8 mit nachfolgender Vermehrung der neutrophilen Granulozyten. IL-8 wird u. a. von Epithelzellen und Makrophagen produziert, lockt die Neutrophilen zum Ort der Entzündung und aktiviert die neutrophilen Granulozyten zur Phagozytose bzw. Apotose der Viren (Jarjour et al. 2000). Daher wird IL-8 auch als „neutrophil chemotactic factor“ bezeichnet.

5.1.4.2 Makrophagen

werden ebenfalls in den ersten Phasen der Infektion in den oberen und unteren Atemwegen rekrutiert und interagieren gemeinsam mit den Epithelzellen und Neutrophilen mit den eindringenden Viren. Nach Erkennung der „Feinde“ reagieren M0-Makrophagen mit der Produktion von Typ-I-IFN, um die Resistenz gegenüber den Viren zu erhöhen und virusinfizierte Zellen zu eliminieren, sowie mit der Expression von proinflammatorische Zytokinen, um das Ausmaß der Infektion zu limitieren.

Heute weiß man, dass bronchoalveoläre Makrophagen genauso wie Epithelzellen direkt von Rhinoviren infiziert werden können, die sich dort aber schlechter replizieren, weil Makrophagen fähig sind, auch im uninfizierten Zustand niederschwellig spontan IFN-α und IFN-ß zu bilden (Gough et al. 2012).

Durch verschiedene Signalwege differenzieren die M0-Makrophagen in 2 verschiedene Typen: die proinflammatorischen M1 und die antiinflammatorischen M2.

Die M1-Polarisierung wird durch IFN-γ, TNF-α, GM-CSF („granulocyte macrophage colony-stimulationg factor“), Aktivierung der TLR durch mikrobielle Produkte, Lipopolysaccaride und Lipidmediatoren getriggert. M1-Makrophagen spielen eine wichtige Rolle bei der Abwehr gegen Viren, Bakterien und Protozoen und stimulieren durch Sekretion von proinflammtorische Zytokinen und Effektormolekülen wie IL-12, IL-6, IFN-α, -β, -λ, und TNF-α die zytotoxische und antivirale Aktivität (Gordon und Martinez 2010). TNF-α wiederum triggert die Epithelzelle zur Expression von ICAM-1 und lockt dadurch weitere Leukozyten an den Ort der Entzündung (Kelly et al. 2008).

Die Entwicklung zum M2-Phänotyp wird durch IL-10, IL-4, IL-13, IL-33 und TGF-β (Jarjour et al. 2000) (s. ◘ Abb. 5.6), aber auch von den Lipidmediatoren PGE2, Lipoxin, Resolvin und Protektin ausgelöst (s. ► Abschn. 6.3).

M2 Makrophagen haben heterogene und funktional unterschiedliche Effektorfunktionen. Eine Untergruppe (M2a) aktiviert Th2 Zytokine, andere M2 Makrophagen haben entzündungsauflösende Wirkungen, die über Sekretion von Lipidmediatoren und IL-10 ausgelöst werden (Röszer 2015). Jene M2-Makrophagen aktivieren die Phagozytose von apoptotischen Neutrophilen, nekrotischen Zellen und verschiedenen anderen extrazellulären Matrixkomponenten, und dämpfen die inflammatorischen Stimuli der M1-Makrophagen, die auf Dauer gewebsschädigend wären. M2-Makrophagen reduzieren besonders **über gesteigerte IL-10-Produktion** die Heftigkeit und die Dauer der inflammatorischen Prozesse. Dadurch spielen M2-Makrophagen eine

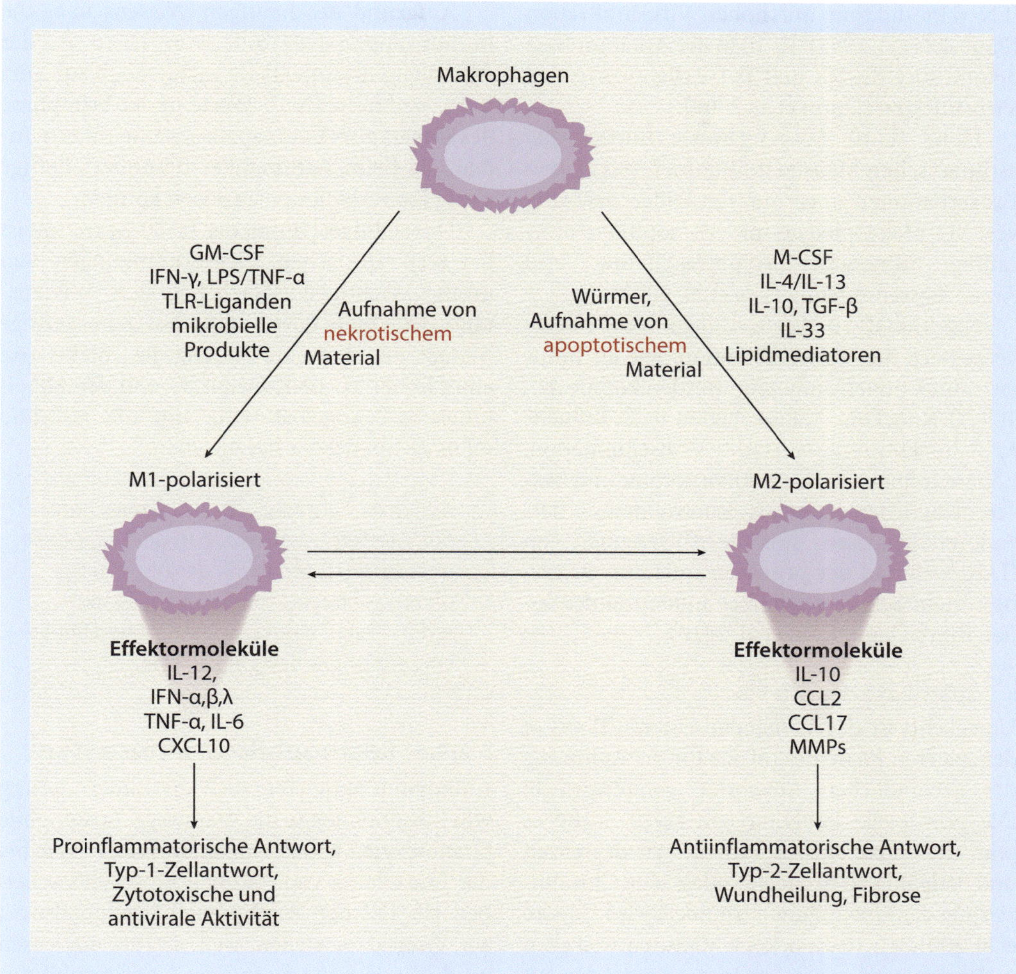

Abb. 5.6 Makrophagendifferenzierung in M1- und M2-Makrophagen. Aktivierung der M0-Makrophagen über verschiedene Signale erzeugt zwei verschieden Typen von Makrophagen: M1-Makrophagen mit starker zytotoxischer und antiviraler Aktivität und M2-Makrophagen, die antiinflammatorische und Gewebshomöostase wiederherstellenden Prozesse induzieren. M1 und M2 können, getriggert durch externe Einflüsse, reversibel redifferenzieren und vice versa ineinander übergehen. (Mod. nach Zdrenghea 2015)

wichtige Rolle bei der Wundheilung, wodurch sie die Gewebshomöostase nach dem Infekt wiederherstellen. Zusätzlich aktiviert IL-10 die Treg-Zellen und erzeugt dadurch ein immunsuppressives Umfeld, das die chronisch inflammatorischen Antworten hemmen und dadurch auch fibrosierende Prozesse reduzieren kann (Moore et al. 2001).

M2- Makrophagen entfalten daher eine antagonistische Wirkung zu M1-Makrophagen und Th1-Zellen. IL-10, das von M0- und M2-Zellen produziert wird, hat sowohl einen hemmenden Effekt auf die M1-Differenzierung als auch auf die M1-Zytokin-Produktion und reduziert dadurch auch die primäre Immunantwort auf Viren und Bakterien (Zdrenghea 2015).

Anfangsphase des Infekts

Treten in der Anfangsphase des Infekts zu **hohe IL-10-Werte** auf, beobachtet man eine reduzierte

IFN-γ-Produktion mit hoher Virusinfiltration (Panuska et al. 1995). IL-10 in der Anfangsphase hemmt auch die NK und Th1-Zellantworten bei Virusinfekten (Dunn et al. 2009).

Hohe IL-10 Ausgangswerte führten bei asthmatischen Mäusen im Rahmen von akuten Exazerbationen zu vermehrter Differenzierung von M2-Makrophagen mit eosinophiler Infiltration, bronchialer Hyperreagibilität und Atemwegsremodeling (Lee et al. 2002).

Niedrige IL-10-Werte zu Beginn des Infekts verbessern die Viruselimination, wie an Influenza-Infektionen aufgezeigt werden konnte. IL-10(-/-)-Knockout-Mäuse zeigten nach Influenza-A-Infektion eine verstärkte Viruselimination, höhere Influenzavirus-Antikörpertiter und bessere Überlebensraten als Kontrollmäuse. Die Autoren schlossen, dass die Abwesenheit von IL-10 während der primären Infektion zu verbessertem Schutz gegenüber Influenzainfektionen führen kann (Sun et al. 2010).

▪ Spätphase des Infekts

Umgekehrt ist das Vorhandensein von IL-10 in der späteren Phase des Infekts für die Auflösung der entzündlichen Antworten verantwortlich, Die prinzipielle Funktion von IL-10 dürfte es sein, die entzündlichen Prozesse zu begrenzen und endgültig zu beenden, sodass eine Chronifizierung der Entzündung verhindert wird (Moore et al. 2001). IL-10-Knockout-Mäuse entwickelten verlängerte und gesteigerte Immunantworten auf Antigene, die mit massiver Inflammation, Gewebszerstörung und verlängerten Fieberphasen als Antwort auf LPS (Lipopolysaccharide) verbunden waren (Leon et al. 1998). Offensichtlich ist es nach der abgeschlossenen Viruseliminierung im Rahmen eines akuten Infekts notwendig, die entzündlichen Prozesse zu reduzieren. Deaktivierung bzw. alternative Aktivierung der M0-Makrophagen in M2-Makrophagen mit Sekretion von antiinflammatorischen Molekülen wie IL-10 wirkt antiinflammatorisch und leitet den Heilungsprozess ein (Laza-Stanca et al. 2007).

Deshalb wurde IL-10 auch als möglicher therapeutischer Ansatz zur Behandlung von Asthma, bei dem die inflammatorischen Prozesse aktiv bleiben, vorgeschlagen (Barnes 2001).

Aufgrund des heutigen Wissens über die immunsuppressive Rolle von IL-10 in der Akutphase des Infekts rät man jedoch zur Vorsicht, weil hohe IL-10-Werte in der Frühphase des Infekts zur Asthmapathogenese führen, indem sie beim Asthmatiker besonders heftige akute Exazerbationen auslösen können.

Das richtige Timing der IL-10-Sekretion ist bei respiratorischen Viruserkrankungen von großer Wichtigkeit. Nach heutigem Wissensstand geht man davon aus, dass eine geringe Menge von IL-10 am Anfang des Infekts von einer hohen IL-10-Konzenration in der Abheilungsphase abgelöst wird, um die *restitutio ad integrum* wieder herzustellen.

> Außerdem dürfte die Balance zwischen der Interferonproduktion in der Frühphase und der IL-10-Menge in der Abheilungsphase des Infekts für einen physiologischen Ablauf eines respiratorischen Infekts von größter Bedeutung zu sein.

5.1.4.3 Eosinophile Granulozyten

Rhinoviren aktivieren auch die Einwanderung von Eosinophilen in die Atemwege. Eosinophile Granulozyten haben eine interessante Rolle bei der Entstehung von Asthma. Einserseits scheinen sie Teil der angeborenen Immunantwort auf Viren darzustellen, weil sie Ribonukleasen produzieren und sezernieren (**„eosinophil-derived“ Neurotoxin [EDN]** und **eosinophiles kationisches Protein [ECP]**), die antivirale Eigenschaften haben (Rosenberg et al. 2001) (s. ◘ Abb. 5.7). Andererseits schädigen diese zytotoxischen Proteine auch bronchiale Epithelzellen und führen zu Barrieredefekten. Eosinophilie korreliert mit Hyperreaktivität der Bronchien und einer höheren Wahrscheinlichkeit einer Asthmaexazerbation, was darauf hindeutet, dass die eosinophile Inflammation die Empfänglichkeit für Rhinoviren erhöht. Die Bildung und die Rekrutierung der eosinophilen Granulozyten wird zwar bei Allergien von IL-5 aktiviert, beim Infekt aber auch von RANTES, einem kräftigen chemotaktischen Zytokin, das in der Epithelzelle als Antwort auf eine HRV-Infektion pro-

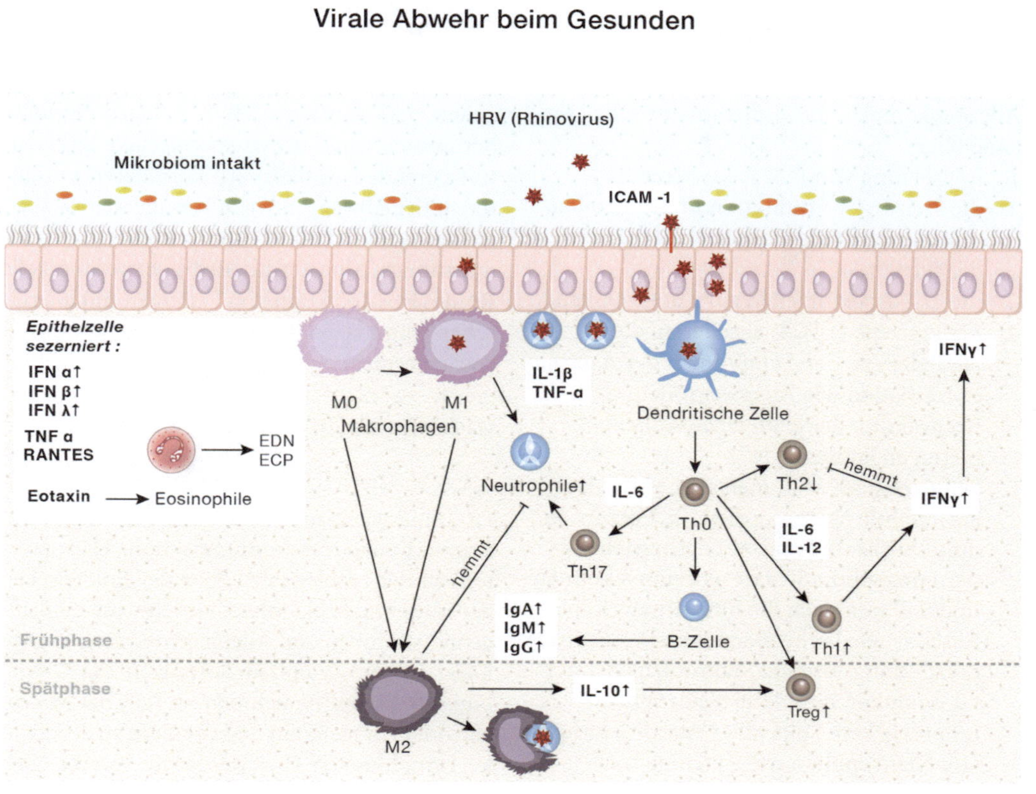

Abb. 5.7 Virale Abwehr beim Gesunden. Nach Erkennung der viralen RNA sezerniert die Epithelzelle IFN-α, IFN-β, IFN-λ, TNF-α und IL-1β und lockt dadurch neutrophile Granulozyten an die Stelle des Vireneintritts. Die neutrophilen Granulozyten phagozytieren die Virus-RNA, und sezernieren ebenso wie die M1-Makrophagen TNF-α und IL-1β, wodurch noch mehr neutrophile Granulozyten angezogen werden. Auch DCs werden zum Ort der Entzündung gelockt und wandern mit den phagozytierten Virusbestandteilen zum lokalen Lymphknoten, wo eine Differenzierung der Th0-Zelle in die Th1-Zelle angeregt wird. Die Th1-Zelle setzt weitere antivirale Mechanismen, wie die Sekretion von IFN-γ in Gang. IFN-γ hemmt die Differenzierung der Th0-Zelle in die Th2-Zelle. Aktivierung der B-Zellantwort induziert die Bildung von IgA, IgM und IgG. In der Spätphase des Infekts differenzieren die Makrophagen in M2-Makrophagen, die die apoptotischen Neutrophilen phagozytieren und deren Abtransport über das Lymphsystem stimulieren. Außerdem sezernieren die M2-Makrophagen antiinflammatorisches IL-10, das die Entzündung zur Abheilung bringt und die Entwicklung von Treg-Zellen stimuliert. Auch Eosinophile haben antivirale Funktionen, indem sie Ribonukleasen mit aniviralen Eigenschaften produzieren und sezernieren („eosinophil-derived" Neurotoxin [EDN] und eosinophiles kationisches Protein [ECP]) und modulierend auf die M2-Differenzierung wirken dürften

duziert wird. Die RANTES-Konzentration ist bei Kindern während eines Infekts mit damit verbundener spastischer Bronchitis deutlich höher als bei Kindern, die nur an einem banalen Infekt erkrankt sind (Pacifico et al. 2000).

Während beim Gesunden die eosinophilen Granulozyten nach Beendigung der klinischen Symptome verschwinden, sind sie bei Asthmatikern auch noch 6–8 Wochen nach dem Infekt in den Bronchien vermehrt nachweisbar (Fraenkel et al. 1995).

Eosinophile Granulozyten sind jedoch nicht nur Effektorzellen, sondern haben auch die Fähigkeit, als Antigen-präsentierende Zellen zu fungieren. Dadurch können sie bei Kontakt mit Allergenen oder Parasiten die Differenzierung der naiven $CD4^+$-Zelle in Th2-Lymphozyten aktivieren (Wang et al. 2007).

Eosinophile tragen in den Atemwegen zum Entstehungsprozess von Asthma und allergischer Rhinokonjunktivitis bei, indem sie nach Allergenkontakt die inflammatorische Kaskade über

1. Freisetzung von IL-13 aktivieren,
2. die Th1/Th17-Produktion in den lokalen und mediastinalen Lymphknoten unterdrücken,
3. die Th2-Effektorzellen zur Lunge lenken,
4. Leukotriene (LTC4) aktivieren, die zusätzlich zu den Symptomen der Asthmaexazerbation wie Atemwegsödem und Kontraktion der glatten Muskulatur beitragen können.
5. Seit neuestem weiß man aber auch, dass eosinophile Mechanismen die Entzündungs**auf**lösung und Wiederherstellung der Lungenhomöostase aktivieren können und dadurch auch die inflammatorische Kaskade wieder beenden, indem sie die entzündungslösende Makrophagenaktivität modulieren und die Neutrophilen unterdrücken. Sollte die Unterdrückung von Neutrophilen wegen fehlender Eosinophiler nicht möglich sein, (z. B. nach langfristiger Steroidtherapie), kann dies zur Dominanz des neutrophilen Phenotyps des Asthmas führen (Jacobsen et al. 2014).

5.1.5 Adaptive Immunantworten auf Rhinoviren

5.1.5.1 T-Zellen

HRV-Infektion bewirkt eine Proliferation und Differenzierung der Th0- in Th1-Zellen und deren Wanderung in Richtung Atemwegsepithel. Physiologischerweise aktivieren die Th-1-Zellen über die klassischen Th1-Zytokine wie IFN-y, IL-2 und TNF-α die virale Abwehr. Eine adäquate Th1-Antwort kann jedoch durch das Vorhandensein einer hohen Anzahl von eosinophilen Granulozyten bzw. bei einer Th2-lastigen immunologischen Dysbalance gebremst werden (s. ► Abschn. 5.1.6 und 5.1.8).

5.1.5.2 B-Zellen

Nach Virusbefall kommt es zunächst zu einem IgA-Anstieg nach 3 Tagen, gefolgt von IgM- und zuletzt IgG-Anstieg nach 7–8 Tagen. Erhöhte Serumtiter von Serotyp-spezifischen IgG-neutralisierenden Antikörpern korrelieren mit guter viraler Abwehr in Form von abgeschwächten Erkältungssymptomen und reduzierter Virusanhaftung (Alper et al. 1996). Experimentelle Rhinovirus-Infektion von Patienten mit allergischer Rhinitis zeigte Anstiege von Serum-IgE sowie vermehrte Histaminfreisetzung, im Vergleich zu nicht-allergischen Kontrollgruppen (Jackson et al. 2014; Skoner et al. 1995).

5.1.5.3 Dendritische Zellen (DC)

DCs sind wichtige Brücken zwischen angeborener und adaptiver Immunreaktion. DCs „warten“ an der basolateralen Seite der Epithelzellen der Haut und Schleimhautbarrieren auf eindringende Mikroben und Allergene und scannen mit ihren langen Zytoplasmafortsätzen die Umgebung ab. Daraufhin nehmen sie Teile der Mikroben oder Antigene auf und wandern zu den lokalen Lymphknoten. Dort werden die verarbeiteten Fragmente der Mikroben bzw. Antigene den naiven $CD4^+$-T-Zellen präsentiert. Beeinflusst und programmiert werden die DCs jedoch von Zytokinen und Chemokinen aus den Epithelzellen und anderen Immunzellen. Als Antigen-präsentierende Zellen (APC) programmieren die DCs daraufhin die Differenzierung der Th0-oder naiven $CD4^+$-T-Zelle in Th1-, Th2-, Th17- oder Treg-Zellen mit den entsprechenden immunologischen Antworten. Außerdem aktivieren DCs auch die CD8-T-Zellaktivierung und den Transfer einiger Antigenbestandteile zu den B-Zellen. DCs aktivieren somit ein breites Spektrum an regulatorischen und adaptiven T-Zell-Antworten, indem sie die Differenzierung der T-Zellen beeinflussen (Lambrecht 2014).

5.1.6 Interferone

Um zu erklären, wieso Allergiker verstärkt auf Rhinoviren reagieren, verglich man die antivirale Reaktion von Gesunden und der Th2-

hohen Risikogruppe genauer und stieß auf reduzierte Interferonantworten:

Interferone sind Proteine oder Glykoproteine, die von Epithelzellen, Th1-Lymphozyten, Leukozyten, Monozyten, Makrophagen oder Fibroblasten gebildet werden und eine antivirale, aber auch antitumorale immunstimulierende Wirkung entfalten.

5.1.6.1 Typ-I-Interferone: gelten als Teil der angeborenen (innate) Immunantworten

Nachdem sich das Virus an den ICAM-Rezeptor der befallenen Epithelzelle gebunden hat, wird das Virus in die Zelle internalisiert und repliziert sich. Doppelsträngige RNA, ein Nebenprodukt der Replikation, bindet an den Toll-like-Rezeptor (TLR)-3 und bewirkt durch intrazelluläre Signale über Nuklearfaktor (NF)κB eine Entfaltung von Typ-I-Interferonen IFN-α und IFN-β, die antivirale Gene aktivieren und die virale Replikation und das Ausbreiten der Viren auf die Nachbar-Epithelzellen hemmen.

- **IFN-α** wird von vielen Zellen als Antwort auf die Erkennung viraler oder bakterieller Nukleinsäuren gebildet und aktiviert Proteine in virusinfizierten Zellen, die die Virusproteinsynthese hemmen und den Abbau von viraler und zellulärer RNA bewirken. Außerdem aktiviert IFN-α neutrale Killerzellen (NK) oder ILC1, welche die Virusabwehr beschleunigen. IFN-α hat auch einen Effekt auf die Expression von MHC („major histocompatibility complex")-Klasse-I-Komplexen an virusinfizierten Zellen und macht diese durch verbesserte Antigenpräsentation für T-Lymphoyzyten leichter angreifbar. Dies erleichtert den CD8-T-Zellen auch die bessere Unterscheidung von infizierten und gesunden Zellen und stimuliert die zytotoxische Zelllyse der infizierten Zellen. Die Bildung von IFN-α kann durch erhöhte IgE-Werte und vermehrte IgE-Rezeptoren (FcεRI) gehemmt werden (Durrani et al. 2012) (s. ► Abschn. 5.1.7).
- **IFN-β** wird von virusinfizierten Epithelzellen und Fibroblasten gebildet und wirkt ähnlich wie IFN-α. Bei Asthmatikern wurden reduzierte Werte von IFN-β gemessen (Laza-Stanca et al. 2011). Wark et al. (2005) untersuchten bronchiale Epithelzellen von Asthmatikern und Gesunden und beobachteten die Virusreplikation nach Inokulation mit HRV-16. Die virale DNA-Expression war in der asthmatischen Gruppe um das 50-Fache erhöht, während sie bei den gesunden Kontrollen nur um das 7-Fache anstieg. Virusinfektion induzierte bei Asthmatikern Epithelzell-Lyse, nicht jedoch bei Gesunden. Bei der Untersuchung der angeborenen Immunreaktionen fand man, dass **die Zellen von Asthmatikern nur weniger als die Hälfte der Menge von IFN-β sezernierten als die Zellen von Gesunden**. Behandlung der Zellen mit exogenem IFN-β bewirkte eine Apoptose und reduzierte die Virenreplikation. Somit wurde der Schluss gezogen, dass ein kausaler Zusammenhang zwischen mangelndem IFN-β-Antworten und beeinträchtigter Apoptose sowie erhöhter Virusreplikation bei Asthmatikern bestehen müsse. Man schlug vor, dass Interferon-Therapie mit IFN-β eine sinnvolle Methode für Therapie und eventuelle Prävention von akuten Exazerbationen bei Asthmatikern sein könnte. Die Autoren meinten, dass die antiviralen Signalwege von asthmatischen Epithelzellen zwar intakt seien, aber durch den Mangel an IFN-β nicht aktiviert werden könnten.

Daraufhin wurden bereits mehrere In-vivo-Versuche durchgeführt. Inhalierbares IFN-β wurde jüngst versuchsweise als Therapie bei Asthmatikern, unter inhalativer Kortisontherapie und mit virusinduzierten Exazerbationen in der Anamnese, innerhalb von 24 Stunden nach Beginn der ersten Symptome eines akuten Infekts eingesetzt und der Verlauf der akuten Exazerbation mit einer Placebogruppe verglichen. Die Inhalation von IFN-β für 14 Tage brachte zwar keine signifikante Veränderung im klinischen Verlauf der akuten Exazerbation, verbesserte jedoch die morgendlichen Peak-Flow-Werte und reduzierte die Notfallmedikation (Antibiotika und zusätzliche Kortikosteroide) im Vergleich zur Kontrollgruppe. Bei der Untergruppe der schweren, schwierig zu behandelnden Asthmatiker (GINA Step 4–5) zeigten sich jedoch signifikant bessere klinische Verläufe als in der Placebogruppe. Dieser Versuch lässt vermuten, dass eine Therapie mit Interferon-β eine neue interessante Möglichkeit darstellen kann, umgekehrt beweist dieser Versuch auch die Bedeutung der Interferone als Mediator bei der immunologischen Antwort auf Infekte, besonders bei Asthmatikern (Djukanović 2014).

Neueste spannende Entdeckungen: Sind die angeborenen (innate) Immunantworten wirklich angeboren oder epigenetisch beeinflussbar?

Die angeborenen (innate) Immunantworten wurden bis vor kurzem als ein System der unmittelbaren Reaktion auf eindringende Pathogene angesehen. Phagozyten wie Makrophagen und dendritische Zellen, die Pathogene abtasten und über Erkennungsrezeptoren inflammatorische Antwortkaskaden initiieren, sind für eine effektive, abgestimmte Immunantwort gegen Pathogene notwendig. Diese Antworten wurden immer als angeboren, Zellautonom und unabhängig von adaptiven Eigenschaften gesehen. Neue Daten zeigen jedoch, dass die **Bereitschaft der Phagozyten, auf mikrobielle Signale mit der Expression von verschiedenen Genen zu antworten, eine Kalibrierung von Signalen aus dem Mikrobiom braucht**. Eine wichtige Familie der „angeborenen" (innate) Immunantworten sind die soeben besprochenen Typ-I-Interferone. Wieder einmal lieferten keimfrei aufgezogene Mäuse den Beweis für diese These. Denn bei diesen Mikroben-freien Mäusen wurde eine mangelnde Aktivierung von Typ-I-IFN-Genen nachgewiesen, die wiederum mit einer beeinträchtigten antiviralen Immunität einherging (Ganal et al. 2012). Mangelnde Aktivierung des Inflammasoms durch keimfreie Umgebung hemmte auch die Migration von DCs aus der Mukosa des Respirationstrakts in die Lymphknoten und ist die Ursache für reduzierte Stimulation von antiviralen T-Zell Antworten (Ichinohe et al. 2011). Auch die Behandlung mit Antibiotika führte bei Mäusen mit nachträglicher Influenzainfektion zu reduzierten Typ-I (und Typ-II-)-Interferonantworten, wegen mangelnder Stimulation durch das – nicht mehr intakte – Mikrobiom (s. ► Abschn. 7.3).

Daher ist es gar nicht verwunderlich, dass Probiotika Typ-I-Interferone aktivieren können. So stimulierte zum Beispiel *Lactobacillus plantarum* L-137 die Produktion von IFN-β und erhöhte die Resistenz gegenüber Influenzaviren bei Mäusen (Maeda et al. 2009) (s. ► Abschn. 7.3.1).

Auch TCM-Kräuter, wie Süßholz und Ingwer, sowie die Rezepturen *Xiao qing long tang* und *Gegen tang* können die Sekretion von IFN-β aus der Epithelzelle vermehren (s. ► Abschn. 7.4.1)

5.1.6.2 Typ-II-Interferon ist Teil der adaptiven Immunantworten

IFN-γ ist ein Glykoprotein aus 143 Aminosäuren, das von Th1-Zellen, ILC1-Zellen, Makrophagen und CD8-T-Zellen gebildet wird. Dieses Zytokin hat aktivierende Wirkung auf die Makrophagen und eine wichtige Funktion in der Abwehr von intrazellulären Infekten (Viren, Chlamydien, Mykobakterien, Pilze) sowie Tumoren und hemmt die Th2-Differenzierungs- und Effektorfunktion. Mehrere Arbeiten zeigen, dass niedrige IFN-γ-Antworten auf virale Reize das Risiko für virale Erkrankungen und Giemen in der Kindheit, jedoch auch bei Atopikern erhöhen. Eine geringe IFN-γ-Produktion im ersten Lebensjahr gilt als Prädiktor für späteres Giemen und Atopieentwicklung während der Kindheit (Stern et al. 2007). Unterstützt werden diese Beobachtungen durch eine Studie, bei der mononukleäre Zellen von Asthmatikern mit einer gesunden Kontrollgruppe verglichen wurden, nachdem sie Rhinoviren ausgesetzt waren. Eine deutlich reduzierte IFN-γ-Produktion, Reduktion von IL-12 sowie eine Vermehrung von IL-4 wurde beobachtet. Somit zeigten Atopiker eine defekte Th1-Immunantwort auf HRV mit einer Verlagerung zum Th2-Phänotyp (Papadopoulos et al. 2002) (s. ◘ Abb. 5.9).

Umgekehrt werden starke IFN-γ-Antworten gegenüber HRV mit reduzierter Virusvermehrung und stärkeren Th1-Antworten sowie mit milderen Verläufen und schnellerer Virusbeseitigung bei Erkältungen assoziiert. Durch eine hohe IFN-γ/IL-5-Ratio kommt es zu vermehrter Th1-Aktivität mit weniger bronchialer Hyperreaktivität und weniger nachweisbarer RV-Virus-RNA-Replikation. Reduktion der IFN-y/IL-5-Ratio ist mit einer höheren Th2 Aktivität und vermehrten Asthmasymptomen sowie vermehrtem Nachweis von Virus-RNA verbunden.

> Verlagerung des Th1/Th2-Gleichgewichts in Richtung Th2-Antworten ist mit reduzierten Interferonantworten assoziiert, die
> - zu einer erhöhten Anfälligkeit für virale Infekte führen
> - und bei manifesten viralen Infektionen mit einer höheren Virenlast, längerer viralen Persistenz und verstärkten Symptomen einhergehen.

Für die Abwehr von viralen Infekten sollte es daher ein therapeutisches Ziel sein, die Th1-Antworten stark genug zu aktivieren, um das Ausmaß der viralen Atemwegsinfektion zu begrenzen. Mangelnde Th1-Immunantworten erhöhen die Wahrscheinlichkeit einer Asthmaexazerbation, besonders dann, wenn die Balance in der frühen Kindheit oder durch zusätzliches allergisches Geschehen in Richtung Th2 verschoben ist.

Studien mit chinesischer Phytotherapie zeigen, dass Süßholz, aber auch 2 komplexe Rezepturen (*ASHMI* und *Xiao qing long tang*) mit chinesischem Kräutern, das körpereigene IFN-γ bei Asthmatikern *in vivo*, aber auch bei murinen Versuchen und *in vitro* erhöhen können (Wen et al. 2005; Patil et al. 2013; Nagai et al. 2004) (s. ► Abschn. 7.4.2).

Auch **Probiotika** erhöhen die IFN-γ-Expression (s ► Abschn. 7.3.1). Orale Verabreichung von *Lactobacillus casei* Shirota aktivierte das systemische und respiratorische Immunsystem und reduzierte die Schwere einer Influenza-Virusinfektion sowohl bei erwachsenen als auch bei jungen Mäusen. Der schützende Effekt korrelierte mit verstärkter NK-Zellaktivität in den Splenozyten und der Lunge sowie mit erhöhten IFN-γ-Werten in den nasalen Lymphozyten (Hori et al. 2002; Yasui et al. 2004). Erhöhte IFN-γ-Werte und reduzierte Virustiter wurden auch nach oraler Verabreichung von *L. rhamnosus GG* an Mäuse im Vergleich zu einer Kontrollgruppe gefunden (Kawase et al. 2010).

5.1.6.3 Typ-III-Interferon

IFN-λ ist erst 2003 entdeckt worden und man kennt 3 Subtypen:
- IFN-λ1 (IL-29)
- IFN-λ2 (IL-28A)
- IFN-λ3 (IL-28 B)

IL-28/29-Zytokine werden nach viraler Infektion bzw. nach TLR-Bindung gebildet und weisen starke antivirale und antikanzerogene Aktivität auf. Sie hemmen die virale Replikation, fördern die zytotoxischen Antworten von virusinfizierten Zellen und reduzieren die Th2- und Th17-Antworten bei Mäusen (Koltsida et al. 2011).

Beim Menschen zeigten bronchiale Epithelzellkulturen aus Bronchoskopien von Kortikosteroid-behandelten Asthmatikern nach experimenteller Infektion mit HRV einen fehlenden Anstieg von IFN-λ und IFN-β. Suboptimaler Anstieg der antiviralen Mechanismen führte zu stärkerer Virusreplikation, Virusanhaftung sowie vermehrter Zytolyse der Epithelzellen und auch klinisch korrelierte die reduzierte Expression von IL28/29 mit schwereren akuten Asthmaexazerbationen und einem FEV1-Abfall während der akuten Exazerbation (Contoli et al. 2006). Auch bei Abwesenheit von viralen Infektionen stehen erniedrigte IL28/29-mRNA-Werte in Zusammenhang mit vermehrter Neigung zu schweren allergischen Symptomen (Bullens et al. 2008). IL-29 hemmt die Th2-Zytokine IL-5 und IL-13 (Dai et al. 2009). Somit dürften IL-28/29-Zytokine die Th1-Zelldiffenzierung aktivieren, die typischen Th2-mediierten immunologischen Antworten hemmen und eine Therapieoption für die Behandlung von allergischen Erkrankungen bzw. Infekten bei Allergikern darstellen (Contoli et al. 2006).

Außerdem induzierten IL-29-behandelte DCs auch die Proliferation von FoxP3$^+$-Treg-Zellen *in vitro* (Mennechet und Uze 2006) Nachdem Treg-Zellen die Antigentoleranz beeinflussen und die Selbsttoleranz aufrecht erhalten, könnte IFN-λ auch eine wichtige Funktion bei der Toleranzentwicklung haben.

5.1.7 Einfluss des FcεRI (Fc epsilon RI oder high-affinity IgE receptor) auf die angeborenen Immunantworten nach HRV-Infektion

FcεRI ist jener hoch-affine Rezeptor, an den die Fc-Region des Immunoglobulin E (IgE) bindet. Dieser Rezeptor ist für die Effektorphase der allergischen Reaktion vom Soforttyp an Mastzellen und Basophilen verantwortlich. Aber auch myeloide DCs, plasmozytoide DCs und Monozyten können diesen Rezeptor exprimieren. Mit erhöhter Expression und Quervernetzung dieses Rezeptors, die für Allergiker typisch sind, wird eine reduzierte HRV induzierte IFN-α- und IFN-λ1-Sekretion assoziiert: Plasmozytoide DCs von allergischen Kindern wiesen nach HRV-Infektion eine höhere Oberflächenexpression von FcεRIα und signifikant reduzierte IFN-α- und IFN-λ1-Antworten auf als DCs von nicht-allergischen Kindern. **Somit dürften diese hochaffinen IgE-Rezeptoren die Fähigkeit der plasmazytoiden DCs hemmen, Interferone als Antwort auf respiratorischen Viren zu bilden.** Auch dadurch kann man sich die erhöhte Wahrscheinlichkeit für die Infektanfälligkeit von Allergikern erklären (Durrani et al. 2012).

Gill et al. (2010) zeigten ebenfalls, dass das Ausmaß der reduzierten IFN-α-Ausschüttung von plasmazytoiden DCs invers mit deren Expression von FcεRI und dem Serum-IgE korreliert. Dies untermauert, dass Patienten mit erhöhtem IgE und erhöhter DC-FcεRI-Expression, typisch für Allergiker bzw. Asthmatiker, viel anfälliger für schwerere respiratorische Infekte und akute Exazerbationen sind.

5.1.8 IL-33, TSLP, IL-25 im Rahmen eines Infekts

Wie schon im ▶ Abschn. 3.3 erwähnt, wurden vor kurzem neue Zytokine entdeckt. **Diese Zytokine dürften das fehlende Bindeglied darstellen, weshalb virale Infekte, obwohl Th1-mediiert, zur Sensibilisierung und Asthmaentstehung beitragen.** Man hat nämlich erkannt, dass diese Zytokine von den Epithelzellen nicht nur nach Allergenkontakt, sondern auch als Antwort auf Viren aktiviert werden.

5.1.8.1 IL-33

Als Zytokin, das Th2-Zellen, ILC2s, Mastzellen und Basophile zur Produktion von Th2-Zytokinen wie IL-4, IL-5 und IL-13 bzw. zur Degranulation anregt, (siehe ▶ Abschn. 3.3) scheint IL-33 bei HRV-Infektion einer jener Mediatoren zu sein, die die archetypische Th1-Infektion in eine Th2-Immunantwort treiben. Durch die Aktivierung von IL-33 kann man sich heute erklären, warum eine Rhinovirusinfektion besonders beim Kleinkind, aber auch beim Erwachsenen, zu einer Th2-Ausrichtung des Immunsystems führt bzw. warum Rhinovireninfektionen so häufig Exazerbationen eines bestehenden Asthmas auslösen (Jackson et al. 2014). In ◘ Abb. 5.4 wurde bereits veranschaulicht, dass künstlich ausgelöste Rhinovirus-Infektionen bei Asthmatikern im Vergleich zu Gesunden zu verstärkten Symptomen besonders des unteren Respirationstrakts mit reduzierten PEF und FEV1 führten. Nasales IL-33 wurde nach HRV-Infektion bei Gesunden leicht, aber bei Asthmatikern signifikant erhöht beobachtet. Die Höhe der IL-5-, IL-13- und IL-33-Werte korrelierte mit der Schwere der Asthmasymptome und der Höhe der Virusladung.

An bronchialen Epithelzellen von Gesunden (Nicht-Asthmatikern) induzierte RV-Infektion *in vitro* eine vermehrte IL-33-Sekretion, die humane T-Zellen und ILC2s zur Ausschüttung von Th2-Zytokinen aktivierte, im Vergleich zu bronchialen Epithelzellen, die nicht mit RV infiziert wurden (Jackson et al. 2014). Bei Kontakt von Th0 (naiven $CD4^+$-T)-Zellen mit infizierten und nicht-infizierten bronchialen Epithelzellen sah man signifikant höhere Werte von IL-4, IL-5 und IL-13 sowie eine fehlende Aktivierung von IFN-γ bei den RV-infizierten Zellen. Auch Kontakt von ILC2-Zellen mit RV-infizierten Epithelzellen führte zu einer starken Ausschüttung von IL-5 und IL-13 aus den humanen ILC2s.

Die Induktion dieser Th2-Antworten war IL-33 abhängig. Dies konnte bewiesen werden, indem man die Th0-Zellen und ILC2-Zellen mit einem monoklonalen IL-33-Antikörper vorbehandelte und beobachtete, dass daraufhin die Th2-Antworten komplett gehemmt wurden und die Th1-Antwort aktiviert werden konnte, was sich in erhöhten IFN-γ-Werten repräsentierte. Somit war durch die IL-33-Blockade die Th2-Polarität komplett verhindert worden!

Diese Studie ist bahnbrechend, weil sie einerseits die Mechanismen der verstärkten Reaktion des Asthmatikers auf die Rhinovirus-Infektion erklärt, aber auch, weil sie die Hypothese zulässt, dass Rhinoviren bei „empfänglichen" Individuen als primärer Auslöser bzw. prädisponierend für allergisches Geschehen angesehen werden könnten, da sie bereits auch in der gesunden Epithelzelle über die Sekretion von IL-33 „abnormale" Th2-gerichtete Immunantworten initiieren, obwohl sie klassischer Weise Th1-Trigger wären!

Martinez bezeichnet den Vorgang, der vom rezidivierenden Infekt zum Asthma führt, als den **„viralen Marsch"** (Martinez 2009).

Diese rezenten Ergebnisse könnten auch die synergistische Wirkung von Allergenen und Viren erklären. Viele Studien zeigten schon lange, dass das gemeinsame Auftreten von Allergenen mit viralen Infektionen das Risiko einer Asthmaexazerbation signifikant erhöht (Green et al. 2002) und dass Asthmatiker zu beeinträchtigten IFN-γ-Antworten neigen (Papadopoulos et al. 2002) ((s. ► Abschn. 5.1.6.2).

IL-33 dürfte ein wichtiger überbrückender Mediator zwischen der viralen Infektion und der Th2-Immunantwort sein.

Weil die Rekrutierung und Aktivierung von Th2-Zellen nach Allergenexposition erhöht ist, potenziert sich dieser Effekt bei zusätzlicher Virenexposition über vermehrt induziertes IL-33 und vice versa.

Dies könnte auch die „Double-hit-Hypothese" erklären, die besagt, dass Virusinfektionen in der frühen Kindheit und allergische Sensibilisierung synergistisch zur Entwicklung von Asthma und Allergien beitragen.

5.1.8.2 IL-25

Auch das in bronchialen Epithelzellen, Mastzellen und eosinophilen Granulozyten gebildete IL-25 ist ein Initiator und Regulator der Th2-Immunität und spielt eine Rolle bei der Asthmaentstehung. IL-25 wird ebenfalls nach experimenteller Rhinovirus-Infektion bei Asthmatikern vermehrt nachgewiesen (Beale et al. 2014). Bereits vor der Infektion beobachtete man erhöhte Ausgangswerte von IL-25 bei Asthmatikern im Vergleich zu Gesunden. Die IL-25-mRNA-Expression stieg bei Asthmatikern nach RV-Infektion um das 10-Fache im Vergleich zu Gesunden an. Wenn bei einem nachfolgenden Mäuseversuch zusätzlich eine allergische Sensibilisierung vorlag, stieg die IL-25-mRNA-Expression auf das 28-Fache. Außerdem erhöhten sich die Viruslast und die Th2-spezifische Antworten.

Blockade der IL-25-Rezeptoren reduzierte sowohl die RV-Viruslast als auch die Exazerbations-spezifischen Antworten wie IL-4-, IL-5- und IL-13-Ausschüttung, Schleimproduktion und verminderte Eosinophile, Neutrophile sowie Basophile. Interessanterweise reduzierte die Blockade von IL-25-Rezeptoren auch die IL-33- und TSLP-Werte.

Somit wurde bewiesen, dass auch IL-25, genauso wie IL-33, ein Mediator der Th2-gerichteten Antwort bei viralen Infekten ist.

Folge der Virusinfektion beim Asthmatiker ist somit ein *Circulus vitiosus*: Aktivierung der Th2-Immunantworten und reduzierte Th1-Immunantworten machen den Asthmatiker anfälliger für neuerliche virale Infekte, die über verstärkte Th2-Antworten das Remodeling erneut aggravieren (s. ◘ Abb. 5.1).

Diese Beobachtungen haben entscheidende Bedeutung für die Behandlung des Asthmas, weil es offensichtlich ein wichtiges therapeutisches Ziel sein sollte, virale Infekte zu vermeiden, in dem versucht wird, schon vor dem Infekt die erhöhten Th2-Immunantworten zu hemmen bzw. die Interferon-Antworten zu aktivieren.

Die konventionelle Medizin versucht mittels Mepolizumab, einem IL-5-Antikörper (Pavord et al. 2012), und Dupilumab, einem monoklonalen Interleukin-4-Rezeptor-Antikörper, die Th2-Antworten zu hemmen (Wenzel et al. 2013). Dupilumab reduzierte die Asthmaexazerbationen und die Th2-Marker, verbesserte die Lungenfunktion und ist bereits für die Stufe 5 der GINA-Kriterien zugelassen. Auch Mepolizumab senkte die Rate der akuten Exazerbationen bei schweren Asthmatikern um die Hälfte im Vergleich zu einer Placebogruppe.

Blockade von IL-25 oder seiner Rezeptoren könnte eventuell ein noch effizienteres Ziel sein als die vorher erwähnten Ansätze mit Hilfe der IL-4-und IL-5-Blockade, weil mittels Anti-IL-25 sowohl die Differenzierung der Th2-Zellen als auch der ILC2-Zellen gehemmt würden und so die Entwicklung sämtlicher Th2-Zytokine gebremst wäre.

Umgekehrt wurde in diesem Buch bereits ein in *Nature* 2012 publizierter interessanter Artikel vorgestellt (s. ▶ Abschn. 3.6), der darlegt, dass viele allergische Manifestationen dem Wundheilungsprozess ähneln und wahrscheinlich ursprünglich die physiologische Auflösung von Schleimhautirritationen zum Zweck hatten sowie sich evolutionär gemeinsam mit Wurminfektionen und möglichen Schleimhautverletzungen entwickelt haben. Möglicherweise sind Th2-Antworten für die Aufrechterhaltung der Homöostase in menschlichen Geweben wichtig (Palm 2012, Locksley 2010). Um nicht manche homöostatischen Abläufe im Körper versehentlich zu gefährden, wird zur Vorsicht bei der Eliminierung einzelner Facetten dieser komplexen Prozesse geraten.

5.1.8.3 Thymic stromal lymphopoietin (TSLP)

„Thymic stromal lymphopoietin" ist ein von der Epithelzelle produziertes Zytokin, das als Antwort auf proinflammatorische Stimuli gebildet wird. So kann zum Beispiel das HRV-Virus, das von Toll-like-3 (TLR-3)-Rezeptoren erkannt wird, die Epithelzelle dazu aktivieren, TSLP zu sezernieren. TSLP aktiviert dann dendritischen Zellen, Zellen des angeborenen Immunsystems und Mastzellen und startet die allergische Kaskade. Die von TSLP stimulierten dendritischen Zellen aktivieren wiederum naive $CD4^+$T-Zellen dazu, sich in Th2-Zellen zu differenzieren, um danach IL-4, IL-13 zu produzieren. **Nach In-vitro-HRV-Infektion** menschlicher bronchialer Epithelzellen ohne bzw. mit vorheriger IL-4-Stimulation, konnte **TSLP**-mRNA bei IL-4-vorbehandelten Epithelzellen **auf das 5-Fache hinaufreguliert** werden. Diese Ergebnisse deuten darauf hin, dass virale Infektionen der Atemwege die Th2-Inflammation über Induktion von TSLP in den asthmatischen Luftwegen verstärken (Kato et al. 2008). Die potenzielle klinische Relevanz der Th2-stimulierenden Funktion von TSLP wurde bewiesen, indem eine Behandlung mit Anti-TSLP-Antikörpern bei Asthmatikern die Allergen-induzierte Bronchokonstriktion und die Eosinophilen in Blut und Sputum signifikant reduzierte (Gauvreau et al. 2014).

Diese neuen Erkenntnisse erklären, dass IL-33, IL-25 und TSLP entscheidende Mediatoren bei der virusinduzierten Th2-Antwort sein dürften und warum ein Virus – als klassischer Th1-Trigger – bei „empfänglichen" Individuen Th2-Antworten auslöst. Zur „Empfänglichkeit" trägt sicher auch das im ▶ Kap. 4 beschriebene Th1/Th2-Ungleichgewicht im

Rahmen einer Dysbiose bei, das besonders im „early life window of opportunity" bei viralen Infekten zu verstärkten IL-33-, IL-25- und TSLP-Antworten führt, die ein Th2-lastiges Milieu schaffen und die Sensibilisierung auf harmlose Umweltproteine erleichtern.

> Schon Clemens von Pirquet hatte 1906 bei der erstmaligen Definition der „Allergie" – *„alloz ergeia"* – primär von einer „abnormalen" Immunantwort *„anders als bei der schützenden Immunität gegen Infektionen"* gesprochen. Obwohl der Sinn dieser Aussage sehr breit ausgelegt war und der Begriff „Allergie" von den nachfolgenden Forschergenerationen wesentlich spezifiziert wurde, zeigt diese ursprüngliche Aussage von Pirquet, dass Allergie und Infektion ganz eng miteinander verwoben sind. Allergie und Infekt scheinen die zwei Seiten einer Medaille darzustellen, die man soeben wiederentdeckt.

5.1.9 Schleimhautmetaplasie und viraler Infekt

Die beim Asthmatiker typische Schleimhautmetaplasie macht das Bronchialepithel besonders anfällig für Rhinovirus-Infektionen. Dies wurde in einem Versuch mit Trachealzellen deutlich gemacht (Lachowicz-Scroggins et al. 2010). Experimentelle Stimulation von Trachealzellen mit **IL-13 führte** zu einer **Verdoppelung der Becherzellen in der Trachealwand** im Vergleich zu Zellen derselben Trachea ohne IL-13-Stimulation sowie zu **vermehrter Schleimproduktion und Reduktion der ziliären Zellen des Flimmerepithels mit Reduktion der ziliären Schlagfrequenz**.

Bei nachfolgender experimenteller Infektion mit HRV-16 waren 50 % der zilienfreien Zellen infiziert, und in jeder infizierten Zelle waren viele Foci der Infektion zu sehen (durchschnittlich 8 Foci), im Vergleich zu 1,6 % der Zellen mit nur 1 bis maximal 3 Foci/Zelle aus intakten, mukoziliären Kulturen. Somit waren die Zellen, bei denen mittels IL-13 künstlich eine Schleimhautmetaplasie erzeugt wurde, ca. 100-fach stärker mit HRV-16 infiziert als die normalen, mukoziliären Kulturen aus derselben Trachea.

Wurden die gesunden Zilien-tragenden Epithelzellen zusätzlich zur Infektion mit HRV-16 noch mit IL-13 behandelt, vermehrte sich auch dort die Zahl der infizierten Zellen um das 2.5-Fache.

In beiden Gruppen infizierte das Rhinovirus hauptsächlich die Becherzellen. Behandlung mit IL-13 erhöhte die Anzahl der Becherzellen um 91 % und die Anzahl der infizierten Zellen um 261 %, womit sich ganz deutlich zeigt, dass IL-13 die Wahrscheinlichkeit, dass eine Becherzelle infiziert wird, erhöht.

Diese experimentelle Situation belegt, dass Schleimhautmetaplasie die Pathogenität des Virus verstärkt und auch die **Anfälligkeit des Epithels für virale Infekte erhöht**. Nachdem auch schon Patienten mit mildem Asthma vermehrt Becherzellen in den Atemwegsepithelien aufweisen, ist es nicht verwunderlich, dass „banale" Erkältungen beim Asthmatiker durch die vermehrte Aufnahme von Viren in den Becherzellen zu abnorm schweren Symptomen im unteren Respirationstrakt führen. Außerdem weist dieser Versuch darauf hin, dass die erhöhte Anfälligkeit mit einem Verlust der apikalen Membrankomplexität einhergeht,

Diese Ergebnisse machen IL-13 zu einem interessanten Ziel für die Asthmatherapie, weil eine Blockade von IL-13 möglicherweise die Schleimhautmetaplasie hemmen und dadurch die Häufigkeit und Schwere von Asthmaexazerbationen reduzieren könnte.

Zusammenfassend lässt sich sagen, dass sich die Schleimproduktion bei HRV-Infektion verändert und dass bei asthmatischer Metaplasie der bronchialen Schleimhaut eine erhöhte Aufnahmefähigkeit für Rhinoviren besteht.

▪ Remodeling

HRVs aktivieren auch Faktoren, die mit der Destruktion bzw. dem Remodeling der Atemwege als Wegbreiter für Asthma bronchiale einhergehen. Leigh et al. (2008) konnten nach In-vitro-Infektion mit HRV zeigen, dass Atemwegsepithelzellen vermehrt Amphiregulin und „vaskular endothelial growth factor" (VEGF) produzieren. Amphiregulin ist ein Protein, das über Aktivierung des „Epidermal-growth-factor" (EGF)-Rezeptors das Wachstum der Epithelzelle fördert. VEGF stimuliert als Signalprotein die Vaskulo- und Angiogenese. Physiologisch verbessert VEGF die O_2-Verteilung bei inadäquater Blutzirkulation, z. B. nach hypoxischen Zuständen, pathologisch erhöht findet man es bei Asthma bronchiale als Zeichen der Umbauvorgänge in der Bronchialwand beim Remodeling. Außerdem fand diese Arbeitsgruppe auch vermehrt VEGF im Nasallavage-Sekret von Freiwilligen nach natürlicher HRV-Infektion.

Auch Zhu et al. (2009) beobachteten nach HRV-Infektion der Epithelzelle eine Aktivierung des EGF sowie der TLR-3-abhängigen Schleimproduktion, beides Faktoren, die zum Umbau der Epithelzelle in Richtung Remodeling und Asthmaentwicklung beitragen können. Genetische Untersuchungen belegen, dass HRV die Expression von vielen Genen, die für Remodeling-Vorgänge zuständig sind, hinaufreguliert (Proud et al. 2008).

All diese Studien zeichnen plausible Mechanismen auf, wie virale Infekte, besonders HRV-Infektionen, als häufigst auftretende Viren, einen wesentlichen Einfluss sowohl auf die Asthmaentwicklung/Sensibilisierung im Kindesalter als auch auf bestehendes allergische Asthma im Kindes- und Erwachsenenalter haben, indem akute Exazerbationen den Verlauf der Allergie verschlechtern.

Derzeit nimmt man an, dass sicherlich nicht eine einzige Infektion zur Auslösung einer Th2-Immunantwort ausreicht, aber der rezidivierende Kontakt mit einer hohen Quantität an Viren die Wahrscheinlichkeit einer Th2-Inflammation erhöhen dürfte. Der Immunstatus der Atemwegsmukosa vor der viralen Infektion spielt eine große Rolle. Während eine Th1/Th17-gerichtete Mukosa sehr resistent gegenüber dem Druck der Th2-Impulse durch neuerliche virale Infektionen ist, reagiert die Th2-vorgeschädigte Mukosa wesentlich empfindlicher mit überschießenden Th2-Antworten.

Die rezente Literatur lässt ganz deutlich erkennen, dass Infekte besonders im „early life window of opportunity" bei „empfänglichen" Kindern mit zusätzlichen epigenetischen Faktoren, die das Immunsystem in Richtung Th2 aus der Balance bringen, Sensibilisierungen erleichtern sowie bereits bestehende allergische Erkrankungen des Respirationstrakts verstärken.

> **Prävention von respiratorischen Infekten hat für die primäre, sekundäre und tertiäre Prävention von Allergien somit einen hohen Stellenwert, um das weitere allgemeine, aber auch das individuelle Fortschreiten allergischer Erkrankungen einzudämmen.**

Mögliche Angriffspunkte bei gesunden (noch nicht allergischen Kindern) wären:

Beim akuten Infekt: Stärken der Interferon-Antworten, rasche Aktivierung der Th1- und Hemmung der vermehrten Th2-Antworten.

Im Intervall zwischen den Infekten: Regulation einer dysbiotischen Mikroflora mit Aktivierung der Treg-Zellen, Ausgleich eines evtl. Vitamin-D-Mangels.

Der berühmte australische Allergologe Patrick Holt bekräftigt dies: *„Forschung sollte in Richtung neuer Konzepte für die Entwicklung von Interventionsstrategien zur Prävention der Asthma-Initiierung und des Fortschreitens des Asthmas bzw. der allergischen Erkrankung gehen, die auf die Kontrolle von respiratorischen Infekten und/oder Kontrolle der Sensibilisierung gegenüber Atemwegsallergenen zielen"* (Holt et al. 2012).

5.1.10 Asthmaentwicklung nach Infekten bei Erwachsenen

Auch im Erwachsenenalter stellen akute Infekte des oberen und unteren Respirationstrakts einen wichtigen Faktor für die initiale Auslösung eines Asthma bronchiale dar.

In Finnland (Rantala et al. 2011) wurden 521 Erwachsene mit neu aufgetretenem Asthma mit einer Kontrollgruppe von 900 Nicht-Asthmatikern verglichen. Im Jahr vor der Asthmadiagnose stellte man ein verstärktes Auftreten von Infekten des oberen (33,8 % vs. 17,8 %) und des unteren Respirationstrakts (35,8 % vs. 7,3 %) fest. Nach Infekten des unteren Respirationstrakts wie akuter Bronchitis oder Pneumonie war die Asthmaentwicklung um eine OR von 7.18 erhöht, bei banaler Erkältung, Sinusitis oder Otitis media um eine OR von 2,26. Nur das Auftreten einer Tonsillitis war nicht mit einer signifikant erhöhten Wahrscheinlichkeit verbunden, Asthma zu entwickeln. Das Risiko erhöhte sich mit steigender Anzahl von Infekten, sowohl des oberen, aber besonders des unteren Respirationstrakts (◘ Abb. 5.8).

Interessanterweise war das alleinige Auftreten von Infekten bei Erwachsenen ohne Atopie ein stärkerer Faktor, Asthma zu entwickeln OR 8.49 (95 % CI: 5.15–13.97), als eine bestehende Atopie ohne Infekt im vergangenen Jahr mit OR 1.98 (95 % CI: 1.49–2.62). Wenn beide Ursachen gemeinsam auftraten, erhöhte sich die OR auf 11.38 (95 % CI: 7.25–17.85). Auch Patienten, deren Eltern Allergiker waren, hatten ein geringeres Risiko, Asthma zu entwickeln als Asthmatiker ohne atopische Familienanamnese mit Infekten. Diese Ergebnisse decken sich mit der COAST-Studie bei der ein höheres Asthma-auslösendes Risiko bei Kindern mit Infekten im 3. Lebensjahr nachgewiesen wurde als bei Kindern mit Atopie (Jackson et al 2008) (s. ► Abschn. 5.1.1). Auch die Autoren dieser Studie schlagen vor, dass die Reduktion der Häufigkeit von akuten Infekten ein wichtiges Instrument zur Prävention von Asthma darstellen dürfte, der man mehr Aufmerksamkeit widmen sollte.

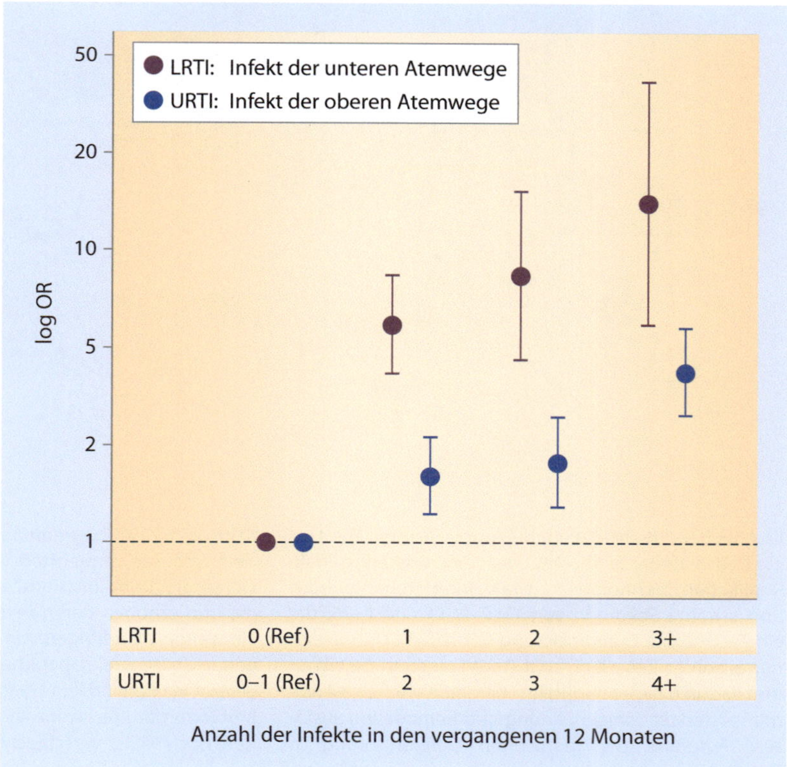

◘ **Abb. 5.8** Korrelation Atemwegsinfekte – Enstehung von Asthma beim Erwachsenen. X-Achse: Anzahl der Atemwegsinfekte in den letzten 12 Monaten. Unterer Respirationstrakt: violette Punkte. Oberer Respirationstrakt: blaue Punkte. Y-Achse: log Odds Ratio (OR) für Asthmaentwicklung. (Mod. nach Rantala et al. 2011)

5.2 Sekundäre und tertiäre Prävention durch Vermeidung der akuten Exazerbation (AE)

Wie schon in den vorigen Kapiteln beschrieben, können Rhinoviren, als häufigst diagnostizierte Viren im Rahmen von akuten Atemwegsinfekten, zu einer eosinophilen Inflammation der Bronchien, erhöhten allergenspezifischen IgE-Werten und Remodelingprozessen führen. Liegt nun beim betroffenen Patienten zusätzlich eine Atopie mit erhöhten IgE-Werten gegenüber Atemwegsallergenen, gekoppelt mit erhöhten Th2-Zytokinen IL-13 und IL-4 zugrunde, besteht ein deutlich erhöhtes Risiko, im Rahmen einer Rhinovirusinfektion eine schwere Exazerbation zu entwickeln.

Nachdem die Atemwege beim Atopiker durch Einwanderung von Eosinophilen und Th2-Zellen bereits „vorgeschädigt" sind, kann jeder akute Infekt die chronische Inflammation in Form von akuten Exazerbationen kumulativ verschlechtern.

▫ Abb. 5.9 zeigt die veränderten immunologischen Prozesse der viralen Abwehr bei Atopie: Viren, die vorzugsweise die nasalen, pharyngealen und bronchialen Epithelzellen infizieren, stören oder zerstören, abhängig vom Virus, die Epithelzellbarriere und bewirken eine erhöhte Membranpermeabilität. So gelingt es auch anderen Noxen wie Bakterien,

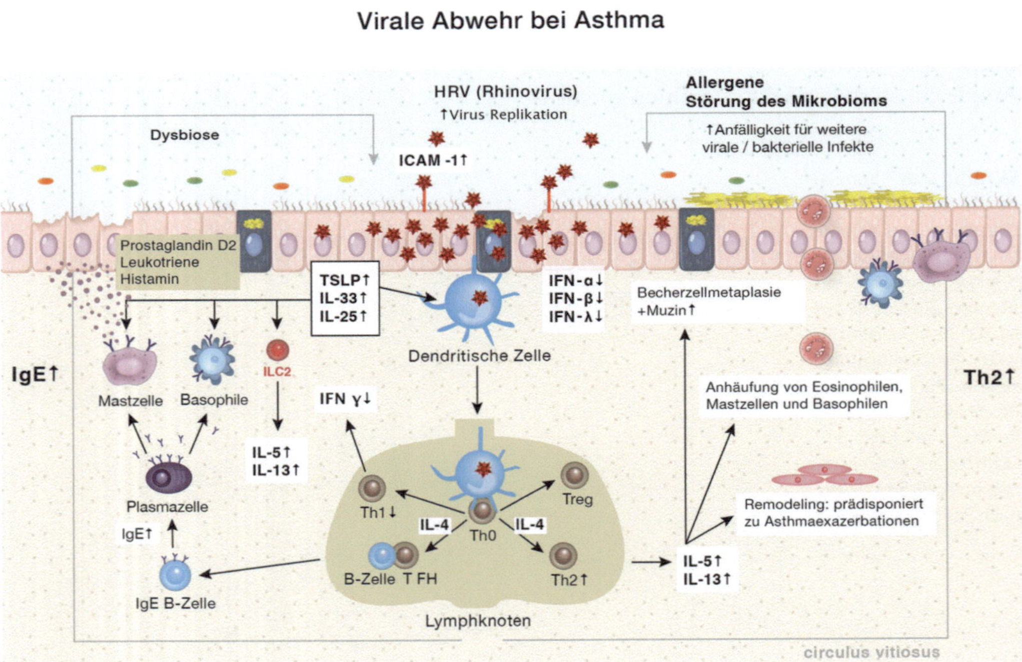

▫ **Abb. 5.9** Virale Abwehr bei Atopie/Asthma. Bei Atopie (z. B. Asthma) beobachtet man eine verstärkte virale Replikation, geringere antivirale Interferonantworten und erhöhte Sekretion von TSLP, IL-33 und IL-25, die eine vermehrte Differenzierung der Th0- in Th2--Zellen mit erhöhter IL-4-, IL-5- und IL-13-Sekretion bewirken und dadurch die eosinophile inflammatorische Kaskade mit verstärkter Schleimbildung und Remodeling auslösen. Aufgrund der reduzierten Differenzierung in Th1-Zellen wird auch weniger IFN-γ freigesetzt, weshalb die virale Th1-Immunantwort noch weiter reduziert wird. Die vermehrten Th2-Zytokine IL-4 und IL-13 stören die „tight junctions" der Atemwegsepithelbarriere und erhöhen deren Permeabilität. Dies erleichtert ein weiteres Eindringen von Viren, Bakterien und Allergenen in tiefere subepitheliale Schichten und setzt einen *Circulus vitiosus* in Gang. Veränderungen des Mikrobioms der Atemwege können die Integrität der Barriere noch weiter verschlechtern

Allergenen und Schadstoffen leichter, die Schleimhautbarriere zu überwinden und die akute Exazerbation auszulösen. Epithelzellen haben jedoch nicht nur Barrierefunktion, sondern wie im ▶ Abschn. 5.1.6 beschrieben, auch immunologische Funktion. Typisch für den Asthmapatienten ist eine reduzierte Interferon-α, -β-, -γ- und -λ-Antwort auf den viralen Infekt. HRV-Infektion induziert in den Epithelzellen von Atopikern die vermehrte Aktivierung der Zytokine IL-33, IL-25 und TSLP sowie die verstärkte Ausschüttung der Adhäsionsmoleküle ICAM-1 und VCAM-1, die die Anhaftung größerer Virenmengen ermöglichen. Durch diese Mechanismen angelockte dendritische Zellen aktivieren in einer synergistischen inflammatorischen Kaskade die vermehrte Differenzierung in Th2-Zellen und Sekretion von IL-4, IL-5, IL-13 sowie verstärkte IgE-Sekretion und führen zu den Symptomen der akuten Exazerbation. Die Schwere der Exazerbation ist direkt proportional zur vermehrten Sekretion von IL-4, IL-5 und IL-13 (Jackson et al. 2014). Durch einen *Circulus vitiosus* über Interaktion mit den Epithelzellen werden die entzündlichen Prozesse und das Remodeling der Atemwege weiter verstärkt und äußern sich in einer weiteren Verschlechterung der Symptomatik, die den Patienten für weitere Infekte und akute Exazerbationen anfälliger macht.

■ Akute Exazerbation: am Beispiel von Asthma

Die *Globale Initiative für Asthma* definiert akute Exazerbationen von Asthma als Episoden von progressiver Verschlechterung von Kurzatmigkeit, Husten, Giemen oder Enge in der Brust oder eine Kombination dieser Symptome, verbunden mit Reduktion des exspiratorischen Flows, der durch Lungenfunktionsmessungen quantifiziert werden kann.

Wie sich gezeigt hat, stellt die akute Exazerbation eines Asthma bronchiale die größte Problematik im Krankheitsverlauf, aber auch den höchsten Kostenfaktor bei der Behandlung eines Asthmatikers dar. Weil die meisten Exazerbationen durch Virusinfektionen, besonders durch Rhinoviren ausgelöst werden, hat die Prävention von Infekten beim Asthmatiker eine hohe therapeutische Priorität (Weiss et al. 2001).

5.2.1 Epidemiologie

Bei den weltweit 300 Millionen Menschen, die an Asthma erkrankt sind, ist die Mehrheit der Morbidität und Mortalität assoziiert mit akuten Exazerbationen, die durch Viren ausgelöst werden. Laut dem National Center for Health Statistics (CDC National Center for Health Statistics 2008) gab es in den USA 2005

- 22.2 Millionen Asthmatiker (7,7 % der Bevölkerung), die wegen akuter Exazerbationen 14,7 Millionen mal Ambulanzen aufsuchten,
- 1,8 Millionen Mal Notfallambulanzen frequentierten,
- 497.000 Spitalsaufenthalte und
- 4055 Todesfälle.

Während „nur" 20 % der Exazerbationen Notfallambulanzen oder Spitalaufenthalte benötigten, sind diese Patienten für 80 % der Gesundheitsausgaben für Asthma bronchiale verantwortlich.

Die durchschnittliche Häufigkeit von akuten Exazerbationen hängt von der Definition des Schweregrades ab und liegt zwischen 0.3–0.9/Patient/Jahr und 1–1.5/Patient/Jahr. Beobachtungen in der täglichen Praxis zeigen, dass die Zahlen im „wahren Leben" noch wesentlich höher sein dürften (Gupta und Warren 2013).

5.2.2 HRV und Asthmaexazerbationen

Der häufigste Auslöser für akute Exazerbationen beim Asthma sind virale Infekte. Die Einführung des PCR-Tests zeigte, dass etwa 80–85 % der Exazerbationen bei Kindern von Viren, davon etwa 2/3 von Rhinoviren ausgelöst werden, bei Erwachsenen mindestens 50 % von Viren (Johnston et al. 1995; Atmar et al. 1998; Khetsuriani et al. 2007) (◘ Abb. 5.10).

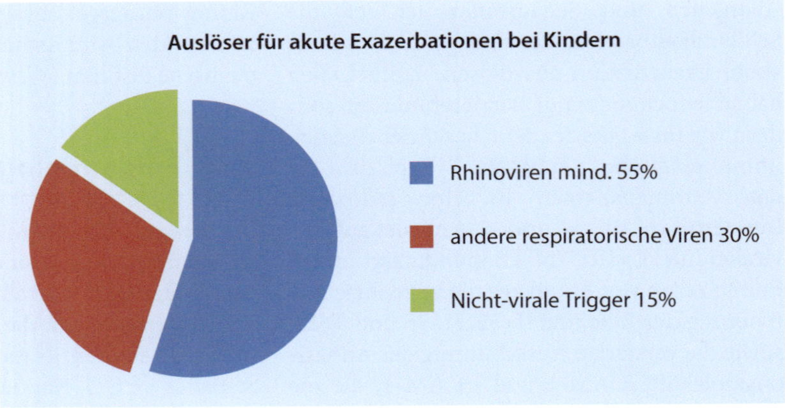

Abb. 5.10 Auslöser für akute Exazerbationen bei Kindern

Wie schon im ► Abschn. 5.1.3 (Abb. 5.4) beschrieben (Jackson et al. 2014), sind bei Asthmatikern Frequenz, Schwere und Dauer eines HRV-Infekts des **oberen** Respirationstrakts nur leicht erhöht, während sie häufiger auch an HRV-Infekten der **unteren** Atemwege mit signifikant schwererem Verlauf und längerer Dauer erkranken. Dies zeigte auch ein Vergleich von Asthmatikern und deren im selben Haushalt lebenden nicht-asthmatischen Partnern. Gesunde Partner von Asthmatikern entwickelten nur bei ca. jedem siebten Rhinovirusinfekt Husten, während Asthmatiker bei fast jedem zweiten HRV-Infekt über Husten und Beschwerden der unteren Atemwege klagten (Come et al. 2002).

Auch bei asthmatischen Kindern wurde demonstriert, dass atopische Kinder bei Virusinfektionen wesentlich heftigere Beschwerden des unteren Respirationstrakts entwickeln. Die Symptome im Rahmen von viralen Infekten bei asthmatischen Kindern mit Atopie verliefen deutlich schwerer als bei den nicht-atopischen asthmatischen Kindern. Fast die Hälfte der viralen Infekte resultierte bei allergischen Kindern in moderaten bis schweren Asthmasymptomen, während mehr als die Hälfte der nicht-sensibilisierten Kindern keine Asthmasymptome aufwiesen (Olenec et al. 2010).

Kinder, die mit akuter Atemnot im Rahmen von HRV-Infektionen in Notfallambulanzen aufgenommen wurden, zeigten ein erhöhtes Gesamt-IgE und erhöhtes Aeroallergen-spezifisches IgE als eindeutigen Risikofaktor für Giemen (Heymann et al. 1995).

Patienten mit allergischer Rhinitis, die experimentell mit Rhinoviren infiziert wurden, hatten nach zusätzlicher Allergenbelastung während des Infekts höhere Histaminwerte und erhöhte Eosinophilie in den Atemwegen, die noch einen ganzen Monat nach der Infektion nachweisbar waren (Calhoun et al. 1994).

Erwachsene Asthmatiker wurden nach akuter Krankenhausaufnahme mit stabilen Asthmatikern und einer nicht-asthmatischen Kontrollgruppe verglichen und zeigten eine signifikant höhere Sensibilisierung und Exposition gegen Hausstaubmilbe, Katze und Hund als die beiden Kontrollgruppen, mit doppelt bzw. vierfach erhöhten Werten. Das gleichzeitige Vorhandensein von Sensibilisierung, Exposition von einem oder mehreren Allergenen und positivem Virusnachweis steigerte signifikant das Risiko einer Spitalaufnahme im Vergleich zur Kontrollgruppe mit stabilem Asthma (Green et al. 2002)

Asthmaexazerbationen treten saisonal gehäuft auf, mit einem Gipfel in den ersten Septemberwochen, den der Amerikaner Johnston bereits regelmäßig zwischen 1990 und 2002 genauestens beobachtete. Jährlich um die 38. Kalenderwoche erkannte er signifikant gehäufte Spitalaufnahmen von Schulkindern wegen Asthmaexazerbationen (Johnston et al. 2006). Diese „Septembergipfel" findet man in vielen Ländern der nördlichen Halbkugel besonders bei Kindern, bei Erwachsenen etwas seltener und 1–2

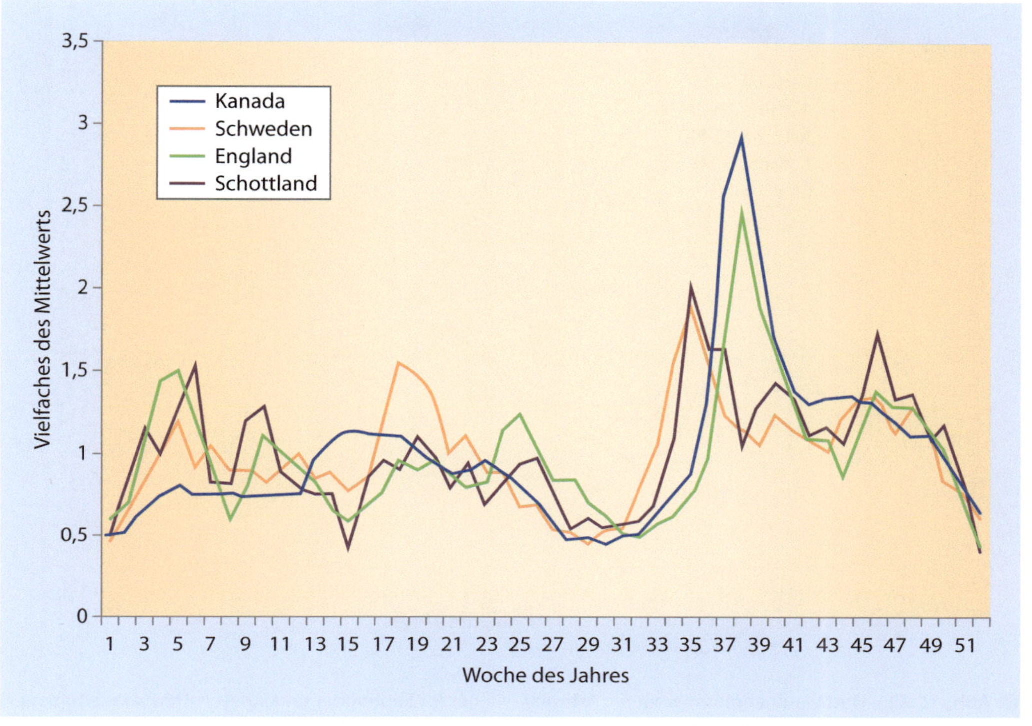

Abb. 5.11 Notfallaufnahmen wegen Asthma in verschiedenen Ländern (Mod. nach Johnston et al. 2006). Septembergipfel in Ländern der nördlichen Halbkugel

Wochen später (Abb. 5.11). Deutlich erkennbar ist ein zeitlicher Zusammenhang mit der herbstlichen Rückkehr der Kinder von den Ferien zur Schule. Die Spitzen korrelieren genau mit den unterschiedlichen Ferienzeiten und können sich dadurch in den verschiedenen Ländern, je nach Schulstart, um 2–3 Wochen verschieben. Interessanterweise korrelieren diese Herbstgipfel ganz deutlich mit dem zeitlichen Auftreten der HRV-Infektion (Johnston et al. 2006; Johnston et al. 1996). Es wird vermutet, dass sich Kinder in der Schule mit HRV-Viren infizieren und diese Infekte dann mit einer Woche Zeitverzögerung auch bei den Eltern bzw. Erwachsenen akute Exazerbationen verursachen.

Interessanter Weise zeigen auch Kinder in Trinidad, nahe des Äquators, den typischen September-Gipfel, woraus man schließen kann, dass auch dort, trotz des unterschiedlichen, feucht-heißen Klimas HRV-Viren effektiv übertragen werden (Ivey et al. 2001).

Wie in Abb. 5.12 ersichtlich, ist dieser Septembergipfel mit steigendem Alter abnehmend. Asthmaexazerbationen zeigen noch einen zweiten, weniger ausgeprägten Gipfel im späten Frühjahr. Ein weiterer AE-Gipfel wird um die Jahreswende beobachtet und spiegelt am ehesten Influenza und RSV-Infektionen wider, die auf der nördlichen Halbkugel eher im Winter (Jänner bis März) auftreten (Lee et al. 2012a; McCoy et al. 2005). Als Konsequenz dieses alljährlichen Auftretens zur gleichen Zeit wird nach Strategien gesucht, die präventiv besonders die Kinder im September schützen. Dies impliziert einerseits Compliance bei der Einnahme der Controllermedikation (nach GINA-Kriterien), bietet jedoch auch neuen Therapiestrategien wie Biologics, Pro- und Präbiotika sowie konstitutionell stärkenden Rezepturen der TCM-Phytotherapie eine Chance.

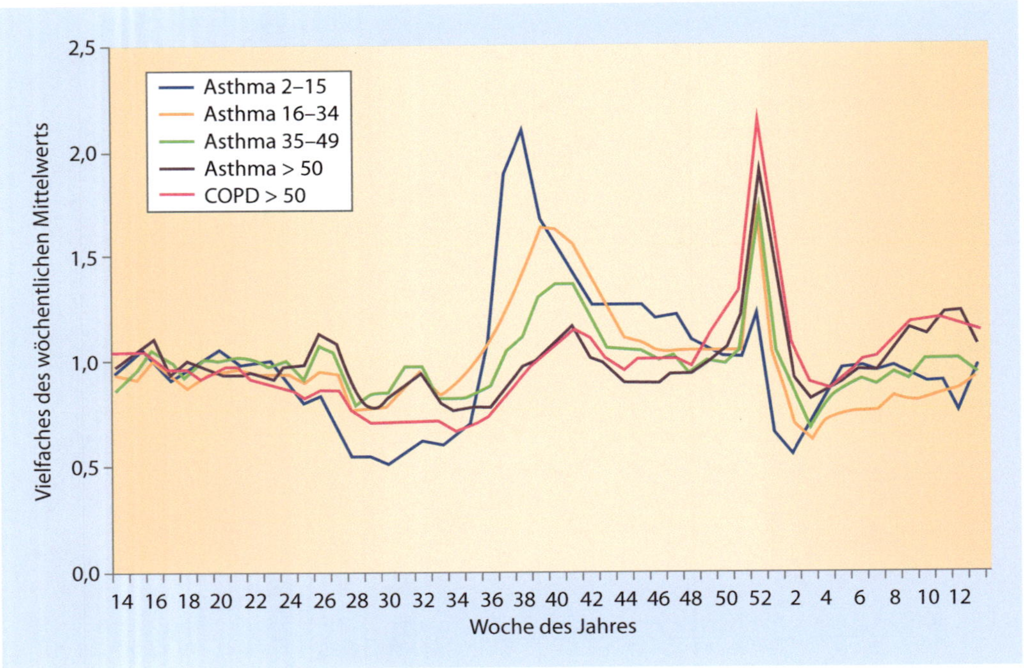

Abb. 5.12 Notfallaufnahmen wegen Asthma/COPD in Kanada im Jahresschnitt nach Alter gestaffelt (Mod. nach Johnston et al. 2006). Kinder erkranken eher im September an akuten Asthmaexazerbationen, Erwachsene am häufigsten um die Jahreswende

Beim Risiko einer akuten Exazerbation gibt es auch große Unterschiede zwischen Alter und Geschlecht. Abb. 5.13 zeigt eine Untersuchung aus Kanada und Neuseeland zwischen 1995 und 1999. Die Häufigkeit der akuten Exazerbationen ist im Kleinkindalter am häufigsten und bei Buben fast doppelt so häufig wie bei Mädchen. Die Frequenz reduziert sich nach dem Schuleintritt und mit etwa 13 Jahren überholen die Mädchen die Buben und Frauen haben danach bis ins hohe Alter etwa doppelt so häufige Krankenhausaufenthalte wegen akuter Exazerbationen wie Männer. Ein möglicher hormoneller Einfluss wird postuliert, ist aber nicht gesichert (Johnston et al. 2006)

Das Auftreten von Asthmaexazerbationen innerhalb eines Monatszyklus wurde bei 792 Frauen beobachtet und zeigte eine relativ gleichmäßige Verteilung innerhalb der einzelnen Zyklusphasen. Minimal vermehrt beobachtete man Asthmaexazerbationen in der präovulatorischen und in der perimenstruellen Phase, die aber eher nur als Co-Faktoren interpretiert werden sollten (Brenner et al. 2006).

Neben der perimenstruellen Phase wird auch während der Schwangerschaft, unter Kontrazeptiva und Hormonersatztherapie eine verstärkte allergene Reaktivität beobachtet, die durch Bindung des Östrogens an die Östrogen-alpha-Rezeptoren an den Mastzellen erklärbar ist. Auch Umwelt-Östrogene wie Lindan interagieren mit den Östrogen-alpha-Rezeptoren der Mastzellen (Jensen-Jarolim und Untersmayr 2008).

Wettereinflüsse wie Gewitteraktivität werden mit steigender Häufigkeit von akuten Exazerbationen assoziiert. Stürme verstärken über erhöhte aerogene Konzentrationen von Pilz- und Schimmelsporen sowie Pollen die Anfälligkeit für Asthmaexazerbationen (Higham et al. 1997).

In den USA spielen auch Rasse und ethnische Abstammung eine Rolle bei der Häufigkeit von Asthmaexazerbationen und Asthmamortalität. Zwar ist die Mortalität von akuten Asthma-

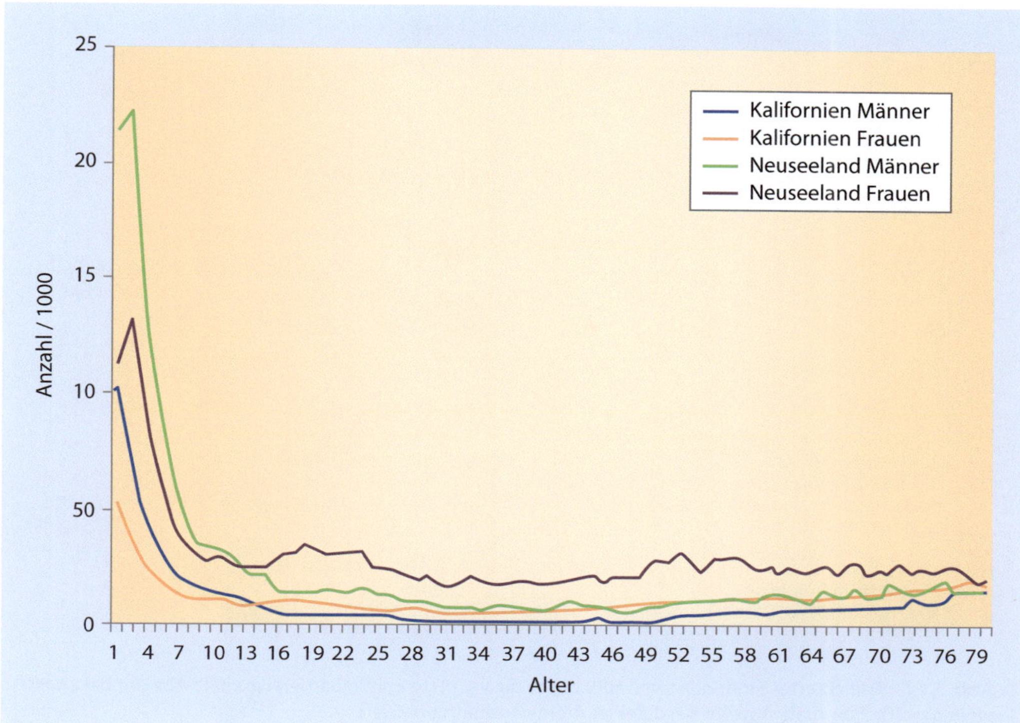

Abb. 5.13 Asthmaexazerbationshäufigkeit nach Geschlecht und Alter. Am häufigsten treten Asthmaexazerbationen im Kleinkindalter auf, häufiger bei Buben. Ab dem 13. Lebensjahr beobachtet man Asthma-Exazerbationen vermehrt bei Mädchen und Frauen (Mod. nach Johnston et al. 2006)

exazerbationen innerhalb von Krankenhäusern zwischen afrikanisch-amerikanisch Stämmigen und Hispanics gleich hoch wie bei kaukasisch Stämmigen, außerhalb der Krankenhäuser und gesamt gesehen jedoch deutlich erhöht, was auf soziale Faktoren wie mangelnden Zugang zur Gesundheitsversorgung, schlechtem präventiven Management und inadäquater Asthmakontrolle bei nicht-kauskasischen Asthmatikern hinweist (Persky et al. 2007).

5.2.3 Weitere Risikofaktoren für akute Exazerbationen

Während respiratorische Viren die häufigsten Auslöser für akute Exazerbationen darstellen, gibt es noch viele zusätzliche Faktoren, die das Risiko für eine akute Exazerbation bei allergischen Patienten erhöhen können.

5.2.3.1 Filaggrin-Mutation

Filaggrin ist ein epidermales Strukturprotein, das in den Keratinozyten beim Verhornungsprozess der Haut gebildet wird und die Hautbarriere stabilisiert. Fillagrin-Null-Mutationen werden bei Ekzem und atopischer Dermatitis beobachtet, in jüngster Zeit werden Filaggrin-Null-Mutationen auch mit erhöhtem Risiko, Asthma und allergische Rhinitis zu entwickeln, in Zusammenhang gebracht (Weidinger et al. 2008). Filaggrin-Mutationen dürften auch mit einem erhöhten Risiko für akute Exazerbationen bei Kindern mit Asthma assoziiert zu sein (Basu 2008).

5.2.3.2 Barrierefunktionsstörung des Atemwegsepithels

Virale Infekte können die Barrierefunktion des Atemwegepithels stören und vereinfachen dadurch das Eindringen von weiteren Viren, Bakterien, Allergenen oder anderen inhalati-

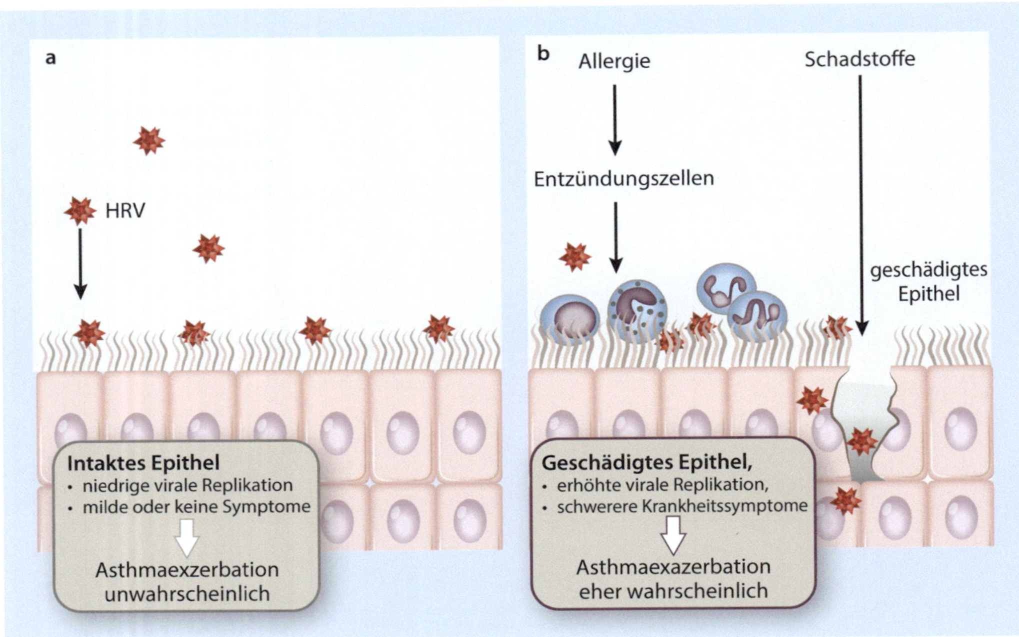

Abb. 5.14 Erleichtertes Eindringen von HRV durch die verletzte Epithelbarriere. **a**: virale Abwehr bei intaktem Atemwegsepithel, **b**: virale Abwehr bei defekter Atemwegsepithelbarriere

ven Irritantien. Umgekehrt können auch Allergene die Schleimhautbarriere irritieren und die Anhaftung der Viren erleichtern und dadurch immunologische Prozesse kumulativ aktivieren. Diese synergistische Interaktion zwischen Allergie und antiviraler Immunität führt oft zu schweren Krankheitsverläufen bei Asthma, allergischer Rhinokonjunktivitis und chronischer Rhinosinusitis mit Polyposis nasi (Abb. 5.14).

Die Epithelzellen der Atemwege beeinflussen nicht nur die mukoziliäre Clearance, bilden Zytokine und Chemokine, sondern bilden auch durch eine interzelluläre „Versiegelung" eine Barriere zur Außenwelt und schützen das innere Organ. Die Zellzwischenräume der Epithelzellen sind durch apikale „tight junctions" und basolaterale „adherens junctions" verbunden.

In den **apikalen „tight junctions"** verschließen die Proteine Occludin und Claudin (claudere = lat. schließen) die Zwischenräume zwischen den einzelnen Epithelzellen und kontrollieren den Fluss von Molekülen und Ionen. Die junktionalen Adhäsionsmoleküle (JAM-A) und Coxsackie-Adenovirus-Rezeptoren (CAR) sind ebenfalls Tight-junction-Komponenten, wirken aber auch als Rezeptoren für einige Viren und erleichtern den Eintritt der Viren. Eine Studie zeigt, dass Adenoviren, die sich an CAR gebunden hatten, einen Störung der interzellularen Adhäsion und dadurch eine erhöhte epitheliale Permeabilität bewirkten (Walters et al. 2002).

Die unter den „tight junctions" liegenden **basolateralen „adherens junctions"** (Abb. 5.15) bestehen aus E-Cadherinen, die sich an intrazelluläre Catenine binden. Sie regulieren die Stabilität und den intrazellulären Import von Cateninen in den Zellkern der Epithelzelle. Dort werden Gene aktiviert, die für die epitheliale Wundheilung und Differenzierung zuständig sind. Anhaltender Mangel an E-Cadherin führt zu veränderter Differenzierung von Epithelzellen in den mesenchymalen Phenotyp und wird epithelial-mesenchymale Transition genannt (Nieto

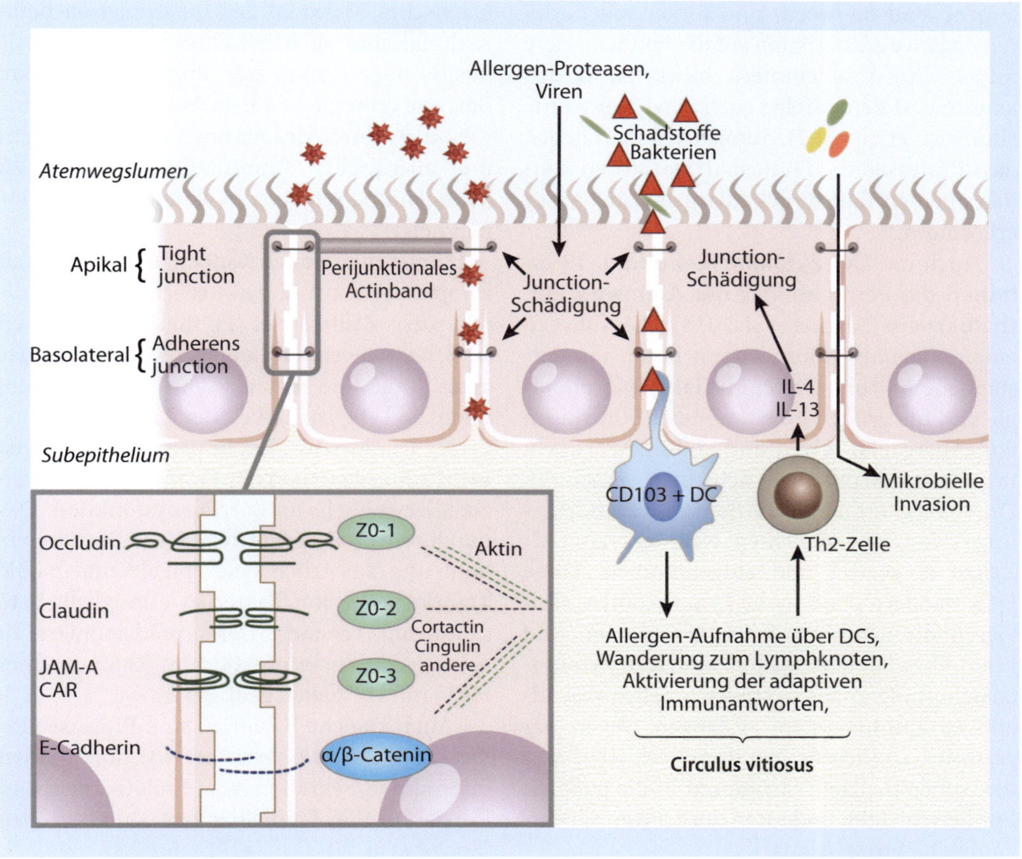

Abb. 5.15 Aufbau der Atemwegsepithelbarriere. „Tight junctions" und „adherens junctions" sind Zellkontakte, durch die Epithelzellen aneinander geheftet sind. Sie sind mit perijunktionalen Aktinfilamenten verbunden und können durch Viren, Allergene (besonders proteasebildende), Bakterien und Luftschadstoffe geschädigt werden. Die „tight junctions" bestehen aus den Transmembranproteinen Occludin, Claudin, JAM-A (junktionales Adhäsionsmolekül) und CAR (Coxsackie-Adenovirus-Rezeptor) und sind mit ZO (Zonula occludens)-Proteinen verbunden, die mit den intrazytoplasmatischen Bereichen interagieren. Die ZO-Proteine stellen die Verbindung zu Aktin her, das intrazellulär als Bestandteil des Zytoskeletts ein dichtes, steifes, dreidimensionales kortikales Netz bildet und zur Form und Stabilität von Zellen, Zellkontakten und Geweben beiträgt. Die „adherens junctions" sind aus E-Cadherin aufgebaut, das sich an intrazelluläre Catenine bindet. Barrierefunktionsstörungen führen zum erleichterten, intraepithelialen Eintritt von Viren, Bakterien, Allergenen und Schadstoffen, die von DCs erkannt werden. Allergen induzierte Th2-Antworten können die „tight" und „adherens junctions" ihrerseits ebenfalls schädigen und lösen einen *Circulus vitiosus* aus (Mod. nach Georas et al. 2014).

2011). Dieser Vorgang dürfte beim Atemwegs-Remodeling eine wichtige Rolle spielen (Hackett 2012).

Manche Allergene z. B. Hausstaubmilben-Allergene **können über Proteasen die epithelialen „tight junctions" aufspalten** und dadurch die Permeabilität der Barriere erhöhen sowie die Expression von Occludin reduzieren (Wan et al. 1999). Chronischer Hausstaubmilbenkontakt bei Mäusen induzierte einen Verlust von E-Cadherin und Occludin sowie eine epithelial-mesenchymale Transition mit Atemwegsremodeling (Johnson et al. 2011). Auch der japanische Hopfenpollen erhöhte die epitheliale Permeabilität und den Occludin-Abbau (Lee et al. 2014). Weitere proteasebildende Allergene sind Ragweed- und Birkenpollen, deren negative Auswirkung auf die Epithelbariere mittels Protesasehemmern blockiert werden konnte und demzufolge auch bewiesen wurde (Runwick et al. 2007). Somit weiß man heute, dass Proteasen die Epithelbarriere stören können und den Eintritt des Allergens, oder Virus erleichtern.

Auch die **Th2-Zytokine IL-4 und IL-13 erhöhen die Permeabilität der Atemwegsepithelbarriere** (Saatian et al. 2013). Dies führt zu einem *Circulus vitiosus*, denn durch die entstandene Störung der epithelialen Morphologie und Integrität wird ein weiteres Eindringen von Allergenen, Viren und anderen Partikeln in tiefere subepitheliale Schichten erleichtert. Dort angekommen, werden die „Eindringlinge" von einem dichten Netzwerk an DC-Zellen abgetastet und aufgenommen. Diese DCs wandern dann in die Lymphknoten, aktivieren die adaptiven Immunreaktionen und lösen über Signalkaskaden weiterere Zytokinausschüttungen aus. Aktivierte Zellen des adaptiven Immunsystems gelangen wegen der gestörten „adherens junctions" schneller von den subepithelialen Strukturen in die äußeren Epithelschichten und lösen dort chronisch entzündliche Prozesse aus.

Somit ist es nicht verwunderlich, dass atopische Asthmatiker eine reduzierte Expression von Tight-und Adherens-junction-Proteinen α-Catenin, E-Cadherin und ZO-1 aufweisen, die zu einer defekten Atemwegsepithelbarriere mit höherem Einstrom von Eosinophilen in das Epithel führen (de Boer et al. 2008) und eine erhöhte Membranpermeabilitat aufweisen (Xiao et al. 2011). Die Menge des E-Cadherins ist indirekt proportional zur Asthmaschwere (Masuyama et al. 2003).

Die interepithelialen Verbindungen der Atemwegsmukosa werden besonders durch inhalierte Viren: HRV (Sajjan et al. 2008), Coxsackie (Coyne et al. 2007) und RSV (Rezaee et al. 2013) sowie Luftschadstoffe (Ozon, NO_2, Dieselabgase und Zigarettenrauch) geschädigt (Thevenot et al. 2013; Lehmann et al. 2009).

In letzter Zeit gibt es immer mehr Hinweise, dass eine defekte Epithelzellbarriere ein klassisches Merkmal der Inflammation beim Asthma, aber auch bei chronischer Rhinosinusitis oder Kolitis sein dürfte. Die defekte Barriere ermöglicht verstärkte mikrobielle Invasion, wodurch der Asthmatiker oder Patient mit allergischer Rhinitis/Rhinosinusitis zu häufigen und schwereren akuten Exazerbationen neigt.

Virale Infektionen können entweder durch zytopathischen und zytotoxischen Effekte direkt den Zelltod der Epithelzelle bewirken (z. B. bei schweren Influenzainfektionen), oder auch „nur" die apikalen Junktionen stören, ohne die Lebensfähigkeit der Zelle zu vermindern. Rhinovirus-Infektionen führen meist nicht zum Absterben der Epithelzelle, sondern zu einer epithelialen Barrieredysfunktion. Dadurch wird die Permeabilität der Barriere erhöht und zusätzlich eine apikale und basale Translokation von Bakterien ermöglicht bzw. signifikant verstärkt. Dies prädisponiert zu bakteriellen Superinfektion im Rahmen eines HRV-Infekts (Sajjan et al. 2008).

Auch manche Bakterien sind Proteasebildner (z. B. *Staphylococcus aureus*) und können über aktive Sekretion von Endotoxinen und Proteasen die Epithelbarriere durchdringen (Soong et al. 2011) (s. ▶ Abschn. 7.3).

Im Kontrast dazu steht die spannende Erkenntnis, dass manche Bakterienmembranbestandteile, wie Lipopolysaccaride (LPS) des Mikrobioms, MyD88-Signale auslösen, die sogar notwendig sind, um die Expression von Occludin, ZO-1 und Claudin zu aktivieren (Corr et al. 2014).

> MyD88 ist ein wichtiges Adaptorprotein, das die Signalwege zwischen Mikrobe und den Toll-like-Rezeptoren (TLR) reguliert. Es transportiert die Information über das Bakterium (MAMP) von der Außenseite der Immunzelle (meist DCs und Makrophagen) in das Innere und löst dort eine Kaskade an immunologischen Antworten aus. In diesem Fall bewirkt MyD88 einen Schutz für die Epithelzellen und die Integrität der Epithelbarriere.

Bei pathologischen Bakterien übermittelt MyD88 auch den Start der „Abwehrlawine" über Aktivierung der entsprechenden TLRs, die über Phosphorylierung und Aktivierung intrazellulärer Kinasen zur Aktivierung des Transkriptionsfaktors NF-κB führen, der im Zellkern die Expression von Genen zur TNFα-, IL-1- und IL-12-Freisetzung reguliert.

Das probiotische Bakterium *Bifidobacterium breve* UCC2003 zeigte im Mausversuch unter hoch-entzündlichen Bedingungen einen **schützenden Effekt auf die Epithelzellen**, der durch die Interaktion zwischen einem spezifischen Bifidusbakterium-Oberflächen-Polysaccharid und den MyD88 Adaptorproteinen des Wirts mit nachfolgender vermehrter TLR-2-Expression zustande kam. MyD88-Knockout-Mäuse wiesen nach Kolonisierung mit *Bifidobacterium breve* keinen Schutz auf (Hughes et al. 2017).

Eine andere Studie brachte zum Vorschein, dass der TLR-2-Rezeptor die ZO-1-assoziierte Integrität der intestinalen Epithelbarriere verstärken kann (Cario et al. 2004). **Somit dürften symbiotische Bakterien über MyD88-Signale protektive Wirkungen auf die Epithelien ausüben.**

Diese Zusammenhänge erklären auch, warum die Aktivierung der MyD88-Signale durch Stallbakterien zum schützenden „Bauernhofeffekt" bei den Amischen beigetragen haben dürfte (► Abschn. 4.6) (Ref. Stein 2016, ► Kap. 4).

Hochaktuell wurde im Mai 2018 die Schutzfunktion des Bauernhofstaubes *in vitro* von einer Gruppe mit der renommierten Allergieforscherin Erika von Mutius verdeutlicht (van der Vlugt et al. 2018). Bauernhofstaub, der in bayerischen Kuhställen gesammelt und 18 Stunden lang auf menschliche Epithelzellen aufgebracht wurde, konnte die Epithelzellbarriere *in vitro* stabilisieren. Dieser Versuch enthüllte, dass der **Bauernhofstaub die Expression der Tight-junction- und Adherens-junction-Proteine E-Cadherin, Occludin und Claudin-1 im Vergleich mit unbehandelten Epithelzellen erhöhte. Dadurch waren die Epithelzellen unempfindlicher gegenüber In-vitro-Infektion mit Rhinoviren.** Die erhöhte Resistenz der Epithelzellbarriere gegenüber Rhinoviren wurde auch in diesem Modell teilweise über TLR-2 vermittelt. Dieses Experiment veranschaulicht ganz klar die schützende Funktion des Bauernhofstaubs auf die Epithelzellbarriere.

5.2.4 Weitere exogene Faktoren bei Exazerbationsneigung

5.2.4.1 Rauchen

Regelmäßiger Zigarettenkonsum stellt den stärksten unabhängigen, aber modifizierbaren Risikofaktor für das Auftreten einer akuten Exazerbation dar (Osborne et al. 2007).

Zigarettenrauch bewirkt eine verstärkte Atemwegsneutrophilie und Veränderungen in den epithelialen Becherzellen, deren Anzahl und Größe sich bei Rauchern verdoppelt. Vermehrte epitheliale Schleimbildung und -speicherung prädestiniert zu bronchialer und nasaler Obstruktion (Innes 2006). Zigarettenrauch führt auch zu erhöhter Permeabilität der Epithelzellbarriere sowie zu Steroidresistenz (via Histone-Deacetylase-2-Mechanismen) mit vermehrter Expression von Glukokortikoidrezeptor β bei stark rauchenden Asthmatikern (Thomson et al. 2004).

5.2.4.2 Allergenexposition

Jahreszeitliche Aeroallergenexposition erhöht die Spitalaufnahmen wegen Asthmaexazerbationen. Eine Studie, die in den 10 größten Städten Kanadas die aeroallergene Konzentrationen während einer 7-Jahres-Periode gemessen hatte, fand heraus, dass eine vermehrte saisonale Belastung die täglichen Spitalaufnahmen mit Asthmaexazerbationen um 3,3 % (95 % CI, 2.3–4.1) wegen Pilzsporen, 2,9 % (95 % CI, 0.9–5.0) wegen Baumpollen, und 2,0 % (95 % CI, 1.1–2.8) wegen Gräserpollen erhöhte (Dales et al. 2004). An Tagen mit additiv hoher

Feinstaubbelastung durch Luftverschmutzung war das Risiko von Spitalaufnahmen wegen Asthmaexazerbationen zusätzlich erhöht (Cakmak et al. 2012).

5.2.4.3 Vitamin D

5

Vitamin D hat verschiedenste, etwas widersprüchliche, noch nicht ganz geklärte Effekte auf das Immunsystem. Obwohl die biologisch aktive Form von Vitamin D, das 1,25-Dihydroxycholecalciferol [1,25(OH)2D3], in menschlichen und murinen Kulturen Th2-Zellen generiert und die Ratio von Th2/Th1 und Th2/Th17 erhöht (Sloka et al. 2011), wurden bei Asthma und bei rezidivierenden akuten Infekten verminderte Vitamin-D-Werte gefunden:

Vitamin-D-Einnahme in der Schwangerschaft verringerte das Risiko, dass die Kinder in der frühen Kindheit giemten (Camargo et al. 2007).

Eine Metaanalyse untersuchte 11 Placebokontrollierte Studien mit 5660 Patienten und fand einen positiven, protektiven Effekt der Vitamin-D-Verabreichung bezüglich der Häufigkeit von Atemwegsinfekten (OR, 0.64; 95 % CI, 0.49–0.84). Die tägliche Gabe von Vitamin D erwies sich als vorteilhafter als die Bolusgabe (Bergman et al. 2013). Vitamin-D-Mangel und Asthma Exazerbationen stehen in direkter Korrelation.

An 616 Kindern aus Costa Rica mit Asthma assoziierte man höhere Vitamin-D-Spiegel mit einem reduzierten Risiko von Spitalaufnahmen wegen Asthma, mit einem reduzierten Verbrauch an antiinflammatorischer Medikation im vergangenen Jahr, mit reduzierten IgE-Spiegeln und mit reduzierter Eosinophilie (Brehm et al. 2009). Dieselbe Gruppe zeigte an 1024 Kindern, dass unter inhalativer Kortisontherapie ein zugleich vorhandener Vitamin-D-Mangel eher zu Spitalaufnahmen und Notfällen führt (Brehm et al. 2010). Dies zwang zur Annahme, dass Vitamin D die Bioverfügbarkeit von Steroiden in der glatten Bronchialmuskulatur verbessern könnte.

Bestätigt wird diese Vermutung von einem US-amerikanischen Team, das bei Erwachsenen demonstrierte, dass die Gabe von Vitamin D zusätzlich zur Standard-Asthmamedikation bei schwierig einzustellenden Patienten mit Vitamin-D-Mangel, vor Verschlechterung der Symptome und akuten Attacken schützt. Obwohl in den ersten 28 Wochen bei niedrigen Vitamin-D-Spiegeln keine Reduktion der akuten Exazerbationen gefunden werden konnte, wurde ab dem Zeitpunkt, wo normale Vitamin-D-Spiegel erreicht waren, eine signifikante Reduktion der Exazerbationen beobachtet (Castro et al. 2014).

Vitamin D hemmt auch die IL-33-stimulierte Antwort der Mastzellen und der Th2-Lymphozyten und kann daher auch die Th2-Zytokinproduktion unterdrücken (Pfeffer et al. 2015).

Vitamin D aktiviert Treg-Zellen zur Ausschüttung von IL-10 (Barrat et al. 2002) und unterdrückt die proinflammatorischen IL-17 exprimierenden Th17-Zellen. Vitamin D hat einen direkt unterdrückenden Effekt auf die Expression von IL-17A sowohl bei menschlichen als auch bei murinen Zellen (Joshi et al. 2011).

Diese Erkenntnisse machen Vitamin D aktuell zu einer viel diskutierten Therapieoption, besonders bei schweren, steroidresistenten Asthmaformen, die mit erhöhtem IL-17 einhergehen. Schweres Asthma ist oft mit einem Nichtansprechen auf Kortikoidtherapie verbunden (s. ► Abschn. 3.7.2.1). Patienten mit steroidresistentem Asthma zeigen signifikant erhöhte Werte von IL-17 und IFN-γ, verglichen mit steroidsensitiven Patienten, die wiederum erhöhe IL-13-Werte aufweisen. Eine ganz aktuelle Studie aus London spiegelt wider, dass orale Therapie mit Calcitriol bei steroidresistenten Patienten die Dexamethason-induzierte IL-10-Produktion signifikant erhöht und die IL-17A-Produktion im Vergleich zu steroidsensitiven Patienten unterdrückt. Diese Studie unterstreicht den günstigen Effekt von Vitamin D bei steroidresistenten Asthmatikern und weist auf besseres Ansprechen auf Steroidtherapie mit additiver Vitamin-D-Substitution hin (Chambers et al. 2015).

Auch bei Kindern mit schwerem steroidresistentem Asthma wurde beobachtet, dass die

Serum-25-hydroxyvitamin D [25(OH)D_3]-Werte signifikant niedriger als bei Kindern mit moderatem oder keinem Asthma waren. Die niedrigen Vitamin-D-Werte standen in direkter Korrelation zu den FEV1- und FVC-Werten. Die Höhe der 25(OH)D_3-Serumwerte war invers assoziiert mit akuten Exazerbationen, der Menge inhalierter Steroide und der Muskelmasse der glatten Bronchialmuskulatur. Diese Verbindung zwischen Vitamin D, Atemwegsstruktur und Atemwegsfunktion lässt eine Vitamin-D-Supplementierung bei Patienten mit steroidresistentem Asthma sinnvoll erscheinen (Gupta et al. 2011).

Du et al. identifizierten Genvarianten, die von aktivierten $CD8^+$-Zellen und Natural-Killer-Zellen exprimiert werden und mit Vitamin D bei Asthmaexazerbationen interagieren. Die Autoren schlagen aufgrund der Ergebnisse vor, den Vitamin-D-Spiegel bei Hochrisiko-Asthmatikern adäquat hoch zu halten (Du et al. 2012).

Auch bei allergischer Rhinitis mit Nasenpolypen wurde eine signifikante Korrelation zu Vitamin-D-Mangel gefunden. Therapie mit Vitamin D konnte die Th1/Th2-Balance bei allergischer Rhinitis beeinflussen (Ozkara et al. 2012).

5.2.4.4 Haustiere

Laut einer Studie der *Health Maintenance Organization* stellt der Besitz von Haustieren, wie Katze und Hund, bei Patienten mit positivem Skin-Prick-Test den zweitstärksten (nach Rauchen) modifizierbaren Risikofaktor für akute Exazerbationen dar (Osborne et al. 2007) und sollte vermieden werden.

5.2.4.5 Bakterien als Auslöser einer akuten Exazerbation beim Asthma

Obwohl Viren die häufigste auslösende Ursache einer akuten Exazerbation sind, können auch Bakterien eine signifikante Rolle in der Pathogenese von Asthma spielen. Besonders *Chlamydia pneumoniae* und *Mycoplasma pneumoniae* werden mit akuten Exazerbationen beim Asthma, aber auch mit der Chronifizierung und Schwere von Asthma bronchiale, verbunden mit erhöhten Entzündungsmarkern, starker Obstruktion der Atemwege und mehr Bedarf an Asthmamedikation in Zusammenhang gebracht. Ihre Rolle bei der Entwicklung eines „late-asthma“ wird diskutiert (Guilbert und Denlinger 2010).

Aber auch *S. pneumoniae* und *H. influenzae* wurden bei erwachsenen Asthmatikern mit akuter Exazerbation, die zu stationärer Aufnahme geführt hatte, in 18,8 % bzw. 12,5 % der nasopharyngealen Abstriche gemeinsam mit Viren gefunden. Bei 48 von 50 dieser stationär aufgenommenen Asthmatiker trat die akute Exazerbation nach einer subjektiv empfundenen Erkältung auf (Iikura et al. 2015).

Amerikanische Forscher (Kloepfer et al. 2014) untersuchten 2014 das Nasensekret von 380 Kindern (166 mit Asthma und 142 ohne Asthma) zwischen 4 und 12 Jahren während der „Septembergipfels“ an 5 aufeinanderfolgenden Wochen. Wenn Rhinoviren gemeinsam mit *Streptococcus pneumoniae* oder mit *Moraxella catarrhalis* vorkamen, erhöhte sich die Wahrscheinlichkeit einer akuten Exazerbation im Rahmen eines banalen Infekts, und die Schwere von Asthmasymptomen im Vergleich zu einer alleinigen HRV-Infektion. *Haemophilus influ*enzae war nicht mit bonchialen Symptomen assoziiert.

Diese Erkenntnisse helfen bei der Erklärung, warum HRV-Infektionen ein so breites Spektrum an klinischen Symptomen aufweisen. Eine Sekundärinfektion mit Bakterien könnte die Intensität der Erkrankung verstärken.

Als Konsequenz dieser Ergebnisse wurde 2015 eine Studie publiziert (Bacharier et al. 2015), die eine frühe Verabreichung von Azithromycin, im Vergleich zu Placebo, durchführte, sobald die gefährdeten Kinder erste klinische Symptome entwickelten, die die Eltern als Beginn einer akuten Exazerbation interpretierten. 607 Kinder zwischen 12 und 71 Monaten mit rezidivierenden, schweren obstruktiven Bronchitiden sowie mindestens einem Notfallambulanzbesuch oder Krankenhausaufenthalt in der Anamnese wurden eingeschlossen. Azithromycin reduzierte das

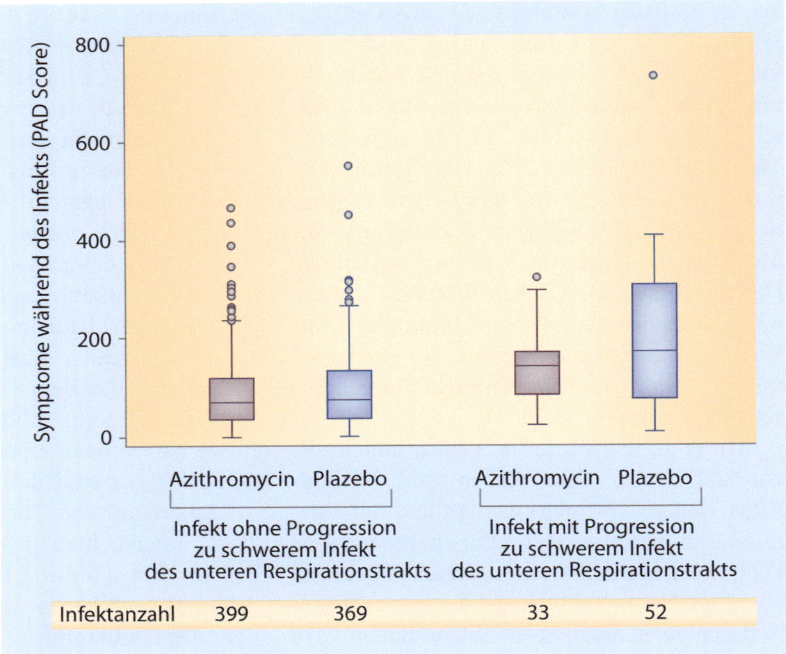

Abb. 5.16 Progression eines banalen Infekts zu schwerem Infekt des unteren Respirationstrakts mit/ohne Azithromycin bei Kleinkindern. (Mod. nach Bacharier et al. 2015)

Risiko eines Fortschreitens des banalen Infekts zu einem schweren Atemwegsinfekt signifikant im Vergleich zur Placebogruppe (hazard ratio 0.64 (95 %CI 0.41–0.98)). Die Studie wählte diese Alterklasse zur Prävention von akuten Exazerbationen aus, weil, wie schon in ▶ Abschn. 5.1.1 erwähnt, Kinder in den ersten drei Lebensjahren nicht gut auf orale Kortikosteroide ansprechen, der typischen Strategie für solche Episoden, im Gegensatz zu älteren Kindern und Erwachsenen mit etabliertem Asthma (Beigelman et al. 2013) (Abb. 5.16).

Die Autoren geben allerdings zu bedenken, dass bei diesem Therapieregime die potenzielle Gefahr der Entwicklung resistenter Bakterien entstehen könnte. Azithromycin erlebt derzeit einen Hype, weil man erkannt hat, das Azithromycin nicht nur antibakterielle, sondern auch antivirale Eigenschaften besitzt, indem es eine vermehrte Expression von IFN-β und IFN-λ1 aus HRV-16-infizierten Epihelzellen induziert (Menzel et al. 2016)

Azithromycin zeigt außerdem gute Erfolge beim neu definierten **Endotyp des neutrophilen Asthmas,** das typischerweise bei bakterieller Besiedlung der Bronchien mit *Moraxella catarrhalis, Streptococcus genera* und *Haemophilus influenzae* auftritt. Azithromycin konnte bei dieser steroidresistenten Asthmaform mit schwerem Verlauf sowie neutrophiler Dominanz in den Atemwegen die Bakterienlast und die Anzahl der akuten Exazerbationen reduzieren (Simpson 2014, s. ▶ Abschn. 3.7.2.1).

Alle diese Arbeiten weisen darauf hin, dass bakterielle Infektionen akute Exazerbationen unterschiedlich triggern können: Erstens, indem sie virale Trigger verstärken, indem sie zweitens Th17-Antworten auslösen und den neutrophilen Endotyps des Asthmas aktivieren und drittens können manche Bakterien wie z. B. *Staphylococcus aureus* mit dem Superantigen *Enterotoxin B* die Th2-Zytokinproduktion von IL-4, IL 5 und IL-13 und die eosinophile Inflammation der Mukosa verstärken und in Folge an der Entstehung von allergischer Rhinitis, nasaler Polyposis und Asthma beteiligt sein (Huvenne et al. 2013).

Aber nicht alle Bakterien verschlechtern die virusinduzierte Infektion der Bronchien.

Schützend wirkte zum Beispiel nasal verabreichter *Lactobacillus rhamnosus* gegen RSV-Virusinfektion bei Mäusen, was die Bedeutung des Mikrobioms für Gesundheit und Krankheit beleuchtet (Tomosada et al. 2013).

Die Interaktion des kommensalen Mikrobioms mit den Pathobionten und deren Beeinflussungsmöglichkeit wird in ▸ Abschn. 7.3 (Einflüsse des Mikrobioms auf den akuten Infekt) näher erläutert.

5.2.4.6 Pilze

Pilze können auf das Asthma als Allergen und als Pathogen einwirken. Einige Pilze wie *Aspergillus, Alternaria, Penicillium* und *Cladosprium* wirken als Allergen und sind in der Lage, bei Atopikern Asthma zu initiieren. Pilzinfektionen verschlechtern die Lungenfunktion. Der häufigste, in den Bronchien nachweisbare Pilz ist *Aspergillus fumigatus*, der bei Asthmatikern die allergische bronchopulmonale Aspergillose (ABPA) verursachen kann. In diesem Fall fungiert der Pilz als Allergen und als Pathogen. Die ABPA ist mit häufigen Asthmaexazerbationen, Lungeninfiltraten, vermehrter Schleimbildung erhöhten Serum-IgE-Werten sowie *Aspergillus-fumigatus*-spezifischen IgE und Eosinophilie verbunden (Denning et al. 2014). Antimykotische Therapie verbessert die Lungenfunktion und reduziert IgE-Werte und Eosinophilie (Pasqualotto 2009). Interessanterweise wurden in letzter Zeit Pilze sowohl in der Mundhöhle von Gesunden (Ghannoum 2010) als auch in den unteren Atemwegen von Patienten mit zystischer Fibrose und COPD endeckt.

Ein Vergleich der Pilzbesiedelung in den Bronchien von Asthmatikern mit nichtatopischen Gesunden fand mittels neuer Pyrosquenzierungstechniken 136 verschiedene Pilzspezies, 90 waren häufiger bei Asthmatikern, und 46 eher im Sputum von Gesunden anzureffen (van Woerden et al. 2013). Der Pilz *Malassezia pachydermatis* war der einzige, der nur bei Asthmatikern vorkam. Dieser Organismus wird oft bei Atopikern gesehen und konnte auch bei atopischer Dermatitis nachgewiesen werden. Auch eine Sensibilisierung gegen *Malassezia* mit Produktion von *Malassezia*-spezifischem IgE wurde beobachtet (Gaitanis et al. 2012).

Mikrobielle Bestandteile des Bronchialsekretes könnten somit ebenfalls als adjuvante Faktoren für Th2-gerichtete allergische Antworten verantwortlich sein. Die weitere Erforschung des Mykobioms der Atemwege wird zusätzliche Zusammenhänge bezüglich Gesundheit und chronischer Entzündung des Respirationstrakts ermöglichen.

5.3 Therapie des respiratorischen Infekts

5.3.1 Konventionelle Therapie des banalen Infekts beim gesunden Kind

Die ideale Therapiestart beim banalen Infekt wäre, mit einer effektiven Arznei unmittelbar nach Erkennen der ersten Symptome, wie Schnupfen, Halsschmerzen und Kältegefühl, der viralen Replikation gegenzusteuern, und möglichst **vor** dem Zeitpunkt der maximalen Virusladung den weiteren Krankheitsverlauf einzudämmen (s. ▪ Abb. 5.17).

Zur symptomatischen Behandlung des akuten Infekts bei gesunden Kindern werden hauptsächlich NSAR (nicht-steroidale Antirheumatika) und Antihistaminika der 1. Generation verwendet, um die Symptome zu erleichtern. Leider verkürzen diese Medikamente weder die Dauer der Infektion, noch haben sie Auswirkungen auf den natürlichen Verlauf des Infekts (Hansbro et al. 2008). Wie schon im Kapitel 4.18 beschrieben, stehen NSAR und Paracetamol im Verdacht, Allergien sowohl auszulösen als auch bestehende Allergien zu verschlechtern.

Auch Antibiotika werden viel zu häufig eingesetzt (s. ▸ Abschn. 4.17).

Inhalative Kortikosteroide, die Kinder im Alter von einem Monat bei deren ersten spastischen Bronchitis für die Dauer von 14 Tagen erhielten, hatten keinen Effekt auf die Progre-

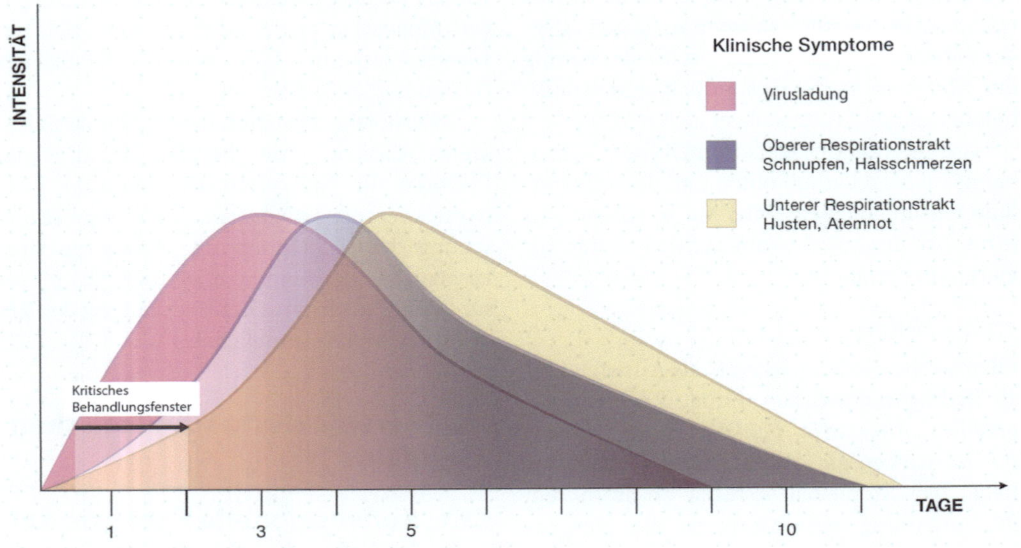

Abb. 5.17 Kritisches Behandlungsfenster beim Asthma. Zeitspanne des idealen Behandlungsbeginns, um die virale Replikation und das Fortschreiten des Infekts in den unteren Respirationstrakt zu hemmen

dienz der episodisch-spastischen zur persistierend-spastischen Bronchitis im Vergleich zu einer Kontrollgruppe (Bisgaard et al. 2006).

2015 wurde eine ähnliche Studie publiziert, die 3–23 Monate alte Kinder bei erstmaligem Auftreten einer spastischen Bronchitis mit nachgewiesenem HRV entweder mit oralem Kortison (1. Dosis 2 mg/kg, dann 2 mg/kg/d aufgeteilt auf 2 Dosen/Tag für 3 Tage) oder Placebo behandelte. Die Langzeitergebnisse bezüglich ärztlich diagnostizierter Episoden von spastischer Bronchitis innerhalb des nachfolgenden Jahres waren in beiden Gruppen ident. Kurzfristig zeigte sich eine Reduktion von Husten, nächtlicher Atemnot und Schnupfen innerhalb der ersten 2 Wochen in der Kortisongruppe. Nur bei Kindern mit einer hohen Viruslast (>7000 HRV/ml) reduzierte sich die Häufigkeit von spastischen Bronchitiden im ersten Lebensjahr, woraus man schloss, dass orales Prednisolon **nicht routinemäßig** beim erstmaligen Auftreten von spastischer Bronchitis verwendet werden sollte, jedoch bei Kindern mit hoher Viruslast positive Effekte bringen könne (Jartti et al. 2015).

Ein aktuelles Cochrane-Review von 2015 kam zu dem Ergebnis, dass intranasale Kortikosteroide beim akuten Infekt von Kindern und Erwachsenen als Symptomerleichterer nicht zu empfehlen sind (Hayward et al. 2015).

Weil „banale" virale Infekte weit verbreitet sind, finden symptomlösende Medikamente reißenden Absatz: Schätzungen zufolge werden in den USA jährlich 4 Milliarden US $ für „Erkältungs"-Medikamente ausgegeben, davon 1.1 Milliarden US $ für unangebrachte Verschreibung von Antibiotika (Fendrick et al. 2003).

5.3.2 Therapie des viralen Infekts mit akuter Asthmaexazerbation

Bei Asthmatikern wäre es besonders wichtig, die virale Replikation im Anfangsstadium zu hemmen, damit die Symptome im unteren Respirationstrakt, die für Asthmatiker typisch sind, rechtzeitig vermieden werden können. Dieses „kritische Behandlungsfenster" (Abb. 5.17) dauert etwa 1–2 Tage. In dieser Zeitspanne wäre es ideal, antivirale Substanzen oder Arzneien, die die angeborene bzw. adaptive Immunabwehr des Wirts stärken, zu verabreichen.

Genau für diesen Zeitpunkt sucht die Mainstream-Medizin derzeit dringend nach wirksamen Medikamenten.

Die „Standardtherapie" erfolgt symptomatisch gemäß den GINA-Kriterien (s. ▶ Abschn. 3.7.1.1). Eine japanische Studie zeigte *in vitro* an Trachealzellen, dass LABAs und ICSs die Infektion mit HRV hemmen, indem sie die Konzentration von ICAM-1 reduzieren und so die Anhaftung des Virus an die Epithelzelle erschweren (Yamaya et al. 2014).

5.3.2.1 Prävention: Versuche der konventionellen Medizin

Der Leukotrienrezeptor-Antagonist **Montelukast** kann präventiv Episoden von viral induzierter akuter spastischer Bronchitis reduzieren. In der PREVIA-Studie wurden 4.5 mg Montelukast täglich, 12 Monate lang, 2- bis 5-jährigen Kindern mit intermittierenden Asthmasymptomen gegeben und mit einer Placebogruppe verglichen. Dabei wurde eine 31,9 % Reduktion der akuten Exazerbationen im Vergleich zu Placebo erzielt. Durchschnittlich hatten die mit Montelukast behandelten Kinder 1,6 Episoden mit akuten Exazerbationen pro Jahr, die Placebo-Kinder 2,3 Episoden. Weiters konnten die inhalativen Kortikosteroide in der Montelukast-Gruppe reduziert werden (Bisgaard et al. 2005).

Bei Kindern zwischen 3 Monaten und 15 Jahren (Median 1,6 Jahre) mit **rezidivierenden spastischen Bronchitiden** reduzierte regelmäßiger Gebrauch von inhalativen Kortikosteroiden die Symptome, und hatte minimalen Effekt auf die Anzahl der Episoden mit Giemen. Nachteilig wurde eine Reduktion des Wachstums beobachtet (Jartti et al. 2007).

Kindern mit **moderatem bis schwerem Asthma** kann zusätzlich zur Standardtherapie laut GINA-Kriterien (2019) der monoklonale IgE-Antikörper Omalizumab verabreicht werden. Omalizumab verhindert, dass sich frei zirkulierendes Serum-IgE an die Mastzellen und andere Effektorzellen bindet und verringert dadurch IgE-mediierte entzündliche Veränderungen.

Omalizumab reduzierte bei Kindern, Adoleszenten und jungen Erwachsenen mit persistierendem, unkontrollierbarem Asthma und mindestens einem positiven Prick-Test sowie einem Serum-IgE von 30-1300 IU, die Tage mit Asthmasymptomen von 1.96 auf 1.48 innerhalb eines 2 Wochenintervalls, das heißt um 24,5 %. Die Anzahl der Patienten, die eine oder mehrere akute Exazerbationen hatten, wurde von 48 % auf 30 % gesenkt. Die Verbesserungen mit Omalizumab traten trotz reduziertem Gebrauch von inhalativen Glukokortikoiden und LABAs auf. Das saisonale Asthmaexazerbationsmuster mit Spitzen im Herbst und im Frühjahr konnte im Vergleich zur Placebogruppe aufgehoben werden, in der sich die Exazerbationsrate im Frühling und Herbst nahezu verdoppelte (Busse et al. 2011).

Trotz dieser guten Ergebnisse bleiben noch viele Fragen offen. Auch der Zusatz von Omalizumab zur bisherigen Guideline-Therapie konnte nicht alle Exazerbationen verhindern, was darauf hinweist, dass zusätzliche Mechanismen für ein Restrisiko hinsichtlich akuter Exazerbationen dieser Population sprechen. Vorsicht gegenüber der Langzeitwirkung von Omalizumab, besonders in Hinblick auf maligne Neoplasien, Thrombozytopenie, eventuelle Effekte auf das Immunsystem und parasitäre Infektionen ist angebracht, weil erst Daten über wenige Jahre Erfahrung zur Verfügung stehen.

5.3.2.2 Was hat die Pharmaindustrie noch in der Pipeline?

▪ Zielen auf den Trigger: Antivirale Substanzen

Antivirale Substanzen wie Capsidbinder, virale Protease-Inhibitoren, virale Polymerase-Inhibitoren und Antikörper hätten eine gute Selektivität und Sicherheit, sind aber limitiert durch Vielzahl der spezifischen Virustypen, mögliche Resistenzentwicklung und Toxizität bzw. Nebenwirkungen. Zahlreiche Pharmafirmen versuchen derzeit antivirale Substanzen zu entwickeln. Während beim RSV- und Influenza-Virus schon interessante Optionen in Reichweite sind, braucht es für die Rhinoviren sowohl für Therapie als auch für die aktive Immunisierung noch zusätzliche Anstrengungen, um wirksame Therapien ohne Nebenwirkungen zur Verfügung zu haben. (Papadopoulos et al. 2017).

Für das **RSV-Virus** gibt es bereits interessante Ansätze:

- Der monoklonale Antikörper Palivizumab (anti-RSV) ist bereits für Kinder mit brochopulmonaler Dysplasie und Herzfehlern zur Prophylaxe von RSV zugelassen. Eine Studie bewies, dass Palivizumab auch spastischen Bronchitiden im ersten Lebensjahr vorbeugen kann, wenn er „gesunden" Frühgeborenen prophylaktisch im ersten Lebensjahr verabreicht wird (Blanken et al. 2013).
- Der Hemmer der Virushüllenfusion („viral envelope fusion inhibitor") Gilead GS-5806 hemmt den Eintritt des RSV-Virus in die Zellmembran des Wirtes und kann dadurch die Virusladung und die klinischen Manifestationen reduzieren, wie eine Studie an jungen Erwachsenen deutlich demonstriert (DeVincenzo et al. 2014).
- ALX-0171 (ein trivalenter Nanokörper) bindet an das RSV-F-Protein. In einer In-vitro-Studie blockierte ALX-0171 die Replikation der RSV-Subtypen A und B um 87 %, während Palivizumab nur 18 % der Viren neutralisierte (Detalle et al. 2015).
- AS-008176 von Alios BioPharma (ein Cytidinnukleosidanalog) hemmt, oral gegeben, die RSV-Virusreplikation und reduziert damit die Virusladung um 85–88 % im Vergleich zu einer Kontrollgruppe. Alle 62 Patienten konnten die Studie ohne schwere Nebenwirkungen beenden (DeVincenzo et al. 2015).
- Die einzige, derzeit gegen RSV zugelassene antivirale Substanz ist **Ribavirin**, ebenfalls ein Cytidinnukleosidanalog, das auch bei anderen DNA und RNA Viren antiviral wirkt und hauptsächlich bei der Hepatitis C eingesetzt wird (Graci et al. 2006). Wegen nicht eindeutiger Wirksamkeit wurde die Empfehlung von Ribavirin in einem aktualisierten Cochrane-Review bei kindlichen RSV-Infektionen 2010 zurückgezogen und größere Studien gefordert (Ventre und Randolph 2010).
- Neu ist auch die Therapie des RSV mittels **small interfering RNA (si RNA)**, sogenannten „small molecules", die die Replikation des RSV-Virus hemmen. *In vitro* erwiesen sich diese Moleküle in ihrer antiviralen Aktivität als bis zu 1000-fach wirksamer als Ribavirin (Kim et al. 2017). siRNA haben den Vorteil, dass sie auch als Aerosol inhalativ verabreicht werden können. In einer Versuchanordnung wurde siRNA (ALN-RSV01) als Nasenspray Erwachsenen 2 Tage vor bis 3 Tage nach experimenteller RSV-Infektion appliziert. Im Vergleich zu Placebo konnte ALN-RSV01 die virale Replikation und die Infektionsrate signifikant senken, und zwar unabhängig von intranasalen proinflammatorischen Zytokinen. Weil die Therapie mit ALN-RSV01 ohne schwere Nebenwirkungen gut toleriert wurde, gilt sie als interessante Therapieoption der Zukunft, um schwere RSV-Infektionen mit Bronchiolitis bei Kindern, aber auch bei immunsupprimierten Erwachsenen zu vermeiden (DeVincenzo et al. 2010).

Beim **HRV-Virus** wird derzeit nur

- Vapendavir (BTA798) Biota, ein Capsidbinder, in Phase IIb bei Asthma getestet. Vapendavir wirkt hauptsächlich antiviral bei diversen Enteroviren, dürfte aber auch eine additive Wirkung bei Rhinoviren haben (Sun et al. 2015)
- Pleconaril zeigte zunächst gute Wirksamkeit gegen Rhinoviren, wurde aber wegen Nebenwirkungen nicht zugelassen.

Als wirksam gegen das **Influenza-Virus** erwiesen sich

- Neuraminidasehemmer, **Oseltamivir und Zanamivir**, die die Virusfreisetzung blockieren. Eine aktuelle Meta-Analyse von Kindern mit Influenza-Infektion wies eine kürzere Krankheitsdauer und ein reduziertes Risiko für die Entwicklung einer Otitis media unter Oseltamivir-Therapie nach. Bei asthmatischen Kindern waren diese Wirkungen jedoch wesentlich weniger

stark ausgeprägt als bei nicht-asthmatischen (Malosh et al. 2017).
- Ein aktuelles Cochrane-Review kommt zu dem Schluss, dass Oseltamivir bei hospitalisierten Patienten die Mortalität senkt. Oseltamivir und Zanamivir senken die Krankheitsdauer um einen Tag. Da Oseltamivir jedoch mit einem erhöhten Risiko zu Übelkeit und Erbrechen assoziiert ist, wird empfohlen, bei Patienten der Gesamtpopulation mit niedrigem Risiko die Anwendung bezüglich Nebenwirkungen genau abzuwägen. Bei hospitalisierten Patienten wird die Anwendung jedoch wegen des reduzierten Mortalitätsrisikos empfohlen (Doll et al. 2017).

Zielen auf den Wirtsorganismus:

Über Vakzine, IFN-Therapien und Small-molecules-Therapien kann die körpereigene Immunität gestärkt werden. Die IFN-Therapien sind wahrscheinlich nicht auf bestimmte Virustypen limitiert, könnten allerdings ein intaktes Immunsystem benötigen und daher bei Immunsupprimierten und Neugeborenen nicht wirksam sein.

Für die Entwicklung ist aufgrund der Komplexität ein gründliches Verstehen der Virus/Wirtsorganismus-Interaktion notwendig.

Mögliche Ansätze wären:

- **Interferone**:
  - **Typ I: IFN-α** (14 Subtypen) und **IFN-β** (1 Subtyp): Inhalatives IFN-β, verabreicht innerhalb von 24 Stunden nach Beginn der ersten Symptome eines akuten Infekt bei Asthmatikern, verbesserte die morgendlichen Peak-Flow-Werte und reduzierte die Notfallmedikation (Antibiotika und zusätzliche Kortikosteroide) im Vergleich zur Kontrollgruppe. Bei der Untergruppe der schweren, schwierig zu behandelnden Asthmatiker (GINA Step 4–5) zeigten sich signifikant bessere klinische Verläufe als in der Placebogruppe (Laza-Stanca et al. 2011).
  - **Typ II: IFN-y**: Die Substitution ist bislang nicht möglich. Hier sei jedoch auf die therpeutischen Möglichkeiten von chinesischer Phytotherapie und Probiotika, körpereigenes IFN-y zu vermehren, hingewiesen, die im nächsten Kapitel beschrieben werden (► Abschn. 5.3.2.4).
  - **Typ III: IFN-λ**: 3 Subtypen, IL-29, IL-28A und IL-28 B. Wie schon im ► Abschn. 5.1.6.3 beschrieben, hat IFN-λ wirkungsvolle antivirale und antiproliferative Eigenschaften. Es hemmt die Virusreplikation und stimuliert die zytotoxischen Antworten virusinfizierter Zellen. Außerdem stimuliert es die Proliferation von Foxp3-regulatorischen T-Zellen und hemmt die Produktion von IL-5 und IL 13, die in der Pathogenese des Asthmas eine stimulierende Wirkung haben (Koch et al. 2015).

    Behandlung von Mäusen mit rekombinantem oder virenexprimiertem IL-28A verbessert die allergische Atemwegserkrankung, unterdrückt die Th2-und Th17-Antworten und induzierte eine IFN-γ-Expression. Bei IFN-λ-Knockout-Mäusen fehlt die Schutzfunktion von IL-28 A. Jene Mäuse zeigten eine verstärkte allergische Inflammation mit erhöhten Th2- und Th17-Antworten sowie erhöhte IgE-Werte, ebenso wie Mäuse, deren IL-12 neutralisiert wurde. In dieser Studie konnte demonstriert werden, dass IL-28A in den CD11c$^+$-dendritischen Zellen der Lunge die OX40L-Funktion hinunterreguliert und die IL-12p70-Funktion aktiviert und dadurch die Th1-Differenzierung fördert (Koltsida et al. 2011).

Indirekte antivirale Substanzen: Anti-Th2-Biologika

Lebrikizumab (Anti IL-13): An 219 erwachsenen Patienten mit inadäquat kontrollierbarem Asthma trotz ICS (inhalativen Kortikosteroiden) beobachtete man eine Reduktion der Rate von schweren Asthmaexazerbationen um das

3-Fache sowie eine verbesserte Lungenfunktion, besonders bei jenen Patienten, die hohe Periostin-Werte aufwiesen (Corren 2011). Lebrikizumab befindet sich derzeit in der Phase-III-Studie und ist noch nicht zugelassen.

Mepolizumab (Anti IL-5): In einer ersten Studie zeigte sich 2009 bei einer kleinen Patientengruppe mit schwerem esinophilem Asthma trotz kontinuierlicher Behandlung mit Kortison im Vergleich zu einer Kontrollgruppe eine 5-fache Reduktion der akuten Exazerbationen, eine signifikante Reduktion der Blut- und Sputum-Eosinophilie und eine Reduktion der notwendigen Kortisondosis (Nair 2009).

2014 wurde eine weitere große Studie mit 576 Patienten mit rezidivierenden Asthmaexazerbationen und evidenter eosinophiler Inflammation trotz hohen Dosen ICS im *NEJM* publiziert (Ortega et al. 2014), bei denen die Exazerbationsate nach 32-wöchiger Verabreichung um 47 % bei intravenöser Verabreichung von Mepolizumab und um 53 % bei subkutaner Verabreichung im Vergleich zu Placebo gesenkt werden konnte. Exazerbationen, die einen Notfallambulanzaufenthalt notwendig machten, waren um 32 % (i. v.) bzw. 61 % (s.c.) im Vergleich zu Placebo reduziert. Auch die FEV1-Werte konnten signifikant verbessert werden. Die Nebenwirkungen waren minimal, und ähnlich der Placebogruppe (Nasopharyngitis, Kopfschmerzen). Daraufhin wurde Mepolizumab im Dezember 2015 in der EU bei schwerem, refraktärem Asthma zugelassen und 2017 in die GINA-Kriterien aufgenommen (Nucala®: alle 4 Wochen subkutan).

Omalizumab (Anti-IgE), ein rekombinanter humanisierter monoklonaler Antikörper gegen IgE, zeigte in einer Meta-Analyse bei Patienten mit mild bis schwerem Asthma eine signifikante Reduktion von Asthmaexazerbationen und Krankenhausaufenthalten, sowohl in Kombination mit ICS als auch bei reduziertem ICS. Omalizumab führte zu einer signifikanten Reduktion von ICS, verglichen mit Placebo und zu einer signifikant vermehrten Möglichkeit, die ICS-Dosis zu senken bzw. des kompletten Absetzens von ICS (Normansell et al. 2014).

Es stellt sich die Frage, ob der Effekt von Omalizumab auf die akuten Exazerbationen auf die Unterdrückung der zugrundeliegenden Th2-Immunität zurückzuführen ist, oder ob es durch die akute Exazerbation zu einer Abwärtsregulierung der IFN-Antworten kommt, die durch Prävention der Exazerbation gehemmt wird? **Erste Hinweise zeigen, dass Th2-Zytokine Antagonisten von Interferonen darstellen**: Im Dezember 2015 wurde eine Studie präsentiert, in der 6- bis 17-jährige Kinder mit mindestens einer rezenten Exazerbation zunächst in einer 4–9 monatigen Run-in-Phase Guideline-basierte Therapie bekamen und dann im Herbst eine 4 Monate dauernde Behandlungsphase mit zusätzlichem Omalizumab im Vergleich zu Placebo erhielten. Die Exazerbationsrate betrug 11 % vs. 21 % und zeigt, dass die zusätzliche Gabe von Omalizumab die Inner-City-Jugend vor saisonalen Exazerbationen schützen kann. Omalizumab verbesserte auch die IFN-α-Antworten gegenüber Rhinovirus, und der Anstieg der IFN-α-Antworten war direkt proportional mit weniger Exazerbationen (Teach et al. 2015) Diese Studie erzielte ähnlich Ergebnisse wie die Studie von Busse (Busse et al. 2011). Omalizumab ist als Xolair® zugelassen und bereits in die Stufe 5 der GINA-Kriterien aufgenommen (s. ◘ Abb. 3.7).

Azithromycin: Azithromycin wirkt nicht nur antibakteriell, sondern auch antiviral, indem es eine vermehrte Expression von IFN-β und IFN-λ1 aus RV-16 infizierten Epihelzellen induziert und die Progression eines banalen Infekts bei asthmatischen Kindern zum schweren Infekt reduzieren kann (Bacharier et al. 2015) (s. ► Abschn. 5.2.4.5).

5.3.2.3 Kritische Betrachtung

Blickt man auf die Epidemiologie und beobachtet, wie immer mehr gesunde Kinder nach „banalen“ rezidivierenden Infekten gefährdet sind, Asthma und Allergien zu entwickeln, dann wäre es auch wichtig zu evaluieren, was in der Praxis beim banalen Infekt passiert.

Sowohl Antipyretika als auch Antibiotika, die in der konventionellen Medizin häufig beim banalen Infekt eingesetzt werden, können, wenn man sie kritisch betrachtet, den „prädestinierten“ kindlichen Körper mit seiner labilen Th1/ Th17–Treg–Th2-Balance stören, und ein allergenes Potenzial entwickeln.

Der aktuellen wissenschaftlichen Forschung ist es in den letzten Jahrzehnten gelungen, eine Vielzahl von neuen Details zum Pathomechanismus der Sensibilisierung und der akuten Exazerbationen von Allergien zu erfassen und neue Zusammenhänge zu finden. Molekularbiologisch werden immer kleinere Strukturen beobachtet und über „personalisierte“ Medizin wirkungsvolle Substanzen zur Behandlung und Vermeidung akuter Infekte und Exazerbationen von Asthmatikern entwickelt. Trotzdem bleiben noch viele Fragen offen. Obwohl es bei guter Compliance mit der Controller-Therapie und mit Hilfe additiver Biologika gelingt, schwersten Atopikern bzw. Asthmatiker das Leben zu erleichtern, haben noch immer 30–90 % der Asthmatiker alljährlich akute Exazerbationen (CDC National Center for Health Statisics 2008).

Außerdem gibt es, trotz guter Verträglichkeit, noch wenig Langzeiterfahrung mit jahrelanger Anwendung von Biologika. Abgesehen davon stellen die Kosten für diese Medikamente für die öffentliche Gesundheitsversorgung ein immer größeres Problem dar und sind auf Dauer fast unerschwinglich. Auch zeigt langjährige ICS-Therapie erhebliche Nebenwirkungen.

Die Virologen und Allergologen wünschen sich daher dringend mehr antivirale Substanzen im HRV-Bereich, weil das HRV-Virus den wichtigsten Trigger für banale Infekte und Asthmaexazerbationen darstellt. Trotz verbessertem Verständnis der HRV-Genetik und des Replikationszyklus des HRV-Virus gibt es nach wie vor keine effektive antivirale Substanzen gegen das Rhinovirus. Leider herrscht unter den Pharmafirmen abnehmendes Interesse wegen verschiedenster Virus-Serotypen, mangelnder Effizienz, Nebenwirkungen, Arzneimittelinteraktionen und wirtschaftlichen Überlegungen. Somit fokussieren Pharmakonzerne ihr Interesse bei antiviralen Substanzen eher auf Viren, die „schwerere“ Erkrankungen (wie Hepatitis C) auslösen, als den „banalen“ Infekt und lassen White und Fenner, Autoren eines berühmten Buches über Virologie, zu dem Schluss kommen:

> *„Im Zeitalter der Organtransplantationen, Gentechnik und anderen Fortschritten der medizinischen Wissenschaft empfindet der kleine Mann der Straße eine gewisse Ironie, dass die moderne Medizin nicht den kleinsten Einfluss auf die trivialste Krankheit der Menschheit hat, den banalen Infekt“.*
> (Fenner und White 1994)

5.3.2.4 Komplementärmedizinische Zugänge zur antiviralen Therapie und zur Stärkung des Wirtsorganismus

In den letzten Jahren fanden einige Studien heraus, dass **pflanzliche Arzneien die körpereigene Interferonproduktion aktivieren können.**

Interferone:

- **Typ I: IFN-α und IFN-β**

Eine Rezeptur mit chinesischen Arzneien **Xiao qing long tang**, das kleine grüne Drachendekokt (bestehend aus *Ephedra Hb., Pinelliae Rh., Schisandrae Fr., Cinnamomi Rm., Paeoniae albae Rd., Asari Hb, Glycyrrhizae Rd. und Zingiberis präp. Rh.*), aktiviert bronchiale Epithelzellen zur Sekretion von **IFN-β,** vor und nach viraler Inokulation (Chang et al. 2013). Außerdem hemmt diese Rezeptur *in vitro* die RSV-induzierte Plaquebildung, die virale Anhaftung an obere und untere Respirationstraktzelllinien und Internalisierung des Virus.

Eine ähnliche Rezeptur, **Ge gen tang**, kann ebenfalls die virale Anhaftung von RSV-Viren und deren Internalisierung zeit- und dosisabhängig hemmen und die Epithelzellen zur Aussschüttung von **IFN-β** stimulieren (Chang et al. 2012).

Die Rezeptur **Xiao chai hu tang** aktivierte *in vitro* im Rahmen einer Coxsackie-B-Virusinfektion nicht nur die IFN-β, sondern auch die **IFN-α**-Expression und hemmte dadurch die Virusreplikation (Cheng et al. 2006) (s. ► Abschn. 8.3.1.2).

- **Typ II: IFN-γ**

Obwohl die konventionelle Medizin noch keinerlei Substitutionsmöglichkeit zur Verfügung hat, bieten sowohl TCM als auch Probiotika interessante Ansätze.

Studien mit chinesischer Phytotherapie zeigen, dass das Süßholz-Rhizom (Rh. Glycyrrhizae), aber auch 2 komplexe chinesische Kräuterrezepturen: **ASHMI** (Wen et al. 2005; Patil et al. 2012) und das schon vorher erwähnte **Xiao qing long tang** (Nagai et al. 2004), das körpereigene **IFN-γ** bei Asthmatikern *in vivo*, aber auch bei murinen Versuchen und *in vitro* **erhöhen** können (näheres in ▶ Kap. 4, 7, und 8).

Probiotika können ebenfalls die **IFN-γ**-Expression bei viralen Infekten erhöhen: Orale Verabreichung von *Lactobacillus casei* Shirota aktiviert das systemische und respiratorische Immunsystem und reduziert die Schwere einer Influenza-Virusinfektion sowohl bei erwachsenen als auch bei jungen Mäusen. Der schützende Effekt korreliert mit verstärkter NK-Zellaktivität, sowie einer 12-fach vermehrten IFN-γ-Sekretion von nasalen Lymphozyten (Hori et al. 2002; Yasui et al. 2004) (mehr dazu: ▶ Abschn. 7.3.1).

Diese Studien weisen darauf hin, dass sowohl die TCM-Arzneitherapie als auch die probiotische Therapie einen wertvollen Beitrag zur Behandlung und zur Prävention von akuten Exazerbationen durch Aktivierung der körpereigenen Interferonproduktion leisten könnten, und näher erforscht werden sollten.

5.4 Was bietet uns die Natur? Was hat die Evolution zur Behandlung des banalen Infekts vorgesehen?

5.4.1 Fieber – „Heilfieber"

Während der gesamten Evolution seit mindestens 600 Millionen Jahren haben mehrzellige Organismen die Fähigkeit bewahrt, fieberartige Reaktionen als Antwort auf Infektionen auszubilden. Sämtliche Säugetiere, Amphibien, Reptilien, Fische, Wirbellose und Insekten erhöhen bei Infekten ihre Körpertemperatur. Somit muss Fieber laut einem aktuellen Review aus *Nature Immunology* zu verbessertem Überleben und Vorteilen bei der Ausheilung verschiedenster Infektionen führen. (Evans et al. 2015). Fieber ist ein Zustand mit erhöhter Körperkerntemperatur, der als entwicklungsgeschichtlich ältester Abwehrmechanismus des Körpers gegen Viren, Bakterien und andere Pyrogene gilt. Fieber entsteht auch bei diversen anderen inflammatorischen Prozessen des Körpers und als Begleiterscheinung von Tumoren und Traumen.

Exogene Pyrogene
- Bakterien:
  - Endotoxine gramnegativer Bakterien: aus Lipopolysacchariden (LPS) der bakteriellen Zellwand
  - Bestandteile aus grampositiven Bakterien
- Viren
- Pyrogene aus Pilzbestandteilen
- Pyrogene nicht biologischen Ursprungs: Gummiabrieb von Injektionsflaschen, Titandioxidkristalle

Endogene Pyrogene:
- werden vom Körper selbst produziert: z. B. IL-1, IL-6 oder TNF-α.

Fieber entsteht über eine fein abgestimmte Kommunikation zwischen angeborenem Immunsystem und zentralem sowie peripherem Nervensystem. Zunächst binden sich die pathogenen molekularen Strukturen der exogenen Pyrogene an Erkennungsrezeptoren (TLR), die von Makrophagen, Neutrophilen, DCs aber auch von Epithelzellen exprimiert werden. ◘ Abb. 5.18 zeigt, dass die TLRs eine Kaskade an Reaktionen stimulieren, die zur Aktivierung von IL-6, TNF-α und von Caspase-1 führen. Caspase-1 triggert die Umwandlung der inaktiven Form pro-IL-1β zur aktiven Form IL-1β (Mariathasan et al. 2007). Aktives IL-1β löst daraufhin die Phosphorylierung der zytosolische Phospholipase A_2 ($cPLA_2$) und vermehrte Transkription der Cyclooxygenase-2 (COX-2) aus, wodurch Prostaglandin (PG) E2 entsteht. Nach Aktivierung der PGE2-

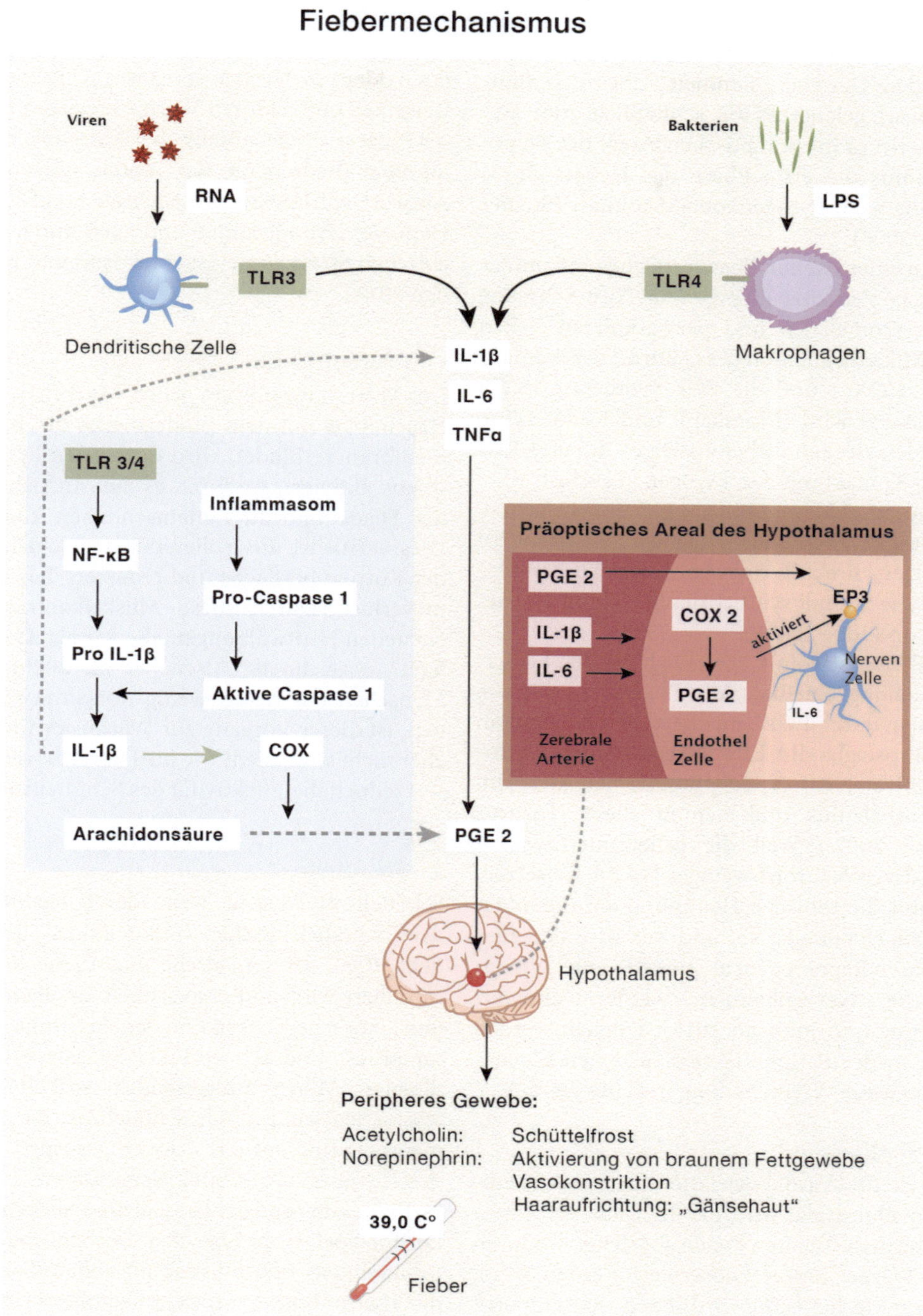

Abb. 5.18 Fiebermechanismus. Reizung der TLRs durch Viren und Bakterien bewirkt über Aktivierung des NF-κB die Sekretion von aktivem IL-1β, das in den Zellen COX und darauffolgend PGE2 freisetzt. Über den Blutkreislauf gelangt PGE2 in den Hypothalamus. PGE2 entsteht zusätzlich auch direkt in den zerebralen Endothelzellen nach Aktivierung durch Zytokine. Im präoptischen Areal des Hypothalamus bindet PGE2 an die EP3 Rezeptoren der warm-sensitiven Neurone und löst Fieber aus.

Synthese in der Peripherie steigt die Konzentration von PGE2 im venösen Blut, das PGE2 aus den Geweben sammelt. Über den Blutkreislauf gelangt PGE2 schließlich zum Gehirn, wo es im präoptischen Areal des Hypothalamus die erste Phase des Fiebers ca. ½ Stunde nach Pyrogenkontakt initiiert (Steiner et al. 2006).

In einer zweiten Phase erreichen inflammatorische Zytokine über die Blut-Hirn-Schranke die endothelialen und perivaskulären Zellen der Mikrozirkulation des Gehirns, wo ebenfalls über COX-2 und die PGE-Synthetase PGE2 freigesetzt wird (Murakami und Kudo 2004), was den zweiten Fieberanstieg ca. 1.5 und 12 h nach Kontakt mit den Pyrogenen auslöst.

Auch lokal im Gehirn scheinen Astrozyten, Mikrogliazellen und Neurone die Fähigkeit zu besitzen, direkt IL-6 als Antwort auf inflammatorische Stimuli synthetisieren zu können (Beurel und Jope 2009).

PGE2 ist somit ursächlich an der Fieberentstehung beteiligt. Alle Phasen des Fiebers werden durch PGE2 mediiert: PGE2 bindet an die Prostaglandin-EP3-Rezeptoren der warmsensitiven Neurone des präoptischen Areals im Hypothalamus und hemmt diese (Lazarus et al. 2007). Weil die gehemmten warmsensitiven Neurone weniger GABA freisetzen, nimmt die tonische Hemmung am dorsomedialen Hypothalamus und der rostralen medullären Rapheregion ab und efferente, sympathische Nervenbahnen werden aktiviert (Tansey und Johnson 2015). Folglich werden nun in der Peripherie verschiedenen Mechanismen zur Wärmebildung in Gang gesetzt:

▪ Hautgefäße

Durch die Vasokonstriktion der oberflächlichen Blutgefäße wird das Blut aus der Oberfläche in die tieferen Venen abgeleitet, wodurch die Wärme besser konserviert werden kann. Dieser Mechanismus wird über α-noradrenerge Rezeptoren mediiert, deren Aktivierung eine Kontraktion der glatten Muskulatur der Blutgefäße auslöst (Stephens et al. 2001).

▪ Braunes Fettgewebe

Braunes Fettgewebe kann, durch Entkopplung des oxidativen Mechanismus von ATP, Energie freisetzen und dadurch Wärme erzeugen. Dieser Prozess wird ebenfalls über Katecholamine, die über β-adrenerge Rezeptoren agieren, als Antwort auf Infektionen, aber auch auf Kälte, Hypoxie, Hypoglykämie und auch durch psychischen Stress ausgelöst (Morrison und Madden 2014).

▪ Haaraufrichtung

Der M. arrector pili, ein glatter Muskel, der die Haarfollikel mit dem Bindegewebe der Basalmembran verbindet, wird durch den Sympathikus aktiviert, wodurch es zur Aufrichtung der Haare und zu Lufteinschlüssen kommt. Dies vermehrt die isolierende Luftschicht an der Körperoberfläche und reduziert den Wärmeverlust. Durch diese Muskelkontraktion entstehen Hautwölbungen, die wir als „Gänsehaut" bezeichnen (Alsene et al. 2006). Da Menschen nur relativ wenig Körperhaare haben, ist dieser Vorgang zur Wärmegewinnung eher nicht so effizient wie im Tierreich, verbessert jedoch die Effektivität des Schüttelfrosts.

▪ Schüttelfrost

Schüttelfrost entsteht, wenn durch Hemmung der hypothalamischen präoptischen Region über PGE2 der somatische motorische Kortex stimuliert wird und eine schnell, oszillierende, unwillkürliche Kontraktion der Skelettmuskulatur auslöst. Dadurch wird ATP hydrolysiert, das direkt in Wärme umgewandelt wird. Bei Erwachsenen kann durch Schüttelfrost die Wärmeproduktion auf das 5-Fache gesteigert werden (Eyolfson et al. 2001). Neugeborene Kinder verfügen aufgrund der Unreife ihrer Skelettmuskulatur noch nicht über den Mechanismus des Schüttelfrosts und müssen auf andere Formen der Thermogenese zurückgreifen (Stern 1980).

Schüttelfrost wird aber auch nach Kältereiz, hauptsächlich über Kälterezeptoren der Haut ausgelöst, wenn maximale Vasokonstriktion und Piloerektion nicht zur Temperaturbeibehaltung ausgereicht haben.

Durch diese Mechanismen verschiebt sich die Balance zwischen den kalt-sensitiven und warm-sensitiven Neuronen in Richtung Anstieg der Körpertemperatur, die dann zu Fieber führt.

Der Fieberanstieg erreicht besonders bei Kindern rasch Werte bis 40° und 41 °C, jedoch fast nie darüber. Der Körper kann durch körpereigene Regulatoren den Fieberanstieg begrenzen, bevor das Fieber durch seine entzündlichen Prozesse Gewebsschäden auslöst oder lebensgefährlich wird.

5.4.2 Die Rückkehr zur Homöostase – natürliche Fiebersenkung

Diese Regulation erfolgt einerseits über das Fieber selbst, das über Rückkoppelungsmechanismen die Synthese der fieberauslösenden proinflammatorischen Zytokine TNF-α, IL-6 und IL-1β über reduzierte Transkription wieder hemmen kann (Hagiwara et al. 2007).

Wie die ▫ Abb. 5.19 zeigt, initiiert der TLR-4-Rezeptor

- über Aktivierung von NF-κB in Kombination mit dem purinergen P2X7-Rezeptor

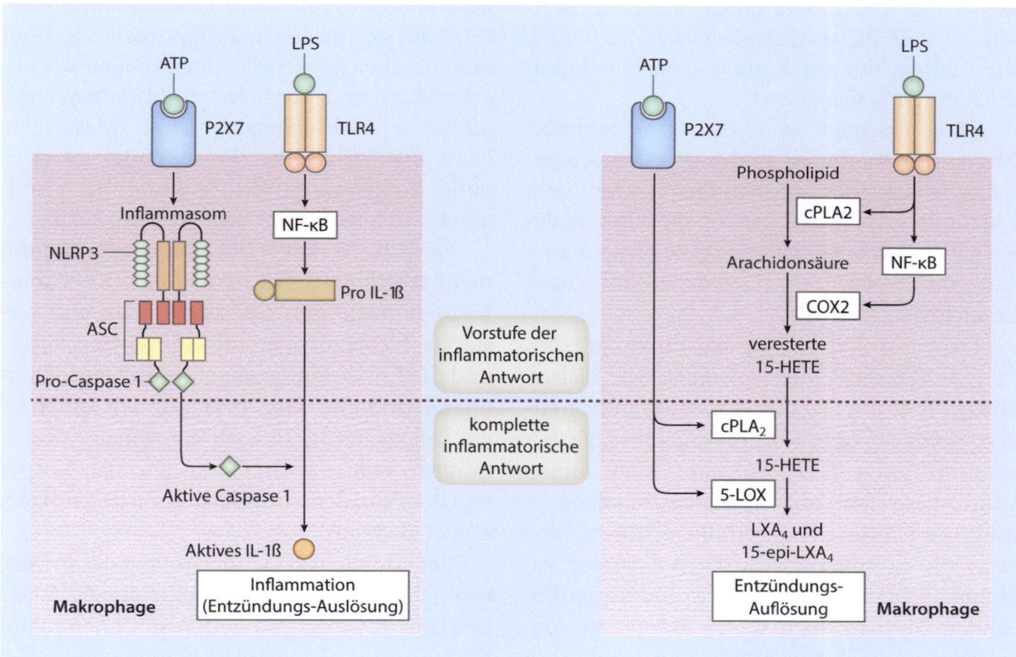

▫ **Abb. 5.19** Aktivierung des Inflammasoms und zeitgleicher Start der Entzündungs**auf**lösung: Beim Infekt induziert die TLR-4-Aktivierung durch Lipopolysaccharide eine pro-IL-1β-Sekretion, vermittelt über Aktivierung von NF-κB. Zusätzlich wird der P2X7-Rezeptor über ATP aktiviert und triggert nach Inflammasom-Aktivierung die Caspase-1-Bildung. Caspase 1 hat daraufhin die Fähigkeit die Vorstufe pro-IL-1β zu aktivem IL-1β umzuwandeln, das die inflammatorische Kaskade in Gang setzt. Parallel dazu aktiviert der TLR-4 die cPLA2 dazu, aus den Membranphospholipiden Arachidonsäure zu bilden und induziert die COX-2-Produktion, ebenfalls über Aktivierung von NF-κB. COX-2 bewirkt die Umwandlung der Arachidonsäure in Prostaglandine und veresterte 15-HETE, die als Vorstufe gespeichert wird. In derselben Zelle wird über Aktivierung des purinergen P2X7-Rezeptors ebenfalls cPLA2, aber auch 5-LOX aktiviert, die die gespeicherte 15-HETE hydrolysieren, aus den Membranphospholipiden freisetzen und in entzündungs**auf**lösendes Lipoxin umwandeln. (Mod. nach Dennis und Norris 2015)

die Freisetzung von aktivem proinflammatorischem IL-1β,
- aber auch die Umwandlung der Membranphospholipide in Arachidonsäure, die über COX-2 nicht nur in fiebererzeugendes PGE2 transformiert wird, sondern auch in veresterte 15-HETE (Hydroxyeicosatetraen-Säure) metabolisiert wird. Die parallele Aktivierung des purinergen Rezeptors P2X7 bewirkt über Produktion von 5-LOX (Lipoxygenase), dass 15-HETE in entzündungs**auf**lösende Lipoxine umgewandelt wird.

Somit wird bereits parallel zur Entzündungs**aus**lösung, die Entzündungs**auf**lösung initiiert, die die Fieberdauer begrenzt, aber auch die Bildung der entzündungslösenden Lipidmediatoren in Gang setzt.

Diese perfekt modulierten Feedback-Mechanismen, die im ▶ Abschn. 6.3. noch genauer beschrieben werden, bieten somit dem Entzündungsvorgang, der für die Abwehr des Keimes notwendig war, eine gute Gegensteuerung und werden als „endogene Antipyrese" bezeichnet.

Dem Körper gelingt es, durch entzündungs**auf**lösende Mechanismen, den Fieberanstieg und die Fieberdauer selbst zu begrenzen, bevor sie dem Körper schaden. Jeglicher Eingriff durch fiebersenkende Maßnahmen kann diese fein abgestimmten Rückkoppelungsmechanismen empfindlich stören, weil zwar die proinflammatorischen Prozesse gestoppt, aber die folgenden entzündungs**auf**lösenden Mechanismen dieses komplexen Zusammenspiels ebenfalls gehemmt werden. In den ▶ Abschn. 7.2.1 und 7.2.2 wird intensiv auf diese Mechanismen eingegangen.

Auch Glukokortikoide, Melanokortine, Östrogen und Progesteron sowie Melatonin haben fiebersenkende Wirkungen, indem sie IL-1β, die Bildung von COX-2 und die biologische Aktivität der TLR-4 hemmen (Roth 2006; Tatro und Sinha 2003).

Von großer Bedeutung für die Abfieberungsphase dürfte jedoch auch das Zytokin IL-10 sein, das sowohl die Bildung von TNF-α, IL-1β und IL-6 in Antigen-präsentierenden Zellen als auch die Produktion der Cyclooxygenase hemmt (Grütz 2005).

5.4.2.1 IL-10

IL-10 (s. ▶ Abschn. 5.1.4.2) ist als pluripotentes Zytokin eines der wichtigsten antiinflammatorischen Zytokine der menschlichen Immunabwehr. Es hat eine bedeutende Rolle bei der Beendigung von proinflammatorischen und antiviralen Immunantworten (Glocker et al. 2011), indem es die Expression der Th1-Zytokine herunterreguliert und die NFκB-Aktivität hemmt. Früher dachte man, dass IL-10 ein Th2-spezifisches Zytokin sei. Heute weiß man jedoch, dass die IL-10-Produktion hauptsächlich mit Treg- und Breg-Zellantworten verbunden ist. Aber auch viele andere Zellen des angeborenen und erworbenen Immunsystems, inklusive Makrophagen, DCs, Mastzellen, Natural-Killer-Zellen, Eosinophile, Neutrophile, B-Zellen und Th1, Th2 und Th17, können IL-10 ausschütten (Sky Ng et al. 2013).

Fehlt IL-10, kann die Fieberbeendigung nicht stattfinden. An IL-10-freien Knockout-Mäusen zeigte sich eine verlängerte und verstärkte Fieberantwort auf Lipopolysaccharide und die Entwicklung von chronischen Infektionen (Leon und Seite 1998). In der Endphase des Infekts hat IL-10 auch die Aufgabe, Reparationsvorgänge zu initiieren und den Körper von den Schäden des Infekts zu befreien (Gordon et al. 2010).

Bei erhöhtem IL-10 am Anfang des Infekts, beobachtete man, wie schon im ▶ Abschn. 5.1.4.2 beschrieben, aufgrund dessen antiinflammatorischer und Th1-Zytokin-hemmenden Wirkung, eine mangelnde antivirale Antwort mit reduzierten Fieberreaktionen: Gab man Mäusen bei experimentell herbeigeführten *Staphylococcus-aureus*-Infektionen zusätzlich Injektionen mit rekombinantem IL-10, wurden der Fieberanstieg und IL-6 lokal gehemmt (Cartmell et al. 2003). Offensichtlich hemmt IL-10 sowohl die M1-Differenzierung als auch die M1-Zytokin-Produktion, und dadurch die primäre Immunantwort auf Viren und Bakterien (Zdrenghea 2015).

IL-10 hemmt aber nicht nur die Th1-Zytokin-Antworten, sondern auch die Th2-Antworten: Wie schon in ► Abschn. 3.4.4 beschrieben, fördert IL-10 auch die Toleranzentwicklung. IL-10 induziert Anergie (Grütz 2005) und hat antiinflammatorische Effekte, indem es die Aktivierung der Eosinophilen und Mastzellen hemmt und daher allergische Reaktionen sowohl vom Früh- als auch vom Spättyp blockieren kann (Hall und Agrawal 2014).

In Maus-Allergiemodellen zeigte sich ganz klar, dass IL-10 eine wichtige Rolle bei der antigenspezifischen Toleranz spielt. IL-10 hemmt die Th2-Differenzierung aus der naiven $CD4^+$-Zelle und limitiert die Th2-Antworten, indem es IL-4 reduziert. Erfolgreiche allergenspezifische Immuntherapie (SIT) gegen Gräser korreliert mit der Entwicklung von IL-10-sezernierenden $CD4^+CD25^+$Treg-Zellen (Francis et al. 2003). Bei asthmatischen Patienten wurden reduzierte Werte von IL-10 und TGF-β gefunden, was auf defekte Mechanismen in der Produktion dieser Zytokine bei Asthmatikern schließen lässt (Eusebio et al. 2013). Auch asthmatische Kinder zeigten deutlich niedrigere Werte von IL-10 als gesunde Kinder (Zheng et al. 2010).

IL 10 wird auch von Breg-Zellen produziert. Dies führt in Folge zur Bildung von antiinflammatorischen IgG4-Antikörper, die als Marker für die stattgefundene Toleranzentwicklung gelten (van de Veen et al. 2013). Somit haben IL-10 produzierende Treg- und Breg-Zellen eine wichtige Rolle bei der Toleranzinduktion.

Dieses Wissen lässt die Hypothese zu, dass IL-10, das physiologischer Weise in der Endphase des Infekts erzeugt wird, um Abfiebern und Gewebsreparatur zu bewirken, auch die potenziellen Th2-gerichteten Immunantworten auf das Virus reduzieren kann und daher zur Th1/Th17–Treg–Th2-Balance beiträgt.

Ein banaler Infekt im Kindesalter mit Fieber könnte somit ein entscheidender Faktor sein, der die physiologische Expression von IL-10, das für die Toleranzentwicklung gegenüber den vielen Antigenen, mit denen das Kind in den ersten Monaten in Kontakt kommt, zum richtigen Zeitpunkt aktiviert.

Umgekehrt stellt sich die Frage, ob Unterdrückung des Fiebers durch frühzeitige Fiebersenkung mit COX-Hemmern, eine reduzierte IL-10-Sekretion mit mangelnden antiinflammatorischen Antworten und mangelnder Hemmung der Th2-Differenzierung hervorruft und dadurch eine Toleranzentwicklung im Säuglings-/Kleinkindalter behindert sowie den Körper empfindlicher gegenüber einer Sensibilisierung auf diverse Allergene macht?

5.4.2.2 Einfluss des Fiebers in der frühen Kindheit auf die Entwicklung von Allergien

Der bekannten deutschen Allergieforscherin Erika von Mutius fiel schon 1999 auf, dass bei asthmatischen Kindern die **Anzahl von Fieberepisoden in den ersten Lebensjahren in einer starken indirekten Proportionalität zur Atopieprävalenz** (OR = 0.25; 95 % CI 0.11–0.54) mit positivem Skin-Prick-Test und bronchialer Hyperreaktivität (OR = 0.31; 95 % CI 0.10–0.92) steht und schloss, dass es innerhalb der asthmatischen Kinder Untergruppen gibt, die durch wiederholte Infekte in der frühen Kindheit eine bessere Prognose mit weniger Atopieneigung haben (von Mutius et al. 1999).

Dass der Zeitpunkt und die Intensität von fieberhaften Episoden vor allergischer Sensibilisierung schützen, fand auch ein Team aus Michigan, das 835 Kinder einer Geburtskohorte beobachtete (Williams et al. 2005). **Jede Fieberepisode zwischen dem 7. und 12. Lebensmonat war mit einer niedrigeren odds ratio bezüglich allergischer Sensibilierung** (OR 0.71; 9 % CI 0.54–0.93) **und Asthma mit allergischer Sensibilisierung** (OR 0.43; 9 % CI

0.21–0.90) **im Alter von 6–7 Jahren verbunden**. Interessanter Weise ist offensichtlich die Höhe des Fiebers für den schützenden Effekt bedeutend. Jedes höhere 1 °C der Maximaltemperatur war assoziiert mit einer niedrigeren odds ratio für allergische Sensibilisierung (OR 0.77; 9 % CI 0.61–0.96) und für Asthma mit allergischer Sensibilisierung (OR 0.62; 9 % CI 0.40–0.94). ◘ Abb. 5.20 zeigt deutlich, dass Temperaturen unter 38 °C nicht vor späterer Allergie schützen, während bei weiterer Erhöhung ab 38 °C der schützende Effekt beginnt

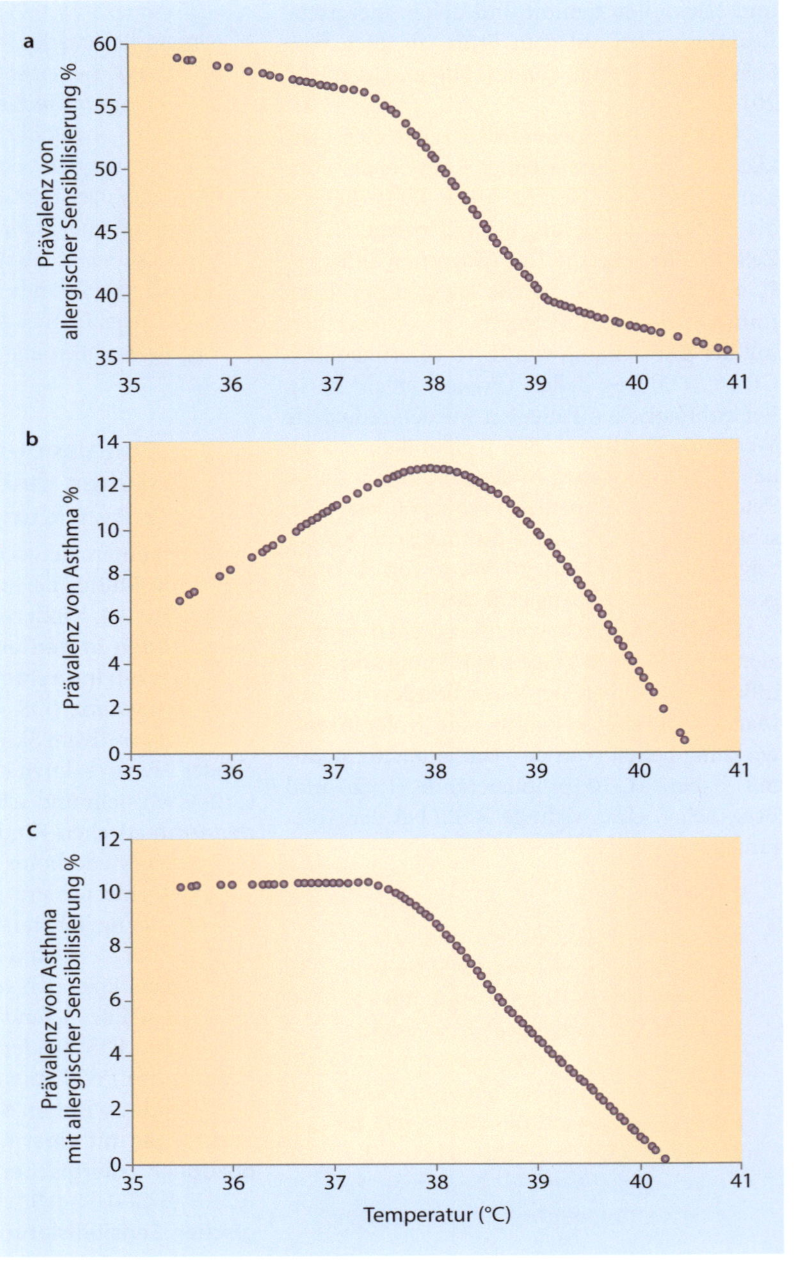

◘ **Abb. 5.20** Fieberhöhe zwischen 7 und 12 Monaten in Korrelation zum Auftreten von Atopien im Alter von 6–7 Jahren. X-Achse: Fieberhöhe im 7.–12. Lebensmonat, Y-Achse: Auftreten von allergischer Sensibilisierung **a**, Asthma **b** und Asthma mit allergischer Sensibilisierung **c** im Alter von 6–7 Jahren in %. (Mod. nach Yan et al. 2007)

und bei 39 °C schon sehr deutlich wird. Dies deckt sich mit den In-vitro-Studien, die zeigen, dass höheres Fieber bis 39,5 °C vermehrt Th1-Antworten fördert (Yan et al. 2007) und Th2-Antworten hemmt (Hatzfeld-Charbonnier et al. 2007).

Die Ergebnisse dieser Studie sind auch deshalb interessant, weil die schützende Wirkung des Fiebers hauptsächlich zwischen dem 7. und 12. Lebensmonat auftrat. Genau in dieser Zeit entwickelt sich auch das Immunsystem von dem, zum Zeitpunkt der Geburt physiologisch vorhandenen Ungleichgewicht mit mehr Th2-Zytokinen in Richtung Th1/Th2-Balance (◘ Abb. 4.5, ► Abschn. 4.1.1). Bewirkt mangelndes Fieber bzw. frühzeitiges Senken des Fiebers in diesem Zeitraum eine Progredienz der Th2-Dominanz?

Die Studienautoren interpretieren ihre Daten insofern, dass die Fieberepisoden in dieser Lebensphase die Th1-Aktivierung unterstützen könnten. Daher könne Fieber auch *„als Marker für die Stimulationsintensität des angeborenen Immunsystems interpretiert werden"*.

Dass Fieber vor Allergien schützen kann, bekräftigt auch eine Studie von Kindern, die in Familien mit anthroposophischen Lebensstil aufwachsen. Diese Kinder weisen wesentlich seltener atopische Erkrankungen (13 %) auf als Kinder aus anderen Familien derselben Stadt (25 %). Neben vielen anderen Risikofaktoren erhielten nur 39 % der anthroposophisch aufwachsenden 5- bis 13-jährigen Kinder jemals Antipyretika, im Vergleich 92 % der Kontrollgruppe (Antibiotika: 52 % zu 92 %) (Alm 1999).

Kusel et al. widersprechen dieser Theorie jedoch (Kusel et al. 2012), indem sie bei einer australischen Geburtskohorte mit 147 Atopie-Hochrisikokindern zeigten, dass respiratorische Infekte mit gleichzeitig auftretendem Fieber der stärkste Indikator für späteres Asthma waren.

„Fieber" wurde in dieser Studie mit >38 °C definiert, die Maßnahmen gegen das Fieber wurden nicht beschrieben. Man könnte annehmen, dass das Fieber mit Antipyretika gesenkt wurde und diese als „confounding variables" nicht berücksichtigt wurden. Wie die bereits erwähnten Studien von Beasley zeigen, besteht auch zwischen Antipyretikaeinnahme und dem Entstehen von atopischen Erkrankungen eine direkte Korrelation (Beasley et al. 2008; Beasley et al. 2011), die man bei der Interpretation dieser Ergebnisse in Betracht ziehen sollte.

Im Sommer 2016 wurde zu diesem Thema nochmals eine spannende Studie publiziert. 448 Kinder aus Singapur wurden von Geburt an beobachtet. Hier zeigte sich wieder, dass die Präsenz von Fieber in den ersten 6 Lebensmonaten mit einem reduzierten Risiko von Atopien und atopischem Ekzem mit 3 Jahren verbunden war und zwar sowohl bei spontan aufgetretenem Fieber als auch genauso bei Fieber in den ersten 24 Lebensmonaten, das direkt nach Impfungen entstand. Das Auftreten von ärztlich diagnostiziertem, nicht-atopischen Asthma war jedoch erhöht, was die Autoren auf den Zusammenhang zwischen fieberhaften Infektionen des unteren Respirationstrakts und Asthma zurückführten (Wong et al. 2016).

5.4.2.3 Zum Sinn des Fiebers

Mittlerweile gibt es steigende Evidenz, dass eine Erhöhung der Körperkerntemperatur um 1 bis 4 °C mit erhöhten Überlebensraten und verbesserter Auflösung von vielen Infektionen verbunden ist (Hasday und Singh 2000).

Durch das Fieber zwischen 38° und 41° werden viele Funktionen der neutrophilen Granulozyten, der Makrophagen, DCs und der Lymphozyten bezüglich Beweglichkeit, Phagozytose, Antikörperbildung aktiviert und nehmen ab 41° wieder ab (Hasday und Singh 2000). Werte zwischen 40 und 41° C können zum Beispiel die Replikation von Polioviren in Säugetieren um das 200-Fache reduzieren (Lwoff 1971).

Fieber mit Temperaturen von 39.5° C bewirkt eine verstärkte Expression von TLR-4 und macht dadurch eine verbesserte Erkennung der Pathogene durch die dendritischen Zellen möglich (Yan et al. 2007). *In vitro* wurden zusätzlich über Aktivierung von DCs eine vermehrte Stimulation von Th1-Zellantworten wie hohe IFN-γ- und niedrige IL-4-Produktion sowie vermehrte IL-12-Antworten beobachtet (Hatzfeld-Charbonnier et al. 2007). Somit könnte wieder spekuliert werden, dass Fieber nicht nur als physiologische Funktion die Infektabwehr verbessert, sondern auch eine modulierende Wirkung auf die Th1/Th2-Balance hat und dadurch gerade in der ersten Lebensmonaten eine antiallergische Funktion ausübt.

Blickt man auf die oben erwähnte Studie von Williams et al. (2005), die ergab, dass Fieber bis 39° C die Wahrscheinlichkeit einer allergischen Sensibilierung bei Kindern senkt, stellt sich die Frage, ob die natürliche, physiologische Aktivierung von IL-10 zur Fiebersenkung, die Abheilungsphase des Infekts zu einer restitutio ad integrum erleichtert und für die geringere allergische Sensibilisierung bei Kindern, die hoch gefiebert hatten, verantwortlich ist? Dies ist umso mehr interessant, als IL-10 physiologischerweise erst in der Spätphase einer akuten Infektion schützenden Effekt hat, weil es in der Frühphase, wie im Kapitel der Makrophagen (▶ Abschn. 5.1.4.2) erläutert, eher zu einer Hemmung der Th1-Effekte führt.

Hat die Evolution beim banalen Infekt einerseits eine gewisse Fieberdauer vorgesehen, damit die Th1-Zytokine wirken können, und andererseits eine Abfieberungsphase entwickelt, bei der mittels schützendem IL-10 die Gewebsentzündung eliminiert und der Organismus vor überschießenden Th2-Immunantworten geschützt wird?

5.4.2.4 Einfluss von fiebersenkenden Maßnahmen

Viele klinische Studien zeigen, dass fiebersenkende Maßnahmen den Krankheitsverlauf verzögern und komplikationsreicher machen:

Nach experimenteller Rhinitis mit Rhinovirus wurden 56 gesunde Freiwillige in 4 Gruppen randomisiert (Graham et al 1990): Aspirin, Paracetamol, Ibuprofen und Placebo. Sowohl in der Aspirin- als auch in der Acetaminophen-Gruppe kam es zu einer signifikanten Suppression der neutralisierenden Serumantikörper, verstärkten Nasensymptomen und einem Trend zu längerer Virusfreisetzung.

Eyers et al. (2010) verglichen den Effekt von Antipyretikagabe (Aspirin, Paracetamol und Diclofenac) nach Influenza-Infektion von acht Tierversuchen und fanden ein erhöhtes Mortalitätrisiko nach Antipyretikagabe.

Ein Cochrane-Review von 2015 (Kim et al. 2015) zeigte, dass NSAR beim banalen Infekt den „total symptom score" nicht senken, Husten nicht verbessern, jedoch Schmerzen (Kopf-, Ohr-) signifikant reduzieren konnten. Die Autoren schlossen daraus, dass NSAR keine klare Evidenz zur Verbesserung respiratorischer Symptome zeigen, jedoch eine gewisse Effienz bei der Lösung von körperlichen Unbehagen im Rahmen eines Infekts hätten.

Eine Studie, die fiebernde Patienten in einer Trauma-Intensivstation entweder aggressiv mit Acetaminophen 600 mg alle 6 Stunden bei >38,5 °C und Kühldecken ab 39,5 °C behandelten, oder mild mit Acetaminophen und Kühldecke erst bei 40 °C und nur solange das Fieber über 40° blieb, behandelte, musste wegen massiv erhöhter Sterblichkeitsrate in der aggressiv antipyretischen behandelten Gruppe (7 in der aggressiv antipyretisch behandelten Gruppe und 1 in der mild behandelten Gruppe) nach der ersten Interimanalyse abgebrochen werden (Schulman et al. 2005).

Aktuell konnten diese Ergebnisse an 737 Intensivpatienten bestätigt werden (Lee et al. 2012b), indem die Behandlung mit NSAR oder Acetaminophen die Mortalität bei Patienten mit Infektionen an Intensivstationen signifikant erhöhte, jedoch nicht bei fiebernden Intensivpatienten ohne mikrobiellen Nachweis einer Infektion. Die Autoren interpretierten dieses Ergebnis insofern, dass Fieber eine sinnvolle Antwort darstellen dürfte, die den betroffenen Organismus vor einer mikrobiellen Infektion schütze und dass die Verwendung von Antipyretika den Ausgang der Infektion verschlechtern könne.

Auch an 50 afrikanischen Kindern mit Malaria wurde beobachtet, dass die Paracetamolgabe zwar die Zeit des Fiebers verkürzt, aber die parasitäre Clearance signifikant (um durchschnittlich 16 Stunden) verzögert (Brandts et al. 1997).

Während einer Varizellen-Infektion wurde einer Gruppe von Kindern zwischen 1 und 12 Jahren entweder Acetaminophen oder Placebo 4x tgl. für 4 Tage verabreicht. Diese Studie ließ eine längere Krankheitsdauer und keine Erleichterung der Beschwerden in der Acetaminophen Gruppe im Vergleich zur Placebogruppe erkennen (Doran et al. 1989).

Auch Wundheilungsstörungen können durch Antipyretika eintreten. Eine österreichische Gruppe untersuchte die Häufigkeit des Auftretens von pharyngokutaner Fistelbildungen, als häufigste postoperative Komplikation nach totaler Laryngopharyngektomie bei fortgeschrittenen hypopharyngealen- und laryngealen Tumoren in Zusammenhang mit der postoperativen Gabe von Diclofenac. An 67 Patienten wurde demonstriert, dass die Fistelbildung in der Diclofenac Gruppe in 25,8 % und in der Gruppe ohne postoperative COX-Hemmer nur in 13,9 % auftrat (Parzefall et al. 2016).

Der Mathematiker David Earn berechnete 2014, dass fiebersenkende Mittel Epidemien verstärken dürften (Earn et al. 2014). Für seine Analysen berücksichtigte er Daten von vergangenen Influenzaepidemien und von Studien, die durch Fiebersenkung jene positiven Wirkungen des Fiebers hemmen, die das Wachstum von Viren und Bakterien inhibieren und das Immunsystem effektiver arbeiten lassen.

Aus der Sicht Earns wären z. B. die furchtbaren Ausmaße der spanischen Grippe im Jahr 1918 mit 50–100 Millionen Pandemietoten zu einem nicht unbeträchtlichen Anteil auf die zu dieser Zeit bereits verfügbaren und weitverbreitete Anwendung von Antipyretika zurückzuführen. Weil Erkrankte mit Antipyretika ihre subjektiven Beschwerden kurzfristig dämpfen und früher an den Arbeitsplatz zurückkehren, steigt die Wahrscheinlichkeit der Transmission von Viren auf andere Bevölkerungsgruppen und so kann sich die Epidemie verstärken. Nach Earns Berechnungen bewirken fiebersenkende Medikamente mindestens 5 % mehr Infektionen bei saisonalen Influenzaepidemien. Alleine in den USA könnten laut Earns Berechnungen 700 Tote pro Jahr vermieden werden, wenn Antipyretika nicht so häufig eingesetzt würden.

5.4.2.5 Wie oft werden Antipyretika verwendet?

Ein Bericht über die Häufigkeit der Anwendung von Antipyretika bei australischen Kindern zeigte, dass 91 % der Eltern ihren Kindern bei Fieber Antipyretika geben, oft auch bei Temperaturen unter 38.5° C und dass an Fiebertagen die Antipyretika bei Kindern in 31 % zu häufig angewendet werden. 22,8 % der Eltern gaben Ibuprofen sogar 4-stündlich. Die Annahme, dass Antipyretika schädlich sein könnten, wird durch die Angst der Eltern vor negativen Auswirkungen des Fiebers übertüncht (Walsh et al. 2007).

Auch in einer Studie aus London von 2007 gaben 35 % der Eltern an, ihren Kindern bei Fieber Ibuprofen alle 4 Stunden und öfter zu geben. 4 % der Eltern verwendeten Paracetamol sogar 2 stündlich. Interessanterweise hatten 31 % der befragten Eltern einen Hochschulabschluss und nur 3 % keine Schulbildung. Ärzte wurden von 97 % der Eltern als Informationsquelle über die Behandlung von Fieber angegeben (Purssell 2007). Bei einer „alten" 1993 publizierten kanadischen Untersuchung diagnostizierten 35 % der Ärzte eine rektale Temperatur von 37.0–37.9° C als Fieber. Nur 17 % der Ärzte glaubten, dass Fieber nicht gefährlich sei. 70 % gaben Antipyretika wegen Beschwerden, während 30 % die erhöhte Körpertemperatur alleine als Indikation für den Einsatz von Antipyretika verwendeten (Ipp und Jaffe 1993)

In einem aktuellen Editorial des Journals *Acta Paediatrica* aus 2016 mit dem vielsagenden Titel: *Fever Phobia: 35 Years Later: Did We Fail*? wundern sich Bertille et al., warum es so schwierig sei, die Weltbevölkerung über den richtigen Umgang mit Fieber zu informieren, und schließen, dass große Studien nach wie vor zeigen, dass die Fieberphobie anhält und antipyretische Arzneien noch immer übermäßig oft verwendet werden (Bertille et al. 2013, 2016). Chiappini et al. zeigten 2012 auf, dass 89,9 % der befragten Eltern glauben, dass unbehandeltes Fieber Hirnschäden und Fieberkrämpfe auslösen könnten (Chiappini et al. 2012).

5.4.2.6 Fieberkrämpfe

Fieberkrämpfe treten bei 1–6 % aller Kinder bis 5 Jahren auf. Obwohl in der Praxis sehr oft argumentiert, scheinen Antipyretika die Fieberkrampfrezidive nicht signifikant zu verhindern (El-Radhi et al. 2003; Rosman 1987; Mackowiak 1997).

Die Krampfschwelle wird durch endogene Pyrogene gesenkt. Auch Fieber wird über endogene Pyrogene ausgelöst, die aber erst über den oben beschriebenen Mechanismus mit Stimulierung der COX-2 und darauffolgend über Aktivierung von Prostaglandin E2 zur Temperaturerhöhung führen. Antipyretika hemmen nur die COX-2, jedoch nicht die Ausschüttung der Pyrogene und sind somit auch in dieser Indikation kritisch zu hinterfragen (Galic 2012).

Möglicherweise ist die Ursache von Fieberkrämpfen in Mutationen eines anfallshemmenden, temperaturabhängigen GABA-Rezeptors zu suchen (Kang et al. 2006).

Somit wird bereits in verschiedenen Guidelines die Vorbeugung gegen Fieberkrämpfe bei Kindern **nicht** mehr als Indikation für die Gabe von Paracetamol bzw. Ibuprofen angesehen (Chiappini et al. 2009).

Anders zu beurteilen sind Patienten mit Epilepsie, bei denen Antipyretika bei Fieber durchaus indiziert sind (Siemes und Bourgeois 2001).

5.4.2.7 Warnsymptome eines kritisch-kranken, fiebernden Kindes

Obwohl Fieber meist ein selbstlimitierendes Symptom eines Infekts darstellt, müssen gewisse Warnsymptome zum Ausschluss schwerer fokaler bakterieller Infektionen und Sepsis beachtet werden, die sofortigen Handlungsbedarf benötigen:

- Bewusstseinsstörung, Lethargie, Somnolenz, Krampfanfälle, schrilles Schreien
- Nasenflügelatmung, Tachypnoe, Stridor, Stöhnen
- Zeichen der Kreislaufzentralisation mit Blässe oder Zyanose, Petechien, marmorierte Haut

5.4.2.8 Historisches zur Fiebersenkung

Schon Alexander der Große, der in jungem Alter von einer mysteriösen fieberhaften Erkrankung befallen wurde, an der er 332 v. Chr. auch starb, wurde von seinen Leibärzten mit kühlenden Bädern und kühlenden Arzneien behandelt. Pharmakologische Fiebersenkung über Behandlung mit Weidenblättern wurde bereits 1500 v. Chr. von den Sumerern auf Tafeln beschrieben, ebenso verwendeten die Ägypter Weidenblätter. 1829 wurde Salicin von Henri Leroux aus Weidenblättern erstmals isoliert und dessen antipyretische Wirkung beschrieben. 1897 erfolgte die Acetylierung von Felix Hoffman und die stabile Form der Acetysalicylsäure war geboren. „Aspirin" wurde am 1. Februar 1899 registriert und kam auf den Markt. Weitere Antipyretika wurden ebenfalls am Ende des 19. Jahrhunderts entwickelt: Acetaminophen/Paracetamol 1887, das jedoch erst 1955 als Fertigarzneimittel auf den Markt kam und Phenacetin 1887. Im 20. Jh. entwickelte man Phenylbutazon 1949 sowie Mefenaminsäure 1961, Indometacin 1965 und seit 1969 befindet sich Ibuprofen am englischen Markt und ist in Deutschland ab 1989 auch ohne ärztliche Verordnung erhältlich.

Erst viel später erkannte man den genauen Wirkmechanismus der Antipyretika, indem sie die Cyclooxygenase (COX) und die Prostaglandinsynthese hemmen. 1982 erhielten Bengt Ingemar Samuelsson, Sune Bergström und John Robert Vane den Medizin-Nobelpreis für die Prostaglandin- und COX-Forschung, bei der man erkannte, dass COX-1 eher jene Prostaglandine und Thromboxan produziert, die für physiologische Funktionen des Gastrointestinaltrakts, der Nieren und Gefäße verantwortlich sind und COX-2 verstärkt die Produktion von Prostaglandinen bei Entzündungen,

Schmerz und Fieber reguliert. Daraufhin wurden die selektiven COX-2-Hemmer (Celcoxib und Rofecoxib) entwickelt, von denen man sich weniger Nebenwirkungen auf den Gastrointestinaltrakt und die Nieren erwartete. Nach alarmierend gehäuften kardiovaskulären Nebenwirkungen musste Rofecoxib 2004 wieder vom Markt genommen werden (Rainsford 2007). Seither werden von der pharmazeutischen Industrie große Anstrengungen unternommen, neue Substanzen („nitric-oxid donating NSAR") mit weniger Nebenwirkungen zu entwickeln. Die Gabe von NSAR zur Prophylaxe und Behandlung von thromboembolischen Erkrankungen ist eine wichtige medizinische Errungenschaft der letzten Jahrzehnte.

Trotzdem entstand der Irrglaube, dass im Rahmen von Entzündungen alle Prostaglandine bzw. Eicosanoide schädlich seien und mit NSAR gehemmt werden müssten, weshalb NSAR/Paracetamol zu den am häufigst verwendeten Arzneien weltweit gehören. Neue Forschungsergebnisse geben uns seit zwei Dekaden jedoch tiefen Einblick darüber, dass Lipidmediatoren nicht nur entzündungs**aus**lösend, sondern über ein komplexes Zusammenspiel auch entzündungs**auf**lösend sind und dass deren Hemmung zu chronischen Entzündungen und Allergien führen kann (Rajakariar et al. 2006). Das Wissen und Verständnis über die relativ „neue" Substanzgruppe der entzündungs**auf**lösenden Lipidmediatoren wird vielleicht bald auch die Wirkung der Komplementärmedizin erklären und grundlegende Veränderungen bei der Behandlung von Infekten bewirken. Nicht mehr nur der „Keim" wird behandelt werden, sondern auch die Abwehr des Wirtsorganismus kann und muss gestärkt werden.

Literatur

Alm JS (1999) Atopy in children of families with an anthroposophic lifestyle. Lancet 353(9163):1485–1488

Alper CM et al (1996) Prechallenge antibodies: moderators of infection rate, signs and symptoms in adults experimentally challenged with rhinovirus type 39. Laryngoscope 106:1298–1305

Alsene KM et al (2006) Disruption of prepulse inhibition after stimulation of central but not peripheral α-1 adrenergic receptors. Neuropsychopharmacology 31:2150–2161

Atmar RL et al (1998) Respiratory tract viral infections in inner city asthmatic adults. Arch Intern Med 158:2453–2459

Avila PC (2001) Epidemiology to chronic rhinosinusitis. Global Atlas of Allergy 5:307–308. www.eaaci.org/globalatlasENT_Atlas_web.pdf

Bacharier LB et al (2015) Early administration of azithromycin and prevention of severe lower respiratory tract illnesses in preschool children with a history of such illnesses: a randomized clinical trial. JAMA 314(19):2034–2044

Barnes PJ (2001) IL-10: a key regulator of allergic disease. Clin Exp Allergy 31:667–669

Barrat FJ et al (2002) In vitro generation of interleukin 10-producing regulatory CD4(+) T cells is induced by immunosuppressive drugs and inhibited by T helper type 1 (Th1)- and Th2-inducing cytokines. J Exp Med 195:603–616

Basu K (2008) Filaggrin null mutations are associated with increased asthma excerbations in children and young adults. Allergy 63(9):1211–1217

Beale J et al (2014) Rhinovirus-induced IL-25 in asthma exacerbation drives type 2 immunity and allergic pulmonary inflammation. Sci Transl Med 6:256ra134

Beasley R, Clayton T, Crane J, von Mutius et al (2008) Association between paracetamol use in infancy and childhood, and risk of asthma, rhinoconjunctivitis, and eczema in children aged 6-7 years: analysis from phase three of the ISAAC programme. Lancet 372(9643):1039–1048

Beasley RW, Clayton T et al (2011) Acetaminophen use and risk of asthma, rhinoconjunctivitis, and eczema inadolescents: international Study of Asthma and Allergies in Childhood Phase Three. Am J Respir Crit Care Med 183(2):171–178

Beigelman A et al (2013) Do oral corticosteroids reduce the severity of acute lower respiratory tract illnesses in preschool children with recurrent wheezing? J Allergy Clin Immunol 131(6):1518–1525

Bergman P, Lindh AU, Bjorkhem-Bergman L, Lindh JD (2013) Vitamin D and respiratory tract Infections: a systematic review and meta-analysis of randomized controlled trials. PLoS One 8:e65835

Bertille N, Fournier-Charrière E, Pons G, Chalumeau M (2013) Managing fever in children: a national survey of parents' knowledge and practices in France. PLoS One 8(12):e83469

Bertille N et al (2016) Fever phobia 35 years later: did we fail? Acta Paediatr 105(1):9–10

Beurel E, Jope RS (2009) Lipopolysaccharide-induced interleukin-6 production is controlled by glycogen synthase kinase-3 and STAT3 in the brain. J Neuroinflammation 6:9

Bianco A (2000) Expression of intercellular adhesion molecule-1(ICAM-1) in nasal epithelial cells of atopic subjects: a mechanism for increased rhinovirus infection? Clin Exp Immunol 121:339–345

Bisgaard H et al (2005) Montelukast reduces asthma exacerbations in 2-to-5-year-old children with intermittent asthma. Am J Respir Crit Care Med 171(4):315–322

Bisgaard H, Hermansen MN, Loland L, Halkjaer LB, Buchvald F (2006) Intermittent inhaled corticosteroids in infants with episodic wheezing. N Engl J Med 354:1998–2005

Blanken MO et al (2013) Respiratory syncytial virus and recurrent wheeze in healthy preterm infants. N Engl J Med 368:1791–1799

de Boer WI et al (2008) Altered expression of epithelial junctional proteins in atopic asthma: possible role in inflammation. Can J Physiol Pharmacol 86:105–112

Brandts CH, Ndjavé M, Graninger W, Kremsner PG (1997) Effect of paracetamol on parasite clearance time in Plasmodium falciparum malaria. Lancet 350:704–709. https://doi.org/10.1016/S0140-6736(97)

Brehm JM, Celedon JC, Soto-Quiros ME, Avila L, Hunninghake GM, Forno E, Laskey D, Sylvia JS, Hollis BW, Weiss ST, Litonjua AA (2009) Serum vitamin D levels and markers of severity of childhood asthma in Costa Rica. Am J Respir Crit Care Med 179:765–771

Brehm JM et al (2010) Serum vitamin D levels and severe asthma exacerbations in the Childhood Asthma Management Program study. J Allergy Clin Immunol 126:52–8. e5

Brenner BE et al (2006) Relation between phase of the menstrual cycle and asthma presentations in the emergency department. Thorax 60(10):806–809

Bullens DM, Decraene A, Dilissen E, Meyts I, De Boeck K, Dupont LJ, Ceuppens JL (2008) Type III IFN-lambda mRNA expression in sputum of adult and school-aged asthmatics. Clin Exp Allergy 38:1459–1467

Busse WW et al (2011) Randomized Trial of Omalizuab (Anti-ifE) for Asthma in Inner-City Children. N Engl J Med 364:1005–1015

Cakmak S et al (2012) Does air pollution increase the effect of aeroallergens on hospitalization for asthma? J Allergy Clin Immunol 129(1):228–231

Calhoun WJ et al (1994) A common cold virus, rhinovirus 16, potentiates airway inflammation after segmental antigen bronchoprovacation in allergic-subjects. J Clin Invest 94(6):2200–2208

Camargo CA et al (2007) Maternal intake of vitamin D during pregnancy and risk of recurrent wheeze in children at 3 y of age. Am J Clin Nutr 85:788–795

Cario E, Gerken G, Podolsky DK (2004) Toll-like receptor 2 enhances ZO-1-associated intestinal epithelial barrier integrity via protein kinase C. Gastroenterology 127:224–238

Cartmell T et al (2003) Endogenous interleukin-10 is required for the defervescence of fever evoked by local lipopolysaccharide-induced and *Staphylococcus aureus*-induced inflammation in rats. J Physiol 549(2):653–664

Castro M et al (2014) Effect of vitamin D3 on asthma treatment failures in adults with symptomatic asthma and lower vitamin D levels: the VIDA randomized clinical trial. JAMA 311:2083–2091

CDC National Center for Health Statisics (2008) Asthma Prevalence, Health Care Use and Mortality: United States 2003–05 available: www.dc.gov/nchs/products/pubs/hestats/asthma03-05 Zugegriffen am 12.7.2016

Chambers ES et al (2015) Distinct endotypes of steroid-resistant asthma characterized by IL-17A^{high} and IFN-γ^{high} immunophenotypes: potential benefits of calcitriol. J Allergy Clin Immunol 136(3):628–637.e4

Chang JS et al (2012) Ge-Gen-Tang has anti-viral activity against human respiratory syncytial virus in human respiratory tract cell lines. J Ethnopharmacol 139(1):305–310

Chang JS et al (2013) Xiao-Qing-Long-Tang (Sho-seiryu-to) inhibited cytopathic effect of human respiratory syncytial virus in cell lines of human respiratory tract. J Ethnopharmacol 147(2):481–487

Cheng PW, Ng LT, Li CC (2006) Xiao chai hu tang inhibits CVB1 virus infection of CCFS-1 cells through the induction of Type I interferon expression. Int Immunopharmacol 6(6):1003–1012

Chiappini E et al (2009) Management of fever in children: summary of the Italian Pediatric Society guidelines. Clin Ther 31(8):1826–1843

Chiappini E, Parretti A, Becherucci P et al (2012) Parental and medical knowledge and management of fever in Italian pre-school children. BMC Pediatr 12:1, article 97. https://doi.org/10.1186/1471-2431-12-97

Come JM et al (2002) Frequency, and duration of rhinovirus infections in asthmatic and non-asthmatic individuals: a longitudinal cohort study. Lancet 359:831–834

Contoli M, Message SD, Laza-Stanca V, Edwards MR, Wark PA, Bartlett NW, Kebadze T, Mallia P, Stanciu LA, Parker HL et al (2006) Role of deficient type III interferon-lambda production in asthma exacerbations. Nat Med 12:1023–1026

Corr SC et al (2014) MyD88 adaptor-like (Mal) functions in the epithelial barrier and contributes to intestinal integrity via protein kinase C. Mucosal Immunol 7(1):57–67

Corren J (2011) Lebrikizumab treatment in adults with asthma. N Engl J Med 365(12):1088–1098

Cox DW et al (2013) Human rhinovirus species C infection in young children with acute wheeze is associated with increased acute respiratory hospital admissions. Am J Rep Crit Care Med 188:1358–1364

Coyne CB, Shen L, Turner JR, Bergelson JM (2007) Coxsackievirus entry across epithelial tight junctions requires occludin and the small GTPases Rab34 and Rab5. Cell Host Microbe 2:181–192

Dai J, Megjugorac NJ, Gallagher GE, Yu RY, Gallagher G (2009) IFN-lambda1 (IL-29) inhibits GATA3 expression and suppresses Th2 responses in human naive and memory T cells. Blood 113:5829–5838

Dales RE et al (2004) Influence of outdoor aeroallergens on hospitalization for asthma in Canada. J Allergy Clin Immunol 113(2):303–306

Denning DW et al (2014) Fungal allergy in asthma–state of the art and research needs. Clin Transl Allergy 4:14

Dennis EA, Norris PC (2015) Eicosanoid storm in infection and inflammation. Nat Rev Immunol 15(8):511–523

Detalle L et al (2015) Generation and characterization of ALX-0171, a Potent Novel therapeutic nanobody for the treatment of respiratory syncytial virus infection. Antimicrob Agents Chemother 60:6–13

DeVincenzo J et al (2010) A randomized, double-blind, placebo-controlled study of an RNAi-based therapy directed against respiratory syncytial virus. Proc Natl Acad Sci U S A 107(19):8800–8805. https://doi.org/10.1073/pnas.0912186107

DeVincenzo JP et al (2014) Oral GS-5806 activity in a respiratory syncytial virus challenge study. N Engl J Med 371:711–722

DeVincenzo JP et al (2015) Activity of oral AS-008176 in a respiratory syncytial virus challenge study. N Engl J Med 373:2048–2058

Djukanović R (2014) The effect of inhaled IFN-β on worsening of asthma symptoms caused by viral infections. A randomized trial. Am J Respir Crit Care Med 190(2):145–154

Doll MK et al (2017) Safety and effectiveness of neuraminidase inhibitors for influenza treatment, prophylaxis, and outbreak control: a systematic review of systematic reviews and/or meta-analyses. J Antimicrob Chemother 72(11):2990–3007

Doran TF et al (1989) Acetaminophen: more harm than good for chickenpox? J Pediatr 114(6):1045–1048

van Drunen L, van den Hurk S, Watkiss ER (2012) Pathogenesis of respiratory syncytial virus. Curr Opin Virol 2:300–305. https://doi.org/10.1016/j.coviro.2012.01.008

Du R et al (2012) Genome-wide association study reveals class I MHC-restricted T cell-associated molecule gene (CRTAM) variants interact with vitamin D levels to affect asthma exacerbations. J Allergy Clin Immunol 129:368–373. 73 e1–5

Dunn C, Peppa D, Khanna P et al (2009) Temporal analysis of early immune responses in patients with acute hepatitis B virus infection. Gastroenterology 137:1289–1300

Durrani SR et al (2012) Innate immune responses to rhinovirus are reduced by the high-affinity IgE receptor in allergic asthmatic children. J Allergy Clin Immunol 130(2):489–495

Earn DJ et al (2014) Population-level effects of suppressing fever. Proc Biol Sci 281(1778):20132570

Eguiluz-Gracia I, Tay TR et al (2018) Recent developments and highlights in biomarkers in allergic diseases and asthma. Allergy 73(12):2290–2305

El-Radhi AE et al (2003) Do antipyretics prevent febrile convulsions? Arch Dis Child 88(7):641–642

Eusebio M et al (2013) The effects of interleukin-10 or TGF-beta on anti-CD3/CD28 induced activation of CD8+CD28- and CD8+CD28+ T cells in allergic asthma. J Biol Regul Homeost Agents 27(3):681–692

Evans SS et al (2015) Fever and the thermal regulation of immunity: the immune system feels the heat. Nat Rev Immunol 15(6):335–349

Eyers S, Weatherall M, Shirtcliffe P, Perrin K, Beasley R (2010) The effect on mortality of antipyretics in the treatment of influenza infection: systematic review and meta-analysis. J R Soc Med 103:403–411. https://doi.org/10.1258/jrsm.2010.090441

Eyolfson DA et al (2001) Measurement and prediction of peak shivering intensity in humans. Eur J Appl Physiol 2001:100–106

Fahy JV et al (1995) Prominent neutrophlic inflammation in sputum from subjects with asthma exacerbation. J Allergy Clin Immunol 95:843–852

Fendrick AM et al (2003) The economic health burden of non-influenza –related viral respiratory tract infection in the United States. Arch Intern Med 163:487–494

Fenner F, White DO (1994) Medical virology. Academic, San Diego

Fraenkel DJ et al (1995) Lower airway inflammation during rhinovirus colds in normal and in asthmatic subjects. Am J Respir Crit Care Med 151:879–886

Francis JN, Till SJ, Durham SR (2003) Induction of IL-10+CD4+CD25+ T cells by grass pollen immunotherapy. J Allergy Clin Immunol 111:1255–1261

Gaitanis G et al (2012) The Malassezia genus in skin and systemic diseases. Clin Microbiol Rev 25(1):106–141. https://doi.org/10.1128/CMR.00021-11

Galic MA (2012) Cytokines and brain excitability. Front Neuroendocrinol 33(1):116–125

Ganal SC, Sanos SL, Kallfass C, Oberle K, Johner C, Kirschning C, Lienenklaus S, Weiss S, Staeheli P, Aichele P et al (2012) Priming of natural killer cells by nonmucosal mononuclear phagocytes requires instructive signals from commensal microbiota. Immunity 37:171–186

Gauvreau GM, O'Byrne PM, Boulet LP, Wang Y, Cockcroft D, Bigler J, FitzGerald JM, Boedigheimer M, Davis BE, Dias C, Gorski KS, Smith L, Bautista E, Comeau MR, Leigh R, Parnes JR (2014) Effects of an anti-TSLP antibody on allergen-induced asthmatic responses. N Engl J Med 370(22):2102–2110. https://doi.org/10.1056/NEJMoa1402895. Epub 2014 May 20

Georas SN et al (2014) Epithelial barrier function: at the front line of asthma immunology and allergic airway inflammation. J Allergy Clin Immunol 134(3):509–520

Gern J, Vrtis R, Grindle KA, Swenson C, Busse WW (2000) Relationship of upper and lower airway cytokines to outcome of experimental rhinovirus infection. Am J Respir Crit Care Med 162:2226–2231

Ghannoum MA (2010) Characterization of the oral fungal microbiome (mycobiome) in healthy individuals. PLoS Pathog 6:e1000713

Gill MA et al (2010) Counterregulation between the FcepsilonR1 pathway and antiviral responses in human plasmacytoid dentritic cells. J Immunol 184(11):5999–6006

Global Initiative for Asthma GINA (2019) https://ginasthma.org/wp-content/uploads/2019/06/GINA-2019-main-report-June-2019-wms.pdf Aufgerufen am 10.10.19

Glocker EO, Kotlarz D, Klein C, Shah N, Grimbacher B (2011) IL-10 and IL-10 receptor defects in humans. Ann N Y Acad Sci 1246:102–107. https://doi.org/10.1111/j.1749-6632.2011.06339.x

Gordon S, Martinez FO (2010) Alternative activation of macrophages: mechanism and functions. Immunity 32:593–604

Gordon S et al (2010) Alternative activation of macrophages: mechanism and functions. Immunity 3(5):593–604

Gough DJ, Messina NL, Clarke CJ, Johnstone RW, Levy DE (2012) Constitutive type I interferon modulates homeostatic balance through tonic signaling. Immunity 36:166–174. https://doi.org/10.1016/j.immuni.2012.01.011

Graci JD et al (2006) Mechanisms and actions of ribavirin against distinct viruses. Rev Med Virol 16:37–48

Graham NM, Burrell CJ, Douglas RM, Debelle P, Davies L (1990) Adverse effects of aspirin, acetaminophen, and ibuprofen on immune function, viral shedding, and clinical status in rhinovirus-infected volunteers. J Infect Dis 162(6):1277–1282

Green RM, Custovic A, Sanderson G, Hunter J, Johnston SL, Woodcock A (2002) Synergism between allergens and viruses and risk of hospital admission with asthma: case-control study. BMJ 324(7340):763

Grüber C et al (2008) History of respiratory infections in the first 12 yr among children from a birth cohort. Pediatr Allergy Immunol 19(6):505–512

Grütz G (2005) New insights into molecular mechanism of Interleukin-10-mediated immunsupression. J Leukoc Biol 77:3–15

Guilbert TW, Denlinger LC (2010) Role of infection in the development and exacerbation of asthma. Expert Rev Respir Med 4(1):71–83

Gupta RS, Warren CM (2013) Social determinants of asthma. In: Global atlas of asthma. EAACI, Zürich, S 109–111. www.eaaci.org/GlobalAtlas/Global_Atlas_of_Asthma.pdf Zugriff: 9.10.2018

Gupta A et al (2011) Relationship between serum vitamin D, disease severity, and airway remodeling in children with asthma. Am J Respir Crit Care Med 184(12):1342–1349

Hackett TL (2012) Epithelial-mesenchymal transition in the pathophysiology of airway remodelling in asthma. Curr Opin Allergy Clin Immunol 12:53–59

Hagiwara S, Iwasaka H, Matsumoto S, Noguchi T (2007) Changes in cell culture temperature alter release of inflammatory mediators in murine macrophagic RAW264.7 cells. Inflamm Res 56:297–303

Hall S, Agrawal DK (2014) Key mediators in the immunopathogenesis of allergic asthma. Int Immunopharmacol 23(1):316–329

Hansbro NG et al (2008) Understanding the mechanisms of viral induced asthma: new therapeutic directions. Pharmacol Ther 117:313.53

Hasday JD, Singh IS (2000) Fever and the heat shock response: distinct, partially overlapping processes. Cell Stress Chaperones 5(5):471–480

Hatzfeld-Charbonnier AS et al (2007) Influence of heat stress on human monocyte-derived dendritic cell functions with immunotherapeutic potential for antitumor vaccines. J Leukoc Biol 81:1179–1187

Hayward G et al (2015) Corticosteroids for common cold. Cochrane Database Syst Rev 10:CD008116

Heymann PW et al (1995) Assessment of eosinophils, viruses and IgE antibody in wheezing infants and children. Int Arch Allergy Immunol 107:380–382

Higham J et al (1997) Asthma and Thunderstorms description of an epidemic in general practice in Britain using data from a doctors' deputising service in the UK. J Epidemiol Community Health 51(3):233–238

Holt PG, Strickland DH, Sly PD (2012) Virus infection and allergy in the development of asthma: what is the connection? Curr Opin Allergy Clin Immunol 12:151–157

Hori T, Kiyoshima J, Shida K, Yasui H (2002) Augmentation of cellular immunity and reduction of influenza virus titer in aged mice fed *Lactobacillus casei* strain Shirota. Clin Diagn Lab Immunol 9:105–108. https://doi.org/10.1128/CDLI.9.1.105-108.2002

Hughes KR et al (2017) *Bifidobacterium breve* reduces apoptotic epithelial cell shedding in an exopolysaccharide and MyD88-dependent manner. Open Biol 7(1):160155

Huvenne W et al (2013) Role of staphylococcal superantigens in airway disease. Int Arch Allergy Immunol 161:304–314. https://doi.org/10.1159/000350329

Ichinohe T et al (2011) Microbiota regulates immune defense against respiratory tract influenza A virus infection. Proc Natl Acad Sci U S A 108(13):5354–5359

Iikura M et al (2015) The importance of bacterial and viral infections associated with adult asthma exacerbations in clinical practice. PLoS One 10(4):e0123584

Innes AL (2006) Epithelia mucin stores are increased in the large airways of smokers with airflow obstruction. Chest 130(4):1102–1108

Ipp M, Jaffe D (1993) Physicians' attitudes toward the diagnosis and management of fever in children 3 months to 2 years of age. Clin Pediatr (Phila) 32:66–70

Ivey M et al (2001) Associations between climate varaibles and asthma visits to accident and emergency facilitiees in Trinidad, West Indies. Allergol Int 50:29–33

Jackson DJ et al (2008) Wheezing rhinovirus illnesses in early life predict asthma development in high-risk children. Am J Respir Crit Care Med 178(7):667–672

Jackson DJ et al (2014) IL-33-dependent type 2 inflammation during rhinovirus-induced asthma exacerbations in vivo. Am J Respir Crit Care Med 190:1373–1382

Jacobsen EA et al (2014) Re-defining the unique roles for eosinophiles in allergic respiratory inflammation. Clin Exp Allergy 44(9):1119–1136

Jarjour N et al (2000) The effect of an experimental rhinivirus 16 infection on bronchial lavage neutrophils. J Allergy Clin Immunol 105:1169–1177

Jartti T et al (2007) Atopic charcteristics of wheezing children and responses to prednisolon. Pediatr Pulmonol 42:1125–1123

Jartti T et al (2015) Short- and long-term efficacy of prednisolon for the first acute rhinovirus-induced wheezing episode. J Allergy Clin Immunol 135(3):691–698

Jensen-Jarolim E, Untersmayr E (2008) Gender-medicine aspects in allergology. Allergy 63(5):610–615. https://doi.org/10.1111/j.1398-9995.2008.01645.x. Review

Johnson JR, Roos A, Berg T, Nord M, Fuxe J (2011) Chronic respiratory aeroallergen exposure in mice induces epithelial-mesenchymal transition in the large airways. PLoS One 6:e16175

Johnston SL et al (1995) Community study of the role of viral infections in excerbations of asthma in 9-11year old children. BMJ 310(989):1225–1229

Johnston SL et al (1996) The relationship between upper respiratory tract infections and hospital admissions for asthma: a time trend analysis. Am J Respir Crit Care Med 154:654–660

Johnston NW et al (2006) Asthma exacerbations 1 Epidemiology. Thorax 61(8):722–728

Joshi S et al (2011) 1,25-dihydroxyvitamin D(3) ameliorates Th17 autoimmunity via transcriptional modulation of interleukin-17A. Mol Cell Biol 31:3653–3669

Kang Q et al (2006) Why does fever trigger febrile seizures? GABA receptor- 2 subunit mutations associated with idiopathic generalized epilepsies have temperature-dependent trafficking deficiencies. J Neurosci 26(9):2590–2597

Kato A et al (2008) TLR3- and Th2 Cytokine-dependent production of thymic stromal lymphopoetin in human airway epithelial cells. J Immunol 179(2):1080–1087

Kawase M, He F, Kubota A, Harata G, Hiramatsu M (2010) Oral administration of lactobacilli from human intestinal tract protects mice against influenza virus infection. Lett Appl Microbiol 51:6–10. https://doi.org/10.1111/j.1472-765X.2010.02849.x

Kelly JT et al (2008) Host immune responses to rhinovirus. Mechanisms in asthma. J All Immunol 122(4):671–682

Khetsuriani N et al (2007) Prevalence of viral respiratory tract infections in children with asthma. J Allergy Clin Immunol 119:314–321

Kim SY, Chang YJ, Cho HM, Hwang YW, Moon YS (2015) Non-steroidal anti-inflammatory drugs for the common cold. Cochrane Database Syst Rev 9:CD006362. https://doi.org/10.1002/14651858.CD006362.pub4

Kim YI et al (2017) The antiviral effects of RSV fusion inhibitor, MDT-637, on clinical isolates, vs its achievable concentrations in the human respiratory tract and comparison to ribavirin. Influenza Other Respir Viruses 11(6):525–530

Kloepfer KM et al (2014) Detection of pathogenic bacteria during rhinovirus infection is associated with increased respiratory symptoms and exacerbations of asthma. J Allergy Clin Immunol 133(5):1301–1307

Koch S et al (2015) Role of Interferon-lambda in allergic asthma. J Innate Immun 7(3):224–230

Koltsida O et al (2011) IL-28A (IFN-λ2) modulates lung DC function to promote Th1 immune skewing and suppress allergic airway disease. EMBO Mol Med 3(6):348–361

Kotaniemi-Syrjänen A et al (2003) Rhinovirus-induced wheezing in infancy – the first sign of childhood asthma? J Allergy Clin Immunol 111(1):66–71

Krawiec ME et al (2001) Persistent wheezing in very young children is asscociated with lower respiratory inflammation. Am J Respir Crit Care Med 163(6):1138–1143

Kusel MM et al (2012) Febrile respiratory illnesses in infancy and atopy are risk factors for persistent asthma and wheeze. Eur Respir J 39(4):876–882. https://doi.org/10.1183/09031936.00193310. Epub 2011 Sep 15

Lachowicz-Scroggins ME et al (2010) Interleukin-13-induced mucous metaplasia increases susceptibility of human airway epithelium to rhinovirus infection. Am J Respir Cell Mol Biol 43(6):652–661

Lambrecht BN (2014) Dendritic Cells. In: Global atlas of allergy. EAACI, Zürich, S 45–47. www.eaaci.org/GlobalAtlas/GlobalAtlasAllergy.pdf

Lazarus M et al (2007) EP3 prostaglandin receptors in the median preoptic nucleus are critical for fever responses. Nat Neurosci 10(9):1131–1133. Epub 2007 Aug 5

Laza-Stanca V, Stanciu LA, Johnston SL (2007) In vitro models of macrophage infection. In: Johnston SL, O'Byrne PM (Hrsg) Exacerbations of asthma. Informa. CRC Press, Boca Raton, Florida USA, S 223–242

Laza-Stanca V, Message SD, Edwards MR et al (2011) The role of IL-15 deficiency in the pathogenesis of virus-induced asthma exacerbations. PLoS Pathog 7:e1002114. https://doi.org/10.1371/journal.ppat.1002114

Lee CG et al (2002) Transgenic overexpression of interleukin (IL)-10 in the lung causes mucus metaplasia, tissue inflammation, and airway remodeling via IL-13-dependent and -independent pathways. J Biol Chem 277:35466–35474

Lee WM et al (2012a) Human rhinovirus species and season of infection determine illness severity. Am J Respir Crit Care Med 86(9):886–891

Lee BH et al (2012b) Association of body temperature and antipyretic treatments with mortality of critically ill patients with and without sepsis: multi-centered prospective observational study. Crit Care 16(1):R33

Lee SI, Pham LD, Shin YS, Suh DH, Park HS (2014) Environmental changes could enhance the biological effect of Hop J pollens on human airway epithelial cells. J Allergy Clin Immunol 134(2):470–472

Lehmann AD, Blank F, Baum O, Gehr P, Rothen-Rutishauser BM (2009) Diesel exhaust particles modulate the tight junction protein occludin in lung cells in vitro. Part Fibre Toxicol 6:26

Leigh R et al (2008) Human rhinovirus infection enhances airway epithelial cell production of growth factors involved in airway remodeling. J Allergy Clin Immunol 121(5):1238–1245

Lemanske RF et al (2005) Rhinovirus illnesses during infancy predict subsequent childhood wheezing. J Allergy Clin Immunol 116(3):571–577

Leon LR, Seite et al (1998) Role of IL-10 in inflammation. Studies using cytokine knockout mice. Ann N Y Acad Sci 856:69–75. https://doi.org/10.1111/j.1749-6632.1998.tb08314.x

Leon LR, Kozak W, Kluger MJ (1998) Role of IL-10 in inflammation. Studies using cytokine knockout mice. Ann N Y Acad Sci 856:69–75. https://doi.org/10.1111/j.1749-6632.1998.tb08314.x

Locksley RM (2010) Asthma and allergic inflammation. Cell 140(6):777–783

Lwoff A (1971) From protozoa to bacteria and viruses. Fifty years with microbes. Annu Rev Microbiol 25:1–26

Mackowiak PA (1997) Fever basic mechanisms and management, 2. Aufl. Lippincott-Raven Publishers, Philadelphia, S 267–277

Maeda N, Nakamura R, Hirose Y, Murosaki S, Yamamoto Y, Kase T et al (2009) Oral administration of heat-killed *Lactobacillus plantarum* L-137 enhances protection against influenza virus infection by stimulation of type I interferon production in mice. Int Immunopharmacol 9:1122–1125. https://doi.org/10.1016/j.intimp.2009.04.015

Malosh RE et al (2017) Efficacy and safety of oseltamivir in children: systematic review and individual patient data meta-analysis of randomized controlled trials. Clin Infect Dis. https://doi.org/10.1093/cid/cix1040

Mansbach JM et al (2012) Prospective multicenter study of viral etiology and hospital length of stay in children with severe bronchioliits. Arch Pediatr Adolesc Med 166(8):700–706

Mariathasan S et al (2007) Inflammasome adaptors and sensors: racellular regulators of infection and inflammation. Nat Rev Immunol 7:31–40

Martinez FD (2009) The connection between early life wheezing and subsequent asthma: the viral march. Allergol Immunopathol (Madr) 37:249–251

Martinez FD et al (1995) Asthma and wheezing in the first six years of life. N Engl J Med 332:133–138

Masuyama K et al (2003) Sputum E-cadherin and asthma severity. J Allergy Clin Immunol 112:208–209

McCoy L et al (2005) A multiple cause of death analysis of asthma mortality in the United States, 1990–2001. J Asthma 42(9):757–763

Mennechet FJ, Uze G (2006) Interferon-λ–treated dendritic cells specifically induce proliferation of FOXP3-expressing suppressor T cells. Blood 107:4417–4423

Menzel M et al (2016) Azithromycin induces anti-viral effects in cultured bronchial epithelial cells from COPD patients. Sci Rep 6:28698

Moore KW, de Waal Malefyt R, Coffman RL, O'Garra A (2001) Interleukin-10 and the interleukin-10 receptor. Annu Rev Immunol 19:683–765

Morrison SF, Madden CJ (2014) Central nervous system regulation of brown adipose tissue. Comp Physiol 4:1677–1713

Murakami M, Kudo I (2004) Recent advances in molecular biology and physiology of the prostaglandin E_2-biosynthetic pathway. Prog Lipid Res 43:3–35

von Mutius E et al (1999) Frequency of infections and risk of asthma, atopy and airway hyperresponsiveness in children. Eur Respir J 14:4–11

Nagai T et al (2004) Anti-allergic activity of a Kampo (Japanese herbal) medicine Sho-seiryu-ti (Xiao-Qing-Long-Tang) on airway inflammation in a mouse model. Int Immunopharmacol 4(10–11):1353–1365

Nair P (2009) Mepolizumab for prednisone-dependent asthma with sputum eosinophilia. N Engl J Med 360(10):985–993

Nicholson KG et al (1993) Respiratory viruses and exacerbations of asthma in adults. BMJ 307:982–986

Nieto MA (2011) The ins and outs of the epithelial to mesenchymal transition in health and disease. Annu Rev Cell Dev Biol 27:347–376

Normansell R, Walker S, Milan SJ, Walters EH, Nair P (2014) Omalizumab for asthma in adults and children. Cochrane Database Syst Rev 1:CD003559. https://doi.org/10.1002/14651858.CD003559.pub4

Olenec JP et al (2010) Weekly monitoring of children with asthma for infections and illness during common cold seasons. J Allergy Clin Immunol 125(5):-1001–1006.e1

Ortega HG et al (2014) Mepolizumab treatment in patients with severe eosinophilic asthma. N Engl J Med 371(13):1198–1207

Osborne ML et al (2007) Assessing future need for acute care in adult astmatics: the Profile of Asthma Risk Study: a prospective health maintenane organization –based study. Chest 132(4):1151–1161

Ozkara S et al (2012) The relationship between Th1/Th2 balance and 1α,25-dihydroxyvitamin D_3 in patients with nasal polyposis. Eur Arch Otorhinolaryngol 269(12):2519–2524

Pacifico L et al (2000) Chemokine concentrations in nasal washings of infants with rhinovirus illnesses. Clin Infect Dis 31:834–838

Palm NW et al. (2012) Allergic Host Defenses. Nature. Apr 25; 484(7395): https://doi.org/10.1038/nature11047

Panickar J et al (2009) Prednisolone for preschool children with acute virus-induced wheezing. N Engl J Med 360:329–338

Panuska JR, Merolla R, Rebert NA et al (1995) Respiratory syncytial virus induces interleukin-10 by human alveolar macrophages. Suppression of early cytokine production and implications for incomplete immunity. J Clin Invest 96(5):2445–2453

Papadopoulos NG, Stanciu LA, Papi A, Holgate ST, Johnston SL (2002) A defective type 1 response to rhinovirus in atopic asthma. Thorax 57:328–332

Papadopoulos NG et al (2017) Promising approaches fort he treatment and prevention of viral respiratory illnesses. J Allergy Clin Immunol 140(4): 921–932

Parzefall T, Wolf A, Czeiger S, Frei K, Formanek M, Erovic BM (2016) Effect of postoperative use of diclofenac on pharyngocutaneous fistula development after primary total laryngopharyngectomy: results of a single-center retrospective study. Head Neck 38(Suppl 1):E1515–E1520

Pasqualotto AC (2009) Respirology 14:1121–1127

Patil S, Zhuge J, Wen MC, Bolleddula J, Doddaga S, Goldfarb J, Sampson HA, Li XM (2013) Glycyrrhiza uralensis flavonoids present in anti-asthma formula, ASHMI™, inhibit memory Th2 responses in vitro and in vivo. Phytother Res 27(9):1381–1391. https://doi.org/10.1002/ptr.4862. Epub 2012 Nov 19

Pavord ID, Korn S, Howarth P, Bleecker ER, Buhl R, Keene ON, Ortega H, Chanez P (2012) Mepolizumab for severe eosinophilic asthma (DREAM): a multicentre, double-blind, placebo-controlled trial. Lancet 380:651–659

Persky V et al (2007) Inner-city asthma: the role oft he community. Chest 132(5Suppl):813S–819S

Pfeffer PE et al (2015) Vitamin D enhances production of soluble ST2, inhibiting the action of IL-33. J Allergy Clin Immunol 135(3):824–827.e

Proud D et al (2008) Gene expression profiles during in vivo human rhinovirus infection: insights into the host response. Am J Respir Crit Care Med 178(9):962–968

Purssell E (2007) Treatment of fever and over-the-counter medicines. Arch Dis Child 92(10):900–901

Rainsford KD (2007) Anti-inflammatory drugs in the 21st century. Subcell Biochem 42:3–27

Rajakariar R et al (2006) COX-2 in inflammation and resolution. Mol Interv 6(4):199–207

Rantala A et al (2011) Respiratory infections precede adult-onset asthma. PLoS One 6(12):e27912

Rezaee F et al (2013) Sustained protein kinase D activation mediates respiratory syncytial virus-induced airway barrier disruption. J Virol 87:11088–11095

Rosenberg HF et al (2001) Eosinophils, eosinophilic ribonucleases and theirs role in host defense against respiratory virus pathogens. J Leukoc Biol 70:691–698

Röszer T (2015) Understanding the Mysterious M2 Macrophage through Activation Markers and Effector Mechanisms. Mediators Inflamm. May 18. doi:10.1155/2015/816460

Rosman NP (1987) Febrile convulsions. Emerg Med Clin North Am 5(4):719–737

Roth J (2006) Endogenous antipyretics. Clin Chim Acta 371(1–2):13–24

Rubner FJ et al (2017) Early life rhinovirus wheezing, allergic sensitization, and asthma risk at adolescence. J Allergy Clin Immunol 139(2):501–507

Runwick S et al (2007) Pollen proteolytic enzymes degrade tight junctions. Respirology 12(6):834–842

Saatian B et al (2013) Interleukin-4 and interleukin-13 cause barrier dysfunction in human airway epithelial cells. Tissue Barriers Tissue Barriers. 2013 Apr 1; 1(2): e24333.

Saglani et al (2005) Airway remodeling and inflammation in symptomatic infants with reversible airflow obstruction. Am J Respir Crit Care Med 171(7):722–725

Sajjan U, Wang Q, Zhao Y, Gruenert DC, Hershenson MB (2008) Rhinovirus disrupts the barrier function of polarized airway epithelial cells. Am J Respir Crit Care Med 178:1271–1281

Saravia J et al (2015) Respiratory syncytial virus disease is mediated by age-variable IL-33. PLoS Pathog 11(10):e1005217. https://doi.org/10.1371/journal.ppat.1005217

Schulman CI, Namias N, Doherty J, Manning RJ, Li P, Elhaddad A, Lasko D, Amortegui J, Dy CJ, Dlugasch L, Baracco G, Cohn SM (2005) The effect of antipyretic therapy upon outcomes in critically ill patients: a randomized, prospective study. Surg Infect 6(4):369–375

Siemes H, Bourgeois BDF (2001) Anfälle und Epilepsien bei Kindern und Jugendlichen. Thieme, Stuttgart, S 43

Sigurs N et al (2005) Severe respiratory syncytial virus bronchiolitis in infancy and asthma and allergy at age 13. Am J Respir Crit Care Med 171(2):137–141

Simpson JL (2014) The effect of azithromycin in adults with stable neutrophilic COPD: a double blind ran-

5

domised placebo controlled trial. PLoS One 9(8):e105609

Skoner DP et al (1995) Effect of rhinovirus 39 infection on immune and inflammatory parameters in allergic and non allergic subjects. Clin Exp Allergy 25:561–567

Sky Ng TH et al (2013) Regulation of adaptive immunity; the role of interleukin-10. Front Immunol 4:129

Sloka S et al (2011) Predominance of Th2 polarization by Vitamin D through a STAT6-dependent mechanism. J Neuroinflammation 8:56

Sly PD et al. (2008) Early identification of atopy in the prediction of persistent asthma in children. Lancet 372:1100–08

Soong G et al (2011) Staphylococcus aureus protein A mediates invasion across airway epithelial cells through activation of RhoA GTPase signaling and proteolytic activity. J Biol Chem 286:35891–35898

Stein MM et al (2016) Innate immunity and asthma risk in amish and hutterite farm children. N Engl J Med 375:411–421

Steiner A et al (2006) Cellular and molecular bases of the initiation of fever. PLoS Biol 4(9):e284

Stephens DP et al (2001) Nonnoradrenergic mechanism of reflex cutaneous vasoconstriction in men. Am J Physiol Heart Circ Physiol 280:H1496–H1504

Stern L. Thermoregulation in the newborn infant: historical, physiological and clinical considerations. In Smith G, Vidyasagar D (eds): Historical review and recent advances in neonatal and perinatal medicine. Evansville: Mead Johnson Nutritional Division, 1980

Stern DA, Guerra S, Halonen M et al (2007) Low IFN-gamma production in the first year of life as a predictor of wheeze during childhood. J Allergy Clin Immunol 120(4):835–841

Sun K, Torres L, Metzger DW (2010) A detrimental effect of interleukin-10 on protective pulmonary humoral immunity during primary influenza A virus infection. J Virol 84:5007–5014

Sun L et al (2015) Antiviral activity of broad-spectrum and enterovirus-specific inhibitors against clinical isolates of enterovirus D68. Antimicrob Agents Chemother 59:7782–7785

Tansey TA, Johnson CD (2015) Recent advances in thermoregulation. Adv Physiol Educ 3:139–148

Tatro JB, Sinha PS (2003) The central melanocortin system and fever. Ann N Y Acad Sci 994:246–257

Taussig LM et al (2003) Tucson children's respiatory study.: 1980 to present. J Allergy Clin Immunol 1111(4):661–675

Teach SJ et al (2015) Preseasonal treatment with either omalizumab or an inhaled corticosteroid boost to prevent fall asthma exacerbations. J Allergy Clin Immunol 136(6):1476–1485

Thevenot PT, Saravia J, Jin N, Giaimo JD, Chustz RE, Mahne S, Kelley MA, Hebert VY, Dellinger B, Dugas TR et al (2013) Radical-containing ultrafine particulate matter initiates epithelial-to-mesenchymal transitions in airway epithelial cells. Am J Respir Cell Mol Biol 48:188–197

Thompson WW, Shay DK, Weintraub E, Brammer L, Cox N, Anderson LJ et al (2003) Mortality associated with influenza and respiratory syncytial virus in the United States. JAMA 289:179–186. https://doi.org/10.1001/jama.289.2.179

Thomsen SF et al (2009) Exploring the association between severe respiratory syncytial virus infection and asthma: a registry-based twin study. Am J Resp Crit Care Med 179(12):1091–1097

Thomson NC, Chaudhuri R, Livingston E (2004) Asthma and cigarette smoking. Eur Respir J 24:822–833

Tissue Barriers. (2013) Apr 1; 1(2): e24333.

Tomosada Y, Chiba E, Zelaya H, Takahashi T, Tsukida K, Kitazawa H et al (2013) Nasally administered Lactobacillus rhamnosus strains differentially modulate respiratory antiviral immune responses and induce protection against respiratory syncytial virus infection. BMC Immunol 14:40

van de Veen W, Stanic B, Yaman G, Wawrzyniak M, Söllner S, Akdis DG et al (2013) IgG4 production is confined to human IL-10-producing regulatory B cells that suppress antigen-specific immune responses. J Allergy Clin Immunol 131:12041212

Ventre K, Randolph A (2010) WITHDRAWN: ribavirin for respiratory syncytial virus infection of the lower respiratory tract in infants and young children. Cochrane Database Syst Rev 5:CD000181. https://doi.org/10.1002/14651858.CD000181.pub4

Vissing NH, Sevelsted A, Johnston SL, Bisgaard H (2015) Association between respiratory infections in early life and later asthma is independent of virus type. J Allergy Clin Immunol 136(1):81–86.e4

van der Vlugt LEPM et al (2018) Farm dust reduces viral load in human bronchial epithelial cells by increasing barrier function and antiviral responses. J Allergy Clin Immunol 141(5):1949–1952

Walsh A, Edwards H, Fraser J (2007) Over-the-counter medication use for childhood fever: a cross-sectional study of Australian parents. J Paediatr Child Health 43:601–606

Walters RW et al (2002) Adenovirus fiber disrupts CAR-mediated intercellular adhesion allowing virus escape. Cell 110:789–799

Wan H et al (1999) Der p 1 facilitates transepithelial allergen delivery by disruption of tight junctions. J Clin Invest 104:123–133

Wang HB et al (2007) Airway eosinophils: allergic inflammation recruited professional antigen- presenting cells. J Immunol 179(11):7585–7592

Wark PA et al (2002) Neutrophil degranulation and cell lysis is associated with clinical severity in virus induced asthma. Europ Resp J 19:68–75

Wark et al (2005) Asthmatic bronchial epithel cells have a deficient innate immune response to infection with rhinovirus. J Exp Med 201(6):807–847

Weidinger S et al (2008) Filaggrin mutations, atopic eczema, hay fever and asthma in children. J Allergy Clin Immunol 121(5):1203–1209

Weiss KB et al (2001) The health economics of asthma and rhinitis. Assessing the economic impact. J Allergy Clin Immunol 107:3–8

Wen MC et al (2005) Efficacy and tolerability of anti-asthma herbal medicine intervention in adult patients with moderate-severe allergic asthma. J Allergy Clin Immunol 116(3):517–524

Wenzel S, Ford L, Pearlman D, Spector S, Sher L, Skobieranda F, Wang L, Kirkesseli S, Rocklin R, Bock B, Hamilton J, Ming JE, Radin A, Stahl N, Yancopoulos GD, Graham N, Pirozzi G (2013) Dupilumab in persistent asthma with elevated eosinophil levels. N Engl J Med 368:2455–2466

Williams LK et al (2005) Timing and intensity of early fevers and the development of allergies and asthma. J Allergy Clin Immunol 116(1):102–108

van Woerden HC et al (2013) Differences in fungi present in induced sputum samples from asthma patients and non-atopic controls: a community based case control study. BMC Infect Dis 13:69. https://doi.org/10.1186/1471-2334-13-69

Wong HH et al (2016) Relationship between all fevers or fever after vaccination, and atopy and atopic disorders at 18 and 36 months. Asia Pac Allergy 6(3):157–163

Wu P et al (2009) Evidence of a causal role of winter virus infection during infancy in early childhood asthma. Am J Resp Crit Care Med 179(12):1091–1097

Xiao C et al (2011) Defective epithelial barrier function in asthma. J Allergy Clin Immunol 128:549–556 e12d

Yamaya M et al (2014) Formoterol and budesonide inhibit rhinovirus infection and cytokine production in primary cultures of human tracheal cells. Respir Investig 52(4):251–260

Yan X et al (2007) Fever range temperature promotes TLR4 expression and signaling in dendritic cells. Life Sci 80:307–313

Yasui H, Kiyoshima J, Hori T (2004) Reduction of influenza virus titer and protection against influenza virus infection in infant mice fed *Lactobacillus casei* Shirota. Clin Diagn Lab Immunol 11:675–679. https://doi.org/10.1128/CDLI.11.4.675-679.2004

Zdrenghea MT (2015) etal. The role of macrophage IL-10/innate IFN interplay during virus-induced asthma. Rev Med Virol 25(1):33–49

Zheng XQ et al (2010) Analysis of plasma soluble human leukocyte antigen-G and interleukin-10 levels in childhood atopic asthma. Hum Immunol 71:982–987

Zhu L et al (2009) RV-induced major airway mucin production of growth factor involves a novel TLR3-EFGR- dependent pathway. Am J Respir Cell Mol Biol 40(5):610–619

Lipidmediatoren und ihre Rolle bei Entzündungen und Allergien

K. Stockert, *Allergieprävention*, https://doi.org/10.1007/978-3-662-58140-7_6

Lipidmediatoren sind als lokal agierende Lipide nach dem Eindringen eines Krankheitserregers oder nach Gewebsverletzung im Zusammenspiel mit Interleukinen und Chemokinen zunächst für die sinnvollen proinflammatorischen Prozesse wie Calor, Rubor, Dolor, Tumor verantwortlich. Nach erfolgreich abgewehrter Infektion sind es wieder Lipidmediatoren, die mithelfen, die unschädlich gemachten Viren und Bakterien sowie nekrotisches Material aus dem Gewebe zu eliminieren, die Entzündungsreaktion zu stoppen und geschädigtes oder zerstörtes Gewebe zu regenerieren. Mit den Lipidmediatoren hat die Evolution wunderbare molekulare Netzwerke für kontrollierte Immunantworten auf Infektionen und Verletzungen geschaffen, die perfekt koordiniert zu einer Restitutio ad integrum führen und die die Homöostase im Gewebe wiederherstellen. Lange Zeit konzentrierte man sich auf die wissenschaftliche Beobachtung der entzündungs**aus**lösenden Wirkung der Prostaglandine und Leukotriene. In letzter Zeit fokussiert die Forschung jedoch immer mehr auch die antiinflammatorischen und entzündungs**auf**lösenden, schützenden und die Regeneration mediierenden Effekte der Lipidmediatoren, weil diese vor der Pathogenese von chronischen Erkrankungen, wie zum Beispiel Allergien, schützen können.

Lipidmediatoren sind „Gewebshormone", die in den verschiedenen Zellen des menschlichen Körpers als Katalysator für eine große Zahl an Stoffwechselvorgängen, wie Ca^{2+} Ein-/Ausstrom, Regulation von Zytokinen und Hormonen, Kontraktion und Dilatation, Zellteilung und Wachstum sowie Hemmung und Förderung der Blutgerinnung dienen.

Ausgangsstoffe für die verschiedene Lipidmediatoren sind die mehrfach ungesättigte Fettsäuren Arachidonsäure (20:6, n-6), Docosahexaensäure (22:6, n-3) und Eicosapentaensäure (20:5, n-3).

Unter **Eicosanoiden** fasst man jene Gruppe von Lipidmediatoren zusammen, die 20 Kohlenstoffatome (20-C) enthalten: Prostaglandine, Leukotriene und Lipoxine

- **Prostaglandine und Leukotriene** sind Lipide aus Plasma und Zellmembranen, die stark vermehrt nach inflammatorischen Stimuli in der Anfangsphase der Entzündung gebildet werden. Sie aktivieren das Komplementsystem, induzieren über postkapilläre Venolen lokale Ödeme und locken Leukozyten an den Ort der Entzündung.
- Zusätzlich entdeckte man in letzter Zeit über massenspektrometrische Bestimmung (Lipidomics oder Eicosadomics) auch verschiedenste andere PUFAs („poly unsaturated fatty acids") oder Lipidmediatoren, wie **Lipoxine**, die neue Einblicke in die entzündungs**auf**lösende Wirkung der Eicosanoide geben.

■ Eicosanoid-Biosynthese

Der Ausgangsstoff der Eicosanoide ist die Arachidonsäure, die in veresterter Form gespeichert und durch die **Phospholipase (PL)A2** aktiviert wird.

Die Kalzium-unabhängige („independent") PLA2 (iPLA2) wird im Rahmen von alltäglichen Membranhomöostase-erhaltenden Prozessen aktiviert.

Bei Infektionen und entzündlichen Prozessen aktivieren die stimulierten Toll-like-Rezeptoren (TLR), die purinergen und andere Rezeptoren besonders die Kalzium-abhängige PLA2 (cPLA2), die daraufhin in die perinukleären Membranen und die Membranen des endoplasmatischen Retikulums gelangt, um dort die Arachidonsäure-haltigen Phospholipide in proinflammatorische Eicosanoide zu hydrolisieren, aber auch die verwandten n-3-PUFAs – EPA, DPA und DHA – zu transformieren, die als Vorstufe für Resolvine und Protektine antiinflammatorische Eigenschaften haben (Dennis und Norris 2015; Norris und Dennis 2012) – dazu aber später (s. ▶ Abschn. 6.4).

Die Arachidonsäure stellt, als 20-C-mehrfach ungesättigte Fettsäure, die wichtigste Vorstufe der Eicosanoide dar, und wird über 3 verschiedene enzymatische Vorgänge metabolisiert (■ Abb. 6.1):

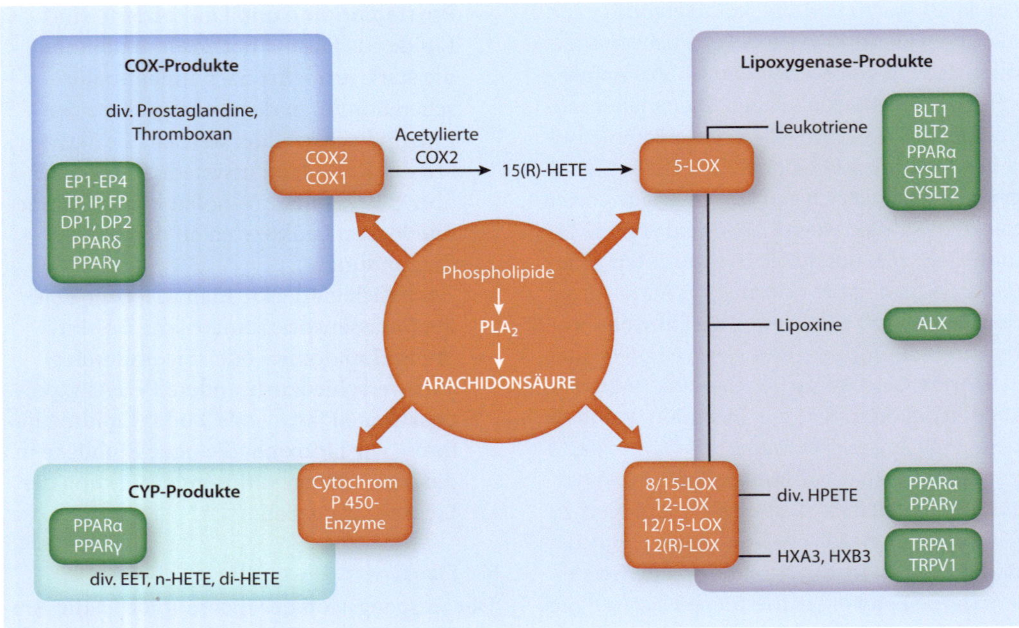

Abb. 6.1 Biosynthese der Eicosanoide aus Arachidonsäure und deren Rezeptoren. (Mod nach Dennis und Norris 2015). Cyclooxygenasen (COX-1 und COX-2) erzeugen Prostaglandine, Thromboxan und über acetylierte COX-2, 15(R)HETE, eine Vorstufe der Lipoxine; Lipoxygenasen (LOX) generieren Leukotriene, Lipoxine, HPETEs (Hydroxy-peroxy-Eicosatetraensäure), HXA3 und HXB3 (Hepoxiline); Cytochrom-P450-Enzyme (CYP) erzeugen EETs (Epoxy-Eicosatetraensäure), n-HETE und di-HETE (Hydroxy-Eicosatetraensäure). Abkürzungen: PLA2: Phospholipase A2, PPAR: „peroxisome proliferator-activated receptor“, EP1-EP4: Rezeptoren von Prostaglandin E2, TP: Thromboxanrezeptor; DP1 und DP2: Rezeptoren von Prostaglandin D2, IP: Rezeptor von Prostaglandin I2; FP: Rezeptor von Prostaglandin F2, TRPA1: „transient receptor potential ankyrin 1“, TRPV1: „transient receptor potential vanilloid 1“. Enzyme: orange Kästchen, Rezeptoren: grüne Kästchen

1. Über die Cyclooxygenasen (COX-1, COX-2) in **Prostaglandine und Thromboxan**
2. Über die Lipoxygenasen (5-LOX, 12-LOX, 15-LOX) in **Leukotriene** und **Lipoxine**
3. Über die Cytochrom-P450-Enzyme (CYP) in Epoxide und Dihydroxy PUFAs (Folco und Murphy 2006). Als Metabolite entstehen dann **E**poxy**e**icosan**t**rien-Säuren **(EETs)** und n-**HETEs** (**H**ydroxy-**E**icosa**te**traen-Säuren), die antiinflammatorische Wirkung haben dürften, sowie diHETE, die wahrscheinlich proinflammatorisch wirken. Einige Epoxide scheinen essenziell für die Bildung von **speziellen Pro-Resolving-Mediatoren (SPMs)** zu sein, die für die Auflösung von entzündlichen Prozessen und die Eliminierung von abgestorbenen Zellen durch Makrophagen sowie die Hemmung von proinflammatorischen Zytokinen verantwortlich sind (Buczynski et al. 2009).

6.1 Prostaglandine

Ausgangsstoff für Prostaglandine ist die Arachidonsäure (Abb. 6.2). Diese wird von den beiden Cyclooxygenasen (COX-1 und COX-2) metabolisiert:

- COX-1 hat eine dominierende Rolle für die Metabolisierung jener physiologischen Prostanoide, die die Homöostase lenken (Kang et al. 2007)und wird von fast allen Zellen des Körpers im endoplasmatischen

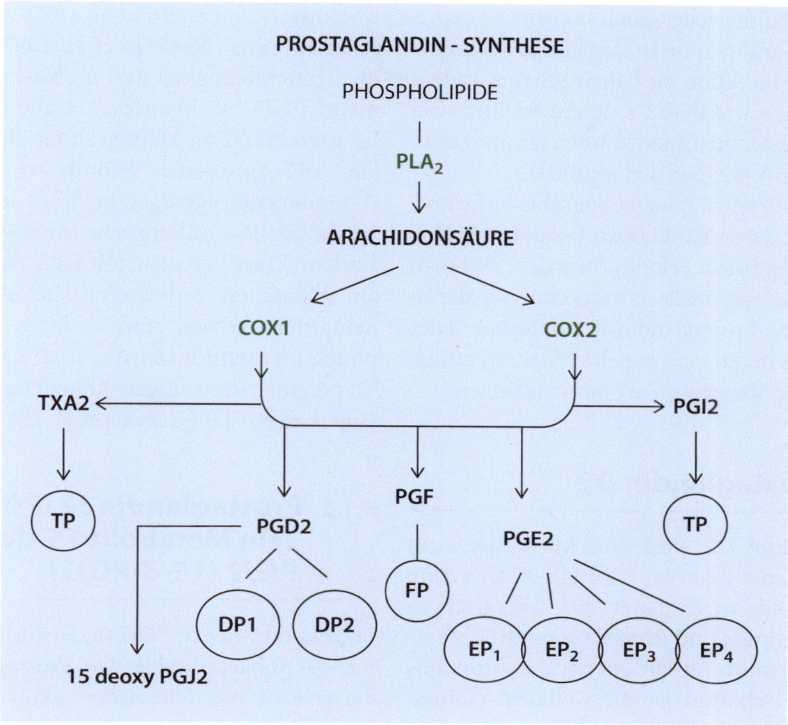

Abb. 6.2 Prostaglandinsynthese. COX-1- und COX-2-Produkte: schwarz, Enzyme: PLA2, COX-1 und COX-2: grün, Rezeptoren: eingekreist

Retikulum und in der Kernhülle gebildet (Morita et al. 1995). Jedoch auch das bronchokonstriktorische Prostaglandin D2 und Prostaglandin E2 entstehen zumindest teilweise durch die enzymatische Aktivität von COX-1.

- COX-2 wird als Antwort auf inflammatorische Stimuli im Rahmen von entzündlichen Prozessen aktiviert und ist für die Bildung der Prostanoide bei inflammatorischen und proliferativen Erkrankungen verantwortlich (Ricciotti und FitzGerald 2011). Induziert wird die COX-2-Expression von den Zytokinen IL-1, IL-2, TNF-α und von Lipopolysacchariden (Kang et al. 2007). COX-2 kommt in höherer Menge in der Hülle des Zellkerns vor (Morita et al. 1995)

  Seit dem Jahr 1982, in dem der Medizin-Nobelpreis für die Prostaglandin- und COX-Erforschung vergeben wurde, entwickelte man zur Analgesie und Fiebersenkung selektive COX-2-Hemmer, weil man erkannt hatte, dass Hemmung der COX-1 zu unerwünschten Nebenwirkungen, wie gastrointestinale Ulzera und verzögerte Plättchenaggregation führte (Kang et al. 2007). Wegen schwerster kardiovaskulären Nebenwirkungen nach selektiver COX-2-Hemmung musste jedoch ein selektiver COX-2-Hemmer, Rofecoxib, 2004 wieder vom Markt genommen werden (Rainsford 2007).

Während COX-1 hauptsächlich die Arachidonsäure oxygeniert, kann COX-2 auch sehr effizient andere Fettsäuren wie die Eicosapentaensäure und Linolensäure oxygenieren (Laneuville et al. 1995; Vecchio et al. 2010, 2012).

In letzter Zeit erkannte man, dass die COX-2 nicht nur proinflammatorische Prostanoide erzeugt, sondern besonders in bronchialen und alveolären Epithelzellen auch konstitutiv exprimiert wird und gerade in der Lunge auch eine schützende Funktion zu haben scheint, indem ihre Substrate wie PGE2 z. B. die Proliferation der Fibroblasten hemmen können (Ermert et al. 1998; Simon 1999; Lama et al. 2002).

Heute differenziert man unterschiedliche Prostaglandine, deren Funktionen besonders in den letzten Jahren besser erforscht wurden, weil man Knockout-Mausmodelle entwickelte, bei denen gentechnisch Prostaglandin-Rezeptorgene oder Synthetasen durch eine gezielte Mutation ausgeschaltet oder überexprimiert werden können.

6.1.1 Prostaglandin D2

Prostaglandin D2 wird von Mastzellen und Eosinophilen als Antwort auf IgE-Aktivierung gebildet und wird daher bei allergischem Asthma, Rhinitis und Rhinokonjunktivitis vermehrt sezerniert. Außerdem wirkt es bronchokonstriktorisch und gefäßerweiternd (Johnston et al. 1995). Gebildet wird es vornehmlich durch COX-1 (Daham et al. 2011). PGD2 erhöht die vaskuläre Durchlässigkeit und den eosinophilen Einstrom in die Konjunktiva, Trachea sowie Bronchien und spielt daher eine wichtige Rolle bei der Pathogenese allergischer Erkrankungen (Doyle et al. 1990).

PGD2 wirkt über 2 verschiedene G-Protein-gekoppelte Rezeptoren: Der **DP1-Rezeptor** wird von Becherzellen der Nasen- und Kolonmukosa, vaskulären Endothelzellen, Th2-Zellen, DCs, Basophilen und Eosinophilen exprimiert, aktiviert die Adenylcyclase und erhöht das cAMP. Dagegen reduzieren die **DP2-Rezeptoren** das intrazelluläre cAMP. Man findet sie in Eosinophilen, Basophilen und Th2-Zellen. DP2-Signale in Eosinophilen erhöhen die Freisetzung von Eosinophilen im Knochenmark, bewirken deren Anhäufung und Chemotaxis im Respirationstrakt und erhöhen die mikrovaskuläre Permeabilität und die Irritation von Becherzellen (Smith et al. 2011).

Inhalation von Allergen führt bei Asthmatikern zu Vermehrung von PGD2 in der BAL (Murray et al. 1992). Auch bei allergischer Konjunktivitis (Proud et al. 1990) und allergischer Rhinitis (Naclerio et al. 1983) wurde in der Tränenflüssigkeit und im Nasensekret vermehrt PGD2 nachgewiesen. Gabe von aerosolisierten PGD2 an Mäuse erhöht die pulmonalen Th2-Antworten (Honda et al. 2003). Besonders die Signalgebung über den DP2-Rezeptor dürfte die allergische Inflammation verstärken. Erste Versuche mit DP2-Antagonisten am Menschen verbesserten bei Asthma die Symptomen-Scores und senkten die Eosinophilen im Sputum (Barnes et al. 2012) und im Tierversuch die Antigen-induzierte bronchiale Hyperreaktivität (Gervais et al. 2011).

6.1.2 Prostaglandin J2 (PGJ2) und sein Metabolit 15-deoxy-PGJ2 (15-d-PGJ2)

PGJ2 und 15-deoxy-PGJ2 sind natürlich vorkommende Abbauprodukte von Prostaglandin D2, die ganz im Gegensatz zu deren Vorstufe (PGD2) antiinflammatorische Wirkung haben. Diskutiert wird eine direkte Hemmung der NF-kB-abhängigen Genexpression und damit Hemmung der COX-2-Aktivierung (Straus et al. 2000). Neuere Studien zeigen, dass 15-d-PGJ2 direkt die Prostaglandin-E-Synthase 1 (s. ▶ Abschn. 6.1.3) hemmt und dadurch Entzündungen und Fieber antiinflammatorisch beenden kann (Prage et al. 2012). Hier eröffnet sich dem Beobachter wieder eine evolutionär vorgesehene Feedback-Schleife, die über eine negative Rückkoppelung der Prostaglandin-Biosynthese eine antiinflammatorische Wirkung entfacht und dadurch die Entzündungs**auf**lösung initiiert.

6.1.3 Prostaglandin E2

Als eines der Hauptprodukte des Arachidonsäurestoffwechsels kann PGE2 pleiotrope Wirkungen entfalten: PGE2 war lange Zeit dafür bekannt, dass es Schmerzen und Entzündungen auslöst. Aufgrund seiner stark proinflammatorischen Wirkung wird es mit verschiedensten entzündlichen Erkrankungen wie rheumatoider Arthritis in Verbindung gebracht (McCoy et al. 2002). PGE2 ist auch an der Fieberentstehung beteiligt, indem es über Signalwege in Neuronen an die entsprechenden Rezeptoren koppelt. Wie schon im ► Abschn. 5.4.1 erwähnt, bewirkt der Kontakt von Pyrogenen mit Lipopolysacchariden (LPS), dass die COX- und die PGE-Synthetase in endothelialen und perivaskulären Zellen der Mikrozirkulation des Gehirns aktiviert werden und in Folge PGE2 freisetzen (Murakami und Kudo 2004).

Beim Vergleich der PGE2-Mengen in den unterschiedlichen Organen offenbart sich, dass Kolon, Lunge und Magen wesentlich mehr an PGE2 enthalten als andere Organe (Chinen et al. 2011).

Als eines der am reichlichsten in der Lunge vorkommenden COX-Produkte wird PGE2 auch in den Atemwegsepithelzellen, Makrophagen und in der glatten Muskulatur der Atemwege gebildet, wo es sowohl bronchokonstiktorisch als auch bronchodilatorisch wirken kann. In letzter Zeit erhärten Erkenntnisse über die Wirkung von PGE2 auf die Lunge die Theorie,

> **dass PGE2 das wichtigste Prostaglandin zur Erhaltung der Homöostase im Rahmen von entzündlichen Antworten der Atemwege ist und einen starken bronchoprotektiven und antiinflammatorischen Effekt haben dürfte.**

Die Vorstufe PGH2 wird von mikrosomalen und zytosolischen PGE2-Synthetasen (mPGES, cPGES) zu PGE2 isomerisiert (Smith et al. 2011). Die Bildung von PGE2 ist sowohl COX-1- als auch COX-2-abhängig. Die zytosolische PGE2-Synthetase (cPGES) koppelt an COX-1, aber auch COX-2, und fördert in Folge eher die Bildung jenes basalen PGE2, das für die zelluläre Homöostase wichtig ist (Park et al. 2006). Diese cPGES-Aktivierung wird durch Dexamethason reduziert (Park et al. 2006). Die mikrosomale PGE2-Synthetase-1 (mPGES-1) bindet eher an COX-2 und kann binnen kürzester Zeit bei Entzündungsvorgängen die Menge von PGE2 erhöhen (Claar et al. 2015).

Schon kurz vor der Jahrtausendwende hatte man beobachtet, dass Inhalation von **PGE2 die Allergen-induzierte Bronchokonstriktion hemmt** (Pavord und Tattersfield 1995). Inhaliertes PGE2 reduzierte signifikant den FEV1-Abfall nach Allergen-Challenge bei allergischem Asthma im Vergleich zu Placebo (Pavord et al. 1993). Auch nach künstlicher Überexpression der PGE2-Synthetase reagierten Mäuse mit erhöhten PGE2-Werten und einer reduzierten Metacholin-induzierten Bronchokonstriktion (Hartney et al. 2006).

Auch gegen die Aspirin-induzierte Bronchokonstriktion wirkt inhaliertes PGE2 protektiv (Sestini et al. 1996).

Später mehrten sich Studien, die zeigten, dass **PGE2 auch vor Atemwegseosinophilie schützt**. Man beobachtete

- dass bei Asthmatikern eine inverse Relation zwischen der Menge des PGE2 und den Eosinophilen im Sputum besteht (Aggarwal et al. 2010),
- dass PGE2 die eosinophile Migration hemmt (Sturm et al. 2008),
- dass PGE2 die Allergen-induzierte eosinophile Akkumulation unterdrückt (Gauvreau et al. 1999).

Vom Atemwegsepithel produziertes **PGE2 hemmt auch die Aktivität der DCs** und dämpft dadurch die Sekretion von proinflammatorischen Zytokinen (Schmidt et al. 2011).

PGE2 ist auch das wichtigste Prostaglandin, das von Lungenfibroblasten gebildet wird (Korn et al. 1983) und übt dort diverse **antifibrotische Wirkungen** aus:

PGE2 hemmt

- die Migration der Fibroblasten (White et al. 2005),
- die Proliferation der Fibroblasten und reduziert TGF-β (Elias et al. 1985),
- die Differenzierung vom Fibroblasten zum Myofibroblasten (Bozyk und Moore 2011),
- die Kollagenakkumulation im Lungenfibroblasten (Kolodsick et al. 2003).

PGE2 fördert

- die Apoptose der Fibroblasten (Huang et al. 2009).

Dysregulation der PGE2-Synthese bzw. PGE2-Antworten wurden bei Lungenfibrosen am Menschen beobachtet (Scotton und Chambers 2007). Fibroblasten von Patienten mit idiopathischer Lungenfibrose (IPF) zeigten als Antwort auf diverse Stimuli eine reduzierte Synthese von PGE2 und eine reduzierte COX-2-Produktion (Wilborn et al. 1995).

Auch beim Asthma geht das Remodeling mit einer Fibroblastenaktivierung und -akkumulation einher, die dann zur Ablagerung von Kollagen entlang der kleinen Bronchien führen. Dass **Synthese bzw. Aktivierung von PGE2 die Atemwegsmuskulatur bei chronischer Allergenexposition vor Remodeling schützt,** wurde durch eine Studie bekräftigt, die nach chronischer Allergenexposition eine reduzierte PGE2-Expression und verstärktes Atemwegsremodeling nachwies (Stumm et al. 2011). Spannenderweise zeigten die Fibroblasten von den asthmatischen Tieren – im Vergleich zu gesunden Tieren – auch nach diversen Allergenchallenges *per se* keinen Defekt in der Fähigkeit von PGE2, die Proliferation von Fibroblasten und die Bildung von Kollagen-1 zu hemmen. Trotzdem nahm das Remodeling mit Vermehrung der Allergen-Challenges bei asthmatischen Tieren progressiv zu. Messungen ergaben, dass die Zytokin-induzierte Hochregulierung von PGE2 sowie die Expression von COX-2 und der mikrosomalen PGE-Synthetase-1 mit steigender Anzahl der Antigen-Challenges abnahm. Die Gabe eines selektiven COX-2-Hemmers potenzierte das Ausmaß der Remodeling-Effekte nach wiederholter Challenge. Somit wurde bestätigt, dass durch endogene COX-2 gebildetes PGE2 wie eine „Bremse“ dem Atemwegsremodeling entgegenwirkt. Die Ursache dafür scheint in der Unfähigkeit der Fibroblasten zu liegen, die PGE2-Produktion über COX-2 hochzuregulieren.

Somit dürfte die COX-2 eine wichtige regulatorische Funktion zum Schutz vor Remodeling haben, der im Rahmen von Allergien reduziert ist und sich nach Gabe von COX-Hemmern noch weiter verschlechtert.

PGE2 ist auch für die letzte Phase der Entzündung, der endgültigen Abheilung, wertvoll und wird mit Gewebsreparatur und erhöhter regenerativer Kapazität in Verbindung gebracht. Vermehrung von PGE2 reduziert z. B. auch Kolonulzera und erhöht die Zellproliferation bei der Gewebsregeneration (Zhang et al. 2015).

Heute weiß man, dass sowohl die entzündungsfördernden als auch entzündungshemmenden Wirkungen von PGE2 von deren Bindung an 4 verschiedene G-Proteinrezeptoren abhängen: EP1, EP2, EP3, EP4.

Alle 4 Rezeptoren befinden sich in Neutrophilen, Makrophagen, Epithel- und Endothelzellen der Lunge und auch anderer Organe (Smith et al. 2011).

EP1-Rezeptoren: befinden sich in Mastzellen, in den Pulmonalvenen, im Myometrium und in der Kolonmuskulatur. Aktivierung der EP1-Rezeptoren führt zu Kontraktion der glatten Muskulatur in jenen Organen (Woodward et al. 2011) über Erhöhung des intrazellulären Ca^{2+} (Regan 2003).

EP2-Rezeptoren werden besonders in der Lunge, aber auch in der Milz und im Uterus exprimiert. Über Erhöhung von intrazellulärem cAMP bewirken aktivierte EP2-Rezeptoren eine Entspannung der glatten Muskulatur in den Bronchien und wirken antiinflammatorisch.

Die Bronchiendilatation durch PGE2 wird über den EP2-Rezeptor durch **Hemmung der Mastzellendegranulation** verursacht (Kay et al. 2006; Peachell et al. 1988). Diese Erkenntnis wurde durch eine aktuelle Studie bestätigt. Erstmals konnte 2015 in einer In-vitro-Studie auch an menschlichen Zellen der kleinen Atemwege mit einem inneren Durchmesser von maximal 1 mm, die für die Obstruktion der Atemwege beim Asthmatiker von besonderer Bedeutung sind, gezeigt werden, dass PGE2 über EP2-Rezeptoren eine Hemmung der IgE- und Mastzell-mediierten Bronchokonstriktion bewirkte und daher eine starke bronchoprotektive Aktivität entfaltete (Säfholm et al. 2015).

Nachdem molekularbiologische Methoden mittlerweile die Herstellung von Agonisten und Antagonisten der verschiedenen Rezeptoren ermöglichen, bekommt man neue Einsichten über die Wirkungsweisen und das Zusammenspiel der einzelnen Strukturen:

Die **PGE2-EP2-Achse scheint auch eine hemmende Wirkung auf die allergische Sensibilisierung zu haben**. Mäuse ohne EP2-Rezeptoren (Knockout-EP2 -/- Mäuse) zeigten in einem OVA-induzierten Modell von allergischen Asthma, Zeichen verstärkter allergischer Inflammation mit höheren Werten von Eosinophilen und Th2-Zytokinen IL-4, IL-5 und IL-13 in der BALF sowie verstärkte Th2-Antworten mit erhöhter IL-13-Produktion von pulmonalen Lymphozyten und Splenozyten während der Sensibilisierungsphase im Vergleich zu Mäusen mit intakten EP2 (EP2+/+)-Rezeptoren (Zaslona et al. 2014).

In-vitro-Gabe von PGE2 reduzierte die OVA-induzierte IL-13-Produktion um 85 % bei Splenozyten von EP2 +/+ Mäusen, jedoch nicht bei EP2-Knockout-Mäusen

Wurde das PGE2 Analog Misoprostol *in vivo* 2 h vor und 10 h nach OVA-Sensibilisierung verabreicht, beobachtete man nach zwei folgenden inhalativen Allergen-Challenges eine Woche später, bei den Mäusen mit intakten EP2-Rezeptoren eine reduzierte Eosinophile, niedrigere IL-5- und IL-13-Werte in der BALF sowie reduzierte IgE-Werte im Serum, im Vergleich zum Effekt von Misoprostol bei EP2-Knockout-Mäusen. Somit wurde klar, dass PGE2 hauptsächlich über EP2-Rezeptoren die immunologischen Effekte während der allergischen Sensibilisierung hemmt und dass diese Effekte stark genug sind, um die allergische Inflammation nach inhalativer Challenge auch noch eine Woche später abzuschwächen. **Die Achse PGE2–EP2 stellt offensichtliche eine immunologische „Bremse" für die Entwicklung der adaptiven Th2-Immunantwort dar**. Die Tatsache, dass sowohl endogenes als auch exogenes PGE2

- die Sensibilisierung unterdrücken,
- aber auch die Th2-Antworten nach inhalativer Challenge reduzieren
- und damit auch die Th1/Th2-Balance verbessern,

lässt den wichtigen Stellenwert von PGE2 zur Aufrechterhaltung des homöostatischen Gleichgewichts in der Mukosa der Atemwege erkennen.

Bei der Fragestellung, welche Zellen des lymphatischen Gewebes am ehesten durch PGE2 gehemmt werden, untersuchte man die Wirkung von PGE2 auf die $CD4^+$-T-Zellen (Vorstufen der Th2-Zellen) und auf die DCs, weil frühere Studien auch eine hemmende Wirkung von PGE2 auf die DCs nachgewiesen hatten (Yang et al. 2003). In der vorliegenden Studie (Zaslona et al. 2014) wurde an OVA-sensibilierten Zellen eine merkliche IL-13-Erhöhung nur an den EP2 -/- $CD4^+$-T-Zellen, jedoch nicht an den EP2-/- DCs gefunden, woraus man schloss, dass eher die EP2-Rezeptoren an den $CD4^+$-T-Zellen als an den dendritschen Zellen für die beobachtete Hemmung der Sensibilisierung verantwortlich sind. Als Beweis dafür wiesen $CD4^+$-T-Zellen von OVA-sensibilisierten Mäusen mit intakten EP2-Rezeptoren nach Gabe von EP2-Agonisten und PGE2-Agonisten eine 75 % Reduktion der IL-13-Werte auf. Diese Studie wies auch nach, dass die Effekte höchstwahrscheinlich über eine Hemmung der Phosphorylierung von STAT6, einem Transkriptionsfaktor der Th2-Differenzierung, ausgelöst werden.

Nachdem Th2-Zellen (neben den ILC2-Zellen) als hauptverantwortlich für die Bildung von Th2-Zytokinen angesehen werden, ist es sehr wahrscheinlich, dass der PGE2-EP2-Signalweg eine hemmende Wirkung auf die Th2-Zellproliferation hat und dadurch die allergische Sensibilisierung unterdrücken kann.

Die protektive, antiallergische Rolle von PGE2 auf die Schleimhäute des Atemtrakts wurde von Studien an Patienten mit chronischer Rhinosinusitis bestätigt, die nach oraler Gabe von PGE2-Analoga ebenfalls eine reduzierte IL-13-Produktion in der Mukosa von Nasenpolypen (Okano et al. 2009) sowie eine Unterdrückung der IL-4-Produktion mit folgender Reduktion von IgE zeigten (Parker et al. 1995).

Zusammenfassend weisen all diese Daten darauf hin, dass reduzierte PGE2-EP2-Signale die allergische Sensibilisierung erleichtern und damit das Atopierisiko erhöhen.

Ebenfalls über den EP2-Rezeptor dämpft PGE2 die soeben beschriebene Proliferation der Fibroblasten und deren Kollagenproduktion (Huang et al. 2008).

Die Reaktion des COX-Metabolismus auf entzündliche Signale und die Auswirkung auf die PGE2-EP2-Achse wurde in einem weiteren Versuch getestet: Dazu wurde Nasenschleimhaut von Gesunden sowie Nasenschleimhaut mit Polyposis von Aspirin-Toleranten und Aspirin-Intoleranten mit IL-1β stimuliert und die COX-Mengen sowie die Menge an PGE2 und EP2 gemessen: In Zellkulturen gesunder Nasenmukosa stimulierte IL-1β die Fibroblasten dazu, vermehrt EP2 und PGE2 zu exprimieren. Im Gegensatz dazu produzierte Nasenmukosa mit Polypen sowohl von Aspirin-Toleranten als auch von Aspirin-Intoleranten nach IL-1β-Stimulation kein „schützendes" PGE2 und EP2. Exposition der Fibroblasten mit IL-1β induzierte bei Gesunden eine vermehrte PGE2-Synthese über gesteigerte COX-1- und COX-2-Expression. Bei Fibroblasten von Nasenpolypen bei Aspirin-Toleranten beobachtete man eine wesentlich geringere Vermehrung der COX-1- und COX-2-Ausschüttung, und bei Aspirin-Intoleranten kam es zu fast keiner vermehrten Expression von COX-1 und COX-2 (Roca-Ferrer et al. 2011). Somit zeigt sich wiederum (wie bei den Untersuchungen bezüglich Remodeling), dass eine mangelnde Hochregulierung von COX-1 und COX-2 sowie fehlende Vermehrung von PGE2 unter inflammatorischen Bedingungen an der Entwicklung einer chronischen eosinophilen Rhinosinusitis mit Polypen sowohl mit als auch ohne Aspirin-Intoleranz beteiligt sind.

Dieses Experiment versuchte eine „künstliche" inflammatorische Situation über Stimulation von IL-1β zu erzeugen. Wie schon im ▶ Abschn. 5.4.1 beschrieben, wird IL-1β auf natürlichem Weg durch Lipopolysaccharide aus Bakterienwänden oder andere endogene Pyrogene aktiviert und stellt als Entzündungsmediator einen wichtigen Baustein zur Fieberauslösung dar.

Die Brisanz dieser Studie ergibt sich aus der Tatsache, dass sich hier zeigt, dass beim Gesunden die IL-1β-Aktivierung mit folgender Vermehrung von COX-1 und COX-2 und daraus resultierendem erhöhten PGE2 eine Schutzwirkung auf die Nasenmukosa auszuüben scheint.

Daher dürften auch Fieber im Rahmen eines akuten Infekts bzw. der Infekt *per se* mit der assozierten PGE2-Erhöhung eine Schutzfunktion auf die Mukosa des Atemtrakts haben, indem, neben den EP3-Rezeptoren, auch die EP2-Rezeptoren aktiviert werden und sich dadurch auch eine protektive Wirkung auf die Schleimhäute entfaltet. Fiebersenkung mit COX-Hemmern könnte besonders bei Gesunden diese Schutzfunktion reduzieren und im Laufe der Zeit aufheben.

Besonders bei gesunden Kleinkindern scheint Fieber über die PGE2-EP2-Achse eine wichtige potenzielle Schutzfunktion auf die Schleimhäute des Atemtrakts auszuüben. Diese Erkenntnisse sollten Ärzte, aber auch Eltern, dazu motivieren, Antipyretika erst ab 38,5 °C axillär oder 39,0 °C rektal zu verabreichen.

Auch oftmalige Anwendung von Schmerzmitteln bei Erwachsenen könnte die Schutzfunktion der PGE2/EP2-Achse aufheben oder reduzieren.

Abb. 6.3 illustriert, dass cAMP, welches über EP2- und EP4-Rezeptoren freigesetzt wird, auch einen direkten, hemmenden Einfluss auf die Leukotrienproduktion hat. cAMP aktiviert die Proteinkinase A (PKA), die über Phosphorylierung die Bildung der 5-Lipooxygenase hemmt und dadurch die Entstehung von Cysteinyl-Leukotrienen verhindert bzw. kontrolliert. Diese Funktion könnte speziell bei der AERD von Bedeutung sein (Roca-Ferrer et al. 2011).

Mehr noch, erstmalig wurde im September 2018 beschrieben, dass PGE2 über EP2, aber besonders über EP4-Rezeptoren die Expression von cAMP innerhalb der Zellen aktiviert und dabei **die 5-LOX-Produktion hemmt, aber die 15-LOX und 12-LOX-Produktion aktiviert und somit die**

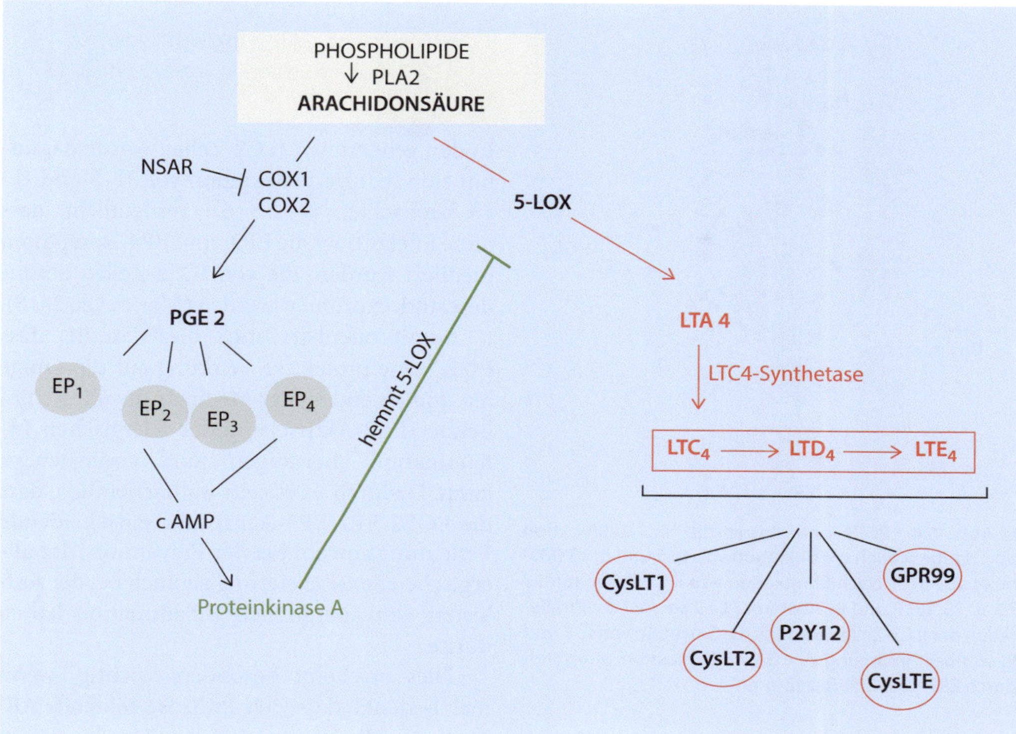

◼ Abb. 6.3 Arachidonsäuremetabolimus: hemmende Wirkung von PGE2 über EP2 und EP4 auf die Leukotriensynthese. cAMP, das über aktivierte EP2- und EP4-Rezeptoren freigesetzt wird, triggert die Proteinkinase A, die eine hemmende Wirkung auf 5-LOX hat, jenes Enzym, das für die Bildung von Leukotrienen verantwortlich ist

Lipoxinsynthese anregt. Dadurch wird die Zelle reprogrammiert und es folgt ein Switch in Richtung Entzündungs**auf**lösung (Loynes et al. 2018) (s. ◼ Abb. 7.4, ▶ Abschn. 7.2.1).

EP3-Rezeptor: Signalgebung des EP3-Rezeptors reduziert cAMP (Luo et al. 2005). Dieser Rezeptor hat eine kontraktile Funktion auf die Lunge und Pulmonalarterie (Qian et al. 1994) und wird mit Entzündung, Schmerz (Woodward et al. 2011) und mit der Entwicklung von Fieber (s. ▶ Abschn. 5.4.1) in Verbindung gebracht. Auch PGE2-induzierter Husten wird über den EP3-Rezeptor mediiert und kann durch Gabe von EP3-Antagonisten gehemmt werden (Maher et al. 2009). Eine andere Arbeit zeigte jedoch interessanterweise, dass die Aktivierung des EP3-Rezeptors durch PGE2 die allergische Inflammation unterdrücken kann (Kunikata et al. 2005) (s. ▶ Abschn. 7.2.3). Diese teilweise widersprüchlichen Ergebnisse machen deutlich, wie vielfältig das Zusammenspiel der pleiotropen Wirkungen von PGE2 und seiner Rezeptoren sein dürfte und mit welch komplexen Wirkungen man bei der Verabreichung von COX-Hemmern rechnen muss.

EP4-Rezeptor: Er befindet sich in Lunge und Thymus, aber auch in der Niere und den peripheren Leukozyten. EP4-Rezeptoren arbeiten genauso wie EP2-Rezeptoren über Aktivierung von cAMP und bewirken Entzündungshemmung (Takayama et al. 2002). EP4 ist der wichtigste bonchodilatierende Rezeptor. EP4-Rezeptoragonisten wirken stärker direkt bronchienerweiternd als EP2-Rezeptoragonisten (Säfholm et al. 2015). Über den EP4-Rezeptor verhindert PGE2 die Proliferation der glatten Bronchialmuskelzellen (Aso

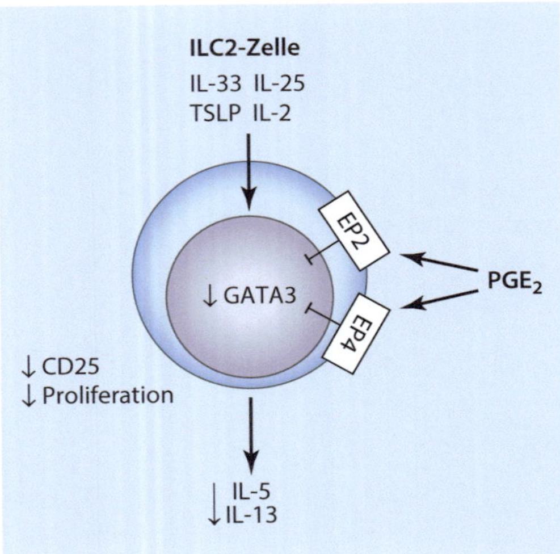

Abb. 6.4 PGE2 unterdrückt die ILC2-Zellfunktion und dadurch auch die Sekretion von IL-5 und IL-13 (Maric et al. 2018). Nach Stimulation von ILC2-Zellen mit IL-33, IL-25, TSLP und IL-2 hemmt PGE2 sowohl die Proliferation der ILC2-Zellen als auch die Sekretion von IL-5 und IL-13 über Hemmung der GATA3-Expression, vermittelt durch EP2- und EP4-Rezeptoren

et al. 2013). Somit fördern die Signale der EP2- und EP4-Rezeptoren die Bildung von cAMP, mit Hemmung diverser Zellfunktionen, während die Rezeptoren EP1 und EP3 das intrazelluläre Kalzium erhöhen und Zellfunktionen aktivieren.

Aber auch unabhängig von cAMP hemmt EP4 die NF-κB-Aktivierung in menschlichen Makrophagen (Takayama et al. 2006) und die eosinophile Migration (Luschnig-Schratl et al. 2011).

Topaktuell im Mai 2018 publizierte eine schwedisch/österreichische Gruppe eine Studie, die eine zusätzliche **antiallergische Wirkung von PGE2 aufzeigt. PGE2 hemmt an menschlichen Zellen auch die ILC2-Aktivierung!** Nach Stimulation menschlicher ILC2-Zellen mittels einer Kombination aus IL-25, IL-33. TSLP und IL-2 konnte die Proliferation dieser ILC2-Zellen mittels PGE2 über **Hemmung der GATA-3-Expression** blockiert werden.

GATA 3 ist ein Transkriptionsfaktor, der für die Entwicklung von ILC2-Zellen und Th2-Zellen benötigt wird. GATA 3 aktiviert in den ILC2-Zellen die Sekretion von IL-5 und IL-13.

In den gehemmten ILC2-Zellen wurde daraufhin eine reduzierte Sekretion von IL-5 und IL-13 beobachtet. Abb. 6.4 verdeutlicht, dass diese Effekte über die EP2- und EP4-Rezeptoren mediiert wurden, die von ILC2-Zellen besonders stark exprimiert werden (Maric et al. 2018).

Somit offenbart auch diese Studie, dass PGE2 eine protektive Wirkung auf die Lunge hat und als endogener Mediator die überschießende ILC2-Aktivierung der allergischen Inflammation „beruhigen" und gegensteuern kann. Dadurch ist es sehr wahrscheinlich, dass die PGE2-EP2/EP4-Achse eine entscheidende Bedeutung sowohl bei der Prävention der allergischen Sensibilisierung als auch bei der **Auflösung** der allergischen Inflammation haben dürfte.

Dies erscheint besonders wichtig, wenn man bedenkt, dass viele Protease-bildende Allergene (z. B. Hausstaubmilbe, Hopfenpollen) bzw. auch Bakterien (z. B. *Staphylococcus aureus*) (s. ▶ Abschn. 7.3) IL-33 aktivieren und dadurch eine erhöhte Sensibilisierungsbereitschaft auslösen. Hemmung der IL-33-Impulse auf die ILC2-Zellen hätte somit eine starke präventive Funktion.

Die Forschung versucht derzeit aufgrund des Wissens über die positiven antiinflammatorischen und bronchodilatativen Effekte von PGE2 auf die Lunge selektive PGE2-Agonisten zu entwickeln, die besonders die EP2- und EP4-Rezeptoren aktivieren, um so eine mögliche neue Therapie für entzündliche Atemwegserkrankungen und eine spannende neue Option für eine zukünftige Asthmatherapie zur Verfügung zu haben.

Abb. 6.5 fasst zusammen, dass PGE2 keinesfalls nur proinflammatorische Wirkungen hat, sondern auf die Lunge einen stark protektiven Einfluss ausüben dürfte.

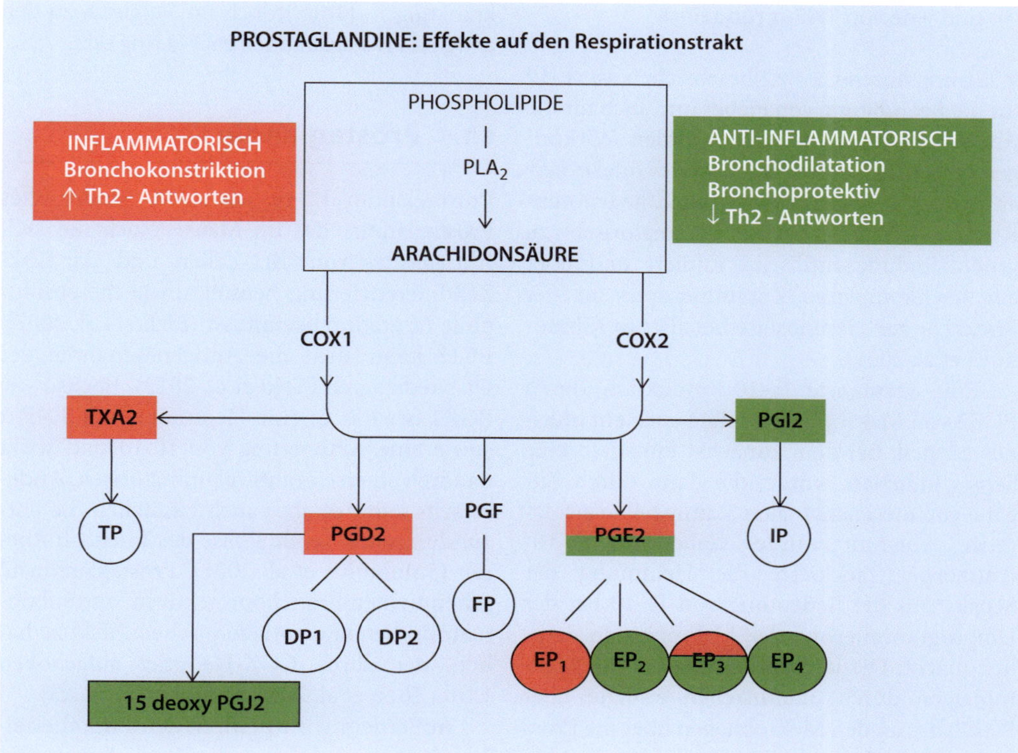

Abb. 6.5 Respiratorisch inflammatorisch und antiinflammatorisch wirkende Prostaglandine und ihre Rezeptoren. Rot: inflammatorisch wirkende Prostaglandine, grün: antiinflammatorisch wirkende Prostaglandine

Viele der bisherigen Beobachtungen zeigen, dass besonders im Zusammenhang mit rezidivierenden, respiratorischen Infekten im „early window of opportunity“ des Kleinkindalters

1. PGE2 einen enorm wichtigen Schutzfaktor gegen das Auftreten von allergischen Reaktionen und Bronchokonstriktion darstellen dürfte
2. und daher auch die Hypothese erklärbar machen könnten, dass Fieber, bei dem PGE2 auf natürliche Weise aktiviert wird, ebenfalls ein wichtiger „natürlicher“, im Rahmen der Evolution entstandener präventiver Schutzfaktor vor allergischem Geschehen sein könnte, der spätestens seit der Einführung von Salicylat-„Ersatztherapien“ wegen des Reye-Syndroms für Kinder ab 1979, durch die frühzeitige Gabe und unangebrachte „Over-the-counter“-Selbstmedikation von COX-1- und COX-2-hemmenden Antipyretika „torpediert“ wird.

Diese Hypothese wird noch durch weitere Studien untermauert, die zeigen, dass **PGE2,** das autokrin (also von derselben Zelle, in der es dann auch die Wirkung entfaltet) gebildet wird, inflammatorische Signale reduzieren kann (Shinomiya et al. 2001), indem es

- **die Produktion von IL-10** in Makrophagen **hochreguliert**

- und jene von **TNF-α reduziert**.

Wie im ► Abschn. 5.4.2.1 beschrieben, ist IL-10 für die Beendigung von Fieber und auch für die Auflösung der gewebsschädigenden Wirkungen von Fieber in der Endphase des Infekts verantwortlich, indem es einen Lipidmediatoren-Klassenwechsel von proinflammatorisch zu proentzündungs**auf**lösend initiiert und über ein hochkomplexes Zusammenspiel an der Rückkehr zur Homöostase beteiligt ist (Shinomiya et al. 2001).

6

Eine vermehrte IL-10-Produktion durch PGE2 von Makrophagen zeigte auch ein murines Modell, bei dem zunächst künstlich eine Sepsis induziert wurde, die dann durch Zugabe von mesenchymalen Stammzellen erfolgreich gehemmt wurde. Gabe von IL-10-Antikörper blockierte die Hemmung der Sepsis, was die Bedeutung von IL-10 bei der Umprogrammierung der Makrophagen deutlich macht. Die Reprogrammierung der Makrophagen durch Stammzellen erfolgte über PGE2, das an den Makrophagen über die Prostaglandin-EP2- und -EP4-Rezeptoren agierte (Nemeth et al. 2009).

> Interessanterweise sind die komplexen Erkenntnisse über die schützende Wirkung von Prostaglandin E2 auf die Atemwege in der Ärzteschaft relativ unbekannt. obwohl sie bei der Verschreibung von COX-Hemmern von größter Relevanz wären.

6.1.4 Prostaglandin F2α

Prostaglandin F2α hat größere Bedeutung bei der Reproduktion und für die Nierenphysiologie, als für immunologische und inflammatorische Prozesse und weist im Corpus luteum des Ovars die größte Konzentration auf (Hata und Breyer 2004). Dennoch führte Inhalation von PG F2α bei Asthmatikern innerhalb weniger Minuten zu Giemen und Husten (Smith et al. 1975). Die Bedeutung von PG F2α in Bezug auf allergische Erkrankungen dürfte jedoch im Vergleich zu den anderen Prostaglandinen eher gering sein.

6.1.5 Prostaglandin I2

Prostaglandin I2 ist ein COX-2-induziertes Prostaglandin, das im Mausversuch die DC-Aktivierung von Th2-Zellen und die Th2-Zelldifferenzierung hemmt sowie die eosinophile Migration beeinflusst (Idzko et al. 2007). PGI2 kann auch die Antigenaufnahme der DCs reduzieren (Toki et al. 2013). Ebenso wie PGE2 bewirkt es eine Hemmung von TNF-α sowie eine Aktivierung von IL-10 und wirkt dadurch einerseits antiinflammatorisch. Andererseits kann es aber auch zusätzlich die entzündungs**auf**lösende Phase des Infekts initiieren (Shinomiya et al. 2001). Prostaglandin I2 scheint einen bronchoprotektiven, antiinflammatorischen und antiallergischen Effekt zu haben, der durch COX-Hemmer aufgehoben wird (Zhou et al. 2014) (s. ► Abschn. 7.2.3).

Außerdem wird PGI2 in den Endothelzellen produziert, hemmt die Thrombozytenaggregation und fördert die Vasoldilatation (Dennis und Norris 2015), weshalb PGI2-Analoga aktuell zur Behandlung der pulmonalen arteriellen Hypertension eingesetzt werden (Demerouti et al. 2013). Für den Einsatz in der Allergologie gelten PGI2-Analoga derzeit als entwicklungsfähige Therapieoption.

6.1.6 Thromboxan A2 (TX A2)

Thromboxan A2 ist ein COX-1-Produkt und stellt eines der Hauptprodukte des Arachidonsäurestoffwechsels dar. Es wird vom Lungenparenchym, Thrombozyten, Monozyten, Makrophagen, und Neutrophilen gebildet. TX A2 ist ein potenter Plättchen-Aggregator, wirkt jedoch auch als stark bronchokonstriktorischer und inflammatorischer Mediator beim Asthma (Whittle und Moncada 1983). Der Thromboxanrezeptor (TP) gilt als der stärkste bronchokonstriktorische Prostanoidrezeptor. Als Beweis dafür wurde kürzlich nachgewiesen, dass ein TP-Rezeptorantagonist sämtliche bronchienverengenden Wirkungen der PGE2-Rezeptoren EP1 und EP3 aufhob (Säfholm et al. 2015). Bereits 1989 hatte man beobachtet, dass PGE2 auch über Thromboxanrezeptoren Kontraktionen der menschlichen Atemwege auslösen kann, was die Komplexität der Funktionen von PGE2 nochmals erhöht (Coleman et al. 1989).

TX A2-Synthetasehemmer und Antagonisten der TP-Rezeptoren stellen aufgrund verfügbarer Daten aus Mausexperimenten interessante Ziele in der Forschung für neue Asthmatherapien dar (Shi et al. 1998).

Diese Tatsachen haben Auswirkungen auf die Nebenwirkungen der diversen COX-Hemmer:

Nach selektiver Hemmung der COX-2 beobachtete man ein erhöhtes Risiko an kardiovaskulären Ereignissen, die wahrscheinlich über eine Hemmung der PGI2 hervorgerufen wurden, während das COX-1-Produkt Thromboxan A2 nicht beeinflusst wurde. Der stärkste COX-2-Hemmer Rofecoxib musste deshalb wegen erhöhter Raten von Myokardinfarkten und Insulten 2004 vom Markt genommen werden (Fitzgerald 2004).

Umgekehrt wirkt niedrig dosiertes Aspirin kardioprotektiv, indem es über eine COX-1-Hemmung die Bildung von Thromboxan A2 und die Plättchenaggregation hemmt, jedoch die PGI2-Bildung nicht beeinflusst.

6.2 Leukotriene

6.2.1 Rolle der Leukotriene bei Infekten und bei der allergischen Reaktion

Leukotriene sind Lipidmediatoren, die bei Infekten zunächst physiologisch proinflammatorisch wirken und Schleimbildung, Ödeme, aber auch Bronchokonstriktion auslösen. Bei Überproduktion haben sie jedoch eine wichtige Bedeutung bei der Entstehung von Asthma und allergischer Inflammation. In Eosinophilen, Mastzellen, Makrophagen und myeloiden dendritischen Zellen bildet sich nach Aktivierung über Umwandlung von Arachidonsäure durch die 5-Lipooxygenase zunächst das instabile Leukotrien (LT) A4, das zu LT B4 sowie durch weitere Konjugation mittels der LT-C4-Synthetase in LT C4 transformiert wird (s. Abb. 6.6).

Dieses wird aus der Zelle exportiert und zu LT D4, sowie schließlich enzymatisch in den stabilen Endmetaboliten LT E4 metabolisiert (Laidlaw und Boyce 2012).

Als **Cysteinyl-Leukotriene (Cys-LT)** bezeichnet man LT C4, LT D4 und LT E4, die eine klar definierte Rolle beim Asthma haben, indem sie die pulmonale Inflammation aufrecht erhalten und eine **Atemwegsobstruktion durch vermehrte Schleimbildung, Ödeme, Konstriktion der Bronchialmuskulatur sowie ein Remodeling** auslösen. Das stabile Endprodukt LT E4 erhöht auch die Migration von Eosinophilen in die asthmatischen Atemwege (Gauvreau et al. 2001) Schon vor 25 Jahren konnten erhöhte Menge von Leukotrienen im Rahmen von Asthmaexazerbationen im Harn gemessen werden, was auf die Beteiligung der Cys-LTe an asthmatischen Krankheitsprozessen hinwies (Drazen et al. 1992; Christie et al. 1991). Auch nach Aspirin-Challenge bei AERD beobachtete man erhöhte LT E4-Werte im Harn. Anders als viele andere Mediatoren, die schon vorgeformt sind, werden Leukotriene nach Aktivierung *de novo* gebildet. Die 5-Lipoxygenase wird im Rahmen von Infektionen, aber auch durch allergische Inflammation aktiviert (Montuschi et al. 2007).

Hemmung der 5-Lipoxygenase und folglich auch der Synthese sämtlicher Leuktriene mit dem 5-LOX-Hemmer Zileuton verbessert die Asthmakontrolle und die Lungenfunktion im Vergleich zu Placebo signifikant (Israel et al. 1996).

Die Leukotrien-Signalkaskaden werden über verschiedene G-Protein-gekoppelte Rezeptoren aktiviert: Der **Cys-LT1-Rezeptor** mediiert viele pathophysiologischen Effekte der

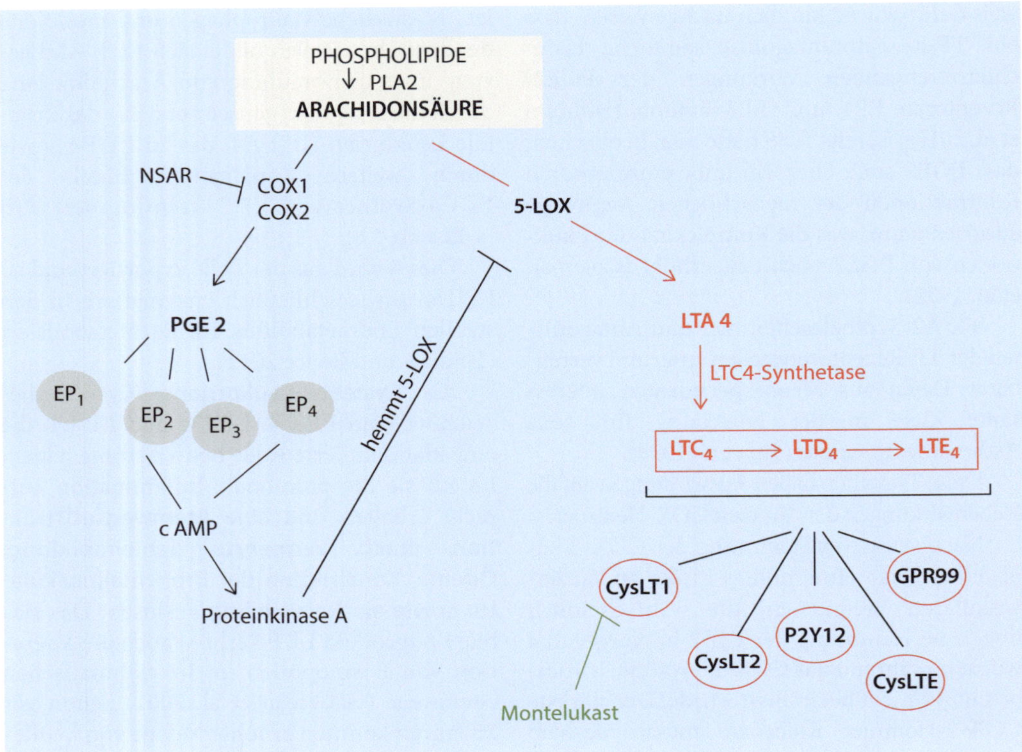

Abb. 6.6 Leukotriensynthese. Über die 5-Lipoxygenase (5-LOX) wird aus der Arachidonsäure Leukotrien A4 gebildet, das danach mittels LT-C4-Synthetase in LT C4 und schließlich in LT D4 und das stabile LT E4 umgewandelt wird

Cys-LTe beim Asthma und wird in der bronchialen Mukosa von Asthmatikern verstärkt exprimiert (Zhu et al. 2005). Für diesen Rezeptor, der besonders LT D4 bindet, werden bereits seit Jahren Antagonisten (Montelukast, Pranlukast und Zafirlukast) mit gutem Erfolg therapeutisch eingesetzt und haben in den GINA-Guidelines einen festen Platz.

Hingegen spielt der **Cys-LT2-Rezeptor** eine Rolle bei pulmonaler Fibrose sowie Gefäßverletzungen (Beller et al. 2004) und hat eine Affinität zu LT C4 und LT D4. In letzter Zeit erkannte man, dass Hemmung dieser beiden Rezeptoren LT E4 mit der längsten Halbwertszeit nicht blockieren konnte. Daraufhin entdeckte man noch zusätzliche Rezeptoren: **P2Y12, Cys-LTE und GPR99**, die besonders an LT E4 binden und die Atemwegseosinophilie und Becherzellmetaplasie verstärken (Paruchuri et al. 2009). Clodiprogel ist ein P2Y12-Antagonist, der zur Antikoagulation eingesetzt wird und der bei der häufig auftretenden AERD als Ersatz für Aspirin zur Antikoagulation sinnvoll verwendet werden kann.

Die derzeit in den GINA-Guidelines für die Asthmatherapie angewandten Leukotrien-Rezeptorantagonisten sind in klinischen Studien den inhalativen Steroiden unterlegen. Dies liegt auch daran, dass diese Rezeptorantagonisten nur an den Cys-LT1-Rezeptor binden, jedoch andere Rezeptoren der Leukotriene nicht antagonisiert werden (Austen et al. 2009).

Leukotriene fördern das Atemwegsremodeling (Holgate et al. 2003). LT D4 verstärkt die Proliferation der Atemwegsmuskulatur über Induktion von „epidermal growth factor" (Panettieri et al. 1998). LT C4 erhöht die Expression der Kollagenase und die Synthese von Lungenfibroblasten (Medina et al. 1994).

Anhand 29 asthmatischer Kinder beobachtete man, dass die Menge der Cysteinyl-Leukotriene der Ausatemluft mit dem Ausmaß der Basalmembranverdickung korrelierte (Lex et al. 2006). Umgekehrt konnte durch den Cys-LT1-Rezeptorantagonisten Montelukast in einem Mausmodell mit chronischem Asthma die Becherzellmetaplasie, die Bronchialmuskelmasse und die subepitheliale Kollageneinlagerung reduziert werden (Henderson et al. 2006).

Leukotriene spielen eine Schlüsselrolle beim „exercise-induced" Asthma, wo sie bis zu 6 Stunden nach der Belastung noch verstärkt nachweisbar sind (Hallstrand et al. 2005) und eine einzige Dosis des Cys-LT1-Rezeptorantagonisten Montelukast den FEV1-Abfall nach Belastung signifikant reduzieren kann (Pearlman et al. 2006).

6.2.2 Rolle der Leukotriene bei der Sensibilisierung

Bei der Fragestellung, warum die Hausstaubmilbe (*Dermatophagoides farinae* und *Dermatophagoides pteronyssinus*) und Schimmelpilze (*Aspergillus fumigatus*) ein so starkes Potenzial haben, Allergien auszulösen, stieß man auf deren Fähigkeit, schnell Cysteinyl-Leukotriene aus den myeloiden DCs über Dectin-2-abhängige Mechanismen zu stimulieren (Barrett et al. 2009). Dieselbe Arbeitsgruppe beschrieb 2 Jahre später, dass bei Cys-LT1-Rezeptor -/- und LT-C4-Synthetase -/- Knockout-Mäusen die Sensibilisierung nicht induziert werden konnte und diese Mäuse keine Th2-Antworten nach Hausstaubmilbenkontakt zeigten. Dadurch wurde bewiesen, dass die Cysteinyl-Leukotriene und besonders der Cys-LT1-Rezeptor in der Sensibilisierungsphase von Allergenen eine bedeutende Rolle spielen dürften (Barrett et al. 2011). Obwohl beim Menschen noch keine Untersuchungen vorliegen, überlegt man bereits, ob man bei Säuglingen über Gabe von Cys-LT1-Rezeptorantagonisten eine verzögerte Sensibilisierung erreichen könnte (Laidlaw und Boyce 2012).

Leukotriene haben jedoch nicht nur „negative" Effekte auf die Lunge, sondern helfen bei Infekten, Gewebsverletzungen und Gewebsentzündungen, die physiologische, anfängliche inflammatorische Phase durch die Rekrutierung von Neutrophilen im Gewebe aufzubauen. Leukotrien B4 mediiert gemeinsam mit Integrinen Signale, die für die extrem koordinierte Wanderung der Neutrophilen aus den Blutgefäßen in Richtung extravaskulären Raum verantwortlich sind, um dort wie ein Insektenschwarm, Cluster formierend, zum entzündeten Gewebe gelockt zu werden (Lammermann et al. 2013).

Zusammenfassend kann man sagen, dass Leukotriene eine wichtige Rolle bei der Pathogenese von allergischer Inflammation und Asthma spielen.

6.2.3 AERD: Aspirin excerbated respiratory disease

Wie schon in ▶ Abschn. 3.7.1.3 erwähnt ist die AERD ein Syndrom mit schwerem Asthma bzw. Rhinosinusitis mit Nasenpolypen, das durch Vermehrung von Eosinophilen und Mastzellen nach NSAR-Einnahme gekennzeichnet ist. Obwohl der zugrundeliegende Mechanismus noch nicht ganz geklärt ist, handelt es sich um eine Dysregulation von COX/5-LOX im Arachidonsäuremetabolismus. Aspirin und andere NSAR blockieren die COX (■ Abb. 6.6) und hemmen dadurch die Umwandlung von Arachidonsäure in Prostaglandine. Da daraufhin ein Überangebot an Arachidonsäure vorliegt, wird die Bildung von bronchokonstriktorischen Leukotrienen über den 5-LOX-Weg begünstigt. Cysteinyl-Leukotriene erhöhen die mikrovaskuläre Permeabilität und verstärken die Schleimsekretion der bronchialen und nasalen Mukosa (Buchheit et al. 2016).

Somit sind die zentralen Ursachen der AERD-Pathogenese die Hemmung des bronchoprotektiven und antiinflammatorischen PGE2 sowie eine Überproduktion von proinflammatorischen und bronchokonstriktorischen Cysteinyl-Leukotrienen. Die Dysbalance dieser Lipidmediatoren führt wahrscheinlich zu erhöhten Eosinophilen im Respirationstrakt (Diamant et al. 1997).

Typisches Merkmal für die AERD ist die Abhängigkeit von COX-Produkten. PGE2-Analoga und EP2 Rezeptoren-Analoga sind in der Lage, die Aspirin-induzierte Überproduktion von Cys-LTs zu 90 % zu blockieren. (Liu et al. 2013).

Bei AERD-Patienten findet man in den Schleimhäuten deutlich **verringerte Mengen der Enzyme COX-2- und PGE2-Synthetase**, die dort auch indirekt proportional zur Menge der Leukotriene sind, und eine Überproduktion von PGD2 (Yoshimura et al. 2008). So beobachtete man im Gewebe von Nasenpolypen von AERD-Patienten im Vergleich zu Polypen von Aspirin-Toleranten eine reduzierte Expression von COX-2 und eine Hypermethylierung des PGE2-Synthetase-Gens. Während entzündlicher Prozesse scheint die Verfügbarkeit von PGE2 bei AERD-Patienten durch eine reduzierte Expression von COX-2 und Hypermethylierung des PGE2-Synthetase-Gens reduziert zu sein und wird dann nach COX-1-Hemmung durch Aspirin oder NSAR noch weiter vermindert, wodurch es zur Exazerbation mit den charakteristischen Symptomen kommt (Cheong et al. 2011).

Mangelndes PGE2 spielt somit eine wichtige Rolle bei der AERD. Epithelzellen der Nasenpolypen von AERD-Patienten produzierten **signifikant weniger PGE2**, aber umgekehrt **signifikant mehr LT-C4-Synthase und Cysteinyl-Leukotriene** (Perez-Novo et al. 2005; Kowalski et al. 2000). Dieselben Veränderungen sieht man beim Vergleich von Atemwegsfibroblasten von AERD-Patienten mit Gesunden, die viel weniger PGE2-produzieren als Aspirin-Tolerante und Gesunde (Pierzchalska et al. 2003). Umgekehrt blockiert die Inhalation von PGE2-Agonisten die Bronchokonstriktion und hemmt den Anstieg der LT E4 nach Aspirin-Challenge bei AERD-Patienten (Sestini et al. 1996).

Mit der reduzierten PGE2-Produktion geht auch eine geringere Expression von EP2-Rezeptoren in Mastzellen, Makrophagen und T-Zellen der nasalen und bronchialen Mukosa von AERD-Patienten im Vergleich zu Aspirin-toleranten Kontrollen einher (Adamusiak et al. 2012; Corrigan et al. 2012).

Ursache für Pathogenese der AERD können auch Polymorphismen der EP2-Gene sein (Jinnai et al. 2004). Zusätzlich zeigen AERD-Patienten eine erhöhte Endorgan-Reaktivität zu Leukotrienen, weil spezielle LT E4-Rezeptoren verstärkt exprimiert werden, ein Mechanismus, der ebenfalls über Polymorphismen gewisser Gene ausgelöst sein könnte (Sousa et al. 2002). Diese Beobachtungen bekräftigen, dass AERD zum Teil auch von genetischen Mustern veränderter PGE2- und Leukotrien-Expression verursacht sein dürfte. Somit scheint bei AERD-Patienten auch eine „Abhängigkeit" von der bronchoprotektiven Wirkung der EP2-Rezeptoren zu bestehen. Normalerweise entsteht im Atemwegsepithel – über COX-katalysierte Prozesse – PGE2, das die EP2-Rezeptoren aktiviert und eine Hemmung der Mastzellaktivierung bewirkt. NSARs führen zu einem Mangel an schützendem PGE2, wodurch die Hemmung der Mastzellaktivierung verhindert wird (Säfholm et al. 2015).

SPMs

In den folgenden Kapiteln wird die Gruppe der neu entdeckten entzündungs**auf**lösenden Lipidmediatoren, die in der Literatur als **specialized pro-resolving mediators (SPMs)** bezeichnet werden, vorgestellt:
Lipoxine, Resolvine, Protektine und Maresine.

Über viele Jahrzehnte war unser Verständnis für Entzündungen limitiert auf die proentzündlichen Mediatoren. Therapeutisches Ziel war es, die inflammatorischen Prostaglandine und Leukotriene zu hemmen.
Erst vor kurzem erkannte man, dass auf die proinflammatorische Phase ein genau gesteuerter Abklingprozess der Entzündung folgt. Entzündungs**auf**lösung ist somit kein passiver Prozess, wie man lange vermutet hatte, sondern findet durch einen evolutionär perfekt generierten Wechsel der Lipidmediatorenklassen statt. Man entdeckte entzündungs**auf**lösende Lipidmediatoren, die als endogene Agonisten agieren, um die Beendigung der Inflammation zu aktivieren und die **Auf**lösung der Entzündung zu stimulieren.

Die Erforschung der SPMs gelang durch neue Techniken UPCL/MS-MS („ultra-performance liquid chromatographic separation and mass spectrometric analysis"), mit denen man heute über 150 verschiedene Lipidmediatoren mit nur 50 µl Plasma innerhalb weniger Minuten analysieren kann.

SPMs sind Lipide mit sowohl antiinflammatorischem als auch proentzündungsauflösendem Potenzial. Einerseits beenden sie die im Rahmen der Infektion vermehrte Infiltration von Neutrophilen, Basophilen, Eosinophilen und Mastzellen an den Orten der Infektion, andererseits erhöhen sie die bakterielle und die apoptotische neutrophile Clearance. Dieser Prozess wird als **Efferozytose** bezeichnet und kommt aus dem lateinischen *efferre* – deutsch: hinaustragen, zu Grabe tragen. Gemeint ist somit die phagozytäre Clearance, bevor die sekundäre Nekrose oder Gewebsschädigung einsetzt (Chiang et al. 2012).

Entzündungs**auf**lösende Lipdmediatoren besitzen auch die Fähigkeit, proinflammatorische Zytokine zu drosseln und die antiinflammatorischen Zytokine zu aktivieren (Serhan und Chiang 2013; Maderna und Godson 2009). Folglich gelten SPMs als Schlüsselmediatoren zur Beendigung von Infekten und zur Vermeidung einer Chronifizierung von Entzündungen, die zu chronischen Krankheiten wie Allergien, Asthma bronchiale, COPD, aber auch zu Arteriosklerose, PcP, Adipositas, Krebs und Multipler Sklerose führen können (Nathan und Ding 2010).

6.3 Lipoxine (lipoxygenase interaction products oder LX)

Lipoxine sind eine Familie aus Tri-hydroxy-Eicosanoiden, die in Form von LX A4, LX B4 sowie als Aspirin-getriggerte Epi-Lipoxine (15 epi-LX A4 und 15 epi-LX B4) vorkommen. Sie unterscheiden sich in Funktion und Form deutlich von den proinflammatorischen Eicosanoiden. Lipoxine entstehen ebenfalls aus der Arachidonsäure und haben die Aufgabe, die inflammatorischen Exsudate und proinflammatorischen Mediatoren, die primär zur Neutralisierung von Pathogenen und lokaler Gewebsverletzung gebildet wurden, wieder abzubauen. Ohne deren Auflösung würden diese das Gewebe zu sehr schädigen und die Entzündung zu lange hintanhalten. In einem natürlich gesteuerten Zusammenspiel des zeitlichen und räumlichen Auftretens der verschiedenen Eicosanoide haben Lipoxine wichtige Aufgaben im Rahmen der Entzündungslösung und scheinen durch „Stopp"-Signale die Fähigkeit zu besitzen, die Chronifizierung von Entzündungen zu vermeiden und diese zu beenden (Chiang et al. 2006).

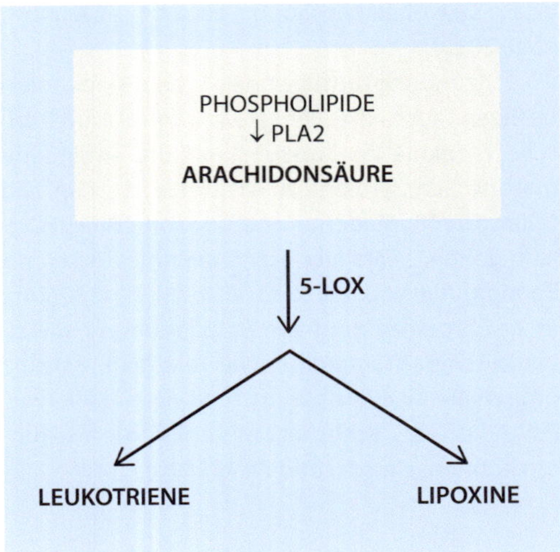

Abb. 6.7 5-LOX Metabolite. Die 5-Lipoxygenase metabolisiert nicht nur inflammatorische Leukotriene, sondern auch antiinflammatorische Lipoxine

Gebildet werden die Lipoxine in Interaktion mit der 5-Lipoxygenase (5-LOX)), die auch die Bildung von proinflammatorischen Leukotrienen auslöst (Abb. 6.7).

- **Lipoxinsynthese:**

Lipoxine entstehen durch verschiedene Zell-Zell-Interaktionen (Abb. 6.8):

1. Die in Leukozyten vorhandene 5-LOX wandelt die Arachidonsäure in LT A4 um, das danach von der in Blutpättchen enthaltenen **12-LOX** in LX A4 transfomiert wird.
2. An den mukosalen Oberflächen baut die dort vorhandene **15-LOX** molekularen Sauerstoff in die 5-Kohlenstoffposition der Arachidonsäure ein und erzeugt so 15-S-Hydroxyl-Eicosatetraensäure (15-S-HETE), die wiederum von den PMNs (polymorphonukleäre Leukozyten:

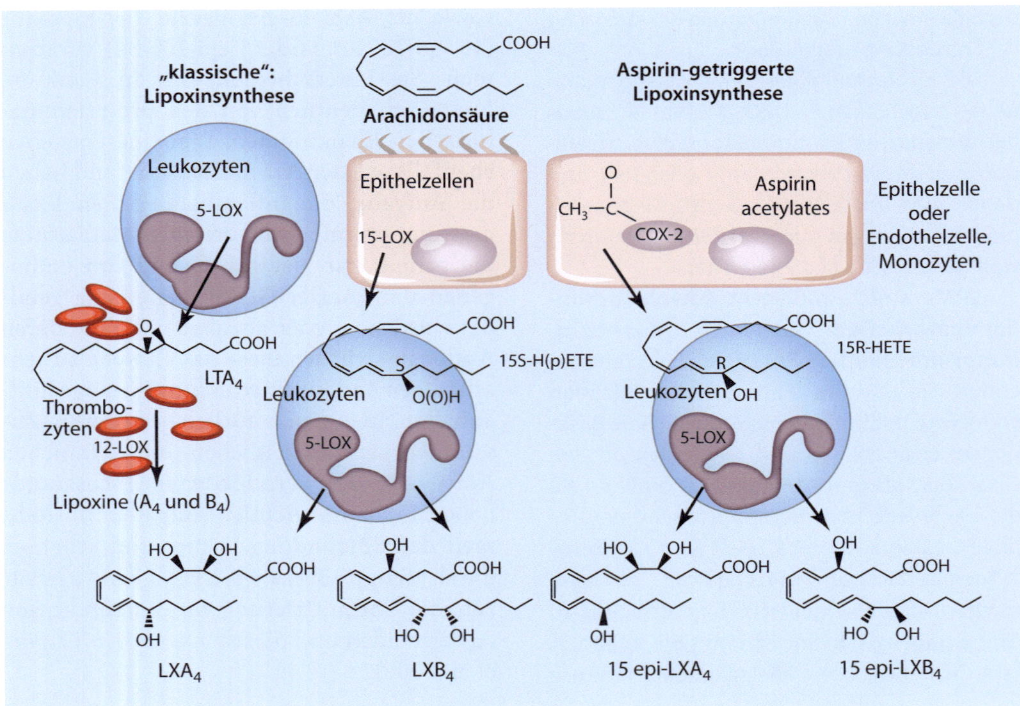

Abb. 6.8 3 unterschiedliche enzymatische Wege der Lipoxinbildung. Lipoxine entstehen a: durch 5-LOX aus Leukozyten, die zunächst LT A4 bilden und danach über 12-LOX aus Blutblättchen in LX A4 und LX B4 transformiert werden, b: durch 15-LOX der Epithelien und 5-LOX der Leukozyten, c: durch COX-2 von Epithel/Endothel/Monozyten gemeinsam mit Aspirin und 5-LOX der Leukozyten. (Mod. nach Chiang et al. 2006)

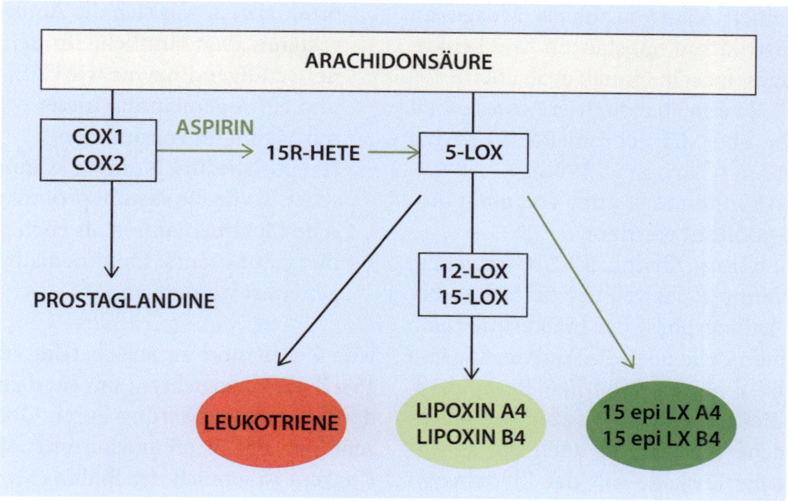

Abb. 6.9 Lipoxinsynthese. Aus Arachidonsäure entstehen über COX die Prostaglandine, und über 5-LOX die Leukotriene sowie über 5-LOX plus 12-LOX oder 15-LOX die Lipoxine. 15 epi-Lipoxin (oder Aspirin-getriggertes Lipoxin) entsteht über 15R-Epimere, die nach irreversibler Acetylierung der COX-2 durch Aspirin aus der Arachidonsäure gebildet werden und danach über 5-LOX in 15 epi-Lipoxine umgewandelt werden (grüne Pfeile)

neutrophile, eosinophile, basophile Leukozyten sowie Mastzellen) aufgenommen wird und über 5-LOX in Lipoxin umgewandelt wird. Dieser Vorgang fördert nicht nur die Biosynthese von Lipoxinen, sondern hemmt auch die Entstehung von Leukotrienen (Serhan 1997). Neben der direkten Aktivierung der Lipoxinbildung kann die **15-LOX** aber auch Leukotrien A4 in Lipoxine umwandeln (Serhan 2002).

3. Interessanterweise stimuliert Aspirin ebenfalls die Bildung von entzündungs**auf**lösenden Lipoxinen. In COX-2-tragenden mukosalen Epithelzellen und vaskulären Endothelzellen lösen inflammatorische Stimuli zunächst eine Aktivierung der COX-2 aus. Aspirin hemmt die COX-1 und die Biosynthese von Prostaglandinen und Thromboxan. Über irreversible Acetylierung der COX-2 fördert Aspirin die Bildung von 15R-Epimeren aus der Arachidonsäure als Vorstufen der Lipoxine. Diese 15R-HETE wird dann über die 5-Lipoxygenase (5-LOX) der aktivierten polymophonukleären Leukozyten in die Lipoxine: 15 epi-LX A4 und 15 epi-LX B4, auch Asprin-getriggerte (AT) LX A4 und B4 genannt, umgewandelt, die die entzündungs**auf**lösende Phase verstärken und die Entzündung dämpfen (Serhan 2002) (s. Abb. 6.9).

Aspirin kann daher in klinisch relevanten Dosen (81, 325 und 650 mg täglich) sowohl Thromboxan blockieren als auch die antiinflammatorischen AT-Lipoxin-Spiegel erhöhen (Chiang et al. 2004). Somit triggert Aspirin, neben der antithrombotischen Wirkung, antiinflammatorische Mediatoren und dämpft Entzündungen.

Aspirin-Challenge erhöht die LX A4-Werte auch bei Aspirin-Intoleranten, jedoch zu einem geringeren Ausmaß als bei Aspirin-Toleranten und Gesunden, weshalb eine reduzierte Fähigkeit Lipoxine zu bilden, eine weitere mögliche Ursache für AERD darstellen könnte. Durch die fehlende Kapazität, den Einstrom von Leukozyten über Lipoxine zu stoppen, könnte die lokale entzündliche Antwort langfristig aufrechterhalten werden und die Bronchialmuskulatur durch fehlende Gegensteuerung einer relativ erhöhten Menge an bronchokonstriktiven Substanzen, wie Leukotrienen, ausgesetzt sein (Sanak et al. 2000).

15R-HETE kann aber auch in Abwesenheit von Aspirin über Cytochrom-P450-Enzyme gebildet werden (Claria et al. 1996).

Lipoxine können aber auch von einer einzigen Zelle gebildet werden:

Wie schon im ▶ Abschn. 5.4.2 beschrieben, wurde in *Nature Reviews* publiziert, dass bereits in der Anfangsphase des Infekts innerhalb einer einzelnen Zelle über die Aktivierung von Oberflächenrezeptoren (Toll-like Rezeptor 4, purinerger Rezeptor P2X7) sowohl die proinflammatorische Kaskade als auch die antiinflammatorische Kaskade mit der Lipoxinsynthese aktiviert wird (Dennis und Norris 2015).

6

Zunächst wird beim akuten Infekt durch Lipopolysaccharide der TLR4-Rezeptor im Makrophagen stimuliert und dieser induziert sequenziell über Aktivierung von NF-κB die Bildung von pro-IL-1β. Daraufhin initiiert der Rezeptor P2X7, ein purinerger Rezeptor für extrazelluläres ATP, die Aktivierung von Caspase-1 über ATP, die pro-IL-1β in die aktive Form IL-1β umwandelt, welches proinflammatorisch wirkt.

Parallel dazu wird bereits der Prozess der Entzündungs**auf**lösung gestartet: Ebenfalls über den TLR4-Rezeptor wird die cPLA2 (zytosolische Phospholipase A2) aktiviert und die COX-2-Produktion über NF-κB initiiert. Daraufhin wird Arachidonsäure aus den Phospholipiden freigesetzt, die sich zunächst in veresterte 15-HETE transformiert. Aktivierung des purinergen P2X7-Rezeptor triggert cPLA2 und 5-LOX, wodurch nach Hydrolyse 15-HETE entsteht, die in schützendes Lipoxin A4 umgewandelt wird.

Diese Ergebnisse zeigen Evidenz, dass die Lipoxinsynthese nicht unbedingt den Zell-Zell-Kontakt braucht, sondern auch **innerhalb einzelner Zellen** (am Beispiel von Makrophagen)

- protektive Lipoxine erzeugt werden und keine weiteren Zellen benötigen, um über tranzellulären Kontakt diese wichtigen entzündungs**auf**lösenden Mediatoren zu produzieren, was sich die Autoren dadurch erklären, dass sämtliche für den Prozess notwendigen Enzyme wie COX-2, 5-LOX und cPLA gemeinsam in der perinukleären Membran vorkommen;
- rezeptorspezifisch und in kombinatorischer Kontrolle sowohl proinflammatorische Lipidmediatoren als auch entzündungs**auf**lösende Lipidmediatoren generiert werden.

Jene Zellen sind zusätzlich fähig, die Vorstufe 15-HETE zu speichern, um sie dann – bei Bedarf – nach Aktivierung durch Oberflächenrezeptoren (P2X7) in Lipoxine umzuwandeln. Das Konzept ist ähnlich der Bildung von IL-1β, das als Vorstufe gespeichert wird und erst nach Inflammasom Aktivierung aktiv sezerniert wird. (s. ◘ Abb. 5.19 = ◘ Abb. 6.10) Diese Ergebnisse offenbaren, wie komplex das Zusammenspiel der pro- und antiinflammatorischen Eicosanoidsynthese ist und wie vorsichtig man bei der Anwendung von COX-Hemmern sein muss, um dieses filigrane Wechselspiel nicht zu stören.

Interessanterweise zeigten die Autoren diese Studie (Norris et al. 2014), dass Makrophagen innerhalb der Zelle, im Vergleich zu tranzellulären Mechanismen, sogar effizienter verestertes 15-HETE bildeten.

Bei noch genauerer Betrachtung sah man an Makrophagen *in vitro*, dass sich aus der Arachidonsäure, die durch aktivierte COX-2 oxygeniert wird,

- zu 90–93 % PG H2 bildet, das dann in die weiteren Prostaglandine transformiert wird,
- zu 4–6 % 11-HETE-Produkte bilden
- zu 1–3 % zunächst veresterte 15-HETE, die über Aktivierung von purinergen P2X7-Rezeptoren mittels cPLA2 und 5-LOX, in 30 % 15-R-HETE und 70 % 15-S-HETE transformieren, um in „schützendes" Lipoxin A4 umgewandelt zu werden (Norris et al. 2014). Die Umwandlung von Arachidonsäure in 15-HETE konnte auch in dieser Studie durch Acetylsalicylsäure (ASA)-Behandlung verstärkt werden. Der Mechanismus

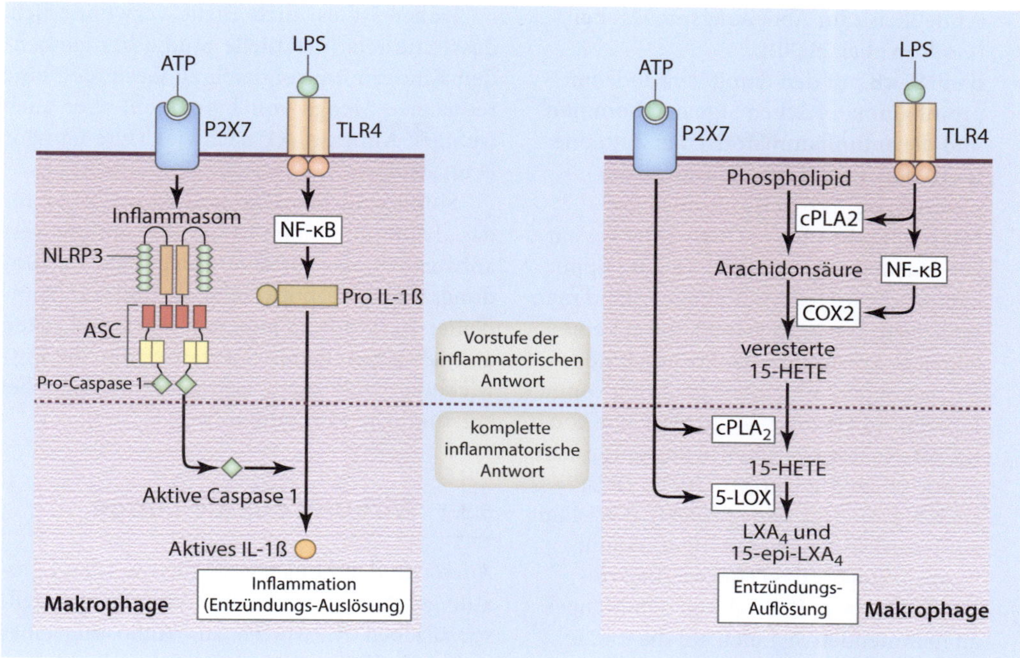

Abb. 6.10 Aufrechterhaltung der Homöostase im Rahmen einer Entzündungsantwort: Die pro-inflammatorische IL-1ß Aktivierung findet parallel zur anti-inflammatorischen Lipoxinbildung über Aktivierung derselben Rezeptoren statt (Mod. nach Dennis und Norris (2015). Beim Infekt induziert die TLR 4-Aktivierung durch Lipopolysaccharide eine pro-IL-1β-Sekretion, vermittelt über Aktivierung von NF-κB. Zusätzlich wird der P2X7-Rezeptor über ATP aktiviert und triggert nach Inflammasom-Aktivierung die Caspase-1-Bildung. Caspase 1 hat daraufhin die Fähigkeit die Vorstufe pro-IL-1β zu aktivem IL-1β umzuwandeln, das die inflammatorische Kaskade in Gang setzt. Parallel aktiviert der TLR4 die cPLA2 dazu, aus den Membranphospholipiden Arachidonsäure zu bilden und induziert die COX-2-Produktion, ebenfalls über Aktivierung von NF-κB. COX-2 bewirkt die Umwandlung der Arachidonsäure in Prostaglandine und veresterte 15-HETE, die als Vorstufe gespeichert wird. Parallel dazu werden über Aktivierung des purinergen P2X7-Rezeptors ebenfalls cPLA2, aber auch 5-LOX gebildet, die die gespeicherte 15-HETE hydrolysieren, aus den Membranphospholipiden freisetzen und danach in entzündungsauflösendes Lipoxin umwandeln.

wurde in Abb. 6.9 bereits beschrieben. Zellen, die mit Aspirin in Kontakt kamen, induzierten zu fast 100 % die Bildung von 15R-HETE und 15 epi-LX A4 und auch zu wesentlich höheren Mengen als mit dem nativen Enzym (Norris et al. 2014).

Lipoxine binden an den spezifischen G-Proteinrezeptor ALX/FPR2, der an der Oberfläche verschiedenster Zellen (bronchialen Epithelzellen, Leukozyten, ILCs) lokalisiert ist (Planaguma et al. 2008) und lösen multizelluläre Antworten aus, indem sie

- **die Leukozytenrekrutierung**, deren Chemotaxis, Adhäsion und Transmigration entlang endothelialer und epithelialer Zellen und deren Akkumulation am Ort der Entzündung **hemmen;**
- die Makrophagen und Monozyten nicht-entzündlich dazu aktivieren, **die apoptotischen PMNs über Phagozytose** zu **eliminieren** (Levy et al. 2001). Dadurch tragen sie in Konzentrationen im Nanomolekularbereich zur Reduktion der Intensität der Entzündung und der daraus folgenden Gewebsverletzungen und

schließlich zum Abheilungsprozess bei (Godson et al. 2000);

- **den NF-κB** mit den damit verbundenen proinflammatorischen Signalen **hemmen** und die antiinflammatorischen Zytokine IL-10 und TGF-β erhöhen sowie die phagozytäre Aktivität z. B. auch der Mikrogliazellen bei M. Alzheimer verstärken (Medeiros et al. 2013). In der Hippokampusregion bei M. Alzheimer fand man reduzierte Werte von IL-10, die auf eine fehlende Entzündungsauflösung hindeuten, gekoppelt mit einer Reduktion von Lipoxin A4 (Wang et al. 2015). Gabe von LX A4-Analoga vermehrte den antiinflammatorischen Mediator IL-10. IL-10 ist auch bekannt für seine protektive Wirkung auf Neurone (Spera et al. 1998). Somit wird spekuliert, dass eine verringerte Produktion von IL-10 durch den Mangel an hemmenden Signalen auf die Entzündung zu Pathologien im Nervensystem beitragen könnten.

6

Außerdem koppelt der ALX/FPR2 Rezeptorliganden verschiedenster Peptide sowohl pro- als auch antiinflammatorischer Natur. Bei Asthmatikern ist die ALX-Oberflächenexpression sowohl in den Neutrophilen, als auch in den Eosinophilen und Monozyten, im Vergleich zu Gesunden, reduziert (Planaguma et al. 2008).

Mittlerweise weiß man, dass auch ein endogenes Glukokortikoid-reguliertes Protein namens Annexin A1 (AnxA1) – auch Lipocortin-1 genannt – an diese Lipoxinrezeptoren (ALX/FPR2) bindet. AnxA1 unterdrückt die Aktivierung von proinflammatorischen M1-Makrophagen, indem es die Expression von IL-6, IL-1β und TNF-α hemmt (Li et al. 2011) und bewirkt dadurch eine Reduktion der Akkumulation der Neutrophilen. Außerdem fördert AnxA1 auch die Clearance der apoptotischen Leukozyten durch Makrophagen über eine vermehrte Expression von IL-10, wodurch die Bildung von antiinflammatorischen, proentzündungsauflösenden M2-Makrophagen stimuliert wird (Cooray et al. 2013).

Daher ist es auch nicht verwunderlich, dass eine relativ aktuelle Studie bei giemenden Kindern im Vergleich zu Gesunden eine reduzierte Menge von Lipoxinen, aber auch weniger Annexin A1 nachwies (Eke Gungor et al. 2014).

Somit sind Lipoxine und Annexin A1 für das „Feintuning“ am Ort der Entzündung verantwortlich, das für eine ordentliche Entzündungsauflösung notwendig ist und zur kompletten *Restitutio ad integrum* führt, und gelten als vielversprechende Substanzen für die Entwicklung neuer therapeutischer Strategien bei entzündlichen Erkrankungen.

6.3.1 Wirkung auf die Lunge

Auch von den Lungenepithelien werden Lipoxine gebildet, die dort eine Vielzahl von zellspezifischen Antworten zur Auflösung eines akuten Infekts sowie einer akuten Exazerbation bei Asthma triggern.

6.3.1.1 Wirkung auf die neutrophilen Granulozyten

Lipoxin A4 und Aspirin getriggerte Lipoxine (AT-LX-Analoga) modulieren die inflammatorischen Antworten an den Leukozyten über Hemmung des Aktivatorprotein-1 und **Hemmung des NF-κB.**

Sie blockieren die IL-8-mRNA-Expression und die IL-8-Freisetzung um 50–65 %. IL-8 fördert chemotaktisch die Rekrutierung von neutrophilen Granulozyten am Ort der Entzündung und gilt daher als stark proinflammatorisches Zytokin in menschlichen Leukozyten (Jozsef et al. 2002).

Lipoxin A4 bewirkt daher eine Hemmung der Chemotaxis und Adhäsion sowie die Hemmung der transepithelialen und transendothelialen Migration der Neutrophilen. Weiters hemmt Lipoxin die neutrophil-epithelialen Interaktionen (Serhan et al. 1995; Papayianni et al. 1996).

Da schweres steroidrefraktäres Asthma oft mit einer Neutrophilie verbunden ist, haben

Lipoxine hier eine entscheidende gegenregulatorische Bedeutung.

6.3.1.2 Wirkung auf die eosinophilen Granulozyten

Lipoxine und AT-LX A4 **reduzieren die Allergen-induzierte eosinophile Wanderung** über Hemmung der Bildung von Eotaxin, IL-5 und lokalem PAF (plättchenaktivierender Faktor) (Bandeira-Melo et al. 2000a). Besonders die Fähigkeit der Lipoxine, als endogene Lipidmediatoren Eotaxin und die Signalgebung (GM-CSF) der eosinophilen Aktivierung zu hemmen, dürfte für die Kontrolle von Asthma von großer Bedeutung sein (Starosta et al. 2008).

Außerdem beschleunigt Lipoxin A4 auch die Auflösung des allergischen Ödems (Bandeira-Melo et al. 2000b).

Inhalation mit LX A4 bei Asthmatikern zeigt positive Effekte auf die Lungenfunktion und antagonisiert eine durch Leukotrien-C4-Inhalation ausgelöste Atemwegsobstruktion (Christie et al. 1992).

Stabile LX A4-Analoga blockierten die Hyperreaktivität der Bronchien und die allergische Entzündung der Atemwege im Mausmodell (Levy et al. 2002).

Folglich ist es wenig überraschend, dass bei schweren Asthmatikern signifikant niedrigere Werte von Lipoxin A4 im Respirationstrakt und in den Granulozyten des peripheren Blutes gemessen wurden. Zellen der bronchoalveolären Lavage zeigten einen fünffach erniedrigten Wert von 15-LOX. Auch die COX-2 ist bei schweren Asthmatikern in der gesamten Lunge vermindert (Planaguma et al. 2008).

Die Unterproduktion von Lipoxinen mit reduzierten Enzymen und Rezeptoren, die für die Biosynthese von Lipoxinen verantwortlich sind, scheinen ein wichtiger Mechanismus zu sein, der der pathologischen immunologischen Antwort beim schweren Asthma zugrunde liegt. Schweres Asthma dürfte somit, zumindest teilweise, durch eine defekte Synthese von entzündungsauflösenden Lipoxinen gekennzeichnet sein, die allergische Immunantworten gegenregulieren könnten.

Ebenfalls deutlich niedrigere Werte des 15-LOX-Produkts 15-HETE (Vorstufe von Lipoxin) und von LX A4 beobachtete eine weitere Studie bei schweren Asthmatikern, wohingegen in dieser Gruppe die durch die 5-LOX alternativ metabolisierten Produkte 5-HETE, LT B4 und Cys-LT deutlich erhöht waren (Levy et al. 2005).

Mehr noch, die Lungenfunktionswerte von Asthmatikern korrelieren mit der Höhe der Lipoxinwerte: Auf **Abb. 6.11** ist deutlich zu sehen, dass die meisten Patienten mit schwerem Asthma und einer FEV1 <80 % nur ganz niedrige LX A4-Werte aufweisen. Steigende Lipoxinwerte sind mit einer besseren FEV1 verbunden. Dagegen sind die Cys-LT-Werte bei

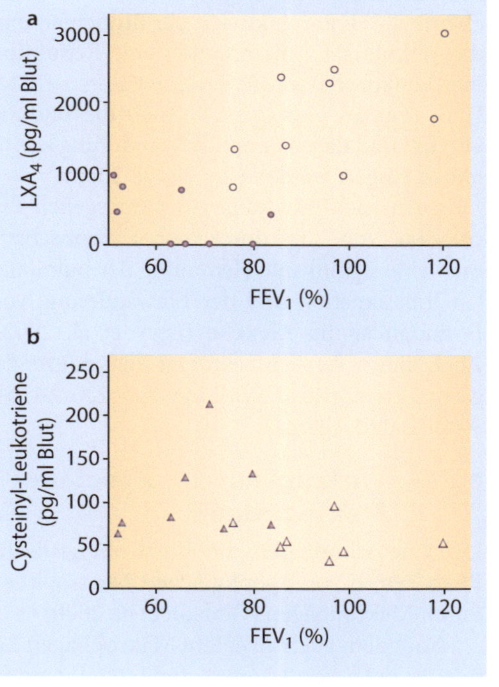

Abb. 6.11 Beziehung zwischen Lipidmediatoren und Atemwegsobstruktion. Mittelwerte für die biosynthetische Kapazität von (**a**) LX A4 (Kreise) und (**b**) Cys-LT (Dreiecke) von Patienten mit Asthma im Vergleich zu deren FEV1(% pred.)-Werten. Werte von Patienten mit schwerem Asthma voll, Werte von Patienten mit moderatem Asthma sind offen eingezeichnet. (Mod. Levy et al. 2005)

schweren Asthmatikern deutlich erhöht und assoziiert mit stark erniedrigter FEV1 und somit schlechterer Lungenfunktion als bei Patienten mit moderatem Asthma. Cys-LTe sind wie in ▶ Abschn. 6.2.1 beschrieben bekannt als starke Bronchokonstriktoren.

6

Dieser Versuch untermauert Ergebnisse aus früheren Studien (Samuelsson et al. 1987), die zeigten, dass **Lipoxine die Cys-LT-mediierte bronchiale Hyperreaktivität beim Asthma blockieren bzw. gegenregulieren können**. LX A4 scheint somit bei allergischer Inflammation der Lunge positive Einflüsse zu haben. Diese Annahme wurde anhand von In-vivo-Versuchen bestätigt:

Verabreichung eines stabilen LX A4-Analogs während einer Allergen-Challenge im Mausmodell mit allergischem Asthma blockierte die Hyperreaktivität der Bronchien und die pulmonale Inflammation mit Reduktion von Leukozyten sowie der Mediatoren IL-13, IL-5, Eotaxin und Cys-LT. Auch die Bildung von IgE und die eosinophile Wanderung konnten verringert werden (Levy et al. 2002).

Auch nach Induktion einer transgenen Expression von Lipoxinrezeptoren beobachtete man eine signifikante Hemmung der pulmonalen Inflammation und der Einwanderung von Eosinophilen ins Gewebe (Levy et al. 2002). Auch dieser Versuch bekräftigt die schützende, gegenregulatorische Wirkung von LX A4 bei Asthma und Allergien.

6.3.1.3 Wirkung auf die alveolären Makrophagen

Lipoxine stimulieren die nicht-phlogistische Phagozytose von apoptotischen Neutrophilen durch Makrophagen (Godson et al. 2000).

Nachdem auch alveoläre Makrophagen Lipoxine erzeugen können, fand man heraus, dass die Biosynthese von Lipoxinen in Makrophagen von schweren Asthmatikern wesentlich geringer ist als von nicht-schweren Asthmatikern und Gesunden. Nach Beobachtung der basalen Ausschüttung benützte man zur Stimulation der Makrophagen Lipopolysacharide (LPS). Makrophagen von schweren Asthmatikern erzeugten nach Stimulation signifikant weniger Lipoxine als Makrophagen von Gesunden. Umgekehrt induzierte LPS Reizung in Makrophagen schwerer Asthmatiker signifikant höhere Werte an Leukotrienen (LT B4) als von leichten Asthmatikern und damit zeigte sich eine höhere Leukotrien/Lipoxin-Ratio (Bhavsar et al. 2010). Nachfolgende orale Gabe von Dexamethason hemmte interessanterweise nicht nur – wie gewünscht – die Leukotriene, sondern auch die Lipoxine. Die Ratio proinflammatorische Leukotriene/antiinflammatorische Lipoxine nach Dexamethasongabe war bei schweren Asthmatikern am höchsten.

Zusätzlich konnte auch in dieser Studie eine signifkant positive Korrelation zwischen der Höhe der Lipoxine und der FEV1 gezeigt werden.

Diese Dysbalance der Arachidonsäureprodukte, nämlich verstärkte Bildung von Leukotrienen und mangelnde Biosynthese von Lipoxinen und somit fehlende Gegenregulation der proinflammatorischen Leukotriene von den antiinflammatorischen Lipoxinen, könnte bei schwerem, steroidresistenten Asthma zur persistierender eosinophiler und neutrophiler Inflammation führen.

Dies begünstigt häufige Exazerbationen beim Asthma trotz Kortisontherapie, bei denen mangelnde Lipoxinsynthese die durch Leukotriene induzierte Chemotaxis, Adhäsion und Transmigration der neutrophilen/eosinophilen Granulozyten im Rahmen eines akuten Infekts, nicht hemmen kann (Serhan et al. 2007).

6.3.1.4 Wirkung auf Fibroblasten

In Fibroblasten hemmt Lipoxin A4 die Synthese von proinflammatorischen Zytokinen, wie z. B. IL-6, IL-8, und die Synthese der Matrix-Metalloproteinase-3 (MMP-3). LX A4 verstärkt jedoch die TIMP („tissue inhibitor of metalloproteinase" = Hemmer der Matrix-Metalloproteinase), wodurch schon im Jahr 2000 gezeigt wurde, dass LX A4 in eine negative Feedback-Schleife gegenüber der entzündlichen Zytokinaktivierung in Fibroblasten involviert ist (Sodin-Semrl et al. 2000).

Matrix-Metalloproteinasen aktivieren das extrazelluläre Matrix-Turn-over und die Gewebsreparatur, können aber, wenn sie im Rahmen von Entzündungen außer Kontrolle geraten, zu destruktiven Prozessen mit verzögerter Wundheilung, aber auch zu Remodeling im Respirationstrakt führen (Sampsonas et al. 2007). Damit dies nicht passiert, werden die Matrix-Metalloproteinasen auf natürliche Weise von **TIMP** gegenreguliert. Dementsprechend wurde bei asthmatischen Kindern in der BAL eine höhere MMP-9/TIMP-1-Ratio festgestellt als bei gesunden Kindern (Erlewyn-Lajeunesse et al. 2008).

Sodin-Semrl et al. 2000 schließen aufgrund ihrer Ergebnisse, dass natürlich vorkommendes LX A4 in aktivierten Fibroblasten die Synthese von proinflammatorischen Zytokinen und Matrix-Metalloproteinasen hemmt und TIMP stimuliert, sodass einem Remodeling, als typische Komplikation des Asthmas, vorgebeugt wird bzw. das Remodeling sogar gehemmt wird.

Natürlich sind deshalb mittlerweile Metalloproteinasen-Inhibitoren auch zum interessanten Forschungsthema für die Pharmaindustrie geworden, das jedoch nach anfänglichem Hype in letzter Zeit wegen zahlreicher Fehlschläge an Attraktivität eingebüßt hat. Deshalb wird deren Erforschung aktuell mit einem Ritt auf der „Achterbahn" verglichen (Murphy 2017).

Nachdem mangelnde Auflösung der primären inflammatorischen Antwort zur Vermehrung von Leukotrienen sowie zu chronifizierten entzündlichen Prozessen und Fibrose führt, versucht man bereits im Tierversuch, mit Lipoxin-Anloga die Lungenfibrose zu behandeln. Exogenes Aspirin-getriggertes Lipoxin reduzierte im Mausversuch die pulmonale Fibrose (Martins et al. 2009), aber auch die renale Fibrose (Borgeson et al. 2011).

6.3.1.5 Wirkung auf ILC2 und Natural-Killer-Zellen

Lipoxin A4 beeinflusst auch über „innate lymphoid cells" (ILCs), inklusive „Natural-Killer (NK)-Zellen und Typ-2-innate lymphoid cells" (ILC2) (s. ► Abschn. 3.5) die Regulation des allergischen Asthmas und besonders die eosinophile Entzündung der Atemwegsmukosa (Barnig et al. 2013):

ILC2s sind dafür bekannt, dass sie nach Aktivierung durch die Atemwegsepithel-Zytokine IL-25, IL-33 und TSLP die Zytokine IL-13 und IL-5 freisetzen, aber auch antigenunabhängig als Antwort auf das Mastzellenprodukt Prostaglandin D2 (PGD2) und dadurch bei der Pathogenese von allergischen Erkrankungen eine Schlüsselrolle einnehmen.

NK-Zellen mediieren die eosinophile Apoptose. Koinkubation von NK-Zellen mit Granulozyten initiierte bei NK-Zellen von Gesunden und milden Asthmatikern eine vermehrte Apoptose von Eosinophilen und Neutrophilen, im Vergleich zu NK-Zellen von schweren Asthmatikern.

Sowohl NK-Zellen als auch ILC2 exprimieren ALX/FPR2-Rezeptoren, mit denen auch Lipoxin A4 interagiert.

Zugabe von Lipoxin A4 erhöhte die NK-Zell-mediierte eosinophile Apoptose und reduzierte die IL-13-Sekretion von ILC2-Zellen. Blockade mit einem ALX/FPR2-Rezeptorantagonisten hob die Wirkung wieder auf.

Somit untermauert dieses Experiment, dass die ILC-Rezeptoren ALX/FPR2 Angriffspunkte für Lipoxin A4 darstellen. Demzufolge wirkt Lipoxin A4 als physiologischer Gegenregulator zu der von den ILC2s ausgelösten Atemwegsinflammation und Eosinophilie. Reduzierte Lipoxin-A4-Synthese bei schwerem Asthma führt zur ungehemmten ILC2-Aktivierung.

6.3.1.6 Wirkung auf die glatte Atemwegsmuskulatur

LX A4 antagonisiert die Leukotrien-C4-inititierte Akkumulation der glatten Muskelzellen in Richtung Remodeling (Parameswaran et al. 2007).

All diese Ergebnisse bewirken, dass die Pharmaindustrie auf Hochtouren versucht, Lipoxinanaloga künstlich herzustellen. Derzeit kämpft man jedoch noch mit der Schwierigkeit, synthetische, stabile Lipoxinanaloga in kleinsten Mengen genau an jene Stellen zu bringen, wo sie wirken sollen.

6.3.2 Wirkung auf das kindliche Ekzem

Die absolut erste publizierte randomisierte klinische Studie mit SPMs am Menschen verglich topisches LX A4 mit topischen Kortikosteroiden und verbesserte den Schweregrad und die Abheilung des kindlichen Ekzems ohne Nebenwirkungen, genauso wie die Kortisontherapie (Wu et al. 2013).

6.3.3 Einfluss der COX-1- bzw. COX-2-Hemmer auf die Lipoxinbildung

In der Entzündungsphase erhöhen Akut-Phase-PGE2 und -PGD2 die Expression von 15-LOX und aktivieren dadurch die 15-LOX/5-LOX-Bildung von Lipoxinen, wodurch die Entstehung von Leukotrienen reduziert wird (Loynes et al. 2018): Schon 2001 sah die Gruppe um Serhan und Levy aus Harvard, dass PMNs (polymorphonukleäre Leukozyten), die mit dem COX-2-Produkt PGE2 in entzündlichen Exsudaten in Kontakt kamen, eine veränderte Eicosanoidsynthese aufwiesen, indem sie statt Leukotrien B4 und 5-LOX-Produkten eher Lipoxin A4 über den 15-LOX-Metabolismus stimulierten und dadurch die PMN-Infiltration gestoppt wurde (Levy et al. 2001).

Somit modulieren offensichtlich die proinflammatorischen Lipidmediatoren der ersten Phase die Eicosanoidsynthese auf natürliche Weise in Richtung antiinflammatorische Lipidmediatoren, die die Entzündungsauflösung in Gang setzen.

Abb. 6.12 zeigt beim Vergleich von Zellen aus Blut, bronchoalveolärer Lavage und Lungenbiopsie-Zellen (Planaguma et al. 2008) eine deutlich geringere COX-2- und 15-LOX-2 Genexpression der Zellen von schweren Asthmatikern im Vergleich zu Zellen von milden Asthmatikern. Aus diesem Versuch lässt sich schließen, dass die **COX-2 für eine adäquate Synthese von Lipoxinen eine wichtige Rolle spielen dürfte.**

Eine weitere Studie demonstrierte, dass Hemmung der COX-2 und damit verbundene Hemmung von PGE2 die Bildung der Lipoxine unterdrückt (Fukunaga et al. 2005). Auch diese Studie unterstreicht die wichtige Bedeutung der COX-2 und ihrer Produkte, die die Stimulation der Lipoxinausschüttung bewirken und eine schützende Wirkung auf das Asthma haben (s. ► Abschn. 7.2.1).

6.3.4 Einfluss von Kortikosteroiden auf Lipoxin und COX

Inwieweit auch Kortikosteroide eine hemmende Wirkung auf die Lipoxinsynthese haben, wird derzeit überprüft (Zhang et al. 2014). Kortikosteroide hemmen jedenfalls die COX-2-Bildung. Dies konnte bewiesen werden, indem man bei Ratten nach Adrenalektomie eine 10-fach erhöhte COX-2-Immunreaktivität beobachtete, die nach Gabe von Glukokortikoiden reversibel war, während sich die COX-1 nicht veränderte. Auch bei gesunden Ratten bewirkte eine Hemmung des Glukokortikoidrezeptors eine verstärkte Ausschüttung von COX-2. Diese Ergebnisse deuten darauf hin, dass die COX-2-Expression von Steroiden gehemmt bzw. auch von physiologischen Glukokortikoiden reguliert wird (Zhang et al. 1999). Nachdem die COX-2 bei Patienten mit schwerem Asthma reduziert ist (Abb. 6.12), könnte die oben beschriebene reduzierte Lipoxinbildung bei Asthmatikern auch durch Steroidmedikation verursacht sein. Zumindest ist ein indirekter Effekt durch Steroid-Therapie nicht auszuschließen.

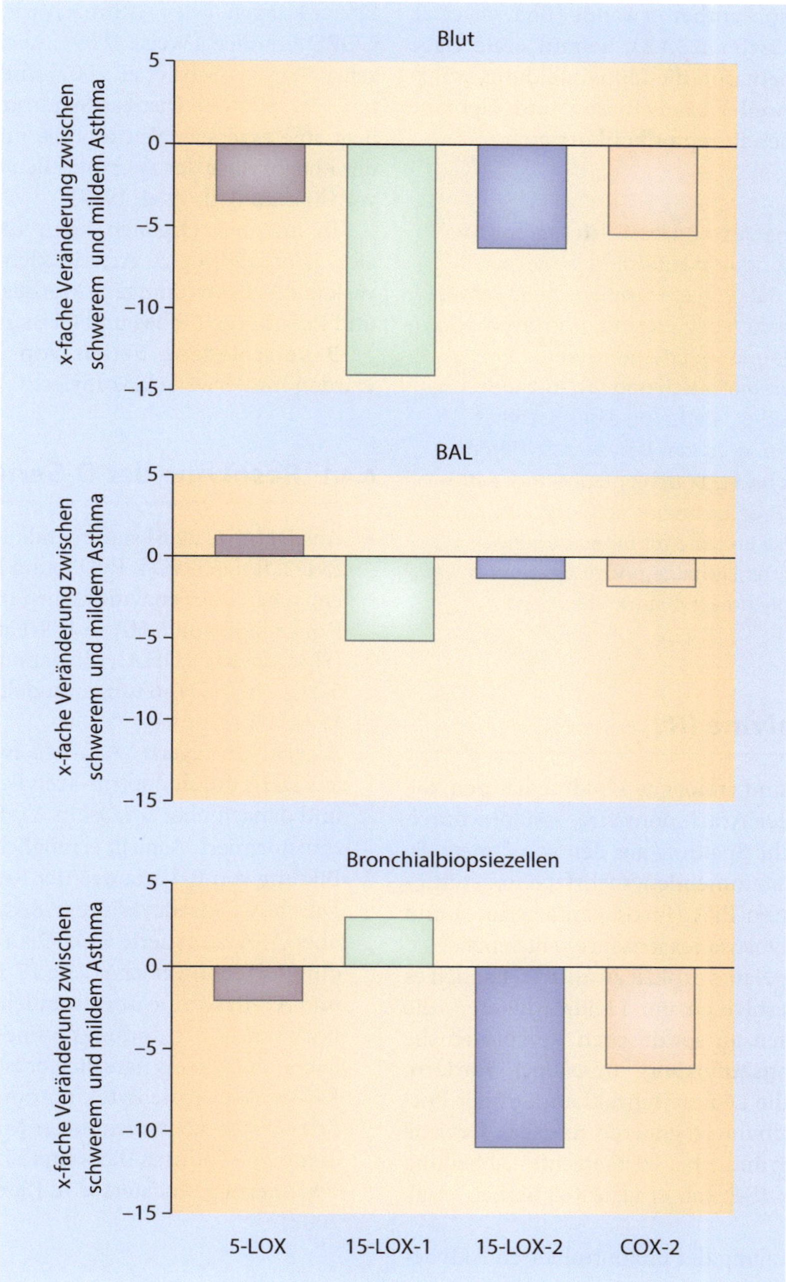

Abb. 6.12 Reduzierte 5-LOX-, 15-LOX-1-, 15-LOX-2- und COX-2-Genexpression bei schweren Asthmatikern im Vergleich zu milden Asthmatikern. Y-Achse: Relative Lipoxin-Biosynthese im Blut, BAL-Zellen und Bronchialbiopsiezellen 5-LOX (violett), 15-LOX-1 (grün), 15-LOX-2 (blau) und COX-2 (orange): analysiert durch quantitative PCR. (Mod. nach Planaguma et al. 2008)

Wie schon vorher erwähnt (Bhavsar et al. 2010) (▶ Abschn. 6.3.1.3), hemmt orale Gabe von Dexamethason die Lipoxinbildung, wahrscheinlich weil Dexamethason und Lipoxine um denselben Rezeptor konkurrieren.

Zusammenfassend lässt sich sagen, dass die entzündungs**auf**lösenden Mechanismen im Rahmen eines Infekts beim schweren Asthma reduziert sind. Lipoxine modulieren als endogene Agonisten antiinflammatorisch und proentzündungs**auf**lösend die Pathologie des Asthmas. Außerdem geht klar hervor, dass Hemmer der COX und LOX den entzündungs**auf**lösenden Prozess beeinträchtigen können, weil diese Enzyme für die endogene Bildung der Lipoxine und anderer Pro-resolving-Mediatoren benötigt werden.

6.4 Resolvine (Rv)

Resolvine sind endogene Lipidmediatoren, die nicht aus der Arachidonsäure, sondern durch enzymatische Spaltung aus den von Omega-3-Fettsäuren stammenden, mehrfach ungesättigten Fettsäuren EPA (Eicosapentaensäure) und die DHA (Docosahexaensäure) entstehen.

Wie der Name explizit ausdrückt, handelt es sich bei Resolvinen um Lipidmediatoren, die als Agonisten an spezifischen Rezeptoren die **Entzündungsauflösung** (*resolving*) **fördern**, indem sie die Leukozytenzahl am Ort der Entzündung hinunterregulieren und das Gewebe für eine gründliche, zeitgerechte Abheilung vorbereiten (Schwab et al. 2007; Serhan et al. 2006).

Beendingung der unkontrollierten Aktivierung und Akkumulation von Leukozyten an den Orten der Entzündung ist eine wichtige Verletzungs-limitierende Komponente in der natürlichen Abklingphase einer Entzündung. Findet diese Entzündungs**auf**lösung nicht zeitgerecht statt, entstehen unerwünschte Gewebsverletzungen, die das Risiko für entzündliche Erkrankungen wie Asthmaentwicklung und COPD erhöhen (Weiss 1989). Auch bei zystischer Fibrose (Saba et al. 2002) und beim akuten Respiratory-Distress-Syndrom (ARDS) liegt eine exzessive Neutrophilie mit mangelnder Phagozytose der apoptotischen Leukozyten vor (Matute-Bello et al. 1997).

In anderen Organen kann die chronifizierte Entzündung zu Arteriosklerose, kardiovaskulären Erkrankungen, Morbus Alzheimer und PcP führen (Tabas und Glass 2013).

3 verschiedene Serien von Resolvinen wurden mittlerweile klassifiziert:

6.4.1 Resolvine der D-Serie

- Aus DHA (C 22:6) stammende RvD1, RvD2, RvD3, RvD4, RvD5, und RvD6 entstehen über enzymatische (15-LOX) Konversion von DHA in 17S-HpDHA (Hydroperoxy-DHA), die dann über 5-LOX in RvD1–6 umgewandelt wird (s. ◘ Abb. 6.13).
- Aspirin-getriggerte (AT)-Resolvine werden aus DHA durch Aspirin-acetylierte COX-2 und danach über 5-LOX in AT-RvD1–4 transformiert. Aspirin ermöglicht die Bildung von R-Varianten der Resolvine. Durch Acetylsalicylsäure (ASA) wird DHA über ASA-acetylierte COX-2 an Entzündungsorten in verschiedene 17-R-HpDHA und AT-Resolvine umgewandelt, die eine noch besser entzündungslösende Wirkung haben dürften als natürlich entstandene Resolvine und die Zytokinproduktion in Leukozyten, aber auch in der Mikroglia, hemmen, wodurch die weitere Leukozytenrekrutierung blockiert wird (Serhan et al. 2002).

6.4.2 Resolvine der E-Serie

- Aus EPA (C20:5) stammende RvE1, RvE2, RvE3.
- Wie ◘ Abb. 6.14 und 6.15 zeigen, entsteht RvE1 im menschlichen Körper aus EPA,

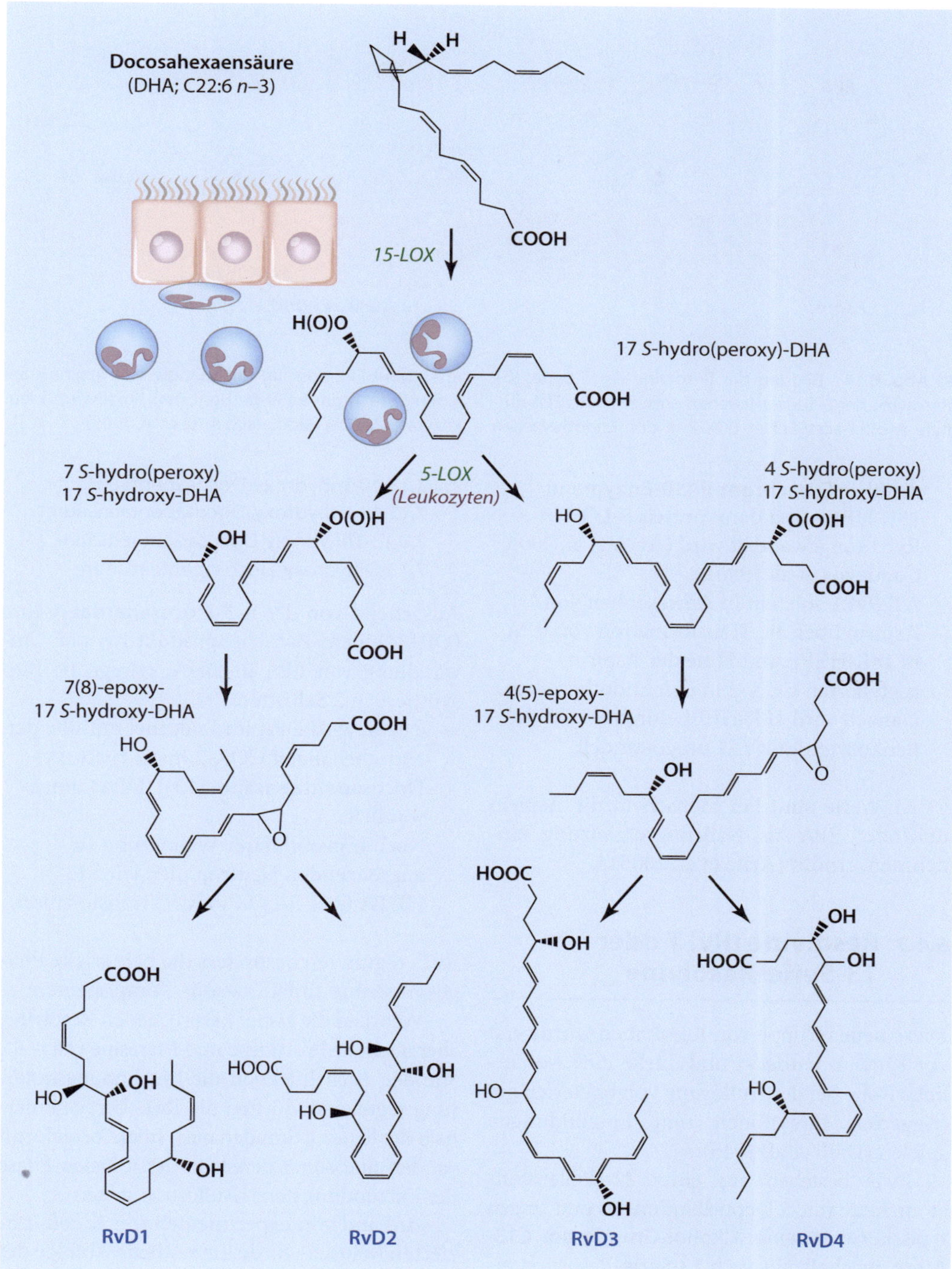

Abb. 6.13 Bildung der Resolvine der D-Serie: Aus der Docosahexaensäure entstehen über diverse Zwischenstufen mithilfe der Enzyme 15-LOX und 5-LOX Resolvin D1, Resolvin D2, Resolvin D3 und Resolvin D4. (Mod. nach Uddin und Levy 2011)

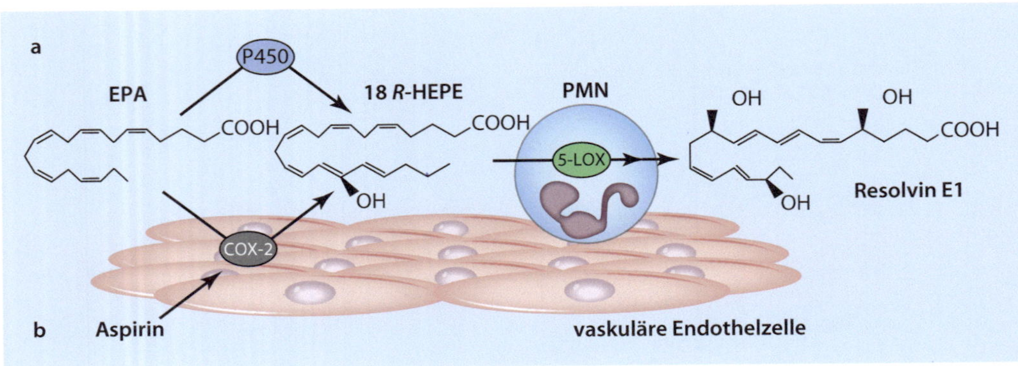

Abb. 6.14 Bildung der Resolvine der E-Serie: **(b)**: Resolvine der E-Serie entstehen entweder aus EPA mithilfe Aspirin-acetylierter COX-2 in den Endothelzellen über 18R-HEPE oder **(a)** unabhängig von Aspirin über einen Cytochrom-P450-getriggerten Prozess und leukozytärer 5-LOX. (Mod. nach Arita et al. 2005)

die über **Cytochrom-P450-Enzyme** in 18R-HEPE und dann mittels 5-LOX in RvE1 umgewandelt wird (Arita et al. 2005; Capdevila et al. 1996).

- AT-RvE1 entsteht in Anwesenheit von Aspirin über die Transformation von EPA in 18R-HEPE, mit Hilfe der Aspirin-acetylierten COX-2 in den Endothelzellen. Danach wird 18R-HEPE durch 5-LOX von Leukozyten in RVE1 umgewandelt.

RVE1-Werte sind bei Menschen, die Aspirin und/oder EPA als Nahrungsergänzung einnehmen, erhöht (Arita et al. 2005).

6.4.3 Resolvine (Rv) T oder 13-Serie-Resolvine

Diese neue Gruppe von Resolvinen wurde erst vor Kurzem entdeckt und dürfte eine wesentliche Rolle bei der Auflösung von bakteriell getriggerten Infektionen und Entzündungen spielen (Dalli et al. 2015).

RvTs bestehen aus einer 22-Kohlenstoffatom-Kette mit 5 Doppelbindungen und tragen typischerweise **eine Alkohol-Gruppe am C13-Atom, weshalb sie auch 13-Serie-**Resolvine genannt werden.

» RvT1, RvT2, RvT3 und RvT4 haben folgende Strukturformeln:

7,13,20-Trihydroxy-Docosapentaensäure
7,12,13-Trihydroxy-Docosapentaensäure
7,8,13-Trihydroxy-Docosapentaensäure
7,13-Dihydroxy-Docosapentaensäure

Ausgehend von der n-3-Docosa**pentaen**säure (DPA), einem Zwischenprodukt bei der Umwandlung von EPA in DHA, erfolgt die Biosynthese in 2 Schritten:

- Zuerst wird DPA im Endothel mithilfe der endothelialialer COX-2 in 13-Hydroxy-Docosa**pentaen**säure (13-HDPA) umgewandelt.
- Nach transzellulärer Wanderung zu angrenzenden Neutrophilen wird 13-HDPA über 5-LOX in RvTs transformiert.

RvTs regulieren besonders die bakterielle Phagozytose und Inflammasom-Komponenten:

Während die bisher besprochenen Resolvine, aber auch die Protektine und Maresine erst 4–12 Stunden nach Infektion die Entzündungs**auf**lösung regulieren, dürften die RvTs bereits innerhalb der ersten 4 Stunden nach Infektion geformt werden und somit bereits in der initialen Phase der Entzündung deren Auflösung steuern.

Anhand von experimentell mit *E. coli* infizierten Mäusen wurde die zeitliche Abfolge der Lipidmediatorenproduktion beobachtet (Dalli et al. 2015):

Die Anzahl der eingewanderten PMNs ist 12 Stunden nach der experimentellen *E.-coli*-

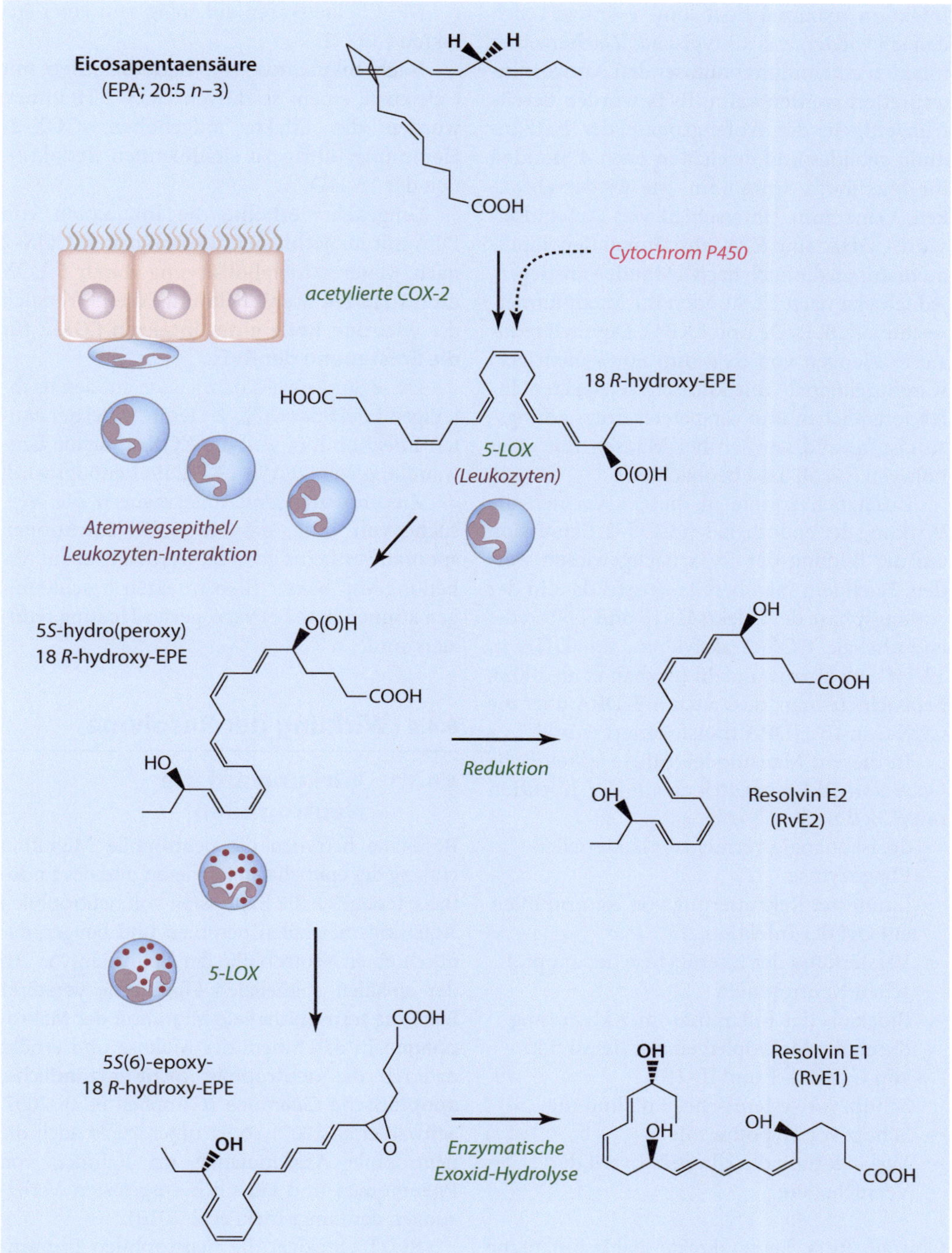

Abb. 6.15 Resolvine der E-Serie. Schematische Darstellung der Bildung von Resolvin E1 und Resolvin E2 aus Eicosapentaensäure (EPA 20:5, n-3) mittels acetylierter COX-2 oder Cytochrom P450 und 5-LOX. (Mod. nach Uddin und Levy 2011)

Infektion maximal hoch und verringert sich danach wieder, was als typisches Zeichen einer intakten entzündungsauflösenden Antwort interpretiert werden kann. RvTs wurden bereits frühzeitig in der Anfangsphase der Entzündung gebildet und erreichten nach 4 Stunden ihr Maximum, woraufhin sie wieder absanken. Ganz zum Unterschied von Arachidonsäure-, DHA- und EPA- abstammenden Lipidmediatoren, die auch nach 4 Stunden anstiegen, jedoch erst nach 12 Stunden ihr Maximum erreichten (z.B. RvD2 und LXB4). Deutlich reduzierte Mengen von RvT (um 60 % niedriger) waren gekoppelt mit klinisch verstärkten Infektionszeichen und verspäteter Entzündungsauflösung und wurden bei Mäusen mit einer höheren E.-coli-Last beobachtet.

Zusätzlich konnte in diesem Versuch die Wirkung der endothelialen COX-2-Expression auf die Bildung der RvTs nachgewiesen werden. Nachdem man bereits wusste, dass in der Anfangsphase des Infekts IL-1β und TNF-α die endotheliale COX-2 aktivieren, um DHA in 13-HDHA umzuwandeln (Serhan et al. 2002), beobachtete man, dass auch n-3-DPA über die COX-2 in 13-HDPA transformiert wurde.

In diesem Mausmodell führte systemische Gabe von RvT unmittelbar vor der Infektion mit *E. coli* zu

- dosisabhängig vermehrter bakteriellen Phagozytose
- limitierter Rekrutierung von Neutrophilen am Ort der Infektion
- Verstärkung der Efferozytose der apoptotischen Neutrophilen
- Blockade der Inflammasom-Aktivierung durch die Makrophagen mit Reduktion von Caspase-1 und IL-1β
- Schutz vor systemischer Entzündung
- Schutz vor Hypothermie
- Verlängerung die Überlebenszeit der Versuchstiere

Obwohl RvTs keine direkte bakteriostatische oder bakteriozide Wirkung besitzen, offenbarten Metabololipidomics-Messungen jedoch nach Gabe von RvT1-4, Reduktionen der inflammatorischen Eicosanoide TXB2, PGD2 und PGE2.

Die Effekte waren abhängig von einer intakten COX-2:

Nach Inkubation von Endothelzellen mit Celecoxib, einem selektiven COX-2-Hemmer, wurden die Effekte aufgehoben. COX-2-Hemmung führte zu signifikanten Reduktionen der 13-HDPA.

Umgekehrt erhöhte die Inkubation von DPA mit menschlicher, rekombinanter COX-2 nach weiterer Metabolisierung durch 5-LOX die 13-HDPA. Somit bekräftigt dieser Versuch die **wichtige Rolle einer intakten COX-2 für die Entstehung der RvTs.**

Diese Studie weist damit auch auf den nachteiligen Effekt der COX-2-Hemmer bei der akuten Infektion hin, weil die COX-2 für die Umwandlung von DPA in 13-HDPA benötigt wird!

Zusammenfassend untermauern die Versuche von Dalli, dass RvTs bei Infektionen spontan vermehrt gebildet werden und die Abheilung von bakteriellen Infekten beschleunigen können bzw. bei verzögerter Heilung reduziert sind.

6.4.4 Wirkung der Resolvine

6.4.4.1 Wirkung auf die Neutrophilen

Resolvine hemmen die neutrophile Migration entlang der epithelialen Barrieren und des Endothels, indem sie die Expression von neutrophilen Adhäsionsmolekülen hemmen und beugen dadurch einer Neutrophilie der Epithelien vor. An der apikalen epithelialen Oberfläche **verstärkt RvE1** die **transepitheliale Migration der Makrophagen** in das Innere der Mukosa und erhöht dadurch die **neutrophile, nicht-entzündliche, apoptotische Clearance** (Campbell et al. 2007; Schwab et al. 2007). RvE1 unterdrückt auch die neutrophile Akkumulation im Rahmen von Pneumonien und künstlich ausgelösten Verletzungen der Lunge (Seki et al. 2010).

RvD1 blockiert die neutrophilen Immunantworten, indem es die IL-8 induzierte Chemotaxis (s. ► 3.7.2.1) (Kasuga et al. 2008) und die transendotheliale Migration von Neutrophilen hemmt (Serhan et al. 2002).

RvD2 blockiert ebenfalls die neutrophile Akkumulation an Orten der Infektion über direkte Modulation der leukozytären Adhäsionsrezeptor-Expression und antagonisiert die mikrobielle Sepsis, indem die Bakterienzahl und die systemische Entzündung reduziert sowie das Überleben bei mikrobieller Sepsis gesteigert wird (Spite et al. 2009).

6.4.4.2 Wirkung auf die Makrophagen

Wie schon im ► Kap. 5.1.4.2. beschrieben, wird die Rolle der Makrophagen für die vollständige Remission nach Entzündungen immer deutlicher erkannt. Für die komplette Entzündungsauflösung ist die Phagozytose der apoptotischen neutrophilen Granulozyten von größter Bedeutung. Sowohl RvD1 als auch RvE1 können die phagozytäre Aktivität der Makrophagen erhöhen (Schwab et al. 2007).

Makrophagen der entzündungsauflösenden Phase (M2-Makrophagen) ähneln zwar den klassisch aktivierten M1-Makrophagen, indem sie die gleichen zellulären Marker, wie z. B. COX-2, tragen, besitzen jedoch die **Fähigkeit, IL-10 zu synthetisieren. Besonders RvE1 dürfte einen Switch vom M1- zum M2-Makrophagen modulieren:**

In einem Mäuseversuch, bei dem eine künstliche Peritonitis ausgelöst wurde, testete man verschiedene Substanzen auf deren entzündungs**auf**lösende Fähigkeit.

„Testsieger" bei der IL-10-Aktivierung im Makrophagen *ex vivo* war RvE1. **Der COX-Hemmer Ibuprofen hingegen dämpfte die IL-10-Produktion am stärksten**, triggerte jedoch die TNF-α-Aktivierung am meisten der getesteten Substanzen. 15-epi-Lipoxin A4, Dexamethason und Azithromycin hatten ebenfalls antiinflammatorische Wirkungen, indem sie die Neutrophilen reduzierten (Navarro-Xavier et al. 2010).

Auch RvD1 triggert die Differenzierung von M1- zu M2-Makrophagen: Nach Behandlung von Mäusen mit RvD1 gemeinsam mit Zigarettenrauchexposition, reduzierte RvD1 die neutrophile Inflammation und die Produktion von proinflammatorischen Zytokinen, die typisch für neutrophiles Asthma oder COPD sind. Zigarettenexposition ist mit mangelnder Auflösung von proinflammatorischer Antworten, deutlicher Vermehrung von Leukotrienen, M1-Makrophagen sowie daraus resultierender neutrophiler Inflammation gekennzeichnet. RvD1 bewirkte eine Vermehrung von IL-10 sowie eine verstärkte Differenzierung der M1-Makrophagen zu M2-Makrophagen mit darauffolgender Efferozytose und beschleunigter Auflösung der Lungeninflammation nach der letzten Zigarettenrauchexposition (Hsiao et al. 2013).

RvD1, RvD5 (aber auch PD1, siehe später) können in Makrophagen auch die Phagozytose von Mikroorganismen (z. B. *E. coli*, *Staphylococcus aureus*) erhöhen und die Wirkung von Antibiotika verstärken sowie den Antibiotikaverbrauch reduzieren (Chiang et al. 2012):

Der Deutsche Oliver Werz publizierte im Jänner 2018 in *Nature* eine Studie (Werz et al. 2018), die er gemeinsam mit der Gruppe von Charles Serhan durchführte, in der er nachwies, dass M1- und M2-Makrophagen nach Exposition mit pathogenen Bakterien wie *E. coli* unterschiedliche Lipidmediatoren produzierten.

Von M1-Makrophagen wurde, über COX und 5-LOX vermittelt, Leukotrien B4 und Prostaglandin E2 gebildet, und weltweit erstmalig konnte gezeigt werden, dass M2 Makrophagen nach Kontakt mit pathogenen *E.coli* über die Bildung von 5-LOX und 15-LOX-1 große Mengen RvD2, RvD5 und Maresine bildeten.

An humanen M1-Makrophagen beobachtete man nach Kontakt mit pathogenen *E. coli* einen raschen Anstieg von PGD2, PGE2 und LT B4 nach 30–50 Minuten mit einem Plateau bei 60–90 Minuten. Nachdem man in M1-Makrophagen keinerlei 15-LOX-1 fand, war auch erklärbar, dass sich nur kleinste Spuren von Resolvinen erkennen ließen, die 100x geringer waren, als in M2-Makrophagen.

Dagegen wurden M2-Makrophagen erst nach 60 Minuten von den Bakterien dazu aktiviert, RvD2, RvD5 und Maresine zu bilden, die bis 180 Minuten kontinuierlich anstiegen und direkt mit der Ausschüttung von 15-LOX-1 korrelierten.

Diese Ergebnisse stehen im Einklang mit der proinflammatorischen Phase, in der die M1-Makrophagen aktiviert werden und der sich mit Verzögerung entwickelnden entzündungs**auf**lösenden Phase, für die die M2-Makrophagen verantwortlich sind.

Oliver Werz wollte danach auch wissen, ob auch nicht-pathogene *E. coli* dieselben Reaktionen in M1- und M2-Makrophagen auslösen. Dabei fand er zwar eine moderate Prostaglandinsekretion in den M1-Makrophagen, jedoch keinerlei LOX-metabolisierte SPMs oder Leukotrien-Ausschüttungen. Dies lässt auf unterschiedliche Aktivierungsmechanismen der LOX durch die verschiedenen Bakterienarten schließen.

Diese Studie zeigt, dass der Körper mit den M1- und M2-Makrophagen Mechanismen entwickelt hat, pathogene Bakterien nicht nur unschädlich zu machen, sondern diese auch aus dem Gewebe zu beseitigen und die Entzündung zu stoppen. Bei nicht-pathogenen Bakterien werden diese Mechanismen nicht aktiviert. Diese „Selbstheilung" zu fördern könnte vielleicht gerade im Hinblick auf resistente Keime, aber auch zur Reduktion des Antibiotikaverbrauchs, eine große Bedeutung bekommen.

6.4.4.3 Wirkung auf die Eosinophilen

RvE1 reduziert bei asthmatischen Mäusen die bronchiale Eosinophilie sowie das Th2-Zytokin IL-13 und die Hyperreagibilität der Bronchien (Aoki et al. 2008).

RvD1-Verabreichung vor Allergen-Challenge hemmt bei OVA-sensibilisierten Mäusen ebenfalls die Eosinophilie und die IL-4-, IL-5- und IL-13-Werte der BAL und verbessert die mukosale Metaplasie, verbunden mit reduzierter Aktivierung des NF κB (Levy 2012).

AT-RvD1- und RvD1-Gabe war verbunden mit einer verminderten Akkumulation der Eosinophilen sowie einer Reduktion von LT B4 und Eotaxin (Levy 2012).

6.4.4.4 Wirkung auf die Lymphozyten

T-Zellen: RvE1 drosselt Th17-Zellantworten, indem die IL-17A-Produktion gedämpft wird und ermöglicht dadurch die Entzündungsauflösung (Haworth et al. 2008).

B-Zellen: RvD1 **erhöht die B-Zell-abhängige Antikörperproduktion**, was man erst vor kurzem in einem Mausmodell mit H1N1-Influenza-Vakzination entdeckte. Somit wurde eine neuer, bisher unbekannter Zusammenhang zwischen den n-3-abstammenden SPMs und dem adaptiven Immunsystem erkannt und könnte für die Therapie von Infektionen, aber auch für die Entwicklung neuer Impfadjuvantien hilfreich sein (Ramon et al. 2014).

6.4.4.5 Bindung an Zellrezeptoren

RvE1 agiert über mindestens zwei G-Protein-gekoppelte Rezeptoren: CMKLR1 (Chemokine-like-Rezeptor 1) und BLT1.

CMKLR1 ist als Rezeptor für das chemotaktische Peptid Chemerin bekannt, wird besonders von Makrophagen und DCs exprimiert und kontrolliert die Zellmigration (Arita et al. 2007). Dieser Rezeptor ähnelt dem Lipoxinrezeptor und den neutrophilen Chemotaxin-Rezeptoren C3aR und C5aR (Krishnamoorthy et al. 2010). Über diesen Rezeptor kann RvE1 die Entzündungsauflösung bei chronischen Lungenerkrankungen aktivieren und beschleunigen.

Um die Bindung am **BLT1-Rezeptor** konkurriert RvE1 sehr effizient auch mit LT B4 und kann daher die Leukotrien-B4-Wirkung antagonisieren (Arita et al. 2007; Uddin und Levy 2011). Somit dürfte die **Hemmung der LT B4-Aktivierung** ein weiterer wichtiger Mechanismus von RvE1 sein, um die akute Inflammation zu blockieren (Aoki et al. 2008).

RvD1 wiederum kann direkt den **ALX/FRP2**-Rezeptor aktivieren und gilt als äquivalent zu LX A4. Dieser Rezeptor wird bei Atemwegsentzündungen physiologisch hochreguliert (Christie et al. 1992) und vermittelt die Entzündungs**auf**lösung der Atemwege. ALX/FRP2 ist in den Eosinophilen und Neutrophilen bei schweren Asthmatikern reduziert vorhanden (Planaguma et al. 2008).

Außerdem interagieren RvD1, AT-RvD1 und RvD3 mit dem G-Proteinrezeptor 32, **GPR-32**, der ein potenter Agonist für Signale der Entzündungs**auf**lösung sein dürfte (Krishnamoorthy et al. 2010).

6.4.4.6 Intrazelluläre Signalgebung

RvE1 blockiert die TNF-α-induzierte Aktivierung von NF-κB (Uddin und Levy 2011). Nachdem NF-κB proinflammtorischen Zytokine, Chemokine und Adhäsionsmoleküle reguliert, wirkt die **Unterdrückung der NF-κB-Signale** antiinflammatorisch und gilt als wesentlicher Faktor für das Abklingen von Entzündungen bei **chronisch entzündlichen** Erkrankungen der Lunge wie Asthma und COPD.

Ebenfalls über reduzierte Aktivierung von NF-κB hemmt RvE1 die proinflammatorische LT B4-mediierte BLT1-Signalgebung (Arita et al. 2007) und ermöglicht dadurch zusätzlich die Entzündungsauflösung.

6.4.4.7 Wirkung auf die sensorischen Neurone der Lunge (lung sensory neurons)

Erst vor kurzem wurde entdeckt, dass Schmerz, der von Entzündungen (wie Arthritis) ausgelöst wird, an sensorischen Neuronen über TRP-Kanäle: TRPV1 (transient receptor potential subtype vanilloid 1) und TRPA1 (TRP ankyryn 1) übertragen wird und dass diese TRP-Kanäle durch die endogenen Lipidmediatoren RvD2, RvE1, RvD1, Neuroprotektin D1 und Maresin R1 auf natürliche Weise gehemmt werden können. Dies erklärt die schmerzstillende Wirkung der Resolvine und anderer Lipidmediatoren (Park et al. 2011).

In der Lunge sind jene TRP-Kanäle der sensorische Neurone für die Hustenauslösung und Bronchokonstriktion verantwortlich. Diese TRP-Kanäle an sensorischen Neuronen können aber auch an der Entwicklung einer allergischen Atemwegsentzündung beteiligt sein, indem sie die Stimulation von ILC2-Zellen und Th2-Zellen initiieren. Man erkannte, dass IL-5, jenes Zytokin, das durch aktivierte Immunzellen produziert wird, direkt mit den TRP-Rezeptoren interagiert und die Freisetzung von vasoaktivem intestinalem Peptid (VIP) induziert. VIP stimuliert daraufhin die Th2-Zellen und ILC2-Zellen, und erzeugt dadurch eine Aktivierung der allergischen Inflammation (Talbot et al. 2015).

Nachdem jene TRP-Rezeptoren durch die Lipidmediatoren RvD1, RvD2, RvE1, Neuroprotektin D1 und Maresin R1 gehemmt bzw. „beruhigt“ werden, könnten die SPMs auch hier eine entscheidende Bedeutung bei der Vermeidung bzw. evtl. auch als mögliche Therapie von Asthma und allergischer Inflammation haben (Basil und Levy 2016).

6.4.5 Wirkung auf die Lunge

Das Atemwegsepithel reguliert als physische Barriere alle physiologischen Prozesse, inklusive den Einstrom der Leukozyten bei jeglichem Antigenkontakt. Eine gestörte Interaktion zwischen dem Atemwegsepithel und den inflammatorischen Leukozyten führt zur Pathogenese von chronischen Entzündungen wie Asthma und COPD.

Mit großem Interesse wird heute beobachtet, dass Resolvine proentzündungsauflösend wirken und die Heftigkeit und Dauer von Infekten reduzieren, indem sie die Re-Epithelialisierung, Wundheilung und Gewebsregeneration stimulieren und verstärken.

6.4.5.1 Pneumonien

Resolvine beeinflussen den Infektionsverlauf von Pneumonien:

Bakterielle Infektionen: Bei Mäusen mit künstlich erworbener Pneumonie mit E. coli führte die Gabe von RvE1, über Hemmung des NF-κB, zu erhöhter bakterieller Clearance, reduzierter Menge von proinflammatorischen Chemokinen und Zytokinen, wie IL-1β, IL-6, HMGB-1, MIP („macrophage inflammatory protein“)-1α, MIP-1β, und MCP-1 („monocyte chemoattractant protein 1“), sowie zu besseren Überlebensraten (Campbell et al. 2007).

> MIP-1α und MIP-1β sind Chemokine, die auch CCL3 und CCL4 genannt werden. Sie werden von Makrophagen, aber auch DCs und Lymphozyten nach Stimulation mit bakteriellem Endotoxin produziert und induzieren die Synthese von proinflamma-

torischen Zytokinen wie IL-1, IL-6 und TNF-α und wirken chemotaktisch, indem sie die Einwanderung von Granulozyten aktivieren und neutrophile Inflammation induzieren.

Diese Ergebnisse mit RvE1 offenbaren die natürlichen Gegenantworten des Wirtsorganismus auf die Pathogen-mediierte Entzündung, die die Schwere der Pneumonie positiv beeinflussen. Man überlegt bereits, wie diese Ergebnisse in therapeutische Strategien umgesetzt werden können.

6

Stärkung der entzündungsauflösenden Mechanismen könnte eine Reduktion des Antibiotikaverbrauches möglich machen.

Virale Infektionen: Sowohl RvE1 als auch Lipoxin A4 haben bei viralen Infekten, wie z. B. bei der RSV-Virusinfektion schützende Eigenschaften, indem der bei RSV-Infektionen typisch verzögerte Switch von M1- zu entzündungsauflösenden M2-Makrophagen beschleunigt wird (Shirey et al. 2014).

6.4.5.2 Eosinophiles Asthma

Auch bei allergischen Atemwegsentzündungen agiert Resolvin RvE1 als antiinflammatorischer und proentzündungs**auf**lösender Lipidmediator, sowohl präventiv als auch bei bereits bestehender Allergie:

Präventiv: Die Sensibilierung auf Antigene kann durch RvE1 im Mausversuch gehemmt werden.

Eine in *Nature Immunology* veröffentlichte Studie (Haworth et al. 2008) beobachtete an gesunden Mäusen, während einer OVA-Antigensensibilisierung und Aerosol-Challenge eine natürliche und spontane Auflösung der Inflammation, die jedoch durch Gabe von RvE1 (200 ng/Tag, 30 Minuten vor Challenge i.v.) massiv verstärkt werden konnte und mit einer signifikant (um 80 %) reduzierten Leukozytenzahl in der BALF und deutlicher Reduktion von Eosinophilen, Makrophagen und Lymphozyten einherging.

Die **Auflösung einer akuten, Allergen-induzierten Exazerbation beim allergischen Asthma** kann signifikant beschleunigt werden, wenn eine RvE1-Gabe 2 und 8 Stunden nach Antigen-Challenge erfolgt. RvE1 unterdrückte auch signifikant die Zytokinproduktion der pulmonären Makrophagen über Unterdrückung der nukleären Translokation von NF-κB in diesen Zellen (Flesher et al. 2014).

Verabreichte man asthmatischen Mäusen **RvE1** (intraperitoneal) **vor einer Allergen-Challenge**, so beobachtete man eine **Reduktion von Eosinophilen** der Atemwege, von IL 13 sowie von allergenspezifischem IgE und eine Verbesserung der bronchialen Hyperreaktivität. Außerdem konnte die Schleimproduktion der Becherzellen signifikant reduziert werden (Aoki et al. 2008).

RvD1 wirkt antiinflammatorisch, indem es die IL-1β-Produktion hemmt (Calder 2010) sowie die bronchiale Eosinophilie und die muköse Metaplasie reduziert. RvD1 verstärkt auch die Phagozytose von Allergenen aus den Atemwegen und reguliert die NF-κB-Aktivität (Levy 2012).

AT-RvD1 moduliert die IL-4-induzierte Aktivierung von bronchialen Epithelzellen und kann die darauffolgende neutrophile und eosinophile Atemwegsinflammation über Hemmung des NF-κB und STAT6 reduzieren sowie über Chemokine die Th17-Funktion regulieren. Auch hier scheint die Wirkung über den ALX/FRP2-Rezeptor vermittelt zu werden (de Oliveira et al. 2015).

6.4.5.3 Neutrophiles Asthma

Obwohl Asthma und COPD unterschiedliche strukturelle Veränderungen und entzündliche Zellprofile aufweisen, kann bei beiden Erkrankungen im fortgeschrittenem Stadium eine neutrophil dominierte Inflammation (Jeffery 2004) mit vermehrten akuten Exazerbationen vorkommen. Mehr als 30 % der schweren Asthmatiker (neutrophiler Phänotyp) weisen diese stark vermehrte Neutrophilie auf und sprechen klassischerweise sehr schlecht auf Kortikosteroide an.

Aus Sicht der neuesten Erkenntnisse der Inflammation scheint in diesen Krankheitsbildern die nicht rechtzeitig gestoppte unangemessene Akkumulation der Neutrophilen am Beginn der akuten Exazerbation und fehlende Phagozytose und Clearance der apoptotischen Granulozyten zu einer dauerhaften Vermehrung zu führen.

Wie schon oben erwähnt interagiert RvE1 mit dem BLT1-Rezeptor, jenem Rezeptor, an den auch der proinflammatorische Lipidmediator LT B4 andockt, der die neutrophile Aktivierung und Chemotaxis fördert. Der Rezeptor BLT1 befindet sich besonders gehäuft auf Neutrophilen, aber auch auf speziellen T-Lymphozyten ($CD8^+$-Zellen). $CD8^+$-Zellen von Asthmatikern exprimieren wesentlich mehr BLT1-Rezeptoren als $CD8^+$-Zellen von Nicht-Asthmatikern. Steroidresistente Asthmatiker weisen die höchsten Dichte an BLT1 exprimierenden, aktivierten $CD8^+$-Zellen auf. Interessanterweise produzieren die $CD4^+$-T-Zellen bei steroidresistenten Asthmatikern die niedrigsten Werte des antiinflammatorischen Zytokins IL-10 und von IFN-γ (Chung et al. 2014).

RvE1 antagonisiert die Aktivierung der BLT1-Rezeptoren von Neutrophilen und $CD8^+$-T-Lymphozyten durch LT B4. Somit dürfte die Hemmung der Leukotrienaktivierung eine wichtige Funktion von RvE1 sein, um die akute Inflammation zu blockieren und in Kombination mit dem CMKLR1-Rezeptor an den Makrophagen, die Entzündungs**auf**lösung bei chronischen Lungenerkrankungen zu aktivieren und zu beschleunigen (Arita et al. 2007).

Nachdem LT B4 auch im Bronchialsekret von COPD-Patienten vermehrt gefunden wird, kann RvE1 wahrscheinlich auch bei COPD die neutrophile Aktivierung bremsen.

6.4.6 Wirkung bei atopischer Dermatitis

Bei atopischer Dermatitis reduziert RvE1 die IL-4-Expression von aktivierten $CD4^+$-T-Zellen, die IgE-Serumwerte sowie die entzündliche Infiltration der betroffenen Hautareale und kann dadurch die Entwicklung einer atopischen Dermatitis unterdrücken (Kim et al. 2012).

6.4.7 Wirkung bei anderen Erkrankungen

6.4.7.1 Wirkung bei okulärem Herpes simplex

Verabreichung von Resolvin E1 (RvE1) nach **okulärer Herpes-simplex-Infektion** im Mausversuch reduzierte am Ort der Entzündung den Einstrom von Neutrophilen und pathogenen $CD4^+$-T-Zellen sowie die proinflammatorischen Zytokine IL-6, IFN-γ, IL-17 und stimulierte die Produktion von antiinflammatorischem IL-10 (Rajasagi et al. 2011).

6.4.7.2 Wirkung bei Diabetes mellitus

Unaufgelöste Inflammation und dadurch initiierte chronische Entzündung könnte auch der Schlüssel für die Entwicklung eines **Diabetes Typ 2** sein, bei dem eine Dysregulation der Rezeptoren an Neutrophilen deren Phagozytose beeinträchtigt und RvE1 für die Aktivierung braucht. Nach therapeutischer Gabe von RvE1 kann die TNF-α-Überproduktion gegenreguliert und die Phagozytose mit den dafür erforderlichen entzündungs**auf**lösenden Signalen aktiviert werden. Die notwendige Dosis von RvE1 zur Entzündungsauflösung ist bei diabetischen Neutrophilen signifikant höher als bei Neutrophilen von Gesunden (Freire et al. 2017).

6.4.8 Zusammenfassung

Resolvine erfüllen sämtliche Kriterien der immunologischen Infektions**auf**lösung:

Expurgatio reliquiorum: Beseitigung der Debris

Expurgatio contagionem agentis: Beseitigung der Infektionerreger

Doloris absentia: Analgesie

Muneris lucrum: Wiedergewinnung der Funktion (Serhan 2014)

Aufgrund der großen Fläche des vaskulär-endothelialen Systems und der Menge von Neutrophilen innerhalb des Blutkreislaufes hat der menschliche Organismus vielerorts die Möglichkeit, Resolvine zur Auflösung von Infekten zu bilden.

Fazit

Nachdem Asthma und Allergien durch ekzessive Entwicklung von proinflammatorischen Zytokinen, Chemokinen, Wachstumsfaktoren und Eicosanoiden entstehen, die als kompliziert verwobenes Netzwerk in gegenseitiger Rückkopplung mit diversen Zelltypen interagieren, ist es eher unwahrscheinlich, dass eine einzige antiinflammatorische therapeutische Strategie (z. B. mittels selektiver, neutralisierender Antikörper), die nur auf einen einzelnen proentzündlichen Mediator abzielt, auf Dauer Erfolg bringt. Derzeit gibt es noch keine einzige Therapie, die selektiv die Entzündungs**auf**lösung fördert. Aktivierung der entzündungs**auf**lösenden Kreisläufe könnte einen neuen, zusätzlichen Zugang für eine wirksame Kontrolle chronischer neutrophiler und eosinophiler Entzündungen ermöglichen.

Deshalb versucht man nun für die aktive Auflösung der Entzündung SPM-Agonisten zu entwicklen und diese therapeutisch zu nutzen. Heute weiß man, dass SPMs nicht nur antiinflammatorisch den weiteren Einstrom von inflammatorischen Zellen hemmen, sondern proentzündungsauflösend die Heftigkeit und Dauer von Infekten reduzieren können, indem sie die Re-Epithelialisierung, Wundheilung und Gewebsregeneration stimulieren und verstärken.

6.5 Protektine

Protektin D1 (PD1) wird ebenfalls aus DHA mittels enzymatischer 15-LOX-Aktivität über 17S-HpDHA gebildet. Wie der Name deutlich macht, wirken diese Lipidmediatoren schützend und protektiv auf Immunfunktionen und neurales Gewebe.

» PD1 hat folgende Strukturformel: 10R,17S-Dihydroxy-docosa-4Z,7Z,11E, 13E,15Z,19Z-Hexaensäure

PD1 wird auch Neuroprotektin D1 (NP D1) genannt, weil es besonders im Gehirn neuroprotektive Eigenschaften entwickelt (Serhan et al. 2002). Bei Morbus Alzheimer wurde NP D1 in reduzierter Menge beobachtet (Lukiw et al. 2005). Man weiß aber auch, dass NP D1 Pigmentepithelzellen der Retina vor oxidativem Stress schützt (Bazan et al. 2010).

Es gibt auch eine Aspirin-getriggerte Form der Protektine, bei denen acetylierte COX-2 zur Biosynthese von 17R-PD1 aus DHA führt (Marcheselli et al. 2003).

Sowohl Protektine als auch die Aspirin getriggerten Protektine reduzieren die neutrophile Transmigration und erhöhen die Efferozytose von apoptotischen Neutrophilen durch die Makrophagen in vivo (Schwab et al. 2007; Serhan et al. 2011).

Protektine werden in der Lunge auch von Eosinophilen synthetisiert (Levy et al. 2007) und hemmen die, durch Eotaxin-1/CCL11 induzierte, Chemotaxis von Eosinophilen. Die PD1 Synthesekapazität von eosinophilen Zellen schwerer Asthmatiker ist im Vergleich zu Eosinophilen Gesunder stark eingeschränkt (Miyata et al. 2013). Somit stellen aktivierte menschliche Eosinophile eine wichtige Quelle für die Synthese von PD1 dar, das in einem selbstregulativen Prozess die Fähigkeit hat, die eosinophile Inflammation zu reduzieren.

Protektin D1 hemmt auch die TNF-α-Sekretion (Ariel et al. 2005).

Wurde beim allergischen Asthma Protektin D1 im Mausmodell vor der aeroallergenen Challenge i.v. appliziert, beobachtete man eine **reduzierte Atemwegseosinophilie**, eine reduzierte T-Zell-Rekrutierung, weniger muköses Atemwegssekret und **weniger proinflammatorische IL-13, IL-5, Cysteinyl-Leukotriene und PGD2** sowie eine reduzierte Hyperreaktivität der Bronchien nach Metacholin-Provokation (Levy et al. 2007). Verabreichte man man Protektin D1 erst nach der aeroallergen Challenge, war die entzündungs**auf**lösende Phase deutlich beschleunigt.

Bei akuter, schwerer Influenza-H5N1-Infektion hat **Protektin D1** das Potenzial, die Virusreplikation zu hemmen und das Überleben und den Verlauf der Infektion zu verbessern: Morita et al. zeigten im Mausversuch (Morita et al. 2013), dass bei schwerer Influenza-Infektion die Produktion von PD1 unterdrückt ist und die PD1-Werte mit der Pathogenität des H5N1-Virus indirekt korrelieren. Je höher die Pathogenität des Virus und virulenter der Virenstamm, desto niedriger ist der PD1-Wert. Behandlung mit PD1 verbesserte das Überleben und die Pathologie bei schwerer Influenza-Infektion. Diese Studie lässt erkennen, dass der endogene Lipidmediator PD1 die Influenza-Virusreplikation unterdrückt und vor tödlichen Influenza-Virusinfektionen schützen könnte.

6.6 Maresine

Maresine („macrophage mediator in resolving inflammation"; MaR1 und MaR2) stellen die dritte DHA-abstammende Lipidmediatorenfamilie dar und werden von Makrophagen gebildet.

> Strukturformel von MaR1: 7R,14S-dihydroxy-docosa-4*Z*,8*E*,10E,12Z,16*Z*,19*Z*-Hexaensäure (Serhan et al. 2012).

Der Stimulus zur Bildung von Maresinen wird im Makrophagen nach Apoptose von Neutrophilen induziert. Makrophagen generieren neben anderen SPMs auch 14S-Hydroxyperoxy-DHA (14S-HpDHA), das über 12-LOX in MaR1 umgewandelt wird (Dalli et al. 2013).

Die verschiedenen Subtypen der Makrophagen sind – wie schon in ▶ Abschn. 5.1.4.2 beschrieben – Regulatoren bei Entzündungsantworten: Die M1-Makrophagen oder „klassische" Makrophagen wirken proinflammatorisch, während die M2-Makrophagen zur Wiederherstellung der Homöostase, Gewebsregeneration und Wundheilung dienen (Ariel und Serhan 2012). Beide Subpopulationen exprimieren 12-LOX. Im Laufe einer normalen Infektantwort kommt es zu einem Switch des Makrophagentyps von proentzündlichen M1- zur entzündungslösenden M2-Klasse. Dieser Prozess verhindert die Entstehung einer unkontrollierten, chronifizierten Entzündungssituation und wird von Resolvinen – wie vorher beschrieben – aber auch von Maresinen getriggert.

In menschlichen M2-Makrophagen fand man kürzlich erhöhte Mengen an MaR1, die mit den Homöostase-wiederherstellenden Eigenschaften der Maresine gut im Einklang stehen (Dalli und Serhan 2012):

Maresine hemmen die weitere neutrophile Akkumulation und stimulieren die Efferozytose der Makrophagen (Serhan et al. 2009).

Maresine sind somit Schlüsselregulatoren für die Entzündungsantwort und verhindern gemeinsam mit anderen entzündungs**auf**lösenden Mediatoren Gewebszerstörung und Fibrose (Serhan et al. 2012).

In einem rezenten Mausversuch konnte durch endogenes Maresin die allergische Entwicklung vermieden und durch exogenes Maresin die Auflösung der allergischen Inflammation der Lunge beschleunigt werden. Maresine blockierten die allergische Inflammation der Lunge, indem sie, wie auch die Lipoxine (s. ▶ Abschn. 6.3) die Sekretion von IL-5 und IL-13 der ILC2-Zellen, aber auch der Th2-Zellen hemmten. Zusätzlich **aktivierten** Maresine in der entzündungs**auf**lösenden Phase eine **vermehrte Differenzierung von Treg-Zellen aus naiven CD4⁺-Zellen** und induzierten über diese Treg-Zellen eine **Hemmung der ILC2-Effektorfunktionen und der Th2-Aktivierung.**

Somit deutet diese Studie auf eine ganz entscheidende Rolle der Treg-Zellen bei der Pathogenese des Asthmas hin, die offensichtlich die ILC2-Funktion kontrollieren und hemmen können, nachdem sie über Maresine aktiv induziert wurden (Krishnamoorthy et al. 2015).

In einem Mausmodell mit ARDS („acute respiratory distress syndrom") wurde ebenfalls eine schützende Wirkung von Maresinen auf die Lunge nachgewiesen. Maresine reduzierten auch in dieser Studie die neutrophile Migration, inflammatorische Mediatoren, das Lungenödem und die Gewebshypoxie (Abdulnour et al. 2014).

6

6.7 Zusammenfassung der SPMs

SPMs kontrollieren und beenden die Inflammation im menschlichen Körper lokal im Pikogramm- bis Nanogrammbereich. Sie hemmen die unbegrenzte Infiltration von Abwehrzellen an den Ort der Entzündung, aktivieren die nicht-phlogistische Phagozytose der apoptotischen Neutrophilen, Eosinophilen und nekrotischen Epithelzellen, hemmen den Schmerz, begrenzen die Gewebsverletzung und fördern über die Rückkehr zur Homöostase die Heilung der mikrobiellen Infektion.

Auflösung der Entzündung ist somit ein aktiver und hochkomplexer Vorgang. Findet dieser Vorgang nicht statt, kommt es zu einem weiteren Einstrom von Neutrophilen und/oder Eosinophilen, die die Inflammation verstärken und über positive Feedback-Schleifen zur Gewebsschädigung. Die persistierende Inflammation führt zur Entwicklung eines neutrophilen Phänotyps oder eines eosinophilen Phänotyps mit Remodeling bzw. Fibrose (◘ Abb. 6.16). Auch Autoimmunerkrankungen können auf diese Weise entstehen.

Obwohl erst vor kurzer Zeit in den Fokus der Wissenschaft geraten, gilt es bereits als gesichert, dass die persistierende nicht-aufgelöste Inflammation der Pathogenese von allergischen Erkrankungen zugrunde liegt und die Intensität und Chronizität der Erkrankung bestimmt.

Ein fein ausbalancierter Prozess zwischen proinflammatorischen, antiinflammatorischen und entzündungs**auf**lösenden Mechanismen ist dafür verantwortlich, ob die Entzündung weiterbesteht und chronifiziert oder durch Stopp-Signale gehemmt und **auf**gelöst wird.

Ursachen für Fehler dieser Entzündungs**auf**lösung können reduzierte SPMs durch mangelhafte Rezeptorexpression, reduzierte bzw. durch COX- und LOX-Hemmer blockierte Enzymsynthese, reduzierte intrazelluläre Signalgebung sowie ein ernährungsbedingter Mangel an n-3-Fettsäuren sein.

◘ Abb. 6.16 Entzündungs**auf**lösung oder Entzündungspersistenz mit Differenzierung in den neutrophilen oder eosinophilen Phänotyp durch mangelnde Synthese von SPMs. **A**: Die typische Antwort auf einen akuten Infekt beginnt mit Erkennung der PAMPs („pathogen associated molecular pattern") von Mustererkennungsrezeptoren der Zellen. Darauffolgende Aktivierung der Entzündungskaskade über die Signalwege der TLR und des NF-κB führt zur Freisetzung von Prostaglandinen und Leukotrienen. Gemeinsam mit den Interleukinen initiieren die proinflammatorischen Lipidmediatoren den Einstrom von Neutrophilen, Makrophagen, aber auch von Eosinophilen, und triggern die neutrophile Apoptose des Pathogens. Über einen Switch der Lipidmediatorenklasse in Lipoxine, Resolvine und Protektine werden Reparaturvorgänge mit Apoptose der Neutrophilen durch M2-Makrophagen, Hemmung der inflammatorischen Zytokine, Entfernung der entzündlichen Exsudate und schließlich deren Abtransport über das lymphatische System in Gang gesetzt. All diese Vorgänge führen zur Abheilung der Infektion und zurück zur Gewebshomöostase. **B**: Findet der Lipidmediatoren-Switch nicht statt, bleibt die lokale Entzündung bestehen. Die nicht aufgelöste Entzündung aktiviert, z. B. in der Lunge, getriggert und verstärkt über Zytokine und Chemokine, den weiteren Einstrom von Neutrophilen und/oder Eosinophilen, die die lokale Inflammation verstärken und durch den persistierenden Stimulus das Gewebe schädigen. Nachfolgende Produktion von DAMPs („damage associated molecular pattern") hält den Prozess in Gang und resultiert über positive Feedback-Schleifen in Gewebszerstörung mit Ausbildung eines neutrophilen Phänotyps oder eines eosinophilen Phänotyps mit Remodeling bzw. Fibrose als Zeichen der persistierenden Inflammation. Auch die Entstehung von Autoimmunerkrankungen ist auf diesem Weg möglich

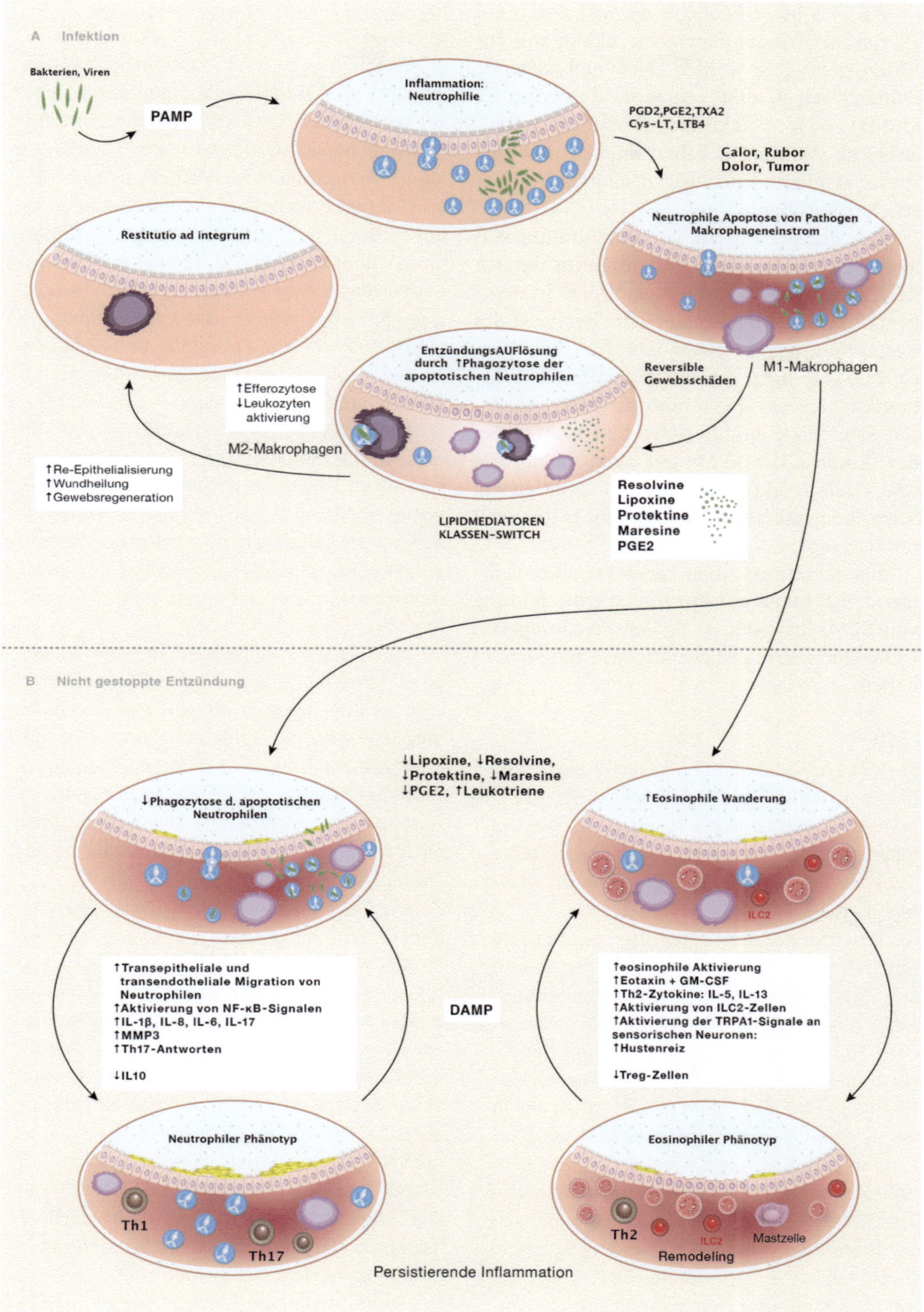
A Infektion
Bakterien, Viren
PAMP
Inflammation: Neutrophilie
PGD2,PGE2,TXA2
Cys-LT, LTB4
Calor, Rubor
Dolor, Tumor
Neutrophile Apoptose von Pathogen
Makrophageneinstrom
Restitutio ad integrum
EntzündungsAUFlösung durch ↑Phagozytose der apoptotischen Neutrophilen
↑Efferozytose
↓Leukozyten aktivierung
Reversible Gewebsschäden
M1-Makrophagen
M2-Makrophagen
↑Re-Epithelialisierung
↑Wundheilung
↑Gewebsregeneration
Resolvine
Lipoxine
Protektine
Maresine
PGE2
LIPIDMEDIATOREN
KLASSEN-SWITCH
B Nicht gestoppte Entzündung
↓Lipoxine, ↓Resolvine,
↓Protektine, ↓Maresine
↓PGE2, ↑Leukotriene
↓Phagozytose d. apoptotischen Neutrophilen
↑Eosinophile Wanderung
ILC2
↑Transepitheliale und transendotheliale Migration von Neutrophilen
↑Aktivierung von NF-κB-Signalen
↑IL-1β, IL-8, IL-6, IL-17
↑MMP3
↑Th17-Antworten
↓IL10
DAMP
↑eosinophile Aktivierung
↑Eotaxin + GM-CSF
↑Th2-Zytokine: IL-5, IL-13
↑Aktivierung von ILC2-Zellen
↑Aktivierung der TRPA1-Signale an sensorischen Neuronen:
↑Hustenreiz
↓Treg-Zellen
Neutrophiler Phänotyp
Th1
Th17
Eosinophiler Phänotyp
Th2
ILC2
Mastzelle
Remodeling
Persistierende Inflammation

All dies hat erhebliche Auswirkungen auf allergische Erkrankungen, die häufig von Infekten getriggert werden. Neu auftauchende Evidenz belegt, dass Lipoxine, Resolvine E1 und D1 sowie Protektine und Maresine antiallergische Wirkungen haben dürften und eine starke Schutzfunktion gegen allergisches Geschehen ausüben.

Der gezielte Einsatz von entzündungs**auf**lösenden Lipidmediatoren könnte im Bereich der Lunge eine neue therapeutische Strategie für chronische inflammatorische Zustände des Respirationstrakts, besonders für Allergien, COPD, aber auch schwerste entzündliche Erkrankungen wie ARDS und für Lungenfibrosen sein. Erste präklinische Versuche zeigen den Einfluss der SPMs auf akute bakterielle und virale Infektionen. Klinische Studien am Menschen mit SPM-Analoga gibt es bis jetzt noch wenige.

Bis dahin muss man versuchen, den hemmenden Einfluss auf Enzyme, die die Bildung von SPMs triggern, z. B. Verabreichung von COX-Hemmern so restriktiv wie möglich zu halten.

Fazit

Es sieht auch so aus, als hätte die Wissenschaft die „Selbstheilungskräfte" entdeckt, jene protektiven Immunantworten des Wirts, die bei Infekten und Entzündungen vom Körper selbst gebildet werden und zu einer *Restitutio ad integrum* führen.

Die brandneuen Erkenntnisse über die enzündungs**auf**lösenden Lipidmediatoren könnten im 21. Jahrhundert für die Behandlung von Infekten, die heute als ein möglicher Trigger für die allergische Sensibilisierung gelten, eine völlig neue Denkweise etablieren: Nämlich beim Infekt – nicht wie in den letzten 70 Jahren – ausschließlich das Pathogen zu fokussieren, sondern die angeborene Immunantwort des Wirts zu stärken und auf diese Weise die mikrobielle Clearance zu beschleunigen. Dies könnte ermöglichen, ungebremste Entzündungen zu limitieren, daraus resultierende Gewebsschäden zu vermeiden und die endogene Entzündungs**auf**lösung mit Rückkehr zur Homöostase zu stimulieren.

Genau dies ist auch das Prinzip, welches die TCM bzw. Traditionelle Chinesische Medizin bei Infekten seit Jahrhunderten verfolgt: Nicht nur den Keim zu behandeln (den man im alten China gar nicht kannte bzw. als pathogenen Faktor bezeichnete), sondern vielmehr die Konstitution des Patienten und die „Selbstheilungskräfte" zu stärken, um protektive Immunantworten zu aktivieren. Übersetzt in die heutige Sprache würde dies bedeuten, die Lipoxine, Resolvine, Protektine und Maresine zu aktivieren bzw. diese keinesfalls durch COX-Hemmer zu schwächen.

Findet die Entzündungs**auf**lösung wegen gehemmter Lipoxin-, Resolvin- und Maresinsynthese nicht statt, ist die Ausbildung von eosinophilen und neutrophilen Entzündungen vorprogrammiert und kann den Körper anfällig für Allergien, chronisch-rezidivierende Infekte und Autoimmunerkrankungen machen.

Obwohl die Erforschung der therapeutischen Umsetzung erst ganz am Beginn steht, wird es über neue Strategien vielleicht bald möglich sein, die Infektabheilung und die Rückkehr zur Homöostase zu beschleunigen. Dies könnte besonders in Zeiten der weltweit zunehmenden Antibiotika-Resistenzen, aber auch für die Allergologie einen völlig neuen Therapieansatz darstellen.

Die TCM verwendet dazu das Wissen aus dem berühmten Klassiker *Shānghán zábìng lùn* 傷寒雜病論, das von Zhāng Zhòng Jǐng ca. 200 n. Chr. verfasst wurde. Dieses Buch ist weltweit das älteste Buch der Medizin, das sich systematisch mit dem Ursprung und Behandlungsmöglichkeiten von Infektionskrankheiten auseinandersetzt. Es beschreibt das Eindringen eines „Kälte-Pathogens" (womit nach heutigem Verständnis Viren gemeint sind) in den Körper und dessen Fortschreiten und mögliche Transformationen entlang der 6 Schichten innerhalb des Körpers. Dieses Betrachtungsmodell entspricht genau dem heutigen Bild der nicht-gestoppten Entzündung, die vielfältige Formen und Krankheitsmuster annehmen kann. Diese Krankheitsmuster wurden von Zhāng Zhòng Jǐng in einer einzigartigen Systematik geordnet, analysiert und mittels chinesischen Kräuterrezepturen therapiert. Somit ist heute, nach über 1800 Jahren, dieses Wissen aktueller denn je und soll deshalb auch im letzten Kapitel genau erklärt werden (s. ▶ Abschn. 8.1).

Spannend ist es daher auch, mittels Lipidomics-Messungen zu erforschen, ob und wie sehr Heilpflanzen, Akupunktur und andere komplementärmedizinischen Methoden die Lipidmediatoren beeinflussen. Das Wissen über die Lipidmediatoren gibt uns nun messbare Parameter, um die „Selbstheilungskräfte", jenen Begriff, der in der Komplentärmedizin so gerne verwendet wird, zu quantifizieren und dadurch zu entmystifizieren. Diesbezügliche Studien werden derzeit von uns an der Sigmund Freud Universität in Wien durchgeführt.

6.8 Mehrfach ungesättigte Fettsäuren (PUFAs)

Zur Bildung der Resolvine, Protektine und Maresine benötigt der Körper mehrfach ungesättigte Fettsäuren, PUFAs („polyunsaturated fatty acids"), die vom Körper nur in minimalen Mengen selbst produziert werden können und deshalb über die Nahrung aufgenommen werden müssen.

Die verschiedenen PUFAs haben unterschiedlich lange Kohlenstoffketten und werden nach der Lokalisation der ersten Doppelbindung klassifiziert. Die Omega-3-Klasse hat die erste Doppelbindung zwischen dem Kohlenstoff (C)-3 und C-4, die Omega-6-Klasse zwischen C-6 und C-7.

6.8.1 Omega-3-Fettsäuren

Omega-3-Fettsäuren (s. ◘ Abb. 6.17) sind in Fischen, Pflanzen und Algen enthalten. Pflanzen beinhalten fast ausschließlich α-Linolensäure, die vom menschlichen Körper nur zu geringen Mengen in Eicosapentaensäure (EPA) und Docosahexaensäure (DHA), den Grundbausteinen für die Bildung von Resolvinen, Maresinen und Protektinen, umgewandelt wird. Dagegen enthalten Fettfische – wie Aal, Karpfen und Sardine – größere Mengen an DHA und EPA, die vom Menschen direkt metabolisiert werden können. Fische nehmen die Fettsäuren EPA und DHA durch Algennahrung auf, können diese aber auch selbst synthetisieren. Stearidonsäure findet man verestert in Fischölen, Algen und Pilzen und auch in verschiedenen Pflanzenölen, wie etwa im Hanföl sowie im Nachtkerzenöl (*Oenothera*) oder auch in der Schwarzen Johannisbeere (*Ribes nigrum*). ◘ Tab. 6.1 und 6.2 geben den Omega-3-Fettsäureghalt der verschiedenen Pflanzenöle und Fische wieder.

Langkettige Omega (n)-3-PUFAs und deren Metabolite EPA und DHA sind wichtige Bestandteile der Phospholipide der Zellmembranen. Phospholipide aus Blutzellen (Neutrophilen, Monozyten und Lymphozyten) von Menschen mit typischer westlicher Ernährungsweise beinhalten 10–20 % Fettsäuren aus Arachidonsäure und 0.5–1 % EPA sowie 2–4 % DHA (Calder 2010). EPA bildet auch das Substrat für die Produktion von geringgradig inflammatorischen Eicosanoid-Derivaten, wie Prostaglandinen der Serie 3 (PGE3) und Leukotriene der Serie 5 (LT B5) (s. ◘ Abb. 6.18).

6.8.2 Omega-6-Fettsäuren

Omega-6-Fettsäuren wie Sonnenblumenöl oder Distelöl bestehen zu einem Großteil aus Linolsäure (18:2 n-6), die über die γ-Linolensäure und Dihomo-γ-Linolensäure in Arachidonsäure metabolisiert wird. Die n-6-Fettsäuren werden in die Zellmembranen und zelluläre Phospholipide eingebaut und können nach Aktivierung durch Phospholipase A2 in Arachidonsäure und weiter in hauptsächlich proinflammatorische Mediatoren wie Prostaglandine, Thromboxane und

6

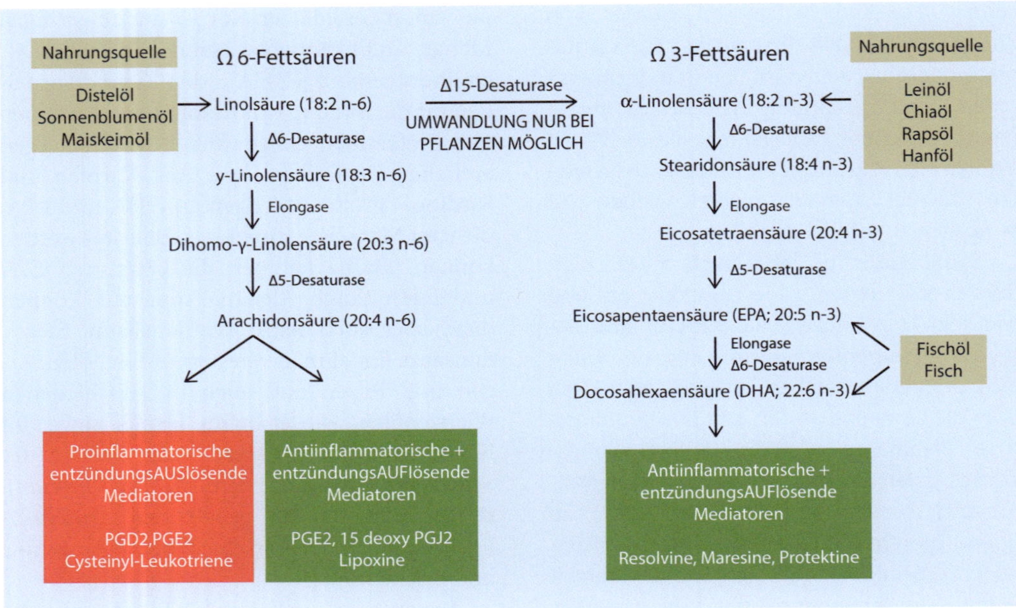

Abb. 6.17 Omega-6- und Omega-3-Fettsäuremetabolismus. Links: Omega-6-Fettsäuren werden in Arachidonsäure umgewandelt, die entweder in proinflammatorische Mediatoren wie PGD2, PGE2 und Leukotriene oder antiinflammatorische Mediatoren wie PGE2, deoxy-PGJ2 und Lipoxine metabolisiert wird. Rechts: Omega-3-Fettsäuren werden in EPA und DHA umgewandelt, die Grundbausteine für die entzündungsauflösenden Resolvine, Maresine und Protektine darstellen

Tab. 6.1 Omega-3-Fettsäuregehalt verschiedener Pflanzenöle (Mod. nach Deutsche Gesellschaft für Fettwissenschaft)

Pflanzenöl	Omega-3-Fettsäuregehalt in %
Leinöl	56–71
Chiaöl	max. 64
Perillaöl	60
Sacha-Inchi-Öl	48
Leindotteröl	38
Hanföl	17
Walnussöl	13
Rapsöl	9
Sojabohnenöl	8

Tab. 6.2 Omega-3-Fettsäuregehalt verschiedener Fische

Fisch	Omega-3-Fettsäuregehalte in %
Lachs: gezüchtet	1,8
Sardellen	1,7
Sardine	1,4
Hering	1,2
Makrele	1,0
Thunfisch	0,7

Leukotriene, aber auch in entzündungs**auf**lösende Lipoxine und Prostaglandine umgewandelt werden.

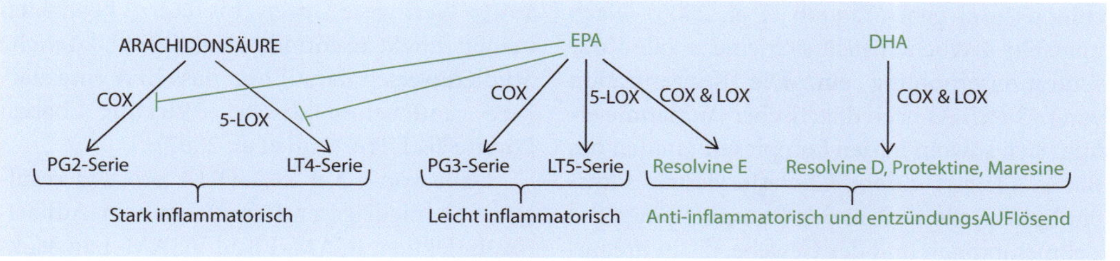

Abb. 6.18 Entstehung der Lipidmediatoren aus Arachidonsäure, EPA und DHA. EPA bildet mithilfe von COX Prostaglandine der 3er-Serie, die schwächer inflammatorisch wirken und die Wirkung der PG 2er-Serie antagonisieren. EPA bildet mithilfe von LOX Leuktriene der 5er-Serie, die die Wirkung der Leukotriene der 4er-Serie abschwächen können (Mod. nach Calder 2010)

Für die Umwandlung der pflanzlichen α-Linolensäure in EPA und DHA benötigt der Körper die Enzyme Δ-6-Desaturase und Δ-5-Desaturase. Diese Enzyme verarbeiten aber gleichzeitig die Omega-6-Fettsäure Linolsäure zu Dihomo-y-Linolensäure und Arachidonsäure (Abb. 6.17). Durch ein hohes Verhältnis von Omega-6- zu Omega-3-Fettsäuren wird mehr Arachidonsäure und weniger EPA und DHA erzeugt. **Relativ mehr Omega-3-Fettsäuren reduzieren nicht nur die Produktion von Arachidonsäure, sondern auch die klassischen inflammatorischen Zytokine wie TNF, IL-1, und IL-6** (Calder 2006).

Omega-3-PUFAs (z. B. EPA und DHA) unterdrücken zusätzlich die CD4+-T-Zelldifferenzierung in Th17-Zellen über die IL-6-gp-130-STAT3-Signal-Achse (Bettelli et al. 2006). All diese Faktoren haben mit einer hohen Wahrscheinlichkeit einen schützenden Effekt auf die Entstehung von Asthma (Fogarty et al. 2000).

Folglich ist das Verhältnis von n-3-PUFAs zu n-6-PUFAs in der Nahrung von großer Bedeutung. In den letzten Jahrzehnten nahm die relative Einnahme von n-3 Fettsäuren zugunsten von n -6 Fettsäuren ab (Simopoulos 2002). Dieses Verhältnis liegt heute je nach Quelle in Ländern wie Deutschland oder Österreich bei 15:1 bis 30:1, sollte jedoch laut *Deutscher Gesellschaft für Ernährung* idealerweise bei 5:1 liegen (DGE (Deutsche Gesellschaft für Ernährung) et al. 2008).

Unter pflanzlichen Ölen enthält Leinöl den mit Abstand höchsten relativen Anteil an n-3-Fettsäuren mit einem Verhältnis von n-6 zu n-3 von etwa 1:3. Es beinhaltet als eines der wenigen Speiseöle – neben Leindotteröl, Chiaöl und Perillaöl – mehr n-3-Fettsäuren (in Form von α-Linolensäure) als n-6-Fettsäuren. Weitere Speiseöle mit relativ gutem n-6/n-3-Verhältnis sind Raps- (2:1), Hanf- (3:1), Walnuss-, Weizenkeim- und Sojaöl (6:1) sowie Olivenöl (8:1). Maiskeimöl weist hingegen ein Verhältnis von ca. 50:1, Sonnenblumenöl 120:1 und Distelöl 150:1 auf.

Pflanzensamen enthalten oft hohe Konzentrationen an Linolsäure, der häufigst vorkommenden n-6-Fettsäure. Manche niedere Pflanzen, wie Moose, Farne und Algen, können aus der Linolsäure α-Linolensäure synthetisieren. Deshalb findet man bei Tieren, die sich von diesen Pflanzen ernähren, wie Kaltwasserfischen, aber auch bei Wild und Rindern aus Weidehaltung höhere Konzentrationen an n-3-Fettsäuren bzw. ein besseres n-6/ n-3-Fettsäuren-Verhältnis als bei konventioneller Tierhaltung (▶ http://www.black-angusgold.ch/archive/Rindfleischlabel_aus_Tagungsband_2003.pdf).

Während Fischöle EPA und DHA direkt enthalten, finden sich dagegen im Rindfleisch deutlich weniger n-3-Fettsäuren, sowohl in Form von α-Linolensäure als auch als EPA und DHA.

Die Zusammensetzung der Fettsäuren im menschlichen Körper kann durch verstärkte Aufnahme von Fischölen verändert werden, wobei die erhöhte Konzentration an n-3-Fettsäuren zulasten der n-6-Fettsäuren (besonders der Arachidonsäure) geht (Yaqoob et al. 2000). Nach ungefähr 4 Wochen stellt sich eine stabile Konzentrationserhöhung ein. Die Konzentration von n-3-PUFAs nach diätetischer Aufnahme erhöht sich sowohl in den komplexen Lipiden des Blutes (Triglyceriden, Cholesterylester, Phospholipiden) als auch in den Phospholipiden der Zellmembranen und der Gewebe, die in inflammatorische Antworten eingebunden sind. Somit befinden sich die mit n-3-PUFA angereicherten Zellen bei möglicher Inflammation auch in einer n-3-PUFA reichen Umgebung (Blutplasma) und können dadurch stärker entzündungs**auf**lösend wirken (Calder 2010).

Omega-3-Substitution hemmt die COX-1 stärker als COX-2 und ist mit einer reduzierten Plättchenaggregation assoziiert (Norris und Dennis 2012). Wie auf ◘ Abb. 6.18 dargestellt, konkurriert EPA mit der Arachidonsäure um die COX-1- und COX-2-Enzyme. Während die COX aus der Arachidonsäure Prostagandin D2 und PGE2 erzeugt, entstehen in Anwesenheit von EPA die alternative Eicosanoid-Serien PGD3 und PGE3, die die Wirkungen der Prostaglandine der 2er-Serie antagonisieren können.

PGD3 antagonisiert die Migration der Leukozyten, indem sie an die PGD2-Rezeptoren bindet. Folglich hat die Gabe von n-3-Fettsäuren einen zusätzlichen antiinflammatorischen Effekt (Tull et al. 2009). Ebenfalls aus EPA entstehen die Leukotriene(LT) B5, die 10- bis 100-fach weniger stark Neutrophile anziehen können als die aus Arachidonsäure entstandenen LT B4 (Goldman et al. 1983).

EPA und DHA sind auch die Substrate für die Entstehung von Resolvinen, Protektinen und Maresinen, die durch COX und LOX enzymatisch gebildet werden (◘ Abb. 6.18).

Studien mit Fischöl als Nahrungsergänzungsmittel zeigten eine Reduktion der Chemotaxis von Neutrophilen, mit reduzierter Anzahl von migrierenden Zellen und geringerer Migrationsdistanz (Sperling et al. 1993), wobei in einer Dosis/Wirkungsstudie 1,3 g EPA/DHA als optimal für die Hemmung der Chemotaxis angesehen wird (Schmidt et al. 1991). Geringere Dosen (bis 0,65 g) bewirkten keinen Effekt (Schmidt et al. 1996). Manche Studien weisen darauf hin, dass EPA eine stärkere antichemotaktische Wirkung haben könnte als DHA (Hill et al. 2007).

Gabe von 1,5 g EPA/DHA pro Tag resultierte in niedrigerer Expression von Adhäsionsmolekülen ICAM-1 und VCAM-1 an Makrophagen, Monozyten, Lymphozyten und Endothelzellen (Miles et al. 2001).

EPA und DHA hemmen die Endotoxin-stimulierte Produktion von IL-6 und IL-8 (Khalfoun et al. 1997) und die Endotoxin-induzierte Aktivierung von NFκB (Novak et al. 2003). Dadurch erklärt sich auch die reduzierte Produktion von TNF-α, IL-1β und IL-6 von Endotoxin-stimulierten Monozyten nach Fischöl Substitution bei gesunden Freiwilligen (Abbate et al. 1996).

Nachdem die n-3-PUFAs bereits gut dokumentierte, antiinflammatorische Eigenschaften besitzen (Yates et al. 2014), haben sie ein interessantes therapeutisches Potenzial für die Behandlung von chronisch entzündlichen Erkrankungen. **Studien zur Behandlung der PcP** zeigen, von allen bisher untersuchten Diagnosen die beste Evidenz (Calder 2010), die durch Meta-Analysen bestätigt wurde (Goldberg und Katz 2007).

Bei **Asthma und Atopien** sind die Daten weniger robust. Die meisten Studien bei Erwachsenen ergaben keine positiven Resultate, jedoch existieren bereits einige positive Studien bei Kindern und Jugendlichen.

6.8.3 Omega-3-Substitution in der Schwangerschaft

Besonders wirkungsvoll dürfte die n-3-Substitution während der Schwangerschaft sein. Ein systematisches Review (Kremmyda et al. 2011) zeigt die aktuelle Datenlage sehr gut auf:

Bei Schwangeren gibt es bereits Evidenz bezüglich Fischkonsum und Schutz für das Kind vor Atopie und allergischen Erkrankungen. Anhand von mehreren epidemiologischen Studien konnte eine protektive Wirkung von Fischölkonsum auf die Entstehung von allergischen Erkrankungen der Kinder nachgewiesen werden. Fischölsubstitution in der Schwangerschaft ist mit Erhöhung der n-3-PUFA-Werte und immunologischen Veränderungen (Reduktion von IL-5, IL-13) zum Zeitpunkt der Geburt verbunden, die auch nach der Geburt erhalten bleiben (Dunstan et al. 2003). Fischölsupplementierung in der Schwangerschaft kann auch die Sensibilisierung gegenüber Nahrungsmittelallergenen und die Prävalenz von atopischer Dermatitis im ersten Lebensjahr reduzieren. Dieser Schutz bleibt möglicherweise bis zur Adoleszenz erhalten und äußert sich auch in einer Reduktion von Asthma und Heuschnupfen (Kremmyda et al. 2011).

Spannende Details liefert eine ganz aktuelle Publikation, die bereits im Jahr 1990 533 Frauen während der Schwangerschaft 2,7 g/Tag n-3-PUFA verabreichte, und nun in einem Follow-up bei den mittlerweile 18- bis 19-Jährigen zeigte, dass im Vergleich zu n-6-Olivenölsubstitution die Jugendlichen der Fischölgruppe signifikant seltener Asthmamedikamente (hazard ratio, 0.54, 95 % CI, 0.32–0.90; P = 0.02) und weniger Medikamente gegen allergische Rhinitis (hazard ratio, 0.70, 95 % CI, 0.47–1.05; P = 0.09) brauchten (Hansen et al. 2017). Somit erkennt man das hohe prophylaktische Potenzial zur Allergieprävention der Fischölgruppe.

Im Dezember 2016 publizierte das *New England Journal of Medicine* eine Studie, bei der Nahrungsergänzung mit 2,4 g n-3-PUFA pro Tag bei 736 Schwangeren ab der 24. Schwangerschaftswoche das absolute Risiko von persistierendem Giemen und Asthma sowie Infektionen des unteren Respirationstrakts um ein Drittel reduzierte, nachdem die Kinder mit 3 Jahren nachbeobachtet worden waren (Bisgaard et al. 2016).

Weil entzündungsauflösende Lipidmediatoren bzw. n-3-PUFA sowohl in der Plazenta und im Nabelschnurblut (Keelan et al. 2015) als auch in der Muttermilch (Sherry et al. 2015) nachweisbar sind, und Resolvine und Protektine die Atemwegsinflammation, muköse Metaplasie und Hyperreaktivität der Bronchien reduzieren sowie Schutz vor respiratorischen Infektionen bieten können, erweist sich diese Studie als klinische Bestätigung des bisherigen hauptsächlich experimentellen Wissens über die oben beschriebenen Lipidmediatoren.

Ein Cochrane-Review aus 2015 fand nach n-3-PUFA-Supplementierung in der Schwangerschaft und/oder Stillzeit eine Reduktion von medizinisch diagnostizierten, IgE-mediierten Allergien bei Kindern zwischen 12 und 36 Monaten, aber nicht nach 36 Monaten, und weniger IgE-mediierte Nahrungsmittelallergien im ersten Lebensjahr, jedoch nicht zu einem späteren Zeitpunkt, sowie weniger atopisches Ekzem zwischen dem 12. und 36. Lebensmonat. Auch Sensibilisierungen gegen jedwedes Allergen zwischen dem 12. und 36. Lebensmonat beobachtete man bei Kindern von den in Schwangerschaft bzw. Stillzeit substituierten Müttern deutlich seltener (Gunaratne et al. 2015).

6.8.4 Omega-3-Substitution in der Kindheit

Die Omega-3-Substitution in der Kindheit zeigte inkonsistente Ergebnisse:

Eine prospektiven Geburtskohorte von über 4000 Kindern (Kull et al. 2006), die bis zum 4. Lebensjahr beobachtet wurde, belegte, dass regelmäßiger Fischkonsum im ersten Lebensjahr das Auftreten von allergischen Erkrankungen [OR(adj) 0.76 (95 % CI 0.61–0.94)] und die Sensibilisierung gegenüber Nahrungs- und Pollenallergenen [OR(adj) 0.76 (0.58–1.0)] reduzierte.

In einer anderen Studie erhielten 420 Kinder (D'Vaz et al. 2012) mit hohem Allergierisiko täglich Fischöl (280 mg DHA und 110 mg EPA) oder Kontrolle (Olivenöl) von der Geburt an bis zum 6. Lebensmonat. Ziel dieser Studie war es herauszufinden, ob postnatale Fischölsupplementierung in den ersten 6 Lebensmonaten ebenso allergieprotektiv wirksam ist wie die n-3-PUFA-Substitution in der Schwangerschaft. Die Ergebnisse sind spannend: Während die DHA- und EPA-Werte mit 6 Monaten in der

Fischölgruppe signifikant höher und die Arachidonsäurewerte signifikant niedriger als in der Olivenölgruppe waren, hatten Kinder mit hohen n-3-PUFA-Werten (gemessen in Erythrozyten und Plasma) (egal welcher Gruppenzuordnung) nach 6 Monaten ein niedrigeres Risiko für IgE-assoziierte Erkrankungen wie Ekzem und ein niedrigeres Risiko für rezidivierendes Giemen im ersten Lebensjahr. Dies deutet auf einen möglichen präventiven Effekt in Bezug auf Atemwegsallergien hin, der bei geplanten Follow-ups nach 2.5 und 5 Jahren ersichtlich werden könnte.

Die Assoziationen zwischen n-3-PUFA-Werten und nachfolgendem Ekzem waren jedoch nach Justierung der Gruppengehörigkeit nicht mehr signifikant, was dafür spricht, dass Fischölsubstitution in der frühesten Kindheit möglicherweise nicht effektiv genug war und der protektive Effekt von Fischöl schon vor der Geburt stattfindet. Am Ende des ersten Lebensjahres konnte kein Unterschied bei der allergischen Sensibilisierungsrate zwischen den beiden Gruppen gefunden werden (D'Vaz et al. 2012).

Regelmäßiger Verzehr von fettreichem Fisch und Omega-3-Fettsäuren in der Kindheit reduzierte in einer weiteren Untersuchung das Risiko, an einer allergischen Rhinitis, aber auch an nicht-allergischer Rhinitis zwischen dem 8. und 16. Lebensjahr zu erkranken (Magnusson et al. 2015).

Jenes bereits erwähnte systematisches Review von Kremmyda (Kremmyda et al. 2011) fand bei der Mehrheit (9 von 14) der Studien, die Omega-3-Fettsäuren in der Kindheit verabreicht hatten, schützende Effekte bezüglich der Entwicklung einer Atopie.

6.8.5 Omega-3-Substitution bei bereits bestehenden allergischen Erkrankungen

Hier sind die Ergebnisse bisheriger Studien eher enttäuschend. Ein Cochrane-Review fand keine Verbesserung von bestehendem Asthma bei Erwachsenen und Kindern, nur bei einer Studie an Kindern wurde ein verbesserter Peakflow und ein reduzierter Verbrauch von Asthmamedikamenten nachgewiesen (Woods et al. 2002).

Alle bisherigen Daten lassen deutlich erkennen, dass allergische Immunantworten, die sich bereits manifestiert haben, für eine Therapie mit n-3-PUFAs wesentlich schlechter zugänglich sind als eine Modifikation der Immunantworten durch n-3-PUFAs, bevor sich die Krankheit etabliert hat, nämlich bereits präpartal und/oder ganz kurz nach der Geburt im „early window of opportunity", in dem sich die Immunantworten entwickeln.

Nachdem viele Interventionsstudien mit n-3-Fettsäuren bei asthmatischen Kindern divergierende Ergebnisse zeigen, nimmt man heute an, dass auch Genpolymorphismen, die Asthma begleiten, für diese unterschiedlichen Ergebnisse verantwortlich sein könnten. Deshalb wäre die genauere Analyse einiger Schlüsselgenvarianten in zukünftigen Studien interessant, um die Wirkung der n-3-Fettsäuren beim Asthma besser verstehen zu können.

Obwohl noch keine definitive Evidenz besteht bzw. keine eindeutige Aussagen über positive Wirkungen von n-3-PUFAs auf bestehende Allergien und Asthma im Kindesalter gemacht werden können, gibt es trotzdem genug Evidenz, die zumindest diese Möglichkeit bekräftigen. Daher gibt es einen dringenden Bedarf an Studien, die diesen Ansatz näher verfolgen und die Umsetzbarkeit in Bezug auf Prävention während der Schwangerschaft, Stillzeit und Kindheit und/oder Therapie von allergischen Erkrankungen und Asthma prüfen. Wenn dieser Ansatz erfolgreich dokumentiert sein wird, auch wenn nur einer empfänglichen Kohorte geholfen werden kann, erscheint es aus einer volksmedizinischen (Public Health) Perspektive jedenfalls sinnvoll, n-3-PUFAs über diätetische Maßnahmen zuzuführen. Dies deshalb, weil die Substitution von n-3-PUFAs wenig Risiko birgt und besser toleriert wird als herkömmliche Asthmatherapien und, langfristig gesehen, wesentlich billiger ist (D'Auria et al. 2014).

Im **Tierversuch** zeigte eine Substitution mit n-3-PUFA-reichem Fischöl bei OVA-sensibilisierten Mäusen eine Reduktion der eosinophilen Infiltration, Schleimproduktion und OVA-IgE (Gonçalves de Matos et al. 2012).

Fütterung von DHA an Ratten während der Stillzeit hatte einen nützlichen Effekt auf die Fähigkeit der Immunzellen IFN-γ und IL-10 (um 40–60 % mehr als ohne DHA-Substitution) nach Stimulation mit LPS oder Ovalbumin zu produzieren. Jungtiere ohne DHA hatten 70 % höhere Plasmakonzentrationen von OVA-spezifischem IgE. Somit förderte die Supplementierung von DHA in der Stillperiode die orale Toleranzentwicklung (Richard et al. 2016). Zusammenfassend lässt sich sagen, dass n-3-Fettsäuren essenziell für ein gesundes Leben sein dürften und mit der Nahrung zugeführt werden sollten, nachdem sie der Körper selbst nicht in ausreichendem Ausmaß produzieren kann.

6.8.5.1 Guidelines zum Fischkonsum

> Die *Food and Drug Administration and the Environmental Protection Agency* hat 2017 empfohlen, dass Frauen im gebärfähigen Alter (zwischen 16 und 49 Jahren), aber besonders schwangere und stillende Frauen zwei bis drei Fischmahlzeiten mit niedrigem Quecksilbergehalt pro Woche zu sich nehmen sollten (200 bis 300 g pro Woche). Auch Kinder sollten ab dem Alter von 2 Jahren mindestens 1–2 Fischmahlzeiten pro Woche erhalten. Fische mit hohem Quecksilbergehalt wie Königsmakrele, Hai, Schwertfisch, Großaugen-Thunfisch, Marlin und Granatbarsch sollten vermieden werden (FDA).

6.8.6 Omega-3-Fettsäuren beeinflussen die Diversität des Mikrobioms

Und der Kreis schließt sich: Die Zufuhr von Omega-3-Fettsäuren bewirkt auch eine erhöhte Diversität des Mikrobioms!

Eine vielbeachtete Studie (Menni et al. 2017) präsentierte im Dezember 2017, dass sowohl die Omega-3- als auch die DHA-Werte im Serum von 867 eher älteren Frauen mit der Diversität des Mikrobioms korrelierten. 35 verschiedene Bakterienarten, aber besonders Bakterien der *Lachnospiraceae*-Familie wurden mit hohen DHA- und Gesamt-Omega-3-Werten assoziiert. Die *Lachnospiraceae*-Familie ist dafür bekannt, dass sie komplexe Polysaccharide in SCFAs wie Acetat, Butyrat und Propionat abbauen kann. SCFAs sind das Endprodukt der Fermentierung von ballaststoffreicher Ernährung und werden für die Energiegewinnung im Körper, aber auch für die physiologische Funktion der „tight junctions" benötigt (s. ► Abschn. 4.1). Somit könnte die Substitution von Omega-3-Fettsäuren, neben der Bildung von SPMs, auch über die positiven Auswirkungen auf das Mikrobiom zur Allergieprävention beitragen.

6.8.7 Omega-9-Fettsäuren

Der Vollständigkeit halber sei noch auf die **einfach ungesättigten** Omega-9-Fettsäuren eingegangen, deren Hauptvertreter das Olivenöl ist. Olivenöl besteht zu 75 % aus der Omega-9 (18:1)-Ölsäure, 7,5 % aus Omega-6-PUFAs und zu minimalen Anteilen (nur ca. 1 %) aus Omega-3-PUFAs. Trotzdem hat Olivenöl nachgewiesene antiinflammatorische und antioxidative Eigenschaften (Cicerale et al. 2012). Einnahme von Olivenöl in der Schwangerschaft konnte das kindliche Risiko, innerhalb des ersten Lebensjahres zu giemen, reduzieren (Castro-Rodriguez et al. 2010). Olivenöl ist auch der Hauptbestandteil der „mediterranen Diät", die mit einem reduzierten Risiko für Asthma assoziiert wird (Garcia-Marcos et al. 2013).

Wenn man diese Ergebnisse beobachtet, muss man sich fragen, ob die vorher besprochenen Studien, die Olivenöl als Kontrollsubstanz gegenüber n-3-PUFAs verwendet haben, nicht zu einem unterschätzten Effekt der n-3-PUFAs geführt haben könnten. Nachdem Olivenöl *per se* schon einen günstigen Effekt auf die Asthmaentwicklung hat, könnte der

Unterschied zur n-3-PUFA-Gruppe relativ kleiner ausgefallen sein und die Wirkung der n-3-PUFAs als primären Präventionstrategie leicht verschleiert haben.

> **Prävention von Allergien ist durch Ernährung möglich**
> Tipp 1: hoher Ballaststoffanteil, mit SCFAs als Präbiotika
> Tipp 2: 2- bis 3x/Woche Fischmahlzeiten bzw. Omega-3-Substitution
> Tipp 3: wenig AGEs und von der Nahrungsmittelindustrie verarbeitete Nährstoffe
> Tipp 4: wenig Zucker
> Tipp 5: Fleisch wegen Antibiotikaeinsatz in der Tierhaltung möglichst aus biologischer Landwirtschaft

Literatur

Abbate R, Gori AM, Martini F, Brunelli T, Filippini M, Francalanci I, Paniccia R, Prisco D, Gensini GF, Serneri GGN (1996) N-3 PUFA supplementation, monocyte PCA expression and interleukin-6 production. Prostaglandins Leukot Essent Fat Acids 54:439–444

Abdulnour RE, Dalli J, Colby JK, Krishnamoorthy N, Timmons JY, Tan SH, Colas RA, Petasis NA, Serhan CN, Levy BD (2014) Maresin 1 biosynthesis during platelet-neutrophil interactions is organ-protective. Proc Natl Acad Sci U S A 111:16526–16531

Adamusiak AM, Stasikowska-Kanicka O, Lewandowska-Polak A et al (2012) Expression of arachidonate metabolism enzymes and receptors in nasal polyps of aspirin-hypersensitive asthmatics. Int Arch Allergy Immunol 157(4):354–362

Aggarwal S, Moodley YP, Thompson PJ et al (2010) Prostaglandin E2 and cysteinyl leukotriene concentrations in sputum: association with asthma severity and eosinophilic inflammation. Clin Exp Allergy 40(1):85–93

Aoki H, Hisada T, Ishizuka T, Utsugi M, Kawata T, Shimizu Y, Okajima F, Dobashi K, Mori M (2008) Resolvin E1 dampens airway inflammation and hyperresponsiveness in a murine model of asthma. Biochem Biophys Res Commun 367:509–515

Ariel A, Serhan CN (2012) New lives given by cell death: macrophage differentiation following their encounter with apoptotic leukocytes during the resolution of inflammation. Front Immunol 3:4

Ariel A, Li PL, Wang W, Tang WX, Fredman G, Hong S, Gotlinger KH, Serhan CN (2005) The docosatriene protectin D1 is produced by TH2 skewing and promotes human T cell apoptosis via lipid raft clustering. J Biol Chem 280:43079–43086

Arita M, Bianchini F, Aliberti J, Sher A, Chiang N, Hong S, Yang R, Petasis NA, Serhan CN (2005) Stereochemical assignment, antiinflammatory properties, and receptor for the omega-3 lipid mediator resolvin E1. J Exp Med 201:713–722

Arita M et al (2007) Resolvin E1 selectively interacts with leukotriene B_4 receptor BLT1 and ChemR23 to regulate inflammation. J Immunol 178(6): 3912–3917

Aso H, Ito S, Mori A, Suganuma N, Morioka M, Takahara N, Kondo M, Hasegawa Y (2013) Differential regulation of airway smooth muscle cell migration by E-prostanoid receptor subtypes. Am J Respir Cell Mol Biol 48:322–329

Austen KF, Maekawa A, Kanaoka Y, Boyce JA (2009) The leukotriene E4 puzzle: finding the missing pieces and revealing the pathobiologic implications. J Allergy Clin Immunol 124:406–414. quiz 415–406

Bandeira-Melo C, Bozza PT, Diaz BL, Cordeiro RS, Jose PJ, Martins MA, Serhan CN (2000a) Cutting edge: lipoxin (LX) A4 and aspirin-triggered 15-epi-LXA4 block allergen-induced eosinophil trafficking. J Immunol 164:2267–2271

Bandeira-Melo C, Serra MF, Diaz BL et al (2000b) Cyclooxygenase-2-derived prostaglandin E2 and lipoxin A4 accelerate resolution of allergic edema in Angiostrongylus costaricensis-infected rats: relationship with concurrent eosinophilia. J Immunol 164:1029–1036

Barnes N, Pavord I, Chuchalin A et al (2012) A randomized, double-blind, placebo-controlled study of the CRTH2 antagonist OC000459 in moderate persistent asthma. Clin Exp Allergy 42(1):38–48

Barnig C, Cernadas M, Dutile S et al (2013) Lipoxin A4 regulates natural killer cell and type 2 innate lymphoid cell activation in asthma. Sci Transl Med 5(174). https://doi.org/10.1126/scitranslmed.3004812

Barrett NA, Maekawa A, Rahman OM, Austen KF, Kanaoka Y (2009) Dectin-2 recognition of house dust mite triggers cysteinyl leukotriene generation by dendritic cells. J Immunol 182:1119–1128

Barrett NA, Rahman OM, Fernandez JM et al (2011) Dectin-2 mediates Th_2 immunity through the generation of cysteinyl leukotrienes. J Exp Med 208: 593–604

Basil CB, Levy BD (2016) Specialized pro-resolving mediators: endogenous regulators of infection and inflammation. Nat Rev Immunol 16:51

Bazan NG, Calandria JM, Serhan CN (2010) Rescue and repair during photoreceptor cell renewal mediated by docosahexaenoic acid-derived neuroprotectin D1. J Lipid Res 51:2018–2031

Beller TC, Maekawa A, Friend DS, Austen KF, Kanaoka Y (2004) Targeted gene disruption reveals the role of the cysteinyl leukotriene 2 receptor in increased vascular permeability and in bleomycin-induced pulmonary fibrosis in mice. J Biol Chem 279:46129–46134

Bettelli E et al (2006) Reciprocal developmental pathways for the generation of pathogenic effector TH17 and regulatory T cells. Nature 441(7090): 235–238

Bhavsar P, Levy B, Hew M, Pfeffer M, Kazani S, Israel E, Chung K (2010) Corticosteroid suppression of lipoxin A4 and leukotriene B4 from alveolar macrophages in severe asthma. Respir Res 11(1):71

Bisgaard H, Stokholm J, Chawes BL et al (2016) Fish oil–derived fatty acids in pregnancy and wheeze and asthma in offspring. N Engl J Med 375:2530–2539

Borgeson E et al (2011) Lipoxin A(4) and benzo-lipoxin A(4) attenuate experimental renal fibrosis. FASEB J 25:2967–2979

Bozyk PD, Moore BB (2011) Prostaglandin E2 and the pathogenesis of pulmonary fibrosis. Am J Respir Cell Mol Biol 45(3):445–452

Buchheit KM et al (2016) Update on the Management of Aspirin-Exacerbated Respiratory Disease. Allergy, Asthma Immunol Res 8(4):298–304

Buczynski MW, Dumlao DS, Dennis EA (2009) Thematic review series: proteomics. An integrated omics analysis of eicosanoid biology. J Lipid Res 50:1015–1038

Calder PC (2006) Polyunsaturated fatty acids and inflammation. Prostaglandins Leukot Essent Fat Acids 75(3):197–202

Calder PC (2010) Omega-3 fatty acids and inflammatory processes. Nutrients 2(3):355–374

Campbell EL, Louis NA, Tomassetti SE, Canny GO, Arita M, Serhan CN, Colgan SP (2007) Resolvin E1 promotes mucosal surface clearance of neutrophils: a new paradigm for inflammatory resolution. FASEB J 21:3162–3170

Capdevila JH et al (1996) The highly stereoselective oxidation of polyunsaturated fatty acids by cytochrome P450BM-3. J Biol Chem 271(37):22663–22671

Castro-Rodriguez JA, Garcia-Marcos L, Sanchez-Solis M, Pérez-Fernández V, Martinez-Torres A, Mallol J (2010) Olive oil during pregnancy is associated with reduced wheezing during the first year of life of the offspring. Pediatr Pulmonol 45:395–402

Cheong HS, Park SM, Kim MO, Park JS, Lee JY, Byun JY, Park BL, Shin HD, Park CS (2011) Genome-wide methylation profile of nasal polyps: relation to aspirin hypersensitivity in asthmatics. Allergy 66:637–644

Chiang N, Bermudez EA, Ridker PM, Hurwitz S, Serhan CN (2004) Aspirin triggers anti-inflammatory 15-epi-lipoxin A_4 and inhibits thromboxane in a randomized human trial. Proc Natl Acad Sci U S A 101:15178–15183

Chiang N et al (2006) The lipoxin receptor ALX: potent ligand-specific and stereoselective actions in vivo. Pharmacol Rev 58(3):463–487

Chiang N et al (2012) Infection regulates pro-resolving mediators that lower antibiotic requirements. Nature 484:524–528

Chinen T, Komai K, Muto G, Morita R, Inoue N, Yoshida H et al (2011) Prostaglandin E2 and SOCS1 have a role in intestinal immune tolerance. Nat Commun 2:190

Christie PE, Tagari P, Ford-Hutchinson AW et al (1991) Urinary leukotriene E4 concentrations increase after aspirin challenge in aspirin-sensitive asthmatic subjects. Am Rev Respir Dis 143:1025

Christie PE et al (1992) The effects of lipoxin A4 on airway responses in asthmatic subjects. Am Rev Respir Dis 145:1281

Chung EH et al (2014) Leukotriene B4 receptor 1 is differentially expressed on peripheral T cells of steroid-sensitive and -resistant asthmatics. Ann Allergy Asthma Immunol 112(3):211–216.e1

Cicerale S, Lucas LJ, Keast RS (2012) Antimicrobial, antioxidant and anti-inflammatory phenolic activities in extra virgin olive oil. Curr Opin Biotechnol 23:129–135

Claar D et al (2015) The role of prostaglandins in allergic lung inflammation and asthma. Expert Rev Respir Med 9(1):55–72

Claria J, Lee MH, Serhan CN (1996) Aspirin-triggered lipoxins (15-epi-LX) are generated by the human lung adenocarcinoma cell line (A549)-neutrophil interactions and are potent inhibitors of cell proliferation. Mol Med 2:583–596

Coleman RA et al (1989) Prostanoid- induced contraction of human bronchial smooth muscle is mediated by TP-receptors. Br J Pharmacol 96:688–692

Cooray SN, Gobbetti T, Montero-Melendez T et al (2013) Ligand-specific conformational change of the G-protein-coupled receptor ALX/FPR2 determines proresolving functional responses. Proc Natl Acad Sci U S A 110(45):18232–18237

Corrigan CJ, Napoli RL, Meng Q et al (2012) Reduced expression of the prostaglandin E2 receptor E-prostanoid 2 on bronchial mucosal leukocytes in patients with aspirin-sensitive asthma. J Allergy Clin Immunol 129(6):1636–1646

D'Auria I et al (2014) Omega-3 fatty acids and asthma in children. Allergy Asthma Proc 35(3):233–240

D'Vaz N et al (2012) Postnatal fish oil supplementation in high-risk infants to prevent allergy: randomized controlled trial. Pediatrics 130(4):674–682

Daham K, Song WL, Lawson JA et al (2011) Effects of celecoxib on major prostaglandins in asthma. Clin Exp Allergy 41(1):36–45

Dalli J, Serhan C (2012) Specific lipid mediator signatures of human phagocytes: microparticles stimulate macrophage efferocytosis and pro-resolving mediators. Blood 120:e60–e72

Dalli J, Zhu M, Vlasenko NA, Deng B, Haeggstrom JZ, Petasis NA, Serhan CN (2013) The novel 13S,14S-epoxy-maresin is converted by human macrophages to maresin 1 (MaR1), inhibits leukotriene A4 hydrolase (LTA4H), and shifts macrophage phenotype. FASEB J 27:2573–2583

Dalli J et al (2015) Elucidation of novel 13-series resolvins that increase with atorvastatin and clear infections. Nat Med 21(9):1071–1075

Demerouti E, Manginas A, Athanassopoulos G, Karatasakis G, Leontiadis E, Pavlides G (2013) Successful epoprostenol withdrawal in pulmonary arterial hypertension. Case report and literature review. Respir Care 58:e1–e35

Dennis EA, Norris PC (2015) Eicosanoid storm in infection and inflammation. Nat Rev Immunol 15(8):511–523

Deutsche Gesellschaft für Fettwissenschaft. http://www.dgfett.de/material/fszus.php. Zugriff: 5.8.17

DGE (Deutsche Gesellschaft für Ernährung), ÖGE (Österreichische Gesellschaft für Ernährung), SGE (Schweizerische Gesellschaft für Ernährungsforschung), SVE (Schweizerische Vereinigung für Ernährung) (Hrsg) (2008) Referenzwerte für die Nährstoffzufuhr. Neuer Umschau Buchverlag, Neustadt a. d. Weinstraße, 3. korr. Nachdruck, S 53

Diamant Z, Hiltermann JT, van Rensen EL, Callenbach PM, Veselic-Charvat M, van der Veen H, Sont JK, Sterk PJ (1997) The effect of inhaled leukotriene D4 and methacholine on sputum cell differentials in asthma. Am J Respir Crit Care Med 155:1247–1253

Doyle WJ, Boehm S, Skoner DP (1990) Physiologic responses to intranasal dose-response challenges with histamine, methacholine, bradykinin, and prostaglandin in adult volunteers with and without nasal allergy. J Allergy Clin Immunol 86(6 Pt 1):924–935

Drazen JM, O'Brien J, Sparrow D et al (1992) Recovery of leukotriene E4 from the urine of patients with airway obstruction. Am Rev Respir Dis 146:104–108

Dunstan JA, Mori TA, Barden A et al (2003) Fish oil supplementation in pregnancy modifies neonatal allergen-specific immune responses and clinical outcomes in infants at high risk of atopy: a randomized, controlled trial. J Allergy Clin Immunol 112:1178–1184

Eke Gungor H et al (2014) Decreased levels of lipoxin A4 and annexin A1 in wheezy infants. Int Arch Allergy Immunol 163(3):193–197

Elias JA et al (1985) Human alveolar macrophage inhibition of lung fibroblast growth. A prostaglandin-dependent process. Am Rev Respir Dis 131:94–99

Erlewyn-Lajeunesse M, Hunt L, Pohunek P et al (2008) Bronchoalveolar lavage MMP-9 and TIMP-1 in preschool wheezers and their relationship to persistent wheeze. Pediatr Res 64:194–199. https://doi.org/10.1203/PDR.0b013e318175dd2d

Ermert L, Ermert M, Goppelt-Struebe M, Walmrath D, Grimminger F, Steudel W, Ghofrani HA, Homberger C, Duncker H, Seeger W (1998) Cyclooxygenase isoenzyme localization and mRNA expression in rat lungs. Am J Respir Cell Mol Biol 18:479–488

FDA. https://www.fda.gov/Food/ResourcesForYou/Consumers/ucm393070.htm

Fitzgerald GA (2004) Coxibs and cardiovascular disease. N Engl J Med 351(17):1709–1711

Flesher RP et al (2014) Resolvin E1 promotes resolution of inflammation in a mouse model of an acute exacerbation of allergic asthma. Clin Sci (Lond) 126(11):805–814

Fogarty A et al (2000) The role of diet in the aetiology of asthma. Clin Exp Allergy 30:615–627

Folco G, Murphy RC (2006) Eicosanoid transcellular biosynthesis: from cell-cell interactions to in vivo tissue responses. Pharmacol Rev 58:375–388

Freire MO et al (2017) Neutrophil resolvin E1 receptor expression and function in type 2 diabetes. J Immunol 198(2):718–728

Fukunaga K, Kohli P, Bonnans C, Fredenburgh LE, Levy BD (2005) Cyclooxygenase 2 plays a pivotal role in the resolution of acute lung injury. J Immunol 174:5033–5039

Garcia-Marcos L, Castro-Rodriguez JA, Weinmayr G, Panagiotakos DB, Priftis KN, Nagel G (2013) Influence of Mediterranean diet on asthma in children: a systematic review and meta-analysis. Pediatr Allergy Immunol 24:330–338

Gauvreau GM, Watson RM, O'Byrne PM (1999) Protective effects of inhaled PGE2 on allergen-induced airway responses and airway inflammation. Am J Respir Crit Care Med 159:31

Gauvreau GM, Parameswaran KN, Watson RM et al (2001) Inhaled leukotriene E(4), but not leukotriene D(4), increased airway inflammatory cells in subjects with atopic asthma. Am J Respir Crit Care Med 164:1495

Gervais FG, Sawyer N, Stocco R et al (2011) Pharmacological characterization of MK-7246, a potent and selective CRTH2 (chemoattractant receptor-homologous) molecule expressed on T-helper type 2 cells antagonist. Mol Pharmacol 79(1):69–76

Godson C, Mitchell S, Harvey K et al (2000) Cutting edge: lipoxins rapidly stimulate nonphlogistic phagocytosis of apoptotic neutrophils by monocyte-derived macrophages. J Immunol 164(4):1663–1667

Goldberg RJ, Katz J (2007) A meta-analysis of the analgesic effects of omega-3 polyunsaturated fatty acid supplementation for inflammatory joint pain. Pain 129:210–223

Goldman DW, Pickett WC, Goetzl EJ (1983) Human neutrophil chemotactic and degranulating activities of leukotriene B_5 (LTB_5) derived from eicosapentaenoic acid. Biochem Biophys Res Commun 117:282–288

Gonçalves de Matos O et al (2012) Dietary supplementation with omega-3-PUFA-rich fish oil reduces signs of food allergy in ovalbumin-sensitized mice. Clin Dev Immunol 2012:236564

Gunaratne AW, Makrides M, Collins CT (2015) Maternal prenatal and/or postnatal n-3 long chain polyunsaturated fatty acids (LCPUFA) supplementation for preventing allergies in early childhood. Cochrane Database Syst Rev 7:CD010085

Hallstrand TS, Moody MW, Wurfel MM, Schwartz LB, Henderson WR Jr, Aitken ML (2005) Inflammatory basis of exercise-induced bronchoconstriction. Am J Respir Crit Care Med 172:679–686

Hansen S et al (2017) Fish oil supplementation during pregnancy and allergic respiratory disease in the adult offspring. J Allergy Clin Immunol 139(1): 104–111

Hartney JM, Coggins KG, Tilley SL et al (2006) Prostaglandin E2 protects lower airways against bronchoconstriction. Am J Phys Lung Cell Mol Phys 290(1):L105–L113

Hata AN, Breyer RM (2004) Pharmacology and signaling of prostaglandin receptors: multiple roles in inflammation and immune modulation. Pharmacol Ther 103(2):147–166

Haworth O, Cernadas M, Yang R, Serhan CN, Levy BD (2008) Resolvin E1 regulates interleukin 23, interferon-gamma and lipoxin A4 to promote the resolution of allergic airway inflammation. Nat Immunol 9:873–879

Henderson WR Jr, Chiang GK, Tien YT, Chi EY (2006) Reversal of allergen-induced airway remodeling by CysLT1 receptor blockade. Am J Respir Crit Care Med 173:718–728

Hill AM, Worthley C, Murphy KJ, Buckley JD, Ferrante A, Howe PR (2007) n-3 Fatty acid supplementation and regular moderate exercise: differential effects of a combined intervention on neutrophil function. Br J Nutr 98:300–309

Holgate ST, Peters-Golden M, Panettieri RA, Henderson WR Jr (2003) Roles of cysteinyl leukotrienes in airway inflammation, smooth muscle function, and remodeling. J Allergy Clin Immunol 111:S18–S34. https://doi.org/10.1067/mai.2003.25

Honda K, Arima M, Cheng G et al (2003) Prostaglandin D2 reinforces Th2 type inflammatory responses of airways to low-dose antigen through bronchial expression of macrophage-derived chemokine. J Exp Med 198(4):533–543

Hsiao HM et al (2013) A novel anti-inflammatory and pro-resolving role for resolvin D1 in acute cigarette smoke-induced lung inflammation. PLoS ONE 8:e58258

Huang SK, Wettlaufer SH, Hogaboam CM et al (2008) Variable prostaglandin E2 resistance in fibroblasts from patients with usual interstitial pneumonia. Am J Respir Crit Care Med 177:66

Huang SK et al (2009) Prostaglandin E(2) induces fibroblast apoptosis by modulating multiple survival pathways. FASEB J 23:4317–4326

Idzko M, Hammad H, van Nimwegen M et al (2007) Inhaled iloprost suppresses the cardinal features of asthma via inhibition of airway dendritic cell function. J Clin Invest 117(2):464–472

Israel E, Cohn J, Dube L, Drazen JM (1996) Effect of treatment with zileuton, a 5-lipoxygenase inhibitor, in patients with asthma. A randomized controlled trial. Zileuton Clinical Trial Group. JAMA 275:931–936

Jeffery PK (2004) Remodeling and inflammation of bronchi in asthma and chronic obstructive pulmonary disease. Proc Am Thorac Soc 1:176–183

Jinnai N, Sakagami T, Sekigawa T et al (2004) Polymorphisms in the prostaglandin E2 receptor subtype 2 gene confer susceptibility to aspirin-intolerant asthma: a candidate gene approach. Hum Mol Genet 13(24):3203–3217

Johnston SL, Freezer NJ, Ritter W et al (1995) Prostaglandin D2-induced bronchoconstriction is mediated only in part by the thromboxane prostanoid receptor. Eur Respir J 8(3):411–415

Jozsef L, Zouki C, Petasis NA, Serhan CN, Filep JG (2002) Lipoxin A_4 and aspirin-triggered 15-epi-lipoxin A_4 inhibit peroxynitrite formation, NF-κB and AP-1 activation, and IL-8 gene expression in human leukocytes. Proc Natl Acad Sci U S A 99:13266–13271

Kang YJ, Mbonye UR, Delong CJ et al (2007) Regulation of intracellular cyclooxygenase levels by gene transcription and protein degradation. Prog Lipid Res 46(2):108–125

Kasuga K, Yang R, Porter TF, Agrawal N, Petasis NA, Irimia D, Toner M, Serhan CN (2008) Rapid appearance of resolvin precursors in inflammatory exudates: novel mechanisms in resolution. J Immunol 181:8677–8687

Kay LJ, Yeo WW, Peachell PT (2006) Prostaglandin E2 activates EP2 receptors to inhibit human lung mast cell degranulation. Br J Pharmacol 147:707–713

Keelan JA, Mas E, D'Vaz N et al (2015) Effects of maternal n-3 fatty acid supplementation on placental cytokines, pro-resolving lipid mediators and their precursors. Reproduction 149:171–178

Khalfoun B, Thibault F, Watier H, Bardos P, Lebranchu Y (1997) Docosahexaenoic and eicosapentaenoic acids inhibit *in vitro* human endothelial cell production of interleukin-6. Adv Exp Med Biol 400:589–597

Kim TH, Kim GD, Jin YH, Park YS, Park CS (2012) Omega-3 fatty acid-derived mediator, Resolvin E1, ameliorates 2,4-dinitrofluorobenzene-induced atopic dermatitis in NC/Nga mice. Int Immunopharmacol 14:384–391

Kolodsick JE et al (2003) Prostaglandin E2 inhibits fibroblast to myofibroblast transition via E prostanoid receptor 2 signaling and cyclic adenosine monophosphate elevation. Am J Respir Cell Mol Biol 29:537–544

Korn JH et al (1983) Fibroblast prostaglandin E2 synthesis. Persistence of an abnormal phenotype after short-term exposure to mononuclear cell products. J Clin Invest 71:1240–1246

Kowalski ML, Pawliczak R, Wozniak J et al (2000) Differential metabolism of arachidonic acid in nasal polyp epithelial cells cultured from aspirin-sensitive and aspirin-tolerant patients. Am J Respir Crit Care Med 161:391

Kremmyda LS et al (2011) Atopy risk in infants and children in relation to early exposure to fish, oily fish, or long-chain omega-3 fatty acids: a systematic review. Clin Rev Allergy Immunol 41(1):36–66

Krishnamoorthy S, Recchiuti A, Chiang N, Yacoubian S, Lee CH, Yang R, Petasis NA, Serhan CN (2010) Resolvin D1 binds human phagocytes with evidence for proresolving receptors. Proc Natl Acad Sci U S A 107:1660–1665

Krishnamoorthy N, Burkett PR, Dalli J, Abdulnour RE, Colas R, Ramon S, Phipps RP, Petasis NA, Kuchroo VK, Serhan CN, Levy BD (2015) Cutting edge: maresin-1 engages regulatory T cells to limit type 2 innate lymphoid cell activation and promote resolution of lung inflammation. J Immunol 194(3):863–867

Kull I et al (2006) Fish consumption during the first year of life and development of allergic diseases during childhood. Allergy 61(8):1009–1015

Kunikata T et al (2005) Suppression of allergic inflammation by the prostaglandin E receptor subtype EP3. Nat Immunol 6(5):524–531. Epub 2005 Apr 3

Laidlaw TM, Boyce JA (2012) Cysteinyl leukotriene receptors, old and new; implications for asthma. Clin Exp Allergy 42(9):1313–1320

Lama V, Moore B, Christensen P, Toews G, Peters-Golden M (2002) Prostaglandin E_2 synthesis and suppression of fibroblast proliferation by alveolar epithelial cells is cyclooxygenase-2 dependent. Am J Respir Cell Mol Biol 27:752–758

Lammermann T et al (2013) Neutrophil swarms require LTB4 and integrins at sites of cell death in vivo. Nature 498:371–375

Laneuville O et al (1995) Fatty acid substrate specificities of human prostaglandin-endoperoxide H synthase-1 and -2. Formation of 12-hydroxy-(9Z, 13E/Z, 15Z)- octadecatrienoic acids from alpha-linolenic acid. J Biol Chem 270(33):19330–19336

Levy BD (2012) Resolvin D1 and Resolvin E1 promote the resolution af allergic airway inflammation via shared and distinct molecular counter-regulatory pathways. Front Immunol 3:390. https://doi.org/10.3389/fimmu.2012.00390. Published 2012 Dec 28

Levy BD, Clish CB, Schmidt B, Gronert K, Serhan CN (2001) Lipid mediator class switching during acute inflammation: signals in resolution. Nat Immunol 2(7):612–619. https://doi.org/10.1038/89759

Levy BD, De Sanctis GT, Devchand PR, Kim E, Ackerman K, Schmidt BA, Szczeklik W, Drazen JM, Serhan CN (2002) Multi-pronged inhibition of airway hyperresponsiveness and inflammation by lipoxin A(4). Nat Med 8:1018–1023

Levy BD, Bonnans C, Silverman ES, Palmer LJ, Marigowda G, Israel E, Blood I (2005) Severe Asthma Research Program NHL. Diminished lipoxin biosynthesis in severe asthma. Am J Respir Crit Care Med 172:824–830

Levy BD, Kohli P, Gotlinger K, Haworth O, Hong S, Kazani S, Israel E, Haley KJ, Serhan CN (2007) Protectin D1 is generated in asthma and dampens airway inflammation and hyperresponsiveness. J Immunol 178:496–502

Lex C, Zacharasiewicz A, Payne DN, Wilson NM, Nicholson AG, Kharitonov SA, Barnes PJ, Bush A (2006) Exhaled breath condensate cysteinyl leukotrienes and airway remodeling in childhood asthma: a pilot study. Respir Res 7:63

Li Y, Cai L, Wang H et al (2011) Pleiotropic regulation of macrophage polarization and tumorigenesis by formyl peptide receptor-2. Oncogene 30(36):3887–3899. https://doi.org/10.1038/onc.2011.112

Liu T, Laidlaw TM, Katz HR, Boyce JA (2013) Prostaglandin E2 deficiency causes a phenotype of aspirin sensitivity that depends on platelets and cysteinyl leukotrienes. Proc Natl Acad Sci U S A 110:16987–16992

Loynes CA, Lee JA et al (2018) PGE_2 production at sites of tissue injury promotes an anti-inflammatory neutrophil phenotype and determines the outcome of inflammation resolution in vivo. Sci Adv 4(9):eaar8320

Lukiw WJ et al (2005) A role for docosahexaenoic acid-derived neuroprotectin D1 in neural cell survival and Alzheimer disease. J Clin Invest 115:2774–2783

Luo M, Jones SM, Flamand N et al (2005) Phosphorylation by protein kinase A inhibits nuclear import of 5-lipoxygenase. J Biol Chem 280:40609

Luschnig-Schratl P, Sturm EM, Konya V, Philipose S, Marsche G, Frohlich E (2011) EP4 receptor stimulation down-regulates human eosinophil function. Cell Mol Life Sci 68:3573–3587

Maderna P, Godson C (2009) Lipoxins: resolutionary road. Br J Pharmacol 158:947–959

Magnusson J et al (2015) Fish and polyunsaturated fat intake and development of allergic and nonallergic rhinitis. J Allergy Clin Immunol 136(5):1247–1253

Maher SA, Birrell MA, Belvisi M (2009) Prostaglandn E2 mediates cough via the EP3 receptor. Implications for future disease therapy. Am J Respir Crit Care Med 180:923–992

Marcheselli VL, Hong S, Lukiw WJ, Tian XH, Gronert K et al (2003) Novel docosanoids inhibit brain ischemia-reperfusion-mediated leukocyte infiltration and pro-inflammatory gene expression. J Biol Chem 278:43807–43817

Maric J et al (2018) Prostaglandin E_2 suppresses human group 2 innate lymphoid cell function. J Allergy Clin Immunol 141(5):1761–1773.e62017 Dec 5. pii: S0091-6749(17)31877-8. https://doi.org/10.1016/j.jaci.2017.09.050

Martins V et al (2009) ATLa, an aspirin-triggered lipoxin A_4 synthetic analog, prevents the inflammatory and fibrotic effects of bleomycin-induced pulmonary fibrosis. J Immunol 182(9):5374–5381

Matute-Bello G, Liles WC, Radella F 2nd, Steinberg KP, Ruzinski JT, Jonas M, Chi EY, Hudson LD, Martin TR (1997) Neutrophil apoptosis in the acute respiratory distress syndrome. Am J Respir Crit Care Med 156:1969–1977

McCoy JM, Wicks JR, Audoly LP (2002) The role of prostaglandin E2 receptors in the pathogenesis of rheumatoid arthritis. J Clin Invest 110:651–658

Medeiros R, Kitazawa M, Passos GF et al (2013) Aspirin-triggered lipoxin A4 stimulates alternative activation of microglia and reduces Alzheimer disease-like pathology in mice. Am J Pathol 182(5):1780–1789

Medina L, Perez-Ramos J, Ramirez R, Selman M, Pardo A (1994) Leukotriene C4 upregulates collagenase expression and synthesis in human lung fibroblasts. Biochim Biophys Acta 1224:168–174. https://doi.org/10.1016/0167-4889(94)90187-2

Menni C, Zierer J, Pallister T, Jackson MA, Long T, Mohney RP, Steves CJ, Spector TD, Valdes AM (2017) Omega-3 fatty acids correlate with gut microbiome diversity and production of N-carbamylglutamate in middle aged and elderly women. Sci Rep 7(1):11079. https://doi.org/10.1038/s41598-017-10382-2

Miles EA, Thies F, Wallace FA, Powell JR, Hirst TL, Newsholme EA, Calder PC (2001) Influence of age and dietary fish oil on plasma soluble adhesion molecule concentrations. Clin Sci 100:91–100

Miyata J, Fukunaga K, Iwamoto R, Isobe Y, Niimi K, Takamiya R, Takihara T, Tomomatsu K, Suzuki Y, Oguma T, Sayama K, Arai H, Betsuyaku T, Arita M, Asano K (2013) Dysregulated synthesis of protectin D1 in eosinophils from patients with severe asthma. J Allergy Clin Immunol 131:353–360

Montuschi P, Sala A, Dahlén SE, Folco G (2007) Pharmacological modulation of the leukotriene pathway in allergic airway disease. Drug Discov Today 12:404–412. https://doi.org/10.1016/j.drudis.2007.03.004

Morita I, Schindler M, Regier MK, Otto JC, Hori T, DeWitt DL, Smith WL (1995) Different intracellular locations for prostaglandin endoperoxide H synthase-1 and -2. J Biol Chem 270:10902–10908

Morita M et al (2013) The lipid mediator protectin D1 inhibits influenza virus replication and improves severe influenza. Cell 153:112–125

Murakami M, Kudo I (2004) Recent advances in molecular biology and physiology of the prostaglandin E2-biosynthetic pathway. Prog Lipid Res 43:3–35

Murphy G (2017) Riding the metalloproteinase roller coaster. J Biol Chem 292(19):7708–7771

Murray M, Webb MS, O'Callaghan C et al (1992) Respiratory status and allergy after bronchiolitis. Arch Dis Child 67(4):482–487

Naclerio RM, Meier HL, Kagey-Sobotka A et al (1983) Mediator release after nasal airway challenge with allergen. Am Rev Respir Dis 128(4):597–602

Nathan C, Ding A (2010) Nonresolving inflammation. Cell 140:871–882

Navarro-Xavier RA, Newson J, Silveira VL, Farrow SN, Gilroy DW, Byström J (2010) A new strategy for the identification of novel molecules with targeted proresolution of inflammation properties. J Immunol 184:1516–1525

Nemeth K, Leelahavanichkul A, Yuen PS, Mayer B, Parmelee A, Doi K et al (2009) Bone marrow stromal cells attenuate sepsis via prostaglandin E(2)-dependent reprogramming of host macrophages to increase their interleukin-10 production. Nat Med 15(1):42–49

Norris PC, Dennis EA (2012) Omega-3 fatty acids cause dramatic changes in TLR4 and purinergic eicosanoid signaling. Proc Natl Acad Sci U S A 109:8517–8522

Norris PC, Gosselin D, Reichart D, Glass CK, Dennis EA (2014) Phospholipase A2 regulates eicosanoid class switching during inflammasome activation. Proc Natl Acad Sci U S A 111(35):12746–12745

Novak TE, Babcock TA, Jho DH, Helton WS, Espat NJ (2003) NF-kappa B inhibition by omega -3 fatty acids modulates LPS-stimulated macrophage TNF-alpha transcription. Am J Phys 284:L84–L89

Okano M, Fujiwara T, Haruna T et al (2009) Prostaglandin E(2) suppresses staphylococcal enterotoxin-induced eosinophilia-associated cellular responses dominantly through an E-prostanoid 2-mediated pathway in nasal polyps. J Allergy Clin Immunol 123(4):868–874.e813

de Oliveira JR et al (2015) AT-RvD1 modulates CCL-2 and CXCL-8 production and NF-κB, STAT-6, SOCS1, and SOCS3 expression on bronchial epithelial cells stimulated with IL-4. Biomed Res Int 2015:178369. https://doi.org/10.1155/2015/178369

Panettieri RA, Tan EM, Ciocca V, Luttmann MA, Leonard TB, Hay DW (1998) Effects of LT D4 on human airway smooth muscle cell proliferation, matrix expression, and contraction In vitro: differential sensitivity to cysteinyl leukotriene receptor antagonists. Am J Respir Cell Mol Biol 19:453–461

Papayianni A, Serhan CN, Brady HR (1996) Lipoxin A4 and B4 inhibit leukotriene-stimulated interactions of human neutrophils and endothelial cells. J Immunol 156:2264–2272

6

Parameswaran K, Radford K, Fanat A et al (2007) Modulation of human airway smooth muscle migration by lipid mediators and Th-2 cytokines. Am J Respir Cell Mol Biol 37:240–247

Park JY, Pillinger MH, Abramson SB (2006) Prostaglandin E2 synthesis and secretion: the role of PGE2 synthases. Clin Immunol 119(3):229–240

Park CK et al (2011) Resolvin D2 is a potent endogenous inhibitor for transient receptor potential subtype V1/A1, inflammatory pain, and spinal cord synaptic plasticity in mice: distinct roles of resolvin D1, D2, and E1. J Neurosci 31:18433–18438

Parker CW, Huber MG, Godt SM (1995) Suppression of IL-4 production in murine lymphocytes by orally effective prostaglandin E(1) analogs. Am J Ther 2(10):772–776

Paruchuri S, Tashimo H, Feng C, Maekawa A, Xing W, Jiang Y, Kanaoka Y, Conley P, Boyce JA (2009) Leukotriene E_4-induced pulmonary inflammation is mediated by the P2Y12 receptor. J Exp Med 206:2543–2555

Pavord ID, Tattersfield AE (1995) Bronchoprotective role for endogenous prostaglandin E2. Lancet 345(8947):436–438

Pavord ID, Wong CS, Williams J, Tattersfield AE (1993) Effect of inhaled prostaglandin E2 on allergen-induced asthma. Am Rev Respir Dis 148(1):87–90

Peachell PT, MacGlashan DW Jr, Lichtenstein LM et al (1988) Regulation of human basophil and lung mast cell function by cyclic adenosine monophosphate. J Immunol 140:571

Pearlman DS, van Adelsberg J, Philip G, Tilles SA, Busse W, Hendeles L, Loeys T, Dass SB, Reiss TF (2006) Onset and duration of protection against exercise-induced bronchoconstriction by a single oral dose of montelukast. Ann Allergy Asthma Immunol 97:98–104

Perez-Novo CA, Watelet JB, Claeys C et al (2005) Prostaglandin, leukotriene, and lipoxin balance in chronic rhinosinusitis with and without nasal polyposis. J Allergy Clin Immunol 115(6):1189–1196

Pierzchalska M, Szabo Z, Sanak M et al (2003) Deficient prostaglandin E2 production by bronchial fibroblasts of asthmatic patients, with special reference to aspirin-induced asthma. J Allergy Clin Immunol 111(5):1041–1048

Planaguma A, Kazani S, Marigowda G, Haworth O, Mariani TJ, Israel E, Bleecker ER, Curran-Everett D, Erzurum SC, Calhoun WJ, Castro M, Chung KF, Gaston B, Jarjour NN, Busse WW, Wenzel SE, Levy BD (2008) Airway lipoxin A4 generation and lipoxin A4 receptor expression are decreased in severe asthma. Am J Respir Crit Care Med 178:574–582

Prage EB et al (2012) Observation of two modes of inhibition of human microsomal prostaglandin E synthase 1 by the cyclopentenone 15-deoxy-Δ(12,14)-prostaglandin J(2). Biochemistry 51(11):2348–2356. https://doi.org/10.1021/bi2019332. Epub 2012 Mar 8

Proud D, Sweet J, Stein P et al (1990) Inflammatory mediator release on conjunctival provocation of allergic subjects with allergen. J Allergy Clin Immunol 85(5):896–905

Qian YM, Jones RL, Chan KM, Stock AI, Ho JK (1994) Potent contractile actions of prostanoid EP3-receptor agonists on human isolated pulmonary artery. Br J Pharmacol 113:369–374

Rainsford KD (2007) Anti-inflammatory drugs in the 21st century. Subcell Biochem 42:3–27

Rajasagi NK, Reddy PB, Suryawanshi A, Mulik S, Gjorstrup P, Rouse BT (2011) Controlling herpes simplex virus-induced ocular inflammatory lesions with the lipid-derived mediator resolvin E1. J Immunol 186(3):1735–1746

Ramon S et al (2014) The specialized proresolving mediator 17-HDHA enhances the antibody-mediated immune response against influenza virus: a new class of adjuvant? J Immunol 193:6031–6040

Regan JW (2003) EP2 and EP4 prostanoid receptor signaling. Life Sci 74(2–3):143–153

Ricciotti E, FitzGerald GA (2011) Prostaglandins and inflammation. Arterioscler Thromb Vasc Biol 31:986–1000

Richard C et al (2016) A dietary supply of docosahexaenoic acid early in life is essential for immune development and the establishment of oral tolerance in female rat offspring. J Nutr 146(11):2398–2406

Roca-Ferrer J, Garcia-Garcia FJ, Pereda J et al (2011) Reduced expression of COXs and production of prostaglandin E(2) in patients with nasal polyps with or without aspirin-intolerant asthma. J Allergy Clin Immunol 128:66

Saba S, Soong G, Greenberg S, Prince A (2002) Bacterial stimulation of epithelial G-CSF and GM-CSF expression promotes PMN survival in CF airways. Am J Respir Cell Mol Biol 27:561–567

Säfholm J et al (2015) Prostaglandin E2 inhibits mast cell-dependent bronchoconstriction in human small airways through the E prostanoid subtype 2 receptor. J Allergy Clin Immunol 136(5):1232–1239

Sampsonas F, Kaparianos A, Lykouras D et al (2007) DNA sequence variations of metalloproteinases: their role in asthma and COPD. Postgrad Med J 83:244–250

Samuelsson B, Dahlen SE, Lindgren JA, Rouzer CA, Serhan CN (1987) Leukotrienes and lipoxins: structures, biosynthesis, and biological effects. Science 237:1171–1176

Sanak M, Levy BD, Clish CB, Chiang N, Gronert K, Mastalerz L, Serhan CN, Szczeklik A (2000) Aspirin-tolerant asthmatics generate more lipoxins than aspirin-intolerant asthmatics. Eur Respir J 16:44–49

Schmidt EB, Pedersen JO, Varming K, Ernst E, Jersild C, Grunnet N, Dyerberg J (1991) N-3 fatty acids and leukocyte chemotaxis: effects in hyperlipidemia, and dose-response studies in healthy males. Arterioscler Thromb 11:429–435

Schmidt EB, Varming K, Moller JM, Bulow PI, Madsen P, Dyerberg J (1996) No effect of a very low dose of n-3 fatty acids on monocyte function in healthy humans. Scandinavian J Clin Investig 56:87–92

Schmidt LM, Belvisi MG, Bode KA et al (2011) Bronchial epithelial cell-derived prostaglandin E2 dampens the reactivity of dendritic cells. J Immunol 186(4):2095–2105

Schwab JM, Chiang N, Arita M, Serhan CN (2007) Resolvin E1 and protectin D1 activate inflammation-resolution programmes. Nature 447:869–874

Scotton CJ, Chambers RC (2007) Molecular targets in pulmonary fibrosis: the myofibroblast in focus. Chest 132:1311–1321

Seki H, Fukunaga K, Arita M, Arai H, Nakanishi H, Taguchi R, Miyasho T, Takamiya R, Asano K, Ishizaka A, Takeda J, Levy BD (2010) The anti-inflammatory and proresolving mediator resolvin E1 protects mice from bacterial pneumonia and acute lung injury. J Immunol 184:836–843

Serhan CN (1997) Lipoxins and novel aspirin-triggered 15-epi-lipoxins (ATL): a jungle of cell-cell interactions or a therapeutic opportunity? Prostaglandins 53:107–137

Serhan CN (2002) Lipoxins and aspirin-triggered 15-epi-lipoxin biosynthesis: an update and role in anti-inflammation and pro-resolution. Prostaglandins Other Lipid Mediat 68–69:433–455

Serhan CN (2014) Novel Pro-resolving lipid mediators are leads for resolution physiology. Nature 510: 92–101

Serhan CN, Chiang N (2013) Resolution phase lipid mediators of inflammation: agonists of resolution. Curr Opin Pharmacol 13:632–640

Serhan CN, Maddox JF, Petasis NA et al (1995) Design of lipoxin A4 stable analogs that block transmigration and adhesion of human neutrophils. Biochemistry 34:14609–14615

Serhan CN et al (2002) Resolvins: a family of bioactive products of omega-3 fatty acid transformation circuits initiated by aspirin treatment that counter proinflammation signals. J Exp Med 196(8):1025–1037

Serhan CN, Hong S, Lu Y (2006) Lipid mediator informatics-lipidomics: novel pathways in mapping resolution. AAPS J 8:E284–E297

Serhan CN et al (2007) Resolution phase of inflammation: novel endogenous anti-inflammatory and proresolving lipid mediators and pathways. Annu Rev Immunol 25:101–113

Serhan CN, Yang R, Martinod K, Kasuga K, Pillai PS et al (2009) Maresins: novel macrophage mediators with potent antiinflammatory and proresolving actions. J Exp Med 206:15–23

Serhan CN et al (2011) Novel pro-resolving aspirin-triggered DHA pathway. Chem Biol 18(8):976–987

Serhan CN, Dalli J, Karamnov S, Choi A, Park CK, Xu ZZ, Ji RR, Zhu M, Petasis NA (2012) Macrophage proresolving mediator maresin 1 stimulates tissue regeneration and controls pain. FASEB J 26:1755–1765

Sestini P, Armetti L, Gambaro G, Pieroni MG, Refini RM, Sala A, Vaghi A, Folco GC, Bianco S, Robuschi M (1996) Inhaled PGE2 prevents aspirin-induced bronchoconstriction and urinary LTE4 excretion in aspirin-sensitive asthma. Am J Respir Crit Care Med 153(2):572–575

Sherry CL et al (2015) Docosahexaenoic acid supplementation in lactating women increases breast milk and plasma docosahexaenoic acid concentrations and alters infant omega 6:3 fatty acid ratio. Prostaglandins Leukot Essent Fat Acids 95:63–69

Shi H, Yokoyama A, Kohno N et al (1998) Effect of thromboxane A2 inhibitors on allergic pulmonary inflammation in mice. Eur Respir J 11(3):624–629

Shinomiya S et al (2001) Regulation of TNFalpha and interleukin-10 production by prostaglandins I(2) and E(2): studies with prostaglandin receptor-deficient mice and prostaglandin E-receptor subtype-selective synthetic agonists. Biochem Pharmacol 61:1153–1116

Shirey KA et al (2014) Role of the lipoxygenase pathway in RSV-induced alternatively activated macrophages leading to resolution of lung pathology. Mucosal Immunol 7:549–557

Simon LS (1999) Role and regulation of cyclooxygenase-2 during inflammation. Am J Med 106:37S–42S

Simopoulos AP (2002) The importance of the ratio of omega-6/omega-3 essential fatty acids. Biomed Pharmacother 56(8):365–379

Smith AP, Cuthbert MF, Dunlop LS (1975) Effects of inhaled prostaglandins E1, E2, and F2alpha on the airway resistance of healthy and asthmatic man. Clin Sci Mol Med 48(5):421–430

Smith WL, Urade Y, Jakobsson PJ (2011) Enzymes of the cyclooxygenase pathways of prostanoid biosynthesis. Chem Rev 111(10):5821–5865

Sodin-Semrl S, Taddeo B, Tseng D, Varga J, Fiore S (2000) Lipoxin A4 inhibits IL-1ß-induced IL-6, IL-8, and matrix metalloproteinase-3 production in human synovialfibroblasts and enhances synthesis of tissueinhibitors of metalloproteinases. J Immunol 164:2660–2666

Sousa AR, Parikh A, Scadding G et al (2002) Leukotriene-receptor expression on nasal mucosal inflammatory cells in aspirin-sensitive rhinosinusitis. N Engl J Med 347:1493

Spera PA, Ellison JA, Feuerstein GZ, Barone FC (1998) IL-10 reduces rat brain injury following focal stroke. Neurosci Lett 251:189–192

Sperling RI, Benincaso AI, Knoell CT, Larkin JK, Austen KF, Robinson DR (1993) Dietary ω-3 polyunsaturated fatty acids inhibit phosphoinositide formation and chemotaxis in neutrophils. J Clin Investig 91:651–960

Spite M, Norling LV, Summers L, Yang R, Cooper D, Petasis NA, Flower RJ, Perretti M, Serhan CN (2009) Re-

solvin D2 is a potent regulator of leukocytes and controls microbial sepsis. Nature 461:1287–1291
Starosta V, Pazdrak K, Boldogh I, Svider T, Kurosky A (2008) Lipoxin A4 counterregulates GM-CSF signaling in eosinophilic granulocytes. J Immunol 181:8688–8699
Straus DS et al (2000) 15-Deoxy-D12,14-prostaglandin J2 inhibits multiple steps in the NF-kB signaling pathway. Proc Natl Acad Sci U S A 97(9):4844–4849
Stumm CL, Wettlaufer SH, Jancar S et al (2011) Airway remodeling in murine asthma correlates with a defect in PGE2 synthesis by lung fibroblasts. Am J Phys Lung Cell Mol Phys 301(5):L636–L644
Sturm EM, Schratl P, Schuligoi R et al (2008) Prostaglandin E2 inhibits eosinophil trafficking through E-prostanoid 2 receptors. J Immunol 181:7273
Tabas I, Glass CK (2013) Anti-inflammatory therapy in chronic disease: challenges and opportunities. Science 339(6116):166–172
Takayama K, García-Cardena G, Sukhova GK, Comander J, Gimbrone MA Jr, Libby P (2002) Prostaglandin E2 suppresses chemokine production in human macrophages through the EP4 receptor. J Biol Chem 277:44147–44154. https://doi.org/10.1074/jbc.M204810200
Takayama K, Sukhova GK, Chin MT, Libby P (2006) A novel prostaglandin E receptor 4-associated protein participates in antiinflammatory signaling. Circ Res 98:499–504
Talbot S et al (2015) Silencing nociceptor neurons reduces allergic airway inflammation. Neuron 87:341–354
Toki S, Goleniewska K, Huckabee MM et al (2013) PGI2 signaling inhibits antigen uptake and increases migration of immature dendritic cells. J Leukoc Biol 94:77–88
Tull SP, Yates CM, Maskrey BH, O'Donnell VB, Madden J, Grimble RF, Calder PC, Nash GB, Rainger GE (2009) Omega-3 fatty acids and inflammation: novel interactions reveal a new step in neutrophil recruitment. PLoS Biol 7(8):e1000177
Uddin M, Levy B (2011) Resolvins: natural agonists for resolution of pulmonary inflammation. Prog Lipid Res 50(1):75–88
Vecchio AJ, Simmons DM, Malkowski MG (2010) Structural basis of fatty acid substrate binding to cyclooxygenase-2. J Biol Chem 285:22152–22163
Vecchio AJ, Orlando BJ, Nandagiri R, Malkowski MG (2012) Investigating substrate promiscuity in cyclooxygenase-2: the role of Arg-120 and residues lining the hydrophobic groove. J Biol Chem 287:24619–24630
Wang X et al (2015) Resolution of inflammation is altered in Alzheimer's disease. Alzheimers Dement 11(1):40–50.e2
Weiss SJ (1989) Tissue destruction by neutrophils. N Engl J Med 320:365–376
Werz O, Gerstmeier J, Libreros S, De la Rosa X, Werner M, Norris PC, Chiang N, Serhan CN (2018) Human macrophages differentially produce specific resolvin or leukotriene signals that depend on bacterial pathogenicity. Nat Commun 9(1):59. https://doi.org/10.1038/s41467-017-02538-5
White ES et al (2005) Prostaglandin E(2) inhibits fibroblast migration by E-prostanoid 2 receptor-mediated increase in PTEN activity. Am J Respir Cell Mol Biol 32:135–141
Whittle BJ, Moncada S (1983) Pharmacological interactions between prostacyclin and thromboxanes. Br Med Bull 39(3):232–238
Wilborn J et al (1995) Cultured lung fibroblasts isolated from patients with idiopathic pulmonary fibrosis have a diminished capacity to synthesize prostaglandin E2 and to express cyclooxygenase-2. J Clin Invest 95:1861–1868
Woods RK, Thien FC, Abramson MJ (2002) Dietary marine fatty acids (fish oil) for asthma in adults and children. Cochrane Database Syst Rev 3:CD001283
Woodward DF, Jones RL, Narumiya S (2011) International union of basic and clinical pharmacology: LXXXIII: classification of prostanoid receptors, updating 15 years of progress. Pharmacol Rev 63:471–538
Wu SH, Chen XQ, Liu B, Wu HJ, Dong L (2013) Efficacy and safety of 15(*R/S*)-methyl-lipoxin A4 in topical treatment of infantile eczema. Br J Dermatol 168:172–178
Yang L, Yamagata N, Yadav R et al (2003) Cancer-associated immunodeficiency and dendritic cell abnormalities mediated by the prostaglandin EP2 receptor. J Clin Invest 111(5):727–735
Yaqoob P, Pala HS, Cortina-Borja M, Newsholme EA, Calder PC (2000) Encapsulated fish oil enriched in α-tocopherol alters plasma phospholipid and mononuclear cell fatty acid compositions but not mononuclear cell functions. J Clin Investig 30:260–274
Yates CM, Calder PC, Ed Rainger G (2014) Pharmacology and therapeutics of omega-3 polyunsaturated fatty acids in chronic inflammatory disease. Pharmacol Ther 141(3):272–228
Yoshimura T, Yoshikawa M, Otori N et al (2008) Correlation between the prostaglandin D(2)/E(2) ratio in nasal polyps and the recalcitrant pathophysiology of chronic rhinosinusitis associated with bronchial asthma. Allergol Int 57:429
Zaslona Z et al (2014) Prostaglandin E_2 suppresses allergic sensitization and lung inflammation by targeting the E prostanoid 2 receptor on T cells. J Allergy Clin Immunol 133(2):379–387.e1
Zhang MZ et al (1999) Regulation of cyclooxygenase-2 (COX-2) in rat renal cortex by adrenal glucocorticoids and mineralocorticoids. Proc Natl Acad Sci U S A 96(26):15280–15285

Zhang D et al (2014) Glucocorticoids sensitize rat placental inflammatory responses via inhibiting lipoxin A4 biosynthesis. Biol Reprod 90(4):74

Zhang Y, Desai A, Yang SY, Bae KB, Antczak MI, Fink SP et al (2015) Tissue regeneration. Inhibition of the prostaglandin-degrading enzyme 15-pgdh potentiates tissue regeneration. Science 348(6240):aaa2340. https://doi.org/10.1126/science.aaa2340

Zhou W et al (2014) Cyclooxygenase inhibition abrogates aeroallergen-induced immune tolerance by suppressing prostaglandin I2 receptor signaling. J Allergy Clin Immunol 134(3):698–705

Zhu J, Qiu YS, Figueroa DJ, Bandi V, Galczenski H, Hamada K, Guntupalli KK, Evans JF, Jeffery PK (2005) Localization and upregulation of cysteinyl leukotriene-1 receptor in asthmatic bronchial mucosa. Am J Respir Cell Mol Biol 33:531–540

Synopsis

K. Stockert, *Allergieprävention*, https://doi.org/10.1007/978-3-662-58140-7_7

7.1 Von der akuten Entzündung zur Restitution ad integrum

Akute entzündliche Reaktionen bzw. der akute Infekt mit *Restitutio ad integrum* laufen in einer perfekt modulierten Kaskade ab, bei der eine akute inflammatorische Einleitungsphase von einer antiinflammatorischen Phase und einer Entzündungs**auf**lösungsphase abgelöst wird.

Damit ein inflammatorischer Prozess keinen großen Schaden hinterlässt, sollte dieser selbstlimitierend sein. Diese Selbstregulation ist kein passiver Prozess, wie man früher immer dachte, sondern erfordert die Aktivierung von antiinflammatorischen Mechanismen, wie Hemmung der proinflammatorischen Kaskaden, Sekretion von antiinflammatorischer Mediatoren und Aktivierung von Treg-Zellen. All diese Prozesse werden durch das komplexe Zusammenspiel und Regulationspotenzial der verschiedenen Lipidmediatoren gesteuert.

7

Rezente Forschungsergebnisse legen offen, wie komplex sich die Lipidmediatoren-Biosynthese und die Signalgebung auf zellulärer und multizellulärer Gewebsebene darstellen und dass eine Vielzahl von Lipidmediatoren große Bedeutung bei der Erhaltung der Homöostase haben.

In der initialen proinflammatorischen Phase werden klassische Eicosanoide wie Prostaglandine und Leukotriene mittels COX und LOX aus Arachidonsäure gebildet, die zunächst Leukozyten aus dem Blut zum Ort der Entzündung locken. Über PGD2, PGE2 und PGI2 werden die Venolen erweitert und Cys-LT sowie LT B4 erhöhen die Durchblutung und die Gefäßpermeabilität. Wie Bienen schwärmen daraufhin Neutrophile, aber auch Basophile, Eosinophile, Makrophagen und Mastzellen aus den postkapillären Venolen an den Ort des entzündlichen Geschehens, um den Wirt zu verteidigen. Gemeinsam mit Zytokinen und dem Komplementsystem (C5a, C3b) werden chemotaktisch noch mehr Leukozyten und Makrophagen angezogen, die die eingedrungenen Pathogene phagozytieren und neutralisieren (Serhan et al. 2015) (s. ◘ Abb. 7.1).

Exzessive Akkumulation von Leukozyten würde jedoch zu Gewebsschäden sowie zu Verstärkung und Prolongierung der entzündlichen Antwort führen. Daher muss auf zellulärer Ebene nach einer gewissen Zeit der Zustrom von Neutrophilen, Basophilen, Eosinophilen und Mastzellen wieder beendet werden. Zusätzlich müssen die apoptotischen Neutrophilen und die mittlerweile entstandene Debris bzw. purulenten Exsudate aus abgestorbenen Zellen von Makrophagen phagozytiert und über das Lymphsystem eliminiert werden. Die Gruppe um Charles Serhan von der *Harvard Medical School* fand heraus, dass die angelockten Makrophagen im Laufe der Entzündung einen Wechsel des Phänotyps vollziehen, um unterschiedliche Lipidmediatoren zu produzieren.

Makrophagen sind gemeinsam mit den Neutrophilen die ersten Zellen, die die Infektion, Verletzung oder andere störende Noxen aufspüren und zunächst das Immunsystem in Richtung Produktion von proinflammatorischen Mediatoren triggern. Im späteren Verlauf der Inflammation ist es jedoch die Aufgabe der Makrophagen, die apoptotischen Neutrophilen über Phagozytose zu entfernen und die Auflösung der Entzündung einzuleiten. Dazu vollziehen die Makrophagen einen „Switch" vom proinflammatorischen (M1) zum antiinflammatorischen (M2) Phänotyp und leiten auch ein Lipidmediatorenklassen-Switching ein. Statt proinflammatorischer Prostaglandine und Leukotriene werden nun, abhängig von den Zellen und Substraten der lokalen Umgebung, über Schaltung zu weiteren Lipoxygenasen, Lipoxine, Resolvine, Protektine und Maresine innerhalb der Makrophagen und Leukozyten synthetisiert und setzen über Efferozytose die Selbstlimitierung des entzündlichen Prozesses in Gang (Serhan et al. 2008). Dadurch kann eine nicht-phlogistische Entzündungsauflösung stattfinden.

Innerhalb dieses Prozesses programmieren die proinflammatorischen Eicosanoide der ersten Phase die Polymorphonukleären Leukozyten (Neutrophile, Basophile und Eosinophile) des Exsudats um, um entzündungs**auf**lösende Lipidmediatoren zu bilden, die die Infektion

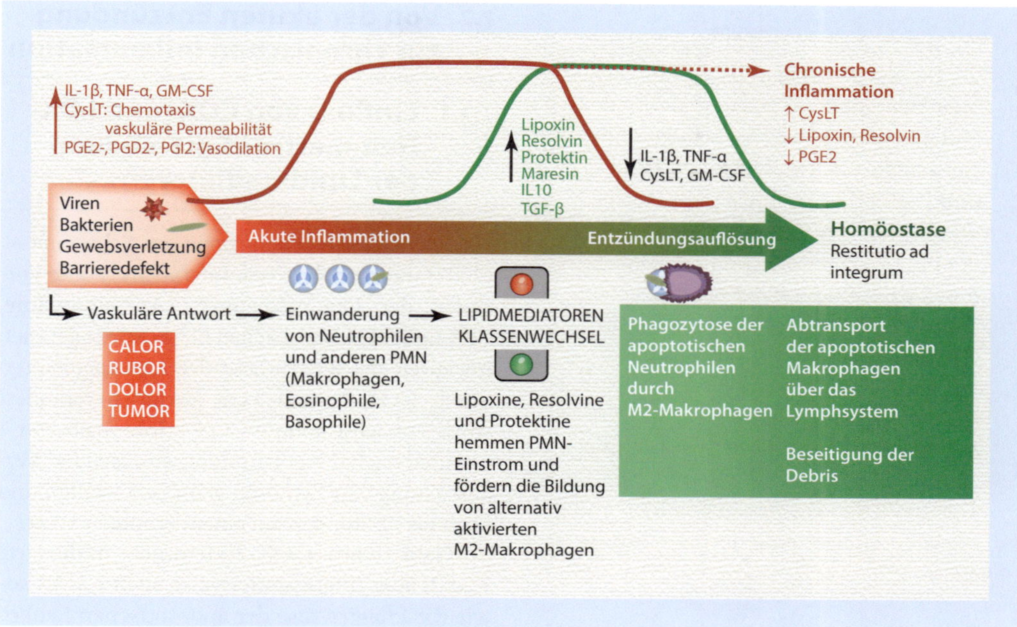

Abb. 7.1 Entzündungs**aus**lösung und Entzündungs**auf**lösung (Mod. nach Serhan 2014)

wieder beenden können (Serhan und Savill 2005; Maderna 2009).

PGE2 nimmt dabei eine wichtige Rolle ein. PGE2 hat in dieser späteren Phase der Entzündung einen suppressiven Effekt auf die proinflammatorischen Zytokine IL-1 (Kunkel et al. 1986) und TNF-α (Wall et al. 2009) und wirkt somit regulierend auf sich selbst. PGE2 induziert aber auch die Sekretion von IL-10, jenes Interleukin, das die Umwandlung der Makrophagen von M1 zu M2 triggern kann (MacKenzie et al. 2013).

Außerdem weiß man, dass lokales PGE2 auch über Regulation der Genexpression die Bildung von 15-LOX mRNA und 12-LOX in polymorphonukleären Leukozyten stimuliert, wodurch die Arachidonsäure in antiinflammatorische Lipidmediatoren (LX A4, LX B4) transformiert wird (Levy et al. 2001). (s. ► Abschn. 6.1.3).

M2-Makrophagen, die erst in dieser späteren Phase des Infekts gebildet werden, exprimieren, im Vergleich zu M1-Makrophagen, vermehrt SPMs und weniger Leukotrien B4. Somit wird klar, dass M1 und M2-Makrophagen ihre unterschiedlichen Aufgaben über spezifische Lipidmediatoren regulieren können (Dalli und Serhan 2012).

Lipoxine entwickeln sich somit physiologisch durch transzelluläre Biosynthese an Orten der Entzündung und Gewebsverletzung durch Zell-Zell-Kontakt. Die Mobilisierung erfolgt, wenn die infiltrierenden PMN-Zellen, die 5-LOX exprimieren, mit Zellen des infiltrierten Gewebes, die 15-LOX exprimieren, in entzündeten Organen in Kontakt kommen. Lipoxine werden aber auch innerhalb einer einzigen Zelle nach paralleler Aktivierung der TLR4- und P2X7-Rezeptoren gebildet (s. Abb. 5.19). Die neu geformten Lipoxine treten dann mit den spezifischen Rezeptoren der Leukozyten in Kontakt und wirken antiinflammatorisch, indem sie die Chemotaxis und Migration der Neutrophilen, aber auch der Eosinophilen hemmen, sowie entzündungs**auf**lösend, indem sie die Phagotytose der apoptotischen Neutrophilen, aber auch der nekrotischen Gewebsanteile durch die Makrophagen aktivieren und die Integrität der Epithel/Endothel-Barriere wieder herstellen.

Zusätzlich strömen bei Entzündungen die Omega-3-Fettsäuren DHA und EPA über Ödembildung aus dem peripheren Blut in das entzündliche Exsudat und werden dort in **Resolvine, Maresine und Protektine** umgewandelt. Auch diese SPMs induzieren die Reduktion der proinflammatorischen Zytokine und die Beseitigung der entzündlichen Exsudate an den epithelialen Oberflächen sowie die Phagozytose der apoptotischen Leukozyten durch Makrophagen und aktivieren das adapative Immunsystem über Lymphozyten. Somit helfen sie mit, den entzündlichen Prozess zu beenden und die Wiederherstellung der Homöostase zu fördern.

7

Die letzte Phase der Entzündungs**auf**lösung findet in den Lymphknoten statt, wohin die apoptotischen Makrophagen transportiert werden. Schwab et al. publizierte dazu 2007 eine Arbeit in *Nature* (Schwab et al. 2007), in der der Verlauf einer künstlich mittels Zymosan (einem starken wirksamen Pyrogen) hervorgerufenen Peritonitis beobachtet wurde. In der entzündungsauflösenden Phase, bereits 24 Stunden nach Start der Infektion, fand man die meisten Zellen mit phagozytiertem Zymosan in der äußeren Rinde der Lymphknoten und in der Milz. Zugabe von 15-epi-Lipoxin verdoppelte die Menge jener Leukozyten, die Zymosan phagozytiert hatten in den Lymphknoten und zu einem geringeren Grad auch in der Milz. Zugabe von RvE1 und Protektin D1 erhöhte ebenfalls die Zymosan-beinhaltenden Leukozyten in den Lymphknoten und der Milz, wobei den stärksten Effekt Protektin D1 hatte, welches die Zymosan-Werte in den Lymphknoten um das 6-Fache steigerte. Somit konnte die wichtige Bedeutung der entzündungs**auf**lösenden Lipidmediatoren für die Beseitigung der Phagozyten über das Lymphsystem aufgezeigt werden.

7.2 Von der akuten Entzündung zur chronischen Inflammation

7.2.1 Einfluss von COX- und LOX-Hemmern auf die Bildung der Lipidmediatoren

Nachdem die Forschergruppe um Schwab et al. (2007) während der Peritonitis auch erhöhte Vorstufen der Lipidmediatoren (Arachidonsäure, EPA und DHA) beobachtet hatte, wurde getestet, inwieweit die Biosynthese der Lipidmediatoren durch COX-2- und LOX-Hemmer verändert wird: Zunächst konnte COX-2 innerhalb von 4 Stunden nach der entzündungsauslösenden Verabreichung von Zymosan gemessen werden und blieb bis 72 Stunden auf einem erhöhten Wert.

Gabe eines COX-2-Hemmers reduzierte PGE2, aber interessanterweise auch LX A4 sowie die Phagozytose der apoptotischen Leukozyten durch Makrophagen. 24 Stunden nach COX-Hemmung fand man im entzündlichen Exsudat fast doppelt so viele polymorphonukleäre Leukozyten. Die Menge von Zymosan in den Lymphknoten und der Milz war jedoch um 50 % reduziert, was die mangelnde Entzündungs**auf**lösung und mangelnden Abtransport der Noxe über das Lymphsystem widerspiegelt.

Baicalein, ein LOX-Hemmer, hemmte ebenfalls die Phagozytose durch Makrophagen und reduzierte LX A4, 15- und 12-HETE sowie 17-HDHA. Dies macht deutlich, dass nach Gabe von COX- und LOX-Hemmern mit einer Reduktion der entzündungs**auf**lösenden Lipidmediatoren und als Folge mit einer beeinträchtigten Phagozytose zu rechnen ist.

Substitution von den Lipidmediatoren 15-epi-Lipoxin, RvE1 und PD1, zusätzlich zur COX-Hemmung, reduzierte die Anzahl von Leukozyten im Exsudat und erhöhte die Menge an Zymosan in den Lymphknoten im Vergleich zu jenen Mäusen, die nur COX-Hemmer erhielten. Ähnlich Ergebnisse sah man nach Gabe von LOX-Hemmern. **Somit bekräftigt diese Studie, dass Hemmung der COX-2 und LOX ein „Entzündungsauflösungsdefizit" erzeugt**, indem die phagozytäre Aktivität und die Eliminierung der Phagozyten gehemmt werden, und bestätigt die Schlüsselrolle der COX-2 und LOX für die Wiederherstellung der Homöostase im Rahmen einer akuten Entzündung.

Auch eine Studie am Menschen bewies, dass Gabe des COX-Hemmers Ibuprofen während einer akuten Inflammation nicht nur die proinflammatorischen Lipidmediatoren, sondern auch die Menge der entzündungs**auf**lösenden Resolvine und Protektine reduziert (Markworth et al. 2013). Zunächst wurde eine „akute inflammatorische Situation" durch einmaliges intensives, ungewohntes Krafttraining hervorgerufen und zeitgleich Ibuprofen (3x 400 mg am Studientag) oder Placebo verabreicht. Ziel der Studie war es, die Lipidmediatoren-Produktion, zeitlich und mengenmäßig, in der Erholungsphase 0–3 Stunden und 24 Stunden nach der körperlichen Belastung mit und ohne Ibuprofen-Behandlung zu vergleichen.

Diese Phase war in der Placebogruppe charakterisiert durch erhöhte Werte von COX-1- und COX-2-produzierenden Prostanoiden (TXB2, PGE2, PGD2, PGF2α und PGI2), Lipooxygenase (5-LOX, 12-LOX und 15-LOX)-produzierten Hydroxyeicosatetraen-Säuren (HETEs) und Leukotrienen (z. B. LT B4). Zusätzlich wurden erhöhte Werte von bioaktiven Lipidmediatoren mit antiinflammatorischen und entzündungsauflösenden Eigenschaften wie aus Arachidonsäure abstammende Lipoxine (LX A4 und LX B4) und von EPA (E-Serie) und DHA (D-Serie)-abstammende Resolvine (RvD1 und RvE1) und Protektine (PD1 isomer 10S, 17S-diHDoHE) gemessen.

Ibuprofen-Behandlung blockierte die Krafttrainings-induzierte Vermehrung von COX-1 und COX-2 hergeleiteten Prostanoiden, jedoch auch die Resolvine und Protektine (◘ Abb. 7.2). Somit beweist diese Studie, dass akute proin-

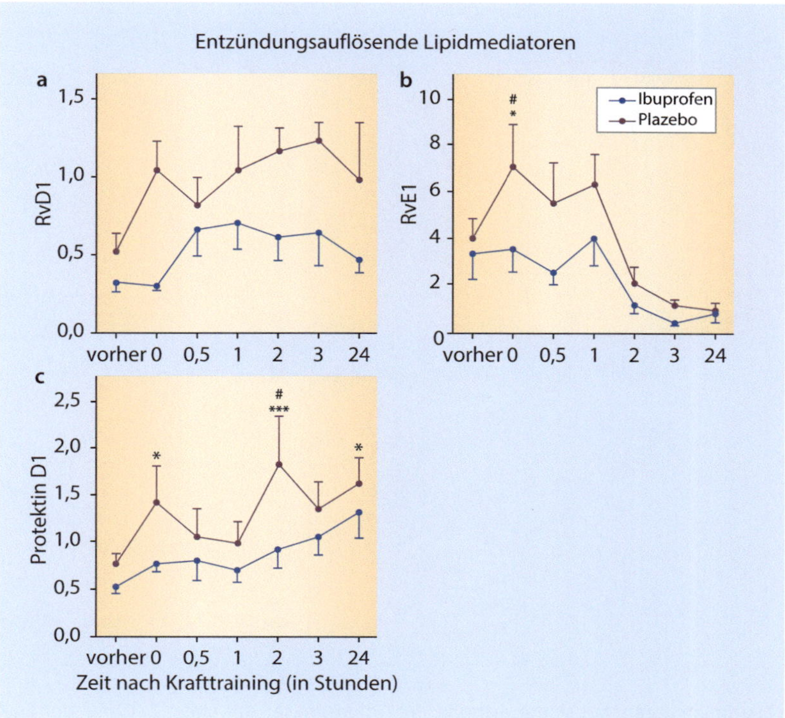

◘ **Abb. 7.2** Zeitlicher Anstieg (in Stunden) von Resolvin D1, Resolvin E1 und Protektin D1 nach intensivem Krafttraining (mod. nach Markworth et al. 2013). Gabe von Iboprofen reduziert die RvD1- **a**, RvE1- **b** und Protektin D1-Werte **c** im peripheren Blut. Werte entsprechen den Mittelwerten. ***P < 0.001, *P < 0.05 vs. vor Belastung. #P < 0.05 vs. Placebogruppe zu diesem Zeitpunkt. Placebogruppe: violette Linien, Ibuprofen-Gruppe: blaue Linien flammatorische Signale mit der Induktion von entzündungs**auf**lösenden Signalen mechanistisch verbunden sind, und macht deutlich, wie sich die Lipidmediatoren im Blut bei Entzündungen verhalten.

Hemmung der Inflammation mit NSAR hemmt nicht nur die proinflammatorischen Prozesse, sondern auch die Auflösung der Entzündung.

Auch bei der **akuten Arthritis** wurde im murinen Modell *in vivo* eine Vermehrung von Lipoxinen in der Resolutionsphase demonstriert und eine verzögerte Entzündungs**auf**lösung nach Gabe von COX-Hemmern oder COX-Knockout-Versuchen beobachtet (Blaho et al. 2008; Chan und Moore 2010):

Abb. 7.3a+c illustrieren, dass die Phasen der akuten Entzündung mit Induktion, Inflammation und Resolution auch bei der akuten Ar-

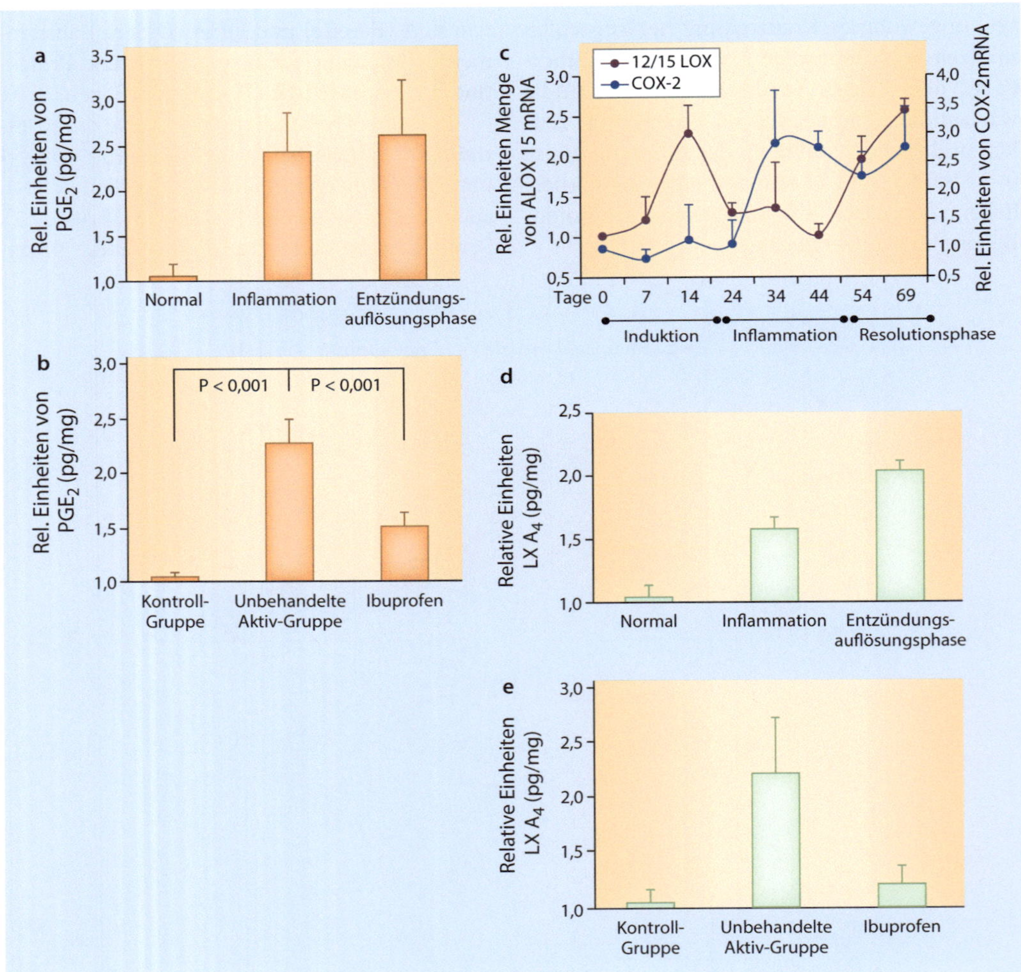

Abb. 7.3 Lipidmediatoren bei akuter Arthritis: In **a** erkennt man einen 2. Gipfel von PGE2 in der Entzündungsauflösungsphase, **b**: Behandlung mit COX-2-Hemmern führt zu deutlich erniedrigten PGE2-Werten in der Entzündungsauflösungsphase, **c**: COX-2- und 12/15-LOX-Werte in der Inflammations- und Resolutionsphase mit einen 2. Gipfel der COX-2 in der Resolutionsphase, **d**: Verlauf der LX A4 Sekretion mit Vermehrung in der Entzündungsauflösungsphase, **e**: Beeinflussung von LX A4 durch Ibuprofen (Mod. nach Chan und Moore 2010)

thritis stattfinden. Sowohl COX-2 als auch der „mutmaßlich proinflammatorische" Metabolit PGE2 zeigen einen 2. Gipfel in der Entzündungs**auf**lösungsphase. COX-Hemmung blockierte die PGE2-Sekretion auch in der Entzündungs**auf**lösungsphase (◘ Abb. 7.3b) und verhinderte bzw. verzögerte diese. 87 % der Mäuse der Kontrollgruppe erreichten eine **Auf**lösung der Entzündung, während in der COX-Hemmergruppe die Entzündungs**auf**lösung nur bei 54 % der Mäuse eintrat und bei den restlichen Mäusen die Inflammation in Form von verstärkt radiologisch und histologisch nachgewiesenen Gelenksdestruktionen mit Ankylose und Verlust an Knochendichte persistierte.

COX-Hemmung bewirkte, neben der erwarteten Reduktion der Prostaglandine, auch hier eine 80 % Reduktion der LX A4-Expression (s. ◘ Abb. 7.3e). Die Lipoxinmenge bei nicht mit COX-Hemmern behandelten Mäusen erreichte den höchsten Stand nicht in der Entzündungsphase, sondern – wie erwartet – in der Entzündungs**auf**lösungsphase (s. ◘ Abb. 7.3d).

Ersatz mit PGE2-Analoga führte zur Homöostase und wurde durch den LOX-Metaboliten LX A4 mediiert. LX A4 bildete ein potentes Stopp-Signal für die Entzündung. In diesem Versuch dürfte die Bildung von LX A4 direkt von der Anwesenheit von PGE2 abhängig gewesen sein und eine endogene Verbindung zwischen COX- und LOX-Signalen aufzeigen.

Auch Levy zeigte bereits 2001 in *Nature* diesen Zusammenhang auf (Levy et al. 2001), nämlich dass PGE2 die 15-LOX-Expression induziert und dadurch die Bildung von antiinflammatorischen Lipidmediatoren wie Lipoxinen ermöglicht.

Im September 2018 griff Bruce Levy das Thema mit einer Gruppe um Catherine Loynes nochmals auf und beobachtete die Wundheilung bei Zebrafischen. Dabei bestätigten sich die Ergebnisse vom Jahr 2001 und man fand heraus, dass steigende Konzentrationen von **PGE2** über EP2-, aber besonders über EP4-Rezeptoren cAMP innerhalb der Zelle aktiviert, welches die Zelle „reprogrammiert" und die 5-LOX-Produktion hemmt, **jedoch die 12-LOX- und 15-LOX-Genexpression erhöht (s. ◘ Abb. 7.4)**. Über folgende Aktivierung der LX A4-Synthese wird der „Switch der Lipidmediatorenklasse" herbeiführt und eine Entfernung der Neutrophilen aus dem entzündeten Gewebe über reverse Migration ermöglicht.

> **PGE2 ist somit als Schlüssel-Signalmolekül zwischen Neutrophilen und Makrophagen entscheidend an der Entzündungsauflösung beteiligt.**

> **Prostaglandin E2 beeinflusst die komplexe Kaskade von Eicosanoidprozessen und spielt eine wichtige Rolle beim Lipidmediatoren-Klassenwechsel von Prostaglandinen in Lipoxine, aber auch bei der Bildung der Resolvine und Protektine.**

Hier stößt man nun auf eine Schwierigkeit für den Alltag in der medizinischen Praxis:

Bei Entzündungen erhöht die stark aktivierte COX-2 besonders die PGE2-Synthese und erzeugt die Symptome Calor, Rubor, Dolor und Tumor mit Schmerzen und Fieber. PGE2 gilt daher als der primäre Angriffspunkt der NSAR, weil diese Symptome über die PGE2-EP-Rezeptorenachse ausgelöst werden. Neue Erkenntnisse legen jedoch offen, dass

- PGE2 über die EP2/EP4-Rezeptoren
  - die 5-LOX-Produktion hemmt, aber die 15-LOX und 12-LOX-Expression aktiviert und dadurch direkt die Lipoxinproduktion fördert und entzündungs**auf**lösend wirkt (▶ Loynes et al. 2018 in ▶ Kap. 6),
  - die TNF-α, aber auch die IL-1-Expression hemmen kann (Shinomiya et al. 2001) (s. ▶ Abschn. 6.1.3),
  - IL-10 in den Makrophagen aktiviert (Shinomiya et al. 2001), die dann von M1- zu entzündungsauflösenden M2-Makrophagen transformiert werden;
- COX-2 – wie eben beschrieben (Chan und Moore 2010) – die Produktion von entzündungs**auf**lösenden Lipoxinen hinaufregulieren kann.

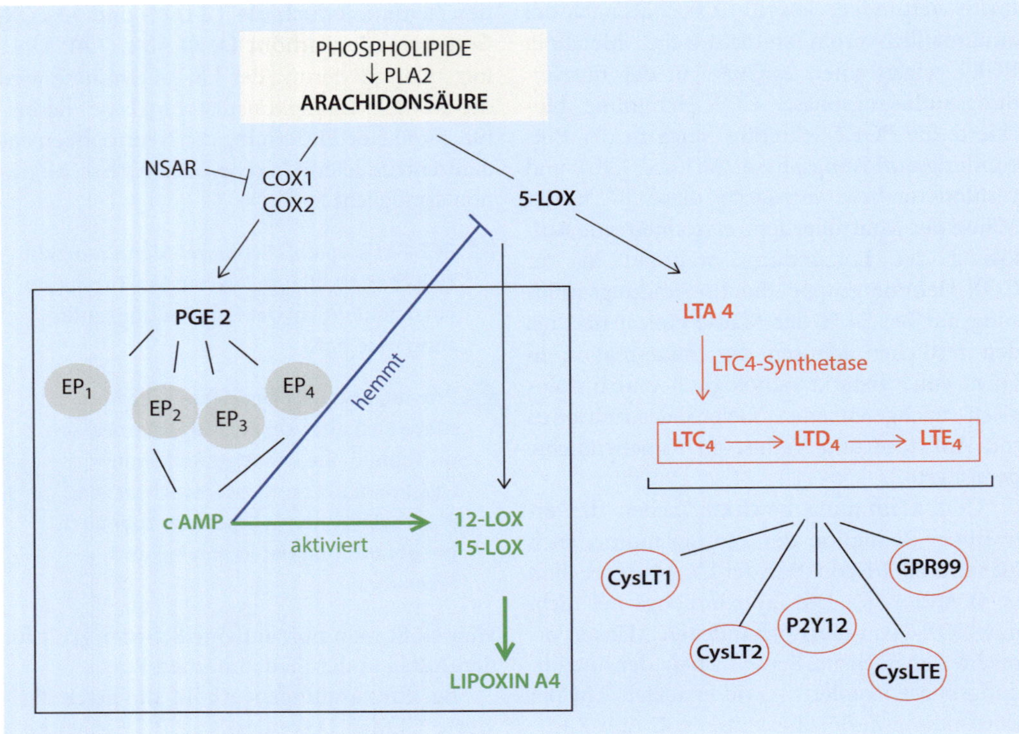

Abb. 7.4 Modell der gegenseitigen Beeinflussung der COX- und LOX-Pfade: PGE2 das über COX aktiviert wird, verändert die Lipidmediatoren-Biosynthese von den zunächst überwiegend vorherrschenden Leukotrienen in der inflammatorischen Phase über Aktivierung der Genexpression von 12-LOX und 15-LOX zur Bildung von entzündungs**auf**lösenden Lipoxinen in der Resolutionsphase

Bei all dieser Komplexität wird klar, dass COX-Hemmer nicht nur Schmerzen lindern und Fieber senken, sondern auch die Homöostase-erhaltenden Prozesse verzögern und hemmen, indem sie die schützende, entzündungs**auf**lösende Funktion der Eicosanoide blockieren. Diese Studien erklären auch, warum NSAR zwar Symptome verbessern und palliativ wirken, aber keine heilende, kurative Wirkung haben und sogar – wie bei der Studie von Chan und Moore (2010) – Entzündungen chronifizieren können.

Die meisten heute verwendeten NSAR hemmen die Prostaglandin- und Lipoxin-Biosynthese und bewirken dadurch eine Verzögerung der Entzündungs**auf**lösung und werden daher mittlerweile als toxisch für diesen vitalen Prozess angesehen (Schwab et al. 2007; Gilroy et al. 1999; Serhan et al. 2007).

Acetysalicylsäure (Aspirin) hat jedoch eine Ausnahmestellung, weil man erkannte, dass Aspirin sogar eine Art Initialzündung für die Entzündungs**auf**lösung aktivieren kann, indem es die Biosynthese der Lipidmediatoren triggert (s. ► Abschn. 6.3):

- Aspirin hemmt die COX-1: Dies führt zu einer Hemmung der COX-1-Prostaglandine und von Thromboxan und wird bekannterweise zur Thromboseprophylaxe therapeutisch genützt (Samuelsson 1982).

- Aspirin hemmt die COX-2 nicht komplett: Aspirin-Acetylierung von COX-2 blockiert zwar die Prostaglandin-Biosythese, erzeugt jedoch aktiv 15-HETE aus der Arachidonsäure, wobei der Sauerstoff nicht in S-Konfiguration (wie bei den Lipoxinen), sondern in R-Konfiguration auftritt – daher 15R-HETE. Aus EPA in COX-2-tragenden Zellen induziert Aspirin 18R-HEPE und aus DHA 17R-HDHA. Diese Zwischenprodukte werden dann in **Aspirin-getriggerte Lipoxine und Resolvine** umgewandelt, von denen jedes einzelne die Leukozyten-Migration stoppen kann sowie die Efferozytose der apoptotischen Leukozyten durch Makrophagen und deren Clearance erhöht (Serhan et al. 2011).

Eine Beobachtungsstudie (Barr et al. 2007) bestätigt diese schützende Wirkung von Aspirin. Tägliche Verabreichung von Aspirin oder Placebo über 4,9 Jahre an 22.051 männliche Ärzte zwischen 40 und 84 Jahren mit Aspirin-Toleranz reduzierte das Risiko für ein Adult-onset-Asthma um 22 % in der Aspirin-Gruppe. In der Aspirin-Gruppe waren 113 neu diagnostizierte Asthmatiker, im Vergleich zu 145 in der Placebogruppe. Die Studie musste jedoch wegen einer 44 % Reduktion des Auftretens von Myokardinfarkten in der Aspirin-Gruppe nach 5 Jahren aus ethischen Gründen abgebrochen werden (!).

Trotzdem ist Aspirin bezüglich allergischer Sensibilisierung und Entwicklung einer AERD mit Vorsicht zu betrachten: Einerseits weil Aspirin die COX-1 komplett hemmt und dadurch das „schützende" PGE2 reduziert. Andererseits fand eine rezente Studie aus Korea (Kong et al. 2016) heraus, dass

- Aspirin direkt eine IL-4-Expression induziert und die IL-4-Aktivatoren in Zelltypen, die für AERD relevant sind (Eosinophile, Mastzellen, Lymphozyten, Monozyten), aktiviert,
- Aspirin sowohl in mononukleären Zellen des peripheren Blutes von Aspirintoleranten Patienten als auch von AERD-Patienten zu erhöhten Werten der IL-4-Transkription führte, wobei die IL-4-Werte in AERD-Patienten im Vergleich zu Aspirin-Toleranten doppelt so hoch waren.

> Daher wird vorgeschlagen, nach neuen Strategien der Entzündungshemmung zu suchen, die nicht die Entzündungs**auf**lösung und die Wiederherstellung der Homöostase behindern. Die wissenschaftliche Forschung konzentriert sich derzeit auf die Zellmembran, um die Funktion der Eicosanoide und die komplexen Kreisläufe der Entzündungsauflösung noch besser analysieren zu können, sowie auf die Herstellung von SPM-Analoga.

7.2.2 Einfluss von COX-Hemmern auf die Lunge

Bereits 1999 erkannte ein Team um Gilroy im Rahmen einer akuten Inflammation der Lunge einen 2-gipfeligen Anstieg der COX – ähnlich dem Arthritis-Versuch von Chan und Moore (2010) und dem Peritonitis-Versuch von Schwab et al. (2007) – und damit verbunden zwei unterschiedliche Funktionen der COX-2 im Ablauf einer akuten Entzündung:

In einem Rattenversuch, bei dem künstlich eine Pleuritis ausgelöst wurde, stellte sich heraus, dass 2 Stunden nach Entzündungsauslösung eine **proinflammatorische Phase** mit vielen dominierenden Leukozyten und anderen PMN-Zellen einsetzt, die nach 24 Stunden bis 48 Stunden durch eine **entzündungsauflösende Phase** mit hauptsächlich vorherrschenden Makrophagen wieder aufgelöst wird.

Die gemessene Menge von COX-2-Protein am Ort der Entzündung

- erreichte zunächst 2 Stunden nach Entzündungsauslösung einen ersten Höhepunkt – und zwar gemeinsam mit einer maximalen PGE2-Synthese,

- der dann nach 48 Stunden von **einem zweiten Gipfel** von COX-2 überragt wurde. Die COX-2-Werte waren dann sogar noch um 350 % höher als nach 2 Stunden. Interessanterweise war dieser zweite Gipfel nicht von einem Anstieg von PGE2 begleitet, sondern korrelierte mit einem Anstieg von Prostaglandin D2 und 15-deoxy-Prostaglandin J2.

Dieses **15-deoxy-Prostaglandin J2** (s. ▶ Abschn. 6.1.2) ist, als elektrophiler Lipidmediator, ein Endprodukt der Prostaglandin-D2-Synthese (einem COX-2-Produkt), das durch weitere Verstoffwechslung auftritt und von entzündeten Zellen und Geweben produziert wird. 15-deoxy-PGJ2 **antagonisiert proinflammatorische Transkriptionsfaktoren** wie NF-κB, STAT3 sowie Activator-Protein 1 (AP-1) und **aktiviert antiinflammatorische Transkriptionfaktoren** wie Nrf2. Typischerweise wird es erst in der Spätphase der Entzündung gebildet und hemmt die Zytokinsekretion über DCs oder Makrophagen. 15-deoxy-PGJ2 beeinflusst auch die Effektorfunktion von T-Zellen und induziert deren apoptotischen Zelltod. Durch diese negative Feedback-Schleifen können entzündliche Antworten „abgeschaltet" werden (Kong et al. 2016).

Nachdem Gilroy in seinem Versuch selektive COX-2-Hemmer und den dualen COX-1/COX-2-Hemmer Indometacin verabreicht hatte,

- hemmten diese zwar die Entzündung nach 2 Stunden,
- führten aber **nach 48 Stunden zu einer massiven Exazerbation der Entzündung**, also genau dann, wenn ohne COX-2-Hemmung physiologischerweise die Entzündungs**auf**lösung bereits fast abgeschlossen gewesen wäre. Diese Exazerbation ging mit einer reduzierten Menge an Prostaglandin D2 und 15-d-Prostaglandin J2 einher und war nach Gabe dieser Prostaglandine reversibel.

> **Somit wirkt die COX-2 in der Frühphase der Entzündung proinflammatorisch, hilft jedoch in der späteren Phase mit, über antiinflammatorische Prostaglandine, die dann hauptsächlich von Makrophagen produziert werden, die Entzündung auch wieder aufzulösen.**

Dazu muss man aus heutiger Sicht bemerken, dass Gilroy 1999 noch keine Lipoxine und Resolvine testete, die ebenfalls entzündungs**auf**lösend wirken.

Aber bereits 6 Jahre nach dieser Studie deckten Fukanuga et al. in Boston den Einfluss von COX-2 auf die Lipoxinbildung in der Lunge auf. In einem experimentellen Mausmodell wurde nach Säureaspiration eine akute Lungenverletzung/Entzündung induziert, die ebenfalls eine vermehrte COX-2-Prostanoid-Expression auslöste. Danach beobachtete man deren Beeinflussung durch COX-2-Hemmung (Fukunaga et al. 2005):

In dieser Studie vermehrten COX-2 Produkte

- die entzündungs**auf**lösenden Lipidmediatoren LXA4 und
- in Gegenwart von Aspirin, auch 15-epi LX A4.

LX A4 und 15-epi-LX A4 interagierten mit dem LX A4-Rezeptor (ALX), der in diesem Versuch deutlich verstärkt exprimiert wurde.

Ähnlich dem vorher beschriebenen Versuch bewirkten sowohl pharmazeutische COX-2-Hemmung als auch gentechnische COX-2-Blockade

- am Anfang der Entzündungsphase einen reduzierten Einstrom von polymorphonukleären Leukozyten an den Ort der Entzündung,
- jedoch „paradoxerweise" ebenfalls eine dramatischen Verstärkung der Entzündung zu einem späteren Zeitpunkt mit wesentlich längeren Erholungszeiten, die mit einer Blockade der LX A4-Synthese einherging, im Vergleich zu Mäusen mit intakter COX-2-Funktion.

> **Dadurch wurde klar, dass der antiinflammatorische und entzündungsauflösende Späteffekt gewisser COX-2-Produkte**

genauso wichtig für die Wiedergenesung nach einer Entzündung sein dürfte wie der zunächst erwünschte und geschätzte proinflammatorische Effekt in der Anfangsphase der Entzündung, der die Leukozyten an den Ort des Geschehens zieht und die initiale Abwehr ermöglicht.

Acetylsalicylsäure, die dagegen die Fähigkeit besitzt, über Aspirin-acetylierte COX-2 die Arachidonsäure in 15-epi-Lipoxin zu transformieren, verzögerte die Abheilungsphase in diesem Versuch **nicht**, ganz im Unterschied zur selektiven COX-2-Hemmung.

Auch hier zeigte sich, dass das COX-2-Prostanoid PGE2, welches in der ersten Phase der Entzündung proinflammatorisch wirkt, beim Lipidmediatoren-Klassenwechsel eine wesentliche Rolle spielen dürfte, indem es die 15-LOX-Expression induziert und dadurch die Bildung von antiinflammatorischen Lipidmediatoren wie Lipoxinen ermöglichte (Levy et al. 2001) (s. ► Loynes et al. 2018 in ► Kap. 6).

Diese Ergebnisse untermauern die wichtige Funktion der COX-2-Prostanoide, die offensichtlich für die Wiederherstellung der Homöostase nach Inflammation der Lunge notwendig sind.

Auch die bereits im ► Abschn. 6.3 erwähnte Forschergruppe um Norris et al. (2014) ging der Frage nach, ob COX-2 an der Entzündungs**auf**lösung beteiligt ist, und **beobachtete, inwieweit COX-Hemmer die Bildung von Lipoxinen hemmen:**

In einem Versuch simulierte man eine Entzündung, indem man künstlich TLR4-Rezeptoren (über 24 Stunden) an Makrophagen aktivierte. Daraufhin sezernierten die Makrophagen (nach Aktivierung der cPLA2 über Abbau der Phospholipide der Zellmembran in Arachidonsäure) kontinuierlich vermehrt COX-Produkte (PGD2, PGE2, PGF2α, PGJ2, 15-deoxy-PGD2, 15-deoxy-PGJ2, 11-HETE) und 15-HETE, welches in veresterter Form innerhalb der Membranphospholipide „gespeichert" wurde (s. auch ◘ Abb. 5.19). Erst bei zusätzlicher künstlicher Stimulation des purinergen Rezeptors P2X7 (für 1 Stunde) hydrolysierte erneut die cPLA2, die „Lipoxin-Vorstufe" 15-HETE und ermöglichte die Bildung von bioaktiven Lipoxinen über 5-LOX (◘ Abb. 7.5: A1). Im Gegensatz zu den COX-Produkten erreichten die 5-LOX-Produkte (5-HETE, LT C4, 11-trans-LT C4, LT B4, 12-epi-LT B4, 6-trans-LT B4 und 12-epi-LT B4) nach 2 Stunden ein Maximum, das dann gleichmäßig wieder abnahm und ab 12 Stunden der andauernden Aktivierung kaum mehr sichtbar war.

Lipoxin A4 (LX A4) und 15-epi-LXA4 waren nach 4–10 Stunden TLR4-Aktivierung nachzuweisen. Die größte Lipoxinmenge wurde nach 8 Stunden beobachtet (◘ Abb. 7.5: A2), in einer Phase, in der COX-Produkte in großer Menge und LOX-Produkte in bereits reduzierter Menge auftraten

Gabe des COX-2-Hemmers Celecoxib

- hemmte wie erwartet, die Bildung der Prostaglandine,
- reduzierte aber auch die Bildung von Lipoxin um mehr als die Hälfte (s. ◘ Abb. 7.5: B1, B2).

Somit wird in diesem Versuch erneut demonstriert, dass die Biosynthese von Lipoxin auch COX-abhängig ist und dass demzufolge COX-Hemmer die Lipoxinsynthese hemmen.

Zusätzlich beobachtet man, dass die COX-Hemmung einen vermehrten Abbau der Arachidonsäure in Richtung Leukotriene verursachte, weil in der mit COX-2-Hemmer behandelten Gruppe die 5-LOX-Produkte insgesamt im Vergleich zur Kontrollgruppe nach 7 Stunden um das 3-Fache erhöht waren (s. ◘ Abb. 7.5: B3) Dies demonstriert, dass bei Wegfall der COX die Arachidonsäure vermehrt in 5-LOX-Produkte wie Leukotriene umgewandelt wird (s. ◘ Abb. 7.4).

7.2.3 Einfluss von COX-Hemmern auf die Sensibilisierung und die allergische Inflammation

Wie schon in ► Abschn. 6.1.3 beschrieben, wird PGE2 reichlich in Atemwegsepithelien,

7

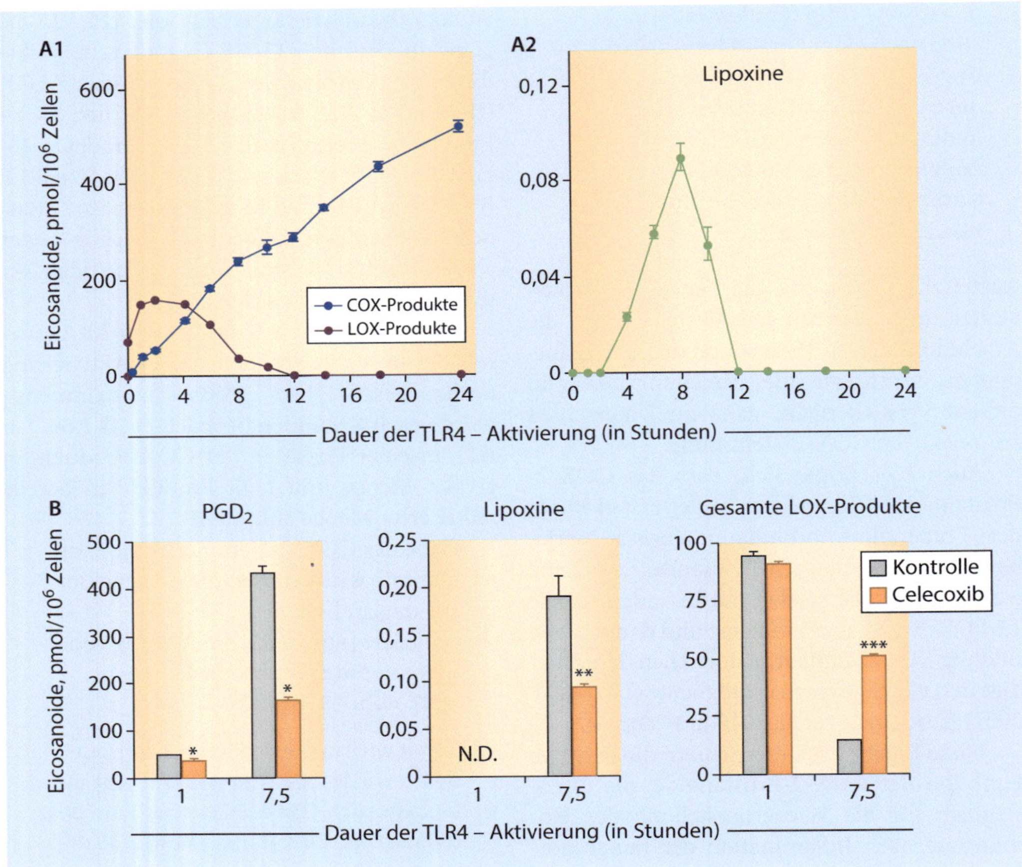

Abb. 7.5 Eicosanoid-Sekretion von Makrophagen nach Stimulation von TLR4 (Mod. nach Norris et al. 2014). **A1**: Künstliche Stimulation der TLR4 induziert in Makrophagen die Bildung von COX-Produkten (PGD2, PGE2, PGF2α, PGJ22, 15-deoxy-PGD2, 15-deoxy-PGJ2) (blaue Punkte), die sich im Laufe von 24 Stunden kontinuierlich vermehrten. Die durch zusätzliche Aktivierung des P2X7-Rezeptors aktivierten LOX-Produkte (5-HETE, LTC4, 11-trans-LTC4, LTB4, 6-trans,12-epi-LTB4, 6-trans-LTB4, 12-epi-LTB4) (violette Punkte) erreichten dagegen bereits nach 2 Stunden ein Maximum und nahmen dann gleichmäßig wieder ab, um nach 12 Stunden TLR4-Aktivierung kaum mehr nachweisbar zu sein. **A2**: Lipoxin A4 (LXA_4) und 15-epi-LXA4 waren nach 4–12 Stunden TLR4-Aktivierung nachzuweisen. Die größte Lipoxinmenge wurde nach 8 Stunden beobachtet, in einer Phase, bei der COX-Produkte in großer Menge und Gesamt-LOX-Produkte in bereits reduziertem Ausmaß auftraten. **B**: Menge von PGD2, Lipoxin (LXA_4 und 15-epi-LXA_4) und Gesamt-LOX-Produkten ohne (grauer Balken) oder mit (oranger Balken) zusätzlicher Gabe des COX-2-Hemmers Celecoxib (50 nM). Die PGD2-Werte waren 1 Stunde und 7,5 Stunden nach TLR4-Aktivierung in der mit Celecoxib behandelten Gruppe erniedrigt (∗∗∗P < 0.0001). Lipoxine waren 1 Stunde nach TLR4-Aktivierung nicht nachweisbar, aber nach 7,5 Stunden in der mit Celecoxib behandelten Gruppe im Vergleich mit der nicht mit COX-behandelten Gruppe ebenfalls signifikant niedriger (∗∗*P* < 0.005). Die Gesamt-LOX-Produkte der mit Celecoxib-behandelten Gruppe unterschieden sich nach 1 Stunde TLR4-Aktivierung nicht von der unbehandelten Gruppe, waren jedoch nach 7.5 Stunden hoch signifikant vs. Kontrollgruppe vermehrt (∗∗∗P < 0.0001). Die Daten entsprechen den Mittelwerten aus drei separaten Experimenten ± SEM

Makrophagen und in der glatten Muskulatur der Bronchien gebildet und dürfte in der Lunge das wichtigste Prostaglandin zur Erhaltung der Homöostase nach Infekten sein.

PGE2 hat einen starken bronchoprotektiven und antiinflammatorischen Effekt und schützt vor

- Atemwegseosinophilie,
- Allergen-induzierter Bronchokonstiktion,
- Remodeling, indem es die Migration, Proliferation und Kollagenakkumulation der Lungenfibroblasten hemmt,
- allergischer Sensibilisierung besonders über die PGE2-EP2/EP4-Achse, indem es die Th2-Antworten reduziert.

Somit ist es gut vorstellbar, dass die häufig als Analgetika und Antipyretika verschriebenen unselektiven COX-Hemmer und die selektiven COX-2-Hemmer (neben der bekannten Kardiotoxizität) auch folgenschwere Auswirkungen mit verzögerter Entzündungsabheilung der Bronchien haben:

In verschiedensten Mausmodellen wurde nachgewiesen, dass COX-Hemmung die allergische Inflammation verstärken kann:

Schon 1999 hatte man gesehen, dass die Verabreichung von nichtselektiven COX-Hemmern an Mäuse während allergener Sensibilisierungsphasen eine vermehrte allergische Inflammation und Allergen-induzierte Hyperreaktivität der Bronchien nach sich zieht (Humbert et al. 1999). **Pharmakologische Hemmung der COX** mittels Indometacin an Mäusen **während OVA-Sensibilisierung und -Challenge demonstrierte eine Vermehrung der Th2-Zytokine und Eosinophilen in der Lunge**, gekoppelt mit bronchialer Hyperreaktivität nach Metacholin-Provokation im Vergleich zu Kontrollmäusen (Peebles et al. 2000). Ein ähnlicher Versuch der COX-Hemmung mittels Indometacin während der Sensibilisierungsphase führte im Vergleich zu Kontrollmäusen ohne Indometacin-Behandlung ebenfalls zu einer **Vermehrung der Th2-Zytokine IL-5, IL-13 und IgE** sowie zu Lungeneosinophilie (Hashimoto et al. 2005). Sowohl selektive COX-1-Hemmung als auch selektive COX-2-Hemmung während OVA-Sensibilisierung induzierten bei Mäusen eine signifikant vermehrte bronchiale Hyperreaktivität sowie signifikant erhöhte pulmonale IL-13-Werte gegenüber unbehandelten Mäusen während der Sensibilisierungsphase (Peebles et al. 2002). Außerdem beobachtete man nach COX-Hemmung einen verstärkten Abbau von Arachidonsäure über die 5-LOX mit folgender **Vermehrung der Cysteinyl-Leukotriene** in der BAL. (s. ▫ Abb. 6.6). Es wäre also ein logischer Schluss, diese Cysteinyl-Leukotriene für die Allergen-induzierte Vermehrung der Inflammation verantwortlich zu machen, wie es bei der AERD getan wird. Anhand von 5-LOX-Knockout-Mäusen wurde jedoch nachgewiesen, dass jene Mäuse, die nun keine Leukotriene mehr produzieren konnten, trotzdem eine vermehrte Allergen-induzierte Lungeninflammation aufwiesen. COX-Hemmer-behandelte 5-LOX-Knockout-Mäuse zeigten wesentlich mehr bronchiale Hyperreaktivität und Atemwegseosinophile als unbehandelte 5-LOX-Knockout-Mäuse. Die bronchiale Hyperreaktivität nach COX-Hemmern war bei diesen 5-LOX-Knockout-Mäusen IL-13-abhängig, während die vermehrte Atemwegseosinopilie IL-5-abhängig war (Peebles et al. 2005).

Aufgrund dieser Ergebnisse kann man vermuten, dass nach künstlicher Blockade der LOX und der Leukotriensynthese bereits der alleinige Mangel an Prostaglandinen durch COX-Hemmung zu verstärkten allergischen Immunantworten führt und dass im nicht künstlich blockierten Menschen die zusätzlich verstärkte Produktion von Leukotrienen die allergische Entzündung der Lunge noch deutlich verschärfen kann.

Daher ist es interessant, zu beobachten, dass bei chronischer Allergenexposition die COX-2-Expression und in Folge die PGE2-Expression der Lungenfibroblasten reduziert ist und als Konsequenz daraus das Atemwegsremodeling verstärkt wird. Gabe von selektiven COX-2-Hemmern potenzierte das Ausmaß der Remodeling Effekte (Stumm et al. 2011).

2014 ergab ein Mäuseversuch von Zhou et al. (2014), dass COX-Hemmung direkt eine allergische Atemwegserkrankung auslösen kann, auch wenn davor schon eine Toleranz aufgebaut war. Dazu erzeugte man bei Mäusen zunächst mittels OVA-Aerosol eine OVA-Immuntoleranz. Danach wurde den Mäusen intraperitoneal OVA injiziert und zugleich der COX-Hemmer Indometacin über Trinkwasser verabreicht und mit Kontrollmäusen ohne COX-Hemmer verglichen. **Indometacin-behandelte Mäuse verloren die Toleranz.** Die BAL-Flüssigkeit der Indometacin-behandelten Mäuse beinhaltete nicht nur vermehrt Eosinophile und Lymphozyten, sondern demonstrierte auch eine erhöhte IL-5- und IL-13-Expression, verglichen mit den Mäusen ohne COX-Hemmer.

Nicht nur Prostgandin E2, sondern auch Prostaglandin I2 dürften dabei einen bronchoprotektiven und antiinflammatorischen Effekt haben: Prostaglandin-I-Rezeptor-Knockout-Mäuse wiesen eine vermehrte allergische Inflammation mit erhöhten Th2-Zytokin-Antworten auf. Der Toleranz-zerstörende Effekt der COX-Hemmung auf Aeroallergene während der Sensibilisierungsphase konnte durch das Prostagandin-I2-Analog Cicaprost aufgehoben werden, was dafür spricht, dass Prostaglandin I2 ebenfalls die Immuntoleranz-Entwicklung und -Erhaltung fördert.

Die COX-Hemmung hob in dieser Studie somit über Hemmung der PGI2-Signalwege die Immuntoleranz auf. **Die Autoren dieser Studie,** die im *Journal of Allergy and Clinical Immunology* erschienen ist**, schließen aus den Ergebnissen, dass COX-hemmende Medikamente das Risiko für die Entwicklung allergischer Erkrankungen erhöhen können** (Zhou et al. 2014)!

Auch bei COX-2-Knockout-Mäusen, deren COX-2-Gene gezielt entfernt wurden, um eine COX-2-Hemmung zu simulieren, beobachtete man nach Ovalbuminsensibilisierung eine vermehrte Lungeneosinophilie im Vergleich zu COX-2 +/+ Kontrollmäusen (Nakata et al. 2005).

In einer kritische Auseinandersetzung mit diesen Ergebnissen muss man bedenken, dass Toleranz gegenüber Atemwegsallergenen auch über die Entwicklung von Treg-Zellen gefördert wird (Ostroukhova et al. 2004).

Beim allergischen Asthma haben Tregs insofern eine günstige Wirkung, als sie über Sekretion von IL-10 und „transforming growth factor beta" (TGF-β) die Th2-Antworten hemmen und die B-Zell-Antikörperproduktion regulieren (Joetham et al. 2007).

In der vorher erwähnten Studie von Zhou et al. (2014) war jedoch die Anzahl der Treg-Zellen in Milz, mesenterialen Lymphknoten und Lunge in Prostaglandin-I-Rezeptor-Knockout-Mäusen gleich hoch wie in den Kontrollmäusen, was dafür spricht, dass der PGI2-Mechanismus unabhängig von den Treg-Zellen die Toleranz erzeugte.

Auch die antiallergische Wirkung von Prostaglandin E2 dürfte Treg-unabhängig sein (Chinen et al. 2011): Dies erkannte man, indem IL-10-Knockout- und Treg-Knockout-Mäuse die Toleranz gegenüber intestinalen Mikroorganismen behielten, obwohl sie keine Treg und IL-10 produzieren konnten. Aus präparierter Kolonmukosa dieser Knockout-Mäuse wurde daraufhin eine große Menge von PGE2 mittels ELISA nachgewiesen. Der suppressive Effekt von PGE2 gegenüber den proinflammatorischen Zytokinen wurde durch Antagonisten der PGE2-Rezeptoren komplett aufgehoben, was die Effektivität von PGE2 zur Beibehaltung der Immuntoleranz beweist.

Diese Versuche belegen, dass offensichtlich mindestens 2 voneinander unabhängige Systeme für die Erhaltung der Immuntoleranz verantwortlich sind und sich gegenseitig „absichern" können:

1. Treg-Zellen mit Expression von IL-10
2. die COX-Metaboliten: PGE2, das auch IL-10 in den Makrophagen hochregulieren kann, und PGI2

Sowohl PGE2 als auch IL-10 werden durch Fieber aktiviert!! Somit schließt sich der Kreis dieses Kapitels und man versteht, warum Fieber von der „Traditionellen Medizin", aber in letzter Zeit auch von der wissenschaftlichen Grundlagenforschung als „Heilfieber" bzw. als physiologischer Prozess angesehen wird.

Umso mehr, als auch eine Arbeit in *Nature* publiziert wurde (Kunikata et al. 2005), s. ► Abschn. 6.1.3, die zeigte, dass auch die Aktivierung des EP3-Rezeptors die allergische Reaktion unterdrücken kann. EP3 ist genau jener Rezeptor, der auch während der Fieberreaktion von PGE2 aktiviert wird (siehe ► Abschn. 5.4.1).

Kunikata et al. beobachteten zunächst, dass EP3-Knockout-Mäuse in einem OVA-Sensibilisierung- und Challenge-Modell gegenüber den Kontrollmäusen verstärkte allergische Inflammation mit erhöhten Atemwegseosinophilen und vermehrten Zytokinen IL-4, IL-5 und IL-13 in der BAL aufwiesen.

Die Gabe von EP3-Agonisten an OVA-sensibilisierte Mäuse 3 Stunden nach OVA-Challenge hemmte die allergische Entzündung und die allergenspezifische Genexpression signifikant. Daher schlossen die Autoren, dass der PGE2-EP3-Mechanismus einen wichtigen hemmenden Einfluss auf allergische Reaktionen haben dürfte.

> **Dies veranschaulicht umso deutlicher, dass Fieber, das ebenfalls über die PGE2-EP3-Achse vermittelt wird und EP3-Rezeptoren aktiviert, durchaus eine antiallergische Funktion ausüben könnte.**

Wird eine **epikutane Sensibilisierung mit OVA gemeinsam mit einem COX-Hemmer verabreicht**, erzeugt dies lokal **verstärkte allergische Hautreaktionen** mit vermehrter Infiltration von Eosinophilen und Expression von IL-4-mRNA auf den Ovalbumin-sensibilisierten Hautstellen sowie erhöhte OVA-spezifische IgE-Antworten und vermehrte IL-4-Sekretion der Splenozyten. Außerdem beobachtete man in diesem Mausmodell eine reduzierte IFN-y-Sekretion der Splenozyten nach OVA-Stimulation. Diese Ergebnisse lassen vermuten, dass COX-Hemmer die allergische Inflammation bei atopischer Dermatitis verschlechtern können (Laouini et al. 2005).

Zusammenfassend kann man schließen, dass eine COX-Hemmung sowohl medikamentös als auch gentechnisch die allergische Inflammation in allen beschriebenen Versuchen in Tiermodellen verstärkte.

Die wenigen Studien, die es bisher zu diesem Thema am Menschen gibt, bestätigten die murinen Ergebnisse:

Inhalation von PGE2 vor Allergen-Challenge reduzierte bei allergischen Asthmatikern sowohl die Früh- als auch die Spätantworten auf das inhalierte Allergen (Pavord und Tattersfield 1995), unterdrückte die Allergen-induzierte eosinophile Inflammation sowie die bronchiale Hyperreaktivität (Gauvreau et al. 1999). Ebenfalls nach Inhalation von PGE2 beobachtete man eine Reduktion von PGD2, jenem Prostaglandin, das durch Mastzellenaktivierung sezerniert wird. Auch die Werte der Cysteinyl-Leukotriene wurden reduziert (Hartert et al. 2000).

> Somit machen all diese Studien deutlich, dass die COX-Hemmung einen großen Einfluss auf die Entstehung und den Verlauf von allergischen Erkrankungen ausübt, indem nicht nur die unerwünschten inflammatorischen Effekte der COX-2-Aktivierung gehemmt, sondern auch die proentzündungs**auf**lösenden Effekte verschiedener Prostanoide und SPMs blockiert werden. Dadurch könnte der Entwicklung von allergischen Erkrankungen, ganz besonders im „early life window of opportunity" Vorschub geleistet werden, aber auch bei bereits bestehenden Allergien die Allergen-induzierte Inflammation und Atemwegshyperreaktivität verschlechtert werden.

■ Konsequenzen für die wissenschaftliche Forschung

Die neuen Erkenntnisse über die COX-Produkte und deren Rezeptoren zeigen der Forschung ein großes Potenzial für die Entwicklung neuer Behandlungsstrategien. Über PGE2-Analoga und synthetische Produkte, die selektiv die Signalgebung von verschiedenen EP-Rezeptoren agonisieren bzw. antagonieren, könnten neue Therapieansätze für die Behandlung von allergischen Erkrankungen geschaffen werden.

Dies erweist sich jedoch als nicht ganz einfach, weil die Halbwertszeit von PGE2 sehr kurz ist und diesbezüglich noch Innovationen notwendig wären, um PGE2 als Therapie anzuwenden. Außerdem ist eine i.v. Anwendung bedenklich, da mit Schäden am Gefäßsystem zu rechnen ist, und weiters könnten Krankheiten ausgelöst werden, die mit einer pathologischen Überexpression von PGE2 assoziiert werden, wie Kolonkarzinome, persistierende Inflammation und Arthritis. Somit bleibt noch die Inhalation, die für Patienten mit Lungenkrankheiten die beste Option wäre. Derzeit ist jedoch eine Zerstäubung von PGE2 noch nicht praktisch anwendbar.

Über den erfolgversprechenden Ansatz mit Hilfe der „personalisierten" Medizin, die punktuell einzelne Interleukine und Prostaglandine bzw. deren Rezeptoren ganz gezielt behandelt, könnte es in naher Zukunft gelingen, vielen Betroffenen das Leben zu erleichtern. Das Zusammenspiel und die scheinbar unendlich vielen Feedback-Schleifen, die die Evolution dem Immunsystem zugedacht hat, werden in ihrer Komplexität durch punktuell gezielte Interventionen jedoch schwierig imitierbar und nicht allumfassend sein, wie das Beispiel der Leukotrienrezeptor-Antagonisten zeigt.

Doch wäre es nicht auch zusätzlich interessant, am anderen Ende, nämlich beim Krankheitsentstehungprozess, zu beginnen und prophylaktisch durch extrem restriktiven Einsatz von Antipyretika bzw. NSAR die Prostaglandinsynthese mit alle ihren schützenden Funktionen nicht allzu früh und zu stark zu beeinflussen? Aufgrund der Datenlage scheint es höchst plausibel, dass dadurch viele Allergien, Asthma und andere chronisch entzündliche Prozesse, wie die chronisch-rezidivierende Sinusitis und teilweise auch die AERD, präventiv vermieden werden könnten.

Bei der eindeutigen Korrelation zwischen Atemwegsinfekten in den ersten Lebensjahren und dem Auftreten von allergischen Erkrankungen und Asthma muss man sich fragen, ob vielleicht auch iatrogener Einfluss, wie **zu frühe und zu häufige Fiebersenkung** über zu häufige Gaben von COX-Hemmern (und Antibiotika), zu den hohen Allergieraten geführt haben?

Aufgrund der bisher zusammengefassten Erkenntnisse ist es plausibel, folgende Hypothese zu formulieren:

- **„Fieber schützt vor Allergien und COX-Hemmer prädisponieren zu Allergien"**
  - Fieber ist ein Symptom für sinnvolle proinflammatorische Immunantworten in der Anfangsphase eines Infekts und ist mit erhöhten Th1-Zytokinen IL-1β, TNF-α, IL-6, IL-8 und IFN-γ verbunden. IFN-γ hemmt die Differenzierung der naiven $CD4^+$-T-Zelle in die Th2-Zelle.
  - PGE2, das über EP3-Rezeptoren Fieber erzeugt, stellt im Rahmen eines Infekts über Aktivierung der EP2-, EP3- und EP4-Rezeptoren einen wichtigen Schutzfaktor vor dem Auftreten von atopischen Erkrankungen dar.
  - IL-10 wird in der Abfieberungsphase gebildet und gilt als „Meisterregulator", weil es den Eicosanoid-Klassenwechsel auslöst. Durch seine aktivierende Wirkung auf die M2-Makrophagen kann IL-10 die Phagozytose von apoptotischen Leukozyten, nekrotischen Zellen und verschiedenen anderen extrazellulären Matrixkomponenten fördern und die gewebsschädigenden Th1-Impulse, die am Anfang des Infekts

zur Immunabwehr notwendig sind, stoppen. Folglich wird die Wundheilung aktiviert und die Gewebshomöostase nach dem Infekt wiederhergestellt.

- Zusätzlich aktiviert IL-10 die Treg-Zellen, die für die Toleranzentwicklung und -erhaltung notwendig sind, und stellt dadurch ein immunsuppressives Umfeld her, das chronisch-inflammatorische Antworten und auch fibrosierende Prozesse reduzieren kann.
- Fiebersenkung mittels COX-Hemmung verhindert nicht nur die positiven PGE2-induzierten, stark bronchoprotektiven und antiinflammatorischen Effekte, sondern verstärkt sogar noch die Th2-Immunantworten, indem die Bildung der entzündungs**auf**lösender Lipidmediatoren unterdrückt wird.
- Diese Theorie wird auch von den großen, weltweit durchgeführten epidemiologischen Studien unterstützt, die belegen, dass der Gebrauch von Antipyretika, wie Ibuprofen bzw. des „geringgradigeren COX-Hemmers“ Acetaminophen (Wirkmechanismus s. ▶ Abschn. 4.18.1), die die PGE2-Synthese und andere Lipdmediatoren hemmen, mit einem erhöhten Risiko für allergischen Sensibilisierung und erhöhtem Asthmarisiko verbunden ist, sowohl bei Kindern (Beasley et al. 2008), Adoleszenten (Beasley et al. 2011) als auch bei Erwachsenen (Thomsen et al. 2009).
- Die epidemiologischen Zusammenhänge zwischen Antipyretikagabe und Atopien wurden jedoch in manchen Studien wegen der Nicht-Ausschaltung der möglichen Störvariable „respiratorischer Infekt“ infrage gestellt. Vor Bereinigung des Faktors „respiratorischer Infekt“ wurde ein erhöhtes Risiko für Asthma beobachtet, das sich nach Bereinigung dieses Faktors nur mehr nach pränataler Gabe von Acetaminophen in der frühen Kindheit nachweisen ließ (Sordillo et al. 2015) s. ▶ Abschn. 4.18.1.

Da Infekte jedoch die Hauptindikation für NSAR/Acetaminophen im Kindesalter darstellen, beweist diese Überlegung umgekehrt den Zusammenhang zwischen dem akuten Infekt und dem Auftreten von Allergien und lässt eine weitere Hypothese zu: Wenn ein respiratorischer Infekt mit Antipyretika behandelt wird, erhöht sich das Risiko einer allergischen Sensibilisierung bzw. der Entwicklung einer atopischen Erkrankung, im Vergleich zu einem nicht mit Antipyretika/NSAR behandelten respiratorischen Infekt.

Diese Hypothese wird auch durch einen nochmaligen Blick auf den historischen Entwicklungsprozess von Allergien bestärkt.

Die Verfügbarkeit von Antipyretika seit dem Beginn des 19. Jahrhunderts – damals noch besonders für Menschen der „upper class“ und für Ärzte (Charles Blackley war als Arzt selbst betroffen und auch der Arzt John Bostock beschrieb erstmals 1819 seine eigenen Symptome als „Sommerkatarrh“ und bemerkte 1828 in seinem *The Catarrhus aestivus*: *„It is remarkable, that all the cases are in middle and upper class of society, some indeed of high rank. I have made inquiry at the various dispensaries in London and elsewhere, and I have not heard of a single unequivocal case occuring among the poor“*) – und deren im Rahmen eines banalen Infekts zu früher und zu häufiger Einsatz mit darauffolgender Fiebersenkung bzw. Unterdrückung des Fiebers, besonders verstärkt nochmals in den 1970er-Jahren, könnte einen entscheidenden epigenetischen Faktor darstellen, der zusätzlich zu den in diesem Buch bereits erwähnten epigenetischen Faktoren zur verstärkten allergischen Sensibilisierung der Weltbevölkerung beigetragen hat.

Die im Laufe der Zeit zunehmende Anwendung von Antipyretika in breiteren Gesellschaftsschichten wurde möglich, weil 1829 Salicilin erstmals aus Weidenblättern isoliert wurde und 1874 in Form von Salicylsäure als das weltweit erste industriell hergestellte und abgepackte Medikament auf den Markt kam (s. ▶ Abschn. 5.4.2.8). Seit 1899 wird es in seiner Reinform als „Aspirin" verkauft. Phenacetin und dessen Verwandter Paracetamol/Acetaminophen werden zur Fiebersenkung seit 1887 verwendet. Paracetamol/Acetaminophen kam als Fertigarzneimittel jedoch erst 1955 auf den Markt, es folgten Mefenaminsäure 1961 und Ibuprofen 1969 in England sowie 1974 in den USA. Seit 1989 ist Ibuprofen in Deutschland rezeptfrei – over the counter – erhältlich (s. ◘ Abb. 7.6).

Ein weiterer wesentlicher Aspekt war jedoch das Verbot von Aspirin zur Fiebersenkung bei Kindern im Jahr 1979. Nach der Beschreibung des Reye-Syndroms 1963 (Reye et al. 1963), einer Enzephalopathie und fettigen Degeneration der Leber, hatte man einen Zusammenhang mit Salicylat-Therapie bei Kindern beobachtet und daraufhin die Aspirin-Einnahme bei Kindern verboten. Da-

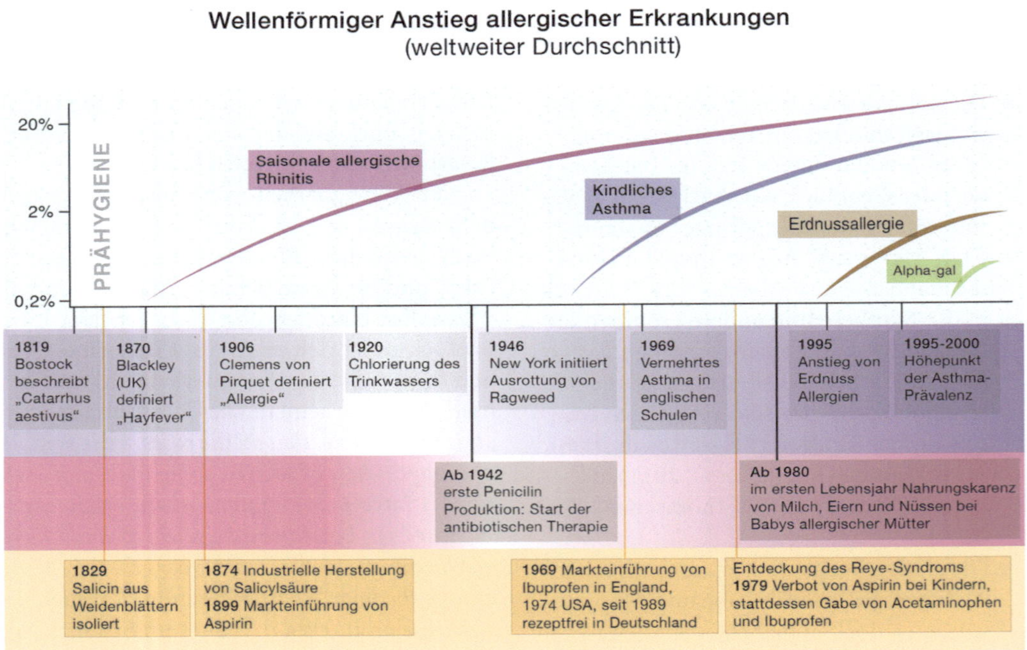

◘ **Abb. 7.6** Aufeinanderfolgende „Wellen" allergischer Erkrankungen. (Mod. nach Platts-Mills 2015; ▶ Kap. 2) unter Berücksichtigung der Verwendung von COX-Hemmern. Zusätzlich zu den bereits in ▶ Kap. 2 beschriebenen zeitlichen Zusammenhängen der Allergieprävalenz in den letzten 150 Jahren muss man auch die möglichen Einflüsse der Einnahme von Antipyretika/NSAR und deren potenzielle Beeinflussung der Lipidmediatoren der Menschheit seit der besseren Verfügbarkeit durch industrielle Herstellung ab 1874 berücksichtigen. Die Markteinführung von Aspirin erfolgte 1899, von Acetaminophen/Paracetamol 1955, von Ibuprofen zunächst 1969 in England und 1974 in den USA. Das Verbot von Aspirin bei Kindern wegen des möglichen Zusammenhangs zum Reye-Syndroms 1979 mit Ersatz durch des starken COX-Hemmers Ibuprofen und Acetaminophen bei fieberhaften Infekten könnte die allergische Epidemie zusätzlich getriggert haben nach wurde Aspirin in der Pädiatrie durch Paracetamol/Acetaminophen und das seit 1969 am Markt befindliche Ibuprofen ersetzt. Aspirin, das unter den NSAR eine Sonderstellung einnimmt, weil es für die Schleimhäute der Atemwege auch positive Wirkungen hat, indem es die Bildung von Aspirin-getriggerten (AT)– Lipoxinen und AT-Resolvinen auslöst, wurde somit Kindern nicht mehr verordnet. Stattdessen erhielten Kinder daraufhin COX-1/COX-2-Hemmer, wie z.B. Ibuprofen bzw. das geringgradiger COX-1 und COX-2-hemmende Paracetamol/Acetaminophen. Reduzierte PGE2-Synthese und verminderter Lipidmediatoren-Klassenwechsel, verbunden mit reduzierter Resolvin-und Lipoxinsynthese in der entzündungs**auf**lösenden Phase eines akuten Infekts, könnten für erhöhte Sensibilisierungsraten mit allergischer Rhinitis und Asthma seit den 1970er-Jahren, aber auch für die Zunahme chronisch-entzündlicher Erkrankungen im Kindesalter ein zusätzlicher und ganz wesentlicher, begünstigender Faktor sein.

Somit wird seit Ende des 19. Jahrhunderts die physiologische Fieberreaktion mit ihren positiven Wirkungen unterdrückt und durch die Gabe von COX-Hemmern jenes, von der Evolution so wunderbar zusammengestellte, physiologische Zusammenspiel der verschiedenen Lipidmediator-Funktionen in ein Ungleichgewicht gebracht.

Aus diesem Blickwinkel sollte die heutige Arbeitshypothese lauten, mit der Fiebersenkung und Antipyretikagabe besonders bei kleinen Kindern im „early life window of opportunity“ zumindest bis zum Erreichen einer Temperatur von 38.5 °C zu warten und die Indikation einer Antipyretika- sowie Antibiotikagabe extrem genau zu überprüfen, um die primäre Entwicklung einer allergischen Erkrankung zu vermeiden bzw. auch bei älteren Kindern und Erwachsenen die entzündungsauflösenden „Selbstheilungsmechanismen“ nicht zu unterdrücken.

Übersicht

Zusammenfassend sei betont, dass Fieber, entgegen einem häufig vorkommenden Missverständnis, nicht Ursache von Krankheit, sondern ein sinnvoller unspezifischer Abwehrmechanismus ist, den der Körper als Antwort auf die Krankheit produziert. Forschungen der letzten Jahre über die Evolution des Fiebers und die Beeinflussung des Fiebers von Morbidität und Mortalität geben Fieber wieder einen Stellenwert als Schutzfaktor. Routinemäßige Senkung des Fiebers entspricht aus heutiger wissenschaftlicher Sicht nicht mehr der idealen Therapie und sollte durch symptomatische Therapie ersetzt werden. Rücksichtnahme auf sekundäre Risiken des Fiebers bei gewissen Patientengruppen, besonders bei Epilepsie- und kardiologisch instabilen Patienten, sollten sehr wohl erwogen werden.

Und was rät die WHO?
„Wir empfehlen, dass medizinische Fachkräfte nicht aufgefordert werden sollten, fiebernden Kindern routinemäßig Antipyretika zu geben.“

Wichtig in Bezug auf die zunehmende Allergieprävalenz ist es auch, zu bedenken, dass NSAR 12 % sämtlicher verabreichter Medikamente der Gesamtpopulation darstellen. Diese COX-Hemmer werden klinisch wegen ihrer Fähigkeit, inflammatorische Reaktionen wie Schmerz, Ödembildung, Fieber und neutrophile Rekrutierung in Gewebe und Zellen zu reduzieren, verschrieben, im Irrglauben, dass alle Prostaglandine und Eicosanoide generell schädlich wären, und sind auch rezeptfrei erhältlich.

Erstaunlicherweise ist das Wissen über die schädlichen Nebenwirkungen bezüglich Hemmung von den Homöostase-wiederherstellenden Lipidmediatoren in Bezug auf die Lunge nur sehr spärlich bei den verschreibenden Ärzten und schon gar nicht bei den Patienten angekommen.

Alleine in Österreich wurden laut Umweltbundesamt im Jahr 2014 knapp 245 Tonnen an Schmerzmitteln, Entzündungshemmern und Antirheumatika verschrieben. Das bedeutet einen Anstieg um 50 % seit 1997 (IMS Health Institut für medizinische Statistik 2015). Ein internationaler Vergleich für 2005 zeigt, dass der höchste Pro-Kopf-Verbrauch mit 147 standardisierten Zähleinheiten (SU) pro Einwohner in Schweden beobachtet wurde, wobei eine standardisierte Zähleinheit SU ≅ 1 Tablette ≅ 1 ml Tropfen ≅ 10 ml Saft entspricht. Die Umrechnung auf Pro-Kopf-Verbrauch erfolgte durch Division der aufsummierten SU durch die amtlichen Bevölkerungszahlen in den jeweiligen Ländern und Jahren (Daten des Statistischen Bundesamtes, Wiesbaden). Es folgen Frankreich mit 141 SU, Australien mit 106 SU, Kanada mit 81 SU, Belgien mit 66 SU, die USA mit 61 SU, Deutschland gesamt mit 51 SU. Mit 46 beziehungsweise 42 SU weisen die Schweiz und Österreich im internationalen Vergleich den geringsten Pro-Kopf-Verbrauch von Schmerzmitteln auf (Diener et al. 2008).

Wegen der negativen Auswirkungen und schädlichen Folgen auf die endogenen entzündungs**auf**lösenden Regelkreise der Atemwege und deren Risikopotenzial, Allergien bzw. allergische Sensibilisierungen auszulösen bzw. zu verschlechtern, sollte der Einsatz von Analgetika und Antipyretika auch beim Erwachsenen nur nach strengster Indikationsüberprüfung erfolgen (Levy und Serhan 2014).

Aspirin nimmt eine Sonderstellung ein und kann unter gewissen Umständen synergistisch zu den endogenen entzündungs**auf**lösenden Immunantworten wirken s. ► Abschn. 7.2.1.

Die faszinierenden Einblicke der letzten Jahre in die komplexen Kreisläufe und Rückkoppelungsmechanismen der Lipidmediatoren und die Erkenntnis, dass die Entzündungs**auf**lösung ein aktiver Prozess ist, der nicht gehemmt werden sollte, könnten eine Wende für die bisherige Therapie des Infekts herbeiführen und den Fokus der Behandlung von der reinen Abwehr des Erregers und Hemmung des Fiebers auf die additive Stärkung der protektiven Immunantworten des Wirtsorganismus legen. Dieses Prinzip verfolgt die TCM schon seit 2000 Jahren und deshalb sollen die therapeutischen Möglichkeiten der chinesischen Kräuter auf dem Gebiet des banalen viralen Infekts, wegen der möglichen protektiven Wirkung auf Allergien, im letzten Teil dieses Buches beschrieben werden.

In Mitteleuropa wurde das Potenzial der Heilkraft von Pflanzen bei akuten Infekten nur bis in die 1950er-Jahre von Ärzten genutzt und wird seit mindestens 60 Jahren, nach dem Start der antibiotischen und NSAR-Aera an den medizinischen Universitäten nicht mehr gelehrt und zur Komplementärmedizin „degradiert". Obwohl dadurch viele Infektionskrankheiten besiegt wurden (◘ Abb. 7.7), kämpft die Medizin des 21. Jahrhunderts mit einem Anstieg von antibiotischen Resistenzen, aber auch zunehmend mit Allergien, chronischen eosinophilen und neutrophilen Entzündungen sowie Autoimmunerkrankungen, die man sich heute u. A. durch nicht aufgelöste Entzündungen wegen gehemmter oder mangelnder Lipoxin-, Resolvin- und Maresinsynthese erklären kann.

Anmerkung der Autorin

In der Zukunft wird es, neben molekularbiologisch hergestellten Lipidmediatoren-Analoga, vielleicht bald möglich sein, bei Krankheiten jenes Potenzial zu nutzen, das uns die Evolution über Pflanzen geschenkt hat. Damit diese zur Anwendung kommen können, muss deren Effekt und Effizienz mit Hilfe von Lipidomics-Verfahren und in klinischen Studien evaluiert werden, aber natürlich auch deren Sicherheit und evtl.

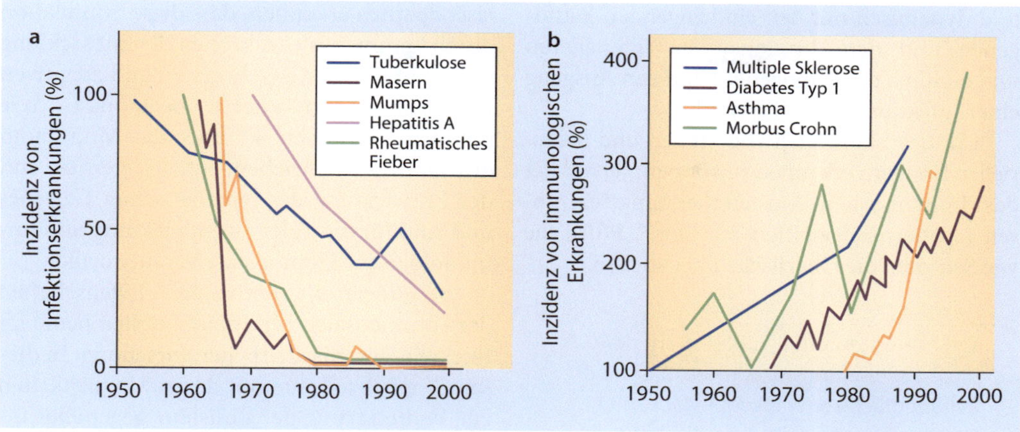

Abb. 7.7 Parallele Reduktion von Infektionskrankeiten und Anstieg von Allergien und Autoimmunerkrankungen. A: Inzidenz von rheumatischem Fieber, Masern, Mumps, Hepatitis A, Tuberkulose zwischen 1950 und 2000. B: Inzidenz von immunologischen Erkrankungen wie Asthma, Diabetes Typ 1, Morbus Crohn und Multiple Sklerose zwischen 1950 und 2000. (Mod. nach Bach 2002)

Nebenwirkungen überprüft werden. Dazu ist die Einrichtung von komplementärmedizinischen Lehrstühlen an den medizinischen Universitäten dringend erforderlich, weil diese Grundlagenforschung unmöglich von privaten Institutionen und Vereinen finanziert werden kann. Um dies und eine bessere Kommunikation und Interaktion zwischen den Universitäten und Komplementärmedizinern zu bewirken, habe ich, als wissenschaftlich denkende Komplementärmedizinerin, dieses Buch verfasst!

Pflanzliche Arzneimittel und deren wirtschaftliche Vermarktung könnten auch eine Chance für Biobauern in der Alpenregion sein, hochqualitative Pflanzen in sauberer Luft und Wasser nach den GACP („good agricultural and collection practice")-Kriterien zu produzieren.

Welche „Werkzeuge" sind demnach beim banalen viralen Infekt sanft und risikolos nach dem Prinzip „primum non nocere" einsetzbar, wenn sowohl COX-Hemmer als auch Antibiotika die Entwicklung von Allergien fördern? Wie kann man dieses Vakuum füllen?

Dieses Buch wird besonders 2 Möglichkeiten aufzeigen, die bisher noch nicht „state of the art" sind:

- Die Wirkung des Mikrobioms und der Prä- und Probiotika
- sowie die Wirkung der TCM, die seit 2000 Jahren Infekte höchst erfolgreich behandelt. (Auch die Traditionelle Europäische Medizin bietet eine Fülle an Möglichkeiten. Da die Autorin Expertin für TCM ist, möchte sie in diesem Buch die chinesischen Heilkräuter fokussieren.)

7.3 Einflüsse des Mikrobioms auf den akuten Infekt

Protektive Antworten durch symbiotische Mikrobiota

Sämtliche Portale, über die Pathogene in den menschlichen Körper eindringen können, wie Gastrointestinaltrakt, Nasopharynx, Bronchien, Urogenitaltrakt und Haut, sind von einer enormen Zahl von kommensalen Mikrobiota besiedelt. Das bedeutet, dass die Orte der ersten Begegnung zwischen Pathogenen und Immunsystem von der symbiotischen Flora beeinflusst werden. Diese Mikroganismen können direkt und dynamisch mit den eindringenden Pathogenen und dem Immunsystem interagieren und dadurch die Pathogenese und den Ausgang einer Infektion mitbestimmen.

Um das Eindringen von viralen und bakteriellen Erregern erkennen zu können, verwendet das Immunsystem Mustererkennungsrezeptoren („pattern-recognition receptors“, **PRR**), die wie Sensoren die Oberfläche überwachen.

> Toll-like-Rezeptoren (**TLR**) sind spezielle Mustererkennungsrezeptoren, die an der Zelloberfläche oder intrazellulär in den Endosomen von dendritischen Zellen, Monozyten, Makrophagen, aber auch von Epithelzellen exprimiert werden. Ihre Aufgabe ist es, sogenannte **PAMP**s („Pathogen-associated molecular patterns“), Bestandteile von Mikroorganismen wie zum Beispiel virale Nukleinsäuren, aber auch LPS von Bakterien oder Pilze zu erkennen und in der Folge das angeborene und adaptive Immunsystem z. B. Interferone zu aktivieren (Iwasaki und Medzhitov 2004).

7

So tasten etwa dendritische Zellen an den Schleimhaufoberflächen die Umgebung kontinuierlich auf ankommende „Feinde“ ab. Wenn sie einen Erreger aufspüren, exprimieren und aktivieren sie an der Oberfläche ihrer Zellmembran entsprechende TLRs. Dadurch wird eine Kaskade von angeborenen und adaptiven Abwehrmechanismen in Gang gesetzt. Über weitere co-stimulierende Moleküle werden proinflammatorische Zytokine produziert. In Folge nimmt die dendritische Zelle das Antigen auf und migriert zum Lymphknoten, wo das Antigen den naiven CD4-Zellen präsentiert wird. Dadurch wird auch das adaptive Immunsystem eingeschaltet.

Somit triggern die PPRs bzw. TLRs nach Erkennung der Mikroorganismen ein schnelles Abwehrwehrprogramm, um die Erreger wieder zu eliminieren.

Nicht nur Pathogene, sondern auch die symbiotische Mikroflora erzeugt mikrobielle Produkte, die ebenfalls von den PPRs aufgespürt werden. Eine wachsende Zahl an Studien lässt deutlich erkennen, dass diese Stimulation durch kommensale Mikroben die Entwicklung und Funktion der angeborenen und adaptiven Immunantworten enorm beeinflusst. Wie schon im ▶ Abschn. 4.1 über das Mikrobiom des Darms beschrieben, interagieren sie mit der Entwicklung des lymphatischen Gewebes und sind für die Toleranzentwicklung und immunologische Homöostase verantwortlich.

Besonders die antiviralen Eigenschaften der kommensalen Mikrobiota stehen heute im Blickfeld wissenschaftlicher Forschung. In diesem Kapitel soll nun auf deren Möglichkeiten zur Verbesserung der Resistenz gegenüber invasiven Pathogenen eingegangen werden:

Studien an keimfreien Mäusen zeigten zwar am Beginn der Mikrobiomforschung die Bedeutung der Mikrobiota für die Reifung und Funktion des Immunsystems, verkomplizieren jedoch, mit zunehmendem Wissen über die Zusammenhänge, die Interpretation der Ergebnisse, weil keimfreie Mäuse generell eine dramatisch beeinträchtigte Entwicklung und Funktion des lymphatischen Systems haben.

Daher suchte man nach neuen Modellen, um die Rolle der Mikrobiota spezifischer zu verstehen. Man verwendete nun erwachsene Mäuse mit intaktem Lymphsystem und intakter Immunfunktion und schaltete mittels Antibiotika gezielt gewisse Bakterienstämme aus. Daraufhin beobachtete man den Verlauf von viralen Infektionen bei signifikant veränderter Dichte und Diversität der Mikrobiota.

Ein solches Modell (Abt et al. 2012) demonstrierte eine erhöhte Empfänglichkkeit und reduzierte Immunität gegen Viren: Nach Antibiotikagabe und darauf folgender Influenza-Virusinfektion beobachtete man eine deutlich verstärkte peribronchiale Inflammation, epitheliale Hyperplasie und epitheliale Zellnekrose im Vergleich zur, nicht mit Antibiotika behandelten, Kontrollgruppe.

- Makrophagen reagierten mit **reduzierter Expression der IFN-β-** und **IFN-γ-stimulierenden Gene**
- und man beobachtete auch eine **reduzierte T-Zellaktivität** mit einer reduzierten Anzahl von $CD8^+$-T-Zellen.

Da auch höhere Virentiter und eine höhere Mortalität nachgewiesen wurden, lag der Beweis vor, dass sowohl die angeborenen als auch die adaptiven Immunitätsmechanismen durch die Antibiotikaeinnahme bei immunologisch gesunden Mäusen über die entstandene Dysbiose geschwächt wurden. Diese Studie demonstriert die wichtige Bedeutung eines intakten Mikrobioms für die virale Abwehr, indem man zeigte, das das Mikrobiom die Aktivierungsschwelle der antiviralen Abwehr beeinflusst, weil es IFN-Signale triggert, die für die Abwehr gegen die meisten Viren von entscheidender Bedeutung sind.

Eine andere Gruppe der Yale University (Ichinohe et al. 2011) untersuchte die Wechselwirkung zwischen dem Mikrobiom und der Inflammasom-abhängigen Zytokinaktivierung, die die intakte virale Abwehr „einschaltet". Inflammasome spielen eine wichtige Rolle bei der Abwehr von viralen Infekten.

Das Inflammasom

Inflammasome sind Multi-Proteinkomplexe in Makrophagen und neutrophilen Granulozyten, die durch Bakterienbestandteile oder PAMPs dazu stimuliert werden, **Caspase-1 zu aktivieren** (Ichinohe et al. 2009). Caspase-1 wiederum **setzt aus der Vorstufe pro-IL-1β, das proinflammatorische Zytokin IL-1β frei.** (◘ Abb. 5.19). IL-1β wird dann von Makrophagen sezerniert, triggert über NF-κB die Transduktion der COX-2 und führt zu vermehrter Bildung von Prostaglandin E2, das einen Anstieg der neutrophilen Granulozyten, Thrombozyten und Akut-Phase-Proteine am Ort der Entzündung bewirkt und schließlich auch Fieber auslöst.

Schon davor hatte dieses Team erkannt, dass virale Infektionen bei Caspase-1-Knockout-Mäusen zu mangelnder T- und B-Zellaktivierung führen, der die Mäuse schließlich unterlagen (Griffiths et al. 2005) Warum Inflammasome bei viralem Infekt zu wenig aktiviert werden, war jedoch noch unklar. Deshalb untersuchte dieselbe Gruppe die Rolle des Mikrobioms auf die Aktivierung des Inflammasoms und konnte beweisen, dass antibiotisch verursachte Veränderungen des Mikrobioms mangelhafte Immunantworten bedingen (Ichinohe et al. 2011):

Zunächst wurden Mäuse 4 Wochen lang mit verschiedenen oralen Antibiotika vorbehandelt, um das Mikrobiom zu stören. Nachfolgende intranasale Influenza-Infektion löste bei diesen Mäusen nun mangelhafte IFN-y-Antworten der CD4^{+}-T- und CD8^{+}-T-Zellen aus sowie mangelnde B-Zellaktiviät, mit reduzierter IgG- und IgA-Synthese und erhöhten pulmonalen viralen Titern im Vergleich zu einer nicht mit Antibiotika vorbehandelten Kontrollgruppe.

Diese Beobachtungen gingen mit einer deutlich reduzierten Expression von pro-IL-1β und anderen Inflammasom-Komponenten gegenüber der Vergleichsgruppe, einher.

Da die reduzierte Aktivierung von pro-IL-1β, der Vorstufe von IL-1β, bei den Antibiotika-behandelten Versuchstieren schon vor der Virusinokulation erkennbar und messbar war, nahmen die Forscher an, dass **die kommensalen Bakterien im Normalzustand offensichtlich konstant niederschwellig Mustererkennungsrezeptoren triggern, die Leukozyten dazu aktivieren, auch im „Ruhezustand" die Vorstufe pro-IL-1β zu exprimieren und dieses vorsorglich speichern.** Bei nachfolgendem Eindringen von Viren werden diese Vorstufen dann offensichtlich aktiviert, um das adaptive Immunsystem in Gang zu setzen.

Durch die fehlenden kommensalen Bakterien nach Antibiotikatherapie wurden diese Mechanismen offensichtlich nicht stark genug getriggert. Diese Theorie wurde bestätigt, als nach Inokulation von LPS (Lipopolysacchariden), die Signale für die Toll-like-Rezeptoren darstellen, zur selben Zeit wie die Influenza-Challenge, die Inflammasome und die Migration der DCs wieder aktiviert werden konnten.

Interessanterweise war die Influenza-Antikörperbildung und T-Zellantwort sowohl nach rektaler LPS-Inokulation, wo große Mengen an kommensalen Mikrobiota vorkommen, als auch nasal, am Ort der Infektion, komplett wiederhergestellt. Auch Inokulation von Agonisten von TLR 3, TLR 9 und TLR2 konnte die Immunität gegen Influenza wieder herstellen.

In diesem Versuch wurden verschiedene Antibiotika verwendet. Während die Behandlung mit Metronidazol, Ampicillin und Vancomycin nur eine geringgradig hemmende Wirkung auf die T-Lymphozytenaktivierung hatte, hemmte Neomycin alleine genauso stark wie alle 4 Antibiotika gemeinsam die zytotoxische T-Lymphozytenantwort auf Influenza-Viren. Besonders orale Behandlung mit Neomycin veränderte die Darmflora insofern, als die Gesamtbakterienanzahl im Darm deutlich reduziert war, jedoch *Sphingomonas ssp.* überwogen. In der Nasenmukosa bewirkte Neomycin einen Wechsel von mehrheitlich *Lactobacillus spp.* zu *Corynebacterium spp.* Auch Ampicillin-Therapie reduzierte gram-positive Bakterien und führte zu einem Überhandnehmen von *Enterobacter ssp.*

Antibiotika-behandelte Mäuse wiesen in der BAL eine deutliche Reduktion von IL-1β, mRNA-Expression von pro-IL-1β und NLRP3, einem Gen, das NALP3 codiert, auf.

> NALP3 ist eine Inflammasomkomponente, die ebenfalls als Pathogen-Erkennungsrezeptor funktioniert. Dieser Rezeptor spürt PAMPs, Produkte von zerstörten Zellen, auf und wird sodann von diesen PAMPs aktiviert. Aktiviertes NALP3 triggert daraufhin die Immunantwort, indem es Caspase-1 aktiviert, die ihrerseits wieder zur Bildung von IL-1β anregt (Martinon 2008) (s. ◘ Abb. 7.8).

Diese Daten zeigen, dass die antivirale Immunabwehr von einem reifen und intakten Mikrobiom abhängig ist und dass Produkte von kommensalen Bakterien permanent Mustererkennungsrezeptoren (TLR) stimulieren.

Diese Impulse triggern daraufhin DCs, Makrophagen und Leukozyten lokal und systemisch, Faktoren zu sezernieren, die dauerhaft pro-IL-1β- und **Inflammasom-Vorstufen produzieren und speichern, um die Aktivierung der Inflammasome bei Bedarf zu ermöglichen**. Durch antibiotische Therapie und dadurch verursachte Dysbiose entfällt dieser Stimulus und die Immunantwort jenseits der intestinalen Mukosa kann nicht aufrechterhalten werden.

Dieser Versuch ist außergewöhlich bedeutend, weil er beweist, dass der **permanente Stimulus gewisser symbiotischer Mikrobiota auf die TLR offensichtlich gebraucht wird, um bei Bedarf eine adäquate inflammatorische Kaskade in Gang zu setzen.**

Weil antibiotische Therapie vor, während und nach viralen Infekten sehr häufig ist, deuten diese Ergebnisse auf mögliche hemmende Effekte dieser Behandlung bei der Initiierung von passenden Immunantworten hin. Auch sollte man überlegen, ob probiotische Therapien während der Grippewelle einen immunstimulierenden Effekt haben könnten.

> In der Praxis sieht man heute sehr häufig **Patienten, die erzählen, dass sie bei Infekten schon lange kein Fieber mehr gehabt hätten oder gar nicht mehr anfiebern könnten.** Somit könnte man die Hypothese aufstellen, dass diese Menschen nicht mehr fiebern können, weil ihr Mikrobiom verändert ist, der permanente Druck der kommensalen Mikroben auf die Musterkennungsrezeptoren (TLR) fehlt und zu wenig pro-IL-1β und Inflammasom-Vorstufen gespeichert werden. Fehlende Vorstufen scheinen dann ein Anfiebern als Zeichen einer intakten adaptiven Immunität bei akuter viraler Infektion nicht zuzulassen!

Untersuchungen des lokalen Mikrobioms am Menschen bestätigen, dass eine intakte Mikroflora an den lokalen Schleimhäuten für eine funktionierende Abwehr von Pathogenen notwendig ist. Wird dieses System aus dem Gleichgewicht gebracht, ist mit erhöhter Infektanfälligkeit zu rechnen:

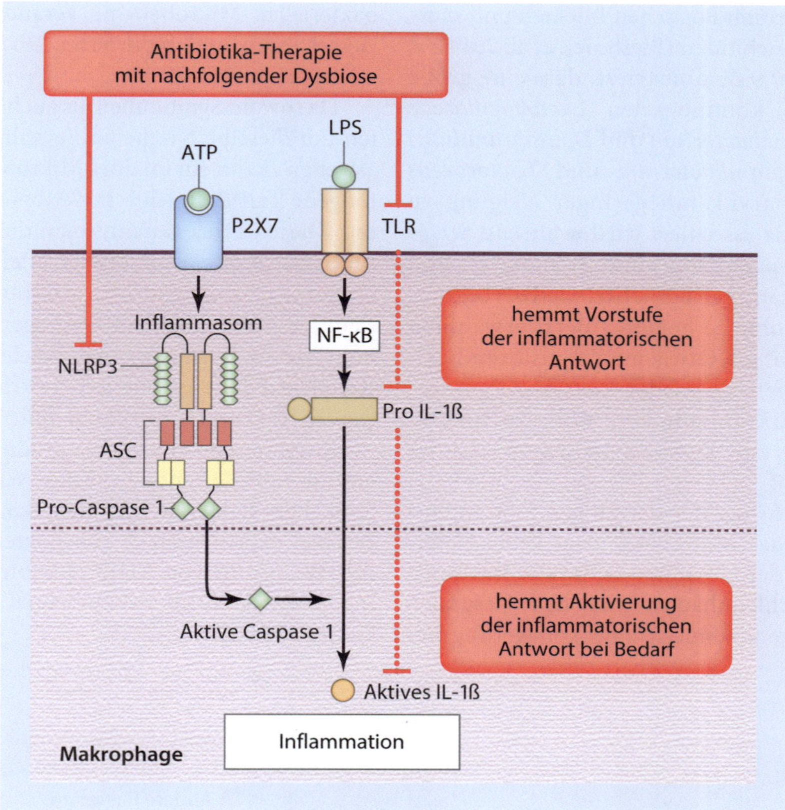

Abb. 7.8 Reduzierte Aktivierung der Toll-like-Rezeptoren und des Inflammasoms bei Dysbiose nach Antibiotikatherapie. Mangelnde Aktivierung von TLR, pro-IL-1β und NLRP3 bei Antibiotika-behandelten Versuchstieren wegen fehlender konstant niederschwelliger Triggerung von Mustererkennungsrezeptoren durch kommensale Bakterien. Durch reduzierte Speicherung der Vorstufen ist eine Aktivierung von IL-1β bei Bedarf (z. B. nach Influenza-Infektion) nur abgeschwächt möglich und mit mangelhaften IFN-y-Antworten der $CD4^+$-T- und $CD8^+$-T-Zellen sowie reduzierter IgG- und IgA-Synthese und erhöhten pulmonalen viralen Titern verbunden

Ein erhöhtes Risiko für Pneumonie und Bronchiolitis bis zum 3. Lebensjahr wurde zum Beispiel bei Kindern beobachtet, die bereits im 1. Lebensmonat im Hypopharynx *Moraxella catarrhalis oder Haemophilus influenzae* aufwiesen (Vissing et al. 2013).

Die Schwere von Rhinovirusinfektionen und die Wahrscheinlichkeit einer akuten Asthmaexazerbation ist bei Schulkindern mit und ohne Asthma in Anwesenheit von *Streptococcus pneumoniae und Moraxella catarrhalis* im Mikrobiom der Nase deutlich erhöht (Kloepfer et al. 2014).

Beachtete man jedoch nicht nur die Pathobionten, sondern auch die Symbionten, konnte man veranschaulichen, dass neben der höheren Kolonisierung mit *Moraxella catarrhalis* und *Haemophilus influenzae* auch eine reduzierte Anzahl von *Lactobacillaceae (z. B. Corynebacterium)* bei Kindern zu vermehrten Infekten des unteren Respirationstrakts führte (Teo et al. 2015).

Auch gestillte Kinder weisen im Vergleich zu nicht-gestillten Kindern im Nasopharynx eine erhöhte Anzahl von *Corynebacterium* und *Dolosigranulum* auf. Die Menge dieser Bakterienarten sind indirekt proportional zur Häufigkeit von respiratorischen Infekten und spastischen Bronchitiden (Biesbroek et al. 2014).

◘ Abb. 7.9 demonstriert, dass eine große Menge an kommensalen *Lactobacillaceae (z. B. Corynebacterium* und *Dolosigranulum)* sowie *Propionibacterium* und *Lactococcus* im Nasopharynx mit geringer Neigung zu Otitis media assoziiert wird, während *Streptococcus, Haemophilus* und *Actinomyces* und *Neisseria* häufiger bei Otitis media vorkommen. Obwohl die beiden zuletzt erwähnten Keime nicht als Otitis media auslösend gelten, scheinen sie in der kausalen Pathogenese der Erkrankung eine Rolle zu spielen, indem sie zur Dybiose beitragen (Laufer et al. 2011).

Die Mehrheit der derzeitigen Flut an Studien über das Mikrobiom zeigt keine Unterschiede in der Gesamtquantität der Bakterien an den Schleimhäuten zwischen Gesunden und Kranken, sondern eine Verlagerung der bakteriellen Mikroben mit verändertem Speziesreichtum und reduzierter Diversität (Ramakrishnan et al. 2016).

Da sowohl Symbionten als auch Pathobionten um dieselbe Nische am jeweiligen Epithel „streiten", kann ein intaktes Mikrobiom die pathogene Besiedlung durch Wettbewerb limitieren. Diesen Prozess nennt man die **Kolonisierungsresistenz**. Andererseits erleichtert eine Dysbiose bzw. ein gestörtes Mikrobiom die Besiedlung des Epithels mit Pathogenen und erhöht deren Virulenz und Wachstumsraten. Beispiele dafür sind enterohämorrhagischer *E. coli* (EHEC) und *Clostridium difficile*.

Kommensale Mikrobiota produzieren auch antimikrobielle Peptide, die das Wachstum von ähnlichen Bakterien hemmen können. Zum Beispiel exprimieren *E. coli* Bakteriozine, die das Wachstum von EHEC inhibieren (Hammami et al. 2013; Schamberger und Diez-Gonzalez 2002).

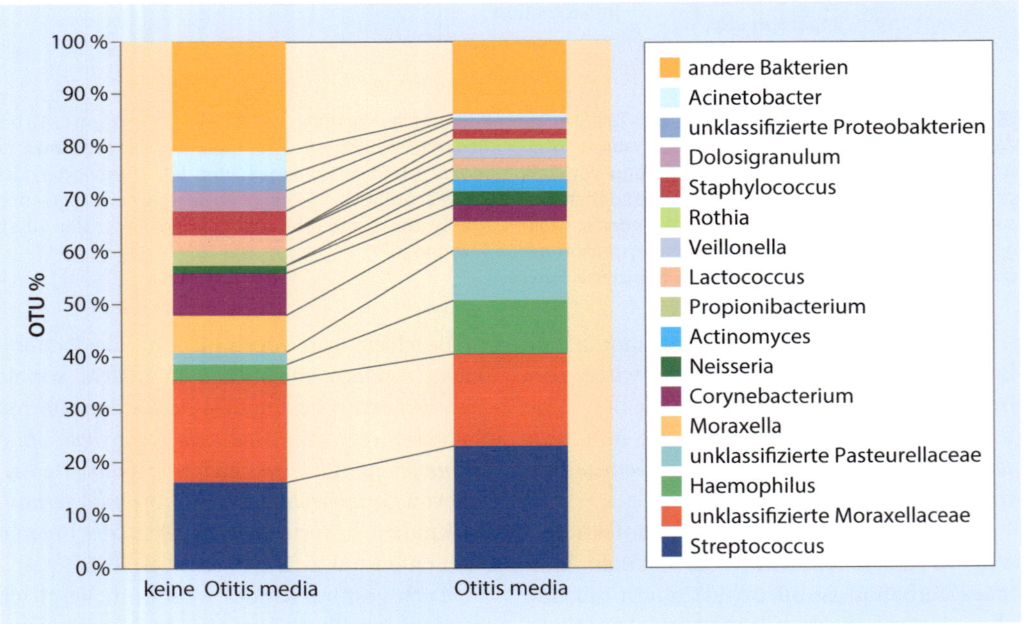

◘ **Abb. 7.9** Mikrobiom bei Otitis media. Vergleich der OTUs („operational taxonomic unit", dt: operative taxonomische Einheit): Prozentsatz des gesamten Nasenmikrobioms bei Patienten mit/ohne Otitis media. (Mod. nach Laufer et al. 2011)

Bedenken muss man auch, dass akute Infekte und die damit verbundenen therapeutischen Maßnahmen, wie antimikrobielle Therapie, die Störung des Mikrobioms noch weiter aggravieren.

> **Eine Therapie mit für die Nische typischen Schlüsselbakterien erscheint daher direkt nach deren Störung (nach Infekt oder antibiotischer Therapie), aber auch prophylaktisch, am besten bereits direkt postpartal sinnvoll, um das physiologische mikrobielle System wieder aufzubauen bzw. optimal zu gestalten (Nagalingam et al. 2013).**

Die Entwicklung von kulturunabhängigen 16S-ribosomal RNA (rRNA)-Gensequenzierungsmethoden hat zu steigendem – förmlich überbordendem – Interesse an der Mikrobiomforschung geführt. Die bisherigen Arbeiten sind jedoch erst ein erster Schritt, das Mikrobiom als wichtigen „Immunplayer" zu verstehen. Nach wie vor gibt es zu wenige Daten, welche Stämme, in welcher Menge, an welcher Lokalisation „normal" sind, weil die bisher gemessene Individualität und Interindividualität extrem hoch ist. Mit neuen Techniken wie Metagenomics, Metatranscriptomics, Metaproteomics oder Metabolomics wird man bald genauer die Funktion der „Mitbewohner" des menschlichen Körpers verstehen und das Wissen auch therapeutisch umsetzen können. Dies stellt jedoch eine große Herausforderung dar!

Während man bisher **fehlende stimulierende Signale der Mikrobiota** als entscheidend für die Infektanfälligkeit angesehen hat (zu geringe Aktivierung der Interferone, Inflammasome und T-Lymphozyten), erkennt man in letzter Zeit, dass bei Dysbiose **auch fehlgesteuerte Signale** für die verstärkte Anfälligkeit gegenüber viralen Infekten verantwortlich sein können.

So könnte auch das relativ neu entdeckte Zytokin IL-33 bei der Abwehrschwächung gegenüber Viren durch ein gestörtes Mikrobiom, zum Beispiel nach einer antibiotischen Therapie, eine Rolle spielen:

Da es diesbezüglich meines Wissens noch keine einzige publizierte Studie vom Respirationstrakt gibt, möchte ich als *pars pro toto* einen im Februar 2016 publizierten Mausversuch mit vaginaler Dysbiosis nach Antibiotikatherapie vorstellen, der einen bisher unbekannten Effekt der kommensalen Mikrobiota auf die lokale Gewebsumgebung deutlich macht (Oh et al. 2016).

In diesem murinen Versuch erzeugte man, wieder mittels antibiotischer Therapie, eine Dysbiose der vaginalen und intestinalen Flora. Danach wurden die Mäuse mit *Herpes-simplex-2-Virus* (HSV2) infiziert und die Interferone, als zentral involvierte Abwehrmechanismen, gemessen.

Nach viraler Infektion zeigten die dysbiotischen Mäuse eine starke virale HSV2-Replikation mit hoher Morbidität und Mortalität und reduzierte IFN-γ-Werte in Vaginalspülungen im Vergleich zu einer Kontrollgruppe. IFN-γ gilt als wesentliches Zytokin der lokalen Abwehr gegen HSV2. In dieser Studie konnte bei den antibiotisch behandelten Mäusen aber auch ein dramatischer Anstieg von IL-33, jenem Zytokin, das bei Epithelschäden aktiviert wird, im Vaginalepithel festgestellt werden. IL-33 ist, wie schon in ▶ Abschn. 3.3 besprochen, bekannt für die Induktion von Th2-Zytokinen aus ILC2-Zellen und Th2-Lymphozyten. In der Folge wurden auch vermehrt IL-5, IL-13 und erhöhte Eosinophile im Vaginalepithel beobachtet, die zur Unterdrückung der antiviralen Immunität gegen HSV2-Infektion beitrugen.

Mittels 16S-ribosomaler DNA-Sequenzierung wurde in diesem Versuch die Veränderung der Vaginalflora genau beobachtet. Im Vergleich zu der nicht mit Antibiotika behandelten Kontrollgruppe waren grampositive Bakterien (besonders *Firmicutes*) reduziert und gramnegative *Proteobakterien* erhöht. Besonders häufig beobachtete man eine Vermehrung von Antibiotika-resistenten Bakterien wie *Serratia* und *Pseudomonas*. Diese beiden Bakterien bilden Proteasen, besonders Cystein-Protease (Mozhina et al. 2008). Wie schon in ▶ Abschn. 5.2.3.2 erklärt, können Proteasen die Schleimhautbarriere besonders leicht aufbrechen.

Diese Beobachtung zeigt, dass orale antibiotische Behandlung, mit Überhandnehmen von Protease-produzierenden Bakterien, eine verstärkte IL-33-Sekretion induziert. Die von IL-33 aktivierten Th2-Zytokine IL-5 und IL-13 verhindern, dass T-Effektorzellen in das Vaginalepithel migrieren und IFN-γ sezernieren. Durch diesen Prozess scheint die antivirale Abwehr gehemmt zu werden.

Die Ergebnisse dieser Studie zeigen die bisher nicht beobachtete Wirkung der dysbiotischen kommensalen Mikrobiota auf die Effektorphase der antiviralen Abwehr und könnten – umgesetzt auf den Respirationstrakt – erklären, warum virale, respiratorische Infekte, die viel zu oft mit Antibiotika behandelt werden bzw. nach antibiotischer Behandlung auftreten, zu einer verstärkten Anfälligkeit und Rezidivneigung, aber auch zu einem Th2-gerichteten Ungleichgewicht des Immunsystems führen, das anfällig für allergische Sensibilisierungen macht!

Auch dies wäre ein Faktor, der die erhöhte Sensibilisierungsrate von Kindern mit rezidivierenden Infekten bzw. den plötzlichen Ausbruch von Pollenallergien nach Antibiotika-behandelten Infekten bei Erwachsenen erklärt.

Ganz aktuell, im Februar 2018, hat man in Gent erkannt, dass *Staphylococcus aureus* mit seiner Serin-Protease in der Schleimhaut der Atemwege vermehrt IL-33 und folgende Th2-Antworten auslöst, welche zu Eosinophilie, bronchialer Hyperreaktivität und Becherzellhyperplasie der Bronchien führen (Teufelsberger et al. 2018).

Bei In-vitro-Versuchen zeigten mononukleäre Zellen von Asthmatikern, die gemeinsam mit IL-33 und HRV-Viren in Kontakt gebracht wurden, eine erhöhte Sekretion von IL-5 und IL-13 im Vergleich zu Zellen von Gesunden (Jurak et al. 2018).

Dies weist darauf hin, dass eine Dysbiose mit Protease-bildenden Keimen die Infektanfälligkeit insofern verändern kann, als Prädisponierte verstärkt auf Infekte reagieren bzw. Patienten nach antibiotischer Therapie „anders", wie Clemens von Pirquet schon 1906 sagte, auf banale Infekte reagieren.

Daraus kann man schließen, dass auch die Atemwegsmukosa bei Dysbiose nach Antibiotika-Therapie, bei der häufig Protease-bildende Keime wie *Staphylococcus aureus* überhandnehmen, ebenfalls empfänglicher für virale Infektionen sein dürfte.

7.3.1 Prä- und Probiotika als Prävention und Therapie beim akuten respiratorischen Infekt

Pro- und Präbiotika dürften aufgrund der derzeitigen Datenlage hilfreich sein, weil sie die Th1/Th2-Balance stabilisieren und die bereits postpartal bestehende Dominanz von Th2-Immunantworten ausgleichen können. Das „early life window of opportunity" ist sicherlich die wichtigste Zeit zur Gegensteuerung der physiologischen Th2-Dominanz, die kleine Kinder nicht nur allergie-, sondern auch infektanfällig macht. Wie in den vorigen Kapiteln aufgezeigt, kommt es jedoch in den ersten Lebensjahren sehr häufig zu einer Konfrontation des Organismus mit Viren und Bakterien, die, speziell wenn sie mit Antibiotika und NSAR behandelt werden, die Th1/Th2-Dysbalance verstärken und verlängern können. Auch im Erwachsenenalter können rezidivierende Infekte zu Th2-gerichteter Immunität führen. Daher stellen akute Exazerbationen von Infekten bei Allergikern ein großes therapeutisches Problem dar und führen oft zu verstärkten eosinophilen Reaktionen.

In den letzten beiden Dekaden fand man, dass Pro- und Präbiotika über Modulation des Immunsystems des Respirationstrakts die Anfälligkeit und Heftigkeit eines akuten respiratorischen Infekts reduzieren können. Bisher wurden meistens Laktobazillen und Bifidusbakterien verwendet.

7.3.1.1 Probiotika

Mausversuche zeigten verschiedene immunologische Mechanismen:

- **Probiotika können über Typ-1-IFN-α und IFN-β-Aktivierung das angeborene Immunsystem stärken**

Lactobacillus plantarum L-137 erhöhte die Resistenz gegenüber Influenza-Viren, indem die Produktion von IFN-β stimuliert und dadurch die Überlebenszeit bei Mäusen verlängert wurde (Maeda et al. 2009).

Lactobacillus rhamnosus CLR1506 stimulierte nasal verabreicht die Bildung von Typ-I-IFN-α und IFN-β und erhöhte die Resistenz der Mäuse gegen RSV-Virusinfektion (Tomosada et al. 2013)

- **Probiotika können über Typ 2 IFN-y-Aktivierung das adaptive Immunsystem stärken und auch die primäre proinflammatorische Antwort über NK-Zellen und Sekretion von TNF-α verstärken, wodurch die Replikation der Viren reduziert wird**

Orale Verabreichung von *Lactobacillus casei Shirota* an neugeborene Mäuse und junge Mäuse aktivierte das unreife kindliche Immunsystem und baute einen Schutz vor nachträglicher Influenza-Infektion auf. Die Virentiter der Probiotikagruppe waren deutlich niedriger als in der Kontrollgruppe, außerdem sah man eine erhöhte Aktivierung der NK-Zellen sowie IL-12 aus DCs. Über IL-12 wird wiederum die Differenzierung der naiven $CD4^+$-T-Zelle in Th1 Zellen und dadurch die primäre adaptive Immunabwehr stimuliert (Yasui et al. 2004).

Orale Verabreichung von *Lactobacillus casei Shirota* reduzierte die Schwere einer Influenza-Virusinfektion bei erwachsenen Mäusen, indem verstärkte NK-Zellaktivität in den Splenozyten und der Lunge sowie erhöhte IFN-y-Produktion in den nasalen Lymphozyten ausgelöst wurden (Hori et al. 2002).

Dieselbe Gruppe zeigte in einer anderen Studie ebenfalls die Fähigkeit von intranasal applizierten *Lactobacilli casei Shirota*, die Produktion der Th1-Zytokine IFN-y, IL-12 und TNF-α in den mediastinalen Lymphknoten von Mäusen zu erhöhen und dadurch die antivirale Th1-Antwort zu verstärken (Hori et al. 2001).

Auch oral mit *L. rhamnosus GG* behandelte Mäuse wiesen erhöhte IFN-y-Werte verbunden mit reduzierten Influenza-Virustitern im Vergleich zu einer Kontrollgruppe auf (Kawase et al. 2010).

Villena et al. (2012) beobachteten, dass orale Verabreichung von *Lactobacillus rhamnosus CLR1505* die IFN-y-Expression sowohl an intestinalen Epithelzellen als auch in bronchialen Epithelzellen stimuliert:

Zunächst erzeugten sie in einem In-vivo-Mausmodell eine künstliche Infektion der Lunge über nasale Administration künstlicher PAMPs bzw. TLR3-Liganden (poly(I:C)), die eine virale Infektion nachahmten. Daraufhin verschlechterte sich die Lungenfunktion und man fand eine Vermehrung der proinflammatorische Zytokine TNF-α-, IL-6-, IL-8, jener Zytokine, die für die primäre Abwehr mit vermehrtem Einstrom von Neutrophilen und Makrophagen verantwortlich sind, jedoch, bei zu heftiger Sekretion, auch zu Gewebsverletzung am Schleimhautepithel führen.

Bei präventiver oraler Gabe von *Lactobacillus rhamnosus CLR1505* beobachtete man nach künstlicher Stimulation mit TL3-Liganden eine Reduktion der proinflammatorischen Zytokine TNF-α, IL-6 und IL-8 und dadurch auch eine geringgradigere Lungenschädigung sowie erhöhte IFN-γ-Werte in der Lunge, verbunden mit mehr $CD3^+CD4^+IFN\text{-}\gamma^+$ T-Zellen sowohl in den Peyer'schen Plaques der GALT als auch in der Lunge.

Somit nahmen die Autoren an, dass die Mobilisierung der $CD3^+CD4^+IFN\text{-}\gamma^+$-T-Zellen vom Darm in die Lunge und die damit verstärkte Produktion von IFN-γ in Lunge und Darm einen protektiven Effekt auf virale Infekte haben müssten. Demzufolge modulierte die präventive Gabe von *Lactobacillus rhamnosus CLR1505* die TLR-3-getriggerten antiviralen Antworten, umso mehr, als auch das antiinflammatorische IL-10 vermehrt in Serum und Lunge gefunden wurde. *Lactobacillus rhamnosus CLR1505* erhöhte den Einstrom von Neutrophilen in den ersten Stunden, reduzierte diesen danach jedoch im Vergleich zur Kontrollgruppe wieder, um die antiinflammatorische Phase mittels IL-10 einzuleiten.

Wie schon bei den Lipidmediatoren besprochen, sollte die ideale Abwehr des viralen Infekts anfänglich proinflammatorisch das Pathogen eliminieren, jedoch in der Spätphase des Infekts eine zu heftige Reaktion mit Gewebszerstörung vermieden und durch antiinflammatorische Mediatoren gegenreguliert werden.

Die Ergebnisse zeigen, dass *Lactobacillus rhamnosus CLR1505* an intestinalen $CD3^+CD4^+IFN\text{-}\gamma^+$-T-Zellen das Zytokinprofil verändern kann und die Mobilisierung dieser Zellen aktiviert, sodass diese in die Lunge wandern. Dort beeinflussen sie die Immunität des respiratorischen Immunsystems insofern, als die Balance zwischen proinflammatorischen Mediatoren und antiinflammatorischen IL-10 eine effektive Virenabwehr zulässt, ohne das Lungengewebe zu sehr zu schädigen.

- **Probiotika regulieren auch die entzündungsauflösende Phase, indem sie die Sekretion von IL-10 aktivieren und dadurch die inflammatorische Gewebsverletzung reduzieren und die Abheilung beschleunigen**

Ähnliche Ergebnisse erzielte eine Studie, die 2 Tage vor einer künstlichen Influenza-Infektion ebenfalls *Lactobacilli rhamnosi CRL1505* nasal verabreichte und daraufhin reduzierte Virusladungen mit vermehrten Typ-1-Interferon-Antworten sowie später höhere IL-10-Werte und reduzierte entzündliche Gewebsveränderungen der Lunge beobachtete. Folglich könnten Probiotika vielleicht in naher Zukunft dazu eingesetzt werden, um die Balance zwischen pro- und antiinflammatorischen Zytokinen positiv zu beeinflussen (Zelaya et al. 2015).

- **Probiotika verbessern die humerale Abwehr, indem sie IgA- und Viren-spezifische IgG-Titer erhöhen**

Lactobacillus pentosus demonstrierte unter 150 verschiedenen Milchsäurebakterien die höchste Kapazität, IgA in Peyer'schen Plaques zu produzieren. Im Mausversuch erhöhte orale Applikation von *Lactobacillus pentosus* 3 Wochen vor Influenza-Infektion sowohl die IgA- als auch die Anti-Influenza-IgG-Titer signifikant im Vergleich zu einer Kontrollgruppe (Kobayashi et al. 2011).

Eine andere Studie demonstrierte, dass sublingual applizierter *L. rhamnosus* protektiv gegen eine Influenza-Virusinfektion schützt, indem die IgA-Produktion sowie die T-Zell- und NK-Zellaktivität und IL-12 in der bronchialen Mukosa aktiviert wurden (Lee et al. 2013).

Studien am Menschen:

Rezent wurden zahlreiche Studien zur Infektvorbeugung mit Probiotika publiziert. Ein aktuelles **systematisches Review der Cochrane-Database** (Hao et al. 2015) über 12 Studien, mit 3720 Teilnehmern aller Alterklassen, zeigt bereits **Evidenz bezüglich der infektvorbeugenden Wirkung auf Infekte des oberen Respirationstrakts.** Zusätzlich wurden eine Verkürzung der Krankheitsdauer und eine Reduktion des Antibiotikaverbrauchs nach Probiotikagabe nachgewiesen. Trotzdem sei erwähnt, dass der Evidenzlevel aufgrund einiger Limitationen in der Dokumentation mit „niedrig" angegeben wurde.

Zu phantastischen Ergebnissen gelangte eine in *Pediatrics* publizierte Studie (Leyer et al. 2009), die anhand von 326 untersuchten gesunden Kindern zwischen 3 und 5 Jahren zeigen konnte, dass die Fieberinzidenz bei Gabe eines Single-Probiotikums (*Lactobacillus acidophilus*) um 53 % und bei einem Kombinationsprobiotikum (*Lactobacillus acidophilus* plus *Bifidobacterium animalis*) um 72 % gegenüber Placebo gesenkt werden konnte. Weitere Ergebnisse dieser Studie werden in ◘ Tab. 7.1 illustriert.

An vulnerablen Frühgeborenen (Gestationsalter 32.–36. Woche) wurden Präbiotika (Galacto-Oligosaccharide und Polydextrose-Mischung 1:1) oder Probiotika (*Lactobacillus rhamnosus GG*, ATCC 53103) oder Placebo

Tab. 7.1 Veränderungen nach Probiotikaeinnahme im Vergleich zu Placebo (Mod. nach Leyer et al. 2009)

Im Vergleich zu Placebo	Single-Probiotikum	Kombinationsprobiotikum
Fieberinzidenz:	−53 % (p = 0.0085)	−72 % (p = 0.0009)
Husteninzidenz	−41 % (p = 0.027)	−62 % (p = 0.005)
Schnupfeninzidenz	−28 % (p = 0.68)	−58 % (p = 0.03)
Fieber, Husten und Schnupfendauer	−32 % (p = 0.0023)	−48 % (p = 0.001)
Antibiotikaverbrauch	−68 % (p = 0.0002)	−84 % (p = 0.0001)
Kindergartenabwesenheitstage	−31 % (p = 0.02)	−27 % (p = 0.01)

(mikrokristalline Zellulose) zwischen dem 3. und 60. Lebenstag verabreicht. Eine signifikante Reduktion der respiratorischen Infekte konnte sowohl bei den Kindern mit präbiotischer Therapie (RR 0.24; 95 % CI, 0.12–0.49; P <0.001) als auch bei probiotischer Therapie (RR 0.50; 95 % CI, 0.28–0.90; P =0.022), verglichen mit der Placebogruppe, gefunden werden. Auch die Rate der Rhinovirusinfektionen, die 80 % aller Infektionen ausmachte, war signifikant in der präbiotischen Gruppe um 2/3, in der probiotischen Gruppe um die Hälfte reduziert. Die Autoren schlossen, dass Prä- bzw. Probiotika eine gute und kosteneffiziente Methode sein könnten, um vor Rhinovirusinfektionen zu schützen (Luoto et al. 2014).

Nach 3-wöchiger Einnahme von lebenden oder inaktivierten *Lactobacilli rhamnosi GG* wurden 59 Probanden experimentell mit Rhinovirus infiziert und das Auftreten von Erkältungssymptomen mit einer Kontrollgruppe verglichen. Die geringsten Erkältungssymptome hatte die Gruppe nach Einnahme von lebenden *Lactobacilli rhamnosi GG*, jedoch wurden keine signifikanten Unterschiede gefunden (Kumpu et al. 2015).

In einem ähnlichen Setting wurden 152 Freiwillige experimentell mit HRV infiziert, nachdem sie 28 Tage *Bifidobacterium animalis subspecies lactis Bl-04* bzw. Placebo eingenommen hatten. Die Probiotikaeinnahme war assoziiert mit niedrigerem Virustiter und reduzierter viraler Replikation, woraus die Autoren schließen, dass *Bifidobacterium animalis subspecies lactis Bl-04* die angeborene Immunantwort unterstützt (Turner et al. 2017).

Eine aktuelle Studie aus 2018 erforschte *in vitro* den antipathogenen Effekt von verschiedenen *Lactobacillus species* auf *Moraxella catarrhalis. Lactobacillus rhamnosus GG* hatte eine klare antimikrobielle Aktivität gegen *Moraxella catarrhalis* und reduzierte die Adhäsion von *Moraxella catarrhalis* auf menschliche Atemwegsepithelzellen um 50 %. Die Autoren schlagen daher vor, dass verschiedene *Lactobacilli* mögliche Kandidaten für probiotische Interventionen gegen Infekte des unteren Respirationstrakts darstellen könnten (van den Broek et al. 2018).

Die Anzahl der Studien mit Probiotika zur Vorbeugung akuter Infekte des Respirationstrakts ist riesig. Obwohl die Ergebnisse nicht immer signifikant positiv sind, zeigt sich ein ganz deutlicher Trend, dass die Zusammensetzung der Mikrobiota an den menschlichen Schleimhäuten von großer Bedeutung für die Abwehrmechanismen ist und dass Beeinflussung der Mikrobiota über Pro- und Präbiotika sowie der möglichst sparsame Einsatz von Antibiotika einen großen Einfluss auf die Infektanfälligkeit haben dürften. Die weitere Erforschung dieser Zusammenhänge wird noch besseren Einblick in neue Therapiestrategien mit Pro- und Präbiotika sowie über die ideale Ernährung mit ballaststoffreicher Kost ermöglichen.

Trotzdem gibt es für zukünftige Studien noch viele offene Fragen, die zu klären sind:

Welche Bakterien, welche Spezies, welcher Stamm, lebende oder abgetötete Bakterien, einzelne oder multiple Stämme in Kombination, systemische oder lokale Behandlung, wann mit der Therapie starten, wie lange verabreichen?

Eines wird jedoch immer klarer: Negieren kann man die Zusammenhänge zwischen den Mikrobiota und der Infektanfälligkeit nicht mehr!!

7.3.1.2 Präbiotika

7

Eine Meta-Analyse von 2014 demonstrierte anhand von 5 Studien, dass die Zahl der Infektepisoden und die Zahl der verwendeten Antibiotika bei Kindern zwischen 0 und 24 Monaten durch Präbiotika signifikant gesenkt werden konnte (Lohner et al. 2014).

7.3.2 Prä- und Probiotika als Therapie bei manifester Allergie: Sekundär- und Tertiärprävention

Hier ist die Datenlage noch nicht klar. Versuche mit auf Hühnereiweiß sensibilisierten asthmatischen Mäusen bewiesen, dass alle Aspekte des asthmatischen Phänotyps, wie Hyperreaktivität der Bronchien, antigenspezifische IgE-Produktion und pulmonäre Eosinophilie, durch Gabe von *Bifidusbacterium lactis* und *Lactobacillus rhamnosus* an neugeborene Mäuse verhindert werden konnten. Interessanterweise wurde sowohl im darmassoziierten Immunsystem eine Reduktion des allergischen Potenzials nachgewiesen (reduzierte Produktion der Th2-Zytokine IL-4 und IL-5 in den **mesenterialen Lymphknoten**) als auch in den **peribronchialen Lymphknoten**, über eine Verdoppelung der FoxP3^{+}-Treg-Zellen (Feleszko et al. 2007).

Bei einem anderen Versuch wurden **erwachsene**, mit OVA sensibilisierte Mäuse 9 Tage lang oral mit *Lactobacillus Reuteri* behandelt. Daraufhin wurde eine Vermehrung der FoxP3^{+}-Treg-Zellen der Milz und nach OVA-Exposition auch in den mediastinalen Lymphknoten beobachtet. Die Autoren schlossen daraus, dass die aktivierten Treg-Zellen in die Lunge migrieren können (Karimi et al. 2009).

> **Somit hat die moderne wissenschaftliche Medizin von heute ein altes Prinzip der TCM bewiesen: Durch die Regulation des Dickdarms kann die Lunge beeinflusst werden!**

Diese Studie

- zeigt Evidenz eines funktionalen Zusammenhangs zwischen der Behandlung mit spezifischen probiotischen Bakterien und erhöhter Treg-Aktivität mit Hemmung der allergischen Antworten;
- behauptet, dass zumindest einige Arten von *Laktobazillen* immunregulatorische und antiallergische Effekte im erwachsenen Mausmodell haben, und argumentiert gegen das postulierte essenzielle „early life window of opportunity" für probiotische Therapie, nämlich dass regulatorische Effekte der Probiotika nur im frühen Kindesalter möglich sind.

Forsythe (2011) fasste 2011 diese neuen Forschungsergebnisse über die Wirkweise der oralen Probiotika sehr übersichtlich zusammen ◘ Abb. 7.10. Die Mikroben des Darms gelangen entweder direkt aus dem Lumen oder über Translokation durch M-Zellen zu den DCs bzw. zum GALT. Eine Kombination von Signalen aus den Mikroben führt zu phänotypischen Veränderungen der DCs, zur Induktion von regulatorischen Mediatoren und zur Proliferation von Th1- und Treg-Zellen:

- IL-12-aktiviert Th1-Zellen und NK -Zellen zur IFN-y-Produktion.
- Intestinale Bakterien können die Treg-Zellen über direkte Aktivierung ihrer

Toll-like-Rezeptoren (TLRs) aktivieren und die Differenzierung von naiven $CD4^+$-T-Zellen in Treg-Zellen über TLR und MYD88-abhängige Mechanismen triggern (Wang et al. 2015; Round et al. 2011).

- Regulatorische Zytokine wie IL-10, TGF-β und Aktivierung von IDO (Indolamin-2,3-dioxygenase) und darauffolgende Produktion von immunologisch aktivem KYN (Kynurenin) aktivieren die Treg-Zellen und hemmen die Aktivierung von Th2-Zellen (Forsythe 2011).
- Nach immunologischer Challenge der Atemwege (z. B. durch Allergenexposition) wandern Zellen, die im GALT und MLN (mesenteriale Lymphknoten) aktiviert wurden, zur respiratorischen Mukosa (BALT), wo sie protektive und antiinflammatorische Mechanismen aktivieren und die Th2-Immunantwort reduzieren (Abb. 7.10).

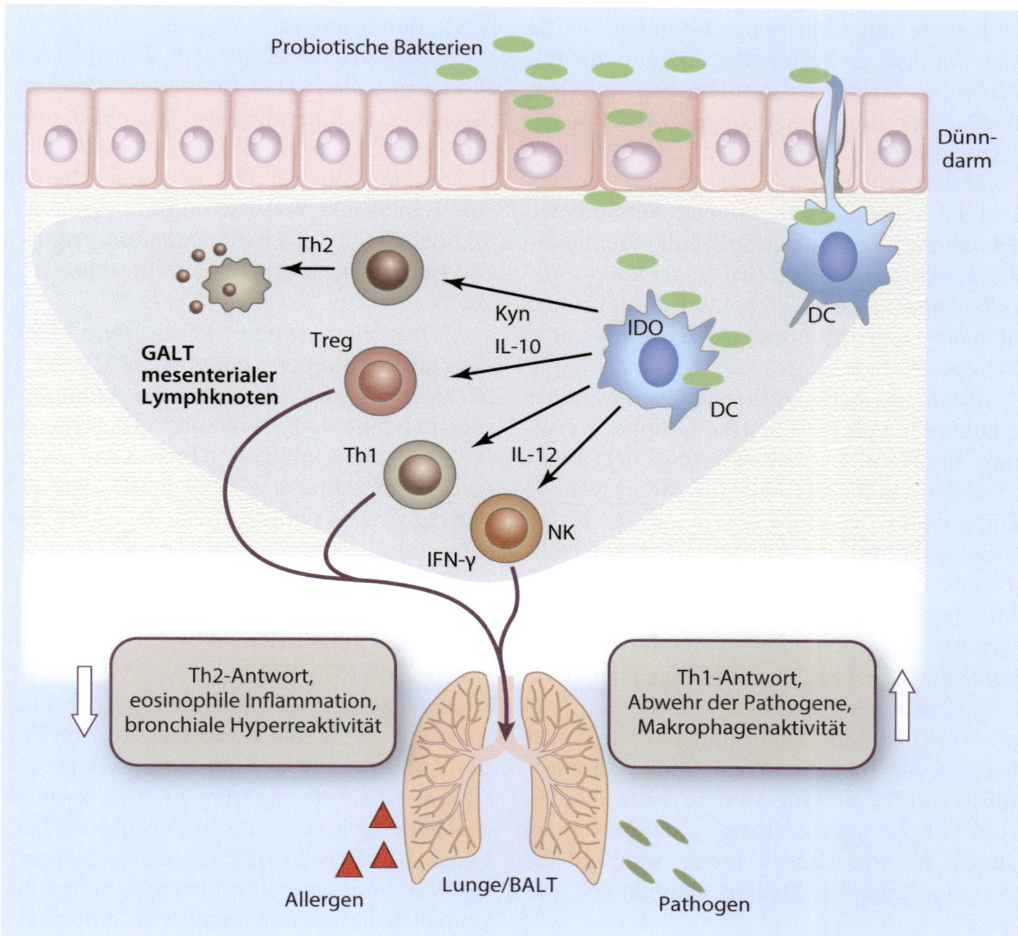

Abb. 7.10 Immunologische Wirkung oraler Probiotika auf Darm (GALT) und Lunge (BALT). (Mod. nach Forsythe 2011)

Meine eigene Gruppe (Stockert et al. 2007) von der Österreichischen Gesellschaft für Akupunktur publizierte schon 2007 in *Pediatr Allergy Clin Immunology* eine klinische Studie zur Wirkung von Probiotika plus Akupunktur bei asthmatischen Kindern.

Ziel der Studie war es, die konventionelle Asthmatherapie mit komplementären Methoden zu verbessern. Weil TCM nicht nur aus Akupunktur besteht und man in China zur Asthmabehandlung niemals nur Akupunktur verwendet, sondern auch chinesische Kräutertherapie und strenge Ernährungsratschläge gibt, sollte, aus statistischen Gründen, um zu viele Variable zu vermeiden, Akupunktur mit Probiotika kombiniert werden, auch um dem Aspekt der Beziehung Lunge–Dickdarm gerecht zu werden.

Daher erhielten in dieser randomisierten, Placebo-kontrollierten, doppelt verblindeten Pilotstudie 17 asthmatische Schulkinder Laserakupunktur und Probiotika (*Enterococcus faecalis*) bzw. Sham-Akupunktur (mit einem identen Laserstift ohne Lichtemission) und Placebo-Probiotika.

Nach 10-wöchiger Therapie kam es in der Akupunktur-plus-Probiotika-Gruppe zu einer signifikanten Verbesserung der Peak-Flow-Variabilität als Maß für die bronchiale Hyperreaktivität (SD) −17,4 % [14.2] vs. +2,2 % [22.6]) im Vergleich zur Kontrollgruppe ($p = 0.034$). FEV1 und Quality-of-Life-Kriterien zeigten keine signifikanten Unterschiede. Als exploratorisches Ergebnis fiel eine deutliche Reduktion der Tage mit akuten respiratorischen Infekten (1.14 vs. 2.66, $p = 0.18$) in den Wintermonaten November bis Februar, in denen diese Studie durchgeführt wurde, auf. Im Median hatte die Verum-Gruppe keinen einzigen Tag mit einem akuten respiratorischen Infekt, während die Placebogruppe im Median 3 Infekttage aufwies.

Unsere Ergebnisse wurden durch eine Studie an Kindern mit Asthma und allergischer Rhinitis bestätigt, bei der sich nach Gabe von *Lactobacillus Gasseri* die Peak-Flow-Rate und die Lungenfunktion signifikant verbesserten sowie weniger Augen- und Nasensymptome auftraten und eine kumulative Tendenz zu weniger Asthma- und Rhinitisepisoden zu beobachten war (Chen et al. 2010).

Andere Studien fanden signifikante Verbesserungen der Lungenfunktion bei asthmatischen Kindern (Lin et al. 2013) sowie längere symptomfreie Intervalle (Giovanni et al. 2007). Danach wurden noch weitere Studien bei bestehenden Allergien mit ausschließlicher Gabe von Probiotika mit unterschiedlichen Ergebnissen durchgeführt.

Aktuell erschien 2017 eine Arbeit, die 40 Kinder mit allergischer Rhinitis und intermittierendem Asthma mit einer *Bifidobakterium*-Mixtur aus *B. longum BB536*, *B. infantis M-63*, *B. breve M-16*V oder Placebo behandelte und eine signifikante Verbesserung der Symptome und der Quality-of-Life-Kriterien im Vergleich zu Placebo erzielte (Miraglia Del Giudice et al. 2017).

2018 analysierte eine Meta-Analyse 11 Studien an 910 Kindern mit Asthma (Lin et al. 2018). Probiotika reduzierten die Asthmaepisoden und die IL-4-Werte und vermehrten die IFN-γ-Werte signifikant. Trotz allem konnte man keine Signifikanz bezüglich FEV1, PEF und der Anzahl symptomfreier Tage feststellen (Lin et al. 2018).

Orale Gabe des Probiotikums *Lactobacillus paracasei LP33* verbesserte die Augensymptome bei allergischer Rhinitis signifikant (Costa et al. 2014).

Eine zukünftige Behandlungsmöglichkeit wäre auch die **lokale Verabreichung von Probiotika**. Intranasale Gabe von *Lactobacillus rhamnosus* führte zunächst zu einer vorübergehenden Kolonisierung in den oberen Luftwegen bei Mäusen und reduzierte präventiv die Symptome einer künstlich induzierten Birkenpollenallergie mit reduzierter bronchialer Hyperreaktivität. In der BAL fand man weniger Eosinophile und weniger IL-5 und IL-13 im Vergleich zu einer Kontrollgruppe (Spacova et al. 2018).

Obwohl der Einfluss des Mikrobioms auf die Th1,Th17-Treg-Th2-Balance anerkannt ist, konnten systematische Reviews (Lin et al. 2018; Das 2013) bis heute keine eindeutige Evidenz der Wirksamkeit von Probiotika bei bereits bestehenden allergischen respiratorischen Erkrankungen belegen.

Zu viele Fragen bezüglich Spezies und Arten von Probiotika sowie Dosierung, Kombinationen verschiedener Stränge, Behandlungsdauer und Timing sind noch unbeantwortet und bilden eine aufregende Herausforderung für die internationale Forscher-Community. Mit weiteren Studienergebnissen ist in kürzester Zeit zu rechnen. Forschungen zu Metagenomics, Metatranscriptomics und Metabolomics werden wahrscheinlich bald Möglichkeiten aufzeigen, wie man das Mikrobiom positiv beeinflussen kann.

Aufgrund des geringen Risikos ist es jedoch sicherlich nicht falsch, Asthmatikern Probiotika zu verschreiben, weil die Theorie und die Daten im Tierversuch deutliche Hinweise auf eine mögliche Verbesserung zeigen. Dies ist umso sinnvoller, weil man mit Probiotika auch die immunologische Antwort auf Infekte verbessern kann. Gerade die akute Exazerbation, die meist von Rhinoviren ausgelöst wird, stellt für den Asthmatiker eine große Belastung dar, wie in diesem Buch schon detailliert ausgeführt wurde. Zumindest sollte man nicht zögern, den Patienten über die Effekte der Mikrobiota auf das Immunsystem zu informieren und die Antibiotikatherapien so gering wie möglich halten. Auch im Erwachsenenalter scheint ein Versuch der Aufrechterhaltung oder Wiederherstellung der Diversität der Mikrobiota bei Asthmatikern ein sinnvoller Ansatz zu sein. Dies gelingt durch pro-, prä- und synbiotische Therapie sowie Ernährung mit vielen SCFA-erzeugenden Ballaststoffen, die besonders nach antibiotischen Therapien wichtig sind.

Schwangeren allergischen Müttern kann geraten werden, bereits pränatal Probiotika einzunehmen, um der zum Zeitpunkt der Geburt natürlich vorgegebenen Th2-Ausrichtung entgegenzusteuern. Zusätzlich ist es sinnvoll, sofort nach der Geburt im „early life window of opportunity" dem sich an die Umwelt anpassenden kleinen Körper die Möglichkeit zu geben, über Pro- und Präbiotika ausgleichende Th1- und Treg-Impulse zu setzen. Denn in den ersten beiden Lebensjahren dürfte das Mikrobiom den größten Einfluss auf die Prävention von allergischen Erkrankungen haben. Neben dem zwar **noch** nicht eindeutig nachgewiesenem Schutz vor respiratorischen Allergien kann man auch die Infektanfälligkeit reduzieren (EBM nachgewiesen!) und dadurch indirekt dem allergischen Marsch gegensteuern (siehe ▶ Abschn. 4.1).

7.4 TCM-Phytotherapie als Prävention und Therapie beim akuten Infekt: Welche Evidenz gibt es?

7.4.1 Immunologische Wirkungen der TCM-Phytotherapie beim akuten Infekt

Die Traditionelle Chinesische Medizin wird seit Jahrhunderten zur Behandlung von Infekten und Asthma verwendet und beginnt auch in den Gesundheitssystemen von Europa und den USA eine immer größere Rolle zu spielen. Laut einer Untersuchung der WHO nehmen 160 Millionen Europäer Traditionelle/Chinesische Medizin in Anspruch.

Für die Behandlung des akuten Infektes verwendet die Traditionelle Chinesische Medizin seit ca. 200 n. Chr. den Klassiker *Shānghán zábìng lùn* (Zhong-Jing 1997) des Autors Zhang Zhong-Jing. Dieses Buch bietet das älteste systematisierte Wissen bezüglich des Ursprungs und der Entwicklung von kälteinduzierten Erkrankungen und Behandlungsmöglichkeiten, nicht mit Akupunktur, sondern mittels hoch raffinierter, perfekt modulierter Verwendung von Kräutern in Form von Rezepturen für eine große Bandbreite von Krankheitsmanifestationen. Auch 1800 Jahre nach der Verfassung dieses genialen Werks sind diese Betrachtungsweisen hoch aktuell, ja noch mehr, sie bieten Ansätze, um die Probleme der heutigen Zeit zu lösen und das Vakuum, das durch die Studienergebnisse bezüglich Antipyretika und Antibiotika entstanden ist, zu füllen.

In der TCM spricht man nicht von Viren und Bakterien, sondern von äußeren pathogenen Faktoren, die auf einen Organismus mit einer gewissen Konstitution treffen. Die TCM betrachtet jedoch nicht nur den „pathogenen Faktor", sondern auch die Konstitution des Körpers, auf den der Erreger trifft, und wählt die Rezeptur entsprechend der aktuellen Verfassung des Patienten aus.

Betrachtet man die Rezepturen des *Shānghán zábìng lùn* aus dem Blickwinkel des 1800 Jahre jüngeren Wissens über die Lipidmediatoren, so wird klar, dass der Autor Zhang Zhong-Jing dieses Konzept – ohne es in der Form zu kennen – angewandt hat. Die verschiedenen Rezepturen für Erkältungskrankheiten geben einen tiefen Einblick in den Verlauf eines akuten Infekts, der, wenn er nicht richtig behandelt wird, „tiefer" in den Körper eindringen kann. Zhang Zhong-Jing ordnete diese Manifestationen eines Infekts ganz systematisch und mit größter Logik. Der Körper wurde in 6 verschiedene Schichten geteilt, die sich zwiebelschalenartig von außen nach innen erstrecken. Zhang Zhong-Jing schuf Rezepturen für jede dieser Schichten und deren spezielle Krankheitsmanifestationen. So findet man scharfe, warme, „proinflammatorische" Rezepturen für die Anfangsphase des Infekts in der oberflächlichsten Schichte und milde, kühlende entzündungs**auf**lösende Rezepte für nicht „gestoppte", nicht **auf**gelöste Infektionen in tieferen Schichten, wie zum Beispiel bei chronisch trockenem Husten in der Spätphase eines Infekts. Diese genialen Rezepturen wurden seit 200 n. Chr. hundertmillionenfach angewandt und sind nicht in Vergessenheit geraten, weil sie sich empirisch als sehr wirksam erwiesen haben.

Auch im heutigen China sind die Rezepturen dieses Klassikers die Grundlage jeder TCM-Behandlung und Ärzte, die das *Shānghán zábìng lùn* verstehen und lehren, gelten als die am meistgeachteten TCM-Lehrer.

Und daher verdienen es diese Rezepturen, neu in Hinblick auf ihre Wirkung auf die heute bekannten immunologischen Parameter untersucht und „wiederentdeckt" zu werden. Die Autorin ist sich dabei sicher, dass dabei ein „echter Schatz geborgen" werden kann.

Somit soll zunächst auf die wissenschaftlichen Nachweise, die es bis jetzt für diese Rezepturen gibt, eingegangen und danach sollen wichtige Rezepturen, die Infekte adäquat behandeln können, vorgestellt und erklärt werden.

Anmerkung der Autorin

Dazu ist nun ein sprachlicher und gedanklicher „Switch" vom Vokabular der Immunologie in die Sprache der TCM aus 200 n. Chr. notwendig. Ich kann dem Leser aber sehr raten, sich damit auseinanderzusetzen, weil der Inhalt mindestens so spannend ist wie das Wissen über die Lipidmediatoren und das Mikrobiom. Daraus eine Synthese zu erzielen, wäre für die Behandlung und Prävention von chronisch-entzündlichen Erkrankungen der heutigen Zeit, wie Allergien oder Autoimmunerkrankungen, sicherlich eine riesengroße Chance!

Befallen nun die pathogenen Faktoren „Kälte" und „Wind", die wir heute als Viren bzw. Bakterien bezeichnen, einen gesunden Organismus, so dringt die Kälte mit ihrem Motor, dem Wind, über die Poren der Haut in den Körper ein und bewirkt eine Stagnation im Fluss des oberflächlichsten Qi, des Abwehr-Qi, das sich zwischen Haut und Subkutis befindet. Dadurch kann das Abwehr-Qi nicht mehr sanft und gleichmäßig fließen und stagniert. Die Abneigung gegen Kälte und der dadurch entstehende Schüttelfrost sind wohl jedem bekannt. Kälte dringt in der Folge auch in die Meridiane ein und blockiert auch dort den Fluss von Qi. Weil der Blasenmeridian über den Kopf zieht, entstehen Kopf- und Nackenschmerzen. Da die Lunge die Verteilung des Qi kontrolliert und ebenfalls beeinträchtigt wird, spürt der Betroffene Symptome wie verstopfte Nase, Niesen, Husten, Halskratzen.

Als Therapie befreit man die Oberfläche, indem man der Kälte mit warmen Arzneien gegensteuert und die Poren mit scharfen, schweißtreibenden Substanzen öffnet und die Kälte durch Schweißinduktion über das Vehikel des Schweißes nach außen abfließen lässt.

▪ Mögliche Arzneien

Rh. Zingiberis rec. (Sheng jiang): - Der warme, scharfe, frische Ingwer entlastet die von außen zugezogene Wind-Kälte. Über eine Öffnung der Poren und Stimulierung von Schweißsekretion kann der pathogene Faktor Kälte wieder nach außen geleitet werden.

Rm. Cinnamomi (Gui zhi): - Auch Zimtzweige sind warm und scharf und entlasten die äußerste Schicht des Körpers von Kälte.

Rd. Glycyrrhizae präp. (Zhi gan cao): - Das Süßholz wird eingesetzt, um die „Mitte" und das Innere zu stärken und dadurch ein tieferes Eindringen des pathogenen Faktors in den Körper zu verhindern, während die Oberfläche entlastet wird.

Und nun die Erklärung für wissenschaftlich Denkende: Frischer Ingwer hat eine nachweislich antivirale Wirkung auf RSV. Er hemmt sowohl die Anhaftung und Internalisierung als auch die Plaquebildung *in vitro* an Zelllinien des oberen und unteren Respirationstraktes.

Unter **Plaquebildung** versteht man Löcher im Zellrasen des Plaque-Assays, einem Verfahren zum Nachweis und zur Quantifizierung von infektiösen zytopathischen Viren, bei dem eine zu untersuchende Probe in unterschiedlichen Verdünnungen in eine Zellkultur eingebracht wird. Aufgrund eines zytopathischen Effektes kommt es nach Infektion von Zellen mit Viruspartikeln zur Lyse der Zellen und deren unmittelbaren Nachbarzellen, die sich als Löcher oder Plaques zeigen. Der Plaque-Assay kann bei lytischen Viren auch zur Bestimmung der Viruslast oder des Virustiters verwendet werden.

Beim Vergleich der Wirkung von frischem (*Sheng jiang*) und getrocknetem Ingwer (*Gan jiang*) beobachtete man, dass frischer Ingwer eine wesentlich stärkere antivirale Wirkung hat als getrockneter. Frischer Ingwer, als Einzelsubstanz in einer Konzentration von 300 µg/ml vor der Virusinokulation gegeben, hemmt die Plaquebildung auf 12,9 %, besonders in Zellen des unteren Respirationstrakts. Außerdem werden in dieser Konzentration auch die virale Anhaftung und die Replikation in den Epithelzellen gehemmt sowie **vermehrt IFN-β** sezerniert (Chang et al. 2013a).

Die Süßholzwurzel (*Rd. Glycyrrhizae*), die manchmal auch als „Arznei für Jahrtausende" bezeichnet wird, weil sie schon so lange erfolgreich eingesetzt wird, hat ebenfalls antivirale Eigenschaften bei Herpes-simplex-Viren, RSV, SARS-verwandten Coronaviren, Arboviren und Hepatitis-B-Viren. Die beschriebenen Wirkmechanismen sind **Induktion von IFN-γ**, Hemmung der phosphorylisierenden Enzyme und Reduktion der Viruslatenz. Ihr Bestandteil Glycyrrhizin und dessen Derivate reduzierten auch den Leberzellschaden bei chronischer Hepatitis B und C und gelten als Leberzell-schützend bei Intoxikationen (Fiore et al. 2008). Süßholzwurzel ist Bestandteil fast jeder chinesischen Rezeptur und wird meist in Honig-präparierter Form (*Zhi gan cao*) eingesetzt. Bezüglich antiviraler Wirkung scheint jedoch die rohe, unpräparierte Form (*Gan cao*) eine stärkere Wirkung zu erzielen als die in Honig präparierte. Besonders der Bestandteil 18β-Glycyrrhizinsäure (18β-GA) erwies eine potente Anti-RSV-Aktivität, mit Hemmung der viralen Anhaftung und Penetration in die Wirtszelle sowie Reduktion der Virenmenge innerhalb der Zellen und **IFN-β-Stimulation** (Feng 2013).

Für TCM-Kenner: *Gan cao* ist kühler als *Zhi gan cao* und wird selten, aber zum Beispiel in der klassischen Rezeptur *Jie geng tang*, verwendet.

Ein Bestandteil von Süßholz, 7,4-Dihydroxyflavon, hemmt die Eosinophilie und Th2-Zytokine IL-4, IL-13, vermehrt aber die **IFN-γ-Produktion** in Lungenzellkulturen nach Antigenstimulation im Tiermodell bei Asthma und könnte daher auch beim akuten Infekt die Th1/Th2-Balance aufrechterhalten (Yang et al. 2013a).

Die Überprüfung der Effektivität von chinesischen Kräuterrezepturen ist aus unterschiedlichen Gründen schwierig:

1. TCM verwendet niemals Einzelkräuter, sondern immer komplexe Mischungen an Kräutern in Form von Rezepturen, die nach dem **Multi-target-Prinzip** einander verstärken, ohne Nebenwirkungen zu erzeugen, weil die Einzelarznei in ihrer Dosis gering gehalten werden kann. Manchmal enthalten Rezepturen sogar Kräuter, die zart antagonistisch wirken, um mögliche Nebenwirkungen schon auszugleichen, bevor sie auftreten (s. ► Kap. 8).
2. Da jeder Patient eine andere Ausgangssituation hat, reagiert der Patient individuell auf das Eindringen des gleichen Virus. Die Konstitution des Patienten wird in die Behandlung von Anfang an miteinbezogen. Wie im Folgenden beschrieben wird, lässt sich dieses Vorgehen bis zu einem gewissen Grad systematisieren, macht jedoch eine klinische Prüfung im herkömmlichen Sinn schwierig.

Trotzdem gibt es systematische Reviews, die verschiedene Rezepturen mit Placebo oder Kontrollgruppen vergleichen. Meist wird dabei dieselbe Rezeptur bei sämtlichen Patienten verwendet, was aus TCM-Sicht *lege artis* nicht den optimalen Effekt erzeugen kann, weil die individuelle Konstitution des Patienten zum Erkrankungszeitpunkt nicht berücksichtigt wird. Aber immerhin zeigen sich auch bei dieser – für TCM-Ärzte aus therapeutischer Sicht nicht optimalen – Vorgehensweise positive Ergebnisse:

Ein Cochrane Systematic Review von 2013 (Jiang 2013) belegt anhand von 18 Studien mit 2521 Patienten, dass TCM-Kräuter ähnliche antivirale Wirkungen bei respiratorischen Infekten haben wie antivirale Substanzen. Trotzdem werden mehr qualitativ hochstehende RCTs gefordert.

Ein Vergleich (Wang et al. 2011) zwischen Oseltamivir und einer TCM-Rezeptur (**Ma xing shi gan-yin qiao san**) versus einer unbehandelten Kontrollgruppe ergab bei 410 Patienten mit H1N1-Influenza-Virus, dass die Wirkung von Oseltamivir vergleichbar mit der TCM-Rezeptur war. Bei durchschnittlicher Fieberdauer von 26 Stunden in der Kontrollgruppe fieberte die Oseltamivir-Gruppe bereits nach 20 Stunden ab, die TCM-Gruppe sogar schon nach 16 Stunden, in Kombination von Oseltamivir und TCM-Rezeptur nach 15 Stunden (s. ► Abschn. 8.3.6.1).

Xiao qing long tang, das kleine grüne Drachendekokt, s. ► Abschn. 8.3.4, (bestehend aus *Ephedra Hb., Pinelliae Rh., Schisandrae Fr., Cinnamomi Rm., Paeoniae albae Rd., Asari Hb, Glycyrrhizae präp. Rd. und Zingiberis präp. Rh.*) hemmt *in vitro* die RSV-induzierte Plaquebildung, die virale Anhaftung an obere und untere Respirationstraktzelllinien und die Internalisierung des Virus. Außerdem konnte diese Rezeptur die bronchialen Epithelzellen zur Sekretion von **IFN-β** vor und nach viraler Inokulation stimulieren (Chang et al. 2013b). Auch eine japanische Studie zeigte, dass *Xiao qing long tang*, das in der japanischen Kampo-Medizin als *Sho-seiryu-to* bezeichnet wird, die Produktion von **IgA-Antikörpern** nach H1N1-Infektion bei Mäusen **erhöhen** und die Replikation der Viren signifikant hemmen konnte (Yamada et al. 1998).

Dieselbe Gruppe demonstrierte ein Jahrzehnt später, dass diese Rezeptur auch antiallergische Wirkung hat, indem bei OVA-sensibilisierten Mäusen die **Eosinophilie der Bronchien** sowie **die IgE-Werte der BAL und die Hyperreaktivität der Bronchien reduziert** werden konnten (Nagai et al. 2011). Diese Rezeptur wirkt somit sowohl antiviral über Stimulation von IFN-β als auch antiallergisch (mit möglicher Reduktion der Th2-Zytokine) und schleimhautschützend über IgA-Sekretion.

Welches Mittel der konventionellen Medizin gegen den akuten Infekt verfügt über ein solches Potenzial zur Vorbeugung einer Sensibilisierung bzw. zur Behandlung einer akuten Exazerbation eines Allergikers, indem es neben Vermehrung von IFN-β und IgA auch gleichzeitig die Th2-Immunantworten senkt?

Eine ähnliche Rezeptur, **Ge gen tang**, kann die virale Anhaftung von RSV-Viren und deren Internalisierung zeit- und dosisabhängig hemmen und die Epithelzellen zur Ausschüttung von **IFN-β** stimulieren (Chang et al. 2011, 2012).

Ebenfalls aktivierend auf die angeborene Immunabwehr erwies sich die sehr häufig verwendete Rezeptur **Xiao chai hu tang,** die an Zellkulturen von Neugeborenen eine Induktion der **IFN-α und IFN-β-Sekretion** gegenüber Coxsackie-B-Virus-Typ-1-Infektionen bewirkte und die virale Replikation hemmte. Dieser Effekt trat sowohl prophylaktisch verabreicht in der Frühphase des Infekts auf, als auch therapeutisch gegeben in einer späteren Phase des Infekts (s. ► Abschn. 8.3.1.2).

Zusammenfassend zeigt die ◘ Abb. 7.11 die potenziellen immunologischen Wirkungen von TCM-Arzneien beim akuten viralen Infekt beim „Gesunden".

Auch eine randomisierte, doppelt verblindete, Placebo-kontrollierte klinische Studie mit 480 Erwachsenen, die akut an Influenza-artigen respiratorischen Symptomen oder bestätigter Influenza-Infektion erkrankt waren, zeigte die Wirksamkeit von chinesischen Arzneien. Eine Rezeptur namens **Antiwei** bestehend aus *Hb. Ephedrae, Rh. Imperatae, Rd. Puerariae, Rm. Cinnamomi, Rh. Zingiberis, Rd. Glycyrrhizae und Sm. Armeniacae* wurde 2-mal täglich zu je 6 g verabreicht und demonstrierte eine beschleunigte Erholung um 17 %, sowohl in der Gruppe mit der bestätigten Influenza als auch in der Gruppe mit Influenza-artigen Symptomen, im Vergleich zur Placebogruppe. Auch die Schwere der Erkrankung war, gemessen an einem Symptomen-Score, in der Verumgruppe um 50 % reduziert.

Die Gruppe mit bestätigter Influenza wies nach dem ersten Tag der Behandlung mit *Anti-*

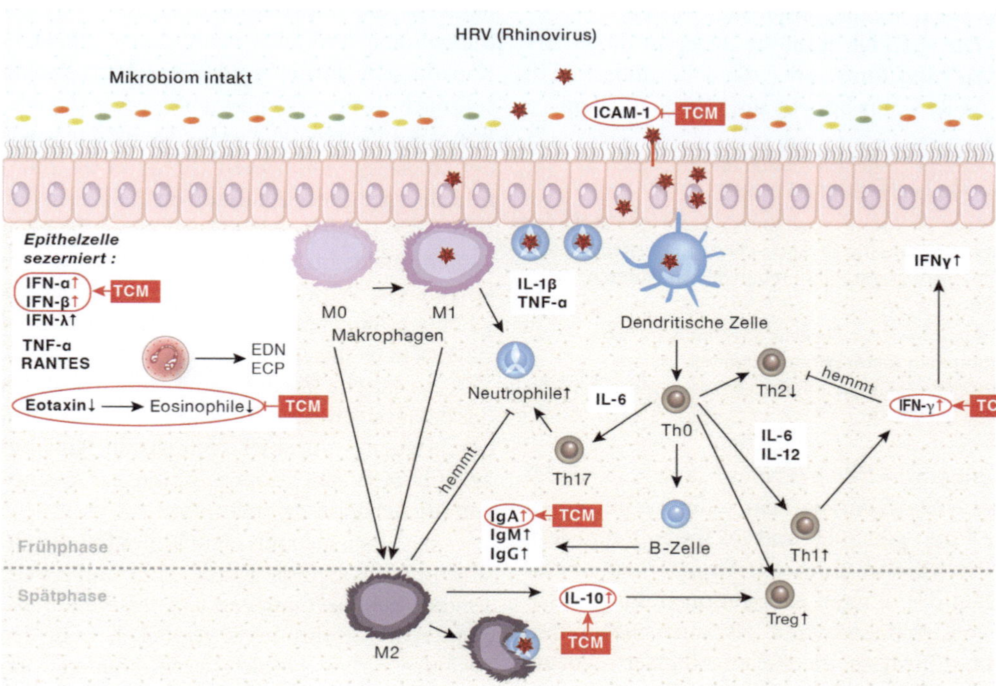

◘ **Abb. 7.11** Potenzielle immunologische Effekte der TCM bei der viralen Abwehr beim Gesunden. Stärkung der Wirtsabwehr: Reduktion der viralen Anhaftung und deren Internalisierung, Hemmung der ICAM-Expression, Vermehrung von IFN-α-, IFN-β- und IFN-γ-Expression, Aktivierung der IgA-Produktion, Aktivierung von IL-10, reduzierte Aktivierung der Th2-Zytokine *wei* eine signifikant verminderte Fieberhöhe sowie weniger Husten und Schleimbildung auf. Die Verträglichkeit war in beiden Gruppen gleich gut (Wang et al. 2010).

Für die Behandlung von Halsschmerzen mit chinesischen Kräutern gibt es ein systematisches Review der *Cochrane-Database*, das der chinesischen Arzneitherapie eine Effektiviät bescheinigt, obwohl auch hier die schlechte Studienqualität bemängelt wird (Huang et al. 2012).

All diese Daten bekräftigen jedoch, dass die systematische Untersuchung der antiviralen und auch antibakteriellen Wirkung von chinesischen Kräutern zur Behandlung von „banalen" Infekten die konventionelle Medizin durchaus bereichern könnte, auch um akute Exazerbationen bei allergischem Geschehen zu reduzieren.

Während die vorangegangenen Rezepturen eher akut beim viralen Infekt eingesetzt werden, gibt es auch Grundlagenforschung über TCM-Rezepturen, die die „Abwehr stärken" und zur Infektionsprophylaxe dienen.

Die wohl berühmteste Rezeptur dieser Art ist **Yu ping feng san** („das Jadewindschild"). Diese Rezeptur besteht aus 3 Bestandteilen:

Rd. Astragali (Huang qi) - Stärkt und stabilisiert das Abwehrqi und kräftigt die Lunge.

Rh. Atractylodis macrocephalae (Bai zhu) - Stärkt die Verdauungsorgane zur ausreichenden Herstellung von Nahrungsqi und stabilisiert den Körper dadurch von innen.

Rd. Saposhnikoviae (Fang feng) - Eliminiert den pathogenen Faktor Wind, an den sich andere pathogene Faktoren anhaften könnten, um in den Körper zu gelangen.

Somit wird – wie bei einem „Schild aus Jade" oder einem Vollvisierhelm – der Körper außen vor Viren geschützt und im Inneren tonisiert. Bei In-vitro-Testung von *Yu ping feng san* an Zellen des unteren Respirationstrakts wurden sowohl Influenzaviren als auch RSV-Viren beim Eintritt in die Zellen blockiert. Vorbehandlung mit der Rezeptur bewirkte eine **Hemmung der ICAM-1-Expression**. *Yu ping feng* san erhöhte auch die Überlebensrate bei letaler Influenza-Dosis bei Mäusen und milderte die virusinduzierten Lungenläsionen (Liu et al. 2013). Außerdem wurde gezeigt, dass *Yu ping feng san* die Zahl der $CD4^{+}$-T- und $CD8^{+}$-T-Zellen erhöht, die phagozytäre Aktivität der Makrophagen verstärkt und die IgA-Werte vermehrt (Hou und Xin 2000).

Der Bestandteil *Astragalus* (*Huang qi*) zeigte auch eine **IFN-γ-aktivierende sowie eine IL-4-hemmende Wirkung** bei Asthmatikern und könnte daher zu einer Verbesserung der Dysregulation der Th1/Th2-Balance bei Asthmatikern beitragen (Wang et al. 2006).

Auch Magnolol, ein Bestandteil von *Co. Magnoliae officinalis,* unterdrückte in menschlichen Pulmonalepithelzellen die Aktivierung von NF-κB und dadurch die TNF-α-induzierte Hochregulation von ICAM-1 (Chunlian et al. 2014).

Eine andere Qi stärkende Arznei ist der amerikanische Ginseng (*Panax quinquefolius*), der als Einzelsubstanz in einem Präparat enthalten ist, das eines der meistverkauften „Over-the-counter"-Produkte beim akuten Infekt in Kanada sein dürfte. Amerikanischer Ginseng soll nach 4-monatiger Einnahme zur Prävention von Infekten die Anzahl der Infekte sowie der Infekttage reduzieren (Predy et al. 2005) und in einer Meta-Analyse von 5 RCTs zeigte sich eine Tendenz, die Dauer eines banalen akuten Infekts im Vergleich zu Placebo zu verkürzen. Die Wirkung ist jedoch umstritten, es gibt auch Arbeiten, die keinen Effekt für amerikanischen Ginseng finden (Seida et al. 2011).

Chinesische Medizin kann jedoch auch bei der bakteriellen Superinfektion, die – wie oben beschrieben – zu einer vermehrten Anfälligkeit für HRV-Infektionen führen kann, sinnvoll die Behandlung ergänzen:

An 53 Patienten mit chronischer Rhinosinusitis ohne Polyposis wurde eine chinesische Kräuterrezeptur (**Cang er zi san** plus *Houttuynia extract*) mit Erythromycin verglichen. In beiden Gruppen verbesserte sich der 20-Item-sino-nasal-outcome-Test signifikant, ohne Unterschied zwischen beiden Gruppen. Die Saccharin-Transitzeit, das Maß für die ziliäre Clearance, war in der TCM-Gruppe kürzer als in der Erythromycin-Gruppe (Jiang et al. 2012). *Cang er zi san* besteht aus 4 Arzneien, von denen *Fl. Magnoliae* und *Fr. Xanthii* sowohl Schleimhaut-abschwellend wirken, als auch die Histaminfreisetzung aus den Mastzellen hemmen und somit auch antiallergische Wirkung im Sinne einer Hemmung der Typ-1-Sofortreaktion haben (Kim et al. 1999; Hong et al. 2003).

Die bei dieser Studie (Jiang et al. 2012) zur antiken Rezeptur hinzugefügte Arznei *Hb. Houttuynia (Yu xing cao)* zeichnet sich durch eine starke antibakterielle, aber auch antivirale Aktivität aus, die bei Pneumonien verschiedenster Genese wirksam ist, aber auch gegen die SARS-Coronavirus-Pneumonie während der Epidemie 2002–2003 in Ermangelung „westlicher" therapeutisch wirksamer Substanzen effizient eingesetzt wurde. Die scharfe, kalte und „nach Fisch stinkende" Arznei *Hb. Houttuynia* hemmte in einem murinen Modell die SARS-CoV 3C-like Protease und die RNA-abhängige RNA-Polymerase signifikant. Darüber hinaus beobachtete man eine signifikante Erhöhung der Zahl der $CD4^+$-T- und $CD8^+$-T-Zellen und eine **signifikante Vermehrung der Sekretion von IL-2 und IL-10 in Lymphozyten der Milz.** Toxikologisch gesehen stellte sich diese Arznei als sicher dar (Lau et al. 2008).

Rezent konnte die antibakterielle Wirkung einer wässrigen Abkochung von *Hb. Houttuynia* gegen den Methicillin-resistenten *Staphylococcus aureus* (MRSA) und andere orale Mikroorganismen der Mundhöhle, wie *Fusobacterium nucleatum und Candida albicans,* nachgewiesen werden sowie eine hemmende Wirkung auf IL-8 (Sekita et al. 2017).

Dies macht deutlich, dass chinesische Rezepturen durch das breite Spektrum der antimikrobiellen Effekte und durch das Zusammenwirken der verschiedenen Einzelarzneien sowohl bei schnell mutierenden Viren als auch bei resistenten Keimen ein interessantes therapeutisches Potenzial haben könnten.

Eine aktuelle Studie bescheinigt *Fr. Xanthii (Cang er zi)* in einem Mausmodell nach Sensibilisierung mit OVA und darauffolgender Challenge eine Reduktion der Histamin-, IgE-, IL-5-, IL-6- und IL-1β-Werte sowie eine Hemmung der Dicke der Nasenschleimhautmukosa, des eosinophilen Influx und der Phosphorylierung von „nuclear factor kappa-B" (NF-κB) und „inhibitor of nuclear factor kappa B-alpha" (IκB-α) im Vergleich zu Placebo und Cetirzin (Gwak et al. 2015). Nachdem man erkannt hat, dass auch die chronische Rhinosinusitis in Phänotypen einteilbar ist (Akdis et al. 2013) und besonders häufig der eosinophile Phänotyp vorherrscht, zeigt diese Studie das Potenzial dieser Arznei bei akuter Exazerbation einer chronischen Rhinosinusitis, einerseits die Schleimhaut abschwellen zu lassen und andererseits auch der Th2-gerichteten Immunantwort gegenzusteuern (◘ Abb. 7.12). Ebenso wirksam ist diese Arznei im Rahmen einer akuten Exazerbation bei allergischer Rhinitis einsetzbar.

Die Blätter von Xanthium, die im Iran verwendet werden, haben eine antibakterielle Wirkung auf *Staphylococcus aureus* und auch auf *den Methicillin-resistenten Staphylococcus aureus* (Rad et al. 2013).

Somit zeigt sich ein spannender potenzieller Vorteil dieser chinesischen Arzneien gegenüber konventionellen Schnupfenmitteln: Einerseits wirken sie antiviral und antibakteriell, andererseits aber auch antiallergisch und könnten so bei der Interaktion zwischen Infekt und allergischen Geschehen eine spannende therapeutische Option darstellen.

Diese Daten bekräftigen, dass systematische Untersuchungen der antiviralen und auch antibakteriellen Wirkung sowie der proinflammatorischen, antiinflammatorischen und entzündungsauflösenden Wirkungen von chinesischen Kräutern zur Behandlung von „banalen" Infekten die konventionelle Medizin durchaus bereichern könnten, um die Th2-Aktivierung zu reduzieren und akute Exazerbationen bei aller-

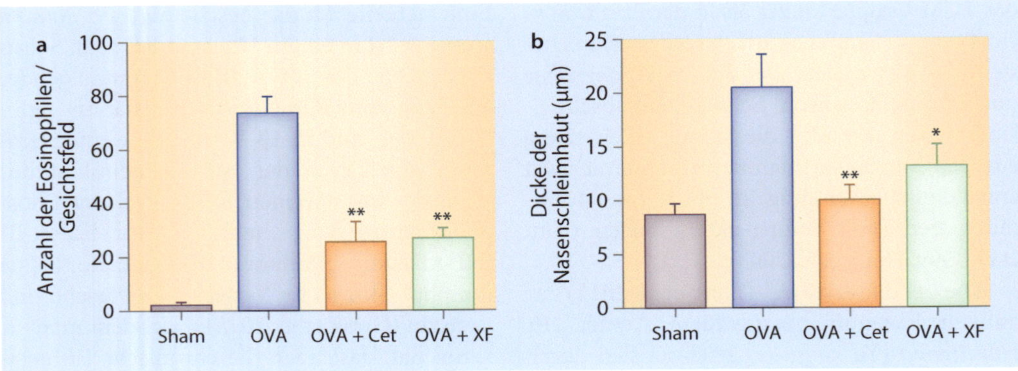

Abb. 7.12 Effekte von *Fructus Xanthii* (XF) auf die Infiltration von Eosinophilen (**a**) und die Nasenschleimhautdicke (**b**) bei allergischer Rhinitis im Vergleich zu: Cetirzin, unbehandelte OVA-Gruppe und Kontrollgruppe. (Mod. nach Gwak et al. 2015)

gischem Geschehen sowie deren negative immunologische Auswirkungen zu minimieren.

Herausforderungen wie multiresistente Keime und virale Mutationen, wie die SARS-Epidemie, aber auch die Interaktion zwischen Infekt und Allergie, die mit herkömmlichen Therapien schwierig zu behandeln sind, rechtfertigen die Anstrengung, altes traditionelles Wissen über Heilpflanzen mit neuesten Technologien und Grundlagenforschung zu untersuchen.

Vergleicht man das komplexe Zusammenspiel der Lipidmediatoren mit seinen vielfältigen Rückkoppelungmechanismen, das die Evolution geschaffen hat, um Infekte zunächst zu bekämpfen und danach die Schleimhautschäden wieder zu heilen, mit dem komplexen Aufbau einer chinesischen Rezeptur, die immer aus mehreren Arzneien mit wiederum sehr vielen chemischen Inhaltstoffen besteht, so wird auch hier die Komplexität, die die Natur kreiert hat, deutlich. Durch den zarten, aber gekonnten Umgang mit diesen Arzneien ist es möglich, vielschichtig zu arbeiten und keine Extreme aufkommen zu lassen, weil sehr oft in einer Rezeptur bereits Arzneien mit gegenteiliger Wirkung enthalten sind, um bewusst Nebenwirkungen auszugleichen, bevor sie entstehen können.

7.4.2 Immunologische Wirkung der TCM-Phytotherapie als Vorbeugung/Therapie der akuten Exazerbation beim Th2-hohen manifesten Asthma bzw. zur Behandlung des Th2-hohen Asthmas: Sekundär- und Tertiärprävention

Abb. 7.13 zeigt die potenziellen Wirkungen von TCM-Arzneien auf die akute Exazerbation durch virale Infekte bei Th2-hohem Asthma in der Zusammenfassung.

Bisher wurden in diesem Buch folgende Wirkungen beschrieben:

- Hemmung der ICAM-Expression
- Vermehrung von IFN-α und IFN-β
- Vermehrung von IFN-γ
- Reduktion von IL-4, IL-5 und IL-13
- Reduktion von IgE
- Verbesserung der bronchialen Hyperreaktivität

In letzter Zeit wurden noch weitere **klinische Studien** zur Behandlung des allergischen Asthmas bzw. zur Vorbeugung/Behandlung der akuten Exazerbation bei Asthmatikern mit chinesischen Kräutern publiziert:

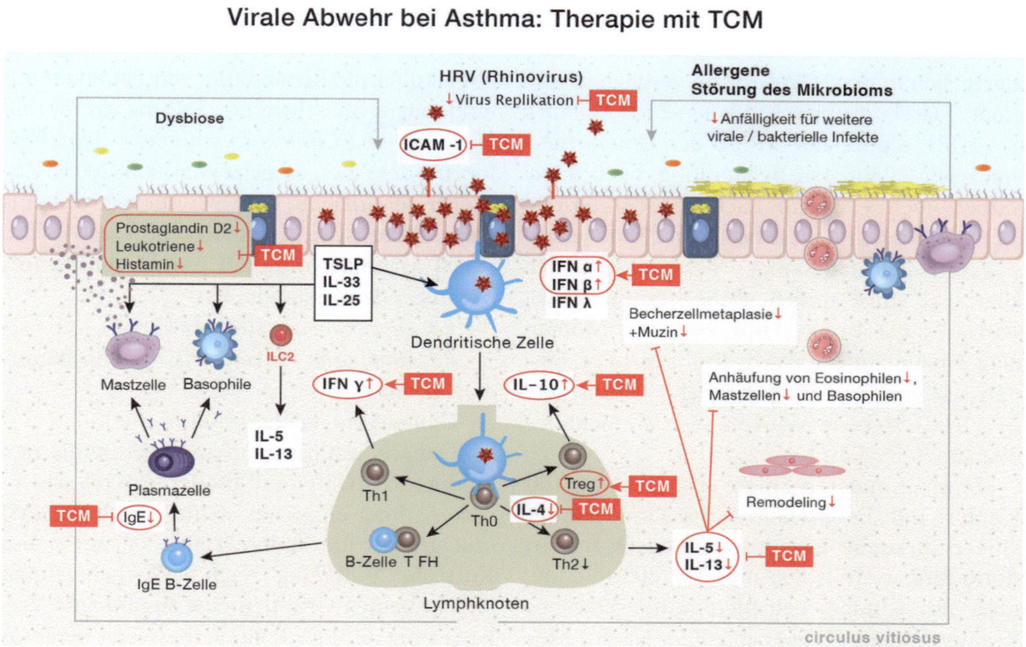

Abb. 7.13 Potenzielle immunmodulatorische Wirkung von TCM auf die Abwehr von viralen Infekten bei Th2-hohen Atemwegserkrankungen. Potenzielle Stärkung der Wirtsabwehr: Reduktion der viralen Anhaftung und deren Internalisierung, Hemmung der ICAM-Expression, Vermehrung von IFN-α, IFN-β und der IFN-γ-Expression, Reduktion der IgE-Sekretion, Reduktion der Leukotrien-, PGD2-und Histaminsekretion, Aktivierung von Prostaglandin E2 über die EP2/EP4-Rezeptoren, Aktivierung von IL-10 und Treg, hemmende Wirkung auf die IL-4-, IL-5- und IL-13-Sekretion, Verbesserung der bronchialen Hyperreaktivität, Reduktion der Eosinophilie

Im Mai 2018 stellte eine chinesische Gruppe eine Placebo-kontrollierte Studie an 300 Asthmatikern vor, die innerhalb 72 Stunden einer milden bis moderaten Exazerbation die Rezeptur **Pingchuan Yiqi,** bestehend aus 9 Arzneien, erhielten: *Hb. Ephedrae (Ma huang), Rd. Ginseng (Hong shen), Rh. Dioscoreae nipponicae (Chuan sha long), Sm. Armeniacae (Ku xing ren), Co. Magnoliae (Hou po), Hb. Perillae (Su ye), Rd. Bupleuri (Chai hu), Pc. Citri ret. (Chen pi)* und *Rd. Glycyrrhizae (Gan cao)*. Die TCM-Rezeptur bewirkte eine signifikante Verbesserung des Peak Expiratory Flow (PEF) und von klinischen Symptomen-Scores im Vergleich zur Placebogruppe. Außerdem benötigte die TCM-Gruppe weniger SABAs („short-acting beta-agonists). Die verwendete Rezeptur **reduzierte die Serumwerte von IL-5, IL-8, IL-1β und PGD2** nach nur 7 Behandlungstagen signifikant, wohingegen Interferon-α, -β und -γ sowie IL-4, IL-6 und IL-17A keine Unterschiede aufwiesen (Zhang et al. 2018).

Bei Kindern zwischen 2 und 5 Jahren mit intermittierendem Th2-hohen Asthma wurde eine milz- und nierenstärkende TCM-Rezeptur zur Vorbeugung von akuten Exazerbationen Placebo-kontrolliert für 3 Monate verabreicht. Die Rezeptur enthielt folgende Arzneien: *Rd. Astragali* (Huang qi), *Rh. Polygonati odorati* (*Yu zhu*), *Fructus Ligustri Lucidi* (*Nu zhen zi*), *Fr Psoraleae* (*Bu gu zhi*), *Rd. Pseudostellariae* (*Tai zi shen*), *Fr. Schisandrae* (*Wu wei zi*), *Fr. Jujubae* (*Da zaou*), *Co. Ostreae* (*Mu li*), *Endoconcha Sepiellae* (*Hai piao xia*). Die **Anzahl der**

Asthmaexazerbationen im Verlauf des Beobachtungszeitraumes von 12 Monaten reduzierte sich in der TCM-Gruppe verglichen mit einer Placebogruppe (2.18 +/−2.91 vs. 4.94 +/−3.13). Signifikant wurde der Unterschied erst nach 2 Monaten Behandlung, blieb dann jedoch noch 9 Monate nach Beendigung der TCM-Kräutereinnahme bestehen. Somit zeigte sich ein eher langsamer Therapieeffekt, der aber sehr lange anhielt. Daher wurde vorgeschlagen, die Kräuter mindestens 3 Monate lang einzunehmen. Auch die bronchiale Hyperreaktivität war deutlich verbessert ($p = 0.05$). Nebenwirkungen wurden nicht beobachtet (Geng und Wang 2016).

7

In einer anderen Studie erhielten von 100 Kindern mit allergischem Asthma je 40 Kinder eine chinesische Rezeptur namens **Mai men dong tang**, jeweils 800 mg bzw. 400 mg/Tag, und 20 Kinder bekamen eine Placebo-Kräutertherapie (Hsu et al. 2005). Nach 4 Monaten fand man eine signifikante Verbesserung des Symptomen-Scores und eine Verbesserung der FEV1 in den beiden Verumgruppen, aber eine Verschlechterung der FEV1 und eine geringere Verbesserung des Symptomenscores in der Kontrollgruppe. Leber- und Nierenfunktionsparameter blieben im Normbereich und auch sonst waren keine Nebenwirkungen beobachtbar.

Eine Arbeitsgruppe um Li XM aus New York publizierte eine aufsehenerregende Arbeit über die Behandlung von Patienten mit moderatem bis schwerem Asthma im *Journal of Allergy and Clinical Immunology*, dem Top-Journal der Allergologen (Wen et al. 2005). Zunächst vereinfachte man eine bewährte komplexe chinesische Asthmarezeptur zu **ASHMI („anti asthma simplified herbal medicine")** mit folgenden Bestandteilen:

Rd. Glycyrrhizae (Süßholzwurzel),

Rd. Sophorae flavescentis (Schnurbaumwurzel) und

Ganoderma lucidum (Reishi Pilz).

Danach schloss man in einer klinischen Studie 91 Patienten mit moderatem bis schwerem Asthma ein. Eine Hälfte erhielt ASHMI (1,2 g/Tag), die andere Hälfte bekam orales Kortison 20 mg/Tag. Nach 4 Wochen zeigten sich in beiden Gruppen eine signifikante Verbesserung der FEV1, ein verbesserter Symptomen-Score und eine Reduktion der Beta-Mimetika-Einnahme sowie immunologisch eine **Reduktion der Bluteosinophilie, der IgE und der Th2-Zytokine (IL-5, IL-13).** ◻ Abb. 7.14 demonstriert, dass interessanterweise die orale Kortisontherapie eine Reduktion von IFN-γ bewirkte, während das **IFN-γ** in der ASHMI-Gruppe nach der Therapie **erhöht** war. Wie man weiß, hemmt IFN-γ als Th1-Zytokin die

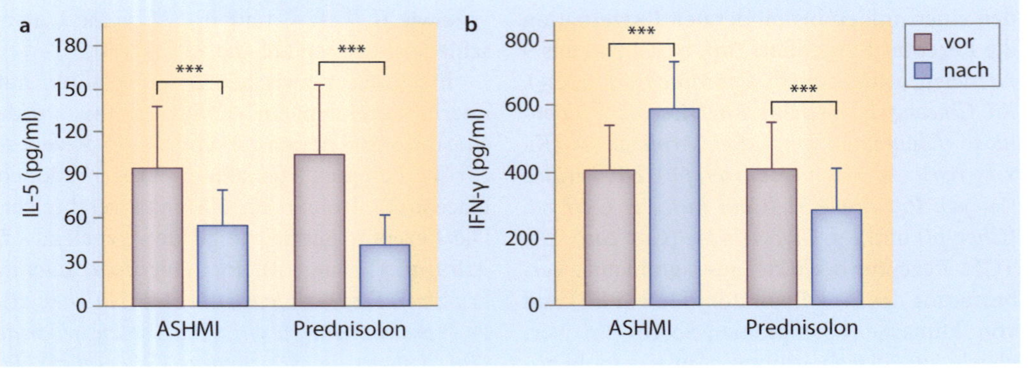

◻ **Abb. 7.14** Reduziertes IL-5 und vermehrtes IFN-γ im Serum nach 4 Wochen ASHMI- im Vergleich zu oraler Kortisonbehandlung. **a**: Serum-IL-5 (pg/ml) vor (violetter Balken) und nach (blauer Balken) oraler ASHMI („anti asthma simplified herbal medicine") oder oraler Prednisoloneinnahme. **b**: Serum-IFN-γ (pg/ml) vor (violetter Balken) und nach (blauer Balken) oraler ASHMI oder oraler Prednisoloneinnahme (Mod. nach Wen et al. 2005)

Differenzierung der Th0- in die Th2-Zelle und hat dadurch eine wesentliche Rolle für die Th1/Th2-Balance. ASHMI war sicher und zeigte keine schweren Nebenwirkungen.

Daraufhin wurden in einem Mausmodell Mäuse auf Ovalbumin (OVA) sowohl intraperitoneal als auch intratracheal sensibilisiert und asthmatische Reaktionen ausgelöst (Srivastava et al. 2010). Eine Gruppe von Mäusen bekam dann für 4 Wochen regelmäßig ASHMI, die Kontrollgruppe Wasser. Nach weiteren OVA-Challenges 8 Wochen nach Beendigung der ASHMI-Therapie zeigten sich eine **signifikante Reduktion von IL-4, IL-5, IL-13**, eine **signifikante Erhöhung des IFN-γ** (■ Abb. 7.15) sowie eine **signifikante Reduktion des OVA-spezifischen IgE** und eine verbesserte Lungenfunktion in der mit ASHMI behandelten Gruppe.

Die Forschungsgruppe wollte die Wirkung dann noch genauer überprüfen und verwendete in dieser Versuchsreihe Anti-IFN-γ- und Anti-TGF-β-Antikörper. Daraufhin kehrten die erniedrigten Werte der Zytokine IL-4, IL-5 und IL-13 und die erhöhten Werte des IFN-γ der ASHMI-Gruppe auf die Ausgangswerte zurück, wogegen sich bei der ASHMI+ Anti-TGF-β-Gruppe keine Veränderung ergab (■ Abb. 7.16). Dieser Effekt war sowohl am Tag nach Beendigung der ASHMI-Therapie als auch noch 8 Wochen später nachweisbar. Die Autoren schlossen daraus, dass der Verbesserungseffekt durch ASHMI IFN-γ-abhängig, nicht aber TGF-β abhängig war.

Am histologischen Präparat (■ Abb. 7.17) erkennt man die erhöhte Anzahl von Eosinophilen sowie die vermehrte Schleimbildung und -einlagerung in der Placebogruppe im Vergleich zur ASHMI-Gruppe.

In einer Phase-I-Studie wurde ASHMI als sicher und gut verträglich eingestuft (Kelly-Pieper et al. 2009).

In einem Mausmodell (Kamal et al. 2010) wurden nach Sensibilisierung auf OVA intratracheale Antigen-Challenges durchgeführt, die bei ASHMI-behandelten Mäusen zu einer reduzierten „early airway reaction" (EAR) mit reduzierter IgE-mediierten Hypersensibilität führten. 30 Minuten nach Antigenexposition zeigten sich **weniger Histamine und Leukotriene (LTC4)**, welche durch aktivierte Mastzellen generiert werden, im Vergleich zu Placebo, sowie eine bessere Lungenfunktion. Der Peak Expiratory Flow (PEF) nach der Challenge war bei Placebomäusen im Vergleich zu

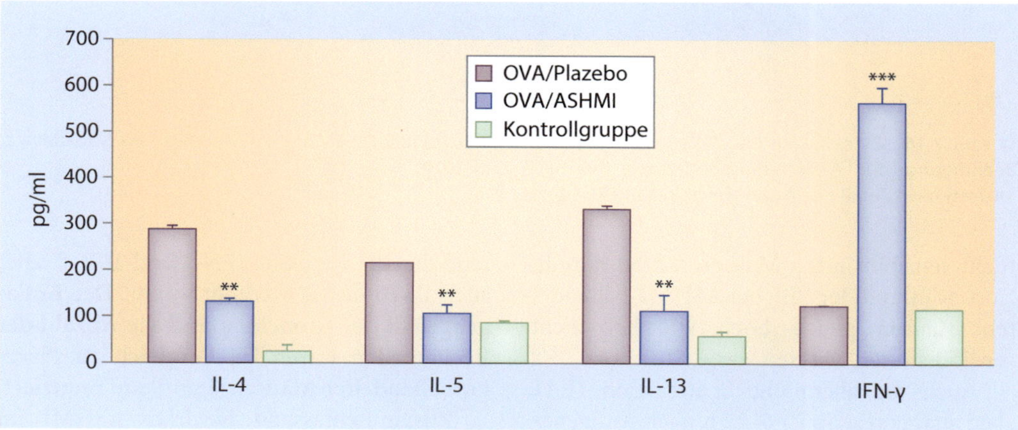

■ **Abb. 7.15** Zytokinwerte (aus BAL-Zellen) im Mausmodell 48 Stunden nach der finalen OVA-Challenge bzw. 8 Wochen nach Beendigung der ASHMI-/Placebotherapie (via ELISA-Test): IL-4, IL-5, IL-13 und IFN-γ (pg/ml). OVA/Plazebo: violette Balken, OVA/ASHMI: blaue Balken, Kontrollgruppe: grüne Balken. (Mod. nach Srivastava et al. 2010)

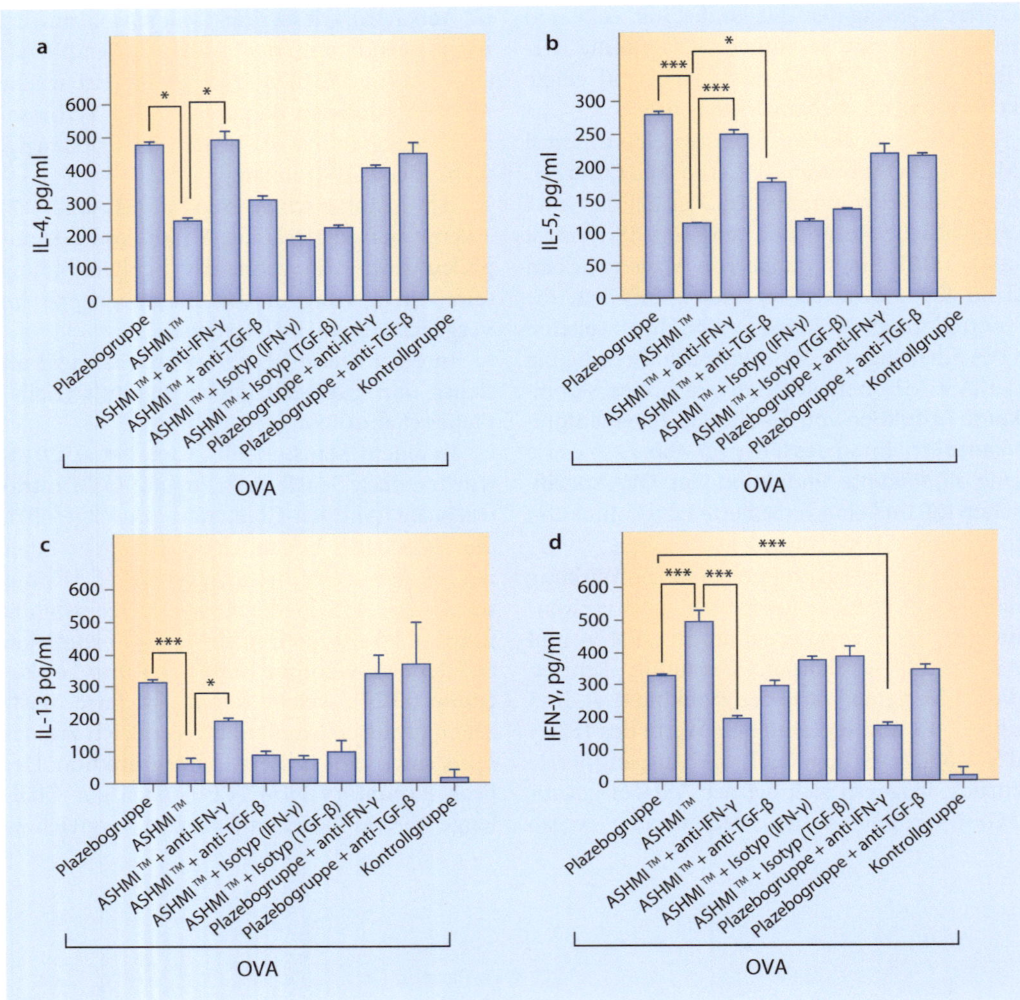

Abb. 7.16 Zytokine aus BAL-Zellen. 8 Wochen nach Beendigung der ASHMI-/Placebotherapie (via ELISA-Test) nach Zugabe von anti-IFN-γ und anti-TGF-β: (a) IL-4, (b) IL-5, (c) IL-13, (d) IFN-γ (Mod. aus Srivastava et al. 2010)

nicht-sensibilisierten Mäusen um 50 % reduziert, während der PEF bei ASHMI-behandelten Mäusen gleich hoch wie bei nicht-sensibilisierten Mäusen war.

Auch die allergische Spätreaktion (LAR, „late airway reaction") 6–12 h nach Antigenexposition wurde mit ASHMI reduziert. Der Prozentsatz der Eosinophilen in der BAL sowie der Th2-Zytokine IL-4, IL-5 und IL-13 war signifikant niedriger als in der Placebo-Gruppe, während die Th1-Zytokine IFN-γ und TGF-β, aber auch IL-10 deutlich erhöht waren. **Der Kollagengehalt der Bronchien und die Anzahl der Becherzellen waren im Vergleich zu Placebo-behandelten Mäusen signifikant reduziert.**

Zusammenfassend bewirkte ASHMI im murinen Mausmodell

- in der allergischen Frühreaktion eine Reduktion von Histamin und Leukotrienen,

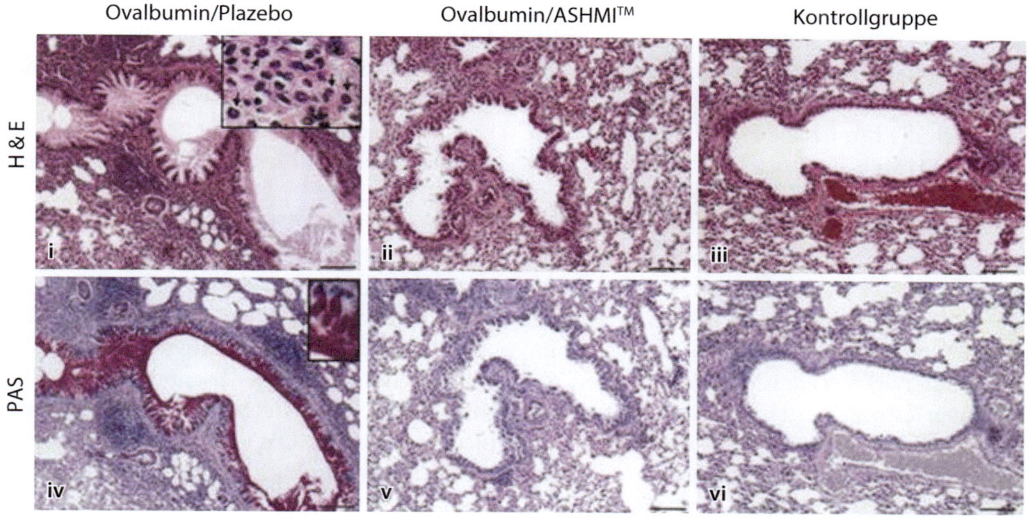

Abb. 7.17 Reduzierte Anzahl von bronchialen Eosinophilen nach ASHMI-Therapie im Vergleich zu Sham und Kontrollgruppe. H&E: Hämatoxylin-Eosin. PAS: periodic acid Schiff: zur Darstellung von muköser Sekretion (Srivastava et al 2010: mit freundlicher Genehmigung von John Wiley and Sons Inc.)

- in der allergischen Spätreaktion eine Reduktion von inflammatorischen Zellen in der Bronchialschleimhaut, verbunden mit weniger Th2-Antworten und Atemwegsremodeling,
- Reduktionen der Kontraktilität der glatten Atemwegsmuskulatur.

Außerdem wurden im Rahmen dieses Versuchs auch menschliche Trachealzellen mit ASHMI inkubiert und beobachtet, dass dadurch eine vermehrte PGI2-Produktion induziert wurde. Da PGI2 bronchoprotektive und antiallergische Wirkung hat (s. ► Abschn. 6.1.5), könnte PGI2 eventuell eine Rolle bei der ASHMI-induzierten Verbesserung der Hyperreaktivität der Atemwegsmuskulatur spielen. Eine Vermehrung von PGE2 wurde in diesem Versuch nicht beobachtet (Kamal et al. 2010).

In einer weiteren Studie (Liu et al. 2015) konnte einer der drei Inhaltsstoffe, *Ganoderma lucidum*, der Reishi-Pilz, als Hemmer der TNF-α-Produktion der Makrophagen identifiziert werden. Von 15 Triterpenoiden konnte nur GAC 1(„ganoderic acid"), ein Bestandteil des Reishi-Pilzes, die Produktion von TNF-α aus den Makrophagen hemmen. Die beiden anderen Inhaltsstoffe, *Rd. Glycyrrhizae* und *Rd. Sophorae flavescentis* hatten keine Wirkung auf die TNF-α-Produktion.

In vitro hemmt ASHMI verschiedene Th2-Antworten. Sowohl die Th2-Zytokine IL-4 und IL-5 als auch Eotaxin-1, ein kleines Protein, das in den Fibroblasten gebildet wird und die Migration von Eosinophilen von den Blutgefäßen in die Lunge stimuliert, wurden von allen 3 Einzelkomponenten, aber auch als Wirkstoffkombination mit allen Komponenten gemeinsam gehemmt. Die stärkste Wirkung hatte die gesamte Mischung, als Einzelsubstanz war Süßholz der kräftigste Immunmodulator (Jayaprakasam et al. 2013).

Weil ältere asthmatische Patienten oft ein erhöhtes Risiko von Nebenwirkungen bei der Kortikoidtherapie haben, wurde die Wirkung von ASHMI bei jungen, aber auch älteren Mäusen getestet, um eventuell eine sichere additive Therapie für ältere Asthmatiker bieten zu können. Auch ältere Mäuse zeigten nach ASHMI-Therapie eine signifikant verbesserte Lungenfunktion, weniger Eosinophile in der Bronchiallavage, niedrigere IgE-Werte, reduzierte IL-4, IL-5 und IL-13, erhöhtes IFN-y, **weniger Schleimhautmetaplasie und reduzierte Kollagenproduktion** gemessen mittels Colorimetric Assay (Busse et al. 2010).

Auch die **bronchiale Hyperreaktivität** wird durch ASHMI beeinflusst. In einem In-vivo-Experiment bekamen Ovalbumin-sensibilisierte Mäuse eine Dosis ASHMI vor einer Acetylcholin-Challenge. Mit Myographie wurde daraufhin die Acetylcholin-verursachte Kontraktion der Trachea gemessen. Bereits eine Einzeldosis ASHMI reduzierte die Hyperreaktivität signifikant. Der Wirkmechanismus war assoziiert mit erhöhten cAMP-Werten. Dieser Effekt wurde durch Hemmung der COX-1- und durch EP2/EP4-Rezeptorblockade aufgehoben. **Somit konnte bewiesen werden, dass die Entspannung der glatten Muskulatur des Trachealrings durch Aktivierung von Prostaglandin E2 über die EP2/EP4-Rezeptoren zustande kam.** Folglich zeigt dieses Experiment, dass der ASHMI-Effekt von einer intakten COX-1-Aktivität und EP2/EP4-Rezeptorfunktion abhängig ist und zu einer **Vermehrung des bronchoprotektiven und bronchodilatativen PGE2** sowie cAMP führt. Die Autoren vermuten, dass PGE2 hier vermutlich von Fibroblasten, glatten Muskelzellen oder vom Knorpel gebildet wird (Srivastava et al. 2013).

7

Die Muskelkontraktion der glatten Atemwegsmuskulatur scheint durch den Bestandteil *Rd. Sophorae flavescentis* gehemmt zu werden. Nach High Pressure Liquid Chromatography (HPLC) und spektroskopischen Analysen machte man den Inhaltsstoff Trifolirhizin dafür verantwortlich und zeigte, dass Trifolirhizin die Acetylcholin-mediierte Muskelkontaktion der Atemwege hemmt und direkt, unabhängig von β2-Rezeptoren, entspannt (Yang et al. 2013b). Somit könnte ASHMI ein interessanter Bronchidilatator sein, der unabhängig von β2-Rezeptoren wirkt.

Präventive Wirkung von ASHMI: Mütterliches Asthma gilt als Risikofaktor für die Atopieentwicklung bei deren Kindern. Um zu testen, ob der Nachwuchs von OVA-sensibilisierten Muttertieren allergische Symptome beim ersten Kontakt mit dem Allergen entwickelt und ob diese Symptome durch ASHMI reduziert werden können, wurde der nächste Versuch gestartet: Weibliche, mit OVA sensibilisierte asthmatische Mäuse wurden entweder mit ASHMI, Dexamethason oder Wasser 6–7 Wochen behandelt. Dann wurden die Mäuse befruchtet. Der 12 Tage alte Nachwuchs erhielt 3 nasale OVA-Expositionen. 48 Stunden später zeigten sich beim Nachwuchs der mit OVA sensibilisierten Mäusemütter sowohl eosinophile als auch neutrophile Inflammation der Atemwege, sowie Schleimhauthyperplasien. Der Nachwuchs der ASHMI- und Dexamethason-behandelten Mütter demonstrierte nach niedrig-dosiertem OVA weniger Inflammation der Atemwege und Schleimhyperplasie, bei hohen Dosen waren nur die ASHMI-Jungtiere geschützt. Mütterliche ASHMI-Therapie war assoziiert mit erhöhten IgG2a-Werten und signifikant reduzierten CXCL-1- und Eotaxin-1-Werten im Vergleich zur Kortison- und Sham-Therapie. Die Jungtiere der ASHMI-behandelten Muttertiere hatten eine geringere Anfälligkeit für allergische Erkrankungen (López-Expósito et al. 2015).

Süßholz (*Rd. Glycyrrhizae*), einer der drei Bestandteile von ASHMI, scheint eine besonders starke immunologische Wirkung zu haben. 3 Flavonoide wurden aus Süßholz extrahiert: Isoliquiritigenin, 7,4′-Dihydroxyflavon und Liquiritigenin. Am stärksten hemmend auf Eosinophilie und Th2-Zytokine IL-4, IL-13 wirkt 7,4′-Dihydroxyflavon, das sich aber auch durch erhöhte IFN-γ-Produktion in Lungenzellkulturen nach Antigenstimulation im Tiermodell bei Asthma auszeichnet.

Weiters zeigte dieser Versuch auch eine Reduktion der D10-Zellproliferation, GATA-3-Expression und IL-4-mRNA-Expression, ohne Verlust der Zellviabilität (Patil et al. 2013).

Der Effekt von ASHMI auf die Zytokine könnte als Additivum zur konventionellen symptomatischen Behandlung (durch Kortikoide) von allergischen Erkrankungen interessant sein. Eine Arznei, die die Th2-Zytokine senkt, ohne auch das IFN-γ zu reduzieren (wie es bei Steroiden der Fall ist), sondern das IFN-γ sogar erhöht, sodass die Th1/Th2-Balance reguliert wird, ist es wert, in klinischen Studien noch genauer überprüft zu werden, was derzeit auch schon stattfindet.

Aber auch andere Arbeitsgruppen untersuchen die antiasthmatische Wirkung von chinesischen Kräutern:

Mit einer chinesischen Rezeptur, die auch in der japanischen Kampomedizin verwendet wird (**Xiao qing long tang**), s. ► Abschn. 8.3.4, konnte ebenfalls in einem Mausmodell eine Reduktion von IL-4 und IL-5 in Serum und BAL sowie eine Erhöhung von IFN-y nachgewiesen werden. Als Conclusio wird postuliert, dass *Xiao qing long tang* die Th1/Th2-Balance moduliert (Nagai et al. 2004).

Qingfei Xiaoyan Wan, eine Rezeptur die aus der klassischen TCM-Rezeptur *Maxing Shigan Tan*, s. ► Abschn. 8.3.2.2, entstanden ist, besteht aus folgenden 8 häufig verwendeten chinesischen Arzneien: *Herba Ephedrae, Gypsum Fibrosum, Pheretima, Fructus Arctii, Semen Lepidii, Bovis Calculus, Semen Armeniacae Amarum* und *Cornu Saigae Tataricae*. Diese Rezeptur wird für die Behandlung von akuter Bronchitis, akuter Exazerbation eines Asthma bronchiale oder COPD eingesetzt. Mittels UPLC/Q-TOF-MS wurde erkannt, dass die Bestandteile Arctiin, Arctigenin und 2 weitere Lignine über adjuvante Wirkung mit dem ebenfalls enthaltenen β-Agonisten Ephedrin das intrazelluläre Ca^{2+} und den Kalziumeinstrom in die Zelle beeinflussen und so eine synergistische **bronchodilatative Wirkung** entfalten (Hou et al. 2014). Vier verschiedene Bestandteile (Arctigenin Derivate, Cholsäure Derivate, Chlorogensäure und Senfsäure) wurden für die NF-κB-Hemmung und für die antiinflammatorische Wirkung verantwortlich gemacht (Cheng et al. 2012).

Ganz aktuell, im April 2018, wurde eine Studie über die Wirkung der Rezeptur **Wen tong tang** auf allergisches Asthma bronchiale publiziert (Yan et al. 2018). *Wen tong tang* besteht aus 12 Arzneien: *Rd. Astragali, Rm. Cinnamomi, Rh Zingiberis, Rh. Atractylodes, Fr. Corni, Rh. Anemarrhenae, Rd. Asteris, Hb. Epimedii, Fl. Inulae, Fl. Magnoliae, Fr. Schisandrae, Rd. Glycyrrhizae*. In einem Modell mit OVA-sensibilisierten asthmatischen Ratten reduzierte *Wen tong tang* den Atemwegswiderstand sowie die Eosinophilen im Blut und in der BAL-Flüssigkeit. Die eosinophile Apoptose war im Vergleich zu einer Kontrollgruppe signifikant gesteigert. *Wen tong tang* führte zu einer **Reduktion der Expression von IL-5, CCL5 und GM-CSF im Serum und Eotaxin-mRNA im Lungengewebe** und zu einer **vermehrten Expression von IL-10, TGF-β1 und IFN-γ im Serum** im Vergleich zur Kontrollgruppe.

▣ Abb. 7.18 zeigt zusammenfassend die potenziellen immunologischen Wirkungen der TCM-Phytotherapie bei Th2-hohem Asthma.

Obwohl chinesische Kräuterrezepturen als Multi-target-Therapie in ihrer Gesamtheit besser wirken und die chinesische Medizin mit 2000-jähriger Erfahrung Kräutermischungen verwendet, ist es in der heutigen Zeit wichtig, die Wirkungen der Einzelkräuter genauer zu erforschen. Die **potenzielle Fähigkeit, in menschlichen B-Zelllinien IgE-Sekretion zu reduzieren**, wurde an 70 chinesischen Arzneien getestet (Lopez-Exposito et al. 2011). Die Kräuterextrakte wurden in zwei verschiedenen Konzentrationen auf die Zellen aufgebracht (500 yg/ml und 100 yg/ml), 6 Tage inkubiert und IgE-Werte gemessen.

IgE-Hemmung bei einer Konzentration von 500 yg/ml:

Co. Phellodendri (Huang bai)	96,6 %
Rd. Scutellariae (Huang qin)	94,4 %
Fo. Perillae (Zi su ye)	92,7 %
Rh. Drynariae (Gu sui bu)	90,6 %
Co. Magnoliae (Hou po)	90,1 %
Sp. Prunellae (Xia ku cao)	87,7 %
Rd. Pulsatillae (Bai tou weng)	86,5 %
Rd. Salviae (Dan shen)	81 %
Rd. Rubiae cordifoliae (Qian cao)	98,7 %
Hb. Dianthi (Qu mai)	98,4 %
Rd. et Rh. Rhei (Da huang)	71,2 %

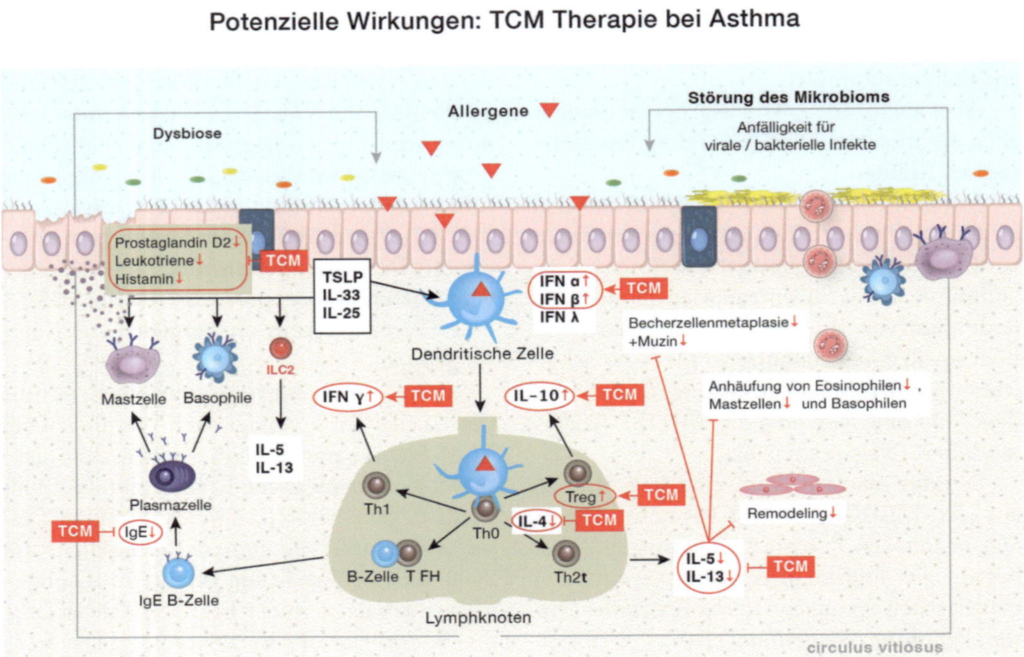

Abb. 7.18 Potenzielle Wirkungen der TCM-Phytotherapie bei Th2-hohem Asthma. Antiallergische Wirkung der TCM: Hemmende Wirkung auf die IL-4-, IL-5- und IL-13-Sekretion, Reduktion der IgE-Sekretion, Reduktion der Leukotrien-, Prostaglandin-D- und Histaminsekretion, Aktivierung von Prostaglandin E2 über die EP2/EP4-Rezeptoren, Aktivierung von IL-10, Induktion von Treg-Zellen, Verbesserung der bronchialen Hyperreaktivität, Reduktion der Eosinophilie, Schleimhautmetaplasie und Remodeling, Vermehrung von IFN-α-, IFN-β- und IFN-γ-Expression

Die „besten" Arzneien wurden danach bei einer Konzentration von 100 yg/ml getestet.

Co. Magnoliae (Hou po)	64 %
Co. Phellodendri (Huang bai)	63,3 %
Rd. Scutellariae (Huang qin)	63,9 %
Rd. Rubiae cordifoliae (Qian cao)	98,5 %
Hb. Dianthi (Qu mai)	96 %

Rd. Rubiae cordifoliae (Qian cao) und *Hb. Dianthi (Qu mai)* waren bisher eigentlich nicht als antiallergen wirksame Arzneien bekannt. *In vivo* getestet reduzierte jede der beiden Arzneien in einem Mausmodell mit Erdnussallergie die anaphylaktische Reaktion signifikant.

Ein **Extrakt aus Zimt** konnte die Degranulation der Mastzellen hemmen, indem er die Bildung von Proteasen, Tryptasen und β-Hexosaminidase der Mastzellen reduzierte. Auch die Synthese von Leukotrienen, TNF-α sowie der Chemokine CXCL8, CCL2, CCL3 und CCL4 wurde durch diesen Zimtextrakt fast komplett *in vitro* und *in vivo* ausgeschaltet (Hagenlocher et al. 2013). 2 Jahre später untersuchte dieselbe Gruppe Zimtaldehyd, einen wesentlichen Inhaltsstoff des Zimtextraktes. Behandlung von intestinalen Mastzellen mit Zimtaldehyd vor Stimulation mittels FcεRI-Crosslinking reduzierte ebenfalls die IgE-mediierte Expression von CXCL8, CCL2, CCL3 und CCL4 und die Freisetzung von β-Hexosaminidase und Leukotrien C4 (Hagenlocher et al. 2015).

Ein Review aus 2015 demonstrierte anhand von 400 Studien über Asthma und TCM akkumulierende Evidenz, dass die TCM-Therapie über **Induktion von Treg-Zellen** und über hemmende Wirkung auf die DCs das Th1/Th2-Gleichgewicht ausbalancieren kann. Dadurch wird die Aktivierung und Migration von inflammatorischen Zellen gehemmt und die bronchiale Hyperreaktivität verbessert (Li et al. 2015).

Abschließend sei noch ein aktuelles systematisches Review aus 2016 erwähnt, bei dem 29 randomisiert, kontrollierte Studien von 3001 Erwachsenen mit Asthma analysiert wurden. Verglichen mit alleiniger Routine-Pharmatherapie verbesserte eine Add-on-TCM-Arzneitherapie im Vergleich zu Placebo die Lungenfunktionsparameter FEV1 und PEF deutlich, reduzierte die akuten Asthmaexazerbationen im Verlauf eines Jahres (MD −1.20, 95 % CI −1.82, −0.58) und den Salbutamolverbrauch (MD −1.14 Hübe/Tag 95 % CI −2.20, −0.09). Die Qualität der Studien wurde jedoch nur mit niedrig bis moderat bewertet und weitere Studien wurden vorgeschlagen (Shergis et al. 2016).

Die Wirkung der TCM Phytotherapie wurde auch bei der allergischen Rhinitis überprüft. In einer randomisierten Doppelblind-Studie erhielten 108 Patienten mit perennialer allergischer Rhinitis 3 Monate lang entweder **Xin yi san** oder Placebo. Die Rezeptur Xin yi san bestehend aus *Fl. Magnoliae, Rd. Ligustici Chuanxiong, Cl. Akebiae, Rd. Saposhnikoviae, Rh. et Rd. Notopterygii, Rd. et Rh. Ligustici, Rh. Cimicifugae, Rd. Angelicae dahuriace* und *Rd. Glycyrrhizae präp.* hemmte nasale Symptome und die nasale Verstopfung durch Reduktion der „Nasal Airflow Resistence“ und reduzierte das Serum-IgE. Außerdem wurde eine vermehrte Sekretion von IL-10 beobachtet (Yang et al. 2010). Eine in *Allergy* publizierte Meta-Analyse (Wang et al. 2012) untersuchte 7 Studien mit insgesamt 533 Patienten mit persistierender allergischen Rhinitis. Chinesische Kräutertherapie reduzierte im Vergleich zu Placebo die „Total Nasal Scores“ signifikant (SMD –1,82; 95% CI, 3.03 bis –0.62; p= 0.003) und verbesserte tendenziell das Serum IgE (SMD –1,09; 95% CI, 2.74 bis 0.55; p= 0.19).

7.4.3 Immunologische Wirkung der TCM-Phytotherapie als Therapie beim Th2-niedrigen neutrophilen Asthma: Tertiärprävention

Auch bei der neutrophilen Asthmaform versuchte man ASHMI anzuwenden (Srivastava et al. 2014). In einem murinen Mausmodell bewirkte die Gabe von ASHMI eine Hemmung der neutrophilen Atemwegsinflammation. Therapeutische Effekte waren assoziiert mit Reduktion von IL-8, TNF-α und IL-17.

Da neutrophiles Asthma klassischerweise nicht auf Kortison anspricht, testete man, wie in diesem Modell ASHMI im Vergleich zu Dexamethason die Neutrophilie beeinflusst:

Dexamethasonbehandlung verbesserte die Lungenfunktion, zum Unterschied von ASHMI, nicht. Dexamethason verbesserte die Eosinophilie, jedoch nicht die Neutrophilie, während ASHMI sowohl die neutrophile Prädominanz als auch die Eosinophilen reduzierte.

Dieses In-vitro-Modell zeigte auch, dass Ganoderic Acid C1, aus dem Bestandteil *Ganoderma lucidum* der Rezeptur, die TNF-α-Produktion der Makrophagen durch Unterdrückung der NF-κB-Aktivtät hemmte. Die Autoren schlossen aus den Ergebnissen, dass ASHMI eine interessante Therapieoption auch für neutrophiles Asthma sein könnte.

Die bereits in ▶ Abschn. 7.4.2 erwähnte (Cheng et al. 2012) Rezeptur **Qingfei Xiaoyan Wan** zeigte gute Wirkung auf *Pseudomonas-aeruginosa*-induzierte Bronchitis im Mausversuch (Hou et al. 2016). Vorbehandlung mit *Qingfei Xiaoyan Wan* reduzierte die Ausschüttung der Zytokine IL-6 und IL-8 sowie von TNF-α und RANTES. Im Vergleich zu nicht mit der Rezeptur vorbehandelten Mäusen wurde das Leukozytenrekruitment in der entzündeten Schleimhaut reduziert und Schleimhautödeme und Nekrose hintangehalten. Arctigenin war, über Inaktivierung von NF-κB, der stärkste antiinflammatorische Bestandteil.

Chinesische Medizin zu evaluieren ist eine Herausforderung, weil die Mechanismen oft unklar sind und die vielen Bestandteile einer Rezeptur viele unterschiedliche Effekte auslösen. Trotzdem hat die TCM-Arzneitherapie ein unglaubliches Repertoire an interessanten Therapieansätzen in der Pipeline, die erforscht werden müssen, damit sie die konventionelle Medizin bereichern können.

7.5 Akupunktur bei Allergien: Welche Evidenz gibt es?

7.5.1 Akupunktur bei der allergischen Rhinitis

Die Effizienz der Akupunktur bei Allergien ist relativ gut erforscht und dokumentiert. Bereits 2002 bewertete ein WHO-Report die Akupunktur als „sufficient method" für die Behandlung der allergischen Rhinitis (WHO 2002). Mehrere klinische Studien zeigten einen positiven Effekt der Akupunktur bei der perennialen allergischen Rhinitis. Eine Gruppe um Edzard Ernst (Lee et al. 2009) beschrieb 2009 in einem systematischen Review eine Evidenz für die Effektivität der Akupunktur bei perennialer Rhinitis, konnte diese jedoch bei saisonaler Rhinitis nicht nachweisen. Choi et al. (2013) publizierten 2013 eine Studie in *Allergy*, bei der sich der TNSS („total nasal symptom score") bei 97 Verum-Akupunktur-Patienten mit allergischer Rhinitis gegenüber 94 Sham-Akupunktur-Patienten signifikant (p = 0,03) und hochsignifikant im Vergleich zu einer Wartelistengruppe (p < 0,0001) verbesserte. Als Conclusio wurde die Akupunktur bei allergischer Rhinitis von den Autoren als effektiv und sicher bezeichnet.

Benno Brinkhaus von der Charité in Berlin veröffentlichte in den *Ann Intern Med* 2013 (Brinkhaus et al. 2013) eine randomisierte Studie von 422 Patienten mit saisonaler allergischer Rhinitis. 212 Patienten bekamen 12 Akupunkturbehandlungen innerhalb von 8 Wochen plus Notfallmedikation, 102 Patienten erhielten Sham-Akupunktur plus Notfallmedikation und 108 Patienten erhielten nur Notfallmedikation. Nach 8 Wochen waren der RQLQ („rhinitis quality of life questionnaire") und der RMS („rescue medication score") in der Verumgruppe signifikant reduziert, verglichen mit der Sham-akupunktierten Gruppe (jeweils p < 0,001) und der nicht akupunktierten Gruppe (p < 0,001). Nach 16 Wochen zeigten sich keine Unterschiede. Bei einer Nachuntersuchung dieses Patientenkollektivs fand man heraus, dass die Verumgruppe auch signifikant weniger Antihistaminika verwendete als die Sham- und die Kontrollgruppe (s. ◘ Abb. 7.19). 38 % der Akupunkturgruppe brauchten gar keine Antihistaminika während der saisonalen Belastung, im Vergleich zu 16 % der Kontrollgruppe, die nur Notfallmedikation erhielt (Adam et al. 2018).

In einer kleinen Studie von 2014 zeigte eine deutsche Arbeitsgruppe um Bettina Hauswald et al. (2014) im *J Allergy*, dass akupunktierte Patienten mit Hausstaubmilbenallergie im Vergleich zu einer mit Loratadin behandelten Gruppe zu 87 % bzw. 67 % (resp.) eine Verbesserung der Symptome zeigten, die auch noch 10 Wochen nach Therapieende bei 80 % der Akupunkturgruppe nachzuweisen war, im Vergleich zu 0 % aus der Loratadin-Gruppe. Spannenderweise fand man auch eine Tendenz zu einer **vermehrten IL-10-Sekretion** in beiden Gruppen, die ebenfalls nach Beendigung der Therapie nur in der Akupunkturgruppe anhielt.

2015 bestätigte eine Meta-Analyse von 13 Studien im *American Journal of Rhinology & Allergy* anhand von 2365 Patienten, dass die Akupunkturtherapie im Vergleich zu nicht akupunktierten Kontrollgruppen zu signifikanten Verbesserungen der Nasen-Symptomen-Scores und zu Reduktionen der Medikamenteneinnahme und der IgE-Werte führte. Zusätzlich demonstrierten die Rhinitis Quality of Life Scores und die SF-36-Scores eine deutliche Effektivität der Akupunktur, bei keinerlei fatalen Nebenwirkungen oder schweren systemischen Reaktionen. Diese Meta-Analyse bescheinigte der Akupunktur, eine sichere und wertvolle Behandlungsoption für die Behandlung der allergischen Rhinitis zu sein (Feng et al. 2015).

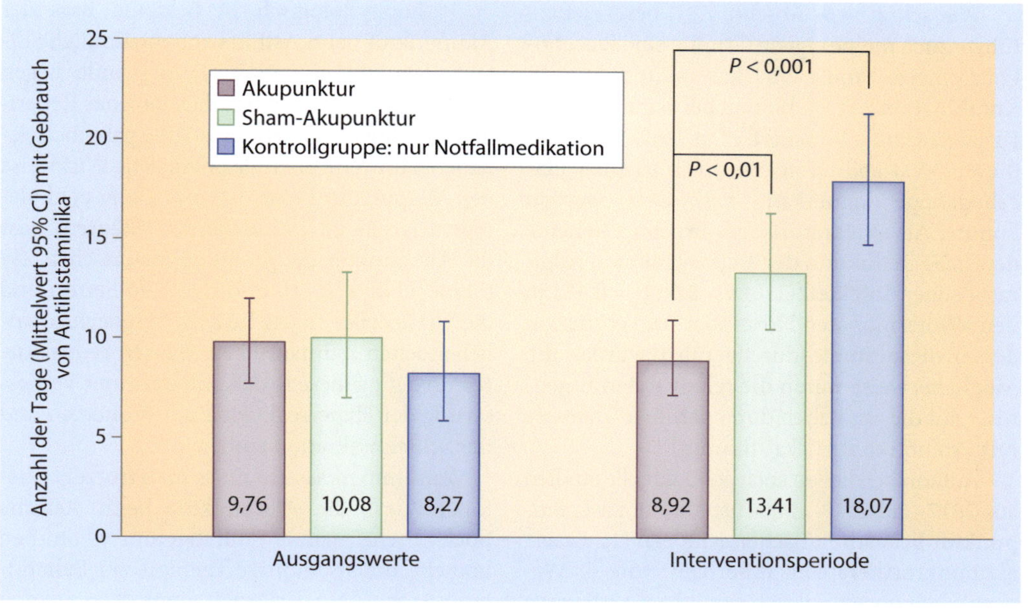

Abb. 7.19 Vergleich des Antihistaminikabedarfs von Verum-Akupunktur, Sham-Akupunktur und Kontrollgruppe vor der Behandlung und während der Behandlungsphase in der Pollensaison (Adam et al. 2018). Tage mit Antihistaminikabedarf (Mittelwert, 95 % CI). Akupunktur: violette Balken, Sham-Akupunktur: grüne Balken, Kontrollgruppe (nur Notfallsmedikation): blaue Balken

2016 wurde nochmals anhand von 151 Patienten mit perennialer allergischer Rhinitis eine signifikante Reduktion der allergenspezifischen IgE-Werte nur in der Verum-Akupunktur Gruppe im Vergleich zu einer Sham- und einer nicht mit Akupunktur-behandelten Gruppe festgestellt. Auch klinische Symptome wie Nasenverstopfung, Juckreiz, Niesen, Augenjucken und Schlafqualität waren in der Verum-Akupunkturgruppe signifikant besser als in den Kontrollgruppen (McDonald et al. 2016).

Aufgrund dieser Datenlage wurde im Februar 2015 in den Clinical Practice Guidelines der *American Academy of Otolaryngology – Head and Neck Surgery Foundation* die Akupunktur als mögliche Therapie der allergischen Rhinitis empfohlen, insbesondere für Patienten, die an einer pharmakologischen Therapie nicht interessiert sind (Seidmann et al. 2015).

7.5.2 Akupunktur beim Asthma bonchiale

Die Evidenzlage für Akupunktur bei Asthma bronchiale ist noch eher dürftig. Ein systematisches Review von 2015, das 7 Studien mit 410 asthmatischen Kindern einschloss, kam zu dem Schluss, dass der Effekt der Akupunktur noch unklar sei, obwohl einige Studien eine Verbesserung der PEF (Peak Expiratory flow), der PEF-Variabilität und des asthmaspezifischen Angst-Scores demonstrierten (Liu und Chien 2015). In einem systematisches Review von randomisierten kontrollierten Studien mit Laserakupunktur bei Asthma im Kindesalter fand Edzard Ernst 2012 (Zhang et al. 2012) aufgrund der heterogenen Studien und der schlechten methodologischen Qualität **keine überzeugende Evidenz, dass Akupunktur keine effektive Behandlung für kindliches Asthma darstelle (sic!).**

Wie schon in ► Abschn. 7.3.2 beschrieben, führte auch meine eigene Gruppe eine Placebo-kontrollierte Studie mit Laserakupunktur in Kombination mit Probiotika bei asthmatischen Kindern durch (Stockert et al. 2007), bei der die PEF-Variabilität im Vergleich zu einer Placebogruppe signifikant verbessert werden konnte. Als exploratorisches Ergebnis fiel eine deutliche Reduktion der Tage mit akuten respiratorischen Infekten (1.14 vs. 2.66 $p = 0.18$) in den Wintermonaten November bis Februar, in denen diese Studie durchgeführt wurde, auf. Möglicherweise waren die relativ guten Ergebnisse auf die zusätzlich durchgeführte Therapie mit Probiotika zurückzuführen.

Aufhorchen ließen auch ganz aktuelle Studien aus 2017 und 2018. Zunächst konnte Laserakupunktur bei asthmatischen Kindern (12 Laserakupunkturtherapien innerhalb von 4 Wochen) die Lungenfunktion signifikant verbessern und die FENO-Konzentration (fraktioniertes exhaliertes Stickstoffmonoxid, als diagnostischen Verfahren zur Erkennung von pulmonalen Entzündungsprozessen) des Ausatemkondensates im Vergleich zu einer Sham-Laserakupunkturgruppe signifikant senken (Dabbous et al. 2017).

Auch eine Gruppe um Benno Brinkhaus et al. (2017) publizierte 2017 eine Studie, bei der 1445 Patienten mit Asthma entweder zu einer Akupunkturgruppe ($n = 184$) oder zu einer Kontrollgruppe ($n = 173$) mit Routinebehandlung randomisiert wurden. Zusätzlich wurde eine Gruppe beobachtet, die der Randomisierung nicht zustimmte und daraufhin trotzdem akupunktiert wurde ($n = 1088$). Im randomisierten Teil der Studie war Akupunktur mit einer Verbesserung des Asthma Quality of Life Scores und des SF-36 Scores nach 3 Monaten Therapie im Vergleich zur nicht akupunktierten Kontrollgruppe verbunden. Der Effekt hielt auch noch nach 6 Monaten an. Die nicht randomisierte, aber akupunktierte Gruppe zeigte ähnliche Verbesserungen wie die randomisierte Akupunkturgruppe. Die Ergebnisse dieser Untersuchung veranschaulichen, dass additive Akupunktur zur Standard-Asthmatherapie sowohl die asthmaspezifische als auch die allgemeine gesundheitsbezogene Lebensqualität verbessern kann.

Pathophysiologisch ist bekannt, dass der Akupunktur beim Asthma antientzündliche Effekte (Reduktion von IL-4) zugrunde liegen (Joos et al. 2000). Ein aktuelles murines Experiment (Dong et al. 2018) aus 2018 gab noch genauere Hinweise über die potenzielle Wirkweise der Akupunktur beim Asthma. Dong et al. demonstrierten an asthmatischen Mäusen, dass die Akupunktur die proinflammatorischen Zytokine TNF-α, IL-1β und IL-33 im Serum und die Th17-Zellen in der BAL im Vergleich zu unbehandelten asthmatischen Mäusen reduzierte. Klinisch ging diese Reduktion mit einer Verbesserung der Hyperreaktivität der Bronchien und der Schleimsekretion einher.

Zusammenfassend muss man trotzdem betonen, dass die Akupunktur beim Asthma noch mehr sauber durchgeführte Studien braucht, um als additive Therapie zur Behandlung nach GINA-Kriterien empfohlen werden zu können bzw. um einen ähnlich hohen Stellenwert zu bekommen wie die Akupunktur bei der allergischen Rhinitis.

Wesentlich besser dokumentiert ist die Wirkung der chinesischen Phytotherapie bei der Behandlung von Asthma bronchiale.

Das größte – bisher noch unentdeckte – Potenzial der TCM zur primären, sekundären und tertiären Prävention von Allergien liegt jedoch sicherlich bei der Vermeidung und Therapie von akuten Infekten. Hier könnte die TCM genau jene Lücke füllen, für die die Mainstream-Medizin so dringend eine Behandlungsmöglichkeit sucht, und die herkömmliche Therapie wunderbar ergänzen. Für diese Indikation ist die chinesische Phytotherapie wesentlich erfolgversprechender als die Akupunktur und deshalb soll das „Know how“ im nächsten Kapitel genauer erklärt werden.

Literatur

Abt MC et al (2012) Commensal bacteria calibrate the activation threshold of innate antiviral immunity. Immunity 37(1):158–170

Adam D, Grabenhenrich L, Ortiz M, Binting S, Reinhold T, Brinkhaus B (2018) Impact of acupuncture on antihistamine use in patients suffering seasonal allergic rhinitis: secondary analysis of results from a randomised controlled trial. Acupunct Med 36(3):139–145. https://doi.org/10.1136/acupmed-2017-011382

Akdis CA et al (2013) Endotypes and phenotypes of chronic rhinosinusitis: a PRACTALL document of the European Academy of Allergy and Clinical Immunology and the American Academy of Allergy, Asthma & Immunology. J Allergy Clin Immunol 131(6):1479–1490

Barr RG et al (2007) Aspirin and decreased adult-onset asthma: randomized comparisons from the physicians' health study. Am J Respir Crit Care Med 175(2):129–125

Beasley R, Clayton T, Crane J, von Mutius E et al (2008) Association between paracetamol use in infancy and childhood, and risk of asthma, rhino -conjunctivitis, and eczema in children aged 6-7 years: analysis from Phase three of the ISAAC programme. Lancet 372(9643):1039–1048. = Kap. 4: Ref. 272

Beasley RW, Clayton T et al (2011) Acetaminophen use and risk of asthma, rhinoconjunctivitis, and eczema in adolescents: International Study of Asthma and Allergies in Childhood Phase Three. Am J Respir Crit Care Med 183(2):171–178. = Kap. 4: Ref. 273

Biesbroek G, Bosch AA, Wang X et al (2014) The impact of breastfeeding on nasopharyngeal microbial communities in infants. Am J Respir Crit Care Med 190(3):298–308

Blaho VA, Mitchell WJ, Brown CR (2008) Arthritis develops but fails to resolve during inhibition of cyclooxygenase 2 in a murine model of Lyme disease. Arthritis Rheum 58(5):1485–1495

Brinkhaus B et al (2013) Acupuncture in patients with seasonal allergic rhinitis – a randomized trial. Ann Intern Med 185(4):225–234

Brinkhaus B et al (2017) Acupuncture in patients with allergic asthma: a randomized pragmatic trial. J Altern Complement Med 23(4):268–277. https://doi.org/10.1089/acm.2016.0357

van den Broek MFL et al (2018) Multifactorial inhibition of lactobacilli against the respiratory tract pathogen Moraxella catarrhalis. Benefic Microbes 10:1–12. https://doi.org/10.3920/BM2017.0101

Busse PJ, Schofield B, Birmingham N, Yang N, Wen MC, Zhang T, Srivastava K, Li XM (2010) The traditional Chinese herbal formula ASHMI inhibits allergic lung inflammation in antigen-sensitized and antigen-challenged aged mice. Ann Allergy Asthma Immunol 104(3):236–246. https://doi.org/10.1016/j.anai.2009.12.006

Chan MM, Moore AR (2010) Resolution of inflammation in murine autoimmune arthritis is disrupted by cyclooxygenase-2 inhibition and restored by prostaglandin E2-mediated lipoxin A4 production. J Immunol 184(11):6418–6426

Chang JS et al (2011) Liu-He-Tang inhibited plaque formation by human respiratory syncytial virus infection in cell lines of the human respiratory tract. J Ethnopharmacol 137(3):1149–1155

Chang JS et al (2012) Ge-Gen-Tang has anti-viral activity against human respiratory syncytial virus in human respiratory tract cell lines. J Ethnopharmacol 139(1):305–310. Auch Liu he tang hat anti-RSV Eigenschaften

Chang JS et al (2013a) Fresh ginger (Zingiber officinale) has anti-viral activity against human respiratory syncytial virus in human respiratory tract cell lines. J Ethnopharmacol 145(1):146–151. https://doi.org/10.1016/j.jep.2012.10.043. Epub 2012 Nov 1

Chang JS et al (2013b) Xiao-Qing-Long-Tang (Shoseiryu-to) inhibited cytopathic effect of human respiratory syncytial virus in cell lines of human respiratory tract. J Ethnopharmacol 147(2):481–487

Chen YS et al (2010) Randomized placebo-controlled trial of lactobacillus on asthmatic children with allergic rhinitis. Pediatr Pulmonol 45:1111–1120

Cheng B, Hou Y, Wang L, Dong L, Peng J, Bai G (2012) Dual-bioactivity-based liquid chromatography-coupled quadrupole time-of-flight mass spectrometry for NF-κB inhibitors and β2AR agonists identification in Chinese Medicinal Preparation Qingfei Xiaoyan Wan. Anal Bioanal Chem 404(8):2445–2452. https://doi.org/10.1007/s00216-012-6332-9. Epub 2012 Sep 11

Chinen T, Komai K, Muto G, Morita R, Inoue N, Yoshida H et al (2011) Prostaglandin E2 and SOCS1 have a role in intestinal immune tolerance. Nat Commun 2:190

Choi SM et al (2013) A multicenter, randomized, controlled trial testing the effects of acupuncture on allergic rhinitis. Allergy 68(3):365–374

Costa DJ et al (2014) Efficacy and safety of the probiotic Lactobacillus paracasei LP-33 in allergic rhinitis: a double-blind randomized, placebo controlled trial (GA2LEN Study). Eur J Clin Nutr 68(5):602–607

Chunlian W, Heyong W et al (2014) Magnolol inhibits tumor necrosis factor-α-induced ICAM-1 expression via suppressing NF-κB and MAPK signaling pathways in human lung epithelial cells. Inflammation 37(6):1957–1967

Dabbous OA et al (2017) Evaluation of the improvement effect of laser acupuncture biostimulation in asthmatic children by exhaled inflammatory biomarker level of nitric oxide. Lasers Med Sci 32(1):53–59. https://doi.org/10.1007/s10103-016-2082-9

Dalli J, Serhan CN (2012) Specific lipid mediator signatures of human phagocytes: microparticles stimulate macrophage efferocytosis and pro-resolving mediators. Blood 120:e60–e72

Das RR (2013) Probiotics as additives on therapy in allergic airway diseases: a systematic review of benefits and risks. Biomed Res Int 2013:1–10

Diener HC et al (2008) Pro-Kopf-Verbrauch von Schmerzmitteln: Eine Erhebung in neun Ländern über 20 Jahre - 1985 bis 2005. Pharm Ztg 153(37):72–79

Dong M et al (2018) Regulation of the IL-33/ST2 pathway contributes to the anti-inflammatory effect of acupuncture in the ovalbumin-induced murine asthma model. Acupunct Med. https://doi.org/10.1136/acupmed-2017-011377. pii: acupmed-2017-011377

Feleszko W, Jaworska J et al (2007) Probiotic-induced suppression of allergic sensitization and airway inflammation is associated with an increase of T-regulatory-dependent mechanisms in a murine model of asthma. Clin Exp Allergy 37(4):498–505

Feng YC (2013) Water extract of licorice had anti-viral activity against human respiratory syncytial virus in human respiratory tract cell lines. J Ethnopharmacol 148(2):466–473. https://doi.org/10.1016/j.jep.2013.04.040. Epub 2013 Apr 30

Feng S, Han M, Fan Y, Yang G, Liao Z, Liao W, Li H (2015) Acupuncture for the treatment of allergic rhinitis: a systematic review and meta-analysis. Am J Rhinol Allergy 29(1):57–62. https://doi.org/10.2500/ajra.2015.29.4116

Fiore C et al (2008) Antiviral effects of Glycyrrhiza species. Phytother Res 22(2):141–148

Forsythe P (2011) Probiotics and lung disease. Chest 139(4):901–908

Fukunaga K, Kohli P, Bonnans C, Fredenburgh LE, Levy BD (2005) Cyclooxygenase 2 plays a pivotal role in the resolution of acute lung injury. J Immunol 174:5033–5039. = Kap. 6: Ref. 160

Gauvreau GM, Watson RM, O'Byrne PM (1999) Protective effects of inhaled PGE2 on allergen-induced airway responses and airway inflammation. Am J Respir Crit Care Med 159:31. = Kap. 6: Ref. 39

Geng Y, Wang W (2016) Effects of Traditional Chinese Medicine herbs for tonifying *Qi* and kidney, and replenishing spleen on intermittent asthma in children aged 2 to 5 years old. J Tradit Chin Med 36(1):32–38

Gilroy DW, Colville-Nash PR, Willis D, Chivers J, Paul-Clark MJ, Willoughby DA (1999) Inducible cycloxygenase may have anti-inflammatory properties. Nat Med 5:698–701

Giovanni M et al (2007) A randomized, prospective double blind controlled trial on effects of long-termed consumption of fermented milk containing Lactobacillus casei in pre-school children with allergic asthma and/or rhinitis. Pediatr Res 62(2):215–220

Griffiths CE, Dearman RJ, Cumberbatch M, Kimber I (2005) Cytokines and Langerhans cell mobilisation in mouse and man. Cytokine 32:67–70

Gwak NG et al (2015) Xanthii Fructus inhibits allergic response in the ovalbumin-sensitized mouse allergic rhinitis model. Pharmacogn Mag 11(Suppl 2):S352–S361

Hagenlocher Y, Berheim I et al (2013) Cinnamon extract inhibits degranulation and de novo synthesis of inflammatory mediators in mast cells. Allergy 68(4):490–497

Hagenlocher Y, Kießling K et al (2015) Cinnamaldehyde is the main mediator of cinnamon extract in mast cell inhibition. Eur J Nutr 54(8):1297–1309

Hammami R, Fernandez B, Lacroix C, Fliss I (2013) Anti-infective properties of bacteriocins: an update. Cell Mol Life Sci CMLS 70:2947–2967

Hao Q et al (2015) Probiotics for preventing acute upper respiratory tract infection. Cochrane Database Syst Rev 2:CD006895

Hartert TV, Dworski RT, Mellen BG et al (2000) Prostaglandin E(2) decreases allergen-stimulated release of prostaglandin D(2) in airways of subjects with asthma. Am J Respir Crit Care Med 162(2 Pt 1):637–640

Hashimoto K et al (2005) Cyclooxygenase inhibition augments allergic inflammation through CD4-dependent, STAT6-independent mechanisms. J Immunol 174:525

Hauswald B et al (2014) The effectiveness of acupuncture compared to loratadine in patients allergic to house dust mites. J Allergy 2014:654632. https://doi.org/10.1155/2014/654632. Epub 2014 June 5

Hong SH et al (2003) Inhibitory effects of Xanthii fructus extract on mast cell-mediated allergic reaction in murine model. J Ethnopharmacol 88(2–3):229–234

Hori T, Kiyoshima J, Shida K, Yasui H (2001) Effect of intranasal administration of *Lactobacillus casei* Shirota on influenza virus infection of upper respiratory tract in mice. Clin Diagn Lab Immunol 8:593–597. https://doi.org/10.1128/CDLI.8.3.593-597

Hori T, Kiyoshima J, Shida K, Yasui H (2002) Augmentation of cellular immunity and reduction of influenza virus titer in aged mice fed *Lactobacillus casei* strain Shirota. Clin Diagn Lab Immunol 9:105–108. https://doi.org/10.1128/CDLI.9.1.105-108.2002

Hou LJ, Xin HT (2000) Progress in immunopharmacologic study of Yupingfeng powder. CJIM 6:157. https://doi.org/10.1007/BF02970605

Hou Y, Cheng B, Zhou M, Fang R, Jiang M, Hou W, Bai G (2014) Searching for synergistic bronchodilators and novel therapeutic regimens for chronic lung diseases from a traditional Chinese medicine, Qingfei Xiaoyan Wan. PLoS One 9(11):e113104. https://doi.org/10.1371/journal.pone.0113104

Hou Y, Nie Y, Cheng B, Tao J, Ma X, Jiang M, Gao J, Bai G (2016) Qingfei Xiaoyan Wan, a traditional Chinese medicine formula, ameliorates Pseudomonas aeruginosa-induced acute lung inflammation by regulation of PI3K/AKT and Ras/MAPK pathways. Acta Pharm Sin B 6(3):212–221. https://doi.org/10.1016/j.apsb.2016.03.002. Epub 2016 Mar 22

Hsu CH et al (2005) Efficacy and safety of modified Mai-Men-Dong-Tang for treatment of allergic asthma. Pediatr Allergy Immunol 16:76–81

Huang Y, Wu T, Zeng L, Li S (2012) Chinese medicinal herbs for sore throat. Cochrane Database Syst Rev 3:CD004877

Humbert M, Menz G, Ying S, Corrigan CJ, Robinson DS, Durham SR, Kay AB (1999) The immunopathology of extrinsic (atopic) and intrinsic (non-atopic) asthma: more similarities than differences. Immunol Today 20:528

Ichinohe T, Lee HK, Ogura Y, Flavell R, Iwasaki A (2009) Inflammasome recognition of influenza virus is essential for adaptive immune responses. J Exp Med 16:79–87

Ichinohe T et al (2011) Microbiota regulates immune defense against respiratory tract influenza A virus infection. Proc Natl Acad Sci U S A 108(13):5354–5359

IMS Health Institut für medizinische Statistik (2015) DPMÖ/DPMÖK Sonderstudie für das Umweltbundesamt: Arzneimittelverbrauch 2014 Wien Österreich. http://www.umweltbundesamt.at/news_160823

Iwasaki A, Medzhitov R (2004) Toll-like receptor control of the adaptive immune responses. Nat Immunol 5:987–995

Jayaprakasam B, Yang N, Wen MC, Wang R, Goldfarb J, Sampson H, Li XM (2013) Constituents of the anti-asthma herbal formula ASHMI(TM) synergistically inhibit IL-4 and IL-5 secretion by murine Th2 memory cells, and eotaxin by human lung fibroblasts in vitro. J Integr Med 11(3):195–205

Jiang L (2013) Chinese medicinal herbs for influenza. Cochrane Database Syst Rev 3:CD004559. https://doi.org/10.1002/14651858

Jiang RS et al (2012) Efficacy of Chinese herbal medicine compared with a macrolide in the treatment of chronic rhinosinusitis without nasal polyps. Am J Rhinol Allergy 26(4):293–297

Joetham A, Takeda K, Takada K, Taube C, Miyahara N, Matsubara S et al (2007) Naturally occurring lung CD4(+)CD25(+) T cell regulation of airway allergic responses depends on IL-10 induction of TGF-beta. J Immunol 178(3):1433–1442

Joos S et al (2000) Immunomodulatory effects of acupuncture in the treatment of allergic asthma: a randomized controlled study. J Altern Complement Med 6:519–525

Jurak LM, Xi Y, Landgraf M, Carroll ML, Murray L, Upham JW (2018) Interleukin 33 selectively augments rhinovirus-induced type 2 immune responses in asthmatic but not healthy people. Front Immunol 9:1895. https://doi.org/10.3389/fimmu.2018.01895. eCollection 2018

Kamal TF, Srivastava K et al (2010) Pharmacology and immunological mechanisms of an herbal medicine, ASHMI™ on allergic asthma. Phytother Res 24(7):1047–1055

Karimi K et al (2009) Lactobacillus reuteri-induced reguatory T cells protect against an allergic airway response in mice. Am J Respir Crit Care Med 1779(3):186–193

Kawase M, He F, Kubota A, Harata G, Hiramatsu M (2010) Oral administration of lactobacilli from human intestinal tract protects mice against influenza virus infection. Lett Appl Microbiol 51:6–10. https://doi.org/10.1111/j.1472-765X.2010.02849.x

Kelly-Pieper K, Patil SP, Busse P, Yang N, Sampson H, Li XM, Wisnivesky JP, Kattan M (2009) Safety and tolerability of an antiasthma herbal Formula (ASHMI) in adult subjects with asthma: a randomized, double-blinded, placebo-controlled, dose-escalation phase I study. J Altern Complement Med 15(7):735–743

Kim HM et al (1999) Magnoliae flos inhibits mast cell-dependent immediate-type allergic reactions. Pharmacol Res 39(2):107–111

Kloepfer KM et al (2014) Detection of pathogenic bacteria during rhinovirus infection is associated with increased respiratory symptoms and exacerbations of asthma. J Allergy Clin Immunol 133(5):1301–1307

Kobayashi N, Saito T, Uematsu T, Kishi K, Toba M, Kohda N, Suzuki T (2011) Oral administration of heat-killed Lactobacillus pentosus strain b240 augments protection against influenza virus infection in mice. Int Immunopharmacol 11(2):199–203

Kong SK et al (2016) Aspirin induces IL-4 production: augmented IL-4 production in aspirin-exacerbated respiratory disease. Exp Mol Med 48(1):e202

Kumpu U et al (2015) Effect of live and inactivated Lactobacillus rhamnosus GG on experimentally induced rhinovirus colds: randomised, double blind, placebo-controlled pilot trial. Benefic Microbes 6(5):631–639. https://doi.org/10.3920/BM2014.0164. Epub 2015 Aug 31

Kunikata T et al (2005) Suppression of allergic inflammation by the prostaglandin E receptor subtype EP3. Nat Immunol 6(5):524–531. Epub 2005 Apr 3= Kap. 6: Ref. 66

Kunkel SL, Chensue SW, Phan SH (1986) Prostaglandins as endogenous mediators of interleukin 1 production. J Immunol 136(1):186–192

Laouini D, Elkhal A, Yalcindag A et al (2005) COX-2 inhibition enhances the TH2 immune response to epicutaneous sensitization. J Allergy Clin Immunol 116(2):390–396

Lau KM, Lee KM et al (2008) Immunomodulatory and anti-SARS activities of Houttuynia cordata. J Ethnopharmacol 118(1):79–85. https://doi.org/10.1016/j.jep.2008.03.018. Epub 2008 Mar 30

Laufer AS, Metlay JP, Gent JF et al (2011) Microbial communities of the upper respiratory tract and otitis media in children. MBio 2(1):e00245–e00210

Lee MS et al (2009) Acupuncture for allergic rhinitis: a systematic review. Ann Allergy Asthma Immunol 102(4):269–279

Lee YN, Youn HN, Kwon JH, Lee DH, Park JK, Yuk SS et al (2013) Sublingual administration of *Lactobacillus rhamnosus* affects respiratory immune responses and facilitates protection against influenza virus infection in mice. Antivir Res 98:284–290. https://doi.org/10.1016/j.antiviral.2013.03.013

7

Levy BD, Serhan CN (2014) Resolution of acute inflammation in the lung. Annu Rev Physiol 76:467–492

Levy BD, Clish CB, Schmidt B, Gronert K, Serhan CN (2001) Lipid mediator class switching during acute inflammation: signals in resolution. Nat Immunol 2(7):612–619. https://doi.org/10.1038/89759. = Kap. 6: Ref. 129

Leyer GJ et al (2009) Probiotic effects on cold and influenza-like symptom incidence and duration in children. Pediatrics 124(2):e172–e179

Li J, Zhang F, Li J (2015) The immunoregulatory effects of traditional Chinese medicine on treatment of asthma or asthmatic inflammation. Am J Chin Med 43(6):1059–1081

Lin TY et al (2013) Effect on probiotics on allergic rhinitis in Df,Dp or dust sensitive children: a randomized double blind controlled trial. Indian Pediatr 50:209–1356

Lin J, Zhang Y, He C, Dai J (2018) Probiotics supplementation in children with asthma: a systematic review and meta-analysis. J Paediatr Child Health 54:953–961

Liu CF, Chien LW (2015) Efficacy of acupuncture in children with asthma: a systematic review. Ital J Pediatr 41:48. https://doi.org/10.1186/s13052-015-0155-1

Liu Q et al (2013) Jiawei-Yupingfeng-Tang, a Chinese herbal formula, inhibits respiratory viral infections in vitro and in vivo. J Ethnopharmacol 150(2):521–528. https://doi.org/10.1016/j.jep.2013.08.056. Epub 2013 Sep 16

Liu C et al (2015) Ganoderic acid C1 isolated from the anti-asthma formula, ASHMI™ suppresses TNF-α production by mouse macrophages and peripheral blood mononuclear cells from asthma patients. Int Immunopharmacol 27(2):224–231

Lohner S et al (2014) Prebiotics in healthy children für prevention of acute infect ious diseases: a systematic review and meta-analysis. Nutr Rev 72(8):523–523

Lopez-Exposito I, Castillo A et al (2011) Chinese herbal extract of Rubia cordifolia and Dianthus superbus suppress IgE production and prevent peanut-induced anaphylaxis. Chin Med 6:35

López-Expósito I, Srivastava KD, Birmingham N, Castillo A, Miller RL, Li XM (2015) Maternal Antiasthma Simplified Herbal Medicine Intervention therapy prevents airway inflammation and modulates pulmonary innate immune responses in young offspring mice. Ann Allergy Asthma Immunol 114(1):43–51

Luoto R et al (2014) Prebiotic and probiotic supplementation prevents rhinovirus infections in preterm infants: a randomized, placebo-controlled trial. J Allergy Clin Immunol 133(2):405–413. https://doi.org/10.1016/j.jaci.2013.08.020. Epub 2013 Oct 13

MacKenzie KF, Clark K, Naqvi S, McGuire VA, Noehren G, Kristariyanto Y et al (2013) PGE(2) induces macrophage IL-10 production and a regulatory-like phenotype via a protein kinase A-SIK-CRTC3 pathway. J Immunol 190(2):565–577

Maderna P (2009) 4, Godson C. Lipoxins: resolutionary road. Br J Pharmacol 158:947–959

Maeda N, Nakamura R, Hirose Y, Murosaki S, Yamamoto Y, Kase T et al (2009) Oral administration of heat-killed *Lactobacillus plantarum* L-137 enhances protection against influenza virus infection by stimulation of type I interferon production in mice. Int Immunopharmacol 9:1122–1125. https://doi.org/10.1016/j.intimp.2009.04.015

Markworth JF et al (2013) Human inflammatory and resolving lipid mediator responses to resistance exercise and ibuprofen treatment. Am J Phys Regul Integr Comp Phys 305(11):R1281–R1296

Martinon F (2008) Detection of immune danger signals by NALP. J Leukoc Biol 83(3):507–511

McDonald JL, Smith PK, Smith CA, Changli Xue C, Golianu B, Cripps AW, Mucosal Immunology Research Group (2016) Effect of acupuncture on house dust mite specific IgE, substance P, and symptoms in persistent allergic rhinitis. Ann Allergy Asthma Immunol 116(6):497–505. https://doi.org/10.1016/j.anai.2016.04.00

Miraglia Del Giudice M et al (2017) Bifidobacterium mixture (B longum BB536, B infantis M-63, B breve M-16V) treatment in children with seasonal allergic rhinitis and intermittent asthma. Ital J Pediatr 43(1):25. https://doi.org/10.1186/s13052-017-0340-5

Mozhina NV et al (2008) Isolation and properties of *Serratia proteamaculans* 94 cysteine protease. Russ J Bioorganic Chem 34(3):274–279

Nagai T et al (2004) Anti-allergic activity of a Kampo (Japanese herbal) medicine Sho-seiryu-ti (Xiao-Qing-Long-Tang) on airway inflammation in a mouse model. Int Immunopharmacol 4(10–11):1353–1365

Nagai T et al (2011) Proteomic analysis of anti-inflammatory effects of a Kampo (Japanese herbal) medicine „Sho-seiryu-to (Xiao-Qing-Long-Tang)" on airway inflammation in a mouse model. Evid Based Complement Alternat Med 2011:604196

Nagalingam NA, Cope EK, Lynch SV (2013) Probiotic strategies for treatment of respiratory diseases. Trends Microbiol 21(9):485–492. https://doi.org/10.1016/j.tim.2013.04.008. Epub 2013 May 23

Nakata J, Kondo M, Tamaoki J et al (2005) Augmentation of allergic inflammation in the airways of cyclooxygenase-2-deficient mice. Respirology 10(2):149–156

Norris PC, Gosselin D, Reichart D, Glass CK, Dennis EA (2014) Phospholipase A2 regulates eicosanoid class switching during inflammasome activation. Proc Natl Acad Sci U S A 111(35):12746-5. = Kap. 6: Ref. 127

Oh JE et al (2016) Dysbiosis-induced IL-33 contributes to impaired antiviral immunity in the genital mucosa. Proc Natl Acad Sci U S A 113(6):E762–E771

Ostroukhova M, Seguin-Devaux C, Oriss TB, Dixon-McCarthy B, Yang L, Ameredes BT et al (2004) Tolerance induced by inhaled antigen involves CD4(+) T cells expressing membrane-bound TGF-beta and FOXP3. J Clin Invest 114:28–38

Patil S, Zhuge J, Wen MC, Bolleddula J, Doddaga S, Goldfarb J, Sampson HA, Li XM (2013) Phytother Res.Glycyrrhiza uralensis flavonoids present in anti-asthma formula, ASHMI™, inhibit memory Th2 responses in vitro and in vivo. Phytother Res 27(9):1381–1391. https://doi.org/10.1002/ptr.4862. Epub 2012 Nov 19

Pavord ID, Tattersfield AE (1995) Bronchoprotective role for endogenous prostaglandin E2. Lancet 345(8947):436–438. = Kap. 6: Ref. 33

Peebles RS Jr, Dworski R, Collins RD et al (2000) Cyclooxygenase inhibition increases interleukin 5 and interleukin 13 production and airway hyperresponsiveness in allergic mice. Am J Respir Crit Care Med 162:676–686

Peebles RS Jr, Hashimoto K, Sheller JR et al (2005) Allergen-induced airway hyperresponsiveness mediated by cyclooxygenase inhibition is not dependent on 5-lipoxygenase or IL-5, but is IL-13 dependent. J Immunol 175(12):8253–8259

Peebles RS, Hashimoto K, Morrow JD et al (2002) Selective cyclooxygenase-1 and-2 inhibitors each increase allergic inflammation and airway hyperresponsiveness in mice. Am J Respir Crit Care Med 165(8):1154–1160

Platts-Mills TA (2015) The Allergy Epidemics: 1870–2010. J Allergy Clin Immunol 136(1):3–13

Predy GN et al (2005) Efficacy of an extract of North American ginseng containing poly-furanosyl-pyranosyl-saccharides for preventing upper respiratory tract infections: a randomized controlled trial. CMAJ 173(9):1043–1048

Rad JS et al (2013) *In-vitro* antioxidant and antibacterial activities of *Xanthium strumarium* L. extracts on methicillin-susceptible and methicillin-resistant *Staphylococcus aureus*. Anc Sci Life 33(2):109–113

Ramakrishnan VR, Hauser LJ, Frank DN (2016) The sinonasal bacterial microbiome in health and disease. Curr Opin Otolaryngol Head Neck Surg 24(1):20–25. Review

Reye RDK et al (1963) Encephalopathy and fatty degeneration of the viscera: a disease entity in childhood. Lancet 2:749–752

Round JL, Lee SM, Li J, Tran G, Jabri B, Chatila TA et al (2011) The Toll-like receptor 2 pathway establishes colonization by a commensal of the human microbiota. Science 20(332):974–977. https://doi.org/10.1126/science.1206095

Samuelsson B (1982) Les Prix Nobel: Nobel prizes, presentations, biographies and lectures. Almqvist & Wiksell, Stockholm. From studies of biochemical mechanisms to novel biological mediators: prostaglandin endoperoxides, thromboxanes and leukotrienes, S 153–174

Schamberger GP, Diez-Gonzalez F (2002) Selection of recently isolated colicinogenic Escherichia coli strains inhibitory to Escherichia coli O157:H7. J Food Prot 65:1381–1387

Schwab JM, Chiang N, Arita M, Serhan CN (2007) Resolvin E1 and protectin D1 activate inflammation-resolution programmes. Nature 447:869–874. = Kap. 6: Ref. 163

Seida JK et al (2011) North American (Panax quinquefolius) and Asian Ginseng (Panax Ginseng) preparations for prevention of the common cold in healthy adults: a systematic review. Evid Based Complement Alternat Med 2011:282151

Seidmann MD et al (2015) Clinical practice guideline: allergic rhinitis. Otolarynol Head Neck Surg 152(1 Suppl):S1–S43. https://doi.org/10.1177/0194599814561600

Sekita Y, Murakami K et al (2017) Antibiofilm and anti-inflammatory activities of *Houttuynia cordata* decoction for oral care. Evid Based Complement Alternat Med 2017:2850947

Serhan CN (2014) Novel Pro-resolving lipid mediators are leads for resolution physiology. Nature 510:92–101. = Kap. 6: Ref. 173

Serhan CN, Savill J (2005) Resolution of inflammation: the beginning programs the end. Nat Immunol 6:1191–1197

Serhan CN, Brain SD, Buckley CD, Gilroy DW, Haslett C, O'Neill LA et al (2007) Resolution of inflammation: state of the art, definitions and terms. FASEB J 21(2):325–332. https://doi.org/10.1096/fj.06-7227rev

Serhan CN, Chiang N, Van Dyke TE (2008) Resolving inflammation: dual anti-inflammatory and pro-resolution lipid mediators. Nat Rev Immunol 8(5):349–361. https://doi.org/10.1038/nri2294

Serhan CN et al (2011) Novel pro-resolving aspirin-triggered DHA pathway. Chem Biol 18(8):976–987. = Kap. 6: Ref. 204

Serhan CN, Chiang N, Dalli J, Levy BD (2015) Lipid mediators in the resolution of inflammation. Cold Spring Harb Perspect Biol 7(2):a016311. https://doi.org/10.1101/cshperspect.a016311

Shergis JL et al (2016) Herbal medicine for adults with asthma: a systematic review. J Asthma 53(6):650–659

Shinomiya S et al (2001) Regulation of TNFalpha and interleukin-10 production by prostaglandins I(2) and E(2): studies with prostaglandin receptor-deficient mice and prostaglandin E-receptor subtype-selective synthetic agonists. Biochem Pharmacol 61:1153–1116. = Kap. 6: Ref. 72

Sordillo JE et al (2015) Prenatal and infant exposure to acetaminophen and ibuprofen and the risk for wheeze and asthma in children. J Allergy Clin Immunol 135(2):441–448. = Kap. 4: Ref. 275

Spacova I, Petrova MI, Fremau A etal (2018) Intranasal administration of probiotic Lactobacillus rhamno-

7

sus GG prevents birch pollen-induced allergic asthma in a murine model 74(1):100–110

Srivastava K, Zhang TF et al (2010) ASHMI induced long lasting tolerance to allergen exposure in an asthma model is interferon-y but not TGF-ß dependent. Clin Exp Allergy 40(11):1678–1688

Srivastava K, Sampson HA, Emala CW Sr, Li XM (2013) The anti-asthma herbal medicine ASHMI acutely inhibits airway smooth muscle contraction via prostaglandin E2 activation of EP2/EP4 receptors. Am J Phys Lung Cell Mol Phys 305(12):L1002–L1010. https://doi.org/10.1152/ajplung.00423.2012. Epub 2013 Oct 25

Srivastava KD, Dunkin D, Liu C, Yang N, Miller RL, Sampson HA, Li XM (2014) Effect of Antiasthma Simplified Herbal Medicine Intervention on neutrophil predominant airway inflammation in a ragweed sensitized murine asthma model. Ann Allergy Asthma Immunol 112(4):339–347.e1-2. https://doi.org/10.1016/j.anai.2014.01.021

Stockert K et al (2007) Laser acupuncture and probiotics in school age children with asthma: a randomized, placebo-controlled pilot study of therapy guided by principles of Traditional Chinese Medicine. Pediatr Allergy Immunol 18:160–166

Stumm CL, Wettlaufer SH, Jancar S et al (2011) Airway remodeling in murine asthma correlates with a defect in PGE2 synthesis by lung fibroblasts. Am J Phys Lung Cell Mol Phys 301(5):L636–L644

Surth YJ et al (2011) 15-Deoxy-$\Delta^{12,14}$-prostaglandin J_2, an electrophilic lipid mediator of anti-inflammatory and pro-resolving signaling. Biochem Pharmacol 82(10):1335–1351

Teo SM, Mok D, Pham K et al (2015) The infant nasopharyngeal microbiome impacts severity of lower respiratory infection and risk of asthma development. Cell Host Microbe 17:704–715

Teufelsberger AR et al (2018) The IL-33/ST2 axis is crucial in type 2 airway responses induced by *Staphylococcus aureus*–derived serine protease-like protein D. J Allergy Clin Immunol 141(2):549–559.e7

Thomsen SF, Kyvik KO, Skadhauge LR, Steffensen I, Backer V (2009) Regular use of non-steroidal anti-inflammatory drugs increases the risk of adult-onset asthma: a population-based follow-up study. Clin Respir J 3(2):82–84

Tomosada Y et al (2013) Nasally administered *Lactobacillus rhamnosus* strains differentially modulate respiratory antiviral immune responses and induce protection against respiratory syncytial virus infection. BMC Immunol 14:40. https://doi.org/10.1186/1471-2172-14-4. Published online 2013 Aug 15

Turner RB et al (2017) Effect of probiotic on innate inflammatory response and viral shedding in experimental rhinovirus infection – a randomised controlled trial. Benefic Microbes 8(2):207–215

Villena J, Chiba E, Tomosada Y, Salva S, Marranzino G, Kitazawa H et al (2012) Orally administered *Lactobacillus rhamnosus* modulates the respiratory immune response triggered by the viral pathogen-associated molecular pattern poly(I:C). BMC Immunol 13:53. https://doi.org/10.1186/1471-2172-13-53

Vissing NH, Chawes BL, Bisgaard H (2013) Increased risk of pneumonia and bronchiolitis after bacterial colonization of the airways as neonates. Am J Respir Crit Care Med 188(10):1246–1252

Wall EA, Zavzavadjian JR, Chang MS, Randhawa B, Zhu X, Hsueh RC, Liu J, Driver A, Bao XR, Sternweis PC et al (2009) Suppression of LPS-induced TNF-a production in macrophages by cAMP is mediated by PKA-AKAP95-p105. Sci Signal 2:ra28

Wang G et al (2006) Effects of *Astragalus membranaceus* in promoting T-helper cell type 1 polarization and interferon-γ production by up-regulating T-bet expression in patients with asthma. Chin J Integr Med 12:262–267

Wang L, Zhang RM et al (2010) Chinese herbs in treatment of influenza: A randomized, double-blind, placebo-controlled trial. Respir Med 104(9):1362–1369

Wang C et al (2011) Oseltamivir compared with the Chinese traditional therapy maxingshigan-yinqiaosan in the treatment of H1N1 influenza: a randomized trial. Ann Intern Med 158(4):217–225

Wang S, Charbonnier LM, Noval Rivas M, Georgiev P, Li N, Gerber G et al (2015) MyD88 adaptor-dependent microbial sensing by regulatory T cells promotes mucosal tolerance and enforces commensalism. Immunity 18(43):289–303

Wang S, Tang Q, Qian W, Fan Y (2012) Meta-analysis of clinical trials on traditional Chinese herbal medicine for treatment of persistent allergic rhinitis. Allergy 2012; 67(5): 583–592

Wen MC, Wei CH, Hu ZQ, Srivastava K, Ko J, Xi ST, Mu DZ, Du JB LGH, Wallenstein S, Sampson H, Kattan M, Li XM (2005) Efficacy and tolerability of anti-asthma herbal medicine intervention in adult patients with moderate-severe allergic asthma. J Allergy Clin Immunol 116(3):517–524

WHO (2002) Acupuncture-review and analysis of reports on controlled clinical trials. WHO, Geneva

Yamada H et al (1998) In vivo antiinfluenza virus activity of Kampo medicine Sho-seiryu-to through mucosal immune system. Methods Find Exp Clin Pharmacol 20(3):185–192

Yan Y et al (2018) Wentong decoction cures allergic bronchial asthma by regulating the apoptosis imbalance of EOS. Chin Med 13:21. https://doi.org/10.1186/s13020-018-0180-2

Yang N et al (2013a) Glycyrrhiza uralensis flavonoids present in anti-asthma formula, ASHMI, inhibit memory Th2 responses in vitro and in vivo. Phytother Res 27(9):1381–1391. https://doi.org/10.1002/ptr.4862

Yang N, Liang B, Srivastava K, Zeng J, Zhan J, Brown L, Sampson H, Goldfarb J, Emala C, Li XM (2013b) The Sophora flavescens flavonoid compound trifolirhizin inhibits acetylcholine induced airway smooth muscle contraction. Phytochemistry 95:259–267. https://doi.org/10.1016/j.phytochem.2013.07.023. Epub 2013 Aug 27

Yang SH, Yu CL, Chen YL,Chiao SL, Chen ML (2010) Traditional Chinese medicine, Xin-yi-san, reduces nasal symptoms of patients with perennial allergic rhinitis by its diverse immonomodulatory effects. Int Immunopharmacol 10(8):951–8

Yasui H, Kiyoshima J, Hori T (2004) Reduction of influenza virus titer and protection against influenza virus infection in infant mice fed Lactobacillus casei Shirota. Clin Diagn Lab Immunol 11:675–679

Zelaya H, Tada A, Vizoso-Pinto MG, Salva S, Kanmani P, Aguero G et al (2015) Nasal priming with immunobiotic *Lactobacillus rhamnosus* modulates inflammation-coagulation interactions and reduces influenza virus-associated pulmonary damage. Inflamm Res 64(8):589–602

Zhang J, Li X, Xu J, Ernst E (2012) Laser acupuncture for the treatment of asthma in children: a systematic review of randomized controlled trials. J Asthma 49(7):773–777. https://doi.org/10.3109/02770903.2012.691194. Epub 2012 Aug 9

Zhang HP et al (2018) Chinese herbal medicine formula for acute asthma: a multi-center, randomized, double-blind, proof-of-concept trial. Respir Med 140:42–49

Zhong-Jing Z (1997) Shang Han Lun – Abhandlung über fieberhafte, durch Kälte verursachte Erkrankungen. Verlag f. Ganzheitl. Med. ISBN 10: 392734418437

Zhou W et al (2014) Cyclooxygenase inhibition abrogates aeroallergen-induced immune tolerance by suppressing prostaglandin I2 receptor signaling. J Allergy Clin Immunol 134(3):698–705. = Kap. 6: Ref. 78

TCM

K. Stockert, *Allergieprävention*, https://doi.org/10.1007/978-3-662-58140-7_8

Weil die Wissenschaft erkannt hat, dass schon der „banale" Infekt bei Prädisponierten die Sensibilisierung erleichtert und bei Allergikern zu akuten Exazerbationen mit Etagenwechsel und Chronifizierung führen kann, soll nun ein Bogen über fast 2000 Jahre gespannt werden – von der aktuellsten Grundlagenforschung des 21. Jahrhunderts zur Weisheit des Klassikers der TCM *„Shānghán zábìng lùn"* von 200 n. Chr. Dieser Klassiker setzt sich systematisch mit dem Ursprung und der Entwicklung von Kälte-induzierten Krankheiten und Behandlungsmöglichkeiten auseinander und verwendet perfekt modulierte Kräuterrezepturen für eine große Bandbreite von Krankheitsmanifestationen. Daher wird im Folgenden versucht, dieses diagnostische und therapeutische Konzept bei Erkältungskrankheiten systematisch anhand einiger weniger, aber häufig anzutreffender Krankheitsmuster zu erklären. Die Autorin möchte die Leser motivieren, in das chinesische Denken „einzutauchen", sich mit den TCM-Denkweisen auseinanderzusetzen, um den systematisierbaren Prozess über den Verlauf der Krankheiten zu verstehen und mit unserem heutigen Wissen zu vernetzen. Exzellente Forscher könnten durch Gedankenaustausch und „exzellente Kooperationen" zusammenarbeiten, um das Problem der Allergie gemeinsam zu bewältigen. Das Thema Allergie ist so komplex, dass es „kompetente Rebellen" braucht, die den Status quo auf diversen Gebieten kritisch hinterfragen und gleichzeitig sehr hohe Kompetenz in ihrem eigenen Gebiet haben, um neue Lösungsansätze zu finden.

Die Traditionelle Chinesische Medizin basiert auf dem philosophischen Konzept der Yin-Yang-Theorie und der Lehre der 5 Wandlungsphasen. Die Lehre von Yin und Yang entsprang zunächst einer Naturphilosophie und beschreibt die Phänomene der Natur sowie deren Beziehungen zueinander und zum Universum. Sie wird benutzt, um den immerwährenden Prozess natürlicher Veränderung zu erklären.

Yang 陽 korrespondiert im chinesischen Schriftzeichen mit der von der Sonne beschienenen Seite eines Berges. Dort ist alles hell, warm und trocken, im Extrem wird jedoch dort alles vertrocknen und verbrennen.

Yin 陰 symbolisiert die Schattenseite des Berges, wo eher feuchtes, kaltes Klima und Dunkelheit vorherrschen.

阝	Berg
云	Wolke
日	Sonne
旦	Sonne über dem Horizont
勿	Sonnenstrahlen

Sämtliche Aspekte des Universums werden dem Yin bzw. dem Yang zugeordnet. Einige Beispiele:

Die Monade (Abb. 8.1) versinnbildlicht die Basis der chinesischen Philosophie: Harmonie und zyklischer Wandel. Obwohl Yin und Yang einander komplementäre, polare Gegensätze darstellen, sind sie voneinander abhängig, ergänzen, begrenzen und kontrollieren sie einander und können sich sogar ineinander umwandeln. So wird der Tag dem Yang und die Nacht dem Yin zugeordnet. Zu Mittag besteht ein Maximum an Yang. Während sich

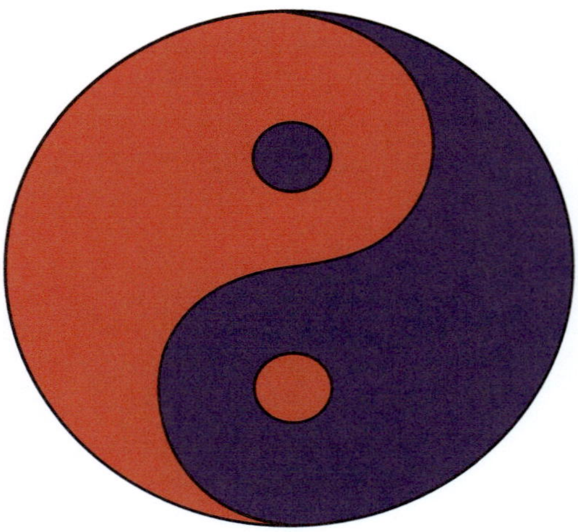

Abb. 8.1 Monade. Obwohl einander entgegengesetzt und komplementär, ergänzen sich Yin und Yang zu einem harmonischen Ganzen und bilden ein dynamisches Gleichgewicht

danach das Yang des Tages langsam zurückzieht, erstarkt das Yin, um gegen Mitternacht seinen Höhepunkt zu erreichen. Der Kreis schließt sich in einem regelmäßigen Rhythmus und zyklischen Wandel, indem das Yang nach Mitternacht wieder erwacht und zu Mittag erneut seinen Höhepunkt zeigt. Einen ähnlichen Zyklus kann man im Jahresverlauf beobachten, der sich immer wieder wiederholt. Der Kreis symbolisiert somit sämtliche zyklischen Prozesse des Universums.

Gesundheit bedeutet in der TCM ein dynamisches Gleichgewicht zwischen Yin und Yang. Ziel der TCM ist es, entstandene Ungleichgewichtszustände zu erkennen und auszugleichen.

Durch speziell entwickelte diagnostische Zusatzmöglichkeiten wie Zungen- und Pulsdiagnose gelingt es in der TCM, einerseits Krankheitsprozesse schon vor Ausbruch der Erkrankung festzustellen und diesen gegenzusteuern (Salutogenese, Sub-Health), andererseits bereits bestehende Erkrankungen mithilfe von Akupunktur, chinesischer Kräutertherapie, Ernährung nach den 5 Wandlungsphasen, Massagetechniken sowie Bewegungsübungen wie Tai ji und Qi gong zu behandeln.

Der Begriff der Komplementarität der chinesischen Philosophie wurde von der modernen Physik aufgegriffen. Der Physiker Niels Bohr führte in der Diskussion, ob subatomare Elemente (Elektronen, Neutronen oder Protonen) Teilchen (Materie) oder Wellen (immateriell) seien, den Begriff der Komplementarität ein, weil für ihn das Teilchenbild und das Wellenbild zwei sich ergänzende Beschreibungen derselben Wirklichkeit waren, von denen jede nur teilweise richtig war und eine beschränkte Anwendungsmöglichkeit hatte. Laut Niels Bohr werden beide Aspekte benötigt, um die atomare Wirklichkeit darzustellen, und beide müssen innerhalb der von der Heisenberg'schen Unschärfetheorie gesetzten Grenzen angewendet werden. Das Symbol der altchinesischen Monade, mit der einander komplementären Darstellung von Yin und Yang hat Niels Bohr so tief beeindruckt und inspiriert, dass er die Monade auf die Titelseite seiner wissenschaftlichen Abhandlung drucken ließ.

Das zweite große Denkkonzept der TCM ist das Konzept der **5 Wandlungsphasen** oder **Konzept der 5 Elemente** (Abb. 8.2) und entstand etwas später als die Philosophie des Yin-Yang-Konzepts in der Zeit der „kämpfenden Staaten" 476–221 v. Chr. (Macciocia 1994). Die 5 Wandlungsphasen symbolisieren fünf verschiedene Qualitäten von Naturphänomenen, fünf Bewegungen und fünf Phasen im Kreislauf der Jahreszeiten.

Das Ineinanderübergehen dieser Wandlungsphasen wird auch als Hervorbringungssequenz bezeichnet. Genau so wie die Jahreszeiten ineinander übergehen und zyklisch abwechseln, so produziert das Element **Wasser** über das Wachsen der Bäume das Element **Holz**, durch Verbrennen des Holzes entsteht **Feuer**, aus der Asche des Feuers wird **Erde**, Erde bringt **Metall** hervor und Metall produziert durch Verdampfen Wasser. Jedes Element wird daher als „Kind" des davorstehenden Elements bezeichnet. Feuer stellt z. B. das Kind des Holzes dar. Da jedem Element/jeder Wandlungsphase auch ein Yin- und ein Yang-Organ zugeordnet wird, kann bei Schwäche eines Organs dessen „Mutter" gestärkt werden. Ist das Feuer schwach, kann man Holz nachlegen und dadurch stärken, um das Kind zu kräftigen. Dies ist eine von vielen Behandlungstechniken der TCM. Wenn z. B. eine Schwäche der Lunge vorliegt, würde man die Mutter der Lunge, die Erde, mit Kräutern und Nahrung stärken. Jedem Element wird aber auch eine psychische Eigenschaft zugeordnet, die die ganzheitliche Betrachtung des Körpers als Einheit zwischen Soma und Psyche symbolisiert. Die Trennung zwischen Geist und Körper, wie sie in Europa seit René Descartes eingeführt wurde, fand in der TCM niemals statt.

Die TCM sieht den Menschen als Mikrokosmos im Makrokosmos des Universums. Wachstum und Harmonie des Menschen sowie dessen ständige Transformation im philosophischen Sinn sind abhängig von der ständigen Interaktion mit dem Universum, aber auch von einem dynamischen Gleichgewicht von Yin und Yang und von der Harmonie zwischen den 5 Elementen/Wandlungsphasen.

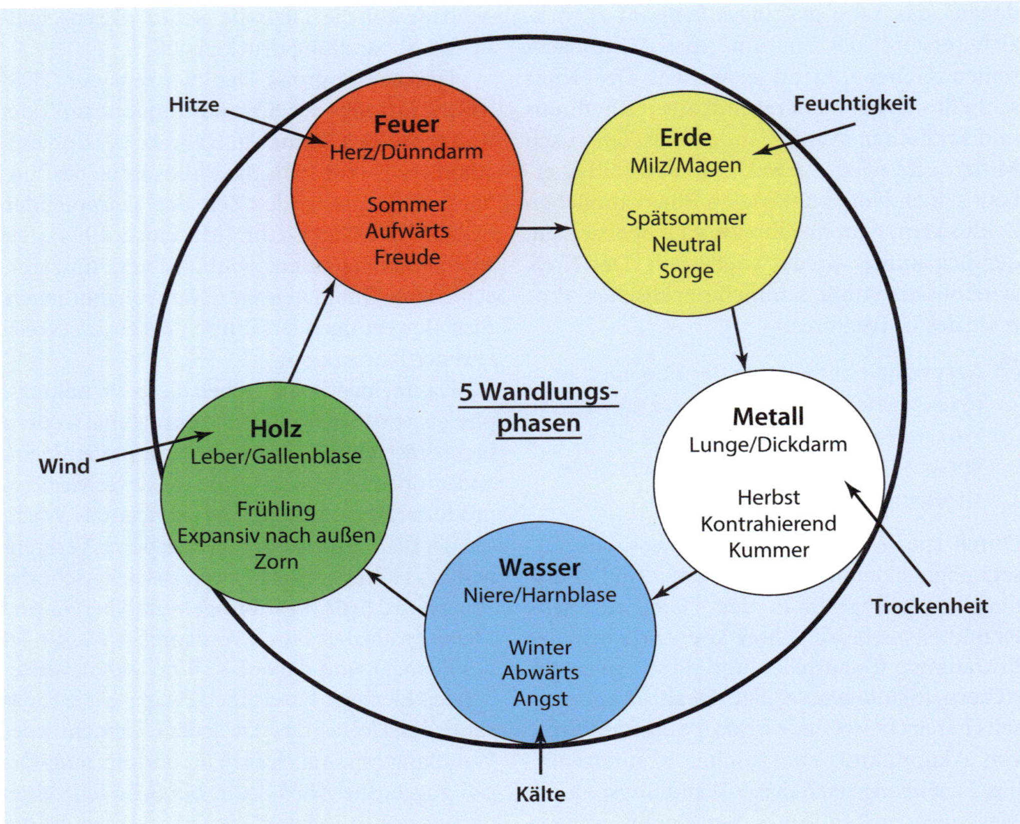

Abb. 8.2 5 Wandlungsphasen. Jeder Wandlungsphase (Wasser, Holz, Feuer, Erde und Metall) wird ein Yin-Organ (Niere, Leber, Herz, Milz und Lunge) und ein Yang-Organ (Harnblase, Gallenblase, Dünndarm, Magen, Dickdarm) sowie ein Wettereinfluss (Kälte, Wind, Hitze, Feuchtigkeit und Trockenheit), eine Emotion (Angst, Zorn, Freude, Sorge, Kummer) und eine Jahreszeit (Winter, Frühling, Sommer, Spätsommer, Herbst) zugeordnet

Laut *Huángdì Nèijīng*, dem „Inneren Klassiker des gelben Kaisers“(Wang 1997),

„treffen die Einflüsse des Universums auf Erde und Menschen, wo sie Wachstum und Entwicklung aller Dinge fördern, aber auch stören können.“

Das *Huángdì Nèijīng* 黄帝内經, auch als *Nèijīng* 内經 bekannt, ist eines der ältesten Standardwerke der chinesischen Medizin und besteht aus zwei großen Teilen.

1. Teil-**Sùwèn** 黄帝内经素问 – ca. 200 v. Chr.: „Einfache Fragen“
2. Teil – Seit der Tang-Dynastie唐朝 – ca. 618–907 n. Chr. bekannt als **Língshū** 灵枢 – „Angelpunkt der Struktivkraft“.

Dieses medizinische Werk ist bis heute grundlegend und richtungsweisend für die Ausbildung innerhalb der chinesischen Medizin.

Einflüsse des „Himmels“ bzw. des Universums sind zum Beispiel klimatische Faktoren, wie **Wind**, der auf unserem Erdplaneten dem Holz entspricht. Die **Hitze** des Universums zeigt sich im Element Feuer, **Feuchtigkeit** des Himmels entspricht der Erde, **Trockenheit** dem Metall und **Kälte** entspricht dem Element Wasser. Somit formen die formlosen Wettereinflüsse des Himmels die Elemente der Erde und bestimmen auch deren Grenzen. Auch die Jahreszeiten werden den 5 Wandlungsphasen zugeordnet. Sind Yin und Yang die Manifestationen von Wasser und Feuer bzw. Winter und Sommer, so symbolisiert das Element Holz den Frühling mit dem Wachstum der sprießenden Blätter der Bäume. Dem Element Metall entspricht der Herbst, der mit der Ernte den Abschluss des Wachstums mit Rückzug symbolisiert und den Winter einleitet und dadurch den unendlichen zyklischen Prozess fortsetzt.

▪▪ TCM-Therapie

Während **Akupunktur, Tuina und Akupressur mit dem Wellenbild** bzw. dem immateriellen Aspekt des Körpers arbeiten und über Energieausgleich den Körper regulieren, leistet die chinesische Phytotherapie „materielle" Arbeit. **Materie wird dem Körper in Form von Kräutern zugeführt**. Beide Therapien (materiell und immateriell) können in einem gemeinsamen Zusammenspiel zur Gesundung bzw. Harmonie zwischen Yin und Yang beitragen und aktiv vom Patienten über Qi gong und Tai ji sowie Ernährung nach den 5 Wandlungsphasen unterstützt werden.

▪ Akupunktur

Die Akupunktur verwendet Einstiche mit Nadeln an genau festgelegten Körperregionen, die spontan oder druckempfindlich sein können, bei funktionellen, reversiblen Erkrankungen zu diagnostischen und/oder therapeutischen Zwecken. Dabei werden Akupunkturpunkte an Meridianen, in denen nach TCM-Vorstellung das Qi fließt, durch den Nadelstich, durch Massage oder durch Laserlichtbestrahlung elektrisch gereizt. Durch einen Potenzialsprung am Akupunkturpunkt nach dem Akupunkturreiz kommt es zu einer Photonenemission, die über das Meridiansystem weitergeleitet wird. Dadurch kann eine Energieumverteilung auch an weit entfernten Körperstellen durchgeführt werden.

Die Akupunkturwirkung braucht funktionierende Nervenbahnen und wirkt **nervös-reflektorisch**, hat aber auch **humeral-endokrine** Wirkung, indem nach Akupunktur Endorphine, Enkephaline und Monoamine wie Serotonin, Noradrenalin, Dopamin und ACTH freigesetzt werden (Guo et al. 2009). Durch diese Aktivierung von Neurotransmittersubstanzen und Hormonen erklärt sich die entspannende, entzündungshemmende und schmerzstillende Wirkung der Akupunkur. Außerdem konnte gezeigt werden, dass es nach der Behandlung mit Akupunktur bei allergischem Asthma zu einer signifikanten Reduktion von Th2-induziertem IL-4 kommt, gemeinsam mit einer 32 % Reduktion von eosinophilen Granulozyten (Joos et al. 2000). Es wird spekuliert, dass die Akupunktur die Th1/Th2-Dysbalance, die für die Entwicklung des allergischen Geschehens verantwortlich ist, positiv beeinflusst.

▪ Chinesische Phytotherapie

Die chinesische Phytotherapie bietet ein umfassendes therapeutisches Konzept, um Krankheiten und deren Folgen zu behandeln, indem sie es einerseits dem Körper ermöglicht, selbst einen Weg zu finden, die pathogenen Faktoren zu eliminieren und andererseits durch „materielle" Konstitutionsbehandlung mithilft, den Körper zu stärken und somit auch prophylaktisch die Anfälligkeit für neuerliche Erkrankungen zu reduzieren.

– Arzneien

In Europa werden derzeit ca. 400 verschiedene Arzneimittel der chinesischen Medizin in großteils speziell geschulten Apotheken angeboten. Die meisten Arzneien (90 %) sind pflanzlicher Herkunft (▪ Abb. 8.3), es gibt jedoch auch einige wenige mineralische Substanzen und Arzneien aus dem Tierreich. Viele Tierprodukte sind aus Artenschutzgründen streng verboten, wie zum Beispiel Tigerknochen oder Rhinozeros-Hörner.

Jede Arznei wird klassifiziert nach:

– Temperaturverhalten

Heiß und warm: Diese Arzneien sind aktivierend, beschleunigen, dynamisieren, lösen und

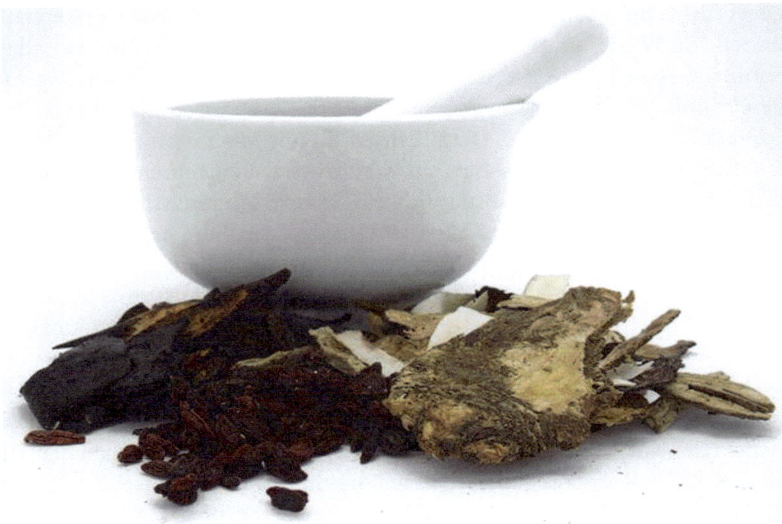

Abb. 8.3 Chinesische Arzneimischung. Rohdrogen vor der Dekoktierung

zerstreuen. So bewirken Zimtzweigchen (Ramulus [Rm.] Cinnamomi *Gui zhi*) durch ihre warme Schärfe eine Erwärmung der Körperoberfläche und können bei Verkühlungen leicht schweißtreibend und immunstimulierend wirken.

Neutral: Weder wärmend noch kühlend. Oft bei Diuretika, wie Poria (*Fuling*).

Kühlend und kalt: Der kühle Aspekt bewirkt eine Befeuchtung mit Säften, Verlangsamung von Stoffwechselprozessen und Beruhigung. Kühles und Kaltes kann Hitze kühlen und Yin anreichern. So verwendet man z. B. Radix (Rd.) Rehmanniae viride (*Sheng di huang*), um das Nieren-Yin bei menopausalen Hitzewallungen zu stärken oder um Hitze nach hochfieberhaften Infektionserkrankungen zu kühlen, wenn zum Beispiel nach einer Pneumonie trotz antibiotischer Behandlung lang anhaltender trockener Husten, große Unruhe und Herzklopfen mit subfebrilen Temperaturen entstanden sind.

– Geschmacksrichtung

Der Geschmack einer Arznei gibt Aufschluss über die Wirkebene und Eindringtiefe. Jedes Arzneimittel kann verschiedene Geschmacksrichtungen haben:

scharf: an der Oberfläche wirksam, zerstreuend bei Ansammlungen von Feuchtigkeit oder Schleim, öffnend, entfaltend

süß: befeuchtend, Säfte spendend, aktive Energie tonisierend, regulierend, harmonisierend

neutral: oft diuretisch wirksam, regulierend

sauer: adstringierend, Säfte erhaltend, Schweiß hemmend

bitter: nach unten ausleitend, trocknend, klärend

salzig: befeuchtend, Säfte erzeugend, laxierend, Knoten erweichend, in der Tiefe wirkend

– Organ und Leitbahnenbezug

Jede Arznei hat einen oder mehrere spezielle Wirkorte, in denen sie ihr Potenzial besonders gut entfaltet. So wirken scharfe Arzneien besonders gut in der Lunge, saure Arzneien in der Leber, süße und neutrale in der Milz, bittere im Herzen und salzige in der Niere.

– Wirkrichtung

Oberflächlich wirkende Arzneien: Während warme, oberflächlich wirksame Arzneien pathogene Faktoren wie Kälte im Anfangsstadium von Verkühlungen befreien können

(z. B. Rm. Cinnamomi), behandelt man mit kühlen, oberflächlich wirksamen Arzneien fieberhafte Erkrankungen im Sommer, z. B. mit der Klettenfrucht, Fructus (Fr.) Arctii (*Niu bang zi*), eine Angina tonsillaris.

Im Inneren wirkende Arzneien: Regulieren und stärken innere Organe, Blut und Qi: z. B. Rd. Ginseng (*Ren shen*) stärkt das Qi von Milz, Herz und Lunge.

Emporhebende Arzneien: Heben das körpereigene Qi nach oben und entfalten an der Oberfläche ihre Wirkung: z. B. Rhizoma (Rh.) Cimicifugae (*Sheng ma*), das Traubensilberkerzenrhizom, das entzündetes Zahnfleisch kühlen und auch andere kühlende Arzneien kopfwärts ziehen kann.

Absenkende Arzneien: Ziehen Energien nach unten und innen, besonders auch bei gegenläufigen Qi-Bewegungen, wie aufsteigendem Leber-Yang mit den Symptomen Kopfschmerzen, Schwindel und Migräne. Hier wirkt z. B. Rh. Gastrodiae (*Tian ma*) und senkt das hochschlagende Leber-Yang ab. Auch die zerriebene Austernschale, Co. Ostreae (*Mu li*), kann bei Unruhezuständen das aufsteigende Yang nach unten führen und durch seine salzige Schwere in der Niere verankern.

Rezepturen

Rezepte der chinesischen Arzneimitteltherapie bestehen fast nie aus Einzelarzneien, sondern sind nach dem **Multi-target-Prinzip** eine komplexe Mischung aus verschiedenen Arzneien, die

1. einander verstärken, ohne Nebenwirkungen zu erzeugen, weil die Einzelarznei in ihrer Dosis gering gehalten werden kann;
2. einander antagonisieren: so verschreibt man zum Beispiel bei einem akuten Infekt mit Husten in der Rezeptur *Xiao qing long tang* viele scharfe, warme Arzneien (Hb. Ephedrae, Rm. Cinnamomi, Rh. Zingiberis), die Kälte zerstreuen können, und eine adstringierende, saure Arznei (Fr Schisandrae), die dann als Ausgleich zu den stark zerstreuenden Arzneien, deren Wirkung modifiziert und nebenwirkungsfrei hält. Daher wirkt auch Hb. Ephedrae in dieser Modifikation nicht blutdrucksteigernd.
3. Oft werden Arzneien mit unterschiedlicher Wirkung bewusst kombiniert, um komplexe Beschwerdebilder besser beeinflussen zu können. So wird bei einer Form des Burnout-Syndroms die Rezeptur *Gui pi tang* verwendet, die einerseits Qi-tonisierende Arzneien wie Rd. Ginseng und Rd. Astragali verwendet und andererseits entspannende Arzneien wie Sm. Ziziphi spinosae (*Suan zao ren*). Dadurch wird die Müdigkeit, die so typisch für das Burnout-Syndrom ist, behandelt, aber auch die zeitgleich vorhandene geistige Unruhe, die in so einem Fall oft zu Panikattacken führen kann.

Der Aufbau einer Rezeptur setzt sich aus einem hierarchischen Prinzip zusammen, das sich von der im alten China verwendeten Rangordnung ableitet:

1. **Kaiserarznei**: Dieser Bestandteil bestimmt die Hauptwirkrichtung der Rezeptur.
2. **Ministerarznei**: Wirkt ähnlich wie die Kaiserarznei und unterstützt und verstärkt diese in ihrer Wirkung.
3. **Assistentenarznei**: Behandelt Nebenbefunde, die von den Hauptarzneien nicht abgedeckt werden können, bzw. antagonisiert die Hauptarzneien, um Nebenwirkungen zu vermeiden.
4. **Botenarznei**: Kann die Wirkung der anderen Arzneien auf gewisse Organe, Meridiane oder Wirkrichtungen lenken und hat auch harmonisierende Wirkung auf die gesamte Rezeptur, indem sie toxische Nebenwirkungen abpuffert.

Während das Gesundheitssystem des 21. Jh. Krankheiten und Patienten in ICD-Codes einordnet und sich z. B. unter Gastritis ein gewisses Beschwerdebild vorstellt, werden im Konzept der chinesischen Phytotherapie des „*Shānghán zábìng lùn*“ Krankheiten und Patienten in Rezepturmustergruppen eingeteilt. Rezepturen beschreiben also genau komplexe Krankheitsmuster. So können sich TCM-Ärzte einen Patienten mit einem *Li zhong wan*-Muster genau vorstellen und wissen, dass es sich hier um einen kälteempfindlichen, verdauungsschwachen, appetitlosen, zu Durchfall neigenden Patienten handelt, der dann bei Kälte zu krampfartigen Bauchschmerzen neigt.

Rechtliche Aspekte

Chinesische Arzneimitteltherapie ist in Österreich **apothekenpflichtig**, somit dürfen chinesische Arzneimittelrezepturen ausschließlich in Apotheken hergestellt und verkauft werden.

Zuletzt hat die EU-Richtlinie 2004/24/EG: „Traditional Herbal Medicinal Products Directive" für große Aufregung gesorgt. Sie bestimmt, welche Anforderungen Fertigarzneimittel erfüllen müssen, um zugelassen zu werden, nämlich: medizinische Verwendung seit mehr als 30 Jahren, davon 15 Jahre in der EU. Ihre Anwendung muss ohne ärztliche Aufsicht möglich und sicher sein, weiters sind viele Indikationen von dieser Richtlinie ausgeschlossen.

Die EU-Richtlinie 2004/24/EG verpflichtet die Produzenten von pflanzlichen Fertigpräparaten und Mischpräparaten aus mehreren Kräutern zu Zulassungsverfahren. Sie müssen Dossiers über Qualität, Wirkung und mögliche Nebenwirkungen der einzelnen Erzeugnisse vorlegen.

Nicht betroffen von der „Traditional Herbal Medicinal Products Directive" sind pflanzliche Arzneimittel, die in Apotheken nach ärztlichem Rezept oder nach Arzneibuchvorschriften hergestellt werden.

Daher fällt die chinesische Arzneimitteltherapie **nicht** in die Kriterien der EU-Richtlinie 2004/24/EG „Traditional Herbal Medicinal Products Directive".

Toxikologie und Sicherheitsaspekte

Auf TCM spezialisierte österreichische und deutsche Apotheken werden von Großhändlern mit chinesischen Arzneien beliefert, die aus zuverlässigen, staatlich kontrollierten Betrieben der VR China einkaufen und problemanfällige, aus China kommende Chargen auf Pestizide (inkl. Herbizide), Aflatoxine, mikrobielle Verunreinigungen und Schwermetallgehalt überprüfen.

> **Dringend abgeraten wird vom Kauf von Billigarzneien aus dem Internet, da diese oft weder auf Identität noch auf Reinheit überprüft sind.**

Zur Überwachung eventueller Nebenwirkungen von TCM-Arzneien wurde das *Centrum für Therapiesicherheit in der Chinesischen Arzneitherapie (CTCA)* (▶ https://www.ctca.center/index.php/de) vom deutschen Arzt Dr. Axel Wiebrecht in Berlin gegründet, das sämtlichen gemeldeten Nebenwirkungen nachgeht und bei Problemen die Ärzteschaft informiert. Alle wichtigen Ausbildungsgesellschaften sind dort Mitglied, sodass ein schneller Infomationstransfer ermöglicht wird und die Sicherheit der Patienten gewahrt werden kann.

Darreichungsformen

Dekokte *(Tangji)*: stellen die häufigste klassische Zubereitungsart für chinesische Kräuter dar.

Die Arzneien werden in einem Topf aus Keramik, Email oder Edelstahl mit Wasser bis 1 cm oberhalb der Kräuter bedeckt. Nach 20–30 Minuten lässt man die Arzneien bei großer Hitze aufkochen und reduziert dann die Hitze für weitere 20–30 Minuten. Dann werden die Kräuter abgeseiht, neuerlich mit Wasser bedeckt, nochmals aufgekocht und 20–30 Minuten köcheln gelassen. Danach wird das Wasser wieder abgeseiht und mit der ersten Abkochung vermischt. Das fertige Dekokt ist im Kühlschrank mehrere Tage haltbar, sollte jedoch nicht kalt eingenommen werden.

Pulver (*San*): Die Bestandteile werden zerrieben und eingenommen.

Pillen (*Wan*): Die zerriebenen Bestandteile werden mit Flüssigkeit oder Bindemittel zu Pillen geformt und sind dadurch leichter einnehmbar als Dekokte.

Granulate (*Chongfuji*): Die Arzneien werden dekoktiert und der Absud unter Vakuum bei relativ tiefer Temperatur eingedickt.

In Taiwan wird das eingedickte Granulat wiederholt auf einen Füllstoff gesprüht (meist die pulverisierte Ausgangsdroge, aber auch Maisstärke oder mikrokristalline Zellulose) und danach zum fertigen Granulat verarbeitet. Diese Granulate sind nicht vollständig wasserlöslich, die gepulverten Drogenanteile bilden nach dem Versetzen mit Wasser eine Suspension.

In der Volksrepublik China werden die Granulate in einem zweistufigen Verfahren hergestellt. Die eingedickte Flüssigkeit wird sprühgetrocknet, der Primärextrakt wird dann mit Hilfsstoffen (u. a. Maltodextrin) auf den gewünschten Verdünnungsfaktor eingestellt und anschließend zu einem Extraktgranulat verarbeitet.

Die fertigen Granulate werden dann vom Patienten in heißem Wasser angemischt bzw. aufgelöst und am besten eine Stunde vor oder nach einer Mahlzeit eingenommen. Granulate können von manchen Apotheken auch zu Tabletten gepresst werden.

Hydrophile Konzentrate: Hydrophile Konzentrate sind Kräuterextrakte aus einem Alkohol-Wasser-Gemisch mit Glyzerin als Stabilisator und sind besonders für die Behandlung von Kindern und geschmacklich empfindlichen Patienten geeignet. Sie müssen kühl gelagert werden.

Sirupe: Durch Vermischung von Dekokten mit Rohrzucker lassen sich für Kinder bekömmliche Sirupe herstellen.

Salben: Chinesische Arzneidekokte können dekoktiert, konzentriert in Salbengrundlagen gemischt und lokal auf die Haut appliziert werden (z. B. bei Neurodermitis, Akne oder auch bei Sportverletzungen). Salben können auch durch direkte Einarbeitung löslicher Granulate in handelsübliche Salbengrundlagen hergestellt werden.

Zäpfchen: Hochkonzentrierte Dekokte können auch zur Zäpfchenherstellung verwendet werden, weiters können Extraktgranulate auch direkt in die Zäpfchengrundlage eingeschmolzen werden.

TCM-Therapie bei akuten Infekten

In der TCM gibt es 2 Klassiker, die sich besonders mit Infektionskrankheiten und deren Fortschreiten im Körper beschäftigen:

- *Shānghán zábìng lùn*: der Klassiker für Kälte-induzierte und vermischte Erkrankungen
- *Wēn Bìng Lùn*: der Klassiker für Wärme-induzierte Erkrankungen

8.1 Das Shānghán zábìng lùn 傷寒雜病論

Das *Shānghán zábìng lùn* wurde von Zhāng Zhòng-Jǐng ca. 200 n. Chr. verfasst und gilt als eines der ältesten und meist zitierten Lehrbücher der chinesischen Medizin. Ursprünglich verloren und rekonstruiert, besteht es aus 2 Teilen: dem *Shānghán lùn* (Klassiker für Kälte-induzierte Erkrankungen) (Zhang 1997) und dem *Jīnguì Yàolüè* (wesentliche Verschreibungen aus der Goldenen Kammer) (Wiseman und Wilms 2013).

Der erste Teil, das *Shānghán lùn, setzt* sich systematisch mit dem Ursprung und der Entwicklung von Kälte-induzierten Krankheiten und Behandlungsmöglichkeiten auseinander und verwendet perfekt modulierte Kräuter in Form von Rezepturen für eine große Bandbreite von Krankheitsmanifestationen. Unbestreitbar gilt der Autor Zhāng Zhòng-Jǐng bis heute als brilliantester medizinischer Denker, den China je hervorgebracht hat. Er beschreibt das Eindringen des Kälte-Pathogens in den Körper und dessen mögliche Transformation innerhalb von 6 Schichten. Dieses 6-Schichten-Modell übernahm Zhāng Zhòng-Jǐng von dem damals „relativ" neuen *Huángdì Nèijīng*, jenem Buch, das als das früheste, vor 2200 Jahren geschriebene komplexe Werk über Traditionelle Chinesische Medizin gilt und das 2011 in das UNESCO-Weltkulturerbe aufgenommen wurde (Bing Wang 1997).

Die Transformation innerhalb der 6 Schichten stellt neben der Yin/Yang-Theorie und der Theorie der 5 Wandlungsphasen ein zusätzliches System symbolischer Methodologie dar und beschreibt 6 unterschiedliche Kategorien für Zustände, die direkt vom Wettermuster beeinflusst werden und die die Krankheitsentwicklung modifizieren können.

» *„Da die formlosen Energien des Himmels und die geformten Elemente der Erde einander inspirieren, kann es“* laut *Huángdì Nèijīng* (Sùwèn *Kapitel 66) „innerhalb des Yin-Qi und Yang-Qi zu unterschiedlichen Quantitäten kommen und daher gibt es 3 Yin und 3 Yang. Das Yin wird in 3 verschiedene Yin Schichten geteilt, je nachdem wieviel Yin es enthält. Am meisten Yin enthält das Tai Yin, etwas weniger Yin befindet sich im Shao Yin und am wenigsten im Jue Yin. Auch das Yang wird entsprechend der Menge an Yang in 3 verschiedene Yang-Schichten geteilt. Tai Yang enthält das meiste Yang, gefolgt vom Yang Ming und dem Shao Yang, das am wenigsten Yang beinhaltet.“*

8

Diese 6 Schichten werden neben den Wettereinflüssen auch in Beziehung zu den 5 Elementen gesetzt (◘ Tab. 8.1).

Zhāng Zhòng-Jǐng widmete jeder Schichte ein Kapitel, indem er erstmals systematisch Krankheitsmanifestationen zahlreicher Ungleichgewichtszustände inklusive klinischer Diagnosen innerhalb der jeweiligen Schichte beschrieb und mit seinem großen Kräuterwissen vereinte. Dabei entwickelte er hoch-raffinierte Kräuterrezepturen, die auch heute, 1800 Jahre nach Abfassung dieses Klassikers der TCM, sehr häufig eingesetzt werden und aktueller denn je sind.

Für das Thema Allergie/Infektanfälligkeit ist es relevant, wie der individuelle Mensch auf die klimatischen Faktoren Kälte, Hitze, Trockenheit, Feuchtigkeit und Wind reagiert und wie die 3 Yin- und die 3 Yang-Schichten des individuellen Menschen mit diesen interagieren. Deshalb müssen diese 6 Schichten näher beschrieben werden:

8.1.1 Tai Yang (Blase/Dünndarm)

Diese äußerste Schichte mit ihren Leitbahnen Blase und Dünndarm stellt eine Schutzhülle des Körpers gegenüber Einflüssen der Außenwelt dar. In dieser Schichte zirkuliert das Abwehr-Qi (Wei Qi), das den Körper vor pathogenen Faktoren von außen bewahren soll. Seine physiologische Funktion ist der Schutz der Oberfläche. Das Abwehr-Qi reguliert das Öffnen und Schließen der Poren und die Schweißsekretion. Dadurch steuert es auch das „Versiegeln“ der äußersten Schichte, damit pathogene Faktoren wie Wind-Kälte oder Viren bzw. Bakterien nicht eintreten können. Wenn die äußeren Einflüsse zu stark werden oder das Wei Qi zu schwach ist, wird der Öffnungs-/Schließmechanismus der Poren gestört und der pathogene Faktor kann in den Körper eintreten. Dann nimmt die Krankheit ihren Lauf.

Der Meridian des mit der Tai Yang-Schichte assoziierten Organs Blase zieht von der Stirn über Nacken und Rücken, Hinterseite des Beins bis zu Spitze der kleinen Zehe und ist sehr anfällig für Einflüsse durch Kälte. Der zweite zugeordnete Meridian, der Dünndarmmeridian, umstreift ebenfalls den Nacken und die Schultern. Auch wenn die Assoziation mit dem Organ Dünndarm zunächst verwunderlich ist, kann man aufgrund des heutigen Wissens über die enorme immunologische Bedeutung der Mikrobiota, die die größte mengenmäßige Konzentration im Dünndarm haben, erkennen, wie genial man in China bereits vor 1800 Jahren gedacht hat. Auch der Dünndarm hat die Aufgabe des „Versiegelns“ und soll mit seiner intakten Epithelbarriere nur jene Nahrungsmittel bzw. Nährstoffe ab-

◘ **Tab. 8.1** Sechs Schichten: 3 Yang- und 3 Yin-Schichten

Yang		Yin	
Tai Yang	Kälte, Wasser	**Tai Yin**	Feuchtigkeit, Erde
Yang Ming	Trockenheit, Metall	**Shao Yin**	Hitze, Feuer
Shao Yang	Ministerielles Feuer	**Jue Yin**	Wind, Holz

sorbieren, die der Körper verträgt, jedoch nicht durchlässig für Pathogene sein. Funktioniert diese „Versiegelung" nicht, ist die Anfälligkeit für eine Dysregulation erhöht, einerseits weil Pathogene leichter eindringen können, andererseits jedoch weil der Dünndarm als Sitz des darmassoziierten Immunsystems immunologisch in die falsche (Th2-) Richtung steuern kann.

Schon im *I Ging* (chin. 易经, „Buch der Wandlungen" oder „Klassiker der Wandlungen") (Wilhelm 1967), einer Sammlung von Strichzeichnungen und den ältesten klassischen chinesischen Texten aus dem 3. Jahrtausend vor Christus, hatte die Blase das Hexagramm 12 ䷋, mit dem Namen pǐ, der laut Heiner Frühauf (einem der profundesten Sinologen, vergleichenden Sprachwissenschaftler und Kenner der TCM in der heutigen Zeit) ein alter Ausdruck für bù不 (deutsch: nein) ist. Lt. Heiner Frühauf hatte die Tai Yang-Schichte also die Aufgabe, **Nein** zu sagen und zu entscheiden, was in den Körper darf und was nicht, sowohl außen über die Haut als auch über die im Embryonalstadium nach innen gestülpte Haut, über den Dünndarm.

Das Tai Yang-Kapitel beschreibt mit Akribie, welche Mechanismen und kompliziertere Krankheitsprozesse durch das Eindringen von pathogenen Faktoren (aus heutiger Sicht würde man vom banalen Infekt oder „common cold" sprechen) in die Tai Yang-Schichte als äußerste der Yang-Schichten, aber auch überhaupt als äußerste Pforte des Körpers, aktiviert und ausgelöst werden können und wie die Transformation der Pathologie von der äußersten Schichte zu den inneren Schichten stattfindet. Dem Schutz dieser oberflächlichsten Schichte wird in der TCM oberste Priorität beigemessen und erklärt, warum fast die Hälfte des *Shānghán lùn* dem Tai Yang-Kapitel gewidmet ist.

Kommentar: Genau hier sind die heutigen Top-Allergologen in völligem Einklang mit Zhāng Zhòng-Jǐng, weil auch sie – fast 2000 Jahre später – erkannt haben, dass der „banale" Infekt über immunologische Mechanismen zur Auslösung einer eosinophilen bzw. neutrophilen chronischen Inflammation und über Irritation der Th1,Th17/Treg/Th2-Balance mit veränderten Lipidmediatoren führen kann und dadurch komplizierte Krankheitsverläufe verursacht.

8.1.2 Yang Ming (Magen/Dickdarm)

Diese Schichte und deren zugehörige Meridiane bzw. Organe Magen und Dickdarm sind gekennzeichnet durch eine große Menge an Qi und Blut. Aus TCM-Sicht fermentiert und transformiert der Magen die aufgenommene Nahrung, bereitet sie für die Qi-Produktion vor und ist dadurch „Quelle des Körper-Qi". Außerdem verdampft der Magen physiologisch die aufgenommenen Flüssigkeiten und schickt die nun entstandenen Säfte zur Lunge, wo sie wiederum auf Haut, Schleimhäute und Muskulatur verteilt werden.

Trifft nun der pathogene Faktor über den Tai Yang oder selten auch direkt auf die Yang Ming-Schichte, so kommt es zu einer heftigen Gegenwehr mit starken Krankheitszeichen wie hohem Fieber, starkem Schwitzen und Hitzegefühl (ohne Aversion gegen Kälte), großem Durst und kräftigem Puls. Man kann dieses Muster nun weiter in **Hitze-** und **Füllemuster** unterteilen.

Beim **Yang Ming-Hitzemuster**, auch als **Yang Ming-Meridianmuster** bezeichnet, beobachtet man nach Eintritt des pathogenen Faktors in den Meridian eine Umwandlung in Hitze mit einem Versengen von Körperflüssigkeit und Körperfeuchtigkeit mit trockenem Mund, trockener Zunge, trockenen Schleimhäuten und unstillbarem Durst.

Das **Yang Ming-Füllemuster**, auch **Yang Ming-Darmmuster** genannt, äußert sich in einer durch die Hitze entstandenen Ablagerung von Abfallstoffen im Darm mit typischen Symptomen wie abdominalem Völlegefühl, hartem Stuhl, Schwitzen an den Extremitäten, geistiger Unruhe und wellenförmigen Fieberschüben zu gewissen Tageszeiten.

8.1.3 Shao Yang (Gallenblase/3-facher Erwärmer)

Diese Schichte hat Scharnierfunktion und nimmt den eingedrungenen pathogenen Faktor meist aus der Tai Yang Schichte auf und befeuert ihn mit dem ministeriellen Feuer von Gallenblase bzw. 3-fachem Erwärmer und leitet ihn entweder wieder zurück an die Oberfläche oder weiter in die Tiefe. Die Shao Yang-Schichte wird oft auch als Drehpunkt (pivot, *shu*) zwischen den 3 Yang-Schichten bezeichnet, die das Qi dynamisch verteilt. Dringt ein sehr starkes Pathogen in die Shao Yang-Schichte ein, kann diese Drehachse blockiert werden und der pathogene Faktor bleibt in dieser Schichte stecken und kann weder vor noch zurück. Daher spricht man auch von einem „halb äußeren und halb inneren" Zustand, weil der Krankheitsprozess weder im Äußeren noch im Inneren, sondern dazwischen stattfindet. Daher helfen weder Diaphorese noch abführende TCM-Methoden. Typische Symptome sind abwechselnde Hitze- und Kälteempfindungen. Kälte, wenn der pathogene Faktor Kälte überwiegt, und Hitze, wenn die insuffiziente Abwehr des *wahren Qi* überwiegt. Jedenfalls schafft es das *wahre Qi* nicht, den pathogenen Faktor zu eliminieren und dieser steckt nun in der Shao Yang-Schichte fest.

Physiologisch initiiert die Shao Yang-Schichte eine sanft nach oben gerichtete Bewegung der Wärme (ministerielles Feuer).

8.1.4 Tai Yin (Milz/Lunge)

Wenn die 3 äußeren Schichten das Pathogen nicht abhalten können, dringt es tiefer ein und trifft zunächst auf die Tai Yin-Schichte, wo es das Yang der **Milz** stören kann. Die physiologische Aufgabe der Milz in der TCM ist die Transformation der Nahrung in *Qi*. Der TCM-Begriff Milz entspricht, übersetzt in die heutige Zeit, auch der Funktion des Pankreas, das die TCM vor 2000 Jahren noch nicht kannte und das über seine enzymatischen Funktion die Nahrungsbestandteile aufspaltet und ermöglicht, dass Fette, Aminosäuren und Zucker dem Zitronensäurezyklus zur Verfügung gestellt werden können, damit sie schließlich in ATP (Adenosintriphosphat) umgewandelt werden können. ATP als universeller und unmittelbar verfügbarer Energieträger in jeder Zelle entspricht dem *Qi*-Begriff der TCM.

Zusätzlich ist die Milz in der TCM gemeinsam mit dem Magen auch für die Verdampfung der aufgenommenen Flüssigkeiten und deren Transformation in, den Körper gleichmäßig benetzende, Feuchtigkeit und in schützende, befeuchtende Schleimhautfilme verantwortlich.

Wenn das Milz-Yang durch die eindringende Kälte geschwächt wird, häuft sich die Kälte und Feuchtigkeit an, kondensiert und transformiert sich in Schleim, der an diversen Schleimhäuten oder Höhlen (Nasennebenhöhle, Mittelohr, Tuben, Polyposis nasi, Bronchien, Zysten) abgelagert werden muss oder als Durchfall bzw. schleimiges Sekret den Körper über seine diversen Öffnungen verlässt. Zusätzlich klagt der Patient über Bauchschmerzen, die sich durch Wärme verbessern, abdominelles Völlegefühl und Erbrechen sowie rezidivierende Infekte des Respirationstraktes mit viel Sekretbildung.

8.1.5 Shao Yin (Herz/Niere)

Das Shao Yin-Syndrom ist ein Muster der inneren Leere, die durch Eindringen eines pathogenen Faktors in das Innere entstanden ist. Man unterscheidet zwei verschiedene Transformationsmuster:

Bei der **Kältetransformation** (*Han hua*) gelangt Kälte aus der Tai Yin-Schichte, aber auch aus allen anderen Schichten in die Shao Yin-Schichte. Dort angekommen stört die Kälte das Nieren- und Herz-Yang mit Symptomen wie extremer Kälteempfindlichkeit, dem Wunsch, ständig und in eingerollter Position zu schlafen, nicht übelriechenden Durchfällen und viel hellem Harn. Der Puls ist fein und schwach. Die Kälte kann als so stark empfunden werden, dass selbst die dickste Kleidung nicht erwärmt.

Eine zweite Manifestation der Shao Yin Schichte zeigt sich als **Hitzetransformation** (*Re hua*) mit Yin-Mangel und Symptomen wie Herzklopfen, Unruhe, Schlaflosigkeit, Durst, trockene Kehle, trockener Husten, purpurrote Zunge und einem schnellen, zarten Puls. Diese Form der Transformation entsteht oft nach Yang Ming-Mustern, bei denen der Körper der ursprünglichen Kälte mit zu viel Hitze gegengesteuert und es im Laufe der Zeit durch die Chronfizierung an „Kühlflüssigkeit" = Yin mangelt.

8.1.6 Jue Yin (Leber/Perikard)

Die Kälte braucht relativ lange, um in diese tiefste Schichte vorzudringen, und führt dann zu einer Abkühlung des Blutes. Physiologisch speichert die Leber das Blut und ist für dessen Bewegung und Verteilung verantwortlich. Lange Zeit wurde dieses Syndrom nicht verstanden, weil das *Shānghán zábìng lùn* von einem „gegenläufigen Fluss" mit extremer Hitze oben und extremer Kälte im unteren Teil des Körpers spricht. Auch in dieser Phase können allergische Symptome entstehen. Rezepturen aus der Jue Yin-Schichte konnten in jüngster Zeit sehr gute Ergebnisse bei Erdnussallergie erzielen. Eine genauere Beschreibung dieser Vorgänge erfolgt im ► Abschn. 8.3.1.4.

Fazit: Zhāng Zhòng-Jǐngs 6-Schichten-Konzept war von der Überzeugung getragen, dass alle körperlichen Prozesse in Zusammenhang mit der makrokosmischen Sphäre stehen. In seinem Buch, das heute als eines der bedeutendsten und hervorragendsten Akte individueller Schöpfung in der chinesischen Medizin gilt, zeigt er erstmals auf, dass bestimmte Schlüsselsymptome und Schlüsselpulse zu einer gewissen Diagnose führen, für die er systematisch spezifische Behandlungsmöglichkeiten beschreibt. Seine Fähigkeit, aus den unzähligen Symptomen, die sämtliche Erkrankungen aufweisen, die Essenz herauszufinden, die ein spezifisches Syndrom symbolisiert, ist dafür verantwortlich, dass Zhāng Zhòng-Jǐng Werk bis heute als genial betrachtet wird.

Die Entschlüsselung dieser Essenz in heutige medizinische Diagnosen und Parameter stellt eine große Herausforderung dar, lohnt sich aber sehr. Die Beschäftigung mit dem *Shānghán zábìng lùn* gilt als die Königsdisziplin unter den TCM-Ärzten und benötigt viel Vorwissen. Nach intensivem Studium und Auseinandersetzung erkennen jedoch viele Ärzte, wie effizient die Rezepturen von Zhāng Zhòng-Jǐng auch bei Patienten von heute anwendbar sind und welch großen Stellenwert sie additiv zur State-of-the-art-Therapie haben können. Gerade im Zusammenhang mit den steigenden Allergieraten in der heutigen Zeit erkennt auch die wissenschaftliche Forschung die verloren gegangene systematische Betrachtungsweise von Krankheiten in Zusammenhang mit dem Umfeld und der Umwelt und bezeichnet dies heute als die epigenetischen Faktoren. Umso mehr kann das Werk von Zhāng Zhòng-Jǐng geschätzt werden, weil es „neue", aber bereits 1800 Jahre alte Zugänge und Einblicke in die Krankheiten der heutigen Zeit ermöglicht.

8.2 Wēn Bìng Lùn 温病

Die Autoren dieses Klassikers über Wärme-induzierte Erkrankungen waren Wú Yǒu Xìng (1582–1652), Yě Tiān Shì (1690–1760) und Wú Jū Tōng (1758–1836) (Liu 2001). Dieses Werk entstand somit wesentlich später als das *Shānghán zábìng lùn,* nachdem in Südchina nach einer Folge von Epidemien das Bedürfnis aufkam, das *Shānghán zábìng lùn* um Methoden zu ergänzen, die speziell bei Wärme-bedingten infektiösen Volkskrankheiten wirksam sind.

Das *Wēn Bìng Lùn* verwendet ein **4-Schichten-Modell**, um zu beschreiben, wie der pathologische Faktor Wärme oder Wind-Hitze in den Körper eindringt:

8.2.1 Abwehr- oder Wei-Schichte

Die Abwehr- oder Wei-Schichte ist die oberflächlichste Schichte, die für die Abwehr von

Wärme-Hitze-Pathogenen verantwortlich ist. In der Wei-Schichte zirkuliert das Abwehr Qi, das sich sanft zwischen Haut, Subkutis und Muskulatur, jedoch auch in Nase und Kehle bewegt und das Öffnen der Poren der Haut kontrolliert. Für die gleichmäßige Verteilung des Abwehr-Qi ist die Lunge verantwortlich. Bei Kontakt mit einem Wärme-Hitze-Pathogen (Virus, Bakterium) entsteht nun ein Kampf mit dem Abwehr-Qi, der den gleichmäßigen Fluss des Abwehr-Qi hemmt. Die Lunge schafft es nicht mehr, das Abwehr-Qi an der Oberfläche und an den Schleimhäuten der Nase und des Rachens zu verteilen. Dadurch kann der Erreger eindringen und oberflächliche Beschwerden auslösen, die in diesem Fall **äußere Hitzemuster** sind: Fieber, Niesen, Rhinitis, Halsschmerzen und Husten und paradoxerweise leichtes Frösteln, wegen der Stagnation des Abwehr-Qi, das die Oberfläche nicht mehr wärmen kann. Manchmal kann bereits ein leichtes Durstgefühl auftreten, weil die Hitze bereits beginnt, die Flüssigkeiten zu schädigen.

In dieser Phase ist die Zunge noch kaum verändert, die Zungenspitze weist bereits eine leichte Rötung auf, was auf den pathogenen Faktor „Hitze“ zurückzuführen ist. Deshalb ist auch der Puls beschleunigt. Der Puls ist auch oberflächlich verstärkt tastbar, weil sich der pathogene Faktor noch ganz „außen“ befindet.

Allgemein sind die Zeichen noch milde, betreffen hauptsächlich den oberen Respirationstrakt und können bei rechtzeitiger Behandlung aus der Oberfläche eliminiert werden. Erfolgt die Behandlung zu spät oder ist der pathogene Faktor zu stark bzw. die Virulenz des Erregers zu hoch, kann die Erkrankung in die Qi-Schichte fortschreiten.

8.2.2 Qi-Schichte

Gelangt das Wärme-Hitze-Pathogen nun in die **Qi-Schichte**, trifft es auf heftige Gegenwehr des (noch) kräftigen Zheng-Qi. In der Qi-Schichte sind nun auch die inneren Organe Lunge, Milz, Magen und Dickdarm direkt involviert. Der Kampf der „hitzigen“ Gegner erzeugt Fülle-Hitze-Muster und eine Verletzung der Körperflüssigkeiten. Dadurch entstehen Symptome wie hohes Fieber (ohne Frösteln), Abneigung gegen Hitze, starkes Schwitzen, großer Durst, Ruhelosigkeit sowie -variabel- akute Entzündungen der diversen Organe.

Typisch für eine Erkrankung dieser Schichte sind der starke „große“ Puls und gelblicher (häufig dicker, manchmal aber auch bereits trockener) Zungenbelag, der die Fülle-Hitzesymptomatik dieses Stadiums verdeutlicht.

Meist gelangt das Pathogen über die Abwehr-Schichte in die Qi-Schichte. Manchmal kann es auch direkt den Magen/Darm attackieren. Typisch dafür wären sommerliche Gastroenteritiden.

Kommentar: Die Symptome der Qi-Schichte entsprechen oft jenen der Yang Ming-Schichte des 6-Schichten-Modells aus dem *Shānghán zábìng lùn* (obwohl diese durch Kälte ausgelöst, aber durch die massive Gegenwehr in Hitze umgewandelt werden) und werden zum Teil mit denselben Rezepturen behandelt.

8.2.3 Nähr- oder Ying-Schichte

Wenn der Erreger aus der Qi-Schichte nicht eliminiert werden kann, zieht er sich in die nächsttiefere Schichte, die **Ying-(Nähr-) Schichte** zurück. Der Organismus hat nun schon viel Qi verbraucht, die lang dauernde Hitze schädigt bereits die Schleimhäute und die „Kühlflüssigkeit“ geht zur Neige. Daher fühlen sich die Schleimhäute trocken an, auch die Haut wird trocken und zeigt evtl. sogar schon makulopapulöse Effloreszenzen. Das Fieber verschlechtert sich nachts, weil bereits ein Yin-Mangel eingetreten ist. Die schwelende Hitze versengt auch das Herz und verwirrt den Geist, führt zu Unruhe und Schlaflosigkeit. Dieser Patient ist nicht mehr durstig. Durst als Zeichen der Austrocknung der Magensäfte ist typisch für die Qi-Schichte. Wenn der Durst verschwindet, erkennt der TCM-Arzt, dass die Krankheit die Ying-Schichte erreicht hat. Die Zunge ist dunkelrot und trocken, der Puls wegen der Hitze beschleunigt.

Kommentar: Viele Symptome der Ying-Schichte entsprechen jenen der Shao Yin-

Schichte des 6-Schichten-Modells, die in Hitze (*Re hua*) übergeht, und auch hier verwendet man zum Teil dieselben Rezepturen als Therapie.

Übersetzt in heutiges wissenschaftliches Denken entspricht diese Phase der nicht gestoppten Entzündung mit Neigung zu eosinophiler Inflammation. Einige Rezepturen dieser Schichte wirken gut bei Asthma oder auch bei trockener Bronchitis und eosinophiler Sinusitis.

8.2.4 Blutschichte

Die tiefste Schichte nach *Wēn Bìng Lùn* ist die **Blutschichte**. Wärme/Hitze ist nun aus der Ying-Schichte ins Blut übergetreten und aktiviert dieses zu chaotischen Bewegungen. Das erhitzte Blut irritiert die Gefäßwände, sodass es zu Nasenbluten, blutig tingiertem Sekret aus den Bronchien, blutigem Erbrechen und blutigen Stühlen kommen kann. An der Haut imponieren nun trockene oder makulopapulöse Exantheme, die beim Aufkratzen bluten. Die Hitze bringt die Körpersäfte aus der Tiefe zum Schäumen und diese „kochen" nun nach oben. Daher besteht zwar ein Durstgefühl, der Patient möchte jedoch nicht trinken, sondern „nur seinen Mund mit Wasser ausspülen". Die Hitze wühlt auch den Geist auf und äußert sich in starker Ruhelosigkeit. Die Zunge ist dunkelrot und hat Bläschen. Klinisch wäre eine akute Meningitis mit Exanthem ein typisches Beispiel für eine akute Manifestation einer Wärme-/Hitzeerkrankung, die bis in die Blutschichte vorgedrungen ist, die man heute jedoch niemals alleine mit TCM behandeln würde.

Im Alltag eines TCM-Mediziners sieht man jedoch häufig chronische Prozesse, bei denen die Hitze oder das Hitze-Toxin nach Infekten in die Blutschichte gelangt, dort stecken bleibt und Symptome wie eine trockene Neurodermitis, Asthma bronchiale und respiratorische Allergien, mit juckenden Schleimhäuten, kaum Sekretbildung oder trockenen Husten mit blutig tingiertem Sekret auslöst. Auch Autoimmunerkrankungen wie Purpura Schönlein Henoch, Lupus erythematodes, idiopathische Thrombozytopenie sowie akute Leukämien würden in dieses Bild passen.

Synoposis: Obwohl das *Shānghán zábìng lùn* und das *Wēn Bìng Lùn* aus völlig unterschiedlichen Zeiten stammen und primär entweder von eintretender Kälte bzw. von eintretender Hitze sprechen, gibt es Gemeinsamkeiten und manche Rezepturen werden von beiden Klassikern verwendet.

Gemeinsam ist den beiden Werken, dass sie das Eindringen von pathogenen Faktoren von außen nach innen und die entsprechende Gegenreaktion des Körpers beschreiben.

Wenn das *Shānghán zábìng lùn* die Yang Ming-Schichte beschreibt, wo die Kälte in Hitze umgewandelt wird, entspricht dies in weiten Teilen der Beschreibung der Qi-Schichte aus dem *Wēn Bìng Lùn*. Eine weitere Parallelität ist zwischen jener Manifestation der Shao Yin-Schichte des *Shānghán zábìng lùn*, die in Hitze übergeht, und der Ying-Schichte des *Wēn Bìng Lùn* zu beobachten. Auch der Bezug zum Blut der jeweils innersten Schichte der beiden Klassiker stellt eine gewisse Parallelität dar.

In den heute erhältlichen Büchern über TCM-Rezepturen werden die 6 Schichten des *Shānghán zábìng lùn* und die 4 Schichten des *Wēn Bìng Lùn* oft zwischendurch im Text erwähnt. Für TCM-Anfänger und mäßig Fortgeschrittenen ist es oft ziemlich verwirrend, die unterschiedlichen Schichten richtig zuzuordnen. Daher hat die Autorin im Folgenden versucht, diese komplizierten Zusammenhänge in einer vereinfachenden Grafik darzustellen und zusammenzufassen. Über 6 klassische Startrezepturenmuster soll die typische Pathogenese von Erkrankungen, die durch das Eindringen eines pathogenen Faktors in die jeweils tiefere Schichten entstehen, beschrieben werden.

Zhāng Zhòng-Jǐngs Leistung war es, diese Krankheitswege in Form von Mustern systematisch und sequenziell zu beschreiben, und er schuf dafür Rezepturen, die Jahrhunderte der Überprüfung überstanden. Die Rezepturen sind so wirksam, dass auch heute etwa ein Drittel aller verwendeten Rezepturen der TCM von Zhāng Zhòng-Jǐng stammen.

8.3 „Wait and see" oder TCM-Therapie? 6 Startrezepturen oder „Wait-and-see"-Helfer beim akuten Infekt

Die TCM bietet vielseitige diagnostische Möglichkeiten, um zu erkennen, in welcher Schichte sich die aktuelle Krankheit befindet, und hat spezielle Kräuterrezepturen, um Krankheiten in den diversen Schichten abzufangen und zu sanieren, aber auch um ein Fortschreiten in die nächsttiefere Schichte zu vermeiden.

Beim banalen Infekt (der in Mitteleuropa und den USA am häufigsten durch den pathogenen Faktor Wind-Kälte ausgelöst wird) verwendete Zhāng Zhòng-Jĭng je nach Konstitution des Patienten verschiedene Startrezepturen, die sofort nach Erkrankungsbeginn eingenommen werden sollten, um das weitere Eindringen des pathogenen Faktors Kälte zu vermeiden.

Hier kommt Zhāng Zhòng-Jĭng dem Wunsch der Allergologen von heute nach bzw. er dachte vor 1800 Jahren genauso wie die heutigen wissenschaftlich tätigen Allergologen und versuchte den akuten Infekt augenblicklich abzufangen, um ein weiteres Fortschreiten in eine tiefere Schichte zu vermeiden. In die heutige immunologische Sprache übersetzt würde dies Stärkung der Immunabwehr des Wirts mit Aktivierung der Interferone, Modulation der passenden Th1,Th17-Treg-Th2-Antworten und der Lipidmediatoren bedeuten.

Somit stellen diese Rezepturen auch ein wunderbares Werkzeug dar, um in der „Wait-and-see"-Phase nicht nur zu „warten", sondern den Körper zur Gesundung zu lenken und dem Patienten die Gabe eines Antibiotikums, aber auch eines Antipyretikums/NSAR zu ersparen.

6 wichtige Rezepturengruppen und die Wege und Muster, die sich der Infekt bzw. die Krankheit im entsprechenden Körper je nach der aktuellen Konstitution bahnt, wenn es verabsäumt wird, die Erkrankung rechtzeitig auszuleiten, sollen beschrieben werden.

Kommentar: Hier begibt sich die Autorin auf „Glatteis", diesmal aus TCM-Sicht. Das *Shānghán zábìng lùn* ist für den TCM-Laien, aber auch für fortgeschrittene TCM-Ärzte oftmals schwer verständlich. In 398 Paragraphen beschreibt Zhāng Zhòng-Jĭng seine Sicht vom Entstehen und Fortschreiten von Erkältungserkrankungen. Heute können weltweit nur wenige Ärzte mit allen Passagen von diesem 1800 Jahre alten, oftmals kryptischen Text, der über die Jahrhunderte immer wieder von nachfolgenden Ärztegenerationen interpretiert und diskutiert wurde, umgehen. Obwohl die Rezepturen bis heute häufigst eingesetzt werden, wurde die Weisheit „zwischen den Zeilen" in dieser langen Zeit jedoch nur innerhalb von gewissen elitären Ärztefamilien weitergegeben. Zwar hat jede TCM-Universität im heutigen China *Shānghán zábìng lùn*-Experten. Das „moderne" China versucht sich jedoch dem Westen anzupassen und erforscht pharmakologisch intensiv die Wirkung von Einzelkräutern, aber nicht die der komplexen Rezepturen. Dadurch bleiben Teile des wahren Schatzes des *Shānghán zábìng lùn* nach wie vor unverstanden im Verborgenen.

Umgekehrt erlebt das Wissen dieses Klassikers unter sehr erfahrenen TCM-Ärzten im Westen einen wahren Boom. Die oft schwer verständlichen Paragraphen werden neu interpretiert und *Shānghán zábìng lùn*-Experten, wie Arnauld Versluys, Heiner Frühauf und der Österreicher Gerhard Schwestka, sind gefragte Referenten bei TCM-Kongressen, die man wie Opernstars schon Jahre im Voraus buchen muss. Die Autorin hatte die Ehre, bei diesen wunderbaren Lehrern lernen zu dürfen, und erkannte die mangelnde Interaktion zwischen der modernen Wissenschaft und dem jahrtausendealten Wissen. Genau dieses Wissen und auch die dazugehörigen Kräuter könnte die heutige evidenzbasierte Medizin gut gebrauchen, um aktuelle Fragen wie die der steigenden Allergieprävalenz zu beantworten.

Deshalb versucht die Autorin im Folgenden, Teile des komplexen Wissens des *Shānghán zábìng lùn* und auch des *Wēn Bìng Lùn* für Nicht-TCM-Ärzte bzw. für leicht fortgeschrittene TCM-Ärzte vereinfacht darzustellen, um genau dieser Ärztegruppe ein additives Denkkonzept vorzustellen, wie banale Infekte Asthma, Neurodermitis und andere chronische Krankheiten verursachen können und welche Wege sie dabei nehmen. Dies ist ein schwieriges Unterfangen, weil dafür

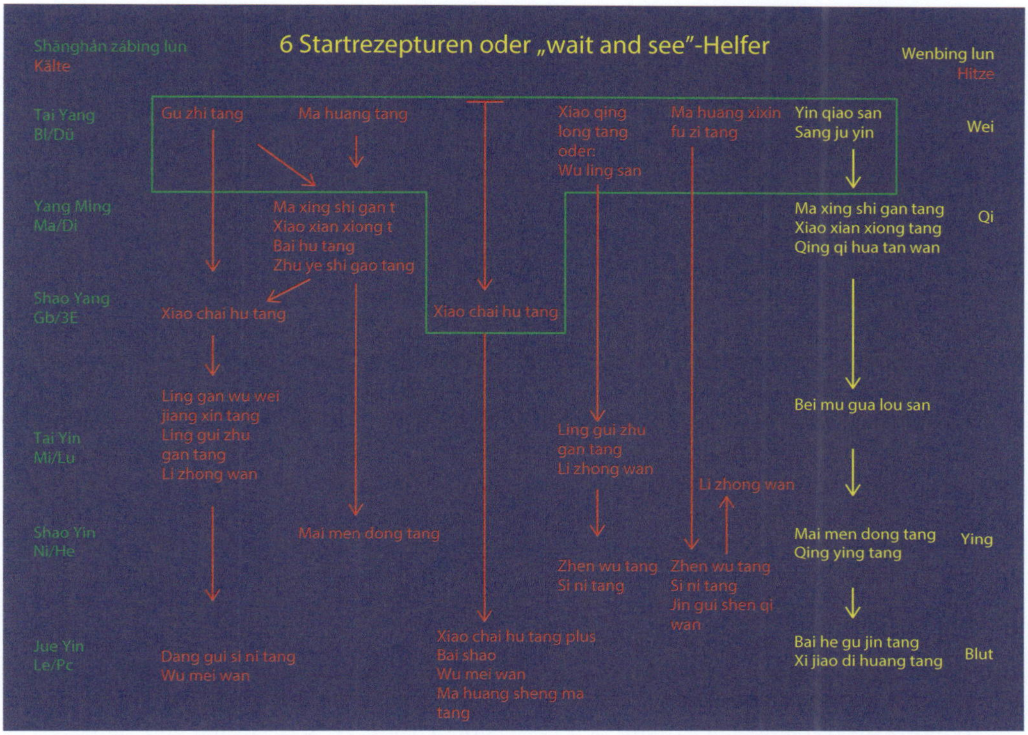

Abb. 8.4 6 mögliche Startrezepturen oder „Wait-and-see"-Helfer. Rezepturen zur Behandlung von Erkältungserkrankungen über die oberflächlichste der 6 „Schichten" des *Shānghán zábìng lùn* (rot) – die Tai Yang-Schichte und die oberflächlichste der 4 Schichten des *Wēn Bìng Lùn* (gelb) – die Wei Schichte sowie Verhinderung des Ausbreitens der pathogenen Muster in tiefere Schichten

ein Wissens-Spagat über 2000 Jahre notwendig ist. Deshalb bitte ich um Nachsicht einerseits der *Shānghán zábìng lùn*-Experten, weil ich auf wenigen Seiten natürlich niemals vollständig sein kann, und andererseits von den Nicht-TCM-Ärzten, weil ich didaktisch nicht auf sämtliche Grundbegriffe der TCM eingehen kann.

Übersicht (Abb. 8.4): Bei wem wird im Rahmen einer akuten Erkältung welche Startrezeptur eingesetzt?

1. *Gui zhi tang*: bei gesunden, aber minimal geschwächten und leicht erschöpften Menschen (ca. 70 % aller Mitteleuropäer)
2. *Ma huang tang*: bei gesunden, aber starken Menschen, die die Kraft haben, „heftig" zu reagieren (fiebern schnell und hoch)
3. *Xiao chai hu tang*: bei Menschen, die immer sofort mit Halsschmerzen und Mandelentzündung sowie mit starken Schleimhautschwellungen reagieren und dabei zusätzlich unter extremen, subjektiv empfundenen Temperaturschwankungen leiden. Hier dringt der pathogene Faktor direkt in die Shao Yang-Schichte vor. Dieses Muster kann auch als Folgemuster eines *Gui zhi tang-Musters* entstehen.

4a. *Xiao qing long tang*: bei durch zu viel Feuchtigkeit vorbelasteten Patienten, die schon vor dem Infekt unter chronischer Verschleimung leiden (schleimiger Husten, Patienten mit chronischer Rhinosinusitis, Polyposis nasi, Kinder mit Seromukotympanon) und bei denen ein akuter Infekt häufig innerhalb kurzer Zeit in den unteren Respirationstrakt rutscht

4b. *Wu ling san*: wieder bei feuchtigkeitsbelasteten Patienten, nur diesmal eher im oberen Respirationstrakt mit rezidivierender Otitis media und evtl. chronisch-rezidivierender Rhinitis. *Wu ling san* hat engen Bezug zum Blasenmeridian und zur Niere, weshalb die Wirkung auf die Ohren, die nach TCM-Öffner der Nieren-sind, erklärbar wird.

5. *Mahuang xixin fuzi tang*: bei Menschen, die schon vor dem Infekt unter extremer Kälte leiden. Nicht nur die Füße sind kalt, sondern die Kälte zieht sich bis zum Unterbauch (Patienten tragen selbst im Sommer lange Unterhosen oder Stirnbänder und Mützen). Beim Infekt mit zusätzlicher Kälte von außen fühlen sich diese Patienten hochfiebrig, als hätten sie 39 °C, haben aber nur maximal 36,8 °C.

6. *Yin qiao san*: kein Rezept aus dem *Shānghán zábìng lùn*, sondern aus dem *Wēn Bìng Lùn*, dem Klassiker für Wärme-induzierte Erkrankungen: hier befällt Wind-**Hitze** als pathogener Faktor den Körper. In Mittel-Nordeuropa wird diese Rezeptur meistens nur im Sommer im Rahmen von hochakuten Infekten, wie eitrigen Anginen oder akuter Konjunktivitis bei hitzigen Patienten verwendet. Manchmal brauchen auch epidemische Infektionserkrankungen, wie die akute Influenza-Infektion mit hochfiebrigen Symptomen, zumindest Teile dieser detoxifizierenden Rezeptur. Auch bei der SARS-Epidemie wurde eine Modifikation von *Yin qiao san* angewendet.

8

8.3.1 Gui zhi tang-Methode

8.3.1.1 Wind-Kälte befällt die Tai Yang-Schichte

Wie schon vorher beschrieben kannte Zhāng Zhòng-Jǐng im Jahr 200 n. Chr. keine Viren und Bakterien, sondern beobachtete empirisch, dass die äußeren pathogenen Faktoren Kälte und Wind den Organismus befallen und über die Poren der Haut, aber auch über Mund und Nase in den Körper eindringen. Dort bewirken sie eine Stagnation im Fluss des oberflächlichsten Qi, des Abwehr-Qi, das sich zwischen Haut und Subkutis befindet. Das Abwehr-Qi (*Wei Qi*) kann man sich als Kapillardurchblutung in der Unterhaut vorstellen, die durch Abstrahlung von Wärme den Körper unempfindlich gegenüber Wind und Kälte macht. Ist der pathogene Einfluss von außen zu stark oder das *Wei Qi* zu schwach, kann das Abwehr-Qi nicht mehr sanft und gleichmäßig fließen. Der Patient spürt eine Abneigung gegen Kälte und Schüttelfrost. Kälte dringt in Folge auch in die äußerste der 6 Schichten, in die Tai Yang-Schichte, und deren Meridiane (Blasen-/Dünndarm-Meridian), aber auch in den Lungenmeridian ein und blockiert dort den Fluss von Qi. Stagnation des Qi am Blasenmeridian, der von der Stirne nach dorsal paramedian zum Nacken zieht, verursacht Kopf- und Nackenschmerzen. Da die Lunge die Verteilung des Qi kontrolliert, und auch die Lunge beeinträchtigt ist, spürt der Betroffene eine verstopfte Nase, Niesen, Husten und Halskratzen.

Zunge - unauffällig oder dünner weißer Belag
Puls - oberflächlich, moderat

Als Therapie befreit man die Oberfläche, indem man die Poren mit scharfen, warmen, schweißtreibenden Substanzen leicht öffnet und die Kälte über Schweißinduktion nach außen abfließen lässt (Abb. 8.5).

Wenn nun die Konstitution des Körpers schon vor dem Infekt müde und geschwächt war, so reicht es nicht, nur die äußerste Körperschicht über Schwitzen zu befreien, sondern man muss auch den Körper stärken, damit er den Viren – oder aus TCM-Sicht dem pathogenen Faktor Wind-Kälte – besser widerstehen kann. Sehr gerne wird der Vergleich mit einem römischen Zeltlager herangezogen, das, wenn es angegriffen wird, die Grenzen verteidigen muss, um nicht eingenommen zu werden, jedoch auch für den Nachschub an Waffen, Nahrung für die Soldaten etc. von innen heraus sorgen muss, um den Angriff zu überstehen. Wenn der Nachschub schwächelt, kann der Krieg auf Dauer nicht gewonnen werden. Die folgende Rezeptur

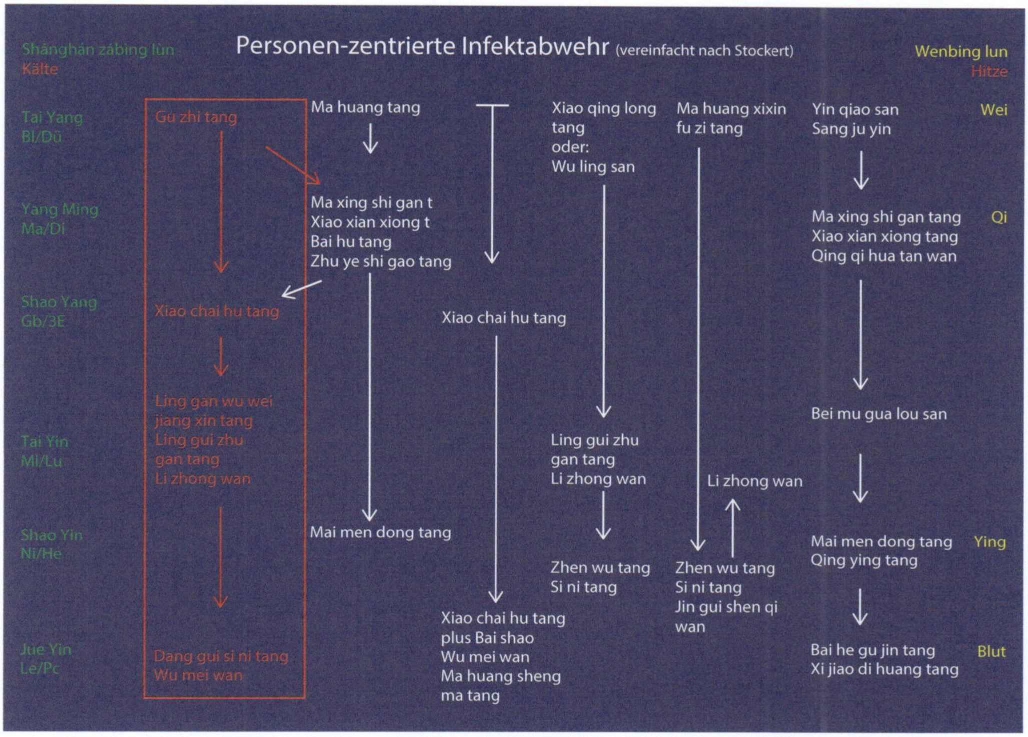

Abb. 8.5 *Gui zhi tang*-Methode. *Gui zhi tang* befreit beim beginnenden respiratorischen Infekt die oberflächlichste Schichte des Körpers (Tai Yang) mit scharfen, warmen, leicht schweißtreibenden Arzneien, die den pathogenen Faktor Kälte über Schweißinduktion nach außen abfließen lassen, und stärkt die inneren Schichten des Körpers, um ein tieferes Eindringen der pathogenen Faktoren zu verhindern

Gui zhi tang arbeitet in diese Richtung. Sie besteht aus Arzneien, die die Oberfläche (Abwehr-Qi = Wei Qi) verteidigen, indem sie zart Schwitzen induzieren, jedoch auch das Innere (Nähr-Qi = Ying Qi) nähren, um ein tieferes Eindringen der pathogenen Faktoren zu vermeiden und den „Abwehrkampf“ so lange, wie notwendig, zu ermöglichen.

Gui zhi tang - SHL § 12 „Dekokt aus Zimtzweigen“ (Abb. 8.6):

Rm. Cinnamomi (*Gui zhi*) - warm, süß, scharf, Zimtzweige

Rd. Paeoniae albae (*Bai shao*) - kühl, bitter, sauer, weiße Pfingstrosenwurzel

Rh. Zingiberis rec. (*Sheng jiang*) - warm, scharf, frischer Ingwer

Rd. Glycyrrhizae präp. (*Zhi gan cao*) - süß, warm, Süßholzwurzel

Fr. Ziziphi jujubae (*Da zao*) - süß, neutral, rote Dattel

Rezeptanalyse: Diese Rezeptur gilt als das „Kronjuwel“ des *Shānghán lùn* und ist die Basis für viele andere Rezepturen. Die warmen, scharfen Zimtzweige entlasten die von außen zugezogene Wind-Kälte. Über eine Öffnung der Poren und zarte Stimulierung von Schweißsekretion kann der pathogene Faktor Kälte wieder nach außen geleitet werden. Der frische Ingwer, ebenfalls warm und scharf, hilft den Zimtzweigen das Äußere zu entlasten. Außerdem regulieren die Zimtzweige gemeinsam mit der Wurzel der weißen Pfingstrose die Disharmonie zwischen Abwehr- und Nähr-Qi. Die weiße Pfingstrosenwurzel ist sauer, daher adstringierend, und blockiert dadurch das tiefere Eindringen des pathogenen Faktors Wind-Kälte ins Innere des Körpers. Gemeinsam mit Süßholz und den Datteln ist sie in dieser Rezeptur für die Versorgung und den „Nach-

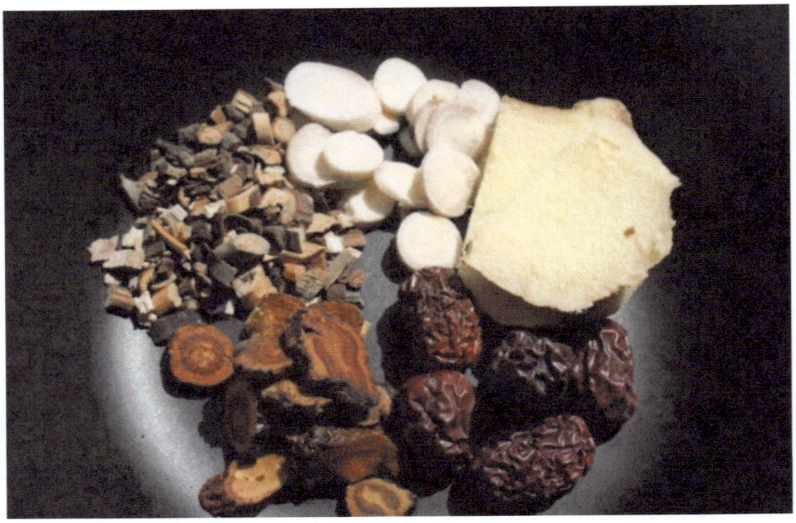

Abb. 8.6 Gui zhi tang. 5 Arzneien: Zimtzweige, Wurzeln der weißen Pfingstrose, frischer Ingwer, rote Datteln, Süßholzwurzeln

schub" zuständig. Das Süßholz und die Datteln tonisieren die Milz und harmonisieren und stärken so das Innere, während die Oberfläche entlastet wird. Im Originaltext steht auch, dass *Gui zhi tang* unbedingt warm eingenommen und der Patient zwei Stunden zur Schweißbildung zugedeckt werden sollte. Außerdem *„nehme man nach einer Weile dazu noch Haferbrei oder Reisschleim ein"*, um die Wirkung zu verstärken. Tritt Schwitzen ein und verschwindet das Syndrom, kann man die Einnahme beenden. Wenn kein Schwitzen eintritt, nimmt man das Dekokt innerhalb eines halben Tages noch 2 weitere Male ein. Tritt noch immer kein Schwitzen auf, verabreicht man das Dekokt fortlaufend 2- bis 3-mal pro Tag.

Auch die westliche traditionelle Medizin verwendet Wickel, Sauna und schweißtreibende Tees!

Wenn sich ein akuter Infekt ebenfalls mit Fieber, Frösteln, aber **Schweißlosigkeit** zeigt, aber ein **steifer Nacken** im Vordergrund steht, liegt aus TCM-Sicht auch der pathogene Faktor Wind-Kälte vor, der hier besonders den oberen Tai Yang einschnürt und die Körpersäfte daran hindert, Kopf und Nacken zu erreichen und dadurch einen Torticollis spasticus oder Nackenschmerzen erzeugt. Die Muskelschmerzen werden von Zhāng Zhòng-Jǐng bereits als erstes Zeichens des Fortschreiten des pathogenen Faktors in Richtung Yang Ming-Schichte interpretiert. Als Therapie muss man das Äußere und die Muskelschichte von Wind-Kälte be-

Akupunktur	Oberfläche befreien: B 12, Di 20 Wind-Kälte vertreiben: Lu 7, G 20, LG 16 Dingchuan
Ernährung	Ernährung ist ein ganz wichtiger Bestandteil in der TCM. Man isst, um Kraft zu bekommen, und deshalb betrachtet die TCM die Nahrung als wichtigsten Energielieferanten oder Qi-Produzenten. Mit thermischen und geschmacklichen Aspekten kann Ungleichgewichtszuständen im Körper gegengesteuert werden. Die Wind-Kälte wird mit scharfen, warmen Speisen und Gewürzen ausgeglichen: – wärmende Speisen: heiße Suppe, Fleischbrühe – scharfe Gewürze: Zwiebel, Knoblauch (s. Abb. 8.7), frischer Ingwer, Kren, Chilli, Rettich, Cayennepfeffer – schweißtreibende Tees mit frischem Ingwer, Zimt und braunem Zucker (innerhalb der ersten 24 Stunden) – dazu verabreicht man Reis, um das Innere zu kräftigen

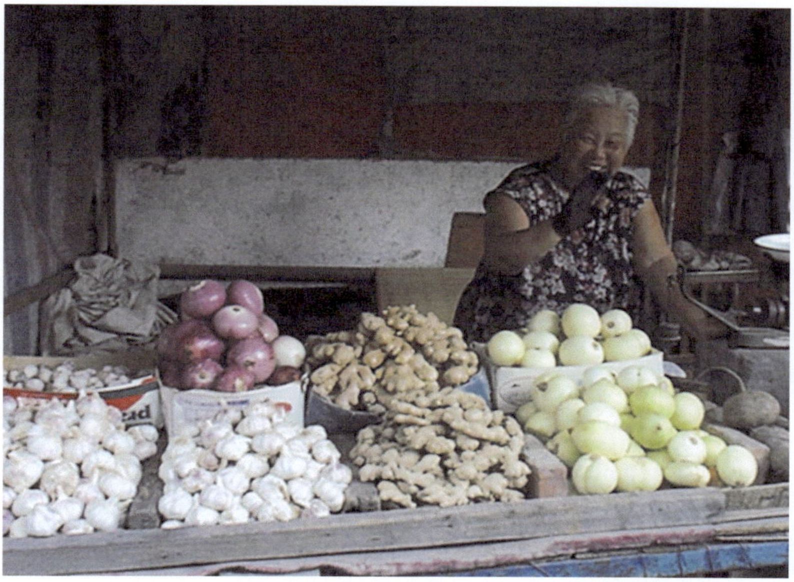

Abb. 8.7 Abteilung für „Wind-Kälte-Entfernung" auf einem Markt in China. Zwiebel, Knoblauch und frischer Ingwer sind geeignete Nahrungsmittel für die Anfangsphase des akuten respiratorischen Infekts im Herbst und Winter

freien und Säfte erzeugen. Dabei wird die Rezeptur *Gui zhi tang* um 2 Arzneien ergänzt und heißt dann

Ge gen tang - SHL § 31,32

Rm. Cinnamomi (*Gui zhi*) - warm, süß, scharf

Rd. Paeoniae albae (*Bai shao*) - kühl, bitter, sauer

Rh. Zingiberis rec. (*Sheng jiang*) - warm, scharf

Rd. Glycyrrhizae präp. (*Zhi gan cao*) - süß, warm

Fr. Jujubae (*Da zao*) - süß, neutral

plus *Rd. Puerariae (Ge gen)* - süß, scharf, kühl: nährt die Sehnen

Hb. Ephedrae (Ma huang) - warm, scharf, bitter

Puls:	li	1. Position: oberflächlich, saitenförmig
	re	2. Position: oberflächlich, schlüpfrig: Tai Yang/Yang Ming
	re	1. Position: saitenförmig: Holz-Puls an Metallposition: daher süße Kräuter geben!

Rezeptanalyse: Aus klassischer TCM-Sicht startet bei diesem Krankheitsbild **bereits der Übertritt des pathogenen Faktors von Tai Yang zu Yang Ming**. Rd. Puerariae befreit die Muskelschicht von den pathogenen Faktoren, entspannt dadurch den Nacken und bringt auch Körpersäfte in die obere Rückenpartie. Gemeinsam mit den sehr stark Wind-Kälte-entlastenden Hb. Ephedrae und Rm. Cinnamomi wird die Oberfläche befreit und die Muskulatur entspannt. Gerne wird dieses Rezept auch beim Übergang einer akuten in eine chronische Rhinosinusitis mit Schleimhautschwellung und Windempfindlichkeit gegeben. Nachdem Rd. Puerariae auch Durchfall stoppen kann, wird diese Rezeptur auch bei fieberhaften Infekten mit Diarrhö verschrieben.

Wie schon im ► Abschn. 7.4.1. beschrieben, hemmt *Ge gen tang* die virale Replikation und stimuliert die Ausschüttung von IFN-β aus Epithelzellen (Chang et al. 2012).

Wenn der pathogene Einfluss in der Tai Yang-Schichte nicht abgewehrt werden kann, reagiert der Körper auf 2 mögliche Arten:

1. Der pathogene Faktor Kälte kann in die Yang Ming-Schichte übergehen und dabei Fieber und Entzündung der Schleimhäute ausbilden (s. ► Abschn. 8.3.2.2).
2. Bei mangelnder Reaktion des Körpers, besonders gefördert durch vorzeitige Gabe von Antipyretika, wird ein adäquates Anfiebern verhindert und der Infekt schreitet in die Shao Yang-Schichte fort.

8.3.1.2 Kälte in der Shao Yang-Schichte

Wenn der pathogene Einfluss in der Tai Yang-Schichte nicht abgewehrt werden konnte, weil keine Schweißsekretion ausgelöst wurde oder das Wärmen der Oberfläche nicht stark genug möglich war bzw. durch Antipyretikaeinnahme der physiologische Prozess des Fieberns unterdrückt wurde (aus TCM-Sicht kühlen Antipyretika und verstärken dadurch den Faktor Kälte), dringt der pathogene Faktor Wind-Kälte in eine tiefere Schicht – die Shao Yang-Schichte – ein. Es handelt sich hier um den Kampf zwischen der Wind-Kälte, die versucht, tiefer einzudringen, und dem „Wahren" Qi (Zheng Qi), das versucht, den pathogenen Faktor nach außen zu treiben. Dieser Zustand ist so tief, dass er durch die Schwitzmethode mit *Gui zhi tang* nicht mehr eliminiert werden kann, ist aber noch nicht tief genug, um durch Abführen über den Stuhl eliminiert werden zu können. Dadurch entsteht ein „halb äußerlicher und halb innerlicher" Zustand, mit abwechselndem Fieber und Frösteln. Der Patient berichtet dann als Kardinalsymptom, dass ihm **sehr schnell zu heiß und im nächsten Moment sofort wieder zu kalt** sei, weiters über ein Völlegefühl im Thorax, und im Hypochondrium. Der halb innerliche Zustand äußert sich in Hitze, die sich nach oben bewegt, mit bitterem Mundgeschmack, Schwindel und Engegefühl im Thorax, mit entzündeten Schleimhäuten in Bronchien, Pharynx und Nase und damit verbundenem Husten, Schnupfen und Halsschmerzen. Im Shao-Yang trifft der pathogene Faktor nun auf das ministerielle Feuer, das die inflammatorische Phase entfacht und zu den oben erwähnten Schleimhautentzündungen, aber auch bereits zu spastischer Bronchitis und akuten Exazerbationen eines Asthma bronchiale führen kann. Trotzdem hat der Patient kalte Hände (nur die Fingerspitzen sind kalt) und unangenehme Kälte in den Zehenspitzen. Die assoziierten Meridiane/Organe des Shao Yang sind der 3-fache Erwärmer und die Gallenblase, die in diesem Zustand den Magen attackiert, was zu Sodbrennen, Nausea und Völlegefühl führen kann.

Xiao chai hu tang - SHL § 96: „Kleines Bupleurum Dekokt" (wird im SHL 12 x erwähnt)

Rd. Bupleuri (*Chai hu*) - kühl, leicht scharf
Rd. Scutellariae (*Huang qin*) - bitter, kalt
Rh. Pinelliae (*Ban xia*) - warm, scharf
Rh. Zingiberis rec. (*Sheng jiang*) - warm, scharf
Rd. Ginseng (*Ren shen*) - neutral, süß, bitter
Rd. Glycyrrhizae präp. (*Zhi gan cao*) - süß, warm,
Fr. Ziziphi jujubae (*Da zao*) - warm, süß: rote Datteln

Puls - dünn und saitenförmig an der linken mittleren Position

Zunge - Belag: weiß und dünn

Rezeptanalyse: Bupleurum ist **die** Arznei, um den pathogenen Faktor aus der Shao Yang-Ebene zu entlüften, besonders wenn sie mit Rd. Scutellariae kombiniert wird. Diese bitter-kalte Arznei lässt Hitze aus dem Shao Yang abfließen. Rhizoma Pinelliae wärmt und transformiert Schleim und verbessert den Husten. Ginseng, frischer Ingwer, Süßholz und Datteln unterstützen das „Wahre" Qi und verhindern, dass der pathogene Faktor tiefer in den Körper eindringt. Ginseng im Speziellen gibt dem Körper die Kraft, um den pathogenen Faktor endlich los zu werden.

Dieser Zustand entwickelt sich oft im Verlauf eines Infekts (3.–10. Tag), wenn die Tai

Yang-Schicht nicht befreit werden konnte, aber auch manchmal im Anschluss an einen Infekt, wenn noch Restbeschwerden mit Temperaturempfindlichkeit und Bronchitis, Halsschmerzen oder Sinusitis vorhanden sind.

Xiao chai hu tang wird **auch als 3. Startrezeptur beschrieben.** Sie wird gerne bereits **als Anfangsrezeptur** bei Patienten gegeben, die beim Infekt von Beginn an über stark schmerzende und geschwollene Schleimhäute mit Tonsillitis oder Rhinosinusitis klagen, weil das ministerielle Feuer des Shao Yang hochgeflammt ist (▪ Abb. 8.25 und 8.27). Durch dieses Hochsteigen des Shao Yang-Feuers empfinden diese Patienten starke Schmerzen im Hals und der HNO-Arzt sieht stark gerötete Tonsillen und Schleimhäute, die auch schon gelbliche Stippchen tragen können, jedoch noch mit negativem Streptokokken-Schnelltest. Oft tritt dieses Symptom bei jenem Menschentypus auf, dem auch im Alltag schnell die „Galle hochsteigt“. Somit stellt *Xiao chai hu tang* den idealen „Wait-and-see“-Helfer bei beginnender Tonsillitis dar (s. ▶ Abschn. 8.3.3.1).

Analysen von Rd. Bupleuri offenbarten 15 phytochemische Inhaltsstoffe, hauptsächlich Flavonoide und Lignane. Extrakte aus Rd. Bupleuri zeigten antivirale, aber auch antibakterielle Wirksamkeit, besonders gegen grampositive Keime (Mohamed et al. 2014).

In Zellkulturen von Neugeborenen zeigte *Xiao chai hu tang* antivirale Aktivität gegenüber Coxsackie-B-Virus-Typ-1-Infektionen, indem es die virale Replikation, **über Induktion der angeborenen Immunabwehr über IFN-α- und IFN-β-Sekretion,** hemmte. Dieser Effekt trat sowohl prophylaktisch verabreicht in der Frühphase des Infekts, als auch therapeutisch gegeben in einer späteren Phase des Infekts auf. Außerdem neutralisierte die Rezeptur den zytopathischen Effekt des Virus (Cheng et al. 2006).

Idealerweise kann die Rezeptur dann noch mit 2–3 der folgenden Kräuter (zur Auswahl) mit spezifisch antiinflammatorischer Wirkung auf den Rachen ergänzt werden:

Rd. Isatidis (*Ban lan gen*) - kalt, bitter

Fo. Isatidis (*Da qing ye*) - sehr kalt, bitter, salzig

Fr. Lasiospherae (*Ma bo*) - neutral, scharf

Rd. Platycodi (*Jie geng*) - neutral, scharf, bitter

Fr. Arctii (*Niu ban gzi*) - kalt, scharf, bitter

Extrakte von *Folium Isatidis* hemmten RNA- und DNA-Viren (Influenza A, Coxsackie B und RSV und Adeno-Virus Typ 7) *in vitro. In vivo* konnten damit im Mausversuch die virale Replikation und die Gewebsschäden der Lunge abgeschwächt sowie die Überlebenszeit verlängert werden (Deng et al. 2013).

Akupunktur	Di 4, Le 3, G 41, 3E5, PC 6 plus Lu 11, M 10

Wenn noch mehr äußere Symptome (in der Tai Yang-Schichte) vorhanden sind, was sich in Abneigung gegen Kälte und Gliederschmerzen äußern würde, ergänzt man die Rezeptur mit Rm. Cinnamomi (*Gui zhi*). Die Rezeptur heißt dann:

Chai hu gui zhi tang - SHL § 164

Die Rezeptur *Xiao chai hu tang* kann nun entsprechend der Symptome Patienten-zentriert modifiziert werden.

- **Bei Beschwerden der Nase und Nasennebenhöhlen: plus 2–3 der folgenden Kräuter zur Auswahl:**

Fl. Magnoliae (*Xin yi*) - nasenabschwellend, antihistaminische Wirkung

Fr. Xanthii (*Cang er zi*) - nasenabschwellend, antihistaminische Wirkung

Rd. Anglicae dahuricae (*Bai zhi*) - nasenabschwellend, antihistaminische Wirkung

Rd. Saposhnikoviae (*Fang feng*) - scharf, süß, leicht warm, vertreibt Wind-Feuchtigkeit

Rd. Ligustici (*Gao ben*) - scharf, warm, bei Schmerzen im Bereich der Zähne und bis zum Scheitel

Rh. Cimicifugae (*Sheng ma*) - süß, scharf, kühl, aufsteigende Wirkung, leitet Rezeptur zum Gesicht

Hb. Schizonepetae Hb. (*Jing jie*) - scharf, leicht warm, vertreibt Wind

Rd. Platycodi (*Jie geng*) - neutral, bitter, scharf, bei zähem Schleim

ev. plus *Cang er zi san:*

Fl. Magnoliae (*Xin yi*) - warm, scharf

Fr. Xanthii (*Cang er zi*) - warm, süß, bitter

Rd. Anglicae dahuricae (*Bai zhi*) - warm, scharf

Hb. Menthae (*Bo he*) - kühl, scharf, aromatisch

Diese Rezeptur und besonders Fr. Xanthii wurden schon im ► Abschn. 7.4.1 (■ Abb. 7.12) beschrieben, weil sie lt. Studien Nasenschleimhaut-abschwellende Wirkung zeigen, aber auch die eosinophilen Granulozyten in der Nasenschleimhaut, die Histaminfreisetzung, IgE, IL-5, IL-6 und IL-1β sowie die Phosphorylierung von NF-κB hemmen. So gesehen könnte diese Rezeptur die Entstehung einer Eosinophilie verhindern bzw. als Therapie bei der eosininophilen Rhinosinusitis verwendet werden. Aus TCM-Sicht kritisch betrachtet, arbeitet *Cang er zi san* (wenn ohne Zusatz verwendet) jedoch nur in den äußeren Schichten und eigentlich fehlen darin Arzneien, die die Schleim-transformierende Wirkung der Milz konstitutionell stärken. Daher sollte diese Rezeptur idealerweise als Ganzes einer anderen Rezeptur beigefügt werden, je nachdem, wo sich der pathogene Faktor befindet. Wenn dieser sich noch in der Shao Yang-Schichte befindet und der Patient das klassische Symptom des „schnell zu heiß, schnell zu kalt" aufweist, wäre bei inzipienter Sinusitis oder starkem Schnupfen eine Ergänzung zu *Xiao chai hu tang* ideal.

8

Diese Kombination kann aber auch verwendet werden, wenn der Patient an chronischer Sinusitis leidet und die Bandbreite der Wärmeregulation sehr gering ist. Aus TCM-Sicht hat sich bei der chronischen Rhinosinusitis der Infekt in der Shao Yang-Schichte verkeilt und kann weder nach außen, noch nach unten abgeleitet werden. Rd. Bupleuri hilft dann, die Ventilation des pathogenen Faktors zu bewerkstelligen, und Rd. Ginseng gibt dem Körper die Kraft dazu, die durch den Krankheitsprozess schon teilweise verloren gegangen sein könnte.

Akupunktur ev. plus Di 19/20, Lu7, PdM, M 2

Sehr oft kommt es in dieser Krankheitsphase zu Husten bzw. zu Asthmaexazerbationen. In der Praxis sieht man hier häufig, besonders nach Gabe von Antipyretika bzw. bei Aspirin-Unverträglichkeit, verstärkt auftretende trockene oder feuchte Bronchitiden, die auch bereits spastisch verlaufen können. Diese Symptome könnten auch einer AERD („aspirin exacerbated respiratory disease") entsprechen. Der Gallenblasenmeridian (Beinmeridian des Shao Yang) ist nach der 5-Elemente-Lehre der gekoppelte Meridian des Lebermeridians und für den gleichmäßigen Fluss von Qi im Körper zuständig. Bei Blockade können Giemen und trockene Rasselgeräusche entstehen. Hier verfügt die TCM nun über ein großes Repertoire an Arzneien mit spezifischen Wirkungen, die individuell an die aktuellen Beschwerden des Patienten angepasst werden können.

- **Bei Husten und Bronchitis: *Xiao chai hu tang* plus 2–3 der folgenden Kräuter zur Auswahl:**

Fr. Trichosanthis (*Gua luo*) - kalt, süß, leicht bitter, schleimlösend

Rd. Trichosanthis (*Tian hua fen*) - kalt, süß, leicht bitter, bei zähem, schwer löslichem Schleim

Fo. Perillae (*Zi su ye*) - warm, scharf, aromatisch, antipyretisch, bronchodilatativ

Fr. Perillae (*Zi su zi*) - warm, scharf, hustenlösend, leitet rebellierendes Qi nach unten

Sm. Armeniacae (*Xing ren*) - warm, bitter, leicht befeuchtend, Husten lösend bei trockenem Husten

Rd. Platycodi (*Jie geng*) - neutral, scharf bitter, bei zähem, dick-schleimigem Husten

Rh. Belamcandae (*She gan*) - kalt, bitter: antivirale Wirkung, starke Schleimtransformation

Rd. Asteris (*Zi wan*) - leicht warm, bitter, scharf: antiviral, hustenstillend, schleimlösend

Rd. Stemoniae (*Bai bu*) - süß, leicht warm, bitter: eher bei trockenem Husten

Rh. Cynanchi (*Bai qian*) - scharf, süß, leicht warm, bitter: bei zähem Schleim, der in der Kehle gurgelt

Co. Mori (*Sang bai pi*) - Rinde des Maulbeerbaums: kalt, süß, lindert Husten und Atemnot bei bereits beginnender Hitze, fördert die Abwärtsbewegung und Diurese

- **Bei spastischer Bronchitis und Asthma mit Kälte: *Xiao chai hu tang* plus 2–3 der folgenden Kräuter zur Auswahl:**

Die Arzneien für diese Indikationen sollten scharf sein, um die Stagnation von Qi (= Spasmus) zu lösen, und warm sein, um die Kälte zu entfernen.

Sm. Sinapis (*Bai jie zi*) - Senfsamen: warm, scharf, aromatisch

Rh. Zingiberis off. (*Gan jiang*) - heiß, scharf, verbessert Feuchtigkeitstransformation der Milz

Fr. Schisandrae (*Wu wei zi*) - warm, sauer

Sm. Armeniacae (*Xing ren*) - warm, bitter, leicht feucht

Fr. Xanthii Fr. (*Cang er zi*) - warm, scharf, bitter, antihistaminische Wirkung, reduziert Eosinophilie

Rd. Asteris (*Zi wan*) - leicht warm, bitter, scharf

Rm. Cinnamomi (*Gui zhi*) - warm, scharf, süß

Pc. Cicadae (*Chan tui*) - kalt, salzig, leicht süß: gut gegen Spasmen

Rd. Paeoniae albae (*Bai shao*) - sauer, kühl, bitter. Eventuell erst nach dem 4. Tag des Infekts dazugeben, verhindert Übertritt in die Jue Yin-Schichte und „Austrocknen“ der Leber durch das ministerielle Feuer, stärkt Blut und löst Spasmen

In Kombination mit Rd. Glycyrrhizae präp. (Zhi gan cao), das IL-4, IL-5, IL-13 senkt und IFN-y erhöht, bildet Bai shao die berühmte Rezeptur: ***Shao yao gan cao tang***, die wunderbar spasmolytisch im ganzen Körper eingesetzt werden kann.

Akupunktur	ev. plus B13, Lu 1/2, Lu 7, KG 17, M 40, G 34, Ding chuan

Auf die **spastische Bronchitis mit verstärkter Hitzesymptomatik** wird in ► Abschn. 8.3.3 genauer eingegangen.

Während bei Kälteerkrankungen der Shao Yang-Schichte trotz der Kälte noch „ministerielles“ Feuer vorhanden ist, das sich nach oben bewegt, wodurch oben Hitze und unten Kälte entsteht, folgt auf diesen Zustand, wenn er nicht behoben werden kann, sehr häufig ein Tiefertreten des pathogenen Faktors Kälte in die Tai Yin-Schichte.

Der pathogene Faktor hat somit die 3 oberflächlichen Yang-Schichten verlassen und dringt nun in Richtung der 3 inneren Yin-Schichten vor, wo er sich „festhakt“ und schwieriger zu eliminieren ist. Immunologisch gesehen geht hier die Krankheit von der akuten Entzündung in einen chronifizierten Prozess über, der sich, aus heutiger Sicht, entweder in eine „nichtgestoppte“ neutrophile Inflammation oder in Richtung eosinophiler Inflammation weiterentwickeln kann.

Das Syndrom der „Kälte in der Tai Yin-Schichte“ entspricht eher der chronischen neutrophilen Entzündung.

Die Entwicklung in Richtung eosinophiler Entzündung wird beim Eindringen des pathogenen Faktors in die Hitze-Transformationsschichte des Shao Yin und in die Jue Yin-Schichte besprochen.

Die Tatsache, dass Zhāng Zhòng-Jǐng diese Differenzierung oder „Phänotypisierung“ bereits vor 1800 Jahren empirisch vornahm und mit dem, ihm eigenen, TCM „Vokabular“ beschrieb, zeigt, wie genial dieser Mann gewesen sein muss und dass er durchaus als Vordenker der heutigen Immunologie angesehen werden kann. Zusätzlich schuf er jedoch auch wirksame pflanzliche Rezepturen für jede Nuance dieser Symptome, die seit Jahrhunderten klinisch erfolgreich angewendet werden, die jedoch die heutige wissenschaftliche Immunologie noch nicht entdeckt hat. Diese Rezepturen unterscheiden sich von sämtlichen Medikamenten gegen Infektionskrankheiten, da sie weniger den Erreger und die proinflammatorischen Reaktionen des Körpers, wie Fieber, bekämpfen, sondern die körpereigenen Selbstheilungskräfte aktivieren und regulieren.

8.3.1.3 Kälte in der Tai Yin-Schichte oder kalter Schleim behindert die Lunge

Bei Gesundheit wärmt aus TCM-Sicht das Feuer des Herzens, das über Perikard und Dünndarm weitergeleitet wird, auch das Wasser der Nieren und die Milz, wodurch physiologischer Dampf entsteht. Dieser Dampf

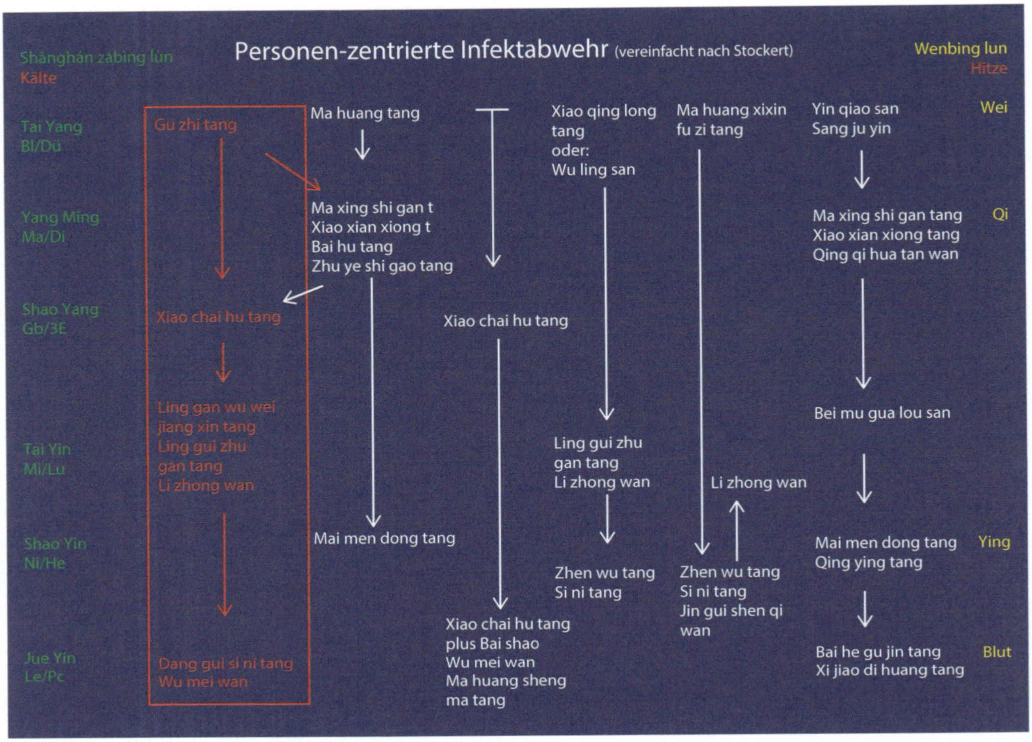

Abb. 8.8 Übergang in die Tai Yin-Schichte. Kann die eindringende Kälte weder an der Tai Yang-Schichte, noch in der Shao Yang-Schichte aufgehalten werden, dringt die Kälte in die Tai Yin-Schichte ein und stört deren feuchtigkeitstransformierende Funktionen. Wegen fehlender Wärme und fehlendem Yang entsteht kein physiologischer „warmer Dampf", der die Schleimhäute sanft und gleichmäßig benetzen würde, sondern „kalter Schleim", der sich in vermehrter Feuchtigkeit und Sekreten im Respirationstrakt und Symptomen wie Husten mit klarem, weißem Sputum und feuchten Rasselgeräuschen, Schnupfen mit weißlichem Sekret und nasaler Verstopfung, Sinusitis und Druckgefühl in Nase und Ohren äußert. Besonders geeignete Rezepturen wären *Ling gan wu wei jiang xin tang* und *Ling gui zhu gan tang*

strebt nach oben und benetzt die Schleimhäute und bildet einen schützenden, klaren Schleimhautfilm.

Wenn im Verlauf der Erkrankung die Kälte überwiegt, weil der Körper es nicht geschafft hat, die Kälte aus der Shao Yang-Schichte zu eliminieren, und das gegenregulierende, wärmende Yang immer mehr abnimmt, dann kann die Kälte noch tiefer – in die Tai Yin (Milz/Lunge)-Schichte – eintreten (Abb. 8.8) und schwächt deren feuchtigkeitstransformierende Funktionen. Was davor noch „warmer Dampf" war, entwickelt sich aufgrund fehlender Wärme und fehlendem Yang zu „kaltem Schleim", der sich in vermehrter Feuchtigkeit und Sekreten im Respirationstrakt und Symptomen wie Husten mit klarem, weißen Sputum und feuchten Rasselgeräuschen, Schnupfen mit weißlichem Sekret und nasaler Verstopfung, Sinusitis und Druckgefühl in den Ohren äußert. Der mittlerweile entstandene Yang-Mangel führt zu aufgestauten Säften und aufsteigendem Yin und bewirkt, dass in der Lunge der Qi-Mechanismus unterbrochen und die Qi-Richtung geändert wird, was zu Husten führt. Der Patient empfindet ein Völlegefühl und Unbehagen in Thorax und Diaphragma.

Hier bietet sich für Symptome im Respirationstrakt besonders die folgende Rezeptur an:

Ling gan wu wei jiang xin tang - *JGYL § 12–35*

Diese Rezeptur eliminiert die Feuchtigkeit aus der Lunge.

Poria (*Fu ling*) - stärkt die Feuchtigkeitstransformation der Milz und lässt Nässe abfließen

Rd. Glycyrrhizae präp. (*Zhi gan cao*) - harmonisiert und stärkt ebenfalls die Milz

Rh. Zingiberis off. (*Gan jiang*) - zerstreut und transformiert durch seine Schärfe einerseits den Überschuss an Feuchtigkeit an den Schleimhäuten, ohne das Qi zu verletzen, und wärmt und stärkt andererseits das Milz-Yang, wodurch die Feuchtigkeit, die tagtäglich mit der Nahrung aufgenommen wird, wieder verdampft werden kann und prophylaktisch die Ansammlung von neuem „Schleim“ verhindert wird.

(*Hb. Asari (Xi xin)*) wärmt Lunge und wandelt aufgestaute Säfte um. Derzeit wegen des in den meisten Spezies vorkommenden Safrolgehalts vom Markt genommen und nicht erhältlich.)

Fr. Schisandrae (*Wu wei zi*) - sauer, süß, warm. Seine adstringierenden Eigenschaften stoppen das Auslaufen von Lungen-Qi und verhindern, dass die zerstreuenden Eigenschaften der anderen Arzneien zu heftig werden.

Die Kombination von Rh. Zingiberis off, Hb. Asari und Fr. Schisandrae wird von Zhāng Zhòng-Jǐng immer wieder verwendet, um durch Kälte entstandene, aufgestaute Säfte zu zerstreuen und zu trocknen (z. B. auch in *Xiao qing long tang* ▶ 8.3.4.1). Die im Prinzip überhaupt nicht zu dieser Rezeptur passenden adstringierenden und süßen Eigenschaften von Fr. Schisandrae stellen ein elegantes Gegengewicht zu den anderen Arzneien dieser Rezeptur dar und beugen raffiniert eventuellen Nebenwirkungen, die durch die Schärfe entstehen könnten, vor.

Zunge - geschwollen, weißer Belag

Puls - schlüpfrig, saitenförmig wegen Qi-Stase

▣ Abb. 8.9 zeigt, dass das klinische Bild einer „Kälte in der Tai Yin-Schichte“, heute am ehesten einer nicht gestoppten, persistierenden neutrophilen Inflammation mit den Symptomen einer Rhinosinusitis/Bronchitis/Asthma vom neutrophilen Phänotyp mit vermehrten Th1- und Th17-Zellen und vermehrten IL-6-, IL-8- und IL-17-Zytokinen entspräche, die mit starker Schleimbildung einhergehen und im Fall von Asthma und Rhinosinusitis (Akdis et al. 2013) schlecht auf Steroide ansprechen.

Während rezente Forschung die Pathogenese dieser Syndrome immer besser erklären kann, gibt es therapeutisch für die neutrophile Inflammation derzeit noch wenige Optionen (s. ▶ Abschn. 3.7.2.1).

Die konsequente Überprüfung der therapeutischen Ansatzes von Zhāng Zhòng-Jǐng Rezepturen könnte hier sehr lohnend sein und einen wertvollen und sinnvollen Beitrag zur Behandlung der neutrophilen Inflammation leisten.

Wenn es gelingt, den Husten mit *Ling gan wu wei jiang xin tang* zu beenden, ist die TCM-Behandlung in dieser Situation nicht abgeschlossen. Zur Stärkung der Konstitution nach dem Husten verwendet man in diesem Stadium gerne wärmende Arzneien und Nahrungsmittel, die Feuchtigkeit verdampfen, die Transformation der Feuchtigkeit verbessern und das Übermaß an Feuchtigkeit über den Harn ausleiten:

Ling gui zhu gan tang - SHL § 67

Poria (*Fu ling*) - neutral, süß, bland

Rm. Cinnamomi (*Gui zhi*) - warm, scharf

Rh. Atractylodis macroceph. (*Bai zhu*) - warm, süß, bitter

Rd. Glycyrrhizae präp. (*Zhi gan cao*) - warm, süß

Weil auch für die Verdampfung der im Alltag aufgenommenen Feuchtigkeit aus Nahrung und Getränken die Wärme fehlt, klagt der Patient auch noch nach Abklingen des Hustens über abdominelle Schwellungen, Völlegefühl und Bauchschmerzen und hat weichen, geruchslosen Stuhl bis breiigen Durchfall. Heute wird in so einem Fall dann oft eine Nahrungsmittelintoleranz diagnostiziert. Bei der Bauchpalpation imponiert ein eiskalter Oberbauch zwischen Nabel und Xyphoid. Zusätzliche Symptome können Nausea, wenig Appetit,

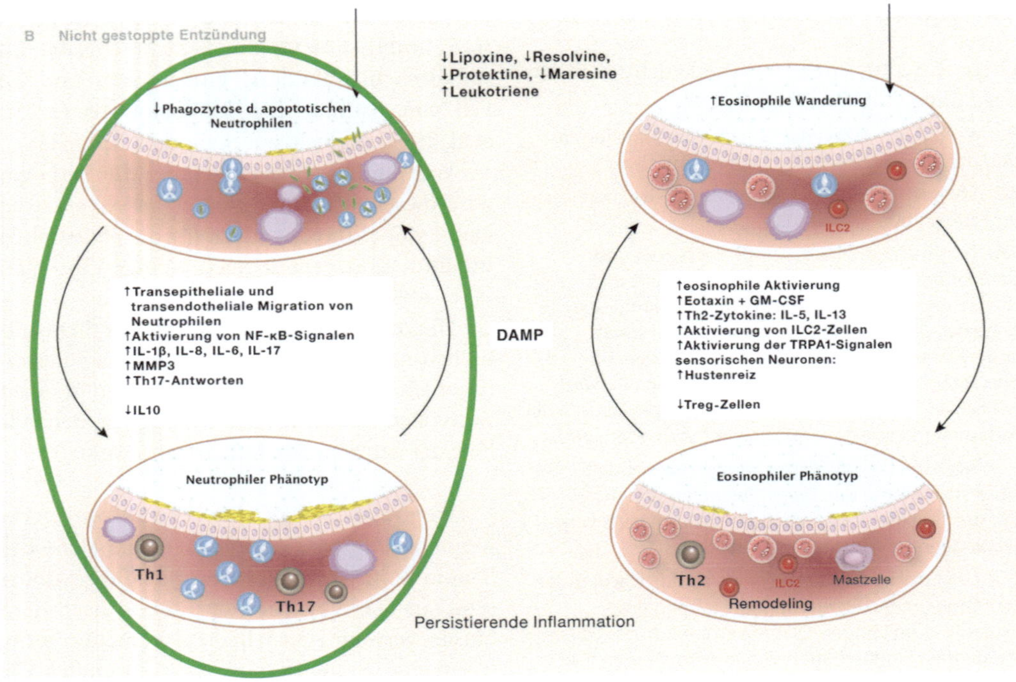

Abb. 8.9 Das *Shānghán zábìng lùn*-Syndrom „Kälte im Tai Yin“ entspricht der nicht gestoppten, persistierenden neutrophilen Inflammation. Die aktuellste immunologische Forschung beschreibt heute mit anderen „Vokabeln“ genau jene Symptome, die Zhāng Zhòng-Jǐng bereits vor fast 2000 Jahren als „Kälte in der Tai Yin-Schichte“ erklärt und behandelt hat, folgendermaßen: Findet der Switch der Lipidmediatorenklasse in Lipoxine, Resolvine und Protektine nicht statt, triggern Zytokine wie IL-6, IL-8 und IL-17 den weiteren Einstrom von neutrophilen Granulozyten an den Ort der Entzündung. Fehlende Apoptose der neutrophilen Granulozyten durch Makrophagen mit verstärkter Schleimproduktion resultiert in Hemmung der Gewebsabheilung und Chronifizierung dieses Prozesses

fehlender Durst und kalte Extremitäten sein. Der geringe Durst erklärt sich aus der Tatsache, dass ohnehin genug Feuchtigkeit, die nicht verdampft werden kann, den Körper belastet und deshalb instinktiv Trinken als unangenehm empfunden wird. Zusätzlich kann der Patient unter Schwindel und Benommenheit leiden sowie Schwierigkeiten beim klaren Denken haben, was von der TCM als „ Schleim benebelt den Geist“ bezeichnet wird. Wieder beschreibt Zhāng Zhòng-Jǐng als eine mögliche Ursache dieses Zustandes eine unsachgemäße Anwendung eine Abführmittels während eines Infekts. Heute beobachten wir, dass die Entstehung dieses Krankheitsbildes häufig durch Antibiotikaeinnahme getriggert wird, die aus TCM-Sicht kühlend und verschleimend wirkt und zu geringerer Diversität der Mikrobiota des Stuhls mit Überhandnehmen von pathogenen Keimen führt und die Epithelbarriere durchgängiger macht.

Puls - 1. und 2. Position links: tief (Yang kann nicht aufsteigen) und saitenförmig (wegen Flüssigkeitsstagnation)

1. Position rechts: rollt nach distal= Schleim

Zunge - blass, geschwollen, groß, gedunsen, Zahneindrücke (Abb. 8.10)

Belag - nass, weißlich

Poria stärkt die „Milz“ und leitet die gestaute Feuchtigkeit über den Harn aus. Damit dies möglich ist, muss der warme Zimt die Feuchtigkeit erwärmen und auflösen. Gemeinsam stär-

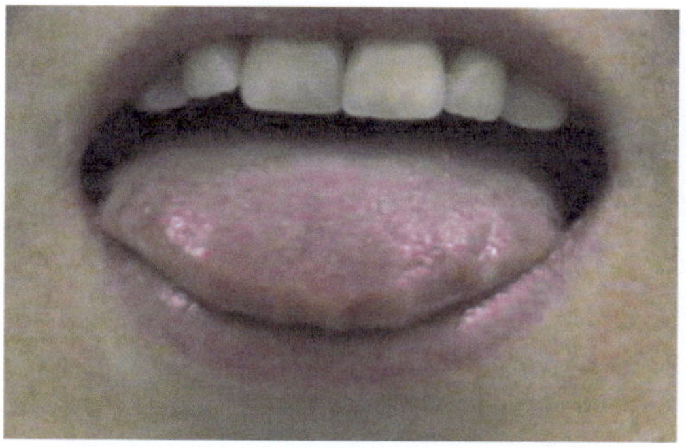

Abb. 8.10 Zunge bei Kälte im Tai Yin. Die Zunge lässt die mangelnde Transformation von Feuchtigkeit erkennen. Die Zunge schwillt an und sucht sich noch Raum in den Zahnzwischenräumen, wodurch das Bild der Zahneindrücke entsteht

ken diese beiden Arzneien die feuchtigkeitstransformierende Kraft des Milz-Qi. Diese Funktion erfüllt auch Rh. Atractylodis macrocephalae, die das Yang-Qi des Magens und der Milz stärkt und zusätzlich die Nässe trocknet. Süßholz kräftigt das Qi im Verdauungstrakt und kann auch eine IFN-y-Ausschüttung initiieren, was für die virale Abwehr sehr wichtig ist.

Diese Arzneien bewirken eine verbesserte Transformation der „lästigen" Feuchtigkeit und initiieren auch eine Zirkulation der in den diversen Körperhöhlen eingesperrten Flüssigkeiten. Sollte dennoch Feuchtigkeit in den Nasennebenhöhlen stecken, kann man diese mit Zusatz von Rd. Angelicae dahuricae (*Bai zhi*) oder Fl. Magnoliae (*Xin yi*) gezielt eliminieren. Wenn die Feuchtigkeit eher in der Lunge rasselt, wird man schleimlösende Substanzen wie Rh. Pinelliae (*Ban xia*), Sm. Armeniacae (*Xing ren*), Fr. Trichosanthis (*Gua lou*), Bl. Allii macrostemi (*Xie bai*) oder Pc. Citri ret. (*Chen pi*) hinzufügen. Klassische Indikationen für diese Rezeptur sind auch Schwindel beim Aufstehen und Morbus Menière, der auch häufig im Rahmen eines Infektes auftritt, oder Status post Otitis media mit Seromukotympanon.

Diese Rezeptur eignet sich auch als konstitutionsstärkende Rezeptur zur Langzeittherapie für Kinder und Erwachsene, um chronische Verschleimungen (Seromukotympanon, Polyposis nasi, chronische neutrophile Rhinosinusitis und Bronchitis mit weißlichem Sekret) zu sanieren und wirkt auch sehr gut bei schnarchenden Kindern.

Akupunktur	Oberfläche befreien: B 12, B13 mit Moxa
	Feuchtigkeitstransformation verbessern: M40, MP 3, KG 12 mit Moxa
	Nase befreien: Di 4, Di 19 oder Di 20, Yin tang

Während die letzte Rezeptur noch die Oberfläche-wärmende Arznei Zimt beinhaltete, wirkt die folgende Rezeptur noch tiefer in der Tai Yin-Schichte und zielt noch stärker auf die schleimtransformierende und trocknende Funktion der Milz.

Li zhong wan - SHL § 386

Rh. Zingiberis off. (*Gan jiang*) - heiß. scharf

Rd. Ginseng (*Ren shen*) - neutral, süß, bitter

Rh. Atractylodis macroceph. (*Bai zhu*) - warm, süß, bitter

Rd. Glycyrrhizae präp. (*Zhi gan cao*) - warm, süß

ev. plus Schleim transformierende Lungenkräuter - Fr. Trichosanthis, Fr. Perillae, Rd. Platycodi

Puls - re Guan (mittlere Pulstaststelle): tief, saitenförmig (Flüssigkeitsstagnation), Hantelpuls

Rezeptanalyse: Der getrocknete Ingwer ist die Hauptarznei zur Behandlung von Kälte in der Tai Yin-Schichte. Er wärmt Milz und Magen und entfernt Kälte im Mittleren Erwärmer. Rh. Atractylodis macroceph. trocknet Nässe, stärkt die Milz und eliminiert so den Schleim. Ginseng und Süßholz tonisieren das Milz-Qi und helfen dadurch die Feuchtigkeitstransformation zu verbessern.

Sowohl *Li* zhong *wan* als auch *Ling gui zhu gan tang* sind als konstitutionell stärkende Dauertherapien für Patienten mit Yang-Mangel in der Milz bzw. Tendenz zur Kälte im Tai-Yin bestens geeignet!

Dieser Zustand kann sich jedoch nur dauerhaft bessern, wenn auch die Ernährung als Therapie in die Behandlung miteinbezogen wird. Ist dies nicht der Fall, wird sich die Neigung zur Feuchtigkeitsansammlung nur vorübergehend verbessern und der Patient wird dazu tendieren, chronische Feuchtigkeitsprozesse wie Seromukotympanon chronische Sinusitis, Entwicklung von Polyposis nasi (die Feuchtigkeitseinlagerungen in der Nasenschleimhaut entsprechen) und chronisch-rezidivierende Bronchitis zu entwickeln. Diese chronifizierten Zustände können dann über Monate und Jahre fortbestehen.

Ernährung	Warme Speisen!!
	Milz stärken: „erdige" Nahrungsmittel: Kartoffeln
	Gedämpftes Gemüse: Karotten, Kürbis, Zwiebel, Erbsen, Rüben, Bohnen
	Gekochtes Getreide: Reis, Hirse, Hafer, Amaranth (s. ◻ Abb. 8.11)
	Wärmende, aromatische Gewürze: getrockneter Ingwer, Muskat, Thymian, Safran, Nelken, Galgant, Zimt, Cardamon, Kümmel, Orangen- und Zitronenschalen, Piment
	Wenig verschleimende Milchprodukte!! Wenig kalte Nahrung, immer in Kombination mit warmem Essen. Warmes Frühstück, viele Suppen
	Wenig kalte Salate in der kalten, feuchten Jahreszeit, besser gedämpftes Gemüse!
	Auch abends warmes Essen, wenn Brot, dann getoastet, um den Überhang an Feuchtigkeit im Körper zu trocknen

Akupunktur	Schleim der Lunge auflösen: Lu 5, M 40, KG 9, KG 22
	Absenkende Funktion der Lunge wiederherstellen: KG 17, B 13, Lu 9
	Völlegefühl im Thorax beseitigen: PC 6
	Milz stärken: KG 12, B 20, M 36
	Husten beenden: Lu 1, Lu 6

Findet keine Gegensteuerung durch Kräuter oder richtige Nahrungsmittel statt, kann die Kälte noch tiefer wandern:

8.3.1.4 Kälte in der Jue Yin-Schichte

Die Kälte braucht relativ lange, um in diese tiefste Schichte vorzudringen, und führt dann zu einer Abkühlung des Blutes. Physiologisch speichert aus TCM-Sicht die Leber das Blut und ist für dessen Bewegung und Verteilung verantwortlich.

Wenn nun keinerlei Wärme in der Tiefe vorhanden ist, um das Blut zu bewegen, so wird das Blut eiskalt und stagniert. Dieses Syndrom kommt relativ oft bei jungen Frauen vor, die durch die Menstruation oder durch Geburten zusätzlich geschwächt sind. Typische Symptome sind dann zusätzlich starke Dysmenorrhö (mit extremer Kälteempfindlichkeit, weil das Blut „eiskalt" ist), Infertilität, starke Müdigkeit mit Kälteempfindlichkeit, M. Raynaud, Fibromyalgie, Ischialgie und rheumatoide Arthritis, weil sich das Blut nicht mehr erwärmen kann.

Dang gui si ni tang - SHL § 351

Rd. Angelicae sinensis (*Dang gui*) - warm, süß, scharf, stärkt und belebt Blut
Rm. Cinnamomi (Gui zhi) - warm, süß, scharf, wärmt Meridiane und zerstreut Kälte

Rd. Paeoniae albae (Bai shao) - kühl, bitter, sauer

(Hb. Asari (*Xixin*): zerstreut innere und äußere Kälte) - derzeit nicht erhältlich

Rd. Glycyrrhizae präp. (Zhi gan cao) - süß, warm vermehrt Qi und stärkt Milz

Fr. Jujubae (Da zao) - süß, neutral

Cl. Clematidis armandii (*Mu tong*) - kalt, bitter, fördert Fließen in den Meridianen

Rezeptanalyse: In diesem Rezept findet der aufmerksame Leser vier Arzneien (**Rm. Cinnamomi, Rd. Paeoniae albae, Rd. Glycyrrhizae präp., Fr. Jujubae**) des *Gui zhi tang* (nur der frische Ingwer wird nicht verwendet), jener Rezeptur, die am Anfang dieser Symptomenkette eingesetzt wurde. Aufgrund der Tiefe, in der sich die Kälte nun befindet – nämlich

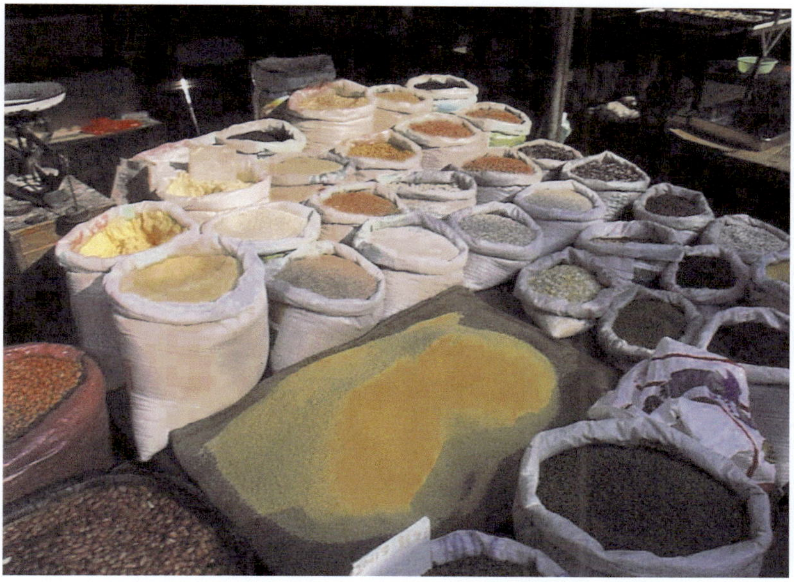

Abb. 8.11 Getreide und Hülsenfrüchte bei Milz-Qi-Mangel. Getreide und Hülsenfrüchte haben die Fähigkeit, osmotisch Feuchtigkeit aus dem Körper aufzunehmen, und helfen daher gegen chronische „Verschleimung“. Außerdem sind sie die Basis für die Herstellung von „Nahrungs-Qi“

schon in der Jue-Yin-Schichte – werden diese Arzneien nun mit Rd. Angelicae sinensis, einer stark Blut tonisierenden und Blut wärmenden Arznei ergänzt. Der Zimt wärmt die Meridiane und zerstreut die Kälte. Gemeinsam mit Herba Asari, das sich jedoch derzeit wegen des hohen Safrolgehalts nicht am Markt befindet, zerstreut es innere und äußere Kälte. Herba Asari kann evtl. durch Rd. Saposhnikoviae (*Fang feng*) ersetzt werden. Der Zimt und Rd. Paeoniae albae harmonisieren das Abwehr-Qi und das Nähr-Qi. Rd. Glycyrrhizae präp. und Fr. Jujubae stärken die Milz und vermehren das Qi, sodass der Körper wieder mehr Kraft hat, Blut aus der Nahrung zu produzieren. Das kalte Cl. Clematidis armandii ist der Rezeptur beigefügt, um die Blutgefäße geschmeidig zu machen und das bessere Fließen des Blutes zu fördern.

Diese Rezeptur zeigt, wie genial Zhāng Zhòng-Jĭng die Zusammenhänge, die wir auch heute durch die Lipidmediatoren-Forschung fast 2000 Jahre später erkennen, beobachtete. Nämlich, dass durch einen nicht – oder falsch – behandelten Infekt, ein Krankheitsmuster so weit fortschreitet, dass die persistierende Infektion, nach Wochen und Monaten, chronische Entzündungen wie rheumatoide Arthritiden, das Polymyalgiesyndrom oder, wie bei der nächsten Rezeptur gezeigt wird, auch Allergien auslöst. In der Behandlung geht Zhāng Zhòng-Jĭng auch auf diese Erkenntnis ein und verwendet, obwohl die Erkrankung nun in der allertiefsten Schichte angekommen ist und keinerlei oberflächliche Erkältungszeichen mehr zeigt, Modifikationen jener Rezeptur, die schon von Anfang an notwendig gewesen wäre, um den Verlauf zu stoppen. Zhāng Zhòng-Jĭng ergänzt diese Rezeptur gekonnt um einige wenige Bestandteile und macht sie dadurch zu einer perfekten Rezeptur für diesen „tiefen“ Zustand.

Das *Shānghán zábìng lùn* spricht beim Jue Yin-Syndrom auch von einem „gegenläufigen Fluss“ mit extremer Hitze oben und extremer Kälte im unteren Teil des Körpers. Dies wurde lange Zeit von heutigen Ärzten überhaupt nicht verstanden. Dank einiger Kenner der TCM wie meinen geschätzten Lehrern Arnaud Versluys und Gerhard Schwestka können wir nun in die „Tiefen“ der TCM eindringen und selbst die komplexesten Krankheitsentwicklungsmuster nachvollziehen:

Laut *Shānghán zábìng lùn* werden bei Gesundheit die Kälte des Nordens im Organ

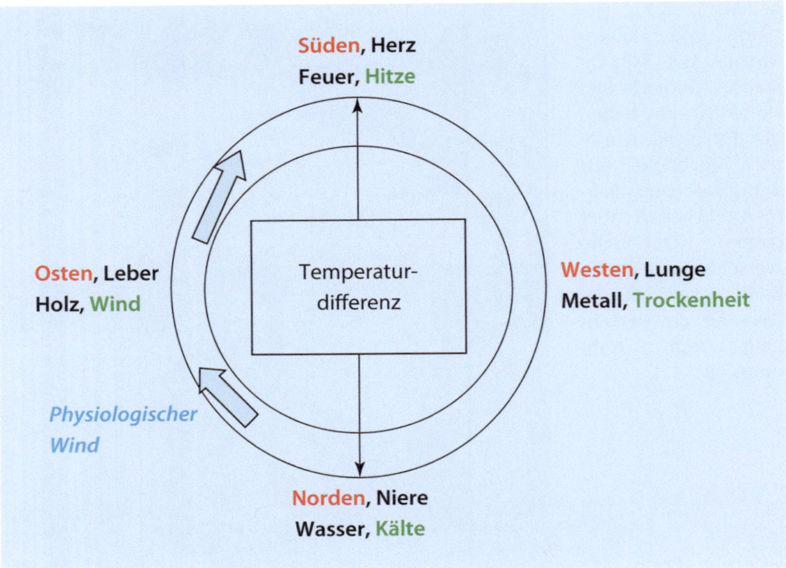

Abb. 8.12 Grundvoraussetzungen zum Verständnis der Jue Yin-Schichte. Physiologisch werden die Hitze des Südens und die Kälte des Nordens durch einen „zarten" Wind in Balance gehalten

Niere und die Hitze des Südens im Organ Herz durch einen physiologischen Wind ausbalanciert (Abb. 8.12).

Der Wind entsteht ohne Anstrengung, mühelos, als Strömen von kalt in Richtung warm. Dieses Phänomen wird auch in der Natur beobachtet, wo Wind beim Übergang zwischen einer Kalt- und einer Warmfront entsteht. Dem physiologischen Wind des Jue Yins gelingt es nun das ministerielle Feuer des Ostens (Shao Yang) zu entfachen und dadurch die Wärme des Südens zu stärken. Die Hitze des Südens soll daraufhin wieder physiologisch abkühlen und Richtung Norden wandern und das kalte Wasser des Nordens verdampfen, damit über Wasserdampf das Entstehen neuen Lebens ermöglicht wird und der zyklische Prozess und der immer wiederkehrende Wechsel von Yin und Yang fortschreiten kann (Abb. 8.12).

Wird jedoch die Temperaturdifferenz zwischen Norden und Süden zu groß, so kommt es zu Stürmen, wie im Jänner 2007, als sich in Mitteleuropa eine unüblich milde Luft mit bis zu 14 °C durchgesetzt hatte. Eine von Neufundland kommende Kaltfront löste dann den Orkan Kyrill mit Windgeschwindigkeiten bis zu 220 km/h aus, der zu massiven Windwürfen in den Wäldern und katastrophalen Schäden in den Städten führte.

Wenn nun im menschlichen Körper der lang anhaltende Kälteeinfluss, der ursprünglich über eine „Verkühlung" in den Körper eindrang und „ungebremst" durch alle Schichten hindurch bis zur Niere (Shao Yin-Schichte) und dann auf die Jue Yin-Schichte trifft, wird auch das Blut massiv gekühlt. Folglich wird die Temperaturdifferenz zwischen unten und oben immer größer und der Körper reagiert mit „gegenläufigem Fluss". Das bedeutet, dass nun nicht ein physiologischer Wind die Kälte von unten nach oben weht und die Hitze oben ausgleicht, sondern, dass ein Sturm nach oben aufbraust, der die obere Körperhälfte in Wallung bringt und zu extremer Unruhe, Kopfschmerzen, Hypertonie, Vertigo, Hitzewallung der oberen Körperhälfte, Nachtschweiß oder Spannungsgefühl führt. Dieses Muster würde dann mit der Rezeptur *Wen jing tang* behandelt werden.

Ist jedoch nicht nur das Blut, sondern sind auch die Zang-(Voll-)Organe kalt, bläst der Wind nicht nur von unten nach oben, sondern auch von innen (Zang-Organe) nach außen (Fu-Organe). Klinisch manifestieren sich kalte Zang-(Voll-)Organe und heiße Fu-(Hohl-)Organe in Hitze des Dickdarms und des Magens, mit einer

Kälte in Lunge und Milz. Der Patient berichtet über explosionsartige, stinkende Durchfälle oder Magenschmerzen mit Würgereiz (Hitze im Magen) und Unruhe. Genau jene Beschwerden beobachtet man bei Nahrungsmittelunverträglichkeiten und -allergien, wo es zu heftigen, explosionsartigen bzw. „orkanartigen“ Durchfällen mit schmerzhaften, krampfartigen „Winden“ (sic!) kommt. Sehr häufig imponiert die Bauchdecke bei der Palpation trotzdem eiskalt, weil das Vollorgan Milz und auch die Nieren kalt sind.

Zusammenfassend erkannte Zhāng Zhòng-Jǐng, dass die Leber das Blut und damit auch die physiologischen Funktionen der Zang-Fu Organe „regiert“.

Als Vollorgane oder ***Zang***-Organe oder Speicherorgane werden in der TCM die Yin-Organe der jeweiligen Elemente bezeichnet, die sich im Inneren des Körpers befinden und die reinen Essenzen (Qi, Blut, Körperflüssigkeiten, Essenz), die aus der Nahrung und Atmung gewonnen werden, speichern (Lunge, Niere, Leber, Herz, Milz).

Hohlorgane oder ***Fu***-Organe sind die Yang-Organe der jeweiligen Elemente, die mehr in Kontakt zum „Äußeren“ stehen und eine wichtige Funktion für die Qi-Produktion haben, weil sie ununterbrochen beschäftigt sind, sich zu füllen, die Nahrungsbestandteile aufzunehmen, zu transformieren, „Reines“ vom „Unreinen“ zu trennen und die Restprodukte wieder auszuscheiden (Dickdarm, Blase, Gallenblase, Dünndarm und Magen).

Jedes Vollorgan arbeitet mit dem entsprechenden Hohlorgan symbiotisch zusammen zusammen. Gemeinsam bilden sie ein „Paar“ (Zang/Fu) im Zyklus der 5 Wandlungsphasen bzw. der 5 Elemente.

Abb. 8.13 veranschaulicht, dass das Jue Yin vom Wasser geboren wird und durch seinen Wind das Feuer physiologisch anfacht. Der physiologische Wind verteilt das Shao Yang-Feuer (ministerielle Feuer) gleichmäßig in die Organe des ganzen Körpers und ins Blut. Die antreibende

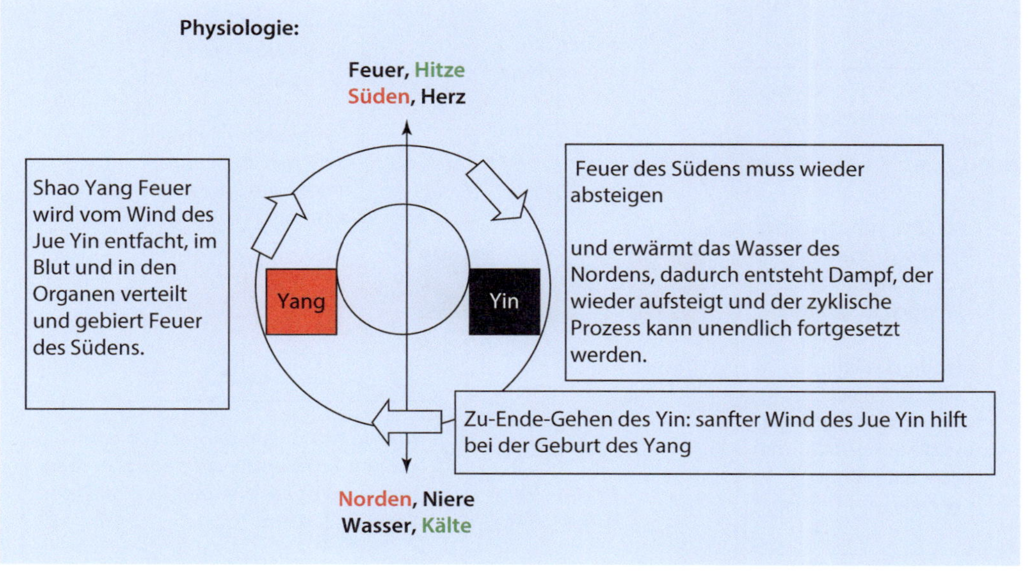

Abb. 8.13 Physiologie der Jue Yin-Schichte. Das Jue-Yin bildet eine verbindende Brücke zwischen heiß und kalt, Herz und Niere, Wasser und Feuer

Kraft des Windes aus dem Jue yin ist somit die Ursache, weshalb sich das ministerielle Feuer im 3-fachen Erwärmer und im Blut verteilt. Somit ist das Jue Yin eine verbindende Brücke zwischen heiß und kalt, Herz und Niere, Wasser und Feuer.

Wenn Yin nicht ausreichend reduziert werden kann, weil zu viel Kälte in die Jue Yin-Schichte eingedrungen ist, funktioniert die zerstreuende Bewegung nicht mehr und

- das Blut bleibt kalt und kann das ministerielle Feuer nicht entfachen. Dies entspricht dem soeben besprochenen *Dang gui si ni tang*-Muster.
- Oder es wird wegen der Temperaturdifferenz zwischen unten und oben übermäßig entfacht und kann nicht kontrolliert werden (*Wen jing tang-Muster*), weshalb es nach oben schießt.
- Wenn jedoch die Temperaturdifferenz nicht nur zwischen oben und unten, sondern auch zwischen den zu kalten Vollorganen und den warmen Hohlorganen ausgeglichen werden muss, kommt es zum Temperaturausgleich von innen nach außen mit explosionsartigen Diarrhöen (*Wu mei wan*-Muster). Die Symptome entsprechen dann abdominellen Spasmen bei Nahrungsmittelallergien, schweren Nahrungsmittelunverträglichkeiten und eventuell auch plötzlich heftigen Spasmen der Bronchien, wie bei Asthma. Therapeutisch muss man nun mit warmen Kräutern die Vollorgane Niere, Milz und Lunge wärmen und oben mit bitter-kalten Kräutern die Hitze absenken (Abb. 8.14).

Für dieses Syndrom kreierte Zhāng Zhòng-Jǐng die Rezeptur:

Wu mei wan - SHL § 338

Fr. Mume (*Wu mei*) - warm, sauer, adstringierend

Rm. Cinnamomi (*Gui zhi*) - wärmt das Element Holz/Leber im Jue Yin: wärmt das Blut und bewegt es nach oben und außen

Pc. Zanthoxyli (*Chuan jiao*) - wärmt das Element Feuer im Jue Yin

(Hb. Asari (*Xi xin*) - wärmt das Element Metall im Jue Yin und dadurch auch die Lunge: wegen Safrolgehalts nicht erhältlich)

Rd. Aconiti lat. präp. (*Fu zi*) - wärmt das Element Wasser im Jue Yin

8

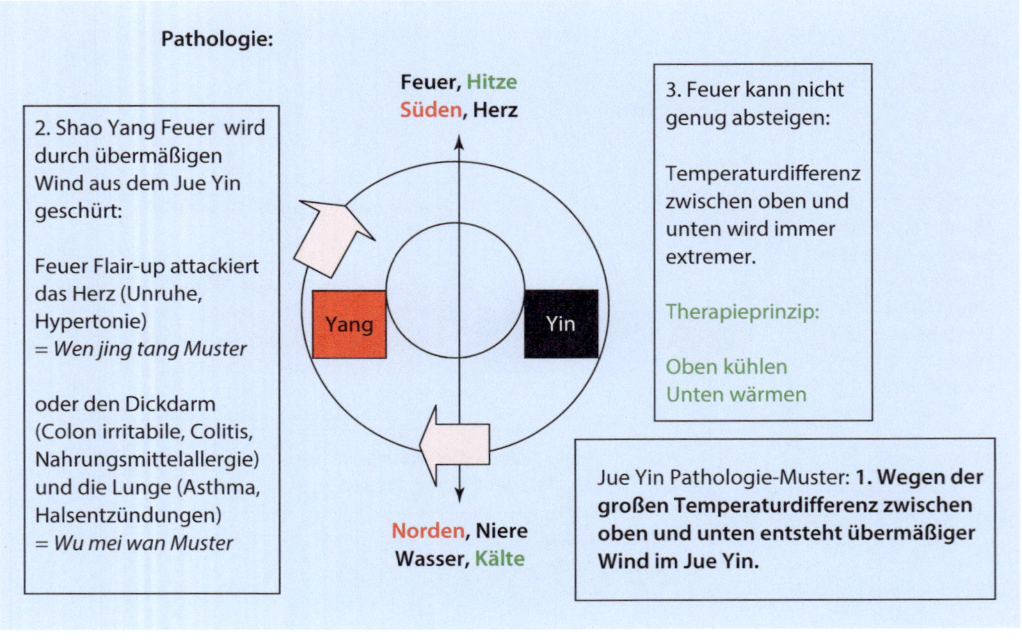

Abb. 8.14 Jue Yin Pathologie-Muster. *Wen jing tang* und *Wu mei wan* Muster

Rh. Zingiberis off. (*Gan jiang*) - wärmt das Element Erde im Jue Yin, um die Milz zu stärken

Rh. Coptidis (*Huang lian*) - bitter, kalt

Co. Phellodendri (*Huang bai*) - bitter, kalt

Rd. Ginseng (*Ren shen*) - süß, entspannt Leber über Stützen der Erde

Rd. Angelicae sin. (*Dang gui*) - warm, scharf, süß: tonisiert und bewegt das Blut

Rezeptanalyse: Die saure Fr. Mume adstringiert und verbessert die Durchfälle. Das Innere bzw. das Jue Yin (Holzelement) wird mit 5 verschiedenen wärmenden Arzneien gewärmt, und zwar je eine Arznei für jedes Vollorgan/Element: Aconitum wärmt die Niere/das Wasser, Rm. Cinnamomi die Leber/das Holz, Pc. Zanthoxyli das Herz/Feuer, Rh. Zingiberis off. die Milz/die Erde und Hb. Asari die Lunge/Metall. So kann die Kälte der Zang-(Voll-)Organe eliminiert werden. Um jedoch die Temperaturdifferenz zu verbessern, das Obere und Äußere zu kühlen und das Aufsteigen des Windes zu reduzieren, enthält die Rezeptur auch noch die beiden bitter-kalten Arzneien Rh. Coptidis und Co. Phellodendri.

Die blutstärkende Angelika-Wurzel und Ginseng verhindern, dass das Qi und das Blut noch weiter geschädigt werden.

Ursprünglich verwendete Zhāng Zhòng-Jǐng diese Formel im § 338 des *Shānghán lùn* gegen Wurmerkrankungen (Askariasis) bzw. zur Behandlung eines extremen Stadiums des Jue Yin-Syndroms, in dem Kälte in die Jue Yin-Schichte eingedrungen ist und Extremitäten und Zang-(Voll-)Organe abkühlt, während in der oberen Körperhälfte und in den Fu-Organen Hitze besteht. Beachtenswert aus heutiger Sicht ist, dass sowohl die Wurmerkrankung als auch die Nahrungsmittelallergien erhöhte IgE-Spiegel zeigen, gegen die diese Rezeptur offensichtlich wirkt.

Am Mount Sinai Hospital in New York laufen seit Jahren Studien, die die Wirksamkeit dieser Rezeptur *Wu mei wan* bei Erdnussallergie zeigen (Srivastava et al. 2005). Die Gruppe um Prof. Li modifizierte die klassische Rezeptur *Wu mei wan* aus dem *Shānghán zábìng lùn* insofern, als Rd. Aconiti präp. (*Fu zi*) und Hb Asari (*Xi xin*) entfernt und durch den Reishi-Pilz, Ganoderma lucidum (*Ling zhi*) ergänzt wurde (s. ◘ Tab. 8.2). Man nannte diese Rezeptor dann ***„Food Allergy Herbal Formula“ (FAHF-2)***.

Daraufhin wurden Mäuse mit Erdnussallergie mit FAHF-2 sieben Wochen lang behan-

◘ Tab. 8.2 Zusammensetzung: *Wu mei wan* und FAHF-2

Wu mei wan	*FAHF-2*
Fr. Pruni (*Wu mei*)	Fr. Pruni (*Wu mei*)
Rh. Zingiberis off. (*Gan jiang*)	Rh. Zingiberis off. (*Gan jiang*)
Pc. Zanthoxyli (*Hua jiao*)	Pc. Zanthoxyli (*Hua jiao*)
Rm. Cinnamomi (*Gui zhi*)	Rm. Cinnamomi (*Gui zhi*)
Rh. Coptidis (*Huang lian*)	Rh. Coptidis (*Huang lian*)
Co. Phellodendri (*Huang bai*)	Co. Phellodendri (*Huang bai*)
Rd. Angelicae sin. (*Dang gui*)	Rd. Angelicae sin. (*Dang gui*)
Rd. Ginseng (*Ren shen*)	Rd. Ginseng (*Ren shen*)
Rd. Aconiti lat. präp. (*Fu zi*)	**Ganoderma lucidum (*Ling zhi*)**
Hb. Asari (*Xi xin*)	

Tab. 8.3 Klinische Zeichen der anaphylaktischen Reaktionen nach oraler Erdnuss-Challenge in der Woche 10,12,14 (entsprechend 1,3,5 Wochen post Therapie). (Mod. nach Srivastava et al. 2005)

		Placebogruppe Anaphylaktischer Score		FAHF-2 Anaphylaktischer Score		Kontrollgruppe Anaphylaktischer Score	
Experiment	Challenge	N/total	Median(range)	N/total	Median	N/total	Median
1	Woche 10	9/9	3(2-4)	0/9	0***	0/9	0
2	Woche 12	8/8	3(2-4)	0/4	0***	0/5	0
3	Woche 14	8/8	3(2-3)	0/4	0**	0/5	0
5	Woche 14	8/8	3(2-4)	0/4	0***	0/5	0
6	Woche 14	5/5	3(2-3)	0/5	0***	0/5	0
Gesamt		38/38	3(2-4)	0/26	0###	0/29	0

Legende: Anaphylaktischer Score: 0 = Kratzen nur Nase und Kopf, 2 = Schwellung an Augen und Mund, Diarrhö, 3 = Giemen, Zyanose perioral, 4 = Bewusstseinsverlust, Tremor, Konvulsion, 5= Tod

8

delt und 1, 3, und 5 Wochen nach Therapie einer Allergen-Challenge unterzogen.

Wie in Tab. 8.3 ersichtlich, zeigten alle Mäuse der Placebogruppe anaphylaktische Reaktionen, während durch FAHF-2 die anaphylaktische Reaktion komplett blockiert wurde. Auch die Erdnuss-spezifischen IgE (Abb. 8.15) und die Zytokinwerte IL-4, IL-5, IL-13 (Abb. 8.16) verbesserten sich signifikant in der FAHF-2-Gruppe im Vergleich zur Placebogruppe. Sehr interessant und besonders erwähnenswert ist der signifikante Anstieg von IFN-y (Abb. 8.16) und IgG2a (Abb. 8.15) in der FAHF-2-Gruppe. IFN-y ist als Th1-Zytokin ein wichtiger Gegenregulator beim allergischen Geschehen.

Diese Studie zeigt im Mausversuch, dass die TCM-Formel FAHF-2 einerseits die Th2-Zytokine, die für die allergische Reaktion verantwortlich sind, reduzieren kann und andererseits die Th1-mediierten Produkte IFN-y und IgG2a vermehrt, sodass die anaphylaktische Reaktionen bei den behandelten Mäusen komplett blockiert werden konnten. Diese Studie wurde im Top-Journal der Allergologen, in *J Allergy Clin Immunol*, publiziert.

Offensichtlich beschrieb Zhāng Zhòng-Jǐng mit dem *Wu mei wan*-Muster das Fortschreiten des Pathogens Kälte in die tiefste Schichte, die Jue Yin-Schichte, und somit den Entwicklungsprozess einer Allergie aus seiner Sicht, die wir heute als persistierende, nicht gestoppte Inflammation mit Eosinophilie bezeichnen würden.

Zur Beachtung: Ein Jue Yin-Syndrom kann jedoch auch direkt aus einem Shao Yang-Muster entstehen, wenn der Temperaturunterschied nicht durch Kälteeinwirkung im Jue Yin, sondern durch zu viel Hitze im Shao Yang entsteht (s. ▶ Abschn. 8.3.3.2).

Sehr aktuell konnte die Variation der Rezeptur *Wu mei wan (FAHF-2)* im Mausversuch die Nebenwirkungsrate der oralen Immuntherapie (OIT) gegen Erdnüsse und Baumnüsse in der Dosissteigerungsphase bei gemeinsamer Anwendung reduzieren und auch eine länger andauernde Wirkung erzielen als eine ausschließlich mit OIT behandelte Gruppe. Alle Placebo-behandelten Mäuse und 91 % Mäuse der OIT-Gruppe zeigten in der Dosissteigerungsphase anaphylaktische Reaktionen, im Vergleich zu 21 % der gemeinsam behandelten OIT/FAHF-2-Mäuse. Außerdem fand man bei der Kombinationsgruppe niedrigere Histamin- und IgE-Spiegel und erhöhte IFN-γ/IL-4- und IL10/IL-4-Ratios. Am Ende der Behandlung wurden erhöhte toleranzspezifische Reaktionen, wie verstärkte epigenetische Methylierung der FoxP3-aktivierenden Gene, beobachtet. Diese Studie zeigt, dass eine TCM-Behandlung, begleitend zur OIT, die

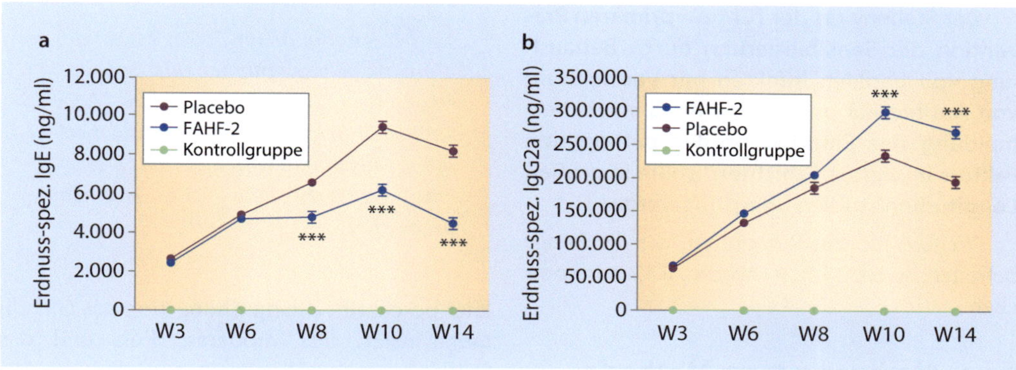

Abb. 8.15 IgE und IgG2a während und nach Therapie. Erdnuss-spezifische IgE (ng/ml), Placebo, FAHF-2, Kontrollgruppe, Therapie von Woche 2-Woche 9, Erdnuss-Challenge in Woche 10.12,14. Violette Punkte: Placebo, blaue Punkte: FAHF-2, grüne Punkte: Kontrollgruppe

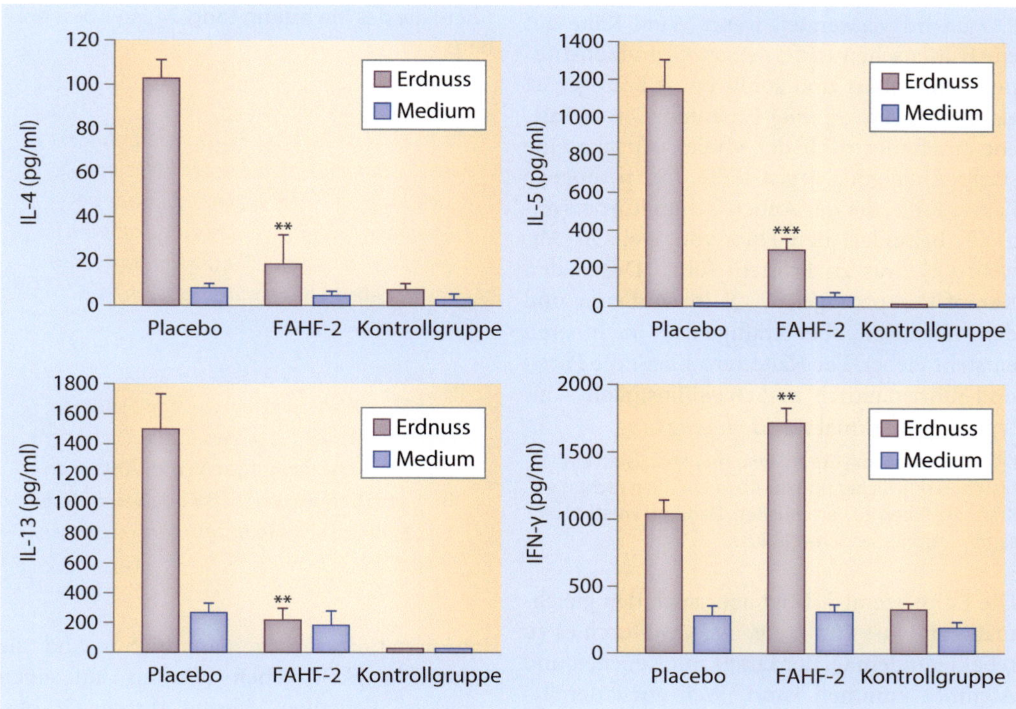

Abb. 8.16 Zytokine 5 Wochen nach Therapie. IL-4, IL-5, IL-13 und IFN-γ aus Splenozyten nach der letzten Erdnuss-Challenge in Woche 14. Ergebnisse als Mittelwerte (±SD) **$p < 0.001$ vs. Placebo

Wirksamkeit der OIT erhöhen kann und die Nebenwirkung reduziert, wodurch sie eine interessante Therapieoption darstellt (Srivastava et al. 2017). Außerdem führt dieser Versuch den Stellenwert der TCM bei manifesten Allergien vor Augen, der eher in der gemeinsamen Behandlung mit der konventionellen Medizin liegt.

Der Stellenwert der TCM zur primären Prävention der Sensibilisierung durch Behandlung von banalen Infekten mit Vermeidung von Antibiotika und Antipyretika sowie Vermeidung des Eindringens des pathogenen Faktors in „tiefere Schichten" sollte in großen Longitudinalstudien überprüft werden.

Weitere Jue Yin-Rezepturen, die die Lunge betreffen, werden im ► Abschn. 8.3.3.2 besprochen.

8.3.2 Ma huang tang Methode

8.3.2.1 Wind-Kälte befällt den Tai Yang

Die 2. Startrezeptur, *Ma huang tang* (◘ Abb. 8.17), wird verwendet, wenn Wind-Kälte auf einen Menschen trifft, dessen Grundkonstitution sehr robust und somit etwas kräftiger ist als die des *Gui zhi tang*-Patienten. Dieser Patient empfindet nach der viralen Attacke eine starke Abneigung gegen Kälte. Der pathogene Faktor Kälte, der das Äußere seines Körpers angreift, behindert den Fluss von Wei Qi (Abwehr-Qi), was zu Frösteln führt. Durch den Kampf des pathogenen Qi im Äußeren und dem normalen, aber kräftigen Qi im Inneren entsteht Fieber. Die Kälte verschließt die Poren und führt dadurch zu **Schweißlosigkeit** – als typisches Merkmal für *Ma huang tang*.

DD - Patienten, die *Gui zhi tang* brauchen, sind ein bisschen schwächer und ihr Abwehr-Qi hat nicht die Kraft, die Poren zu verschließen. Dadurch entsteht ein sanfter, spontaner Schweißfluss.

Die Kälte beeinträchtigt aber auch den gleichmäßigen Fluss von Lungen-Qi, wodurch es zu rebellierendem Qi der Lunge mit Keuchen und Atemnot kommen kann. Weil auch der Tai Yang blockiert wird, entstehen Kopfschmerzen.

Puls - oberflächlich, gespannt (Zeichen der starken Kälte)

Im Folgenden soll nun der Unterschied zwischen *Gui zhi tang*- und *Ma huang tang*-Muster anhand von Originalzitaten des *Shānghán lùn* herausgearbeitet werden:

§ 2 SHL (Shanghán lùn): „Das Tai Yang-Syndrom mit den Symptomen und Zeichen von Fieber (fa re, „heat effusion", Hitze- „Ausströmen"), Schwitzen, Frösteln und moderatem Puls (huan) wird als Wind (Zhong feng) verursachte fieberhafte Erkrankung bezeichnet"

Hier beschreibt Zhāng Zhòng-Jǐng das *Gui zhi tang*-Muster. Der moderate Puls und das Schwitzen geben Hinweis darauf, dass die Abwehr des Patienten gegenüber der Wind-Kälte etwas zu schwach ist. Daher bekommt der Patient das stärkende *Gui zhi tang*.

Zum Unterschied folgen nun zwei Paragraphen, die das **Ma huang tang**-Muster beschreiben:

§ 3 SHL: „Das Tai Yang-Syndrom mit/ohne Fieber, jedoch mit Aversion gegen Kälte und Gliederschmerzen, Übelkeit, Erbrechen und gespanntem Puls (jin), sowohl im Yin als auch im Yang, wird als durch Kälte (Shang han) verursachte fieberhafte Erkrankung bezeichnet."

§ 35 SHL: „Wenn in einem Tai Yang-Syndrom Kopfschmerz, Fieber, generalisierte Schmerzen, Lumbago, Aversion **gegen Wind, Abwesenheit von Schwitzen und Keuchen auftreten, beherrscht *Ma huang tang*** *diese Symptome".*

Interpretation: Der gespannte Puls und die Schweißlosigkeit geben Hinweis auf einen „starken" Patienten, dessen Abwehr-Qi blockiert und wie „gefesselt" ist sowie dessen konstruktives Yin zwar stark, aber blockiert ist und stagniert. In diesem Fall ist eine starke Induktion von Schwitzen notwendig, um den pathogenen Faktor über das Vehikel des Schweißes aus dem Körper zu leiten, ohne den Patienten dabei zu stärken. Dies kann:

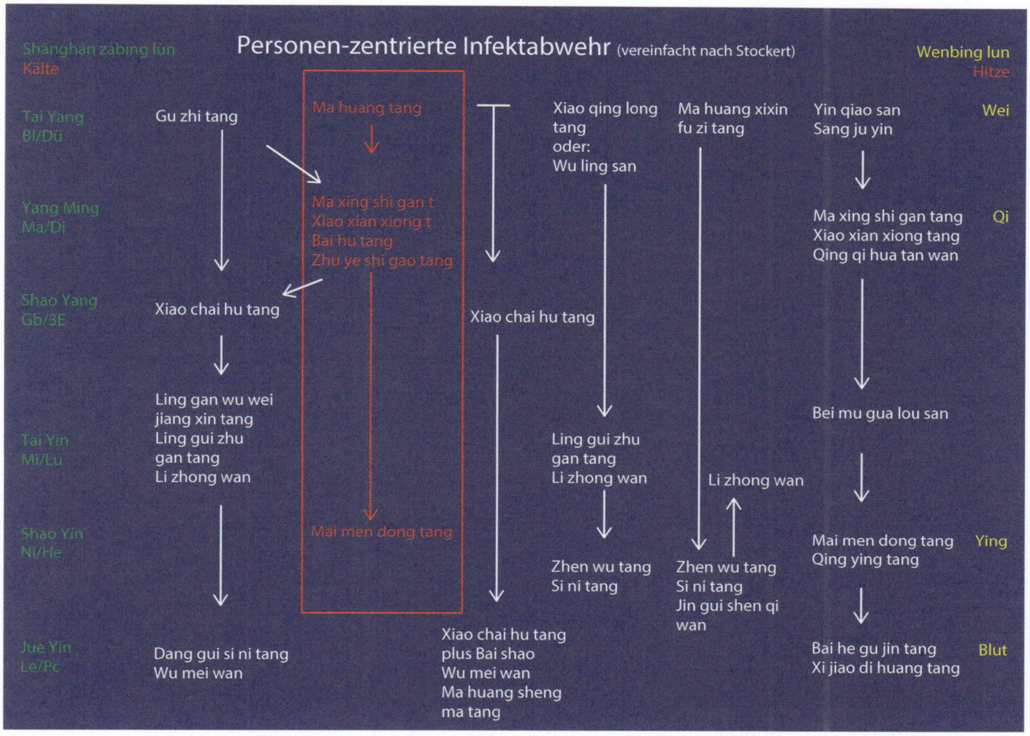

Abb. 8.17 *Ma huang tang*-Methode. Der Patient, der *Ma huang tang* als Startrezeptur beim banalen Infekt braucht, hat eine kräftigere Grundkonstitution als jener Patient, der *Gui zhi tang* benötigt, und schwitzt nicht. *Ma huang tang* befreit beim beginnenden respiratorischen Infekt die oberflächlichste Schichte des Körpers mit scharfen, heißen, stark schweißtreibenden Arzneien, die den pathogenen Faktor Kälte über Schweißinduktion nach außen abfließen lassen. Kann die Erkrankung des *Ma huang tang*-Musters nicht in der Tai Yang-Schichte gestoppt werden, wandert sie schnell in die Yang Ming-Schichte, die große Mengen an Qi und Blut enthält. Im Rahmen eines heftigen Abwehrkampfes des „aufrechten Qi“ wird der pathogene Faktor Kälte in Hitze umgewandelt. Symptome wären ein schneller, starker Fieberanstieg mit Fülle-Hitzezeichen, starkes Schwitzen, starker Durst und dadurch im Laufe der Zeit eine Verletzung der Körperflüssigkeiten. Falls die Erkrankungen aus der Yang Ming-Schichte nicht an die Oberfläche zurückgedrängt werden kann, führt die vor sich her schwelende Entzündung zu einer Austrocknung der Feuchtigkeit und die Erkrankung wird noch tiefer in das Innere des Körpers getrieben und tritt in die Shao Yin-Schichte über. Typische Symptome sind dann trockene Schleimhäute des Respirationstrakts mit Heiserkeit, kratzendem Hals mit trockenem und quälendem Hustenreiz bzw. Husten sowie evtl. asthmoider Komponente, für die *Mai men dong tang* eine geeignete Rezeptur darstellt. Konventionelle Mediziner beobachten die Symptome der Shao Yin-Schichte manchmal nach Pneumonien, die bereits mit Antibiotika behandelt wurden, wobei der Patient trotzdem über wochenlangen, quälenden, therapieresistenten Hustenreiz klagt. Austrocknung in der Shao Yin-Schichte kann sich auch in Form von trockener Haut oder beginnender Neurodermitis äußern, die immer wieder nach einem respiratorischen Infekt auftritt bzw. exazerbiert

Ma huang tang - *SHL § 35*

Hb. Ephedrae (*Ma huang*) - warm, scharf

Rm. Cinnamomi (*Gui zhi*) - warm, süß, scharf

Sm. Armeniacae (*Xing ren*) - warm, scharf

Rd. Glycyrrhizae präp. (*Zhi gan cao*) - warm, süß

Rezeptanalyse: Das warme, scharfe Hb. Ephedrae hat stark schweißtreibende Wirkung und kann dadurch den pathogenen Faktor Kälte aus dem Körper eliminieren. Es belebt durch seine warme Schärfe den gestauten Qi-Fluss in den äußeren Körperschichten, aber auch in der Lunge.

Dadurch verbessern sich das Keuchen und das Giemen. Ephedrin wird auch in der konventionellen Medizin zur Bronchospasmolyse eingesetzt. Zimt hilft im *Ma huang tang* dabei, das Äußere zu befreien. Sm. Armeniacae, bittere Aprikosenkerne, lösen Blockaden des Lungen-Qi und Süßholz harmonisiert die Wirkung.

Auch aus der Rezeptur *Ma huang tang* selbst ist ersichtlich, dass der Patient, der diese Rezeptur benötigt, eher von stärkerer Konstitution ist als der *Gui zhi tang*-Patient. Weil der *Ma huang tang*-Patient intensiver und heftiger reagieren kann, um die Viren (pathogene Faktoren) abzuwehren, befinden sich in der Rezeptur weniger Qi-stärkende Arzneien, aber stattdessen mehr das Äußere-entlastende Arzneien mit der Kombination Hb. Ephedrae und Rm. Cinnamomi.

Rezente immunologische Untersuchungen lassen erkennen, dass *Ma huang tang* (oder *Maoto*, wie es in der japanischen Kampo-Medizin genannt wird) starke antivirale Effekte in der Frühphase des Infekts haben dürfte.

Im Mausversuch beobachtete man nach Verabreichung von *Ma huang tang* 4–52 Stunden nach Influenza-Virusinfektion eine signifikante Reduktion des Virustiters in der nasalen und bronchialen Lavage sowie erhöhte IgA-, IgM- und IgG1-Anti-Influenza-AK-Titer im Serum (Nagai et al. 2014).

Bereits in den ersten 30 Minuten nach Kontakt mit Influenza-Viren konnte *Ma huang tang* die Proliferation der viralen RNA hemmen und den Eintritt der Influenza-Virus-RNA in das Zytoplasma blockieren (Masui et al. 2017).

In einem Virus-Pneumonie-Mausmodell fand man außerdem, dass *Ma huang tang* oral für 7 Tage nach H1N1-Influenza-Infektion verabreicht, IL-2, IFN-γ sowie $CD4^+$-T-Zellen aktivierte und die $CD4^+/CD8^+$-Ratio verbesserte, jedoch IL-4, IL-5, TNF-α und die Expression von TLR4 und MyD88 hemmte (Wei et al. 2018).

Auch bei OVA-sensibilisierten asthmatischen Mäusen konnte *Ma Huang Tang* den Atemwegswiderstand und die Eosinophilie verbessern und könnte daher eine Progression des Asthmas, besonders im Rahmen eines akuten Infekts, verhindern (Ma et al. 2014).

Die Ergebnisse dieser Mausmodelle weisen auf eine gute Wirkung von *Ma huang tang* in der Frühphase eines viralen Infekts, hin und sollten in klinischen Studien überprüft werden.

Wenn die Entlastung nach außen nicht gelingt oder verabsäumt wird, neigen diese an sich kraftvollen Patienten eher zum schnellen Anfiebern auf höhere Temperaturen und zu rascherer und heftigerer Entwicklung von Erkrankungen der Yang Ming-Schichte, deren Symptome fast ident mit der Qi-Schichte nach *Wēn Bìng Lùn* sind.

8.3.2.2 Hitze in der Yang Ming-oder Qi-Schichte

Die Yang Ming-Organe, zu denen der pathogene Faktor nun vordringt, enthalten große Mengen an Qi und Blut. Was nun folgt, ist ein heftiger Abwehrkampf des aufrechten „wahren" Qi mit dem pathogenen Faktor Kälte und daraus resultierend der schnelle Fieberanstieg mit Fülle-Hitzezeichen und Verletzung der Flüssigkeiten. Jene Patienten, sehr oft Kinder, fiebern oft innerhalb kürzester Zeit auf 39,5 °C an. In der Folge führen Störungen der Feuchtigkeitstransformation der Organe Magen und Dickdarm zu Manifestationen in Lunge und HNO-Bereich. Wegen der Stagnation von Qi und Feuchtigkeit entsteht zunächst Schleim mit eher gelblicher Farbe und in der Folge Trockenheit.

Man spricht auch von den „Vier Großen", die sich durch Aufflammen der Hitze in der Yang Ming-Schichte entwickeln: 1. großes Fieber, 2. großer Durst, 3. großer Puls und 4. großes Schwitzen. Viele dieser Patienten haben genug Kraft, um sich mit heftigen Reaktionen und Symptomen selbst von der Krankheit zu befreien, es besteht jedoch die Gefahr, dass durch das zu starke Schwitzen Yang verloren wird. Das Yang tritt über massive Schweißsekretion nach außen. Deshalb ist der Puls überflutend und der Patient wird aufgrund des Flüssigkeitsverlustes sehr durstig. Der Patient empfindet in diesem Zustand des Fieberns **ausschließlich Hitze**, ohne intermittierende (Differenzialdiagnose: *Xiao chai hu tang*) oder gleichzeitig auftretende Kälte (Differenzialdiagnose: *Gui zhi tang, Ma* *huang tang*). Therapeutisch muss diese Hitze reduziert werden, damit durch das Schwitzen nicht noch mehr „wertvolle Säfte“ verloren gehen. Zusätzlich kann der Patient Kopfschmerzen entlang des Magenmeridians oder Zahnfleischbluten bzw. Aphten entwickeln, weil der Mund mit der Mundschleimhaut den „ Öffner“ des Magens darstellt.

> Als **Öffner** bezeichnet man in der TCM jenes Sinnesorgan, mit dem die inneren Organe/Elemente zur Außenwelt in Kontakt treten: Magen/Milz = Mund, Leber/Gallenblase = Auge, Herz/Dünndarm = Zunge, Niere/Blase = Ohr, Lunge/Dickdarm = Nase.

Damit das Feuer abnimmt, wird als Therapie die noch vorhandene Flüssigkeit schnell und stark gekühlt und mit süßen Arzneien ergänzt.

Die klassische Rezeptur für diese Symptome wäre *Bai hu tang*, die stark kühlend wirkt:

Bai hu tang - SHL § 176 „Weißer Tiger Dekokt“

Gypsum fibrosum (*Shi gao*) - sehr kalt, süß, scharf: entfernt die Hitze aus der Lunge

Rh. Anemarrhenae (*Zhi mu*) - bitter, kalt, befeuchtend, kühlt Hitze und eliminiert Feuer

Rd. Glycyrrhizae präp. (*Zhi gan cao*) - süß, warm: stoppt Husten und harmonisiert

Reis (*Geng mi*) - süß: stärkt den Magen

Rezeptanalyse: Diese Rezeptur beseitigt Hitze und Unruhe, befeuchtet jedoch auch die Schleimhäute, um sie vor Austrocknung durch das bestehende Feuer zu bewahren. Auch Süßholz schützt durch seine Süße die Schleimhäute und produziert IFN-γ und bewahrt die Th1/Th2-Balance. Der Reis verhindert eine Schwächung des Mittleren-Erwärmers durch die beiden stark kühlenden Arzneien.

Kommentar: *Bai hu tang* ist „das“ Antipyretikum der TCM. Durch den Inhaltsstoff Süßholz mit seiner IL-4-reduzierenden Wirkung und IFN-γ-steigernden Wirkung könnte es einen wertvollen Stellenwert bei der Fiebersenkung bei Kindern im „early life window of opportunity“, aber auch beim Asthmatiker im Vergleich zu den herkömmlichen Antipyretika haben. Eine nähere Erforschung in klinischen Studien wäre wünschenswert. Wichtig ist jedoch zu betonen, dass *Bai hu tang* erst im Yang Ming- bzw. Qi-Stadium bei hohem Fieber angewendet werden darf (möglichst kurzfristig) und nicht schon im Tai Yang-Stadium, wo noch Kältesymptome vorherrschen. In diesem Fall wäre *Bai hu tang* viel zu kalt und würde die Kälte in die Tiefe – Richtung Shao Yang und Tai Yin-Schichte – drücken und den Zustand chronifizieren.

Wenn jedoch eher Lungensymptome mit Atemnot, Durst, Fieber mit weniger oder keinem Schweiß im Vordergrund stehen, ist als Folgerezeptur von *Ma huang tang* eher.

Ma xing shi gan tang - SHL § 63

Hb. Ephedrae (*Ma huang*) - warm, scharf zerstreuend und Schwitzen auslösend: verbessert Lungen-Qi-Fluss, eingeschnürtes Feuer wird zerstreut

Gypsum fibrosum (*Shi gao*) - sehr kalt, süß, scharf: lässt Hitze aus Lungen abfließen, Gegenspieler zu Hb. Ephedrae

Sm. Armeniacae (*Xing ren*) - warm, scharf: verbessert Fluss von Lungen-Qi, leitet rebellierendes Lungen-Qi nach unten, löst Schleim

Rd. Glycyrrhizae präp. (*Zhi gan cao*) - süß, warm: stoppt Husten und harmonisiert

Zungenbelag - gelb

Puls - beschleunigt, schlüpfrig

Symptome: Fieber mit/ohne Schweiß, Durst, Keuchen, Husten, erschwerte Atmung, Nasenflügelatmung

Ursache: Die pathogenen Faktoren Wind-Kälte oder Wind-Hitze haben sich in Hitze transformiert und Hitze in der Lunge verursacht nun, dass das Lungen-Qi blockiert wird.

Rezepturanalyse: Herba Ephedrae öffnet die Poren und fördert die Verteilung des blockierten Lungen-Qi. Die Kombination mit dem sehr kalten *Gipsum* hilft die Hitze aus Lunge und Magen in der Qi-Schichte zu befreien und diese über die Poren nach außen zu leiten. Sm. Armeniae verbessert den Husten und wirkt gemeinsam mit Hb. Ephedrae gegen das er-

Tab. 8.4 Unterscheidung Ma huang tang/Ma xing shi gan tang

Ma huang tang	*Ma xing shi gan tang*
Hb. Ephedrae (*Ma huang*)	Hb. Ephedrae (*Ma huang*)
Rm. Cinnamomi (*Gui zhi*)	**Gipsum fibrosum (*Shi gao*)**
Sm. Armeniacae (*Xing ren*)	Sm. Armeniacae (*Xing ren*)
Rd. Glycyrrhizae präp. (*Zhi gan cao*)	Rd. Glycyrrhizae präp. (*Zhi gan cao*)

schwerte Atmen und einen eventuell aufgetretenen Bronchospasmus. In Honig gebratenes Süßholz harmonisiert und nährt das Blut, damit der Infekt nicht tiefer treten kann. Mit seiner antiallergischen Wirkung kann es einer Th2-Imbalance vorbeugen.

Kommentar: Diese Rezeptur, speziell der Bestandteil Gipsum, stellt eigentlich ein gutes chinesisches Antipyretikum für Asthmatiker dar, das hier durch 3 warme, entlastende, schleimlösende und antiallergisch wirksame Arzneien gegenreguliert wird. Im Vergleich zu Paracetamol/Acetaminophen oder Ibuprofen müsste damit die Auslösung eines Bronchospasmus unwahrscheinlicher werden. Diese empirische Erfahrung entspricht, wissenschaftlich gesehen, einer unüberprüften Hypothese und sollte dringend in klinischen Studien getestet werden. Außerdem kann diese Rezeptur bei entsprechender Symptomatik auch in der „Wait-and-see"-Phase einer beginnender Pneumonie eingesetzt werden.

Wie man in Tab. 8.4 deutlich erkennen kann, entspricht diese Rezeptur fast *Ma huang tang*. Nur *Rm. Cinnamomi*, eine warme, scharfe Arznei, die das Äußere befreit, wird gegen das sehr kalte, süße *Gypsum fibrosum* ausgewechselt, um das inzwischen entstandene eingeschnürte Feuer und die Hitze aus der Lunge zu eliminieren. Die Kombination von Hb. Ephedrae und Gipsum wird gerne dazu verwendet, die Hitze zu kühlen und sie über das Öffnen der Poren nach außen zu leiten.

Hier wird deutlich, dass Zhāng Zhòng-Jǐng äußerst elegant durch Änderung nur einer einzigen Arznei eine scharfe, heiße Rezeptur für die oberflächliche Tai Yang-Schichte in eine kühlende, das Lungen-Qi befreiende Rezeptur der Yang Ming-Schichte modifiziert hat.

Die antivirale Wirkung von *Ma xing shi gan tang* gegen Influenza-Virus A/WSN/33 (H1N1), aber auch gegen verschiedene andere Stämme des humanen Influenza-A-Virus, inklusive klinisch Oseltamivir-resistenten Stämmen, wurde durch Hemmung der viralen Replikation und einer Aufhebung der PI3K/AKT (phosphoinositide-3-kinase)-Signalgebung beim Vireneintritt erklärt. Mittels Rasterkraftmikroskopie konnte gezeigt werden, dass auch die virale Oberflächenstruktur durch *Ma xing shi gan tang* gestört wird. Somit demonstriert dieser wissenschaftliche Nachweis, dass *Ma xing shi gan tang* eine interessante Option zur Behandlung von viralen Infekten im Rahmen von saisonalen Pandemien darstellen könnte (Hsieh et al. 2012).

Wenn sich die Erkrankung in dieser Phase noch länger hinzieht,

1. kommt es entweder zu subfebrilen Temperaturen mit hartnäckigem, trockenem Husten: *Zhu ye shi gao tang*-Muster,
2. oder die Hitze formt ein gelbliches Sekret: *Xiao xian xiong tang*-Muster.

ad 1. Zhu ye shi gao tang -SHL § 397

die eine Variation von *Bai hu tang* darstellt, aber durch Zugabe von *Rd. Ginseng, Rd. Ophiopogonis* etc. aus einem extrem kühlenden Rezept, ein kühlendes, aber tonisierendes Rezept macht, um einer bereits beginnenden Schwächung der Gesamtkonstitution des Patienten entgegen zu wirken.

Aus *Bai hu tang* werden verwendet:

Gipsum (*Shi gao*) - scharf, süß, extrem kalt

Rd. Glycyrrhizae präp. (*Zhi gan cao*) - süß, leicht warm

Reis (*Geng mi*) - süß

plus: Hb. Lophaterii (*Dan zhu ye*) - kalt, scharf

Rd. Ophiopogonis (*Mai men dong*) - leicht kalt, süß, leicht bitter

Rd. Ginseng (*Ren shen*) - neutral, süß, bitter

Rh. Pinelliae (*Ban xia*) - scharf, warm

Puls - beschleunigt, leer

Zunge - rot mit wenig, gelblichem Belag

Rezeptanalyse: Diese Rezeptur behandelt subakute, fiebrige Erkrankungen, bei denen der pathogene Faktor in der Yang Ming-Schichte (des *Shānghán lùn)* hängen geblieben ist. Nachdem das starke Fieber bereits nachgelassen hat, bestehen noch niedriges Fieber mit unangenehmer leichter Schweißsekretion, Durst, Trockenheit und Übelkeit bzw. Erbrechen sowie hartnäckige Kurzatmigkeit und Husten mit Reizbarkeit, Unruhe und ausgetrocknetem Mund, trockene, rote Lippen und Rachen. Noch befindet sich Hitze in Lunge und Magen und hat die Schleimhäute ausgetrocknet, den Qi-Fluss blockiert und den Geist verwirrt. Hier besteht bereits ein beginnender Yin (Feuchtigkeits)-Mangel, der durch das Schwitzen und die Hitze entstanden ist.

Als Therapie muss man nun die Resthitze entfernen. Das Element Metall muss gekühlt werden, damit es wieder Flüssigkeiten hervorbringen kann. Zugleich werden mit süßen Arzneien neue Körpersäfte erzeugt und das bereits geschwächte Qi gestärkt.

Im Vergleich zu *Bai hu tang* wurde Hb. Ephedrae entfernt. Das Anregen der Schweißsekretion wäre hier stark kontraproduktiv und würde die Trockenheit noch weiter verstärken. Stattdessen wird mit Hb. Lophaterii und Gipsum die Hitze aus der Yang Ming/Qi-Schichte entfernt, und die Reizbarkeit verbessert, weil Hb. Lophaterii auch einen Herzbezug hat. Rd. Ginseng und Rd. Ophiopogonis stärken das Qi, aber auch bereits das Yin, erzeugen durch deren Süße saubere Säfte, die die trockenen Schleimhäute befeuchten. Mancher Leser wird verwundert sein, warum hier das scharfe Rh. Pinelliae enthalten ist. Der Grund ist, dass Rh. Pinelliae das gegenläufige Qi abwärts steigen lässt und auch ein Gegengewicht zu den befeuchtenden Arzneien dieser Rezeptur darstellt sowie eine eventuell zu starke Verschleimung, die durch das Säfte-Zuführen entstehen könnte, schon im Vorfeld vermeidet.

An dieser Rezeptur sieht man, wie gut das „Multi-Target-Prinzip" der TCM-Phytotherapie möglichen Arzneimittelnebenwirkungen bereits im Ansatz vorbeugt und durch die empirische Krankheitskenntnis auch ein weiteres Fortschreiten der Erkrankung verhindern kann, indem zum Beispiel in dieser Rezeptur bereits Yin-Tonics eingebaut sind, die die weitere Austrocknung der Schleimhäute vermeiden.

Falls auch dieser Zustand nicht behandelt wird oder wegen der subfebrilen Temperaturen „aus Verzweiflung" doch ein Antibiotikum gegeben wird, das das Mikrobiom der Lunge und des Darms weiter beschädigt, schwelt die „Hitze" weiter vor sich hin und im Laufe von ein bis mehreren Wochen können ein Yin-Mangel bzw. Hitze in Shao Yin-Schichte des *Shānghán lùn* bzw. der Ying-Ebene des *Wēn Bìng Lùn* entstehen. In diesem Fall wären als Folgerezepturen *Mai men dong tang* oder *Qing ying tang* angebracht (s. ◘ Abb. 8.17 und unten). Aus diesem Muster heraus wäre ein weiteres Fortschreiten bis in die Blutschichte möglich.

▪ *ad 2.*

Bildet sich durch die Hitze im Yang Ming jedoch ein gelbliches Sekret, das durch Eindickung der Feuchtigkeit entsteht, ist oft folgende Rezeptur angebracht:

Xiao xian xiong tang - SHL § 138

Fr. Trichosanthis (*Gua luo*) - kalt, süß, expektorativ, wirkt gut bei *Staph. aureus*, *Pneumokokken*

Rh. Pinelliae (*Ban xia*) - warm, scharf, trocknet Feuchtigkeit, antitussiv

Rh. Coptidis (*Huang lian*) - bitter kalt, eliminiert feuchte Hitze, eines der besten „Antibiotika" der TCM: gut gegen *Pneumokokken, Mycobacterium tuberculosis, Bordetella pertussis, Proteus, Staph. aureus*

Zunge - roter Zungenkörper

Belag - gelb, klebrig

Puls - schnell, schlüpfrig, voll

In diesem Krankheitsmuster des Yang Ming-Stadiums führt die pathogene Hitze zu fokussierter Schwellung mit Engegefühl im Thorax und Epigastrium, welches durch Verklumpung von Schleim und Hitze entsteht. Diese Verklumpung schnürt das Qi ein und erzeugt ein Atemnotsgefühl mit Aushusten von dickem, gelbem, fast gummiartigem Sputum. Da auch das Magen-Qi blockiert ist, besteht ein Spannungsschmerz im Epigastrium mit Erbrechen, manchmal hustet der Patient auch bis zum Erbrechen.

Rezeptanalyse: Rh. Coptidis kann mit seiner bitteren Kälte wunderbar die Hitze kühlen, die Zusammenballung von Feuchtigkeit und Schleim auflösen und lässt das Magen-Qi wieder absteigen. Fr. Trichosanthis löst den Schleim, erweitert den Thorax, löst Klumpen auf und leitet Hitze abwärts. Rh. Pinelliae transformiert Schleim und leitet rebellierendes Qi nach unten.

8

Je nachdem, wo die Schleim-Hitze sitzt, kann man diese Rezeptur dann mit dem Zusatz von bitter-kalten Kräutern, schleimtransformierenden und schleimausleitenden Kräutern wie z. B. Rd. Scutellariae *(Huang qin)*, Rh. Atractylodis viride *(Cang zhu)* und Poria *(Fu ling)* personenzentriert modulieren.

Manchmal entsteht dieses Muster auch, indem sich das weißliche Sekret aus Nase und Bronchien aus der Tai Yin-Schichte in gelbes, eitriges, und evtl. stinkendes Sekret transformiert und sich eine eitrige Bronchitis, Sinusitis oder Otitis media ausbildet (s. ◘ Abb. 8.18). Konventionell sprechen wir dabei von bakterieller Superinfektion und würden Antibiotika verschreiben. Aus TCM-Sicht spricht man von einer Umwandlung von kaltem Schleim in heißen Schleim. Mögliche Ursachen aus TCM-Sicht sind:

1. Behandlungsfehler: z. B. wenn zu lange diaphoretisch behandelt wurde und durch das „räuberische" Schwitzen ein Kühlflüssigkeitsmangel mit anschließender Hitze entsteht oder wenn zu lange purgiert wurde. (Auch Antibiotika haben einen purgierenden Effekt!)
2. Durch Stagnation der Feuchtigkeit und inneres Verklumpen kann sich Hitze ausbilden, die dann den Schleim in ein zähes, gelbes Sekret umwandelt.
3. Das Pathogen hat sich von selbst in Hitze transformiert.

Dieses Muster wird auch als

Hitze in der Yang Ming-Schichte (nach dem 6-Schichten-System des *Shānghán lùn*)

oder Hitze in der Qi-Schichte (nach dem 4-Schichten-System des *Wēn Bìng Lùn*) bzw.

heißer Schleim in der Lunge (nach dem System der Zang Fu) bezeichnet.

Kommentar: Die chinesische Medizin ist eine funktionelle Medizin. Sie beobachtet weniger das Detail, sondern die Interaktion des Organismus mit seinem Umfeld. Deshalb haben sich verschiedene Systeme entwickelt, die Muster identifizieren und beschreiben, wie sich Disharmonien entwickeln, die den klinischen Erscheinungen zugrunde liegen. Diese Muster überschneiden sich dann natürlich zum Teil und behandeln teilweise dieselben Zustände. Weil die Symptomatik der Yang Ming-Schichte des *Shānghán lùn* der Qi-Schichte des *Wēn Bìng Lùn* ähnlich ist (◘ Abb. 8.19) und der weitere Verlauf des respiratorischen Infekts in den heute verwendeten Rezepturbüchern oft über das 4-Schichten-System des *Wēn Bìng Lùn* erklärt wird, werden diese beiden Systeme nun von der Autorin aus didaktischen Gründen in einer Grafik gegenübergestellt, um die für TCM-Anfänger oft unverständliche Mischung von Mustern zu systematisieren und Klarheit zu schaffen.

Auch das Rezept *Qing qi hua tan wan* kann in diesem Krankheitsmuster bei feuchter Bronchitis mit gelblichem Sekret Abhilfe schaffen:

Qing qi hua tan wan

Fr. Trichosanthis (*Gua lou*) - kalt, süß, bitter

Rh. Pinelliae (*Ban xia*) - warm, scharf

Rd. Scutellariae (*Huang qin*) - kalt, bitter

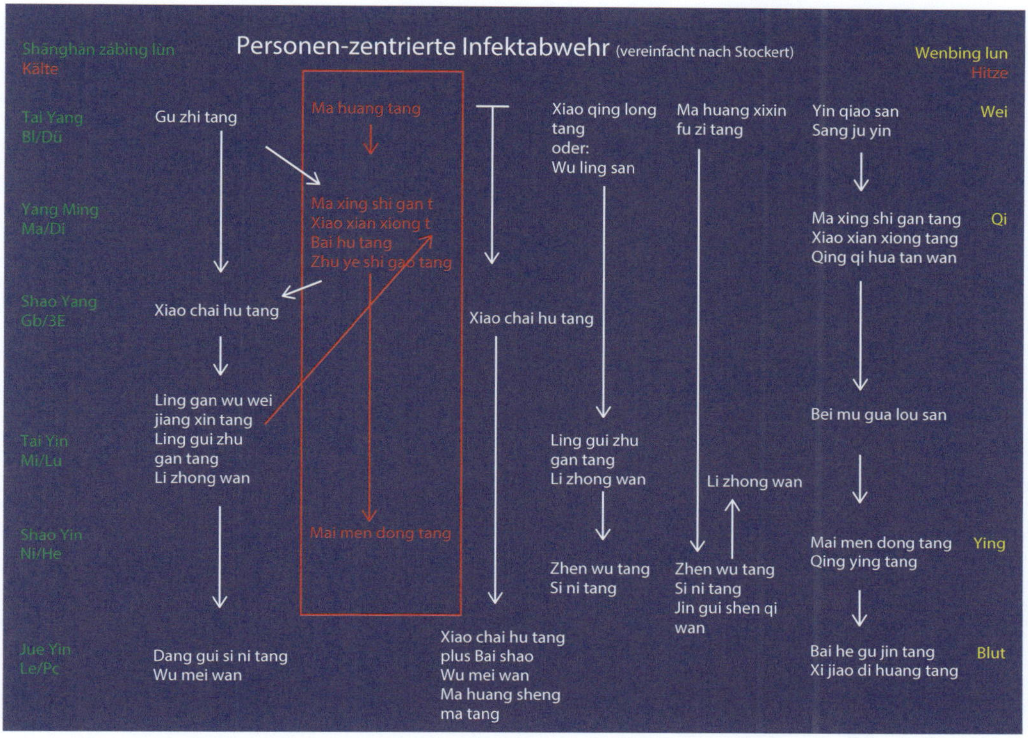

Abb. 8.18 Mögliche Transformation von „kaltem Schleim" in „heißen Schleim". Durch Behandlungsfehler (z. B. überlange Diaphorese) oder durch Stagnation von Feuchtigkeit kann ein Tai Yin-Muster in ein Yang Ming-Muster übergehen (roter diagonaler Pfeil). Aus „kaltem" weißen Schleim wird „heißer" gelber Schleim, der jedoch auch direkt aus einem nicht gestoppten *Ma huang tang/Ma xing shi gan tang-Muster* entstehen kann

Pc. Citri ret. (*Chen pi*) - warm, scharf, bitter
Sm. Armeniacae (*Xing ren*) - leicht warm, bitter
Fr. Aurantii immat. (*Zhi shi*) - kühl, scharf, bitter
Poria (*Fu ling*) - neutral, bland
Rh. Arisaematis cum bile (*Dan nan xing*) - warm, bitter, scharf

Rezeptanalyse: Arisaematis cum bile ist sehr effektiv bei der Auflösung von heißem Schleim der Atemwege, besonders wenn es mit Rd. Scutellariae und Fr. Trichosanthis kombiniert wird. Fr. Aurantii imm. und Pc. Citri ret. zerstreuen Schleimklumpen und regulieren das Qi. Rh. Pinelliae löst den Schleim und Poria bahnt einen Weg, um die gelöste Feuchtigkeit über den Harn auszuleiten. Kenner der TCM werden sofort bemerken, dass in dieser Rezeptur die klassische schleimlösende Rezeptur *Er chen tang* verborgen ist, ergänzt um einige spezifische Schleimlöser für die Lunge.

Akupunktur	Schleim und Hitze lösen: Lu 5, Lu 10, Di 11, B 13
	M 40, KS 6, KG 9, KG 12, KG 22
	Absenkende Funktion der Lunge wiederherstellen: Lu 1, Lu 7
Ernährung	Kühlende, bittere Nahrungsmittel
	Rhabarber, grüner Tee, Enzianwurzeltee, Kamillentee
	Milzstärkend: Kartoffel, Karotten Hirse, Reis
	Eukalyptusblätter

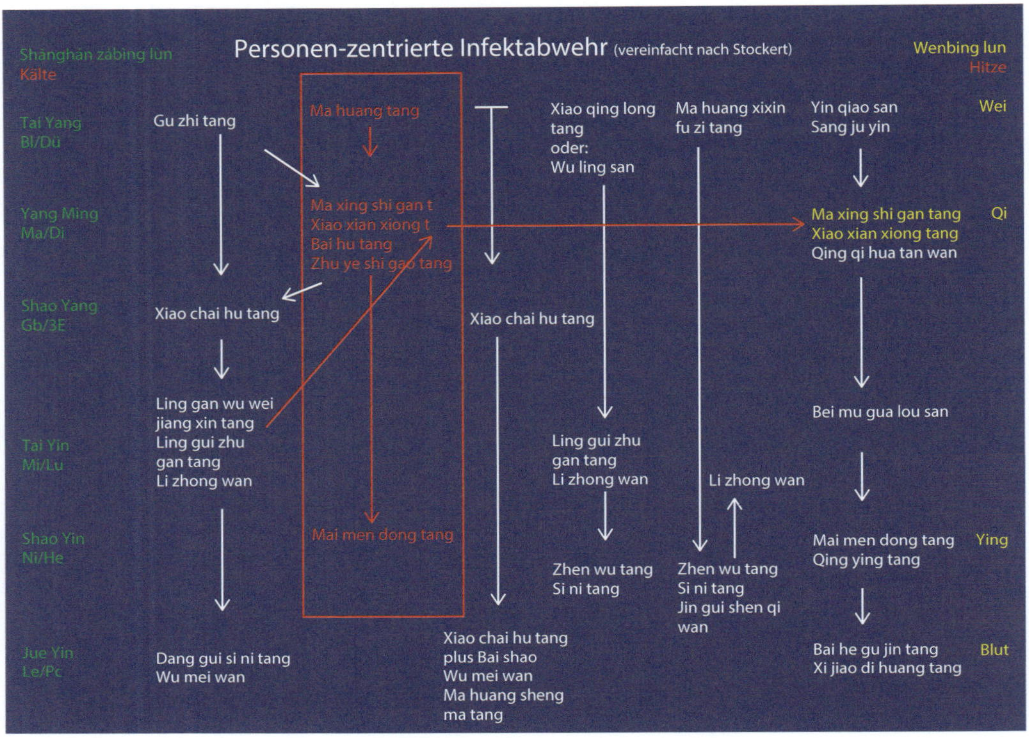

Abb. 8.19 Hitzesyndrome werden im *Shānghán lùn* (rot) und *Wēn Bìng Lùn* (gelb) mit ähnlichen Rezepturen behandelt. Manche Muster der Yang Ming-Schichte aus dem *Shānghán lùn* entsprechen klinisch den Mustern der Qi-Schichte aus dem *Wēn Bìng Lùn*

Vermeiden	Zu heiße, fettige Speisen, Alkohol, Rauchen

In diesem Stadium ist oft der Einsatz von Antibiotika erforderlich.

Sehr häufig klingt der Infekt danach ab. Doch manchmal kommt es zu einer weiteren Chronifizierung.

Durch die schwelende Hitze, der langsam die Kühlflüssigkeit ausgeht, wird der Schleim immer zäher und trockener und schließlich fühlen sich die Schleimhäute wund an und brennen. Der Patient (z. B. nach Pneumonie mit Antibiotikum) berichtet auch noch Wochen nach der Akutphase des Infekts über trockenen Hustenreiz, der ihm den Schlaf raubt, trockene Kehle, Halsschmerzen, Heiserkeit und Durst. Der Immunologe würde hier den Beginn einer nicht gestoppten Entzündung mit beginnender eosinophiler Inflammation sehen. Patienten mit Sinusitis klagen bei diesem Muster über wunde, brennende Schleimhäute der Nase, leiden aber trotzdem unter Verstopfheitsgefühl der Nase. Auch hier handelt es sich wahrscheinlich um den erst kürzlich definierten Phänotyp der chronisch-eosinophilen Rhinosinusitis. Im *Wēn Bìng Lùn* bezeichnet man diese Transformation als:

Übergang der Inflammation von der Qi-Schichte in die Ying-Schichte bzw. Blutschichte (nach *Wēn Bìng Lùn*)

bzw. Übergang aus der Yang Ming-Schichte in die Hitzetransformation der Shao Yin-Schichte (nach *Shānghán lùn*) (Abb. 8.20).

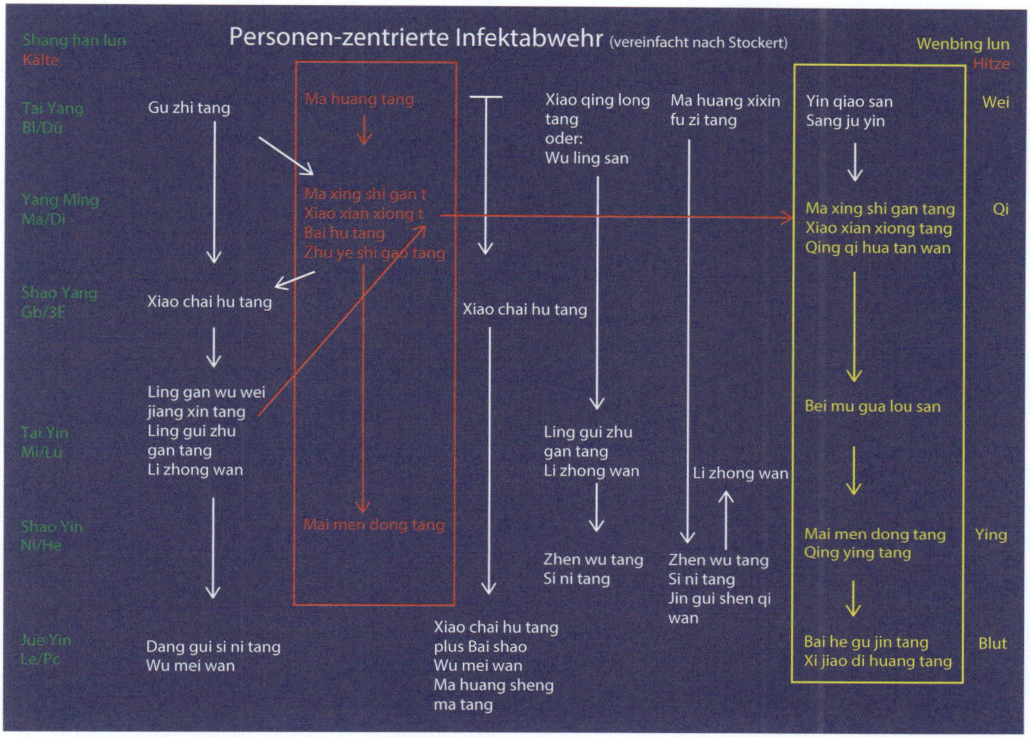

Abb. 8.20 Übergang des Wärme/Hitze-Musters (nach *Wēn Bìng Lùn*) von der Qi- über die Ying- in die Blutschichte bzw. (nach *Shānghán zábìng lùn*) von der Yang Ming-Schichte in die Hitzetransformation der Shao Yin-Schichte. Wenn die Entzündung aus der Qi-Schichte (bzw. Yang Ming-Schichte) nicht eliminiert bzw. gestoppt werden kann, dringt sie in die nächst-tiefere Schichte, die Ying-(Nähr-)Schichte (bzw. Shao Yin-Schichte) vor. Durch die permanente „hitzige" Inflammation (Calor, Rubor) dickt der Schleim ein und wird trocken. Unangenehme Heiserkeit, kratzender Hals mit Hustenreiz oder trockener und quälender Husten treten auf. Die Schleimhäute des Respirationstrakts werden empfindlich, fühlen sich wund an und „brennen". Das feuchte Yin ist verbraucht, das Yang ist relativ im Überschuss, dadurch empfindet der Patient eine unangenehme Hitze und hat gerötete Wangen. Manchmal entwickeln diese Patienten auch subfebrile Temperaturen, die wochenlang bestehen bleiben, jedoch bei Abklärung keine pathologischen Befunde ergeben. Das Fieber kann sich nachts verschlechtern, weil zur maximalen Yin-Zeit das kühlende Yin besonders fehlt. Hand- und Fußsohlen werden als unangenehm warm empfunden. Dieser Zustand ist insofern gefährlich, weil eine Austrocknung bzw. das Fehlen von „Kühlflüssigkeit" das Feuer (der Entzündung) noch mehr anfacht. Dadurch entstehen neben dem trockenen Husten auch innere Unruhe und trockene Haut mit Exanthemen. Dieser Prozess ist aus TCM-Sicht auch für die Pathogenese der Neurodermitis bzw. des atopischen Ekzems verantwortlich. Tritt die Inflammation noch tiefer, gelangt sie in die Blutschichte (nach *Wēn Bìng Lùn*). Die Blutgefäße verlieren durch den ständigen Hitzereiz ihre Geschmeidigkeit, brechen auf und geben kleine Blutspuren frei. In der Folge können blutig tingiertes Nasensekret oder Sputum auftreten. Außerdem sieht man oft makulopapilläre bzw. trockene Exantheme

Dieser Zustand wird auch **Hitze und Trockenheit in der Lunge** genannt.

Bei mu gua lou san

Bl. Fritillariae Thunbergii (*Zhe bei mu*) - kalt, bitter
Fr. Trichsoanthis (*Gua lou*) - kalt, süß
Rd. Trichosanthis (*Tian hua fen*) - kalt, süß, bitter
Poria (*Fu ling*) - neutral, bland
Pc. Citri ret. (*Chen pi*) - warm, scharf, bitter
Rd. Platycodi (*Jie geng*) - neutral, scharf, bitter

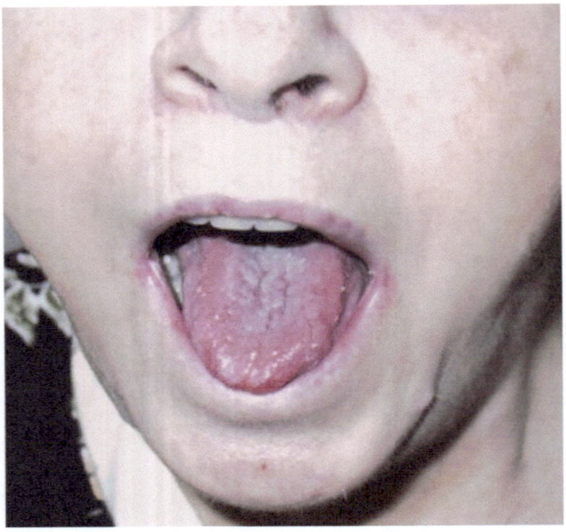

Abb. 8.21 Zunge bei Übergang von Qi-Schichte in Ying-Schichte nach *Wēn Bìng Lùn*. Auf der geröteten, durch die permanente Hitze bereits rissigen Zunge imponiert ein dünner, trockener Belag

Puls - beschleunigt, dünn
Zunge - trocken, gerötet, dünner, trockener Belag (s. Abb. 8.21)

Rezeptanalyse: Das bitter-kalte Bl. Fritillariae Thunbergii befeuchtet die Lunge, löst den Schleim und stoppt Husten. Unterstützt wird es von Fr. Trichosanthis, die ebenfalls Schleim eliminieren kann und trotzdem simultan die trockene, entzündete Bronchialschleimhaut kühlt und befeuchtet.

Rd. Trichosanthis kann noch besser die durch die Hitze verletzte Feuchtigkeit der Bronchialschleimhaut, das sich als trockener Reizhusten äußert, wiederaufbauen und dabei aber trotzdem den zähen Schleim wie ein „Dampfsauger" auflösen. Rd. Platycodi fördert das Fließen des Lungen-Qi und befeuchtet den Rachen. Poria und Pc. Citri ret. stärken die Milz und bewirken dadurch, dass wieder neue, klare Körpersäfte zur Lunge transportiert werden können.

Bei der eosinophilen Sinusitis würde man hier wieder *Cang er zi san* befügen.

Akupunktur	Lunge befeuchten und stärken: Lu 9, B 13
	Säfte ergänzen: KG 4, MP 6, KG 12
Ernährung	Befeuchten und kühlen: Birne, Apfel, Mango, Pfirsich
	Papaya, Sellerie, weißer Rettich, Spargel, Kürbis, Kohlrabi
	Eibischwurzel
Vermeiden	Scharfe Gewürze wie frischer Ingwer, Knoblauch

8.3.2.3 Hitze in der Shao Yin- oder Ying-Schichte bzw. Lungen-Yin-Mangel

Wenn nun auch der letzte zähe Schleim durch die Hitze eindickt und die Bronchial- oder Nasenschleimhaut immer dünner und wunder werden, ist die Hitze in der Ying-Schichte bzw. nach SHL in der Shao Yin-Schichte (s. Abb. 8.20) angekommen. Je länger der heiße, entzündliche Prozess in der Qi-Schichte andauert, desto trockener werden die Schleimhäute. Unangenehme Heiserkeit, kratzender Hals mit Hustenreiz oder trockener und quälender Husten treten auf. Typisches Zeichen des Überganges der Erkrankung von der Qi- in die Ying-Ebene ist der Verlust von Durst. In der Qi-Ebene besteht viel Durst, als Zeichen des Plünderns der Magensäfte, die regeneriert werden wollen. Wenn die Hitze die Ying-(Nähr-)Ebene erreicht hat, verdampfen die physiologischen Säfte aus der Nährebene und der Patient empfindet keinen Durst mehr.

Das feuchte Yin ist verbraucht, das Yang ist relativ im Überschuss, dadurch fühlt sich der Körper heiß an. Durch die schwelende Hitze entstehen subfebrile Temperaturen, die wochenlang bestehen bleiben, bei Abklärung jedoch keine pathologischen Befunde ergeben. Das Fieber kann sich nachts verschlechtern, weil zur maximalen Yin-Zeit das kühlende Yin besonders fehlt. Auch Hand und Fußsohlen werden unangenehm warm. Die Wangen röten sich. Dieser Zustand ist jedoch gefährlich, weil eine Austrocknung das Feuer (der Entzündung) noch mehr anfacht. Dadurch entstehen neben dem trockenen Husten auch innere Unruhe und trockene Haut mit Exanthemen. Diese Symptome beobachtet man heute auch häufig nach langfristiger Anwendung von inhalativen Kortikoiden.

Puls - beschleunigt, dünn

Zunge - hochrot, belaglos, trocken mit Rissen im Lungenareal

Qing ying Tang

Co. Bubali (*Shui niu jiao*) - salzig, bitter, kalt

Rd. Scrophulariae (*Xuan shen*) - süß, bitter, kalt

Rd. Rehmanniae viride (*Sheng di huang*) - süß, bitter, kalt

Rd. Ophiopogonis (*Mai men dong*) - süß, leicht bitter, kalt

Fr. Forsythiae (*Lian qiao*) - scharf, bitter, antitoxisch

Fl. Lonicerae (*Jin yin hua*) - kalt, süß

Hb. Lophaterii (*Dan zhu ye*) - kalt, süß, bland

Rh. Coptidis (*Huang lian*) - bitter, kalt

Rd. Salviae (*Dan shen*) - bitter, kalt

Rezeptanalyse: Hier entfernen die bitter-kalten Arzneien die Hitze aus der Ying-Ebene. Die kalt-bittere, salzige Kaiserarznei Co. Bubali kühlt sehr gut Hitze, die in diese innere Schichte vorgedrungen ist. Rd. Scrophulariae, Rd. Rehmanniae viride und Rd. Ophiopogonis befeuchten jedoch zusätzlich mit ihrer Süße das Yin und regenerieren die Körpersäfte. Fr. Forsythiae, Fl. Lonicerae, Hb. Lophaterii und Rh. Coptidis befreien von den Toxinen der darüberliegenden Qi-Ebene, aus der die Erkrankung abgesunken ist und lindern die toxischen Wirkungen des Infekts. Vorausblickend sind in diese Rezeptur blutkühlende Arzneien eingebaut, um zu vermeiden, dass die Erkrankung noch tiefer in die Blutschichte übertritt. Rd. Rehmanniae viride und Rd. Salviae kühlen das Blut und wirken aus der Tiefe heraus kühlend und befeuchtend.

Während vorige Rezeptur direkt nach einem Infekt verwendet wird, um Resthitze und Toxine (Viren und Bakterien) zu eliminieren, hat die folgende Rezeptur eher die Aufgabe, bei einem längst abgelaufenen Prozess die ausgetrockneten Schleimhäute von Lunge und Magen wieder aufzubauen und die Flüssigkeiten, die durch die lang dauernde Hitze verbraucht wurden, wieder zu stärken:

Mai men dong tang - JGYL § 7–10

Rd. Ophiopogonis (*Mai men dong*) - süß, leicht bitter, kalt

Rd. Ginseng (*Ren shen*) - süß, bitter, neutral

Rd. Glycyrrhizae (*Gan cao*) - süß, neutral

Rh. Pinelliae (*Ban xia*) - scharf, warm

Fr. Ziziphi jujubae (*Da zao*) - süß, neutral

Reis (*Geng mi*) - süß

Rezeptanalyse: Bei so viel Trockenheit nützt es nicht, wenn der Patient viel trinkt. Die Flüssigkeit, die in den Magen gelangt, sollte von diesem und von der Milz verdampft werden. Der „saubere“ Dampf hätte dann die Aufgabe, die Schleimhäute des Respirationstrakts und die Haut zu befeuchten und wieder geschmeidig zu machen.

Bei diesem Zustandsbild ist die Magenschleimhaut jedoch schon zu sehr ausgetrocknet und der Magen zu schwach, um Flüssigkeit so zu transformieren, dass die Bronchialschleimhaut befeuchtet werden kann. Patienten, die in diesem Zustand viel trinken, berichten über sofortigen Harndrang und persistierende Trockenheit der Schleimhäute. Deshalb muss man mit der befeuchtenden, kühlenden Rd. Ophiopogonis die Schleimhäute von Lunge und Magen befeuchten. ◘ Abb. 8.22 demonstriert, dass der Magen dem Yang-Organ des Elements Erde entspricht, die nach den 5 Elementen als „Mutter“ der Lunge (Element Metall) gilt und aufgrund der Trockenheit zu wenig Säfte produziert. Aus TCM-Sicht muss die „Mutter“ tonisiert werden, um das „Kind“ zu stärken:

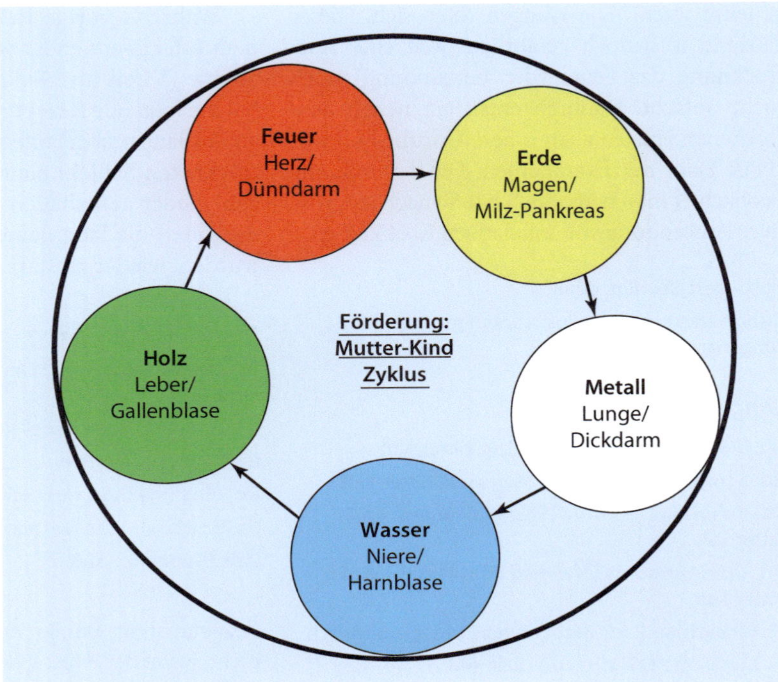

Abb. 8.22 5 Wandlungsphasen: Förderungszyklus. Das im Zyklus voranstehende „Mutter"-Element Erde stärkt sein „Kind", das Element Metall

Dazu verwendet man Rd. Ginseng und befeuchtet damit den Magen, aber auch die Lunge und stärkt das Qi. Gemeinsam mit Rd. Ophiopogonis bilden die beiden ein stark befeuchtendes, erfrischendes und schleimhautregenerierendes Kräuterpaar. Die süßen Datteln, das Süßholz (das hier in seiner unpräparierten Form verwendet wird, um den ausgetrockneten Rachen besser zu befeuchten) und der Reis unterstützen den Magen, damit wieder „saubere" Säfte erzeugt werden können, die den Respirationstrakt befeuchten. Damit die Rezeptur nicht zu stark befeuchtet, wird eine ganz kleine Menge vom scharfen, schleimlösenden Rh. Pinelliae beigemischt. Auch hier sieht man das genial abgestimmte Prinzip einer chinesischen Rezeptur, das mögliche Nebenwirkungen (in diesem Fall zu viel Feuchtigkeit, die der Körper nicht verarbeiten könnte) schon von Anfang an berücksichtigt und diesen gegensteuert.

Diesen „fortgeschrittenen" Zustand einer Erkältungserkrankung, der über Jahre bestehen bleiben kann, sieht man häufig bei Asthmapatienten, deren Bronchialschleimhaut durch die eosinophile Infiltration chronisch entzündet ist. Auch im Zusammenhang mit der Heiserkeit bei inhalativer Steroidtherapie beobachtet man dieses Syndrom.

Die chinesische Kräutertherapie eröffnet nun die elegante Möglichkeit, mithilfe der zart befeuchtenden Arzneien die Trockenheit der Schleimhäute zu beseitigen und die chronische Entzündung der Bronchien zu verbessern.

Hypothese: Mit der Kenntnis der heutigen immunologischen Grundlagenforschung könnte man die Symptome der *Hitze im Shao Yin* bzw. *Hitze der Ying-Schichte* als nicht gestoppte Entzündung mit beginnender eosinophiler Inflammation und bronchialer Hyperreaktivität interpretieren (s. Abb. 8.23). Den Begriffen „Trockenheit" und „schwelende Hitze" sowie „Mangel an Säften" würde ein Mangel an Lipoxinen, Resolvinen, Protektinen und Maresinen mit fehlender Entzündungsauflösung entsprechen.

Aus der Praxis weiß man, dass man in diesem Stadium mithilfe von chinesischen Rezepturen

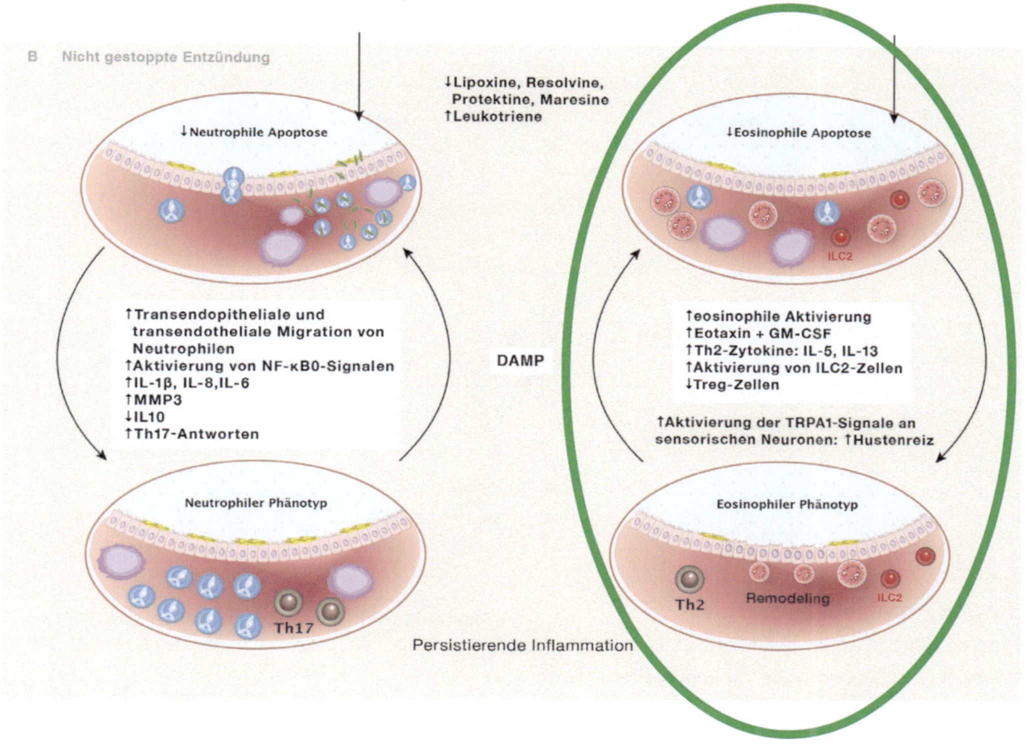

Abb. 8.23 Eosinophiler Phänotyp der Inflammation. Die TCM-Begriffe „Trockenheit" und „schwelende Hitze" sowie „Mangel an Säften" kann man mit dem Verständnis der heutigen Immunologie als ungestoppte eosinophile Inflammation mit Mangel an Lipoxinen, Resolvinen, Protektinen und Maresinen und fehlender Entzündungsauflösung interpretieren

die Entzündung gut gegenregulieren kann. Die Wirkung von *Mai men dong tang* wurde in einer Studie belegt, indem bei 100 Kindern zwischen 5 und 18 Jahren mit allergischem Asthma nach 4 Monaten Therapie signifikante Verbesserungen des Symptomen-Scores und eine Verbesserung der FEV1, im Vergleich zu einer Kontrollgruppe, sowie eine Tendenz zu reduzierten Serum-IgE-Werten in der Behandlungsgruppe beobachtet wurden (Hsu et al. 2005) (s. ► Abschn. 7.4.2). Tab. 8.5 soll im Vergleich des soeben besprochenen *Mai men dong tang* mit dem in ► Abschn. 8.3.2.2 besprochenen *Zhu ye shi gao tang* zeigen, dass beide Rezepturen dieselben Arzneien als „Rumpf" verwenden, jedoch *Zhu ye shi gao tang* noch über Gipsum und Hb. Lophaterii die Qi-Schichte befreit, während *Mai men dong tang* für die Tonisierung der Ying-Schichte das befeuchtende Sm. Ziziphi jubae verwendet, weil die Erkrankung bereits in die Ying-Schichte vorgedrungen ist. Die Kunst des TCM-Arztes besteht darin, die Schichte, in der sich die Erkrankung befindet, zu diagnostizieren. Hier wären Symptome wie trockener Husten, subfebrile Temperaturen bzw. das Gefühl, noch Fieber zu haben, Hitzegefühl und Unruhe sowohl in der Qi- als auch in der Ying-Schichte vorhanden. Die „Essenz des Unterscheidung" lässt sich in diesem Fall an Zunge und Durstgefühl erkennen, weil der gelbliche Belag der Qi-Schichte in einen dünnen bis fehlenden Belag mit Rissen im Lungenareal in der Ying-Schichte übergeht, und auch der überstarke Durst der Qi-Schichte in der Ying-Schichte abnimmt bis verschwindet.

Bei trockenem, kratzigem, brennendem Hals mit Heiserkeit und Hitzegefühl verwendet Zhāng Zhòng-Jǐng auch:

Tab. 8.5 Unterscheidung Zhu ye shi gao tang/Mai men dong tang

Zhu ye shi gao tang: ZYSGT		*Mai men dong tang: MMDT*
Qi-Schichte		Ying-Schichte
Hb. Lophaterii (*Dan zhu ye*)		
Gipsum (*Shi gao*)		
	Rd. Ophiopogonis (*Mai men dong)*	
	Rd. Ginseng (*Ren shen*)	
	Rd. Glycyrrhizae präp. (*Zhi gan cao*)	
	Fr. Oryzae (*Jing mi*)	
	Rh. Pinelliae (*Ban xia*)	
		Sm. Ziziphi jujubae (*Da zao*)

Jie geng tang - SHL § 311
Platycodi Rd. (*Jie geng*) - neutral, scharf, bitter
Glycyrrhizae Rd. (*Gan cao*) - in unpräparierter Form: süß, neutral

Rezeptanalyse: Pathogene Hitze, die in die Shao Yin-Leitbahn bzw. Ying-Schichte eingedrungen ist, wird durch *Gan cao* befreit und lindert so die Trockenheit. Rd. Platycodi löst Kratzen im Hals auf.

Für die Therapie der Hitze in der Shao Yin- bzw. Ying-Schichte ist die Ernährung besonders wichtig, die kühlend, erfrischend und befeuchtend sein sollte, um die trockenen Schleimhäute zu benetzen.

Ernährung	Hier sind Joghurt, Milch und Milchprodukte (Vorsicht bei Laktoseintoleranz) sowie Tofu Therapie der Wahl! Durch deren „verschleimende" Wirkung befeuchten sie den Körper und ergänzen das fehlende Yin. Ei, Algen, Wassermelonen, Mandarinen, Birnen Walnüsse, Erdnüsse, Pinienkerne, Gerstenmalz, Honig Tomaten, Spargel, Zucchini, Spinat, Gurken, weißer Rettich, Kohlrabi
Akupunktur	Lungen-Yin stärken: Lu 9, KG 17, Nieren-Yin stärken: N 6, (evtl. mit Lu 7), N 3, KG 4 Lungen-Qi stärken: B 13, B 38, LG 12 Säfte stärken: MP 6 Lungen-Hitze entfernen: Lu 10

8.3.2.4 Hitze in der Blutschichte

Kann die schwelende Hitze noch immer nicht gekühlt werden, schreitet sie weiter fort und tritt von der Ying- (Nähr-) Schichte in die tiefste *Wen-bing*-Schichte, die Blutschichte, über. Die ständige Hitze führt zu chaotischen Blutbewegungen innerhalb der Gefäße, die diese verletzen. Durch den ständigen Reiz auf die Blutgefäße verlieren diese ihre Geschmeidigkeit, brechen auf und geben kleine Blutspuren frei. In der Folge können blutig tingiertes Nasensekret oder Sputum auftreten. (Natürlich muss hier auch konventionell abgeklärt werden, ob kein Karzinom vorliegt.) Auch die gastrointestinalen Schleimhäute können betroffen sein und leicht bluten. Außerdem sieht man oft makulopapilläre bzw. trockene Exantheme.

Weiters bringt die Hitze die Körpersäfte aus der Tiefe zum Schäumen und diese „kochen" nun nach oben. Daher besteht hier zwar ein

Durstgefühl, der Patient möchte jedoch nicht trinken, sondern nur „seinen Mund mit Wasser ausspülen".

Wenn die Hitze auf das Herz-Blut übergreift, entstehen geistige Unruhe mit Angstzuständen sowie Rastlosigkeit bis Delirium mit Aphthen auf Zunge und Mundschleimhaut. Bei Hitze im Leber-Blut klagen die Patienten über Juckreiz, Asthmaanfälle und unkontrollierbare Wutausbrüche.

Eine klinisch hochakute Manifestation, bei der eine Erkrankung bis in die Blutschichte vorgedrungen ist, wäre die akute Meningitis mit Exanthem, die man jedoch niemals mit TCM behandeln würde. Die TCM behandelt aber gerne chronische Prozesse, bei denen durch langfristiges Nichtausleiten oder falsches Ausleiten das Hitze-Toxin in der Blutschichte „stecken geblieben" ist und sich in toxische Hitze umgewandelt hat, wie die Neurodermitis mit roten, trockenen Exanthemen, die beim Aufkratzen bluten. (Differenzialdiagnose: Tritt beim Aufkratzen seröse Flüssigkeit aus, handelt es sich aus TCM-Sicht um *feuchte Hitze*!)

Auch Autoimmunerkrankungen wie Purpura Schönlein Hennoch, thrombozytopenische Purpura, Lupus erythematodes, chronische Konjunktivitis oder eine akute Leukämie wären – aus TCM-Sicht – Erkrankungen, bei denen die toxische Hitze bis in die tiefste Schicht, die Blutschichte vorgedrungen ist.

Zunge - dunkelrot mit brennenden Bläschen

Puls - dünn, beschleunigt

Spätestens in dieser Phase können die entzündlichen Veränderungen der Bronchialschleimhaut (das Remodeling beim Asthmatiker hat längst begonnen!) eine Hyperreaktivität der Bronchien verursachen. Blut wird lt. TCM in der Leber gespeichert und die Leber ist auch jenes Organ, das für den sanften und gleichmäßig Energiefluss verantwortlich ist. Die Hitze im Blut lässt jedoch keinen sanften Fluss mehr zu und kann zu Bronchospasmen führen, die durch blutkühlende und bluttonisierende Arzneien verbessert werden können.

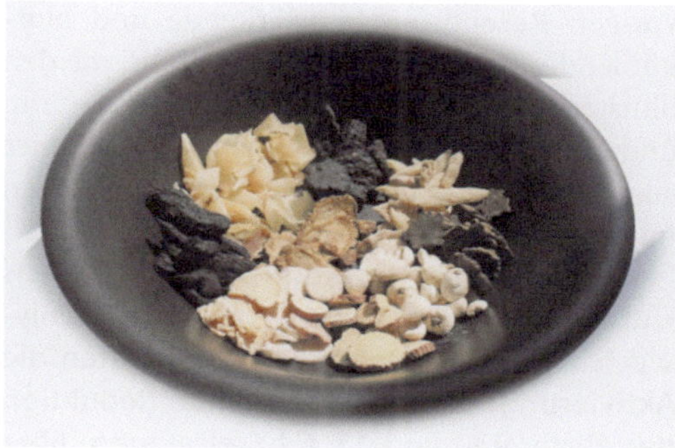

Abb. 8.24 *Bai he gu jin tang* besteht aus 10 pflanzlichen Arzneien und eliminiert Hitze aus der Blutschichte

Bai he gu jin tang (Abb. 8.24)

Bl. Lilii (*Bai he*) - leicht kalt, süß, leicht bitter

Rd. Rehmanniae viride (*Sheng di huang*) - süß, bitter, kalt

Rd. Ophiopogonis (*Mai men dong*) - leicht kalt, süß, bitter

Rd. Scrophulariae (*Xuan shen*) - süß, bitter, salzig, leicht kalt

Rd. Rehmanniae präp. (*Shu di huang*) - warm, süß

Bl. Fritillariae cirrhosae (*Chuan bei mu*) - kühl, süß, bitter

Rd. Platycodi (*Jie geng*) - neutral, scharf, bitter

Rd. Angelicae sin. (*Dang gui*) - warm, scharf, süß, bitter

Rd. Paeoniae albae (*Bai shao*) - kühl, bitter, sauer

Rd. Glycyrrhizae (*Gan cao*) - neutral, süß

Rezeptanalyse: In diesem Zustand dürfen weder scharfe, schleimhautirritierende Arzneien noch allzu bitter-kalte, feuchte-Hitze ausleitende Arzneien verwendet werden, sondern die Trockenheit muss mit süßlichen, kühlenden Kräutern befeuchtet werden. Die ersten 5 Kräuter dieser Rezeptur erfüllen diese Voraussetzung, stärken das Yin und kühlen die Leere-Hitze. Trotzdem sind noch zwei Schleimlöser in der Rezeptur: Bl. Fritillariae cirrhosae ist süßlich und Rd. Platycodi ist berühmt für die positive Wirkung auf den trockenen Rachen, wenn man sie, wie auch in dieser Rezeptur, mit dem süßen Süßholz kombiniert. Weil die Erkrankung bereits bis in die Blutschichte vorgedrungen ist, werden zum Unterschied zu den vorigen Rezepturen blutstärkende und blutkühlende Arzneien verwendet. Die beiden blutstärkenden Arzneien Rd. Angelicae sin. und die weiße Pfingstrosenwurzel sind hier auch beigefügt, damit sie die Leber beruhigen und spasmolytisch wirken.

Die Wirkung von **Rd. Angelicae sinensis** wurde vor Kurzem genauer untersucht: Polysaccharide der Angelikawurzel **hemmten die Aktivierung der Mastzellen mit Reduktion der Histamin- und LT C4-Freisetzung** über Unterdrückung der Sekretion der inflammatorischen Zytokine IL-1. IL-4, IL-6, TNF-α sowie MCP1 („human monocyte chemotactic protein") und NF-κB (Mao et al. 2016). Hemmung der Mastzellen-Degranulation und der Th2-Immunantworten könnten u. a. die antiallergischen Effekte dieser Rezeptur erklären. Wiedereinmal „übersetzt" die Grundlagenforschung des 21. Jahrhunderts einen „mystischen" TCM-Begriff wie „Blutkühlung" in die Sprache der heutigen Zeit und weist auf das riesige bisher im Westen noch „unentdeckte" immunologische Potenzial der chinesischen Kräutermedizin hin.

Folgende **anti-asthmatische** Zusätze sind möglich:

Fo. Eriobotryae (*Pi pa ye*) - kalt, bitter

Gypsum (*Shi gao*) - sehr kalt, süß, scharf

Rd. Trichosanthis (*Tian hua fen*) -kalt, süß, leicht bitter

Co. Lycii (*Di gu pi*) - kalt, süß

Co. Mori (*Sang bai pi*) - kalt, süß

Fr. Schisandrae (*Wu wie zi*) - warm, sauer

Pc. Cicadae (*Chan tui*) - kalt, süß, salzig

Lumbricus (*Di long*) - kalt, salzig, entfernt Wind-Hitze

Bombyx Batryticatus (*Bai jiang can*) - neutral, scharf, salzig, vertreibt Wind-Hitze, kann aber auch zähen Schleim transformieren

Die folgende Rezeptur wirkt allgemein auf die Bluthitze und wird oft als Grundlage für komplexe Rezepturen bei Autoimmunerkrankungen verwendet. Die letzten 3 Arzneien dieser Rezeptur sind in fast jeder Neurodermitisrezeptur enthalten.

Xi jiao di huang tang

Co. Bubali (*Shui niu jiao*) - salzig, bitter, kalt
(Xi jiao im Namen der Rezeptur ist eigentlich der Name für das Rhinozeros-Horn, das aus Artenschutzgründen strengstens verboten ist. Heute ersetzt man es durch das Wasserbüffelhorn)

Rd. Rehmanniae viride (*Sheng di huang*) - süß, bitter, kalt

Co. Moutan (*Mu dan pi*) - bitter, kühl, scharf

Rd. Paeoniae rubrae (*Chi shao*) - bitter, sauer, leicht kalt

Rezeptanalyse: Co. Bubali beseitigt toxische Hitze und Herzfeuer, Rd. Rehmanniae viride kühlt das Blut und nährt das Yin, Co. Moutan und Rd. Paeoniae rubrae, die rote Pfingstrosenwurzel, kühlen und bewegen das Blut.

Ernährung	Birnen- und Apfelkompott, Bananen, Wassermelone, Mango, Pfirsich
	Papaya, Sellerie, Gurke, Spargel, Avocado, Kürbis, Kohlrabi, rote Rübe
	Eibischwurzel
	Joghurt
	Fische aus warmen Gewässern, Algen, Tintenfisch
	Jasmintee
Akupunktur	MP 10, Le 2, N 6

8.3.3 Xiao chai hu tang-Methode

8.3.3.1 Kälte in der Shao Yang-Schichte

Manchmal dringt der pathogene Faktor Wind-Kälte auch **direkt in die Shao Yang-Schichte** ein (s. ◻ Abb. 8.25), jene Schichte, in der das „ministerielle" Feuer aufsteigt und in alle Organe verteilt wird. Somit ist die eindringende Kälte direkt mit der Gegenreaktion des aufflammenden Feuers konfrontiert. Der Patient empfindet dadurch einen undulierenden, schnellen Wechsel zwischen subjektiv empfundenem Kälte- und Hitzegefühl, als typisches

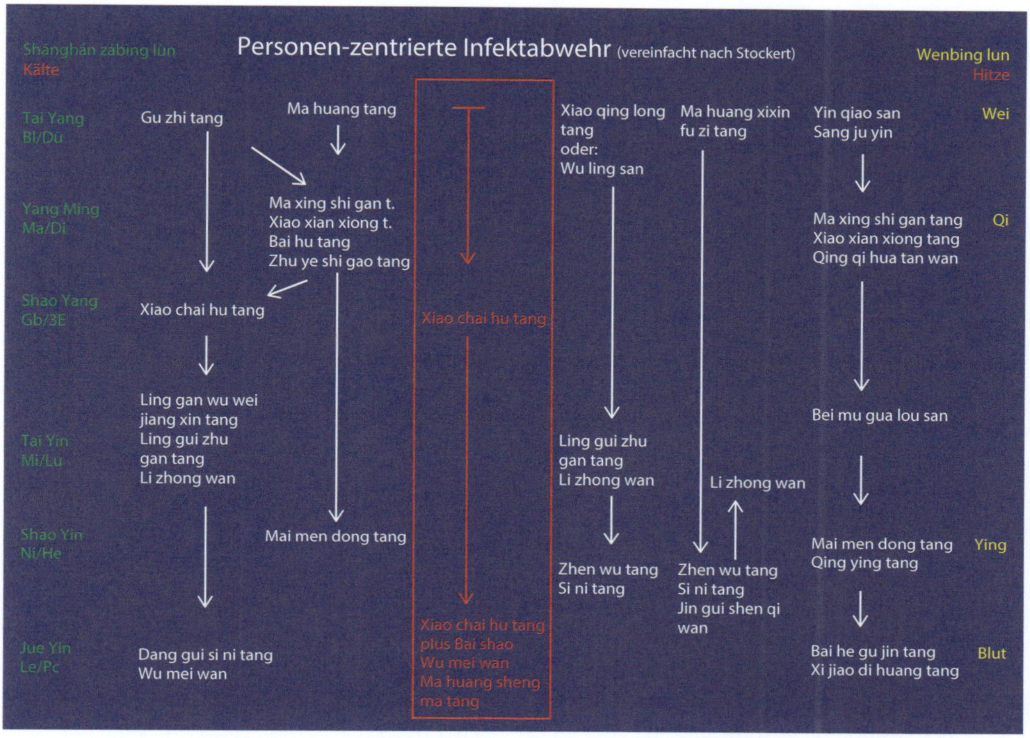

Abb. 8.25 *Xiao chai hu tang*-Methode. Besonders bei bereits vorgeschädigter Schleimhaut im Nasen/Rachenbereich dringt der pathogene Faktor bei der akuten Exazerbation direkt in die Shao Yang-Schichte ein

Zeichen, dass der pathogene Faktor Kälte mit der heißen Gegenreaktion des Körpers „kämpft". Typischerweise beschreiben Betroffene, dass sie kurz nachdem sie warme Kleidung wegen Kältegefühls angezogen hätten, bereits wieder Hitze empfänden, sich daraufhin wieder entkleideten und daraufhin sofort wieder frierten. Die Schleimhäute reagieren bei diesem Muster schnell und heftig auf die eintreffende „Kälte", indem sie stark anschwellen und von dem aufflammenden Shao yang-Feuer ent-„zündet" werden. Folgen sind dann Anginen, die wie „aus dem Nichts entstehen" (im Vergleich zu Pharyngitiden, die sich langsam entwickeln), aber auch Sinusitiden, die ganz schnell hoch-akut sind. Diese aufwärtsgerichtete Form der hitzigen Gegenregulation kann sich auch in bitterem Mundgeschmack und eventuell Übelkeit äußern. Betrachtet man Patienten mit diesem Beschwerdebild ganzheitlich, erkennt man häufig eine Neigung dieser Menschen auch im Alltag zu plötzlichen heftigen Reaktionen wie Verspannungen und Spasmen sowie Gefühlsausbrüchen – „es steigt ihnen schnell die Galle hoch" –, weshalb auch eine Bronchitis bei diesen Personen schnell spastisch werden kann. Dieses Muster wurde schon im ► Abschn. 8.3.1.2 besprochen, weil es auch im Verlauf eines *Gui zhi tang-Musters* (dort aber erst nach mehreren Tagen) entstehen kann.

Übersetzt in die immunologische Sprache von heute, wären dies die klassischen Symptome einer akut exazerbierten eosinophilen Sinusitis mit oder ohne Polyposis, die chronisch-rezidivierend auftritt, oder einer rezidivierenden Angina, die bei jedem kleinsten folgenden Virusbefall sofort wieder aufflackert, oder einer

„nicht gestoppten Entzündung" im Sinne eines eosinophilen Asthmas, die spastisch exazerbiert. In der akuten Phase kann dies mit *Xiao chai hu tang,* wie bereits in ▶ Abschn. 8.3.1.2 beschrieben, therapiert werden und mit den dort angeführten Arzneien, auf die Kondition des Patienten angepasst, ergänzt werden.

In diesem Fall wäre es jedoch sinnvoll, auch noch Rd. Sophorae flavescentis (*Kushen*) hinzuzufügen.

Rd. Sophorae *(Kushen)* ist sehr bitter und sehr kalt, entfernt Wind, kühlt Hitze und eliminiert auch feuchte Hitze, die sich hier in Form von stark, geschwollenen, hochroten Schleimhäuten zeigt. Außerdem wirkt *Kushen* auch gut gegen Juckreiz.

Dies wurde in einer klinischen Studie bewiesen, die zum Vorschein brachte, dass Rd. Sophorae *(Kushen)* gemeinsam mit Rd. Glycyrrhizae *(Gancao)* und Ganoderma lucidum *(Lingzhi)* die Eosinophilie verbessert und die Th2-Zytokine unterdrückt sowie IFN-γ erhöht (Wen et al. 2005) siehe ▶ Abschn. 7.4.2. Im Falle der akuten Exazerbation einer eosinophilen Rhinosinusitis oder eines eosinophilen Asthmas kann hier die Stärkung der körpereigenen Abwehr über IFN-γ und die zeitgleiche Hemmung der Th2-Immunantwort von großer klinischer Bedeutung sein und sollte durch weitere Studien überprüft werden.

8.3.3.2 Übergang des pathogenen Faktors in die Jue Yin-Schichte

Das Shao Yang-Muster rutscht bei Nichtbehandlung gerne direkt in die Jue Yin-Schichte (siehe ◘ Abb. 8.25), mit den Organen Leber und Perikard, ab. Wenn das Feuer in diese Schichte gelangt, schädigt es die Säfte der Leber und besonders das Blut, „das in der Leber gespeichert wird". Die konventionelle Medizin würde dies heute mit anderen Worten beschreiben, indem man längst erkannt hat, dass die Leber die Blutgerinnungsfaktoren produziert und dadurch für die „Bewahrung" des Blutes eine wichtige Funktion hat.

Werden die „Säfte" der Leber und das Blut geschädigt, entsteht durch den Mangel an erfrischender Kühlflüssigkeit noch mehr Hitze, die noch intensiver aufwallt. Wenn diese hochkochende Hitze gegen das Yin-Organ des Elements Metall, die Lunge, schlägt, kommt es zu spastischer Bronchitis und zu akuten Exazerbationen des Asthmas, als Zeichen für die Blutstagnation und „Trockenheit" in den Bronchien. Diese entspricht nun wieder der eosinophilen Inflammation mit Verlust der Elastizität der glatten Bronchialmuskulatur bei längst begonnenem Remodeling (◘ Abb. 8.26) und einer Störung der „tight junctions", die die Bronchialschleimhaut empfänglicher für einen neuen Virusbefall machen.

Heute würde man bei diesem Syndrom nicht von einem Mangel an „Säften", sondern von einem Mangel an PGE2, Lipoxinen, Resolvinen und Protektinen sprechen.

Hier reicht es nun nicht mehr, nur mit *Xiao chai hu tang* zu behandeln, weil diese Rezeptur zu wenige Leber-befeuchtende Arzneien enthält. Deshalb ergänzt man die Rezeptur mit nur einer einzigen, aber wesentlichen Arznei: *Rd. Paeoniae albae (Bai shao)*, der Wurzel der weißen Pfingstrose: ***Xiao chai hu tang plus Bai shao***. Deren saure und kühlende Eigenschaften nähren und kühlen das Blut, zügeln das aufsteigende Leber-Yang und erweichen dadurch die Leber, die wie ein trockener Schwamm Wasser aufsaugt und dadurch zart und sanft wird. Dadurch können auch Spasmen gestoppt werden.

Zhāng Zhòng-Jǐng hatte, als er das Shānghán zábìng lùn ca. 200 nach Christus schrieb, bereits eine „Vorlage": Er übernahm einige Rezepturen aus der Formelsammlung *Tangye Jing*, die von einem proto-daoistischen Mönch namens Yiyin bereits ca. 1600 v. Chr. begonnen und über die Jahrhunderte mehrmals überarbeitet wurde, um schließlich in Form von Brokatschriftrollen in einer buddhistischen Höhle (Dunhuang) 1907 von französischen Missionaren wiederentdeckt zu werden. Das *Tangye Jing* enthielt bereits die Formel *Xiao chai hu tang* inklusive *Baishao* und hieß damals (übersetzt) *Major Yin Dawn Decoction* bzw. das große Morgentau-Dekokt.

Ob diese ca. 3600 Jahre alte Kombination die entzündungs**auf**lösenden Lipidmediatoren aktiviert , gilt es noch zu beweisen!

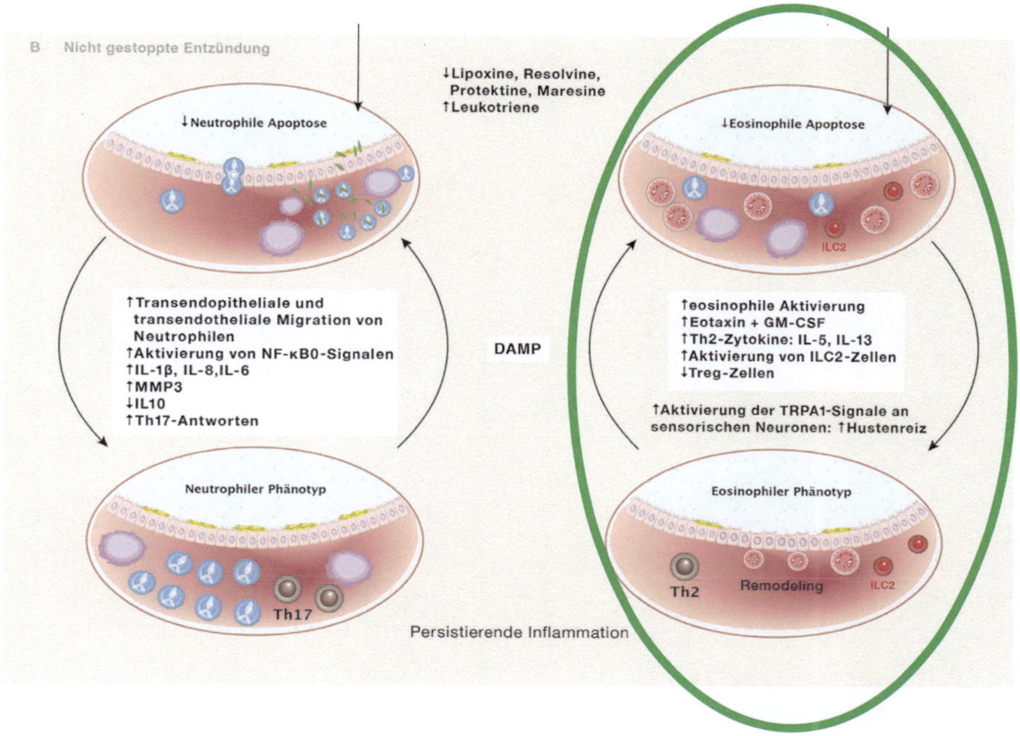

Abb. 8.26 Nicht gestoppte Inflammation mit Eosinophilie. In diesem Fall übersetzt ins TCM-Vokabular: „Säfteschädigung im Jue Yin, mit aufwallendem Feuer, das auf die Lunge schlägt"

Um die Lebertrockenheit und das Leber-Yin sowie das Blut noch besser zu nähren und zu erfrischen, kann man diese Rezeptur noch mit Co. Moutan (Mu dan pi), der Rinde der Strauchpäonienwurzel, die Hitze beseitigt und stark blutkühlend wirkt, bereichern und damit gute Erfolge beim Asthma, aber auch bei der allergischen Rhinitis erzielen. Gegen die Hyperreaktivität und Eosinophilie der Bronchien könnte man noch Pc. Cicadae (Chantui) ergänzend beifügen.

Die Jue Yin-Schichte kann aber auch durch Tiefertreten eines pathogenen Faktors über die *Guizhi tang-Xiao chai hu tang*-Achse erreicht werden, was auch sehr häufig zu beobachten ist (Abb. 8.27).

Nebenbemerkung: Wenn die Hitze auf das zweite „Organ" des Jue Yin, das Perikard, trifft, bewirkt die Hitze ebenfalls ein Aufsteigen von Feuer mit eher psychischen Symptomen wie Panikattacken und extremer innerer Unruhe, die oft isoliert, aber auch immer wieder in Kombination mit Asthmaanfällen auftreten können.

Das *Shānghán lùn* beschreibt noch eine weitere Jue Yin-Rezeptur, die Lungensymptome behandelt:

Ma huang sheng ma tang - SHL § 357

Hb Ephedrae (*Ma huang*)
Cimicifuge Rh. (*Sheng ma*)
Rd. Angelicae sin. (*Dang gui*)
Rh. Anemarrhenae (*Zhi mu*)
Rd. Scutellariae (*Huang qin*)
Rh. Polygonati odorati (*Yu zhu*)
Rd. Paeoniae albae (*Bai shao*)
Rd. Asparagi (*Tian men dong*)
Rm. Cinnamomi (*Gui zhi*)
Rd. Glycyrrhizae (*Gan cao*)
Poria (*Fu ling*)
Gypsum fibrosum (*Shigao*)

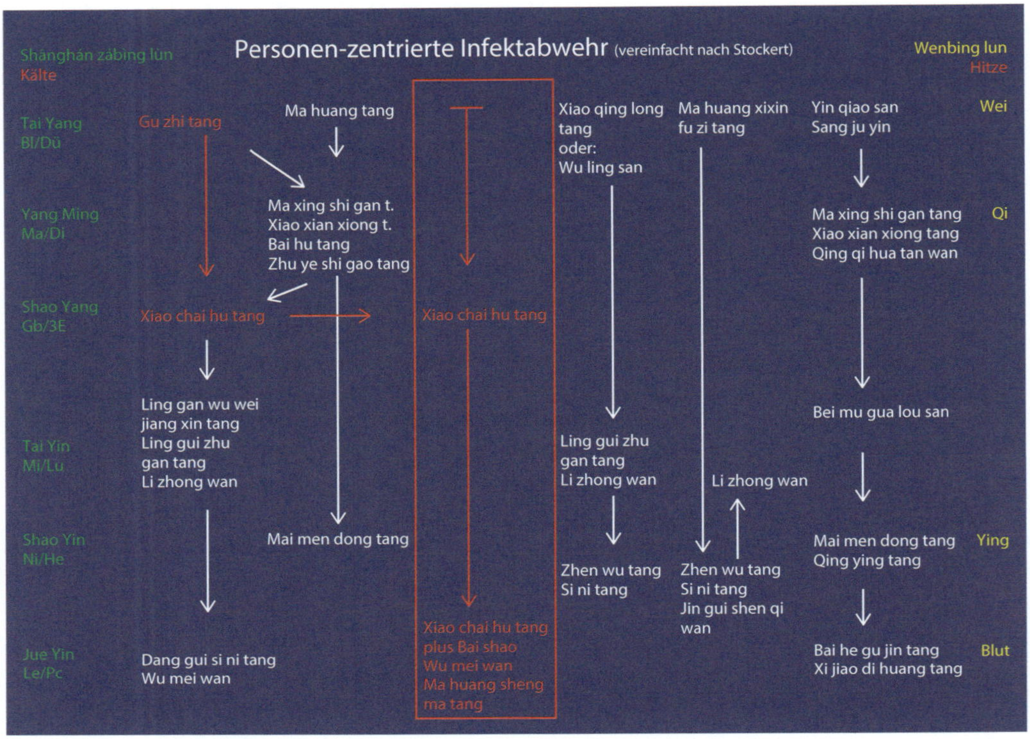

Abb. 8.27 Fortschreiten der Erkrankung von der Shao Yang-Schichte direkt in die Jue Yin-Schichte. Die Erkrankung kann die Jue Yin-Schichte aber auch über die Tai Yang-Shao Yang-Jue Yin-Achse erreichen

Rh. Atractylodis macroceph. (*Bai zhu*)

Rh. Zingiberis off. (*Gan jiang*)

Bei diesem Krankheitsmuster ist ebenfalls ein pathogener Faktor bis in die Jue Yin-Schichte vorgedrungen und erzeugt nun aufsteigendes Feuer, das die Lunge attackiert, wodurch es zu Halsentzündung, aber auch spastischem Husten und Husten mit blutig tingiertem Sputum kommt, während die Extremitäten – auch hier wieder – kalt sind. Zusätzlich kann der Patient an Durchfällen leiden. Zhāng Zhòng-Jǐng beschreibt, dass dieses Muster auftritt, nachdem ein „Abführmittel" verwendet wurde. Da heute bei Infekten keine Abführmittel mehr gegeben werden, könnte man in diesem Fall an die Gabe von Antibiotika denken bzw. an andere Ursachen, die eine Dysbiose herbeiführen.

Rezeptanalyse: Hier befindet sich Hitze in der oberen Körperhälfte und Kälte in der unteren Körperhälfte – ähnlich wie bei *Wu mei wan* (siehe ► Abschn. 8.3.1.4). Die Hitze kann wegen geschlossener Poren nicht nach außen entweichen. Daher attackiert die Hitze das Yin-Element des Metalls, die Lunge. Halsentzündung und blutig tingiertes Sputum sind die Folge und Zeichen eines aufsteigenden Yangs.

Die Kombination von *Ma huang, Shi gao und Gan cao* (entspricht einer eigenen Rezeptur namens *Yue bi tang*) bewirkt, dass die gestaute Hitze in der oberen Körperhälfte durch Öffnen der Poren und Kühlung über die Haut eliminiert werden kann und den Körper verlässt. Unterstützt wird diese Kombination noch durch Rh. Cimicifugae, das ebenfalls die Oberfläche befreit, das aufsteigende Yang nach außen leitet und Toxine eliminiert. Rd. Scutellariae leitet das aufwallende ministerielle Feuer nach unten und kühlt gemeinsam mit Asparagus die Lungen-Hitze.

In diesem Dekokt sind nun wieder einige blutnährende, Leber- und Lungen-Yin-tonisierende Arzneien (Rd. Angelicae sin, Rh. Anemarrhenae,

Rh. Polygonati odorati, Rd. Paeoniae albae, Rd. Asparagi), die die Säfte regenerieren und die chronische Entzündung **auf**lösen sollen.

Zusätzlich wird – wie in *Wu mei wan* – die untere Körperhälfte mit Rm. Cinnamomi und Rh. Zingiberis off. gewärmt, um den Temperaturunterschied zwischen der Hitze oben und der Kälte unten auszugleichen und dadurch den Versuch des Körpers, mithilfe von aufwallendem Wind die Temperaturunterschiede auszubalancieren, zu unterbinden.

Auch das *Wu mei wan*-Syndrom, das schon im ► Abschn. 8.3.1.4 beschrieben wurde, kann durch Eintreten eines pathogenen Faktors aus der Shao Yang-Schichte in die Jue Yin-Schichte entstehen.

Im Fall von *Ma huang sheng ma tang* ist eher die starke Hitze oben als Ursache für die große Temperaturdifferenz anzusehen.

Ernährung	Nähren des Leber-Yin: Grünkern, Dinkel rote Rübe, Avocado, Gurke, Artischocke, Bohnensprossen, Rinder- und Hühnerleber Joghurt, Sauermilch schwarzer Sesam
	Bewegen des Leber-Qi: Basilikum, Oregano, frischer Koriander, Minze, Rosmarin, Petersilie, Liebstöckl
	Kühlen des Leber-Yangs: Pfefferminztee, Melissentee Ananas, Zitrone, Litschi, saure Äpfel
Akupunktur	Le 2/3, Di 4, G 34, B 13, B 18, Lu 1/2, Lu 9, Ding chuan

Synopsis

Versucht man nun eine Symbiose der Kenntnisse der immunologischen Mechanismen des 21. Jahrhunderts und des 1800 Jahre älteren *Shānghán zábìng lùn* herzustellen, scheint es mindestens zwei Entstehungsmechanismen für die **chronisch-eosinophile Inflammation** zu geben:

1. Eindringen eines pathogenen Faktors Wind-Kälte/Virus über die Tai Yang-Shao Yang-Achse, der nicht gestoppt werden kann und schließlich bis zur Jue Yin-Schichte vordringt. Dort werden die „Säfte“ erschöpft. Bei jedem weiteren akuten Re-Infekt kann der pathogene Faktor sehr schnell direkt in die Shao Yang-Schichte eintreten und eine akute Exazerbation auslösen. In diesem Fall braucht man keine Startrezeptur aus der Tai Yang-Schichte, sondern verwendet sofort Variationen von *Xiao chai hu tang* bzw. stärkt die Konstitution in der infektfreien Phase mit Jue Yin-Rezepturen, um das „Blut der Leber zu nähren“.
2. Eindringen des pathogenen Faktors Kälte über die Tai Yang-Yang Ming-Achse. Hier reagiert der Körper mit starker gegenregulierender Hitzebildung, die ebenfalls zu einer Austrocknung der Schleimhäute führt. Trockenheit und Hitze dringen daraufhin weiter in die Shao Yin-Schichte vor. Auch der pathogene Faktor Hitze (nach *Wēn Bìng Lùn*) kann bis in die Ying-Schichte voranschreiten. Diese Transformationsmuster äußern sich in Symptomen wie Asthma und chronischer Rhinosinusitis, die eosinophilen Entzündungen entsprechen. Diese Mechanismen können sich jedoch noch tiefer in die Blutschichte (nach *Wēn Bìng Lùn*) ausbreiten und dort festsetzen. Ein oft beobachtetes typisches Zeichen wäre dann ein atopisches, trockenes Ekzem, das sich auch bei Erwachsenen zusätzlich zum Asthma entwickelt oder eventuell als Restsymptom dieses Prozesses als einziges Symptom übrig bleibt.

Für die Entwicklung einer **chronisch-neutrophilen Entzündung** ist die Tai Yang-Tai Yin-Achse verantwortlich, in der die Kälte dominiert und dadurch verschleimende Entzündungen mit viel Sekretbildung entstehen.

Therapeutisch ist es nun wichtig, die Schichte, in der sich die Krankheit befindet, zu erkennen und sofort mit entsprechenden Rezepturen dem weiteren Tiefertreten des pathogenen Faktors gegenzusteuern und den „pathogenen Faktor" von Innen zurück an die Oberfläche zu bringen und auszuleiten. Wichtig ist es auch, für eine eventuelle Reinfektion eine passende Startrezeptur vorzubereiten, die der Patient dann innerhalb der ersten Stunden des nächsten Infekts einnehmen kann. Dadurch gelingt es, den Eintritt bzw. das Vordringen, eines neuerlichen „pathogenen Faktors" sofort – im kritischen Behandlungsfenster – zu unterbinden.

Die Rezepturen des *Shānghán lùn* und *Wēn Bìng Lùn* bieten eine Fülle an Möglichkeiten, der Pathogenese von eosinophilen und neutrophilen Entzündungen gegenzusteuern und könnten dadurch einen wertvollen Beitrag zur Prävention von Allergien zu leisten. Natürlich ist dies vorläufig als Hypothese zu bewerten, weil es bis dato diesbezüglich „nur" klinische Erfolge über 1800 Jahre bei den vielen Patienten, die von TCM-Ärzten behandelt wurden/werden gibt. Longitudinale Observationsstudien und Grundlagenforschung werden mehr Klarheit schaffen.

8

8.3.4 Xiao qing long tang bzw. Wu ling san-Methode

8.3.4.1 Flüssigkeitsstagnation im Tai-Yang oder Wind-Kälte befällt die Lunge

- **Xiao qing long tang-Methode**

Trifft der akute Infekt primär auf einen bereits **durch Feuchtigkeitsstagnation vorgeschädigten Organismus** (Abb. 8.28), der Symptome wie Asthma bronchiale mit viel weißlichem Sputum, chronische Rhinitis oder Sinusitis, Polyposis nasi, chronischen Husten mit weißlichem Sekret und/oder dumpfen Kopfschmerzen mit schlechter Konzentrationsfähigkeit („ Schleim benebelt den Geist") aufweist, dann wird die äußere Wind-Kälte diesen Zustand weiter verschlechtern und die Feuchtigkeitstransformation noch mehr irritieren. Das Lungen-Qi wird durch die Kälte noch stärker als bei den vorher beschriebenen Syndromen blockiert und führt zu Schweißlosigkeit, schleimigem Husten mit dünnflüssigem, schaumigem Sekret und Atemnot, generalisiertem Schweregefühl und Völlegefühl mit Muskelschmerzen, Ödemneigung, weichen Stühlen und starker Müdigkeit. Dieses Krankheitsbild entspricht einer akuten Exazerbation eines Asthma bronchiale, das durch eine Feuchtigkeitsproblematik ausgelöst ist.

Zunge - feuchter, weißer Belag

Puls - links: 1. Position: oberflächlich, gespannt
links: 2. und 3. Position: dünn (Leere), saitenförmig (Flüssigkeitsstagnation), gespannt (Kälte)

Therapie: Hier müssen das Äußere durch Schwitzen entlastet, die Flüssigkeitsansammlungen transformiert und Schleim aufgelöst werden.

Xiao qing long tang - SHL § 40 „Kleines Blaugrüner Drachen Dekokt"

Rm. Cinnamomi (*Gui zhi*)

Rd. Paeoniae albae (*Bai shao*)

Rh. Zingiberis off. (*Gan jiang*)

Rd. Glycyrrhizae präp. (*Zhi gan cao*)

Hb. Ephedrae (*Ma huang*) - scharf, zerstreuend

Rh. Pinelliae (*Ban xia*) - Schleim transformierend

Hb. Asari (*Xi xin*) - scharf, warm, entfernt Wind-Kälte, wärmt Lunge, löst Schleim (derzeit wegen des in den meisten Spezies vorkommenden Safrolgehalts vom Markt genommen.

Fr. Schisandrae (*Wu wei zi*) - sauer, adstringierend

Die ersten vier Arzneien kennt man (schon wieder!) aus *Gui zhi tang*, frischer Ingwer wurde durch getrockneten Ingwer ersetzt, weil

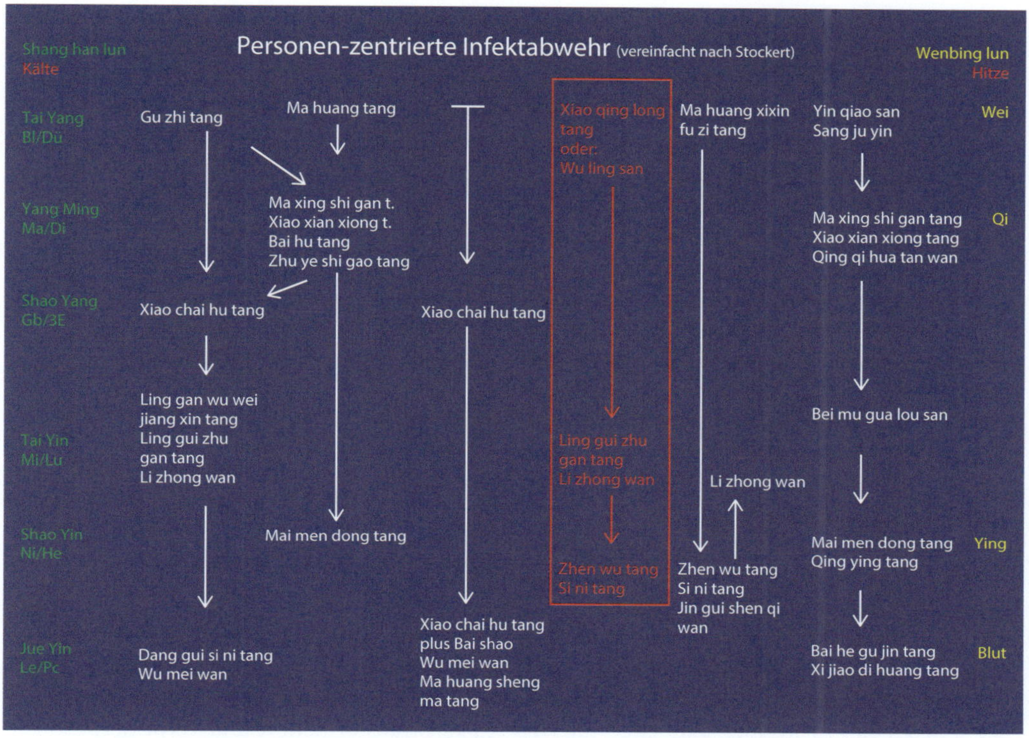

Abb. 8.28 *Xiao qing long tang*-Methode. Die *Xiao qing long* tang/*Wu ling san*-Methode kommt bei akuten Exazerbationen von Patienten mit chronischer Feuchtigkeitsstagnationsproblematik und Kälte sowie üppiger weißlicher Sekretion, wie bei Asthma oder chronisch-rezidivierender Sinusitis, zur Anwendung

dieser besser im Inneren die Feuchtigkeit trocknet. Sm. Ziziphi jujubae wurde weggelassen, weil es zu schwer und zu feucht für diesen Zustand wäre. Stattdessen wird dem Feuchtigkeitsstagnationsprozess mit dem scharfen, zerstreuenden, stark schweißtreibenden Hb. Ephedrae gegengesteuert, wodurch die Feuchtigkeit „zerstäubt" wird und die Kälte, die Möglichkeit bekommt, über die Poren den Körper zu verlassen. Außerdem hat Hb. Ephedrae auch diuretische Wirkung und bietet dadurch eine gute Möglichkeit, die überbordende Feuchtigkeit über den Harn abzuleiten, und natürlich hat Hb. Ephedrae auch eine bronchiendilatierende, β-mimetische Wirkung.

Die scharfe, warme Pinellia-Wurzel hilft, die Feuchtigkeit zu transformieren sowie den kalten Schleim und die innere Kälte aufzulösen. Die adstringierende, saure Schisandra-Frucht beendet den Husten und arbeitet als Regulans um einer zu starken Zerstreuung (bzw. blutdrucksteigernden Wirkung) von Hb. Ephedrae und der Schärfe von Rh. Pinelliae entgegenzuwirken. Diese scheinbar entgegengesetzte, aber dadurch ausgleichende Wirkung von Arzneien innerhalb einer Rezeptur ist wieder typisch für das Multi-target-Prinzip der TCM. Nicht eine Arznei soll hochdosiert verwendet werden, sondern in ihrer Wirkung einander ergänzende und begrenzende Arzneien in ganz geringen Dosen sollen wie ein Orchester wirken, dessen Klang mehr ist als die Summe der Einzelinstrumente. So werden auch die möglichen Nebenwirkungen durch ganz kleine Mengen der Einzelarzneien reduziert.

Xiao qing long tang ist wie erwähnt (s. ► Abschn. 7.4.1) wissenschaftlich sehr gut untersucht. Es hemmt die virale Replikation und aktiviert die Sekretion von IFN-β und IgA-Antikörpern. Außerdem kann diese Rezeptur die Eosinophilie und IgE im Mausversuch reduzieren und bietet sich daher ideal zur Behandlung einer akuten Exazerbation an.

Fructus Schisandrae konnte im Tierversuch die bronchiale Hyperreaktivität verbessern und die Infiltration der Eosinophilen in die Atemwege reduzieren (Rong et al. 2016).

Von dieser Akutrezeptur sollten nur einige Portionen für 1–2 Tage verabreicht werden, um dann mit einer, den Wassermetabolismus verbessernden, Rezeptur fortzusetzen. Man wählt die Folgerezeptur nach Evaluierung der Ursache für die Wasserstagnation aus (s. ► Abschn. 8.3.4.2).

Wu ling san-Methode

8

Das Syndrom von ***Wu ling san*** beschreibt ebenfalls Probleme mit Feuchtigkeitsstagnation.

Wenn der akute Infekt auf einen Patienten trifft, der zu chronischer Rhinosinusitis und Seromukotympanon mit Tendenz zur Otitis media neigt, dann wird man akut eher mit *Wu ling san* starten. Diese Rezeptur ist im Vergleich zu *Xiao qing long tang* noch stärker auf die Ausleitung der Feuchtigkeit über den Harn fokussiert. Sehr gerne verwendet man diese Rezeptur bei Kindern mit akuter Otitis media, weil die Ohren aus TCM-Sicht den Öffner des Elements Wasser darstellen und mit Niere/Blase assoziiert sind. Wenn der pathogene Faktor Kälte nun auf die Tai Yang-Schichte (Blase/Dünndarm) trifft, dringt er bei dieser Konstitution rasch in die Tiefe und blockiert die Ausscheidung, aber auch die Transformation der Feuchtigkeit durch die Blase. Dadurch kommt es zu einer relativ oberflächlichen Feuchtigkeitsstagnation, die sich in Ödemen, Schweregefühl und Miktionsproblemen, aber auch Mittelohrergüssen zeigt. Klassisches Symptom dieser Rezeptur ist **Durst, der durch Trinken nicht gelöscht werden kann**, weil der Wassertransformationsmechanismus nicht funktioniert. Laut *Nèijing* 内經 „muss die Blase über die *Jin ye* (Säfte) wachen", was ihr in diesem Fall nicht gelingt. In der Folge staut sich Feuchtigkeit auch in Lunge, Nase und Mittelohr. Umgekehrt können Säfte, die die Schleimhäute sanft und gleichmäßig benetzen sollten, nicht erzeugt werden, wodurch sich die Schleimhäute trotz der Ödeme trocken anfühlen und Durst entsteht.

Zunge - blass, geschwollener Belag: weiß, schlüpfrig

Puls - links 3. Position: gespannt und saitenförmig, Kälte in Blase lässt Wasser nicht transformieren: Stagnation von Flüssigkeit

links 1. Position: gespannt: (zu wenig Yang, d.h. Kälte im Tai Yang)

Wu ling san - SHL § 71,72

Rm. Cinnamomi *(Gui zhi)* - warm, scharf

Rh. Atractylodis macroceph. *(Bai zhu)* - warm, süß, bitter

Poria *(Fu ling)* - neutral, süß, bland

Polyporus *(Zhu ling)* - neutral, süß, bland

Rh. Alismatis *(Ze xie)* - kalt, süß, bland

Rezeptanalyse: Zimt wärmt den Tai Yang und eliminiert die Kälte aus dem Blasenmeridian und aus dem Organ Blase, hilft bei der Feuchtigkeitstransformation und verbessert die Zirkulation der Körpersäfte. Rh. Atractylodis macrocephalae und Poria arbeiten wie in *Ling gui zhu gan tang* mit Zimt zusammen, erzeugen „reine" Säfte, die die Schleimhäute gleichmäßig benetzen. Unterstützt werden sie hier von den beiden Diuretika Rh. Alismatis und Polyporus, die die Wasserwege durchgängig machen und Feuchtigkeitsblockaden auflösen sowie die „unreine" Feuchtigkeit über den Harn ausleiten.

Bei akuter Otitis media ergänzt man die Rezeptur noch mit schleimlösenden Arzneien für die Nasenschleimhaut und Tuben wie Fl. Magnoliae, Rd. Angelicae dahuricae und Fr. Xanthii.

Auch im subakuten Zustand nach Otitis media kann man zur Konstitutionsstärkung kurzfristig wunderbar mit *Wu ling san* behandeln, um die Restfeuchtigkeit aus dem Körper zu „ziehen".

Die Gefahr bei *Xiao qing long tang*- und *Wu ling san*-Syndromen ist, dass die Kälte bei Nichtbehandlung oder falscher Behandlung direkt in die Tai Yin- bzw. noch tiefer in die Shao Yin-Schichte „durchmarschieren" kann und der Infekt dadurch chronifiziert wird.

8.3.4.2 Kälte in der Tai Yin-Schichte

Gelangt die Erkrankung in die Tai Yin-Schichte, entspricht dies einem Milz-Yang-Mangel und man wählt gerne die schon im ► Abschn. 8.3.1.3 besprochenen Rezepturen *Ling gui zhu gan tang* oder *Li zhong wan*, um die Feuchtigkeitstransformation der Milz zu stärken (◘ Abb. 8.29).

Diese Rezepturen werden somit auch gerne als Folgerezepturen nach *Xiao qing long tang-* und *Wu ling san-*Therapie verwendet, um prophylaktisch zu vermeiden, dass die Kälte in die Tai Yin-Schichte rutscht.

Daran erkennt man, wie wichtig die empirische Kennntnis der Krankheitsmuster und deren Fortschreiten ist, und welch salutogenetische Bedeutung die TCM haben kann.

Zur **Prophylaxe** würde man diese Rezepturen für einen Monat verschreiben. Wenn die Symptome danach abgeklungen sind und sich auch die Verdauung und Harnausscheidung normalisiert hat, gibt man dem Patienten den Rat, die Rezeptur nur bei Bedarf konstitutionsstärkend zu verwenden. Ist der Stuhl jedoch nach einem Monat noch weich, bestehen weiterhin Blähungen und ein weißer, dicker Zungenbelag, obwohl die Symptome des Respirationstrakts abgeklungen sind, sollte die Rezeptur noch längere Zeit eingenommen werden.

Besonders nach einem *Wu ling san*-Muster gelangt die Kälte gerne direkt oder aber auch nach Durchlaufen der Tai Yin-Schichte in die Shao Yin-Schichte.

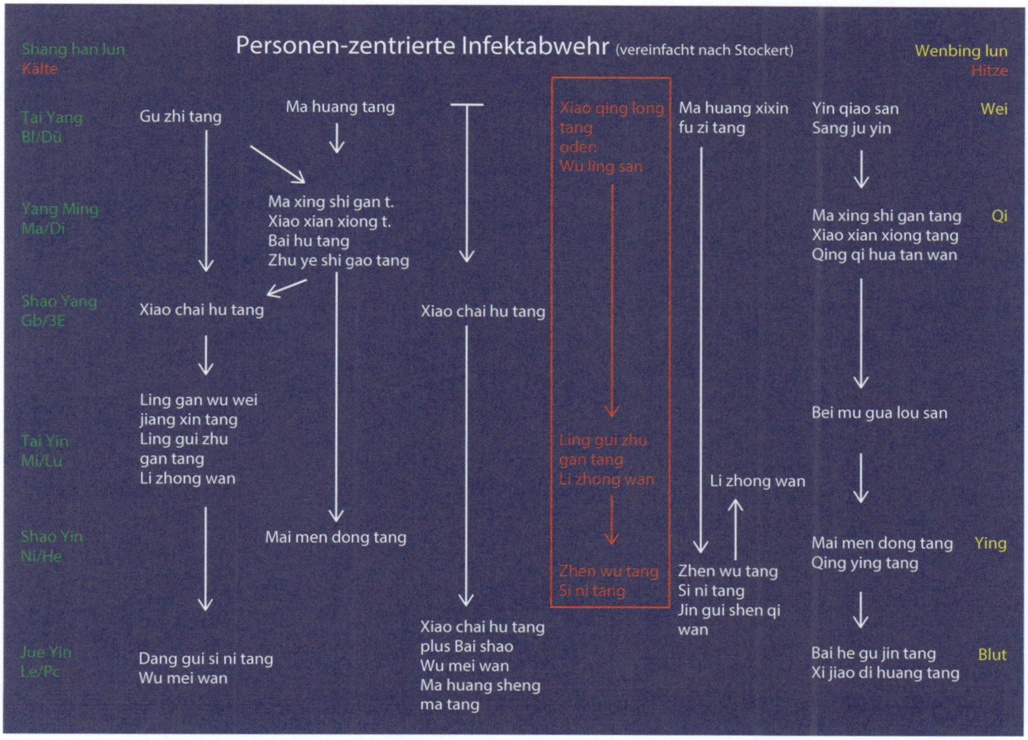

◘ **Abb. 8.29** Weiteres mögliches Fortschreiten der Kälte in die Tai Yin- und Shao Yin-Schichte. Kann der inflammatorische Prozess in der Tai Yang-Schichte nicht gestoppt werden, tritt er bei diesem Muster direkt in die Tai Yin-Schichte und danach in die Shao Yin-Schichte ein und muss mit entsprechenden Rezepturen behandelt werden

8.3.4.3 Kälte in der Shao Yin-Schichte

Sie geht einher mit den Symptomen eines Nieren-Yang-Mangels: Feuchtigkeit, die nicht transformiert werden kann, und Kälte häufen sich in der unteren Extremität an. Dadurch entstehen Knöchelödeme und Schmerzen in Sehnen und Muskulatur. Wärmapplikation an Füßen, Beinen und Unterbauch wird als sehr angenehm empfunden.

Weitere Symptome: allgemeine Ödemneigung mit generalisiertem Schweregefühl, dumpfe Kopfschmerzen, Rückenschmerzen, Husten mit viel weißlichem Sekret, weicher, ungeformter, wässriger Stuhl mit Glucksen und kaltem Bauch, reichlich, klarer Harn und ein besonders schlaffer und kalter Unterbauch. Bei Kindern äußert sich die Kälte in der Shao Yin-Schichte auch manchmal als Enuresis.

Als geeignete Therapie für diesen Zustand empfiehlt Zhāng Zhòng-Jǐng:

Zhen wu tang - SHL § 316: Das „Wahre-Krieger"-Dekokt

Rd. Aconiti lat. präp. (*Fu zi*) - scharf, heiß
Poria (*Fu ling*) - neutral, süß
Rh. Atractylodis macroceph. (*Bai zhu*) - warm, süß, bitter
Rh. Zingiberis rec. (*Sheng jiang*) - warm, scharf
Rd. Paeoniae albae (*Bai shao*) - sauer, kühlend

Zunge - blass, geschwollen, weiß
Puls - tief, dünn, gespannt (Kälte)

Das scharfe, heiße, präparierte Aconitum wärmt und stärkt das Nieren-Yang. Dadurch kann die Feuchtigkeit wieder über die Niere transformiert, aber auch abgeleitet werden. Rh. Atractylodis macrocephalae stärkt das Milz-Yang und verbessert die Feuchtigkeitstransformation durch die Milz. Poria macht die Wasserwege durchgängig und lässt die Feuchtigkeit über den Harn abfließen. Der frische Ingwer zerstreut die Kälte und wärmt die Feuchtigkeit an der Oberfläche, stärkt die Lunge und stillt Husten. Gemeinsam mit Rh. Atractylodis und Poria stärkt er das Yang der Milz, die dadurch das Wasser kontrollieren kann. Rd. Paeoniae albae hat wieder die Funktion des Gegenparts und soll zu starke und schnelle Austrocknung durch Aconitum vermeiden und Säfte und Blut stärken.

Kommentar: Das befeuchtende Bluttonikum Rd. Paeoniae albae hat hier sicherlich auch die Aufgabe, einer Blutschädigung durch die Kälte vorzubeugen, die sich in einer Kälte der Jue Yin-Schichte manifestieren würde.

Noch „tiefere" Kälte eliminierend und stärker wärmend wirkt:

Si ni tang - SHL § 388, 389: Das „Kalte Extremitäten-Dekokt"

Rd. Aconiti lat präp. (*Fu zi*) - heiß, scharf
Rh. Zingiberis off. (*Gan jiang*) - heiß, scharf
Glycyrrhizae präp. Rd. (*Zhi gan cao*) - warm, süß

Zunge - blass, mit weißem, feuchtem Belag
Puls - tief, schwach, verschwindend, dünn, langsam

Typisch für diese Patienten ist, dass sie unter eiskalten unteren Extremitäten, nicht nur der Zehenspitzen, sondern auch der Unter- und Oberschenkel mit Muskelspasmen und Kälte bis zum Unterbauch leiden. Diese Patienten frieren immer, tragen mehrere Schichten von Socken und Strumpfhosen übereinander, selbst im Hochsommer brauchen sie manchmal Stirnband oder Mütze, und schlafen mit dicker Decke und angezogenen Beinen in Embryohaltung. Trotz warmer Kleidung fühlen sie, dass der Körper nicht warm genug wird. Da das Nieren-Yang leer ist, kann es auch das Milz-Yang nicht wärmen. Dadurch fehlt die Wärmeenergie, die für die Verdauung und Transformation der Nahrung notwendig wäre, mit resultierenden weich bis wässrigen Stühlen, unverdauten Nahrungsresten sowie Übelkeit und Erbrechen, mit Abwesenheit von Durst. Fehlendes Yang bewirkt auch eine Verlangsamung des Denkens mit Lethargie und ständigem Verlangen nach Schlaf.

Rezeptanalyse: Rd. Aconiti lat. präp. stärkt das Nieren-Yang, verteilt es im ganzen Körper und wärmt alle 12 Meridiane. Der getrocknete Ingwer erwärmt die Mitte und stärkt die

Transformation und Transportfunktion der Milz und wirkt perfekt mit Rd. Aconiti präp. zusammen, um das Yang zu tonisieren. Diese beiden Arzneien werden in den klassischen Büchern deshalb sehr oft gemeinsam verwendet. Süßholz stärkt auch die Milz und mildert in dieser Rezeptur die Hitze und die Schärfe der beiden anderen Arzneien, sodass kein Yin verletzt wird.

8.3.5 Ma huang xi xin fu zi tang-Methode

Wenn schon vor dem Infekt eine **Konstitution mit Yang-Mangel**, extreme Kälteempfindlichkeit, Müdigkeit und Kreuzschmerzen, die sich durch Wärme bessern, bestehen und dann zusätzlich ein viraler Infekt als „Wind-Kälte“ auf den Organismus trifft, so hat der Körper zu wenig Yang = Wärme, um hohes Fieber aufkommen zu lassen. Der Patient fühlt sich hoch-fiebrig, hat aber trotzdem nur leicht erhöhte Temperatur und fröstelt sehr. Der Patient hat dabei auch ein starkes Bedürfnis nach warmen Getränken und empfindet grippale Symptome wie Bronchitis, Rhinitis mit Zahnschmerzen (Nierenbezug!) und starke, tief liegende Kopfschmerzen sowie Kreuzschmerzen wegen des Nieren-Yang-Mangels.
In diesem Fall ist die Kälte sehr schnell ganz tief, direkt in die Shao Yin-Schichte eingetreten (▣ Abb. 8.30):

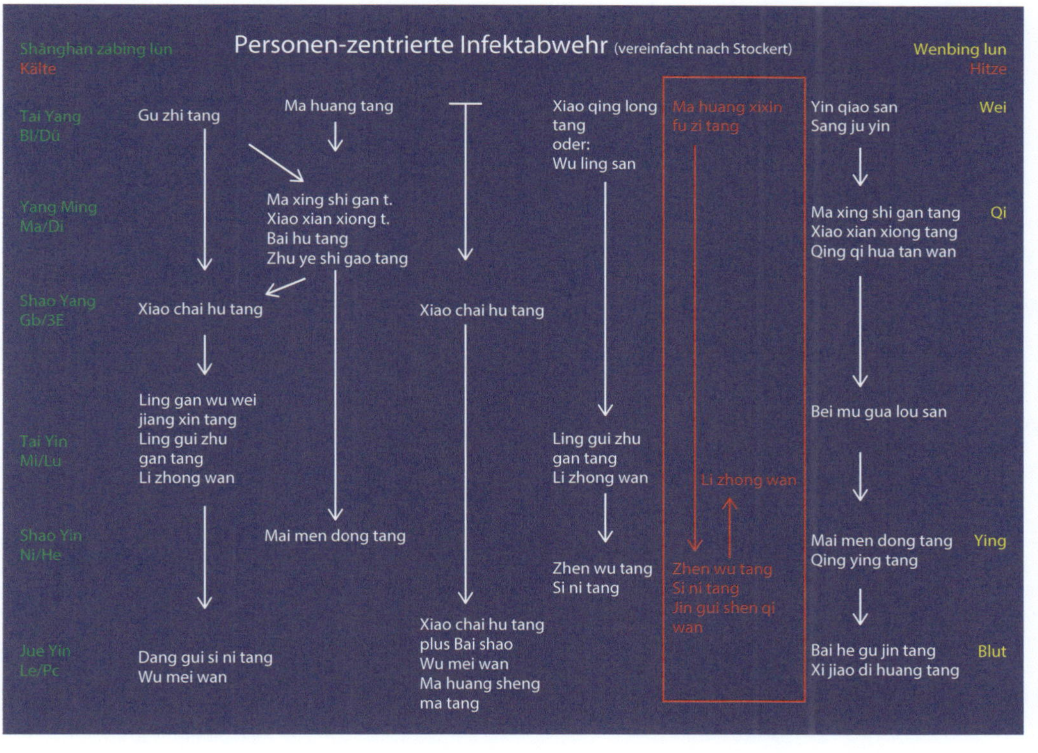

▣ **Abb. 8.30** Die *Ma huang xi xin fu zi tang-Methode* kommt beim akuten Infekt von extrem kälteempfindlichen Patienten zum Einsatz, die sich hoch-fiebrig fühlen, obwohl ihre Körpertemperatur normal bzw. nur minimal erhöht ist. Durch den extremen, konstitutionellen Yang-Mangel kann der Infekt innerhalb kürzester Zeit ganz tief in die Shao Yin-Schichte übertreten. Als Konstitutionsstärkung nach dem Infekt muss das Nieren-Yang der Shao Yin-Schichte mit *Zhen wu tang*, *Si ni tang* oder *Jing gui shen qi wan* gestärkt werden, und danach evtl. auch das Milz-Yang der Tai Yin-Schichte mit *Li zhong wan*. So kann die Infektanfälligkeit für *„Ma huang xi xin fu zi tang-Patienten“* reduziert werden

Tab. 8.6 Unterscheidung: *Fu Zi Tang/Zhen Wu Tang*

Fu zi tang	*Zhen wu tang*
Rd. Aconiti lat präp. (*Fu zi*)	Rd. Aconiti lat präp. (*Fu zi*)
Poria (*Fu ling*)	Poria (*Fu ling*)
Rh. Atractylodis macroceph. (*Bai zhu*)	Rh. Atractylodis macroceph. (*Bai zhu*)
Rd. Paeoniae albae (*Bai shao*)	Rd. Paeoniae albae (*Bai shao*)
Rd. Ginseng (*Renshen*)	**Rh. Zingiberis rec. (*Sheng jiang*)**

8

8.3.5.1 Kälte in der Shao Yin-Schichte

Als Therapie muss man primär sofort die tiefe Shao Yin-Schichte stärken und trotzdem die Oberfläche befreien. Mögliche Anfangsrezeptur:

Ma huang xi xin fu zi tang - SHL § 301
Hb. Ephedrae (*Ma huang*) - warm, scharf
Rd. Aconit. lat. präp. (*Fu zi*) - heiß, scharf
(Hb. Asari (*Xi xin*) - warm, scharf) dzt. nicht erhältlich

Zunge - weiß, nass
Puls - tief, gespannt und dünn

Rezeptanalyse: Hb. Ephedrae öffnet die Oberfläche und entfernt dort die eingedrungene Kälte. Rd. Aconiti lat. präp. wärmt und rettet das Yang der Niere und entfernt die Kälte aus der Tiefe, wärmt die Shao Yin-Schichte und wirkt dadurch auch gegen tief sitzende Rücken-Kälteschmerzen. Hb. Asari wäre warm und würde sowohl die Kälte in der Shao Yin-Schichte als auch die Kälte der oberflächlichen Tai Yang-Schichte behandeln. Nachdem Hb. Asari derzeit auf Grund seines Safrolgehalts nicht erhältlich ist, kann man es evtl. durch Rd. Saposhnikoviae (*Fang feng*) ersetzen.

Bei Bedarf plus warme, schleimtransformierende Lungenkräuter: Fr. Perillae, Rh. Pinelliae, Rd. Platycodi etc.

Ma huang xi xin fu zi tang reduzierte im Mausmodell die Mortalitätsrate nach Influenza A (H1N1)-Infektion und verbesserte das Lungenödem und die Inflammation (Wang et al. 2011).

Auch diese Rezeptur sollte nur kurz initial angewendet werden und danach muss das Yang des Patienten wieder aufgebaut werden. Dies erfolgt durch Stärkung des Nieren-Yangs und Milz-Yangs.

Mögliche Folgerezepturen zur Stärkung des Nieren-Yangs wären die soeben besprochenen *Si ni tang* oder *Zhen wu tang* (s. ► Abschn. 8.3.4.3).

Sollten jedoch Schmerzen im Rücken mit extremer Kälteempfindlichkeit bestehen bleiben, wird man zur Konstitutionstherapie eher

Fu zi tang - SHL § 304 verwenden (s. ◘ Tab. 8.6)

Rezeptanalyse: Dieses Rezept unterscheidet sich von *Zhen wu tang* nur insofern, dass Rh. Zingiberis rec. durch Rd. Ginseng ausgetauscht wird (s. ◘ Tab. 8.6) und die Dosis von *Fu zi* und *Bai zhu* höher ist. Dadurch wärmt es noch etwas stärker und zerstreut die in der Tiefe „eingefrorene“ Nässe-Kälte besser. Rd. Ginseng tonisiert das Quellen-Qi und gibt dem Patienten wieder Kraft, die Kälte zu eliminieren.

Akupunktur	Moxa auf B 23, LG 4, KG 4, 6, 12 B 13, LG 14
Ernährung	Heiße Nahrungsmittel, wärmende Gewürze
	Fisch aus kalten Gewässern (Forelle, Lachs), gegrillt mit frischem Ingwer
	Geräucherte Fische
	Heiße Maroni

Eine wunderbar konstitutionell stärkende Rezeptur wäre dann anschließend anschließend:

Jin gui shen qi wan - JGYL § 5-10

Rd. Rehmanniae präp. (*Shu di huang*) - warm, süß
Rh. Dioscoreae (*Shan yao*) - neutral, süß
Fr. Cornii (*Shan zhu yu*) - warm, sauer
Poria (*Fu ling*) - neutral, süß, bland
Rh. Alimatis (*Ze xie*) - kalt, süß, bland
Co. Moutan (*Mu dan pi*) - kühl, scharf, bitter
Rm. Cinnamomi (*Gui zhi*) - warm, scharf
Rd. Aconiti lat. präp. (*Fu zi*) - heiß, scharf

Diese bekannte Rezeptur von Zhāng Zhòng-Jǐng stärkt und wärmt das Yang-Qi.

Rezeptanalyse: Rd. Rehmanniae präp. tonisiert das Nieren-Yin und das Blut, Rh. Dioscoreae stärkt die Milz und das saure, warme Fr. Cornii, die Kornel-Kirsche, kräftigt die Leber und die Niere. So kann die Niere ihrer Funktion als Quelle von Yin und Yang nachkommen. Rd. Aconiti lat. präp. tonisiert das Yang der Niere und Rm. Cinnamomi wärmt die Meridiane und löst Blockaden, die durch Kälte entstanden sind. Poria, Rh. Alimatis und Co. Moutan befreien die Wasserwege und lassen Feuchtigkeit abfließen und ermöglichen dadurch, dass Rm. Cinnamomi, den Körper besser erwärmen kann.

Diese Rezeptur ist eine der berühmtesten Rezepturen der TCM, die elegant zeigt, dass bei Stärkung des Yangs auch das Yin mitgestärkt werden muss. Durch diese Dualität der Therapie kann das Yang tonisiert werden, ohne zu trocknen, aber auch das Yin gekräftigt werden, um Qi zu erzeugen. Dadurch wird das harmonische Gleichgewicht zwischen Yin und Yang wieder hergestellt und dem Körper geholfen, die Krankheit zu überwinden.

Manchmal bleiben nach Stärkung des Nieren-Yangs noch Schwächen des Milz-Yangs mit Verdauungsbeschwerden bestehen, die man mit Milz-Yang-tonisierenden Rezepturen wie *Li zhong wan* (s. ► Abschn. 8.3.1.3) behandelt.

Obwohl jeder Patient sein eigenes Muster bei der Entwicklung von Krankheiten, aber auch bei der Abheilung von Krankheiten entwickelt, sind doch gewisse systematisierbare Vorgänge zu beobachten.

Wichtig ist, dass jeder Patient auch nach der akuten Krankheit seine individuelle konstitutionsstärkende Therapie erhält, sodass beim Eintreffen der nächsten viralen Infektion bzw. „Septemberepidemie" ein widerstandsfähigerer Körper die Rhinoviren und sämtliche anderen Pathogene besser abwehren kann.

8.3.6 Yin qiao san und Sang ju yin-Methode

8.3.6.1 Wind-Hitze befällt die Wei-Schichte

Diese Form der Infektbehandlung unterscheidet sich grundlegend von den bisher besprochenen, weil hier nicht Wind-Kälte, sondern **Wind-Hitze** durch Nase und Mund in den Körper eindringt und die Lunge angreift.

Geprägt von Zhāng Zhòng-Jǐng dachte man in China sehr lange, dass „Wärmeerkrankungen" nur als Reaktion auf den Einfluss von Kälte entstehen könnten. Etwa 1400 Jahre nach der Niederschrift des *Shānghán zábìng lùn* begann man in Südchina über Erkrankungen nachzudenken, die direkt durch den pathogenen Faktor „Wärme" ausgelöst werden. Nachdem im 17. Jahrhundert besonders das südliche, tropische China von einigen Epidemien heimgesucht wurde und die Rezepturen aus dem *Shānghán zábìng lùn* nicht ausreichend effizient gewesen waren, entwickelte sich in Südchina eine eigene „Schule": die *Wēn Bìng Lùn*-Schule, die sich mit „Wärme"- und „Hitze"-bedingten Erkrankungen auseinandersetzte. Wie in ► Abschn. 8.2 beschrieben, verwendet die *Wēn Bìng Lùn*-Schule ein **4-Schichten-Modell**, um zu zeigen, wie der pathologische Faktor Wärme oder Wind-Hitze in den Körper eindringt.

Die typischen Wind-Hitze-Symptome von Infekten, die sich in der oberflächlichsten Schichte – der **Wei-Schichte** – befinden, sind Fieber, Halsschmerzen, wunder Rachen, ge-

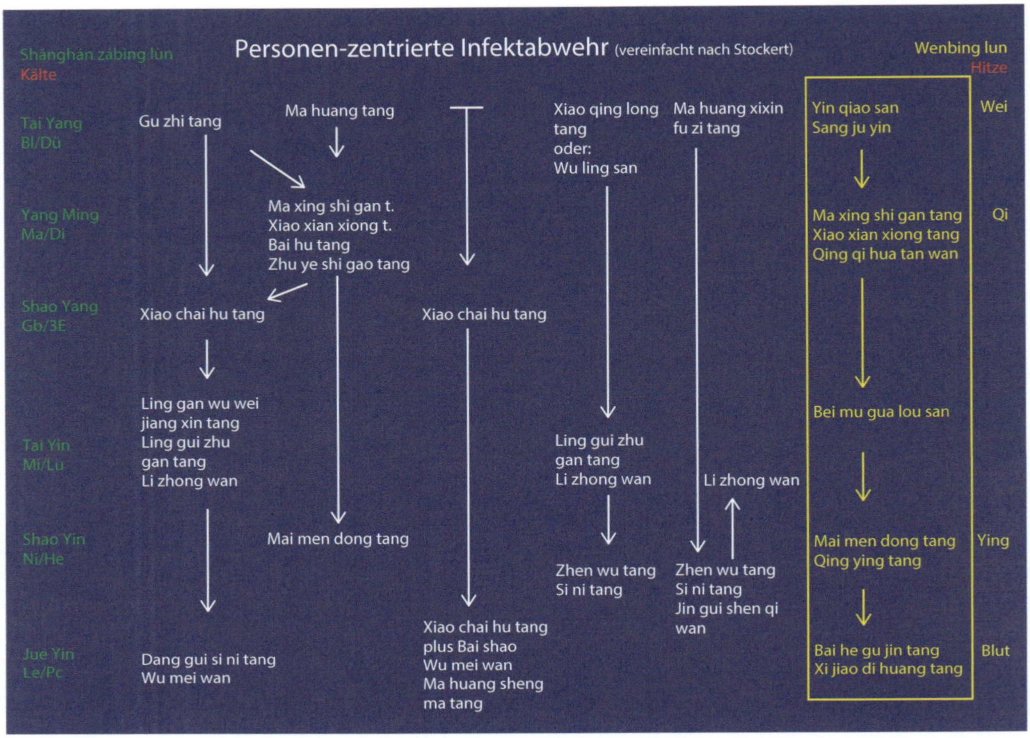

Abb. 8.31 *Yin qiao san* und *Sang ju yin* Methode. Trifft primär der pathogene Faktor Wärme oder Wind-Hitze auf den Körper, sind Rezepturen aus der *Wēn Bìng Lùn*-Schule (gelb) wie *Yin qiao san* und *Sang yu yin* zur Behandlung des beginnenden Infekts an der oberflächlichsten Schichte angebracht

schwollene Tonsillen, verstopfte Nase, Rhinitis mit gelblicher Sekretion, Husten, Durst, Kopfschmerzen und Körperschmerzen. Obwohl aus TCM-Sicht hier ausschließlich der pathogene Faktor Wind-Hitze auf den Körper einwirkt und diese Symptome verursacht, empfinden manche Patienten trotzdem kurzfristig eine Abneigung gegen Kälte. Dies wird insofern interpretiert, als das Abwehr-Qi durch den „Wind" blockiert wird und nicht mehr gleichmäßig im Körper verteilt werden kann. Dadurch fühlt der Patient trotz der Hitze ein leichtes Frösteln, das jedoch weniger intensiv als das Frösteln bei einem *Gui zhi tang*-Muster ist.

In Mitteleuropa und Nordamerika sieht man Infekte dieses Musters hauptsächlich im Sommer, wenn Patienten Halsschmerzen mit Angina und hohem Fieber entwickeln. Auch Influenza-Viren erzeugen manchmal Symptome mit sehr viel Hitze. Zur Behandlung der SARS-Epidemie in China wurden ebenfalls Rezepturen aus dem *Wēn Bìng Lùn* verwendet.

Zunge - normal, Spitze und evtl. Ränder gerötet

Belag - dünn, weißlich bis gelblich

Puls - oberflächlich, beschleunigt

Eine passende Erstrezeptur für die Wei-Schichte wäre:

Yin qiao san - WBL

Fr. Forsythiae (*Lian qiao*) - scharf, bitter, antitoxisch, antiviral, antibakteriell (Influenza, Streptokokken, Staphylococcus aureus)

Fl. Lonicerae (*Jin yin hua*) - kalt, süß

Rd. Platycodi (*Jie geng*) - scharf, bitter, neutral

Hb. Schizonepetae (*Jing jie*) - warm, scharf

Fr. Arctii (*Niu bang zi*) - kalt, scharf, bitter

Sm. Sojae (*Dan dou chi*) - süß, leicht bitter, neutral

Hb. Menthae (*Bo he*) - scharf, aromatisch, kühl

Hb. Lophaterii (*Dan zhu ye*) - kalt, süß, bland

Rh. Phragmitis (*Lu gen*) - süß, kalt, entfernt feuchte Hitze

Rd. Glycyrrhizae (*Gan cao*) - süß, neutral, antithussiv

Rezeptanalyse: Hb. Schizonepetae, Sm. Sojae und Hb. Menthae entlasten das Äußere durch leichtes Schwitzen. Fr. Forsythiae, Fl. Lonicerae und Hb. Lophaterii kühlen und klären Hitze, und leiten sie aus der äußersten Körperschichte ab. Fr. Arctii, Rd. Platycodi und Rd. Glycyrrhizae verteilen das Lungen-Qi und wirken sehr gut bei wundem Hals. Rh. Phragmitis ist süß, erzeugt Flüssigkeiten und lindert Durst.

Anmerkung der Autorin: Diese Rezeptur ist sehr stark kühlend und sollte daher nur bei Infekten mit starker Hitze (z. B. akute Pharyngitis im Sommer) verwendet werden. Durch die Vielzahl von antitoxischen, Hitze kühlenden Arzneien hat diese Rezeptur eine starke Wirkung auf akute virale Infekte. Teile dieser Rezeptur werden gerne verwendet, um „versteckte Toxine“ aus tieferen Schichten auszuleiten (s. Qing ying tang ▶ 8.3.2.3).

Akupunktur	Befreien der Körperoberfläche und entfernen von Hitze: Di 4, Di 11, LG 14, Lu 6 Halsschmerzen und Hitze der Tonsillen: Lu 11, Lu 10 Wind vertreiben: B 12, LG 16, G 20, Dingchuan
Ernährung	Pfefferminztee Chrysanthemenblütentee Schwarzer Hollunder Lindenblütentee

Wenn im Frühstadium von Wind-Hitze eher die Lunge angegriffen wird und Husten mit leichtem Fieber entsteht, verwendet man eher:

Sang ju Yin - WBL

Fo. Mori (*Sang ye*) - süß, leicht bitter, kalt

Fl. Chrysanthemie (*Ju hua*) - süß, bitter, kalt

Hb. Menthae (*Bo he*) - scharf, aromatisch, kühl

Fr. Forsythiae (*Lian qiao*) - scharf, bitter, kühl, antitoxisch (Influenza, Streptokokken, Staph. aureus)

Rd. Platycodi (*Jie geng*) - scharf, bitter, neutral, Schleim lösend

Sm. Armeniacae (*Xing ren*) - leicht warm, bitter, antithussiv

Rh. Phragmitis (*Lu gen*) - süß, kalt, entfernt feuchte Hitze

Rd. Glycyrrhizae (*Gan cao*) - süß, neutral, antithussiv

Rezeptanalyse: ähnlich wie *Yin qiao san*, aber die bewährte Kombination Sm. Armeniacae und Rd. Platycodi stillt hervorragend trockenen Husten. Auch Rh. Phragmitis kühlt die Lunge und befreit von Husten.

Auch akute Symptome einer **Rhinoconjunctivitis allergica** werden dem Syndrom Wind-Hitze in der Wei-Schichte zugeordnet und können mit Rezepturen aus dieser Schichte behandelt werden. Steht die Conjuncitivits im Vordergrund ergänzt man die Rezepturen mit Sm. Cassiae (*Jue ming zi*) oder Sm. Celosiae (*Qing xiang zi*), bei starker Rhinitis mit Rd. Angelicae dahuricae (*Bai zhi*), Fl. Magnoliae (*Xin yi*) oder Hb. Centipediae (*E bu shi cao*). Um den Wind zu eliminieren verwendet man Pc. Cicadae (*Chan tui*), um Wind abzusenken Fr. Tribuli (*Ji li*) in Kombination mit Fl. Chrysanthemie (*Ju hua*).

Akupunktur	10 Wochen vor der saisonalen Belastung 10 Behandlungen, 1x/Woche je nach Konstitution: Lu 7, Di 4, Di 19/20, PdM, G 1, G 20 B 13, B 18, B 23, G 34, Le 3

Bei rechtzeitiger Behandlung kann der pathogene Faktor Wind-Hitze aus der Oberfläche eliminiert werden. Erfolgt die Behandlung zu spät oder ist der pathogene Faktor zu stark bzw. die Virulenz des Erregers zu hoch, kann er sich rasch ausbreiten und der Hitze die Möglichkeit geben, in die nächst tiefere Schichte, die Qi-Schichte vorzudringen.

8.3.6.2 Hitze in der Qi-Schichte

Dort trifft das Wärme-Hitze Pathogen auf heftige Gegenwehr des (noch) kräftigen Zheng-Qi. Der nun ausgelöste Kampf der „hitzigen“ Gegner erzeugt im Körper Fülle-Hitzesymptome und darauf folgend eine Verletzung der Körperflüssigkeiten. In der Qi-Schichte sind nun auch die inneren Organe Lunge (mit dem unteren Respirationstrakt), Milz, Magen und Dickdarm direkt involviert. Dadurch entstehen Symptome wie hohes Fieber (ohne Frösteln), Abneigung gegen Hitze, starkes Schwitzen, großer Durst, Ruhelosigkeit sowie variabel akute Entzündungen der diversen Organe.

Puls - groß, weil starke Abwehr, alle Kraft wird nach außen mobilisiert

Zunge - gelblicher (häufig dicker, manchmal aber auch bereits trockener) Zungenbelag

Wenn Symptome wie Husten, Atemnot, Durst und Fieber vorherrschen, wäre

Ma xing shi gan tang - SHL § 63

eine geeignete Folgerezeptur. Diese Rezeptur wurde schon im ▶ Abschn. 8.3.2.2 (Yang Ming des 6-Schichten-Konzepts) beschrieben.

Ma xing shi gan tang wurde in Kombination mit *Yin qiao san* in einer prospektiven, nicht verblindeten, randomisierten Studie an 410 jungen Erwachsene (15–59 Jahre) mit Labor-identifiziertem H1N1-Virus verabreicht und mit Oseltamivir bzw. in Kombination mit Oseltamivir sowie mit einer nicht-behandelten Kontrollgruppe verglichen (siehe ▶ Abschn. 7.4.1). Primärer Endpunkt dieser Studie war die Zeit bis zur Abfieberung. Die Kontrollgruppe fieberte nach 26 Stunden ab, die Oseltamivir-Gruppe nach 20 Stunden, die *Ma xing shi gan/Yin qiao san*-Gruppe nach 16 Stunden und die Kombination Oseltamivir plus *Ma xing shi gan/Yin qiao san* nach 15 Stunden (Bacharier et al. 2015). Die Autoren schlossen, dass *Ma xing shi gan/Yin qiao san* alleine oder in Kombination eine alternative Behandlungsmöglichkeit für H1N1-Influenza-Virusinfektionen darstellen können.

Die Hitze kann die physiologische Feuchtigkeit eindicken und sich als „feuchte Hitze" manifestieren. Der Schleim blockiert dann die verteilende und absenkende Funktion der Lunge, wodurch wieder eine Hyperreaktivität der Bronchien entstehen kann. Zusätzlich leiden diese Patienten an epigastrischen Schmerzen und Verstopfung und weisen einen dicken gelben Zungenbelag auf. Hier wäre die passende Rezeptur: *Xiao xian xiong tang*, die schon im Yang Ming-Kapitel (▶ Abschn. 8.3.2.2) beschrieben wurde. In der *Wēn Bìng Lùn*-Schule wird *Xiao xian xiong tang* mit Fr. Aurantii immaturus (*Zhi shi*) ergänzt, um die Hitze im Brustkorb besser abzusenken und die Stagnation zu zerstreuen. Durch Zusatz dieser unreifen Bitterorangenschale wirkt die Rezeptur auch Stuhl-absenkend bei leichter Verstopfung und heißt dann *Xiao xian xiong jia zhi shi tang*.

Bei langer Persistenz des verschleimenden Prozesses bewirkt die andauernde Hitze, dass der Schleim eindickt und zäh wird. Je länger der heiße, entzündliche Prozess in der Qi-Schichte andauert, desto trockener werden die Schleimhäute. Der Erkrankungsprozess geht im Laufe der Zeit in eine „Trockenheit der Lunge" über, die dann in weiterer Folge zum Lungen-Yin-Mangel führen kann, der im *Wēn Bìng Lùn* als

8.3.6.3 Hitze in der Ying-Schichte

bezeichnet wird ▶ Abschn. 8.3.2.3 und bis zur

8.3.6.4 Hitze in der Blutschichte

übergehen kann, wie bereits im ▶ Abschn. 8.3.2.4 beschrieben wurde.

8.3.7 Synopsis

Der geniale systemische Denker Zhāng Zhòng-Jǐng erkannte bereits vor 1800 Jahren, dass ein banaler Infekt Auslöser für ein breites Spektrum von Folgeerkrankungen sein kann, und beschrieb den Verlauf dieser Prozesse in Krankheitsmustern innerhalb der Systematik der 6 Schichten. Zhāng Zhòng-Jǐng kreierte zugleich Rezepturen, die die Rückführung aus fast jedem Stadium entsprechender Krankheiten zur Gesundheit ermöglichten.

Die nachfolgenden chinesischen Ärztegenerationen beobachteten über Jahrhunderte die Krankheitsprozesse ihrer Patienten, die nach dieser Systematik behandelt wurden sehr genau und diskutierten, was passieren könne, wenn das entsprechende Krankheitsstadium zu wenig oder falsch behandelt werde, schrieben ihre Erfahrungen in weitere Bücher und ermöglichten den nachkommenden Ärzten, diese Erfahrungen zu teilen und zu verbessern, ähnlich wie heute wissenschaftlicher Austausch über *Pubmed* und andere wissenschaftliche Datenbanken stattfindet.

Dadurch unterscheidet sich die Traditionelle Chinesische Medizin auch von der Traditionellen Europäischen Medizin, die dieses Kontinuum an Wissenstransfer über fast 2 Jahrtausende nicht in diesem Ausmaß hatte. Den Inhalten des *Shānghán zábìng lùn* wird bis zur heutigen Zeit höchste Wertschätzung und Achtung durch TCM-Experten entgegengebracht, die vergleichbar mit der Wertschätzung der Inhalte von *New England Journal of Medicine, Nature* und *Science* durch die heutige wissenschaftliche Medizin ist. Umso wichtiger ist es für die Patienten von heute, dass die Inhalte des *Shānghán zábìng lùn* auch wissenschaftlich erforscht und mit den heutigen naturwissenschaftlichen Erkenntnissen vernetzt werden.

In Kenntnis der Krankheitsverläufe mit den bekannten „Mustern" im Rahmen der 6 Schichten nach *Shānghán lùn* und den 4 Schichten nach *Wēn Bìng Lùn* versucht man in der Therapie der TCM-Medizin der Gegenwart zunächst herauszufinden, in welcher Schichte sich die Krankheit befindet, und erarbeitet ein Konzept, wie die Erkrankung aus dieser Schichte entfernt werden kann bzw. wie ein weiteres Fortschreiten der Erkrankung durch rechtzeitiges Gegensteuern gehemmt werden kann. So ergänzt man eine chinesische Kräuterrezeptur z. B. bei einem Patienten mit einer Erkrankung der Ying-Schichte bereits vorbeugend mit einigen Arzneien zum Kühlen der Blutschichte, um ein Fortschreiten der Erkrankung in die Blutschichte zu vermeiden.

Aus TCM-Sicht ist es daher kein „Zufall", wenn sich im Rahmen eines Infekts eine spastische Bronchitis/Asthma entwickelt, oder wenn nach mehreren Infekten eine allergische Sensibilisierung auf Umwelt-/Nahrungsmittelantigene stattfindet bzw. „plötzlich" eine Autoimmunerkrankung ausbricht, sondern wird als unzureichende oder inadäquate Behandlung des entsprechenden Musters interpretiert.

Wenn der TCM-Arzt von heute Patienten mit rezidivierenden respiratorischen Infekten behandelt, wird er neben der Anamnese der aktuellen Symptome auch den genauen Symptomenverlauf früherer Infekte erfragen und oft erkennen, dass respiratorische Infekte nach gewissen individuellen Schemata ablaufen. Durch diese Informationen des Patienten erfährt der behandelnde Arzt auch, mit welchen Symptomen die Infekte individuell starten und nach welchem der erwähnten Muster sich der Krankheitsprozess im jeweiligen Körper fortsetzt.

Als Therapie ist es dann sinnvoll, dass der Patient nicht nur die Rezeptur für den aktuellen Zustand, sondern auch eine zusätzliche akute Startrezeptur erhält, die er bei den ersten Anzeichen des nächsten Infekts oder bei der nächsten akuten Exazerbation des Asthmas sofort einnehmen kann.

Die sofortige Gegensteuerung und Reduktion der Virusausbreitung scheint besonders entscheidend zu sein, ganz besonders bei Kindern mit Atopieneigung und bei Patienten mit bestehender Atopie und/oder Asthma. Hier gelingt es durch sofortige Einnahme einer geeigneten Startrezeptur innerhalb der ersten Stunden nach Beginn der Symptome, das Fortschreiten der Erkrankung – zumindest – zu mildern.

Wie man in ◘ Abb. 8.32 nochmals erkennen kann, gibt es beim Infekt des Asthmatikers ein „kritisches Behandlungsfenster". Dieses therapeutische Fenster beginnt beim ersten Anzeichen der Symptome eines Infekts im oberen Respirationstrakt und dauert bis zum Beginn der Symptome im unteren Respirationstrakt. In dieser Zeit schwillt die Virusladung an und es sollte bzw. muss gegengesteuert werden. Beim Asthmatiker ist es das Gebot der Stunde, die Symptome im oberen Respirationstrakt so früh wie möglich zu bekämpfen, damit der Infekt nicht in den unteren Respirationsrakt absteigt und die Exazerbation auslöst. Auch bei allergischer Rhinitis und bei eosinophiler chronischer Rhinosinusitis ist es wichtig, Infekte sofort effizient zu behandeln, um nicht die Eosinophilie der nasalen Mukosa zu verstärken bzw. um bei neutrophiler chronischer Rhinosinsitis nicht die Schleimproduktion mit Be-

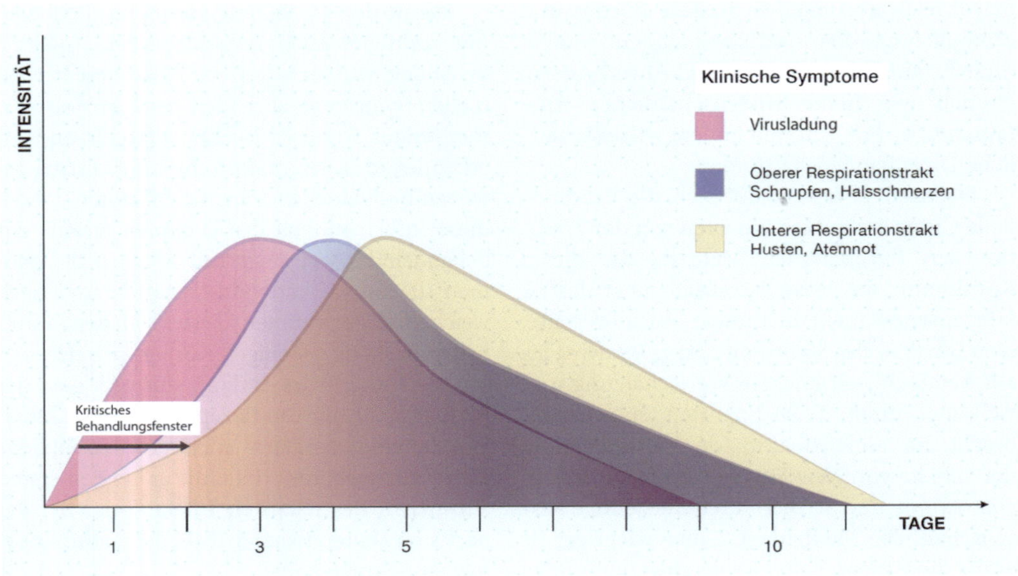

Abb. 8.32 Kritisches Behandlungsfenster. Behandlung möglichst innerhalb der ersten Stunden, aber jedenfalls innerhalb der ersten beiden Tage des beginnenden Infekts kann ein weiteres Fortschreiten der Erkrankung mildern. Pflanzliche Arzneien haben das Potenzial, die Selbstheilungskräfte zu aktivieren und geben dem Arzt eine Möglichkeit, die virale Replikation zu reduzieren, um besonders beim Asthmatiker ein Fortschreiten der Erkrankung in den unteren Respirationstrakt zu vermeiden

cherzellhyperplasie und Basalmembranverdickung weiter zu verschlechtern.

Besonders für die am häufigsten vorkommenden HRV-Infekte sucht die konventionelle Medizin „verzweifelt" Mittel und hat noch keine anwendbaren, antiviralen Substanzen oder IFN-Aktivatoren gefunden.

Eine Wiener Arbeitsgruppe um den bekannten Allergieforscher Rudolf Valenta hat soeben ein Patent angemeldet, das als Impfung gegen Rhinoviren getestet wird. Mit der Zulassung ist allerdings erst in ca. 10 Jahren zu rechnen.

Die TCM hat jedoch die soeben beschriebenen wunderbaren Arzneien und Rezepturen, die die Mainstream-Medizin noch nicht kennt! Aus diesem Grund hat die Autorin das ganze Kapitel auf die 6 Startrezepturen oder „Wait-and-see-Helfer" ausgerichtet und den klassischen Verlauf des nachfolgenden Infekts nach den TCM-Transformationsmustern beschrieben.

Wenn der Patient sein passendes TCM-Startmittel für den akuten Infekt bereits zu Hause hat, vergeht nicht wertvolle Zeit und der Patient kann der „Wind-Kälte" (in Mitteleuropa ist es meistens primär die Kälte) bzw. den Viren mit scharfen, heißen Arzneien, die auch antivirale Wirkung haben, gegensteuern und vermeiden, dass der Infekt tiefer in den Körper eindringt bzw. den unteren Respirationstrakt erreicht.

Nach dem Abklingen der akuten Symptome des Infekts evaluiert der TCM-Arzt, ob Restsymptome, wie länger andauerndes trockenes Hüsteln mit evtl. subfebrilen Temperaturen oder Seromukotympanon mit Dauerschnupfen oder ständiges Kältegefühl in den Extremitäten oder unerklärliche Müdigkeit mit weichen Stühlen etc. zurückgeblieben sind. Wichtig ist es nun, diese Symptome der richtigen Schichte zuzuordnen und individuell die Konstitution mit Kräutern und Ernährung entsprechend dem diagnostizierten Muster zu stärken. Dadurch werden die individuellen, konstitutionellen Schwächen ausgeglichen. Der Körper wird widerstandsfähiger und weniger anfällig für neuerliche Infekte.

In dieser Phase wäre auch die Gabe von Probiotika sinnvoll, um eine eventuelle Dysbiose auszugleichen, die Schleimhautbarriere zu regenerieren und diese resistenter gegen neuerliche virale und bakterielle „Attacken" zu machen.

Das Ziel der Autorin war es, in diesem Kapitel Entstehungsprozesse von Krankheiten des Respirationstrakts zu beschreiben und zu zeigen, wie systemisch der Körper dabei vorgeht und wie systematisierbar die TCM diese Prozesse macht. Diese Zusammenfassung soll einen Überblick geben und Ärzte, die an westlichen Universitäten ausgebildet wurden, anregen, systemisch zu überlegen, warum welcher pathogene Faktor gerade zu diesem Zeitpunkt einen Patienten mit seiner speziellen Konstitution trifft und genau jene Erkrankung hervorruft, mit der der Patient gerade vorstellig ist – und sei es nur dazu, um mit Diätberatung gegenzusteuern.

Denn die entsprechende Ernährung ist für das jeweilige Stadium des Infekts in der TCM besonders wichtig. Wenn ein Patient mit persistierendem nasalen Sekret weiterhin täglich sein kaltes Müsli mit Bananen einnimmt, wird sich die Verschleimung zwar unter der Kräutertherapie kurzfristig verringern, jedoch ohne trocknende Ernährung mit warmem Getreide und aromatischen Gewürzen nicht dauerhaft bessern können. Umgekehrt wird ein trockener Husten bei trockenen Schleimhäuten nur durch zusätzlich befeuchtende Nahrungsmittel, wie z. B. Birnen und Joghurt dauerhaft verbessert werden können.

Speziell mit der chinesischen Phytotherapie könnte der erkrankte Körper jedoch in der derzeit propagierten „Wait-and-see"-Phase im Rahmen eines Infekts insofern proaktiv gestärkt werden, indem man nicht nur „wartet", sondern auch ein Werkzeug hat, das angeborene und erworbene Immunsystem (IFN-α, IFN-β, IFN-y) und die „Selbstheilungskräfte" zu aktivieren und dem Körper dabei zu helfen, den Infekt besser abzuwehren.

Die Zukunft wird zeigen, ob und wie sehr die TCM-Therapie auch die Lipidmediatoren beeinflussen kann.

Die Leser mit viel TCM-Erfahrung mögen mir verzeihen, dass ich nur einige Schlaglichter des *Shānghán zábìng lùn* und *Wēn Bìng Lùn* beschrieben habe und nicht detailliert auf jeden Paragraphen/Rezeptur eingehen konnte. Für weitere Details verweise ich auf spezielle chinesische Phytotherapie-Bücher bzw. das Studium und Kurse der TCM-Klassiker *Shānghán zábìng lùn* und *Wēn Bìng Lùn* – natürlich bei der Österreichischen Gesellschaft für Akupunktur – oder bei Arnaud Versluys oder Heiner Frühauf in den USA.

Die Wirkung der chinesischen Kräuter sollte in großen Kohortenstudien überprüft werden, aber auch die immunologischen Grundlagen der TCM-Wirkung müssen noch besser erforscht werden.

Conclusio: Die TCM bietet ein umfassendes Konzept, um Erkältungen und deren Folgen zu behandeln. Sie ermöglicht dem Körper, einen Weg zu finden, die „pathogenen Faktoren" wieder zu eliminieren, und hilft durch Konstitutionsbehandlung und Ernährungsberatung auch mit, die Abwehr des Körpers zu stärken, um so prophylaktisch die Anfälligkeit für neuerliche Infekte zu verbessern.

Somit könnte die TCM der Entstehung von eosinophilen und neutrophilen chronifizierten Infektionen vorbeugen und genau hier einen wertvollen, additiven Beitrag zur herkömmlichen Behandlung und dadurch auch zur Prävention von Allergien leisten.

Literatur

Akdis CA et al (2013) Endotypes and phenotypes of chronic rhinosinusitis: a PRACTALL document of the European Academy of Allergy and Clinical Immunology and the American Academy of Allergy, Asthma & Immunology. J Allergy Clin Immunol 131(6):1479–1490

Bacharier LB et al (2015) Early administration of azithromycin and prevention of severe lower respiratory tract illnesses in preschool children with a history of such illnesses: a randomized clinical trial. JAMA 314(19):2034–2044

Chang JS et al (2012) Ge-Gen-Tang has anti-viral activity against human respiratory syncytial virus in human respiratory tract cell lines. J Ethnopharmacol 139(1):305–310. https://doi.org/10.1016/j.jep.2011.11.018. Epub 2011 Nov 20

Cheng PW, Ng LT, Li CC (2006) Xiao chai hu tang inhibits CVB1 virus infection of CCFS-1 cells through the induction of Type I interferon expression. Int Immunopharmacol 6(6):1003–1012

Deng YP, Liu YY et al (2013) Antiviral activity of Folium isatidis derived extracts in vitro and in vivo. Am J Chin Med 41(4):957–969. https://doi.org/10.1142/S0192415X1350064

Guo ZL et al (2009) Responses of opoid and serotonin containing medullary raphe neurons to electroacupuncture. Brain Res 1229:125–136

Bing Wang (1997) Yellow Emperor`s Canon Internal Medicine (Huangdi Neijing). China Science&Technology Press, Peking)

Hsieh CF, Lo CW et al (2012) Mechanism by which maxing-shi-gan-tang inhibits the entry of influenza virus. J Ethnopharmacol 143(1):57–67. https://doi.org/10.1016/j.jep.2012.05.061

Hsu CH et al (2005) Efficacy and safety of modified Mai-Men-Dong-Tang for treatment of allergic asthma. Pediatr Allergy Immunol 16:76–81

Huang Di Nei Jing 《黄帝内经》 (Yellow Emperor's Inner Canon) | United Nations Educational, Scientific and Cultural Organization. http://www.unesco.org/new/en/communication-and-information/memory-of-the-world/register/full-list-of-registered-heritage/registered-heritage-page-4/huang-di-nei-jing-yellow-emperors-inner-canon/. 8.11.2018

Joos S, Schott C, Zou H, Daniel V, Martin E (2000) Immunomodulatory effects of acupuncture in the treatment of allergic asthma: a randomized controlled study. J Altern Complement Med 6:519–525

Liu G (2001) Warm diseases. Eastland Press, Seattle

Ma CH, Ma ZQ, Fu Q et al (2014) Ma huang tang ameliorates asthma though modulation of Th1/Th2 cytokines and inhibition of Th17 cells in ovalbumin-sensitized mice. Chin J Nat Med 12(5):361–366. https://doi.org/10.1016/S1875-5364(14)60044-3

Macciocia G (1994) Die Grundlagen der chinesischen Medizin. Traditionelle Medizin, Kötzting

Mao WA, Sun YY, Mao JY et al (2016) Inhibitory effects of angelica polysaccharide on activation of mast cells. Evid Based Complement Alternat Med 2016:6063475

Masui S, Nabeshima S, Ajisaka K et al (2017) Maoto, a traditional Japanese herbal medicine, inhibits uncoating of influenza virus. Evid Based Complement Alternat Med 2017:1062065. https://doi.org/10.1155/2017/1062065

Mohamed L, Ashour ML, El-Readi MZ, Hamoud R et al (2014) Anti-infective and cytotoxic properties *of Bupleurum marginatum*. Chin Med 9:4

Nagai T, Kataoka E, Aoki Y (2014) Alleviative effects of a Kampo (a Japanese Herbal) medicine „Maoto (Ma-Huang-Tang)" on the early phase of influenza virus infection and its possible mode of action. Evid Based Complement Alternat Med (4):187036

Richard Wilhelm (1967) I Ching or Book of Changes: Ancient Chinese wisdom to inspire and enlighten. Penguin Books Ltd. London

Rong R et al (2016) Mahuang-Xixin-Fuzi decoction reduces the infection of influenza A virus in Kidney-Yang deficiency syndrome mice. J Ethnopharmacol 192:217–224

Srivastava KD et al (2005) The Chinese herbal medicine formula FAHF-2 completely blocks anaphylactic reactions in a murine model of peanut allergy. J Allergy Clin Immunol 115:171–178

Srivastava KD et al (2017) FAHF-2 plus oral immunotherapy (OIT) is safer and more effective than OIT alone in a murine model of concurrent peanut/tree nut allergy. Clin Exp Allergy 47(8):1038–1049

Wang B (1997) Yellow Emperor's canon internal medicine. China Science &Technology Press, Beijing

Wang C, Cao B et al (2011) Oseltamivir compared with the Chinese traditional therapy Maxingshi gan-Yinqiaosan in the treatment of H1N1 influenza: a randomized trial. Ann Intern Med 158(4): 217–225

Wei W, Wan H, Peng X et al (2018) Antiviral effects of Ma Huang Tang against H1N1 influenza virus infection in vitro and in an ICR pneumonia mouse model. Biomed Pharmacother 102:1161–1175. https://doi.org/10.1016/j.biopha.2018.03.161

Wen MC, Wei CH, Hu ZQ, Srivastava K, Ko J, Xi ST, Mu DZ, Du JB, Li GH, Wallenstein S, Sampson H (2005) Efficacy and tolerability of anti-asthma herbal medicine intervention in adult patients with moderate-severe allergic asthma. J Allergy Clin Immunol 116(3):517–524; Chen X, Feng J (2013) Effect of schisandrins extract on the antioxidative properties in rats with asthma. Zhong Guo Yao Ye 22(23):25–27

Wilhelm R (1967) I Ching or Book of Changes: Ancient Chinese wisdom to inspire and enlighten.Penguin Books Ltd. London

Wiseman N, Wilms S (2013) Jin Gui Yao Lue – essential prescriptions of the golden cabinet. Paradigm, Taos

Zhang Z (1997) Shanghanlun. Original: 220 nach Chr., deutsche Ausgabe. Verlag für Ganzheitliche Medizin Dr. Erich Wühr, Kötzting

Nachwort

K. Stockert, *Allergieprävention*, https://doi.org/10.1007/978-3-662-58140-7_9

Genauso wie die TCM den Menschen als Mikrokosmos im Makrokosmos sieht, abhängig und in ununterbrochener Wechselwirkung mit einer großen Zahl äußerer Einflüsse, offenbaren auch die wissenschaftlichen Erkenntnisse der Allergieforschung der heutigen Zeit, dass sich das Immunsystem des Menschen im ständigen Austausch mit seiner Umwelt befindet. Immunologisch kommuniziert der menschliche Organismus über sämtliche Epithelien zunächst mit den körpereigenen Mikrobiota, die jedoch wieder von der Biodiversität ihres Umfeldes abhängig sind.

Allergien gelten heute als chronisch entzündliche Erkrankungen („non-communicable diseases"), die sich parallel zur drastischen Reduktion der allgemeinen, weltweiten Biodiversität in den letzten 50 Jahren (◘ Abb. 9.1) entwickelten. Die daraus folgende geringere Vielfalt der kommensalen Mikroben führt zu reduzierten oder veränderten Schutzmechanismen zwischen Mensch, Mikrobiom und Umwelt. Als Folge werden der Aufbau der Immuntoleranz am Beginn des Lebens, aber auch die spätere Erhaltung der Immuntoleranz im Organismus irritiert bzw. verhindert.

Aus diesen Erkenntnissen heraus versucht ein großangelegtes, innovatives finnisches Präventionsmodell (Haahtela et al. 2008) dieser Entwicklung gegenzusteuern. Seit 2008 wird über einen „holistischen" Ansatz im Rahmen eines 10-Jahres-Programms versucht, durch vermehrte Ausbildung von Experten des Gesundheitssystems und NGOs die Toleranzentwicklung zu erhöhen, die Allergie-Diagnosestellung zu verbessern, die Berufs-bedingten Allergien zu reduzieren und auch auf die Reduktion von Exazerbationen bei schweren Allergien zu achten. Folgende Maßnahmen werden in diesem Programm konkret umgesetzt:

- **Primäre Prävention:**
  - Stillen unterstützen, Zusatznahrung ab dem 4.-6.-Lebensmonat
  - Kein Vermeidungsverhalten bei Nahrung, Haustieren und Umwelteinflüssen
  - Verstärkter Kontakt zur Natur
  - Regelmäßige körperliche Bewegung
  - Gesunde Nahrung (Mittelmeerdiät, Baltische Diät)
  - Antibiotika nur bei strengster Indikationsstellung

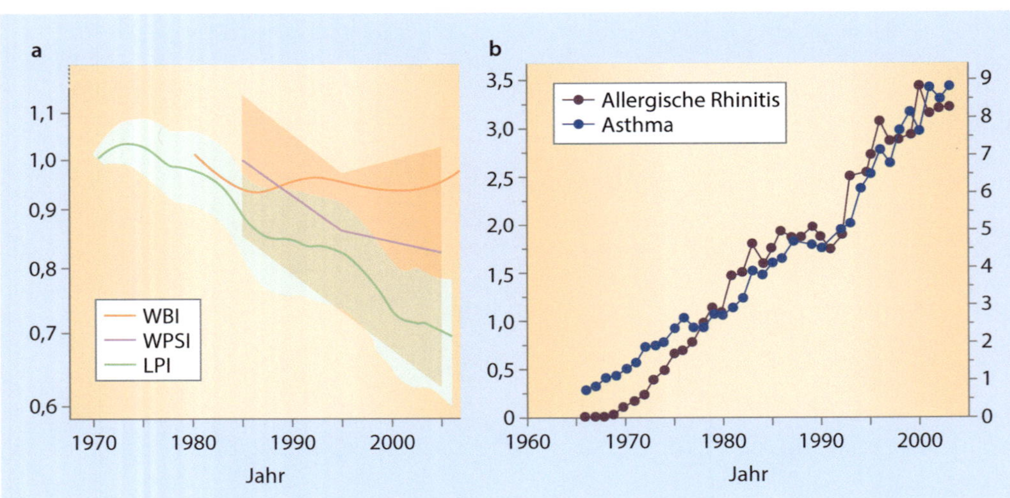

◘ **Abb. 9.1** Zwei globale Megatrends: Reduktion der weltweiten Biodiversität und Anstieg allergischer Erkrankungen. **a** Reduktion der weltweiten Biodiversität seit 1970 anhand dreier verschiedener Parameter: WBI: World Bird Index, WPSI: Water Population Status Index, LPI: Living Planet Index. (Mod. nach Butchart et al 2010); **b** Anstieg von allergischen Erkrankungen bei finnischen Rekruten 1966–2003 (Mod. nach Latvala et al. 2010)

- Kontakt mit Mikroben, um ein gesundes Immunsystem aufzubauen
- Rauchen der Eltern vermeiden

■ **Sekundäre und tertiäre Prävention**

- Regelmäßiger Sport wirkt entzündungshemmend
- Gesunde Diät ist entzündungshemmend
- Probiotische Bakterien in fermentierten Nahrungsmitteln oder anderen Präparaten können antiinflammatorisch wirken
- Allergenspezifische Immuntherapie
- Frühzeitige Kontrolle von Asthmasymptomen und Neurodermitis
- Langfristige Kontrolle mit richtiger Therapie sichern
- Rauchverbot

Innerhalb der ersten 5 Jahre konnten bereits deutliche Erfolge erzielt werden. Die Notwendigkeit von Nahrungsmittelallergie-Diäten in Schulen und Kindergärten konnte um 40 % reduziert werden, die Asthma-Notfallaufnahmen wurden halbiert. Die Kosten für Allergien reduzierten sich um 5 % (Haahtela et al. 2017).

Anliegen dieses Buches war es, das Problem des weltweiten Anstieges der Allergien systemisch auf aktuellstem Stand der Wissenschaft, inklusive der Mikrobiomforschung, zu betrachten und mit dem Wissen über Lipidmediatoren und der TCM zu bereichern.

Die für viele noch unbekannten, faszinierenden Einblicke der letzten Jahre in die komplexen Kreisläufe und Rückkoppelungsmechanismen der Lipidmediatoren, die die endogene Entzündungs**auf**lösung mediieren, werden bald große Auswirkungen auf die Krankheitskontrolle, Therapie und Entwicklung neuer Medikamente haben.

Ziel wird es sein, die ungebremste Entzündung nach Infekten zu limitieren und daraus resultierende Gewebsschäden zu vermeiden. Dadurch wird es möglich werden, einerseits postinfektiöse Th2-Antworten zu minimieren und eosinophile Entzündungen zu hemmen, welche die Sensibilisierung gegenüber potenziellen Allergenen erleichtern, und andererseits aber auch die Pathogenese der chronischen neutrophilen Inflammation, vielleicht sogar von Autoimmunerkrankungen, zu bremsen.

Als TCM-Medizinerin ist es mir ein Anliegen, hier eine Quervernetzung zur chinesischen Phytotherapie zu schaffen und der Wissenschaft von heute vor Augen zu führen, dass genau dies auch das Prinzip ist, welches die TCM bei Infekten seit Jahrhunderten verfolgt: nicht nur den Keim zu behandeln, den man im alten China gar nicht kannte bzw. als pathogenen Faktor bezeichnete, sondern vielmehr die Konstitution des Patienten und die „Selbstheilungskräfte“ zu stärken und die protektiven Immunantworten zu aktivieren. Übersetzt in die heutige Sprache würde dies bedeuten, die Lipoxine, Resolvine, Protektine und Maresine zu aktivieren, bzw. diese keinesfalls durch COX-Hemmer zu schwächen.

> Somit hat die TCM in der Allergologie des 21. Jahrhunderts wahrscheinlich das größte Potenzial bei jenem Problem, das für die heutige konventionelle Medizin noch nicht lösbar ist: bei der adäquaten Behandlung des akuten „banalen“ viralen Infekts, der bei Prädisponierten sehr häufig als Trigger der Sensibilisierung, im Sinne der primären Prävention, und bei bestehender Allergie als Auslöser der akuten Exazerbation, im Sinne der sekundären und tertiären Prävention, größte Bedeutung hat.

Der Grundlagenforschung von heute gelingt es immer besser, molekulare und metabolische Prozesse, die für die Pathogenese des akuten Infektes und der Allergie verantwortlich sind, zu verstehen. Immer klarer nachvollziehbar werden jedoch auch die für die *Restitutio ad integrum* und die Gesundheitserhaltung notwendigen komplexen Rückkoppelungskaskaden und wie diese Mechanismen iatrogen irritiert werden können.

Prävention von Allergien impliziert somit auch die Vermeidung von iatrogenen Effekten, die zum Beispiel durch unnotwendige Antibiotikatherapie oder NSAR ausgelöst werden.

Ähnlich der im menschlichen Organismus befindlichen, evolutionär entstandenen, unüberschaubaren Anzahl an Zellen mit ihren Zellrezeptoren, Chemokinen, Interleukinen und Lipidmediatoren, die miteinander interagieren, wirkt auch eine chinesische Kräuterrezeptur mit ihren zahlreichen Einzelarzneien und deren Inhaltsstoffen, von denen man bisher nur einen Bruchteil kennt, kaskadenförmig im Multi-target-Prinzip zusammen. Diese Komplexität ist für die „evidence based medicine" ein Gräuel, weil man niemals einen einzigen Inhaltsstoff der Kräuter doppelblind analysieren kann, sondern immer ein „Gemisch" an Substanzen vor sich hat.

Die Lipidmediatorenforschung zeigt jedoch auch deutlich, wie sehr punktuelle Eingriffe mit Einzelsubstanzen, wie zum Beispiel die COX-2-Hemmung, die harmonische Balance im Körper nachhaltig irritieren können und zu chronifizierten Entzündungen führen. Umgekehrt ist es auch noch sehr schwierig bzw. bisher unmöglich, z. B. PGE2 oder Lipoxine als Therapie in der richtigen Menge im Pikogrammbereich punktuell an den richtigen Ort zu bringen.

Die multiplen Bestandteile einer Kräuterrezeptur dirigieren hingegen ein ganzes „Orchester" von Zellfunktionen. Die Beobachtung und erfolgreiche Anwendung über mindestens 2 Jahrtausende beweisen zumindest empirisch die Wirksamkeit und widerlegen auch ein eventuelles toxisches Potenzial (bei fachgemäßer Anwendung und Bezug von geprüften Kräutern aus den Apotheken).

Zukunftsweisende Grundlagenforschung sollte deshalb auch natürliche Substanzen, wie Pflanzen, und deren Kombinationen bezüglich ihrer Wirkungen auf Interleukine, Chemokine und Lipidmediatoren untersuchen, um ungeklärte Fragen zu beantworten. Wie man in bisherigen Versuchen gesehen hat, gelingt es TCM-Arzneien, körpereigene Interferone wie IFN-α, IFN-β und IFN-γ zu aktivieren und dadurch die körpereigene Immunabwehr zu stärken, aber auch die Immuntoleranz über Vermehrung von IL-10 und der Treg-Zellen zu stabilisieren. Dies könnte einen Vorteil bezüglich extern verabreichter Interferone darstellen, weil die gleichmäßige Verteilung, durch die Induktion vom eigenen Körper, besser gegeben ist. Auch die simultane Reduktion von IL-4 und Eosinophilen beim akuten Infekt könnte besonders bei kleinen Kindern im „early life window of opportunity" zu einer Harmonisierung des heiklen Th1/ Th17–Treg–Th2-Gleichgewichts beitragen.

Ähnlich ist auch der natürliche Fiebermechanismus zu bewerten, bei dem PGE2 mit seiner Schleimhaut-schützenden Wirkung adäquat im Körper verteilt wird und nicht wie bei künstlicher Substitution von PGE2, die sich gerade im Versuchsstadium befindet, schwere entzündliche Nebenwirkungen in den Gefäßen verursacht werden.

Die Komplementärmedizin bemüht sich seit Jahren, kompetenter Partner im Gesundheitssystem zu sein, und muss sich kritischer Evaluierung stellen – sowohl hinsichtlich klinischer Effizienz als auch bezüglich Nebenwirkungen und Toxizität –, um in die Guidelines aufgenommen zu werden, damit sie die moderne wissenschaftliche Medizin bereichern kann. Nicht nur die Patienten, die ohnehin bereits zahlreich zu Komplementärmedizinern kommen – lt. WHO verwenden bereits 100 Millionen Europäer Traditionelle/Chinesische Medizin, davon 1/5 regelmäßig, – sondern auch die Wissenschaft muss das Potenzial einer Kooperation mit komplementärmedizinischen Ansätzen erkennen. Das Wissen über die TCM-Interaktion zwischen Lunge und Dickdarm seit 2000 Jahren und die „Entdeckung" des Mikrobioms in den letzten 20 Jahren durch die wissenschaftliche Medizin sei nur ein Beispiel für die spannenden Denkansätze, die die TCM zu bieten hat.

Dieses Buch ist daher auch ein Anstoß für medizinische Querdenker, die als „kompetente Rebellen" den Stand der Dinge auf diversen Gebieten kritisch hinterfragen und gleichzeitig sehr hohe Kompetenz auf diesem Gebiet haben. Neben exzellenten Grundlagenforschern braucht es nämlich auch exzellent ausgebildete Komplementärmediziner, die immunologisch erklären können, wo sie ansetzen, und „exzellente Kooperationen", um das Wissen besser zu vernetzen.

Über wissenschaftliche Zusammenarbeit, in Form von Grundlagenforschung und klinischen Studien, wäre es vielleicht möglich, in Zukunft zu erkennen, dass sowohl die aktuelle Guideline-Therapie, inklusive Biologika, als auch die mit der Kraft von Pflanzen zum richtigen Zeitpunkt aktivierten „Selbstheilungskräfte" des Körpers der Entwicklung und Manifestation von allergischen Erkrankungen gegensteuern können.

Somit erlaube ich mir ergänzend zum Erfolgsmodell aus Finnland zusätzliche hypothetische Präventionsmöglichkeiten vorzuschlagen:

1. Fieber bis 38,5 ° C zulassen, weil durch Fieber „wertvolles" PGE2 ausgeschüttet wird, das eine schützende Wirkung auf die respiratorischen Schleimhäute hat. In der Endphase des Fieberprozesses wird die entzündungs**auf**lösende Kaskade von Lipidmediatoren aktiviert, in deren Verlauf es zur Sekretion von IL-10 und zur *Restitutio ad integrum* kommt.
2. Bei Infekten, besonders bei Babys im „early life window of opportunity", extrem restriktiv Antibiotika und NSAR verwenden, damit weder das Mikrobiom, noch die Lipdmediatorenkaskade irritiert werden. Als „Ersatz" für die symptomatische Behandlung bietet sich die chinesische Kräutertherapie an.
3. Sekundär- und Tertiärprävention: Bei Infekten ebenfalls sehr sparsamer Einsatz von Antibiotika und NSAR, nur nach strengster Indikationsstellung.
   Zusätzliche Konstitutionsbehandlung nach den TCM-Schichtenmodellen und Zurverfügungstellung der geeigneten „Startrezeptur" die dann bei Bedarf im Rahmen des nächsten akuten Infekts rechtzeitig im „kritischen Behandlungsfenster" eingenommen werden kann.
   Auch in der Schmerztherapie sollte bei Patienten mit Atopie/Allergie/Asthma große Achtsamkeit auf die respiratorischen Nebenwirkungen der NSAR gelegt werden und NSAR so selten wie möglich angewendet werden. Hier könnte man auch das Potenzial von nicht-medikamentösen Schmerztherapien wie Akupunktur, deren Wirkung auf Schmerzen bereits „evidence based" belegt ist (Vickers et al. 2014; Vickers et al. 2019), oder Osteopathie ausschöpfen.

Die TCM und die damit verbundenen Denkansätze bieten eine Fülle an additiven Möglichkeiten, atopische Erkrankungen zu beeinflussen, wie ein „Schatz", der noch nicht geborgen ist. Sicherlich haben auch Pflanzen der TEM (Traditionellen Europäischen Medizin) diesbezüglich ein großes Potenzial. Weitere wissenschaftliche Forschung sollte jedenfalls in diesem Zusammenhang gefördert und unterstützt werden.

Gemeinsam mit der weiteren Erforschung des Mikrobioms und Fortschritten bei der Therapie mit Prä- und Probiotika sowie der praktischen Umsetzung des Wissens über die Lipidmediatoren wird es vielleicht bald möglich sein, dem weiteren Fortschreiten des Allergie-Tsunamis Einhalt zu gebieten.

„Möge es" – im Sinne Heisenbergs – „zu einer fruchtbaren Zusammenarbeit und zu interessanten Entwicklungen kommen".

Literatur

Butchart S et al (2010) Global biodiversity: indicators of recent decline. Science 328:1164–1168

Haahtela T, von Hertzen L, Mäkelä M, Hannuksela M (2008) Allergy programme Working Group. Finnish allergy programme 2008–2018 – time to act and change the course. Allergy 63:634–645

Haahtela T, Valovirta E, Bousquet J, Mäkelä M (2017) Allergy Programme Steering Group. The Finnish allergy programme 2008–2018 works. European Respiratory Journal 49(6). pii: 1700470. https://doi.org/10.1183/13993003.00470-2017

Latvala J, von Hertzen L, Lindholm H, Haahtela T (2005) Trends in prevalence of asthma and allergy in Finnish young men: a nationwide study from 1966 to 2003. BMJ 330:1186–1187

Vickers AJ, Linde K et al (2014) Acupuncture for chronic pain. JAMA 311(9):955–956

Vickers AJ, Vertosick EA et al (2018) Acupuncture for chronic pain: update of an individual patient data meta-analysis. Acupuncture trialists' collaboration. J Pain 19(5):455–474

Serviceteil

K. Stockert, *Allergieprävention*, https://doi.org/10.1007/978-3-662-58140-7

Stichwortverzeichnis

F

G

H

I

J

K

L

M

N

O

P

Q

R

S

T

U

V

W

X

Y

Z

MIX
Papier aus verantwortungsvollen Quellen
Paper from responsible sources
FSC® C105338

If you have any concerns about our products,
you can contact us on
ProductSafety@springernature.com

In case Publisher is established outside the EU,
the EU authorized representative is:
Springer Nature Customer Service Center GmbH
Europaplatz 3, 69115 Heidelberg, Germany

Printed by Libri Plureos GmbH
in Hamburg, Germany